Kohlhammer

Die Herausgeber

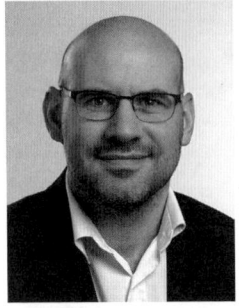

Ralf J. Jox
Prof. Dr. med. Dr. phil. Ralf J. Jox ist Neurologe und Palliativmediziner mit Ausbildungen in Philosophie und Medizinethik. Er ist Inhaber der Professur für Geriatrische Palliative Care und Direktor des Instituts für Medical Humanities am Klinikum der Universität Lausanne (CHUV). Jox ist Mitglied der Nationalen Ethikkommission im Bereich der Humanmedizin (NEK) der Schweiz sowie federführender Schriftleiter der Zeitschrift »Ethik in der Medizin«. Seit vielen Jahren forscht er empirisch und konzeptionell zu Advance Care Planning (ACP). Von 2020–2024 war er Vizepräsident von ACP Swiss.

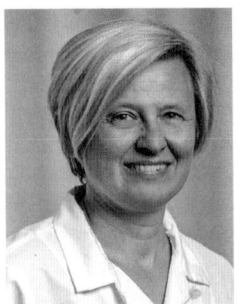

Tanja Krones
Prof. Dr. med. Dipl. Soz. Tanja Krones, Ärztin und Soziologin, habilitierte in Medizinethik. Seit 2009 leitet sie die Klinische Ethik am Universitätsspital Zürich mit zwei Co-Leiter*innen. Sie ist Titularprofessorin an der Universität Zürich, Institut für Biomedizinische Ethik und Medizingeschichte, Mitglied und Vorstandsmitglied in verschiedenen Gremien, u. a. der zentralen Ethikkommission bei der Bundesärztekammer Deutschland und der schweizerischen Nationalen Ethikkommission. Seit 2017 ist sie Präsidentin von ACP international, von 2021–2023 und aktuell 1. Vorsitzende des Netzwerks evidenzbasierte Medizin.

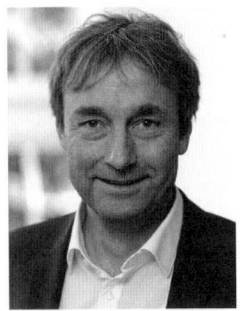

Georg Marckmann
Univ-Prof. Dr. med. Georg Marckmann, MPH, studierte Medizin und Philosophie an der Universität Tübingen sowie Public-Health an der Harvard Universität in Bosten. Seit 2010 ist er Vorstand des Instituts für Ethik, Geschichte und Theorie der Medizin an der LMU München. Er war maßgeblich an den beiden ACP-Studien RESPEKT (2008–2011) und BEVOR (2019–2023) beteiligt. Seit 2017 ist er Gründungs- und Vorstandsmitglied von Advance Care Planning Deutschland.

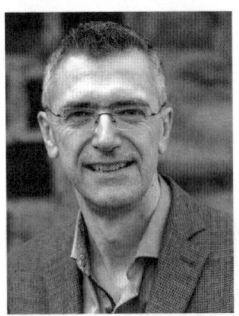

Jürgen in der Schmitten
Univ.-Prof. Dr. med. Jürgen in der Schmitten, MPH ist niedergelassener Hausarzt und Palliativmediziner sowie seit 2020 Leiter des Instituts für Allgemeinmedizin am Universitätsklinikum Essen. Er ist *Respecting-Choices*-zertifizierter ACP-Gesprächsbegleiter und -Trainer (2007), Mitentwickler der ACP-Qualifizierungen »beizeiten begleiten« (2008–17) und »Behandlung im Voraus Planen« (seit 2018) sowie Principal Investigator der RESPEKT- (2008–11) und der BEVOR-Studie (2019–23). Vorstandsmitglied www.acp-i.org (2011–21) und www.acp-d.org (seit 2017).

Ralf J. Jox
Tanja Krones
Georg Marckmann
Jürgen in der Schmitten
(Hrsg.)

Praxisbuch Advance Care Planning

Behandlungsentscheidungen
gemeinsam vorausplanen

Verlag W. Kohlhammer

Dieses Werk einschließlich aller seiner Teile ist urheberrechtlich geschützt. Jede Verwendung außerhalb der engen Grenzen des Urheberrechts ist ohne Zustimmung des Verlags unzulässig und strafbar. Das gilt insbesondere für Vervielfältigungen, Übersetzungen, Mikroverfilmungen und für die Einspeicherung und Verarbeitung in elektronischen Systemen.

Pharmakologische Daten, d. h. u. a. Angaben von Medikamenten, ihren Dosierungen und Applikationen, verändern sich fortlaufend durch klinische Erfahrung, pharmakologische Forschung und Änderung von Produktionsverfahren. Verlag und Autoren haben große Sorgfalt darauf gelegt, dass alle in diesem Buch gemachten Angaben dem derzeitigen Wissensstand entsprechen. Da jedoch die Medizin als Wissenschaft ständig im Fluss ist, da menschliche Irrtümer und Druckfehler nie völlig auszuschließen sind, können Verlag und Autoren hierfür jedoch keine Gewähr und Haftung übernehmen. Jeder Benutzer ist daher dringend angehalten, die gemachten Angaben, insbesondere in Hinsicht auf Arzneimittelnamen, enthaltene Wirkstoffe, spezifische Anwendungsbereiche und Dosierungen anhand des Medikamentenbeipackzettels und der entsprechenden Fachinformationen zu überprüfen und in eigener Verantwortung im Bereich der Patientenversorgung zu handeln. Aufgrund der Auswahl häufig angewendeter Arzneimittel besteht kein Anspruch auf Vollständigkeit.

Die Wiedergabe von Warenbezeichnungen, Handelsnamen und sonstigen Kennzeichen in diesem Buch berechtigt nicht zu der Annahme, dass diese von jedermann frei benutzt werden dürfen. Vielmehr kann es sich auch dann um eingetragene Warenzeichen oder sonstige geschützte Kennzeichen handeln, wenn sie nicht eigens als solche gekennzeichnet sind.

Es konnten nicht alle Rechtsinhaber von Abbildungen ermittelt werden. Sollte dem Verlag gegenüber der Nachweis der Rechtsinhaberschaft geführt werden, wird das branchenübliche Honorar nachträglich gezahlt.

Dieses Werk enthält Hinweise/Links zu externen Websites Dritter, auf deren Inhalt der Verlag keinen Einfluss hat und die der Haftung der jeweiligen Seitenanbieter oder -betreiber unterliegen. Zum Zeitpunkt der Verlinkung wurden die externen Websites auf mögliche Rechtsverstöße überprüft und dabei keine Rechtsverletzung festgestellt. Ohne konkrete Hinweise auf eine solche Rechtsverletzung ist eine permanente inhaltliche Kontrolle der verlinkten Seiten nicht zumutbar. Sollten jedoch Rechtsverletzungen bekannt werden, werden die betroffenen externen Links soweit möglich unverzüglich entfernt.

1. Auflage 2025

Alle Rechte vorbehalten
© W. Kohlhammer GmbH, Stuttgart
Gesamtherstellung: W. Kohlhammer GmbH, Heßbrühlstr. 69, 70565 Stuttgart
produktsicherheit@kohlhammer.de

Print:
ISBN 978-3-17-036567-4

E-Book-Formate:
pdf: ISBN 978-3-17-036568-1
epub: ISBN 978-3-17-036569-8

Inhalt

Vorwort der Herausgeber 11

1 Advance Care Planning: Eine Einführung in das Praxisbuch 15
Ralf J. Jox, Tanja Krones, Georg Marckmann, Jürgen in der Schmitten

I Advance Care Planning verstehen

2 Was ist Advance Care Planning? Begriffsgeschichte, konstitutive Elemente und zielorientierte Definition.. 23
Jürgen in der Schmitten, Ralf J. Jox, Georg Marckmann

3 Philosophisch-ethische Gründe für Advance Care Planning 38
Thomas D. Harter, Bernard J. Hammes

4 Advance Care Planning als Anwendungsbereich von Shared Decision Making.. 50
Ana Rosca, Isabelle Karzig-Roduner, Jürgen in der Schmitten, Tanja Krones

5 Effekte von Advance Care Planning auf die Ergebnisqualität – methodische Herausforderungen und ausgewählte Studienergebnisse 62
Jan Schildmann, Kornelia Götze

6 Kritik, Grenzen und Risiken von Advance Care Planning.................... 71
Jürgen in der Schmitten, Georg Marckmann

7 Advance Care Planning in der Pflegepraxis – Voraussetzungen und Implementierung 106
Settimio Monteverde, Isabelle Karzig-Roduner

8 Advance Care Planning im Kontext von Spiritualität, spiritueller Begleitung und Seelsorge 116
Thomas Otten

II Rechtliche Rahmenbedingungen in deutschsprachigen Ländern

9 Rechtliche Rahmenbedingungen von Advance Care Planning/ Gesundheitlicher Vorausplanung in der Schweiz................................... 127
Bianka Dörr

10	**Juristische Grundlagen zu Advance Care Planning in Österreich** .... *Maria Kletečka-Pulker, Klara Doppler*	134
11	**Rechtliche Grundlagen von Advance Care Planning in Deutschland** ...... *Stephan Rixen, Wolfram Höfling*	142
12	**Vorausplanung und Patientenvertreter** .... *Volker Lipp*	155
13	**Umsetzung von Advance Care Planning im Rahmen der Gesetzlichen Krankenversicherung: Kritische Analyse der Vereinbarung nach § 132g Abs. 3 SGB V vom 13.12.2017** .... *Stephan Rixen, Georg Marckmann, Jürgen in der Schmitten*	165
III	**Advance Care Planning in der internationalen Praxis**	
14	**Entwicklung von Advance Care Planning in Deutschland** .... *Georg Marckmann, Berend Feddersen, Kornelia Götze, Friedemann Nauck, Jürgen in der Schmitten*	179
15	**Entwicklung von Advance Care Planning in der Schweiz** .... *Barbara Loupatatzis, Monika Obrist, Isabelle Karzig-Roduner*	190
16	**Advance Care Planning in Österreich** .... *Eva Katharina Masel, Maria Kletecka-Pulker, Verena Albrecht*	199
17	**Advance Care Planning in den Niederlanden** .... *Anouk Overbeek, Judith A.C. Rietjens, Agnes van der Heide, Ida J. Korfage*	206
18	**Advance Care Planning in belgischen Pflegeheimen** .... *Joni Gilissen, Lieve van den Block*	216
19	**Advance Care Planning in England und Wales** .... *Claire Henry, Gina King*	225
20	**Das Respecting Choices® ACP-Programm: ein nachgewiesener Erfolg** ..... *Carole Montgomery, Stephanie Anderson, Bernard J. Hammes, Linda A. Briggs*	236
21	**Advance Care Planning in Australien: Der lange Weg zur Verankerung bewährter Verfahren in der Regelversorgung** .... *Craig Sinclair, Josephine Clayton*	247
22	**Advance Care Planning in Neuseeland: »Unsere Stimme – tō tātou reo«** ... *Leigh Manson, Jane Goodwin*	255

IV Advance Care Planning: Das begleitete Vorausplanungsgespräch – Gesprächsführung, Inhalt und Dokumentation

23 Vorausplanungsgespräch: Aufsuchendes Angebot, Konstellationen und Teilnehmer*innen 267
Tanja Krones

24 Grundhaltung, Einstieg, Fokussierung und Gesprächsführung 273
Berend Feddersen

25 Emotionen im ACP-Gespräch 279
Jürgen in der Schmitten

26 Systematik des ACP-Gesprächs 291
Georg Marckmann, Jürgen in der Schmitten

27 Das Gespräch über Einstellungen zu Leben, schwerer Erkrankung und Sterben (Therapiezielklärung) 300
Sabine Petri, Theodore Otto-Achenbach, Jürgen in der Schmitten

28 Das Gespräch über Behandlungspräferenzen bei Eintritt einer akuten, mit Entscheidungsunfähigkeit einhergehenden Notfallsituation 307
Barbara Loupatatzis, Berend Feddersen, Georg Marckmann, Jürgen in der Schmitten

29 Das Gespräch über die Behandlungspräferenzen für den Fall einer Krankenhausbehandlung mit Einwilligungsunfähigkeit unklarer Dauer... 318
Kornelia Götze, Isabelle Karzig-Roduner, Berend Feddersen

30 Das Gespräch über die Behandlungspräferenzen für den Fall dauerhafter Einwilligungsunfähigkeit 328
Isabelle Karzig-Roduner, Kornelia Götze

31 Pflegerische und psychosoziale Behandlungspräferenzen im ACP-Konzept 337
Henrikje Stanze, Friedemann Nauck

32 Vorausplanung und Organspende 340
Georg Marckmann, Jürgen in der Schmitten

33 Das Gespräch mit Vertreter*innen einer einwilligungsunfähigen Person... 347
Sabine Petri, Theodore Otto-Achenbach

V Advance Care Planning in der Region

34 Regionale Implementierung von Advance Care Planning 357
Jürgen in der Schmitten, Kornelia Götze, Georg Marckmann

| 35 | Institutionelle Implementierung von Advance Care Planning in der Altenhilfe.. | 367 |

Sabine Petri

| 36 | Die Berücksichtigung der »Festlegung für den Notfall« (FeNo) im Rettungsdienst sowie in der Notfall- und Intensivmedizin.................. | 378 |

Jürgen in der Schmitten, Andreas Günther, Stephan Rixen, Georg Marckmann

| 37 | Change Management – Regionale Koordinierung von Advance Care Planning.. | 389 |

Birgitta Behringer, Paul Hüster

VI Advance Care Planning lehren und lernen

| 38 | Anforderungen an ein professionelles System des Lehrens und Lernens im Advance Care Planning.. | 403 |

Henrikje Stanze, Friedemann Nauck

| 39 | Qualifizierung von ACP-Gesprächsbegleiter*innen............................ | 411 |

Kornelia Götze, Berend Feddersen, Barbara Loupatatzis, Jürgen in der Schmitten

| 40 | Entwicklung komplexer Gesprächskompetenzen für Advance Care Planning durch Simulationspersonen-gestütztes Training.................... | 425 |

Kornelia Götze, Stefanie Otten-Marré, Barbara Loupatatzis, Jürgen in der Schmitten

| 41 | Mustercurriculum für die Qualifizierung von Trainer*innen für ACP-Gesprächsbegleiter*innen (ACP-Trainer*innen)............................ | 434 |

Kornelia Götze, Berend Feddersen, Isabelle Karzig-Roduner, Esther Liem, Barbara Loupatatzis, Nicole Poletti, Jürgen in der Schmitten, Christiane Luderer

VII Advance Care Planning mit/für Menschen mit eingeschränkter oder fehlender Entscheidungsfähigkeit

| 42 | Advance Care Planning für nicht einwilligungsfähige Personen und Vertreterdokumentationen.. | 449 |

Jürgen in der Schmitten, Ralf J. Jox, Stephan Rixen, Georg Marckmann

| 43 | Advance Care Planning bei Kindern und Jugendlichen..................... | 465 |

Julia D. Gramm, Kathrin Knochel, Monika Führer

| 44 | Advance Care Planning in der Perinatologie – Vorausplanung einer palliativen Geburt.. | 479 |

Lars Garten, Kerstin von der Hude, Thomas Strahleck

| 45 | Advance Care Planning bei demenziellen Erkrankungen.................... | 488 |

Ralf J. Jox

| 46 | Advance Care Planning mit Menschen mit kognitiven Beeinträchtigungen.. | 498 |

*Sabine Petri, Daniela Ritzenthaler
Theodore Otto-Achenbach*

VIII Advance Care Planning im Krankenhaus und in speziellen Praxisbereichen

| 47 | Advance Care Planning im Krankenhaus.. | 513 |

Tanja Krones, Isabelle Karzig-Roduner, Settimio Monteverde

| 48 | Periinterventionelles Advance Care Planning bei elektiven Eingriffen.... | 524 |

Tanja Krones, Isabelle Karzig-Roduner, Settimio Monteverde

| 49 | Advance Care Planning in der Palliativmedizin................................ | 534 |

Barbara Loupatatzis, Berend Feddersen

| 50 | Advance Care Planning in der Onkologie... | 546 |

Jan Schildmann

| 51 | Vorausplanung psychiatrischer Behandlung..................................... | 556 |

Raoul Borbé, Katja Kühlmeyer, Katrin Radenbach

| 52 | Advance Care Planning in der Kardiologie....................................... | 567 |

Niek Rogger, Barbara Loupatatzis, Ana Rosca, Frank Scherff

| 53 | Advance Care Planning in der Neurologie.. | 574 |

Berend Feddersen, Aukje Bartsch-de Jong

IX Verzeichnisse

Verzeichnis der Autorinnen und Autoren... 589

Stichwortverzeichnis 595

Vorwort der Herausgeber

Es liegt ein merkwürdiger Imperativ des Handelns in der Lebenserhaltung durch medizinische Maßnahmen. Merkwürdig insofern, als den medizinischen Akteuren an einem gewissen Punkt zweierlei aus dem Blick zu geraten scheint: Die Verhältnismäßigkeit des Nutzens angesichts schwindender Chancen und steigender Risiken, also die medizinische Indikation als Grundbedingung ärztlichen Handelns – und die individuelle Bewertung eines gegebenen Verhältnisses von Chancen und Risiken durch den Patienten[1], also dessen wohlinformierte Einwilligung. Oder ist es nicht merkwürdig, dass medizinische Akteure sich unter bestimmten Umständen nicht mehr als loyale Dienstleister der ihnen anvertrauten Patienten erleben, sondern – im Gewand einer väterlichen oder mütterlichen ärztlichen Fürsorgeverpflichtung – den Kampf um die Erhaltung des Lebens zu ihrer unhinterfragbaren Maxime machen: *vita aegroti suprema lex*?

Man kann die Geschichte der westlichen Gesundheitskultur der letzten 130 Jahre als einen zähen Kampf lesen (und sich darüber verwundert die Augen reiben), in dem die Zivilgesellschaft eine Medizin, die solcherart ihr Maß verloren hat, Schritt für Schritt in ihre Schranken zurückweist. Es lohnt sich, einige rechtliche Meilensteine dieser Entwicklung kurz zu rekapitulieren und dabei auf die Sprache zu achten. Der Reichsgerichtshof hielt es 1894 für nötig, Ärzte daran zu erinnern, dass ihre Berufung durch einen Kranken ihnen nicht »eine unbeschränkte Gewaltherrschaft (sic!) über seine Person eingeräumt hat« und dieser den »Auftrag zum Heilverfahren jederzeit […] widerrufen« darf. Gut 20 Jahre später (1917) sekundierte der Oberste Gerichtshof der USA: »Every human being of adult years and sound mind has a right to determine what shall be done with his own body.« Und 1957 urteilte der Bundesgerichtshof der jungen Bundesrepublik Deutschland noch einmal in ähnlich drastischem Ton an die Adresse behandelnder Ärzte: »Niemand darf sich zum Richter in der Frage aufwerfen, unter welchen Umständen ein anderer vernünftigerweise bereit sein sollte, seine körperliche Unversehrtheit zu opfern, um dadurch wieder gesund zu werden. […] Denn ein selbst lebensgefährlich Kranker kann triftige und sowohl menschlich wie sittlich achtenswerte Gründe haben, eine Operation abzulehnen, auch wenn er durch sie und nur durch sie von seinem Leiden befreit werden könnte«.

Schon bald wurde jedoch deutlich, dass es nicht genügt, die grundlegenden Rechte zu klären, weil nämlich in kritischer Lage das enorme Wissensgefälle, in Verbindung mit der Erfahrung von existenzieller Bedrohung, Not und Hilflosigkeit, eine selbstbestimmte Entscheidung auf Seiten des Patienten erheblich behindert. Dies brachte der US Supreme Court im gleichen Jahr (1957) zum Ausdruck: »[I]n discussing the element of risk a certain

---

1 Zugunsten einer lesefreundlichen Darstellung werden in den Kapiteln des Bands entweder geschlechterneutrale Formulierungen, das Gender-Sternchen oder die generische männliche Form verwendet. Letztere gilt für alle Geschlechtsformen (weiblich, männlich, divers). Die Entscheidung lag bei denjenigen, die das jeweilige Kapitel verfasst haben.

amount of discretion must be employed consistent with the full disclosure of facts necessary to an Informed Consent.«

»Informed Consent« (informierte Einwilligung) – damit schien endlich die ethisch-rechtliche Norm geschaffen, die den medizinischen Imperativ der Lebenserhaltung der individuellen Selbstbestimmung unterordnet, und diese Norm hat bis heute Gültigkeit. Und doch war es ein viele Jahrzehnte dauernder Prozess, das Patientenrecht auf Einwilligung nach Aufklärung zum einen formal zu verankern (in Deutschland zuletzt durch das Patientenrechtegesetz vom 20.02.2013), zum anderen es in die Realität der Praxen und Krankenhäuser zu bringen – viele würden sagen: Ein Großteil dieses Wegs ist noch zurückzulegen. Gleichzeitig sind die Möglichkeiten der Akut- und Notfallmedizin gewachsen und stehen heute einer gealterten, zunehmend gebrechlichen oder chronisch kranken Bevölkerung gegenüber, deren Chancen bei gesundheitlichen Krisen vergleichsweise gering sind – bei hohen Belastungen und Risiken, sodass das Aufklärungserfordernis und ein kritischer Blick auf die Indikationen höher sind denn je.

Und doch hinterließen und hinterlassen der »Informed Consent«-Standard und die resultierenden Aufklärungspflichten bei vielen ein schales Gefühl: Bleiben in diesem technokratischen Prozess von Information und Einwilligung nicht zentrale Elemente gelungener Arzt-Patient-Beziehungen unberücksichtigt? Wird der Schatz ärztlicher Fürsorge nicht einem Popanz der Patientenautonomie geopfert, der auch bei Juristen und Ethikern in dem Moment jede Bedeutung verliert, wo sie selbst erkranken und das Bedürfnis erleben, sich einem medizinischen Behandlungsteam vorbehaltlos anvertrauen zu können?

Diese Fragen markieren das Aufkommen einer ergänzenden, seit den 1980er Jahren in Entwicklung befindlichen Norm in der Geschichte des Arzt-Patient-Verhältnisses, des Shared Decision Making (Gemeinsame Entscheidungsfindung). Hier treten Behandler und Patient in einen Austausch, der gleichermaßen von Fürsorge und von Achtung der Patientenselbstbestimmung geprägt ist. Dieser Austausch berücksichtigt gegebenenfalls Bedrohung, Not und Hilflosigkeit auf Seiten des Patienten, und an die Stelle von bloßer Information tritt eine bestmögliche *Befähigung zur autonomen Entscheidung* auf dem Boden einer vertrauensvollen Beziehung. Shared Decision Making ist der Prozess, der gerade in kritischen Situationen und insbesondere angesichts potenziell lebensbedrohlicher Erkrankungen erforderlich ist, um Menschen so zu begleiten, dass sie die für sie richtige Behandlungsentscheidung bestmöglich treffen können – *wohl*informiert, könnte man sagen, um ein solcherart *in Beziehung* zustande gekommenes Einverständnis in Abgrenzung vom bloßen »Informed Consent« zu charakterisieren.

Das Selbstbestimmungsrecht erlischt nicht, wenn Menschen krankheitsbedingt nicht mehr selbst einwilligen können, und als Instrument, um auch in solchen Situationen das medizinische Handeln gemäß dem Willen des betroffenen Patienten zu lenken, gilt die Patientenverfügung. Vor dem vorstehenden medizinrechtlichen und -ethischen Schlaglicht wird in aller Schärfe erkennbar, wie wenig angemessen die in Deutschland und anderswo seit den 1970er Jahren verbreitete Praxis des Umgangs mit Patientenverfügungen war und ist. Patientenverfügungen, also im Voraus für künftige, mit Einwilligungsunfähigkeit einhergehende gesundheitliche Krisensituationen getroffene Behandlungsentscheidungen von Patienten, wurden und werden als für den Laien im Detail oft unverständliche (und inhaltlich meist fragwürdige sowie letztlich wirkungslose) Formulare verteilt, die von jedem und jeder angekreuzt und unterschrieben werden dürfen – ohne jegliche qualifizierte Aufklärung im Sinne des Patientenrechtegesetz, ganz zu schweigen von einem unterstützten Willensbildungsprozess im Sinne des Shared Decision Making. Damit korrespondiert, dass der »merkwürdige« Imperativ der

Lebenserhaltung gegenüber Menschen, die kritisch erkrankt und dabei krankheitsbedingt nicht einwilligungsfähig sind, bis heute ungebrochen scheint.

Nach jahrzehntelangem Ringen und einer Reihe höchstrichterlicher Entscheidungen wurde die Verbindlichkeit von Patientenverfügungen in Deutschland erst im Jahr 2009 gesetzlich bestätigt (in Österreich 2006 und in der Schweiz 2013), doch an ihrer solitären Existenz außerhalb des alle anderen medizinischen Entscheidungen umfassenden Aufklärungsgebotes hat sich ungeachtet dieser Gesetzgebung bis heute in der Breite nichts geändert. Chronisch kranke, alte und gebrechliche Menschen werden bis heute tagaus, tagein vom Rettungsdienst in Krankenhäuser transportiert und dort mit dem Ziel der Lebenserhaltung behandelt, häufig auch künstlich beatmet, reanimiert oder bei Schlaganfällen durch Infusionen am Leben erhalten, ohne dass der diesbezügliche Behandlungswille des Betreffenden irgendeinem Beteiligten bekannt wäre – oder gar, falls doch bekannt, beachtet würde. Dabei wissen wir längst aus Befragungen, dass viele dieser Menschen im Voraus anders, nämlich zugunsten eines palliativen Therapieziels entschieden hätten, wenn sie den nötigen Raum dafür erhalten hätten und dazu befähigt worden wären. Und auch am entgegengesetzten Ende des Spektrums bleibt der Wille der Betroffenen mitunter unberücksichtigt, nämlich dort, wo – gerade in jüngerer Zeit –Behandlungsteams unter dem Eindruck von schwerer chronischer Krankheit (auch bei jungen Menschen), Behinderung oder Gebrechlichkeit bzw. Hochaltrigkeit von einer medizinisch möglichen Lebenserhaltung in internem Einvernehmen Abstand nehmen, obwohl eine solche von den Betroffenen ungeachtet geringer Chancen noch gewollt und medizinisch vertretbar wäre.

Hier setzt *Advance Care Planning* an, ein in den 1990er Jahren in den USA entwickeltes Konzept, das Shared Decision Making für den Fall künftiger, mit Einwilligungsunfähigkeit einhergehender gesundheitlicher Krisen durch eine qualifizierte Gesprächsbegleitung realisiert. In seiner konsequenten Patientenorientierung und seinem Gebot für transparente, entscheidungsleitende Informationen in Verbindung mit einer empathischen Gesprächsführung, die den durch die Adressierung von Krankheit und Tod potenziell ausgelösten Ängsten Rechnung trägt, ist Advance Care Planning der Prototyp einer vertrauensvollen Beziehung zwischen Gesundheitsfachpersonen und ihren Klienten, die letztere zu selbstbestimmten Behandlungsentscheidungen angesichts möglicher künftiger gesundheitlicher Krisen befähigt. Advance Care Planning insbesondere chronisch kranken, hochbetagten und/oder gebrechlichen Menschen anzubieten, ist aufgrund des dort gegebenen Verhältnisses von Chancen und Risiken sowie der empirisch bekannten Präferenzen in dieser Gruppe eine ethische Verpflichtung, und möglicherweise kann eine breite Etablierung von Advance Care Planning dazu beitragen, auch in Bereichen *aktueller* komplexer Entscheidungsfindungen, etwa in der Onkologie, Kardiologie oder Intensivmedizin, eine Kultur des Shared Decision Making zu fördern.

Uns Herausgebern dieses Praxisbuchs Advance Care Planning ist es ein Anliegen, dass medizinische Akteure sich von dem merkwürdigen historischen Primat der unbedingten Lebenserhaltung lösen können, das auch eine Bürde ist, und die Freude erfahren, die darin liegen kann, Menschen in fürsorglicher Bemühung zu den für sie richtigen Entscheidungen zu befähigen und sie dann in Übereinstimmung mit diesen Präferenzen zu behandeln bzw. von anderen behandelt zu sehen. Wir wünschen den Praktikern, Experten, gesundheitspolitisch Aktiven wie auch interessierten Laien, die dieses Buch lesen, dass sie sich von Advance Care Planning inspirieren lassen.

Ralf J. Jox, Tanja Krones, Georg Marckmann, Jürgen in der Schmitten
Lausanne/Zürich/München/Essen, November 2024

1 Advance Care Planning: Eine Einführung in das Praxisbuch

Ralf J. Jox, Tanja Krones, Georg Marckmann, Jürgen in der Schmitten

Advance Care Planning (ACP) hat in den letzten Jahren im deutschen Sprachraum zunehmende Aufmerksamkeit gewonnen. Das Konzept wird dabei allerdings unterschiedlich rezipiert. Für die einen ist es der endlich gefundene Schlüssel für die drängenden Probleme der heutigen Medizin, von dem sie sich einen tiefgreifenden Kulturwandel im Gesundheitswesen erhoffen (Schmitt und Zimmermann 2018). Für die anderen ist es ein überschätzter Hype, ein Ablenkungsmanöver von den eigentlichen Problemen oder gar ein Instrument klandestiner Kostenkontrolle (Katzenmeier 2015). De facto ist ACP vor allem eines: eine sich zunehmend verbreitende Praxis der Vorausplanung von Behandlungsentscheidungen, die mit einem wachsenden Bedarf an fachlicher Orientierung einhergeht – hinsichtlich der praktischen Umsetzung im Versorgungssystem, insbesondere aber hinsichtlich der erforderlichen Qualifizierung der beteiligten Akteure. Mit dem vorliegenden Praxisbuch bieten wir fachliche Expertise für die Aus-, Weiter- und Fortbildung im Bereich des ACP.

In Deutschland wurde im Dezember 2015 mit dem Hospiz- und Palliativgesetz der § 132g unter dem Titel »Gesundheitliche Versorgungsplanung für die letzte Lebensphase« in das Fünfte Sozialgesetzbuch eingefügt (Höfling, Otten und in der Schmitten 2019). Der deutsche Gesetzgeber hat damit den stationären Pflegeeinrichtungen sowie den Einrichtungen der Eingliederungshilfe für Menschen mit Behinderung die Möglichkeit eröffnet, ihren Bewohnern eine am internationalen ACP orientierte Vorsorgeplanung zu Lasten der gesetzlichen Krankenkassen anzubieten. Inhalt, Form und Ausgestaltung dieser neuen Leistung wurden in der Folge von den verschiedenen Beteiligten kontrovers diskutiert, insbesondere bezüglich der erforderlichen Qualifizierung der Gesprächsbegleiter (in der Schmitten und Marckmann 2022). Rezipiert und aufgegriffen wurde ACP in Deutschland vor allem von Institutionen des Hospiz- und Palliativwesens, zumal das Gesetz in der Überschrift und einem Teil der Regelungen einen Fokus auf die »letzte Lebensphase« nahelegt. Die Vorsorgeplanung wird seither von den Einrichtungen sehr unterschiedlich umgesetzt, insbesondere was die nötigen Investitionen in geschultes Personal und die regionale Koordinierung anbetrifft (in der Schmitten und Marckmann 2022).

In der Schweiz hat, angestoßen durch das Gesetz in Deutschland und durch Pionierprojekte an universitären Kliniken vor allem in Zürich und Lausanne, das Bundesamt für Gesundheit (BAG) im Jahr 2018 ein Nationales Rahmenkonzept »Gesundheitliche Vorausplanung mit Schwerpunkt Advance Care Planning« veröffentlicht.[2] In der Folgezeit wurde ACP zwar mehr diskutiert, und es wurden Materialien und Publikationen für die breitere Öffentlichkeit erstellt (Krones und Obrist 2020), das Konzept blieb aber in der Bevölkerung nach wie vor eher wenig bekannt. Die föderale, antizentralistische politische Tradition der Schweiz führt zu der Tendenz, dass die Kantone und auch verschiedene Organisationen entweder den eigenen

---

2 https://www.plattform-palliativecare.ch/gvp (Zugriff 19.04.2024)

Status quo der Erstellung von Patientenverfügungen unter dem Label »ACP« behalten oder das Rad neu erfinden und sich mit einem eigenen, des Öfteren nicht empirisch evaluierten ACP-Modell profilieren wollen. Dies macht es in einer Konsensgesellschaft umso schwerer, sich auf nationaler Ebene auf Minimalstandards zu einigen, wie sie etwa die Fachgesellschaft ACP Swiss vorgeschlagen hat (www.acp-swiss.ch). Verschärft werden diese Herausforderungen durch die Vielsprachigkeit der Schweiz und das damit verbundene Problem, eine passende einheitliche Terminologie zu finden (Bosisio et al. 2019). Es wurde jedoch eine ständige Arbeitsgruppe beim Bundesamt für Gesundheit (BAG) eingerichtet, die von der Schweizerischen Akademie der Medizinischen Wissenschaften (SAMW) mit koordiniert wird. Anfang 2023 erschien nach einem zwei Jahre andauernden Prozess ein erstes Grundsatzpapier mit dem Titel »Roadmap für die Umsetzung der Gesundheitlichen Vorausplanung (GVP) in der Schweiz«. Doch dieses Papier bleibt relativ vage und unverbindlich; es soll durch einen weiteren Prozess in mehreren Subkommissionen der ständigen Arbeitsgruppe weitergeführt werden, indem konkrete Vorschläge zur Sensibilisierung der Bevölkerung, zu den Mindeststandards von Patientenverfügungen, zu ACP im Langzeitpflegebereich und zur Finanzierung von ACP im Gesundheitswesen erarbeitet werden.

Auch in Österreich befindet sich die Implementierung von ACP noch in einem frühen Stadium. ACP wird dort von manchen nicht als *terminus technicus*, sondern als Oberbegriff für jegliche Patientenverfügung, Vorsorgevollmacht und andere Maßnahmen der Vorausplanung verwendet (Gruber 2021). Hierzu gehört der sogenannte Vorsorgedialog, der 2016 vom Dachverband Hospiz initiiert wurde (Hospiz Österreich 2022). Er wird verstanden als strukturiertes Kommunikationsinstrument zur Erfassung eines vorausverfügten Patientenwillens, entwickelt für den außerklinischen Bereich der Langzeitpflege, der mobilen Pflege und der Arztpraxen. Die Beratung wurde überwiegend den qualifizierten Palliativfachkräften überantwortet. Der Vorsorgedialog wurde nicht eigens gesetzlich geregelt, findet aber im Patientenverfügungsgesetz von 2018 sowie im Hospiz- und Palliativfondsgesetz von 2022 Erwähnung.

Bei allen Unterschieden zwischen den Herangehensweisen in den drei benachbarten deutschsprachigen Ländern finden sich auch Gemeinsamkeiten: die bevorzugte Rezeption des ACP-Konzepts durch die Hospiz- und Palliativ-Community, ein Fokus auf Menschen in der Langzeitpflege sowie das politische Bestreben nach gesetzlicher und systemischer Verankerung der Vorausplanung. In der Bevölkerung dürfte das Konzept in allen drei Ländern bislang noch wenig bekannt sein, während die Patientenverfügung als Rechtsinstrument, in Deutschland 2009, in der Schweiz 2013 und in Österreich 2006 sowie 2018 gesetzlich verankert, von großen Teilen der Bevölkerung inzwischen wahrgenommen und genutzt wird (Gigerenzer 2022; Vilpert et al. 2018; Marketinstitut 2021).

Vor diesem Hintergrund haben wir das vorliegende Buch entwickelt. Es ist keine Neuauflage des 2015 im Kohlhammer-Verlag erschienenen, ersten deutschsprachigen Buchs zu ACP[3], sondern ein rundum neu konzipiertes Buch zum Thema, mit einem neu zusammengesetzten Herausgeberteam, zahlreichen neuen Beitragenden und überwiegend neu geschriebenen Texten. Das Buch verfolgt eine mehrfache Zielsetzung: Es soll zuallererst ein Praxisbuch für Fachleute sein, die ACP lernen, schulen und in ihrem jeweiligen Arbeitsbereich anwenden möchten. Dabei ist es nicht auf eine Berufsgruppe oder Disziplin festgelegt: Pflegende, Ärzte und Sozialarbeitende sind ebenso angesprochen wie Seelsorgende

---

3 Coors M, Jox R, in der Schmitten J (Hrsg.) (2015) Advance Care Planning. Von der Patientenverfügung zur gesundheitlichen Vorausplanung. Stuttgart: Kohlhammer.

und juristische Berufsgruppen. Zum Zweiten soll es denjenigen Personen eine Orientierung bieten, die auf verschiedenen Ebenen – von einzelnen Institutionen und Organisationen über Regionen bis hin zur Politik – Verantwortung für die Etablierung von ACP-Angeboten übernehmen. Zum Dritten soll es auch ein Lehrbuch sein, das Studierenden und Lernenden in umfassender und systematischer Weise Grundlagen und Praxis des ACP nahebringt. Schließlich kann das Buch auch mit Gewinn von Menschen gelesen werden, die einen ACP-Prozess für sich selbst oder ihre Angehörigen starten oder sich einfach für ACP interessieren.

Dabei ist das Buch so strukturiert, dass jedes Kapitel in sich abgeschlossen und aus sich selbst heraus verständlich ist. Somit kann das Buch auch als Nachschlagewerk oder zur gezielten Vertiefung benutzt werden. Zugleich ist es systematisch aufgebaut und folgt einer inneren Logik. In acht Teilen wird ACP umfassend vorgestellt: Nach den konzeptionellen Grundlagen (▶ Teil I) und rechtlichen Rahmenbedingungen von ACP (▶ Teil II) wird der aktuelle Stand der Entwicklung von ACP in verschiedenen Ländern (▶ Teil III) dargestellt. Die beiden anschließenden Teile widmen sich den Kernelementen einer effektiven ACP-Implementierung, der Gesprächsbegleitung (▶ Teil IV) sowie der institutionellen und regionalen Implementierung (▶ Teil V). Wie die dafür erforderlichen Kompetenzen vermittelt werden können, erläutern dann die Beiträge des sechsten Teils (▶ Teil VI). Die letzten beiden Teile widmen sich besonderen, praxisrelevanten Herausforderungen von ACP bei der Vorausplanung für nicht entscheidungsfähige Menschen (▶ Teil VII) sowie spezifischen Settings und Erkrankungen (▶ Teil VIII).

Im Folgenden stellen wir die acht Teile im Detail vor. Im ersten Teil zu den Grundlagen von ACP geht es neben der historischen Entwicklung und der Definition vor allem um die konzeptionelle Begründung aus praktisch-medizinischer Sicht, aus ethisch-philosophischer Sicht und aus Sicht der empirischen Evidenzlage. Dabei wird insbesondere herausgearbeitet, inwiefern ACP ein Anwendungsbereich gemeinsamer Entscheidungsfindung (*Shared Decision Making*) in der Patientenversorgung ist. Berücksichtigt werden darüber hinaus pflegewissenschaftliche und seelsorgerische Aspekte von ACP. Einen großen Raum haben wir zudem dem Thema Kritik, Risiken und Grenzen von ACP eingeräumt.

Teil II präsentiert die rechtlichen Rahmenbedingungen in den drei genannten Ländern Deutschland, Schweiz und Österreich. Für das deutsche Rechtsgebiet wird neben den verfassungsrechtlichen Grundlagen in eigenen Kapiteln auf die sozialrechtliche Ausgestaltung im § 132g des fünften Sozialgesetzbuchs und auf betreuungsrechtliche Fragen beim ACP für nicht einwilligungsfähige Personen eingegangen.

Auf die Darstellung der rechtlichen Rahmenbedingungen in den drei deutschsprachigen Ländern folgt eine Übersicht über den Stand der Implementierung von ACP in ausgewählten Ländern, die über Erfahrungen mit dem ACP-Konzepten verfügen. Der dritte Teil versammelt eine Vielzahl von Texten, welche die Entwicklung von ACP nicht nur in Deutschland, Österreich und der Schweiz, sondern auch in Großbritannien, Belgien, den Niederlanden, in Australien, Neuseeland und den USA in den Blick nimmt. Diese Texte wurden auf Englisch verfasst und für den vorliegenden Band durch deutsche Muttersprachler*innen ins Deutsche übersetzt. Sie sind für die künftigen Entwicklungen in den deutschsprachigen Ländern deshalb so wichtig, da ACP in vielen der genannten Länder schon seit Jahrzehnten erfolgreich praktiziert und fest im Gesundheitssystem etabliert ist.

Die folgenden beiden Teile führen in das Herz von ACP und erläutern die zentralen Elemente, die für ein effektives System der Vorausplanung erforderlich sind: den ACP-Gesprächsprozess (IV) sowie die institutionelle und regionale Implementierung (V). Zunächst geht es um die Initiierung des Gesprächs durch ein aufsuchendes Angebot, die Gesprächsführung, die inhaltliche Systematik des ACP-Gesprächs und den Umgang mit Störungen. Anschließend werden die einzelnen Elemente des Vorausplanungsgesprächs erläutert: die Erkundung der allgemeinen Einstellungen zu Leben, schwerer Erkrankung und Sterben sowie die Ermittlung der Behandlungspräferenzen bei Entscheidungsunfähigkeit akuter, unklarer und permanenter Dauer. Berücksichtigt werden dabei auch pflegerische und psychosoziale Behandlungspräferenzen sowie das Verhältnis von Vorausplanung und Wunsch zur Organspende. Nicht zuletzt wird das ACP-Gespräch mit einer Vertretungsperson einer entscheidungsunfähigen Person eigens thematisiert, denn dieses *Advance Care Planning by proxy* gehört zu den in der Praxis häufig praktizierten Formen von ACP und wird in Schulungen, Büchern und in der wissenschaftlichen Forschung bislang eher vernachlässigt. Die anschließenden Kapitel widmen sich der regionalen und institutionellen Implementierung von ACP, wobei ein besonderes Augenmerk auf dem unverzichtbaren Change-Management mit regionaler Koordinierung sowie der Umsetzung von ACP in Senioreneinrichtungen und im Rettungsdienst liegt.

Die wirksame Implementierung der verschiedenen Elemente des ACP setzt eine spezifische Bildung und Kompetenzvermittlung voraus. Daher erläutern die Beiträge des sechsten Teils die Anforderungen an ein professionelles System des Lehrens und Lernens von ACP und bieten konkrete Hinweise für die Qualifizierung von ACP-Gesprächsbegleiter und ACP-Trainer. In einem weiteren Kapitel werden die unverzichtbaren interaktiven Methoden vorgestellt, die mithilfe von Simulationspatienten den Erwerb komplexer Gesprächskompetenzen ermöglichen.

Den Abschluss des Buches bilden zwei Teile, die spezielle Anwendungsbereiche von ACP vertiefen. Zunächst (VII) geht es um ACP für Menschen, die selbst nicht (mehr) entscheidungsfähig sind, für die aber gleichwohl eine Vorausplanung von Behandlungsentscheidungen gewünscht, angemessen und erforderlich ist. Das sind zum einen Menschen, die aufgrund ihres jungen Alters (Perinatalmedizin und Pädiatrie) oder einer kognitiven Einschränkung niemals Entscheidungsfähigkeit für medizinische Behandlungen entwickelt haben, zum anderen Personen, welche die Entscheidungsfähigkeit erkrankungsbedingt irreversibel verloren haben (v. a. Menschen mit Demenz). Der achte und letzte Teil des Buches vertieft Anwendungskontexte, die von bestimmten Versorgungssettings oder bestimmten Erkrankungen definiert werden. Zunächst wird vorgestellt, wie ACP im Krankenhaus und in der perioperativen Betreuung realisiert werden kann. Anschließend werden vier große Erkrankungsgruppen in den Blick genommen, die epidemiologisch betrachtet in unseren Breiten häufig mit schwerwiegenden Verläufen, erheblichen Einschränkungen und Entscheidungsunfähigkeit einhergehen: Erkrankungen aus den Bereichen Onkologie, Kardiologie, Neurologie und Psychiatrie. Für jeden Bereich wird eigens diskutiert, wie die Vorausplanung auf die spezifischen Anforderungen der jeweiligen Erkrankungssituationen konkret abgestimmt werden kann. Ein weiteres Kapitel widmet sich zudem der Vorausplanung im Bereich der Palliative-Care-Versorgung.

Dieser kurze Abriss der Inhalte des Buches verdeutlicht den Anspruch, ACP in seiner Vielfalt möglichst umfassend und zugleich praxisnah vorzustellen. Wir freuen uns sehr, hierfür Autor*innen gewonnen zu haben, die vielfach nicht nur akademisch ausgewiesen und in ihren jeweiligen Arbeitsbereichen kompetent sind, sondern auch profunde Erfahrungen in der praktischen Durchführung von ACP haben.

All diesen Autor*innen möchten wir unseren tiefen Dank aussprechen. Sie haben nicht nur exzellente Manuskripte geliefert, sondern darüber hinaus viel Geduld und Verständnis mit dem zeitaufwändigen, komplexen Entstehungsprozess des Buchs gezeigt. Ebenfalls sehr herzlich danken möchten wir dem Kohlhammer-Verlag, namentlich Frau Brutler, Herrn Rose und Herrn Jansen, die uns mit großer Professionalität und stetem Optimismus ermunterten, dieses Buch trotz aller Herausforderungen zu realisieren, und ein in unseren Augen hervorragendes Lektorat beigesteuert haben. *Last but not least* möchten wir Ihnen, den Leser*innen danken, denn Sie sind es, die in der Zukunft mit darüber entscheiden werden, ob ACP in den deutschsprachigen Ländern ein Erfolg wird, zum Wohle aller künftigen Patient*innen und damit – letztlich – von uns allen.

Literatur

Bosisio F, Fassier T, Rubli Truchard E, Pautex S, Jox RJ (2019) Projet de soins anticipé ou advance care planning - Proposition d'une terminologie commune pour la Suisse romande. Rev Med Suisse, 15: 1634-36.

Gigerenzer G (2022) ERGO Risiko-Report 2022. ERGO Group AG.

Gruber AS (2021) Advance Care Planning in Österreich. AHOP-News, 1.

Höfling W, Otten T, in der Schmitten J (2019) Advance Care Planning / Behandlung im Voraus Planen: Konzept zur Förderung einer patientenzentrierten Gesundheitsversorgung. Nomos: Baden-Baden.

Hospiz Österreich (2022) VSD Vorsorgedialog®. Ein Instrument der vorausschauenden Planung für Alten- und Pflegeheime, mobile Pflege- und Betreuungsdienste und Arztpraxen. Dachverband Hospiz Österreich. https://www.hospiz.at/wordpress/wp-content/uploads/2023/03/VSD-Vorsorgedialog-fuer-Heime-HKP-und-Arztpraxen_25.05.2022.pdf (aufgerufen am 9.4.2023).

in der Schmitten J, Marckmann G (2022) Advance Care Planning: ein Konzept zur Stärkung der Autonomie pflegebedürftiger Menschen (nicht nur) am Lebensende. In: K. Jacobs, A. Kuhlmey, S. Greß, J. Klauber, A. Schwinger (Hrsg.), Pflege-Report 2022. Springer: Berlin Heidelberg.

Katzenmeier C (2015) Advance Care Planning: Enormer Beratungsbedarf. Dtsch Ärztebl, 112: A-1562.

Krones T, Obrist M (Hrsg.) (2020) Wie ich behandelt werden will: Advance Care Planning. Rüffer und Rub, Zürich.

Marketinstitut (2021) Vorsorge-Studie 2021. https://ihr-notariat.at/informationen/aktuelle-infos-veranstaltungen/vorsorge-studie-2021/ (aufgerufen am 9.4.2023).

Schmitt D, Zimmermann F (2018) Für einen Kulturwandel in der Altenpflege. Ein Gespräch mit Stefanie Decker und Bernd Trost. Mabuse, 236: 38-41.

Vilpert S, Borrat-Besson C, Maurer J, Borasio GD (2018) Awareness, approval and completion of advance directives in older adults in Switzerland. Swiss Med Wkly, 148: w14642.

I   Advance Care Planning verstehen

2 Was ist Advance Care Planning? Begriffsgeschichte, konstitutive Elemente und zielorientierte Definition

Jürgen in der Schmitten, Ralf J. Jox, Georg Marckmann

Dieser Beitrag widmet sich der Frage, woher der Begriff Advance Care Planning (ACP) kommt und welches Konzept er beschreibt (▶ Kap. 2.1). Eine Untersuchung der Advance-Care-Planning-Konzepte und -Strategien angloamerikanischer Länder (▶ Kap. 2.2) sowie der International Society for Advance Care Planning and End of Life Care (▶ Kap. 2.3) verdeutlicht einen gewissen Korridor eines international einheitlichen Verständnisses und Gebrauchs dieses Begriffs; gleichzeitig lässt sich daran zeigen, inwieweit wesentliche Elemente unterschiedlich akzentuiert werden können (▶ Kap. 2.4). Der Beitrag schließt mit einem Plädoyer für Transparenz und Zielorientierung bei der Festlegung dessen, was ACP im Einzelnen umfassen soll (▶ Kap. 2.5).

2.1 Die historische Entwicklung des Konzepts von Advance Care Planning

Der Begriff Advance Care Planning (ACP) wurde im Jahr 1993 in den USA geprägt (Emanuel et al. 1993), um die Notwendigkeit für eine grundlegend neue Herangehensweise an das Konzept der Vorausplanung medizinischer Behandlung auf einen Begriff zu bringen, nachdem sowohl die diesbezügliche Gesetzgebung des Jahres 1991 (der Patient Self-Determination Act, PSDA) als auch die von hohen Erwartungen begleitete SUPPORT-Studie (SUPPORT Principal Investigators 1995, Teno et al. 1997a) nicht die erhoffte Verringerung medizinisch unsinniger sowie ungewollter (intensiv-)stationärer Aufenthalte zur Folge gehabt hatten. Die SUPPORT-Autoren folgerten, dass es nicht ausreiche, die bloße Anzahl schriftlicher Patientenverfügungen zu steigern; vielmehr müssten künftig eine bessere Kommunikation und statt dem bloßen Ausfüllen von Patientenverfügungen eine *umfassendere vorausschauende Behandlungsplanung* (»a more comprehensive advance care planning«) angestrebt werden (Teno et al. 1997b). Coors konstatiert auf dem Boden einer historischen Analyse der Begriffsgeschichte, die damalige Neuschöpfung »Advance Care Planning« sei von verschiedenen Autoren in den 1990er Jahren verwendet worden (vgl. z. B. Singer et al. 1998), um folgende neue konstitutive Elemente von Vorausplanung »begrifflich zu erfassen:

- Vorausplanungs-Gespräche über zukünftige Behandlungsentscheidungen,
- die Einbeziehung der behandelnden Ärztinnen und Ärzte und der Einsatz von geschulten Mitarbeiterinnen und Mitarbeitern,
- die Einbeziehung von Angehörigen in diese Gespräche und die sich daraus mög-

licherweise ergebende bessere Qualität stellvertretender Entscheidungen,
- die Notwendigkeit eines möglichst frühen Zeitpunktes der Vorausplanungsgespräche, deutlich vor der Aufnahme in eine stationäre Einrichtung,
- die Vorausplanung für Notfälle, insbesondere mit Blick auf die vorausverfügte Ablehnung von Wiederbelebungsmaßnahmen (DNR-orders).« (Coors 2018)

Eine gewisse Tücke des englischen Begriffs (wie auch jeder seiner Übersetzungen) liegt nun darin, dass er einerseits Raum gibt für ein neues Konzept, dass er aber andererseits ebenso gut als generischer Begriff verwendet werden kann, der jede Vorausplanung umfasst oder auch schlicht die bisherige Herangehensweise mit einem neuen Terminus belegt. Denn »Advance Care *Planning*« ist zunächst nichts anderes als eine zur »Advance Directive« hinzugefügte grammatikalische Verlaufsform, welche den *Prozess* der Vorausplanung akzentuiert. Da jedes Ausfüllen einer Patientenverfügung (und sei es auch nur ein vom Unterzeichner unverstandenes und in der Realität klinischer Entscheidungen nicht aussagekräftiges Formular) formal einen »Prozess« darstellt, könnte auch dieser Prozess ACP genannt werden. Die heute überwiegend mit ACP verknüpfte Konnotation einer grundlegend neuen Herangehensweise an Patientenverfügungen ergibt sich somit nicht zwingend aus der Bezeichnung selbst, sie ist lediglich eine Vereinbarung, an die man sich halten kann oder auch nicht.

Teno, Nelson und Lynn entwickelten als erste eine programmatische Definition von Advance Care Planning (Teno et al. 1994). Bezogen auf den Gesprächsprozess heben diese Autorinnen hervor, dass formale Dokumente wie Patientenverfügung und Bevollmächtigung »nur ein optionales Element in einem umfassenderen Prozess der Kommunikation zwischen Patienten, ihren Behandelnden und ihren Angehörigen sowie wichtigen anderen Menschen sind, bezogen auf die als angemessen zu erachtende Art der Behandlung im Fall, dass der Patient nicht (mehr) selbst entscheiden kann« (ebd.). Bezogen auf die notwendigen systemseitigen Veränderungen mit Blick auf die zuverlässige Beachtung fügen sie hinzu, ACP solle »die Chancen erhöhen, dass Menschen so leben und sterben, wie sie das gerne möchten – im Rahmen der jeweiligen klinisch-medizinischen Gegebenheiten und der gesellschaftlichen moralischen und rechtlichen Grenzen« (ebd.).

In einer eigenen Kommentierung ihres Diskussionsbeitrags heben die Autoren abschließend nochmal hervor, dass der neue Begriff eine Abkehr von der bisherigen Sicht auf Patientenverfügungen bedeuten soll: »Mit unserer Definition von *Advance Care Planning* haben wir bewusst einen Prozess der Kommunikation betont und *nicht* das Ausfüllen eines Formulars« (ebd., S. S34).

Mit dem Konzept ACP wurde somit der Fokus der Vorausplanung von der Patientenverfügung (»*advance directive*«) als dem schriftlichen Resultat eines bis dato nicht weiter beachteten Prozesses zum Gesprächsprozess selbst verschoben, welcher Individuen erst dazu befähigt, wohlinformierte Entscheidungen über künftige Behandlungen zu treffen. Coors zeigt eindrucksvoll, dass das Konzept in den folgenden Jahren (insbesondere im Rahmen des programmatischen ACP-Projekts »Respecting Choices«, dazu ausführlich ▶ Kap. 3) nochmals weiterentwickelt und präzisiert wurde: In seinem Zentrum steht nicht nur die *Autonomie* des Patienten, sondern in gleichem Maße und damit eng verbunden die *Fürsorge* im Sinne der notwendigen kommunikativen Unterstützung von Individuen, für sie gute Entscheidungen zu treffen:

»Der Kommunikationsprozess, der in der kritischen Diskussion über den PSDA immer wieder gefordert wurde und der zu den Kerngedanken des Konzeptes ACP gehört, ist bei Singer und Prendergast nicht mehr nur eine Voraussetzung dafür, mehr und bessere schriftliche Vorausverfügungen hervorzubringen, sondern die Unterstützung der Kommunikation mit nahestehenden Personen über Sterben und

2 Was ist Advance Care Planning?

Tod und die in diesem Horizont zu treffenden moralischen Entscheidungen werden selbst zum zentralen Ziel« (Coors 2018). Aktuellere, auf methodische Konsensprozesse gestützte Definitionen haben diese konzeptionelle Prägung des ersten ACP-Jahrzehnts (1993–2002) praktisch unverändert fortgeschrieben (Rietjens et al. 2017; Sudore et al. 2017).

Wie ▶ Abb. 2.1 illustriert, hat die wissenschaftliche Literatur diese Fokusverschiebung vom bloßen Schriftstück »advance directive« zum kommunikativen Prozess der Befähigung »advance care planning« in den darauffolgenden 20 Jahren nachvollzogen. Am Rande sei hier erwähnt, dass einzelne Autoren die Schreibweise »advanced care planning« gebrauchen; sie ist falsch und sollte vermieden werden, denn »advanced« bedeutet »fortgeschritten«, »advance« hat dagegen die hier gemeinte Bedeutung »im Voraus«.

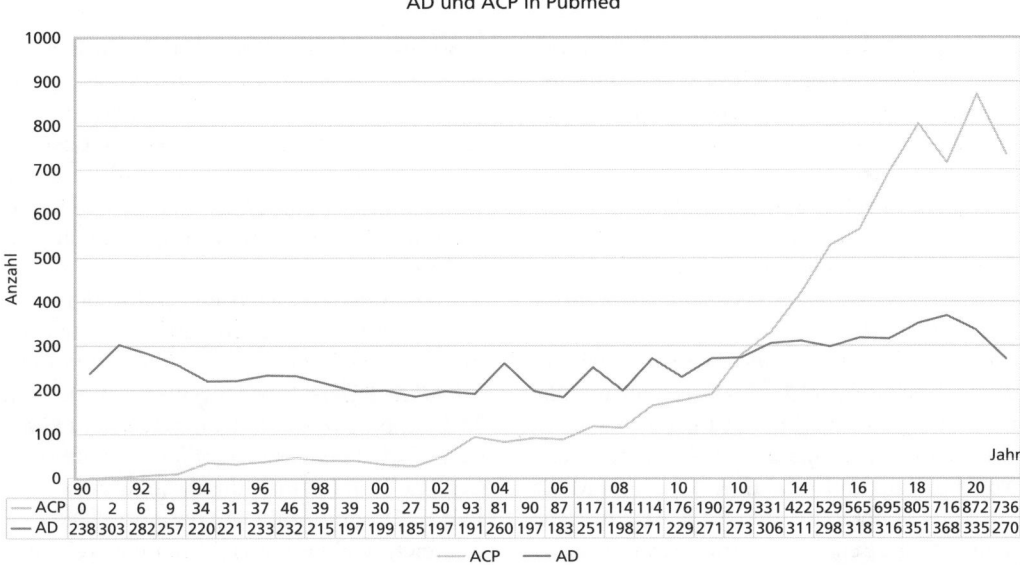

Abb. 2.1: Advance Care Planning: Etablierung eines neuen Begriffs in der wissenschaftlichen Diskussion. Recherche in der Datenbank PubMed nach Publikationen mit »advance* care planning« (ACP, vorausschauende Behandlungsplanung) versus »advance* directive(s)« (AD, Vorausverfügung) in Titel oder Zusammenfassung (»title/abstract«) in den Jahren 1990–2022.

2.2 Die Konzeption von Advance Care Planning in angloamerikanischen Ländern

Im Folgenden wird skizziert, wie sich Definition und Konzept von ACP in den verschiedenen angloamerikanischen Ländern entwickelt haben. Ausführlichere Informationen zur internationalen Praxis von ACP finden sich in Kap. 14 ff. des vorliegenden Buches.

2.2.1 USA

Viele Autoren, Organisationen und staatliche Institutionen sind der Anregung von Teno et al. (1994) gefolgt, den Begriff ACP als Chiffre für eine von der bis dato verbreiteten Fokussierung auf das formale Dokument »Patientenverfügung« grundsätzlich unterschiedene Herangehensweise an vorausschauende Behandlungsplanung zu verwenden, in deren Zentrum ein qualifizierter Kommunikationsprozess zwischen Betroffenem, Angehörigen und Behandelnden *(health care providers)* steht. Die besonders prägnante Definition einer Gruppe um den (kanadischen) Wissenschaftler Peter A. Singer aus dem Jahr 1996, an der sich auch die Entwickler des australischen ACP-Programms *Respecting Patient Choices* (▶ Kap. 21) in ihrer Schlüsselpublikation orientieren (Detering et al. 2010), sei hier im Original wiedergegeben: »*Advance care planning is a process whereby a patient, in consultation with health care providers, family members and important others, makes decisions about his or her future health care*« (»Vorausschauende Behandlungsplanung ist ein Prozess, bei dem ein Patient im Austausch mit Behandelnden, Angehörigen und wichtigen anderen Menschen Entscheidungen über seine künftige medizinische Behandlung trifft«) (Singer et al. 1996).

Interessanterweise haben die Entwickler des US-amerikanischen Programms *Respecting Choices*, das heute als eine der weltweit vorbildlichsten und erfolgreichsten ACP-Initiativen gelten darf (▶ Kap. 20), anfänglich den Begriff ACP nicht verwendet, sondern ihr Programm als *Advance Directive Education Program* (Schulungsprogramm für Patientenverfügungen) bezeichnet (Hammes & Rooney 1998). Mittlerweile haben sie eine konzeptionelle Begründung von ACP vorgelegt, die dieses Konzept vier konstitutiven Prinzipien verpflichtet sieht, nämlich dem ethischen Prinzip der Patientenautonomie, dem Legalprinzip des Rechts auf körperliche Unversehrtheit, dem Prinzip der Einwilligung nach Aufklärung *(Informed consent)* und dem Prinzip eines Handelns gemäß der Idealvorstellung eines gelungenen Lebens der betreffenden Person (▶ Kap. 3). ACP sehen sie im Kern als einen Prozess der Interaktion, der Menschen dabei unterstützt, wohlinformierte Entscheidungen für künftige gesundheitliche Situationen zu treffen. Gleichzeitig hat gerade das Programm *Respecting Choices* von Beginn an einen zweiten, für die Erreichung des angestrebten Ziels einer patientenzentrierten Medizin auch im Fall der Nicht-Einwilligungsfähigkeit nicht minder wichtigen Umsetzungsaspekt hervorgehoben, nämlich die Notwendigkeit einer Systemveränderung durch konsequente Implementierung von Routinen in alle Institutionen des Gesundheitssystems sowie der Schulung aller relevanten Akteure, um die Beachtung der solcherart entstandenen Patientenverfügungen zu gewährleisten.

Neben *Respecting Choices* sind in den USA weitere erfolgreiche Initiativen entwickelt und regional verankert worden, unter anderem *Five Wishes* (www.fivewishes.org), *Vital Talk* (https://www.vitaltalk.org), *Serious Illness Care* (https://www.ariadnelabs.org/serious-illness-care) und – mit Einschränkungen – das POLST-Programm (www.polst.org). Diese erfolgreich etablierten Programme zeichnen sich durch fünf Elemente aus, welche inzwischen auch als konstitutiv für das in den USA verbreitete Verständnis von ACP gelten dürfen (Hickman et al. 2005; Fromme et al. 2023):

1. ein aufsuchendes Gesprächsangebot durch eine spezifisch dafür geschulte Gesundheitsfachkraft mit dem Ziel, eine individuelle Vorausplanung zu entwickeln, möglichst unter Einbeziehung der nächsten Angehörigen bzw. des designierten Vertreters;
2. eine standardisierte Dokumentation der Werte, Ziele und Behandlungswünsche sowie des gewünschten Stellvertreters auf geeigneten Formularen, die nicht nur Re-

flexionen für künftige hypothetische Situationen enthalten, sondern auch klare Anweisungen für aus der aktuellen Gesundheit heraus auftretende Krisen im Sinne eines Notfallbogens;
3. einen am Gesundheitszustand und der Prognose des Betroffenen orientierten lebenslangen Gesprächsprozess, der anlassbezogen oder nach Ablauf mehrerer Jahre immer wieder aufgenommen wird, mit der Folge, dass die dokumentierten Präferenzen gegebenenfalls angepasst, weiterentwickelt sowie im Licht gesundheitlicher Änderungen konkretisiert werden können;
4. eine systematische Implementierung dieses kontinuierlichen Gesprächsprozesses, seiner Dokumentation sowie der strikten Würdigung und Befolgung dieser Festlegungen seitens der medizinisch Behandelnden auf allen Ebenen und in allen Institutionen eines regionalen Gesundheitssystems;
5. ein kontinuierlicher Qualitätsmanagementprozess, der überprüft, inwieweit das angestrebte Ziel, den Patienten seinen Wünschen entsprechend zu behandeln, tatsächlich erreicht wird, und der einer fortdauernden Verbesserung auf diesem Weg verpflichtet ist.

Auch eines der in den USA erschienenen wissenschaftlichen Bücher zu ACP bestätigt dieses konzeptionelle Verständnis. In ihrer Einführung konstatieren die Herausgeberinnen, im Zuge der Erkenntnis, dass Patientenverfügungen traditionellen Stils sich nicht bewährt hätten, habe sich die Vorausplanung der Behandlung am Lebensende »vom Produkt zum Prozess« verschoben, »von einem Fokus auf der Vervollständigung von Formularen zu einem Fokus auf Vorausverfügungen als Instrumenten, welche das Gespräch zwischen Patienten, ihren Angehörigen und ihren Behandelnden über die von ihnen gewünschte Behandlung am Lebensende stimulieren« (Rogne & McCune 2014).

Seit Beginn der 2000er Jahre wurde das so verstandene Konzept Gegenstand von Konsens-Publikationen und Web-Informationen zahlreicher US-Institutionen. Im »*Advance Directives and Advance Care Planning*« überschriebenen Bericht einer Wissenschaftlerkommission an den US-amerikanischen Kongress wird der Zusammenhang von Patientenverfügungen und vorausschauender Behandlungsplanung so beschrieben: »Patientenverfügungen sind idealerweise das Ergebnis von *Advance Care Planning*, einem interaktiven Prozess zwischen der Person/ihren Angehörigen und Gesundheitsfachpersonen, der dabei hilft, die Behandlung der Person für den Fall eines Verlusts der Entscheidungsfähigkeit festzulegen, und zudem für diesen Fall einen Stellvertreter benennt« (U.S. Department of Health and Human Services Assistant Secretary for Planning and Evaluation 2007). Das *Institute of Medicine* der USA propagiert ein korrespondierendes Verständnis von ACP in seinem 2014 erschienenen Bericht »Dying in America« (https://www.polst.org/wp-content/uploads/2015/03/2014-IOM-Report-Talking-Points-FINAL.pdf, Zugriff am 16.10.2023); entsprechende Aussagen und Informationen finden sich u. a. beim *National Institute on Aging* (http://www.nia.nih.gov/health/publication/advance-care-planning, Zugriff am 16.10.2023) und den *Centers for Disease Control* (http://www.cdc.gov/aging/advancecareplanning/, Zugriff am 16.10.2023). Andererseits gibt es in den USA bisher zwar eine ganze Reihe erfolgreicher regionaler ACP-Projekte, aber noch keine nationale Strategie, die den von *Respecting Choices* entwickelten systematischen Ansatz für alle Regionen und Institutionen einheitlich vorschreibt.

2.2.2 Australien

Neben der Schlüsselveröffentlichung der Initiatoren von *Respecting Patient Choices* (Detering et al. 2010), die sich u. a. an der oben zitierten Definition von Peter Singer und

Kollegen orientiert, und anderen wissenschaftlichen Beiträgen aus Australien (Silvester et al. 2013; Luckett et al. 2014; Sinclair et al. 2023) zeigen auch offizielle Veröffentlichungen der australischen Regierung ein ähnliches Verständnis von ACP, das primär auf ein professionell begleitetes Gespräch zwischen Patienten und Angehörigen zielt. Gemäß einer nationalen Website (http://advancecareplanning.org.au, Zugriff am 16.10.2023), die Informationen sowie Links zu den verschiedenen regionalen Strategien der Bundesstaaten enthält, erlaubt ACP Menschen, über Ziele ihrer künftigen Gesundheitsbehandlung und über ihre Präferenzen für das Vorgehen in kritischen Situationen nachzudenken, sie zu besprechen und zu dokumentieren. So trägt ACP dazu bei, dass Angehörige und Gesundheitsfachpersonen in Krisensituationen wissen, was der Person besonders wichtig ist, und etwaige Behandlungspräferenzen dann respektieren können. Dabei wird auch hier betont, dass es sich bei ACP um einen Prozess handelt. Die Webseite enthält zudem Hinweise auf Schulungskurse für Gesundheitsfachpersonen, die ACP begleiten wollen. Eine ausführliche Darstellung von ACP in Australien findet sich in ▶ Kap. 21 dieses Buches.

2.2.3 Neuseeland

Auch in Neuseeland findet sich eine seit dem Jahr 2010 in Entwicklung befindliche nationale Strategie (»Our Voice«), die von der neuseeländischen Bundesgesundheitsbehörde koordiniert und von den vier regionalen Gesundheitsbehörden umgesetzt wird (▶ Kap. 22). Die nationale, vom Gesundheitsministerium unterstützte Kooperative formuliert als ihre Vision, »allen Menschen in Neuseeland Zugang zu umfassendem, strukturiertem und effektivem Advance Care Planning zu gewährleisten« (http://www.advancecareplanning.org.nz/aboutACP, Zugriff am 16.10.2023). Die nationale Webseite definiert ACP als den »Prozess des Nachdenkens und Sprechens über die eigenen Werte, Ziele und Präferenzen für aktuelle und künftige Gesundheitsbehandlung« (https://www.myacp.org.nz/, Zugriff am 16.10.2023). Dieser kommunikative Prozess wird auf der nationalen Webseite in fünf Schritte unterteilt:

1. darüber nachdenken (thinking about)
2. darüber sprechen (talking about)
3. vorausplanen (planning for)
4. mitteilen (sharing)
5. wieder aufgreifen (reviewing)

Zur Unterstützung bei den einzelnen Schritten werden auf der Webseite jeweils spezifische, teils web-basierte, teils als persönliche Dienstleistung erhältliche Ressourcen angeboten.

Das neuseeländische Modell zur Implementierung von ACP sieht außer dem Gesprächsprozess selbst und der dazu erforderlichen Ausbildung entsprechend qualifizierter Gesprächsbegleiter auch noch die Schaffung eines öffentlichen Bewusstseins und einer entsprechenden Systeminfrastruktur vor, hinzu kommt das Prinzip einer kontinuierlichen Qualitätssicherung. Das nationale Projekt ist stark an den traditionellen Werten in Neuseeland orientiert und richtet sich an alle Menschen. Es nutzt vor allem niederschwellige lokale Teams geschulter ACP-Trainer, die auf verschiedenen Niveaus Unterstützung und Bildung anbieten (Goodwin 2023).

2.2.4 Kanada

In Kanada wird eine nationale Initiative zur Etablierung von ACP im Gesundheitswesen von der Kanadischen Gesellschaft für Hospiz- und Palliativbetreuung getragen (www.advancecareplanning.ca, Zugriff am 16.10.2023). Auch in der dort verwendeten Definition werden der Prozesscharakter und das für die Meinungsbildung konstitutive Gespräch hervorgehoben: »Advance Care Planning ist ein Prozess der Reflexion und Kommunikation. Es ist eine Zeit, in der Sie über Ihre Werte und Wünsche nachdenken und anderen mitteilen können, welche Art von gesundheitlicher und persönlicher Sorge Sie künftig wollen, falls Sie nicht in der Lage sein sollten, für sich selbst zu sprechen«. Entsprechende Definitionen finden sich auf den Webseiten regionaler Gesundheitsdienstleister (z. B. https://www.albertahealthservices.ca/info/page12585.aspx, https://www.fraserhealth.ca/health-topics-a-to-z/advance-care-planning, Zugriff je am 16.10.2023). Vergleichbar mit dem neuseeländischen Modell wird der kommunikative Prozess in fünf Schritte unterteilt:

1. Nachdenken (*Think* about what is most important to you – your values, wishes and beliefs.)
2. Sich informieren und verstehen (*Learn* about your overall health. This may include current conditions you want to understand better.)
3. Festlegen (*Decide* on your Substitute Decision Maker(s), one or more people who are willing and able to speak for you if you can't make medical decisions for yourself.)
4. Miteinander sprechen (*Talk* about your values, beliefs and wishes with your Substitute Decision Maker(s), family, friends and health care providers.)
5. Dokumentieren (*Record* your values, wishes and beliefs in your Advance Care Planning Guide, in a letter, poem, video or audio recording.)

Sowohl die nationale als auch die genannten regionalen Webseiten rufen die Bevölkerung dazu auf, ACP-Gespräche miteinander sowie mit ihren jeweiligen behandelnden Ärzten zu führen. Zur Unterstützung werden verschiedene schriftliche Web- und Printressourcen angeboten. Eine Strategie mit der Bezeichnung »Pan-Canadian Community Framework« propagiert für ACP eine kultursensible, interprofessionelle Integration aller Stakeholder auf nationaler Ebene (Borenko et al. 2023).

2.2.5 Großbritannien

Die Rezeption und konzeptionelle Entwicklung von ACP in Großbritannien findet in einer wissenschaftlichen Buchveröffentlichung zum Thema eine ausführliche Darstellung. Eine Herausgeberin beginnt ihre Einführung mit dem programmatischen Satz: »In diesem Buch geht es im Wesentlichen darum, miteinander ins Gespräch zu kommen« (Thomas 2017), und definiert ACP als einen »zwischen einem Individuum und seinem Behandelnden stattfindenden Diskussionsprozess, der auch Angehörige und Freunde einbeziehen kann« (ebd., S. 9). Diese Definition geht auf ein detailliertes Konsensuspapier zurück (Royal College of Physicians 2009), das sich seinerseits auf die Definition einer einschlägigen Veröffentlichung des »End-of-Life Care Program« des nationalen britischen Gesundheitssystems National Health Service (NHS) beruft (http://www.ncpc.org.uk/sites/default/files/AdvanceCarePlanning.pdf, Zugriff am 16.10.2023).

Eine vom NHS geförderte Qualifizierung von ACP-Gesprächsbegleitern sowie die systematische Implementierung von ACP in regionalen Institutionen ist auf palliativmedizinische Programme wie den Gold Standards Framework (www.goldstandardsframework.org.uk/, Zugriff am 16.10.2023) beschränkt, die auf eine strukturierte Verbesserung der Behandlung von Menschen fokussiert sind, deren betreuende Ärzte die sog. Überraschungsfrage (»Wären Sie überrascht, wenn diese Person innerhalb des nächsten Jahres stürbe?«) mit »Nein« beantworten. Ungeachtet aller Unterschiede zwischen den vier Nationen Großbritanniens (England, Schottland, Wales, Nordirland) wird ACP in allen vier Landesteilen als politische Priorität behandelt (Thomas et al. 2023).

2.3 Die internationale Gesellschaft für Advance Care Planning

Auf Initiative von Prof. William Silvester, dem früheren Leiter des von *Respecting Choices* (USA) adaptierten australischen ACP-Programms *Respecting Patient Choices*, fand im Jahr 2010 in Melbourne die Gründungskonferenz der *International Society for Advance Care Planning and End of Life Care* (ACPEL-Society, www.acpelsociety.com) statt. Es folgten internationale ACP-Konferenzen in Melbourne (2011), London (2012), Chicago (2013), Melbourne (2014), München (2015), Banff (2017), Rotterdam (2019) und Singapur (2023). Seit 2017 firmiert die Gesellschaft als »Advance Care Planning International« (www.acp-i.org)«; eine programmatische Namensänderung, mit der zum Ausdruck gebracht werden sollte, dass das Konzept ACP weit über eine gute Betreuung am Lebensende hinausgeht und nicht damit zu verwechseln ist.

Auch die von dieser internationalen Fachgesellschaft erarbeitete Definition stimmt mit den bis hierher referierten Rezeptionen von ACP im Wesentlichen überein: »Advance Care Planning beschreibt zum einen auf der individuellen Ebene einen qualifizierten Gesprächsprozess, der zum Ziel hat, mögliche künftige Behandlungsentscheidungen derart vorauszuplanen, dass die Betroffenen auch dann zuverlässig im Einklang mit ihren individuellen Zielen und Wünschen behandelt werden, wenn sie diese nicht mehr selbst äußern können. ACP soll einwilligungsunfähige Personen vor ungewollter Therapie, aber auch vor ungewolltem Verzicht auf eine medizinisch vertretbare Therapie bewahren (…) Zum anderen steht ACP auf der Systemebene für ein Konzept der regionalen Implementierung. Dabei gewährleistet das Gesundheitssystem, dass im Voraus geäußerte Präferenzen allen Personen definierter Zielgruppen für den Fall künftiger Krisen in Erfahrung gebracht werden, bei Eintreten dieses Falls bekannt sind und von allen Akteuren beachtet und konsequent befolgt werden«[4]

2.4 Unterschiedliche konzeptionelle Akzentuierungen von Advance Care Planning

Auch wenn die vorausgehende Darstellung darauf hinweist, dass sich in der internationalen wissenschaftlichen Diskussion wie auch in der Umsetzung durch nationale Behörden und Institutionen der letzten zwei Jahrzehnte ein in wesentlichen Punkten einheitliches konzeptionelles Verständnis von ACP entwickelt hat, so trifft die Bemühung, eine operationale Definition zu entwickeln, bei näherem Hinsehen doch auf unterschiedliche Akzentuierungen und offene Fragen. Initiativen zur Förderung von ACP sollten sich damit auseinandersetzen, was unter Berücksichtigung der Ziele als konstitutiv und was als fakultativ für die Praxis anzusehen ist sowie welche konzeptionellen Schwerpunkte gewünscht sind.

---

[4] https://www.acp-i.org/wp-content/uploads/2018/07/Satzung-der-Gru%CC%88ndungsversammlung-intern.-Gesell.-f.-Behandlung-im-Vorausplanen.pdf, Zugriff 16.10.2023.

2.4.1 Gesprächsprozess

ACP bedeutet eine Verschiebung des Fokus der Vorausplanung weg vom Ausfüllen von Formularen und hin auf einen lebendigen Austausch und Gesprächsprozess zwischen dem Betreffenden, seinem Behandelnden und/oder seinen Angehörigen. Ein solcher Gesprächsprozess findet sich in allen konzeptionellen Beiträgen als konstitutiver, also unverzichtbarer Bestandteil von ACP.

Dessen ungeachtet gibt es gelegentlich wissenschaftliche Veröffentlichungen, die den Begriff ACP stillschweigend für *jeglichen* Prozess verwenden, der einer vorliegenden Patientenverfügung vorausgegangen ist, unabhängig davon, ob es sich dabei um Formulare handelt, die – wie bisher ohne ACP üblich – einfach unterschrieben wurden, ohne qualifiziert erörtert und verstanden worden zu sein, oder ob ein (idealiter qualifiziert begleiteter) Gesprächsprozess vorausging (Sachs 1994; De Gendt et al. 2013; Cheang et al. 2014; Street et al. 2015). Wie oben (▶ Kap. 2.1) ausgeführt, kann dem formal nicht widersprochen werden, da im Wortsinn jede Vorausplanung, also auch die bloße Unterzeichnung eines Schriftstücks, als »advance care planning« bezeichnet werden kann, während die Konnotation eines befähigenden Gesprächsprozesses als Vereinbarung anzusehen ist. Diese Verwendung des Begriffs ACP in empirischen Studien, deren Methode sich auf die Überprüfung des bloßen Vorliegens von Patientenverfügungen beschränkt (ohne nach einem Gesprächsprozess zu fragen), wird aber nach Kenntnis der Autoren an keiner Stelle programmatisch begründet, also in bewusster Abgrenzung zu der gesprächsprozessorientierten Auffassung von ACP. Vielmehr ist davon auszugehen, dass diese Verwendung des eingängigen Begriffs ACP aus Unkenntnis oder unbedacht erfolgt.

Es liegt auf der Hand, dass eine solche Verwendung des Begriffs die Intention dieser Chiffre konterkariert. Wer immer sich mit dem Thema beschäftigt und dazu äußert, ob Wissenschaftler, Praktiker oder Gesundheitspolitiker, sollte dazu angehalten werden, nur dann von ACP bzw. vorausschauender Behandlungsplanung zu sprechen, wenn diese Planung tatsächlich Ausdruck eines qualifizierten reflexiven Gesprächsprozesses gewesen ist.

2.4.2 Gesprächsteilnehmer

In den meisten Definitionen von ACP finden Angehörige als gewünschte Gesprächsteilnehmer Berücksichtigung. Hintergrund ist die in zahlreichen empirischen Studien gewonnene Erkenntnis, dass als Vertreter benannte Angehörige sich mit Entscheidungen über Leben und Tod überfordert fühlen und auch bei Vorliegen einer (traditionell entstandenen) Patientenverfügung häufig nicht wissen, was der Betroffene in der gegebenen Situation gewollt hätte (Shalowitz et al. 2006). Eine der Intentionen des neuen Konzepts ACP ist es daher, dass Angehörige aus erster Hand erfahren und durch Rückfragen und einen intensiven Austausch für sich klarstellen können, welches die Werte, Ziele und Behandlungswünsche des Betroffenen sind, sodass sie im Ernstfall eine Patientenverfügung verstehen, richtig interpretieren oder, falls sie auf den gegebenen Fall nicht anwendbar ist, im Sinne des Betroffenen davon extrapolieren können. Insofern ist ACP ein Prozess, der idealtypisch nicht nur durch eine Patientenverfügung, sondern wann immer möglich und gewollt auch durch eine Bevollmächtigung (oder Betreuungsverfügung) dokumentiert wird.

Andererseits ist zu berücksichtigen, dass keineswegs alle Menschen nahestehende, vertrauenswürdige Angehörige haben, mit denen sie solche Gespräche führen können oder möchten. In anderen Fällen könnte eine Rolle spielen, ob Menschen ihren Angehörigen die mit diesen Gesprächen potenziell verbundene emotionale Anstrengung zumuten möchten oder auch ob sie ihnen zutrauen, ihre eigenen Gefühle, Gedanken und Überzeugungen soweit zurückzustellen, dass sie sich um ein selbstloses Verstehen der Behandlungswünsche des Betroffenen bemühen, anstatt etwa zu versuchen, diese Wünsche gemäß eigener, abweichender Vorstellungen zu korrigieren. Gerade solche Vorbehalte und Ängste sollten den Entschluss fördern, Angehörige in das Gespräch einzubeziehen, jedenfalls dann, wenn beabsichtigt wird, sie als Vertreter zu benennen, damit die resultierenden Konflikte mit Unterstützung eines qualifizierten Gesprächsbegleiters im Vorfeld bereinigt werden können und nicht im Ernstfall zu Fehlentscheidungen und bleibendem Unglück führen. Dennoch machen diese Einschränkungen klar, dass die Einbeziehung von Angehörigen/des designierten Vertreters in diese Gespräche zwar zu den primären Intentionen dieses Konzepts zu rechnen und somit grundsätzlich anzustreben ist, aber dennoch als fakultativ für einen erfolgreichen ACP-Prozess gelten sowie im Einzelfall aus guten Gründen zu unterschiedlichen Zeitpunkten im Prozess erfolgen darf.

2.4.3 Aufsuchende qualifizierte Gesprächsbegleitung

Eine wichtige Frage lautet, ob die qualifizierte Begleitung des Gesprächsprozesses (»facilitation«) durch spezifisch geschultes Gesundheitsfachpersonal als konstitutiv für ACP anzusehen ist – und wenn ja, welche Qualifikation dieses Personal aufweisen sollte. Hier zeigen die referierten Definitionen und Strategien durchaus unterschiedliche Schwerpunkte.

So stellt die einschlägige kanadische ACP-Webseite (www.advancecareplanning.ca, Zugriff am 16.10.2023) ACP als Gesprächsprozess zwischen Betroffenen und ihren Angehörigen dar, der im Wesentlichen durch elektronische Ressourcen, Broschüren etc. sowie auf nicht näher spezifizierte Weise durch die regulären Behandler unterstützt werden soll; professionelle, eigens hierfür ausgebildete (ärztliche oder nichtärztliche) Gesprächsbegleiter finden hier keine Erwähnung und sind nach Kenntnis der Autoren in Kanada auch nur fakultativ vorgesehen. Demgegenüber ist im regionalen US-amerikanischen Programm *Respecting Choices* die Unterstützung des Gesprächsprozesses durch professionelle, spezifisch geschulte Gesprächsbegleiter (»facilitators«) aus dem großen dafür ausgebildeten Pool zwar nicht formal, aber doch de facto konstitutiv für den Prozess. Auch in Australien und Neuseeland werden nichtärztliche Gesundheitsfachpersonen landesweit durch regelmäßig stattfindende Kurse zu professionellen Gesprächsbegleitern qualifiziert und können vor Ort zu den Gesprächen hinzugezogen werden.

In Großbritannien gibt es – bei großen regionalen Schwankungen – solche qualifizierten Gesprächsbegleiter zwar für die kleine Zielpopulation palliativmedizinisch zu betreuender Menschen (identifiziert durch Programme wie den Gold Standard Framework: www.goldstandardsframework.org.uk/, Zugriff am 16.10.2023), aber nicht regelmäßig für weniger schwer erkrankte aber z. B. gebrechliche oder chronisch kranke Menschen, die gerne vorausplanen möchten. Vergleichende Studien über die unterschiedliche Qualifikation solcher Gesprächsbegleiter zwischen den Ländern bzw. Programmen und den aus diesen Unterschieden folgenden Konsequenzen für Ablauf, Inhalt und Ergebnis von ACP-Gesprächsprozessen fehlen bisher und stellen ein vordringliches Forschungsdesiderat dar.

Hinter der Frage, ob ein solches Angebot einer professionellen Gesprächsbegleitung jedem (oder jedem Angehörigen definierter Zielgruppen wie z. B. den Bewohnern von Pflegeeinrichtungen) nahegebracht werden soll oder nicht, steht die Abwägung der Investition von personellen und finanziellen Ressourcen, die das System für sein ACP-Angebot zu tätigen bereit ist, und der Qualität – oder präziser: *Validität* – der Vorausplanung sowie ihrem praktischen Nutzen für die betreffende Zielgruppe. Dieser Nutzen wiederum hängt wesentlich davon ab, wie wahrscheinlich das Auftreten einer medizinischen Krise ist.

Andererseits gibt es gute Gründe, es bei dem nur fakultativen Angebot einer professionellen Gesprächsbegleitung zu belassen und auch ohne diese Unterstützung entstandene Patientenverfügungen als verbindliche Äußerungen des Patientenwillens anzuerkennen, wie dies in allen oben aufgeführten Regionen bzw. Ländern auch der Fall ist. Für manche Menschen würde es eine unüberwindliche Hürde bedeuten, für ein solches Gespräch einen professionellen Gesprächsbegleiter aufsuchen zu müssen. In solchen Fällen ist es sicherlich besser, der Betreffende führt diese Gespräche (nur) mit seinen Angehörigen, eventuell unterstützt durch geeignete Web-Ressourcen, als dass gar keine Gespräche stattfinden. Insofern ist es nur erforderlich, im Sinne einer möglichst hohen Validität und auch Effektivität der Vorausplanung darauf zu pochen, dass das *Angebot* einer professionellen Gesprächsbegleitung allen interessierten Menschen zur Verfügung steht, und intensiv dafür zu werben, ohne diese Gesprächsbegleitung aber zur Voraussetzung der Verbindlichkeit einer Patientenverfügung zu machen.

2.4.4 Gesprächsinhalte

Die Antwort auf die Frage, ob ein ACP-Gesprächsprozess zwischen Betroffenen und Angehörigen allein geführt oder aber durch einen professionellen Gesprächsbegleiter unterstützt wird, hat nicht zuletzt wesentliche Implikationen für den Gesprächs- und Planungsgegenstand, also nicht nur für die Validität, sondern auch für die Aussagekraft der Vorausplanung. Denn vielen medizinischen Laien ist ohne professionelle Unterstützung gar nicht klar, welche medizinischen Szenarien sich typischerweise ergeben und worin die dann jeweils gegebenen Handlungsoptionen bestehen könnten. Ob dieses Verständnis in ausreichendem Maße durch schriftliche (ggf. elektronische) Informationsmaterialien zu vermitteln ist, ist wissenschaftlich im konkreten Fall nicht geklärt, steht aber mit Blick auf Erkenntnisse in ähnlichen Fragen etwa im Bereich der Früherkennung (Gummersbach et al. 2015) sehr zu bezweifeln. Die Folge können Vorausplanungen sein, die eher allgemein und erfahrungsgemäß in der konkreten Notfallsituation wenig brauchbare Festlegungen enthalten. Ohne eine qualifizierte Gesprächsbegleitung hängt es sehr von der Bildung und den Vorerfahrungen der Betroffenen und/oder ihrer Angehörigen ab, wie konkret und klinisch handlungsleitend die resultierenden Festlegungen in einer Patientenverfügung sind.

Doch auch mit Unterstützung eines Gesprächsbegleiters hängt es wesentlich vom konzeptionellen Zuschnitt des konkreten ACP-Programms und, damit verbunden, von Art und Grad der Qualifikation des Gesprächsbegleiters ab, inwieweit die Planung eher allgemein und/oder auf ohnehin todesnahe Zustände (und somit in ihrer Reichweite) beschränkt bleibt oder aber ob konkrete Planungen auch für solche hypothetischen Szenarien ermöglicht werden, in denen lebensverlängernde Behandlungen tatsächlich noch als realistische Option anzusehen sind. Im internationalen Vergleich weist die gemeinsame deutsch-schweizerische Konzeptionalisierung von ACP eine besonders klare und explizite inhaltliche Strukturierung auf, mit definierten inhaltlichen Gesprächsabschnitten zur Festlegung von Präferenzen für den Fall einer (a) akuten, (b) potentiell vorübergehenden und (c) permanenten (irreversiblen) Einwilligungsunfähigkeit, und zwar vor dem Hintergrund einer sorgfältigen Standortbestimmung zur Therapiezielfindung (▶ Kap. 23 ff.).

In diesem Zusammenhang ist auch zu beachten, inwieweit nationale Projekte oder Initiativen mit der Palliativmedizin verknüpft werden. Hier fällt auf, dass in den USA,

Australien und Neuseeland keinerlei direkte Verbindung zwischen ACP und Palliativmedizin besteht. In Kanada ist zwar die Nationale Gesellschaft für Hospiz- und Palliativmedizin Trägerin der ACP-Webseite, doch ist das Angebot der Webseite nicht erkennbar auf palliativmedizinisch betreute Menschen zugeschnitten oder gar begrenzt. In Großbritannien dagegen ist ACP Teil der »End-of-Life«-Strategie des NHS, und ein Großteil der dortigen Gesprächsangebote ist – durch Programme wie das bereits erwähnte Gold Standards Framework – auf Menschen fokussiert, von deren Versterben innerhalb des nächsten Jahres das behandelnde Team nicht überrascht wäre (sog. »Surprise Question«). Auch in Deutschland, der Schweiz und Österreich wird ACP-Gesprächsbegleitung häufig von Palliative-Care-Fachleuten praktiziert und seitens der Bevölkerung mit Palliativmedizin und Lebensende in Verbindung gebracht, und der § 132g SGB V, der ACP für (alle) Bewohner von stationären Einrichtungen der Seniorenpflege und der Eingliederungshilfe zur Kassenleistung macht, ist im Hospiz- und Palliativgesetz (HPG) platziert. Dabei sind es gerade in diesen Einrichtungen die *nicht terminal*, sondern *chronisch* kranken oder auch nur hochbetagten fragilen bzw. von schwerer Behinderung betroffenen Menschen, bei denen Maßnahmen der Lebensverlängerung durchaus noch medizinisch vertretbar oder »indiziert« erscheinen, die vielfach das dringende Bedürfnis haben, solche Maßnahmen gemäß ihren persönlichen Vorstellungen zu begrenzen und bei denen die individuelle Vorausplanung infolgedessen die größte Abweichung von einem Handeln nach akutmedizinischen Standards zur Folge hat.

In jüngster Zeit wurden auch Stimmen laut, welche ACP in ein Kontinuum der Behandlungsplanung stellen und einen fließenden Übergang zwischen aktueller und antizipativer Behandlungsplanung vorsehen. Einflussreich ist diesbezüglich insbesondere der Artikel von Susan Hickman et al., die vom »*care planning umbrella*« sprechen, der alles umspanne (Hickman et al. 2023). In dieser Perspektive wird ACP als ein Sonderfall gemeinsamer Entscheidungsfindung konzipiert, der auf aktuelle konkrete oder eben auf mögliche künftige gesundheitliche Krisen gerichtet sein kann und für bisher weitgehend gesunde, chronisch kranke und für terminal kranke Patienten jeweils unterschiedliche Schwerpunkte hat.

2.4.5 Gesprächsdokumentation

Die oben beschriebenen nationalen Strategien zur Etablierung von ACP unterscheiden sich geringfügig in dem Gewicht, das auf eine Verschriftlichung des Gesprächsprozesses in Form einer Patientenverfügung, eines Notfallbogens und einer Bevollmächtigung (oder Betreuungsverfügung) gelegt wird. Zudem sind die verwendeten Formulare unterschiedlich aufgebaut und differenziert und somit unterschiedlich gut geeignet, die Ergebnisse eines professionell begleiteten ACP-Gesprächs differenziert abzubilden. Unter allen Konzeptionen von ACP besteht Konsens, dass die schriftliche Dokumentation der Vorausplanung als *fakultatives* Element des ACP-Prozesses anzusehen ist, das je nach Setting oder Individuum mehr oder weniger dringlich zu empfehlen sein kann. Während eine Verschriftlichung in den meisten Strategien nahegelegt wird, wird an manchen Stellen betont, dass auch eine mündliche Verständigung zwischen den beteiligten Personen bereits eine große Hilfe sein kann, etwa in individuellen oder kulturellen Konstellationen, in denen Vorbehalte gegen eine solche Verschriftlichung bestehen.

Unterschiedlich ausgeprägt ist insbesondere auch das Gewicht eines regional oder national einheitlichen Notfallbogens, der in den USA (in Form der »Portable Medical Orders«, POLST) deutlich weiter verbreitet ist und/oder stärker hervorgehoben wird als in den anderen oben beschriebenen Ländern. Schließlich variiert zwischen den nationalen Strategien auch die Dringlichkeit, mit der eine Bevollmächtigung oder Betreuungsverfügung als Ergebnis des ACP-Prozesses angestrebt wird.

2.4.6 Umsetzung durch systematische regionale Implementierung

Die aussagekräftigste und valideste Patientenverfügung bleibt wirkungslos, wenn sie im Ernstfall nicht zur Hand ist bzw. wenn sie vom Gesundheitsfachpersonal nicht verstanden oder nicht beachtet wird. Damit dieser Fall nicht eintritt, sondern im Gegenteil der in einer Patientenverfügung dokumentierte Patientenwille im Bedarfsfall bekannt ist und uneingeschränkt Berücksichtigung findet, bedarf es einer systematischen Implementierung von ACP in allen relevanten Organisationen und Institutionen einer Region. Diese Auffassung erscheint vor dem Hintergrund unserer Recherche in den regionalen Programmen der USA (und hier besonders bei *Respecting Choices*), Australiens und Neuseelands besonders berücksichtigt. Auf der kanadischen ACP-Webseite (▶ Kap. 2.2) finden sich keine Hinweise auf regionale Implementierungsstrategien, dafür erscheint die nationale Anstrengung einer Aufklärung und Verbreitung von ACP in der Bevölkerung durch elektronisch verfügbare Ressourcen (ähnlich wie in Australien und Neuseeland) besonders konsequent.

Vielleicht ist es hilfreich, begrifflich zu unterscheiden zwischen ACP im engeren Sinne, das den kontinuierlichen, qualifiziert unterstützten Gesprächsprozess unter Einbeziehung etwaiger Angehöriger meint, und *ACP-Programmen*, die zusätzlich den Ansatz der systematischen Implementierung auf institutioneller und regionaler Ebene abbilden.

2.5 Fazit

Der Begriff *Advance Care Planning* ist als Chiffre einer in den 1990er Jahren in den USA entstandenen Gegenbewegung zur traditionellen Herangehensweise an Patientenverfügungen zu verstehen, die den Fokus vom bis dato praktizierten Ausfüllen unterschiedlich ausgereifter Formulare zum Gesprächsprozess zwischen vorausplanenden Personen, ihren Angehörigen sowie qualifizierten Gesprächsbegleitern verschiebt. Eine Vielzahl wissenschaftlicher Arbeiten, aber auch Konsensus- und Strategiepapiere regionaler und nationaler Organisationen und Institutionen insbesondere der USA, Kanadas, Australiens, Neuseelands und Großbritanniens sowie Deutschlands und der Schweiz haben ACP in diesem Sinne etabliert. Hinzu kommt eine konsequente, systematische Implementierung in den Institutionen der regionalen Gesundheitssysteme; zur Inklusion dieses Aspekts wird vielleicht am besten der Begriff ACP-Programm verwendet.

Ungeachtet dieser weitgehend unstrittigen Fokussierung von ACP auf den Gesprächsprozess weist dieses neue Konzept eine Reihe von Komponenten auf, hinsichtlich deren Akzentuierung im internationalen Vergleich Unterschiede bestehen, namentlich hinsichtlich

- der Gesprächsteilnehmer,
- einer professionellen Gesprächsbegleitung,
- der Gesprächsinhalte,
- der Gesprächsdokumentation sowie
- der Umsetzung durch systematische Implementierung im regionalen Gesundheitssystem.

Bei der Einführung regionaler oder nationaler ACP-Initiativen/-Strategien empfiehlt es sich, Klarheit und Transparenz darüber anzustreben, was das Konzept im Einzelnen bewirken und enthalten soll, damit prinzipielle Konflikte und Richtungsstreitigkeiten im Vorfeld geklärt werden können und nicht auf Stellvertreterschauplätzen die Umsetzung des Konzepts zu Lasten der daran beteiligten Patienten, Angehörigen und Behandlungsteams behindern.

Als unstrittiges primäres Ziel von ACP lässt sich festhalten, dass Menschen regelmäßig auch dann entsprechend ihrem Wunsch und Willen behandelt werden sollen, wenn sie sich selbst nicht zu den aktuellen Behandlungsentscheidungen äußern können. Die Frage, welche Elemente als konstitutiv und welche als fakultativ oder gar verzichtbar für ACP anzusehen sind, sollte grundsätzlich *an diesem Ziel orientiert* beantwortet werden. Etablierte Programme wie *Respecting Choices* (USA) und *Respecting Patient Choices* (AUS), die ein recht umfassendes, anspruchsvolles Verständnis von ACP voraussetzen, haben ihre Wirksamkeit bereits im Sinne dieses Ziels durch die Verbesserung einiger relevanter klinischer Endpunkte nachgewiesen (Detering et al. 2010; Hammes et al. 2010). Inzwischen zeigen sich solche Effekte auch in systematischen Übersichtsarbeiten (Brinkman-Stoppelenburg et al. 2014; Houben et al. 2014). Es ist dringend wünschenswert, dass weitere Forschung sich der Frage zuwendet, wie sich das Ziel von ACP im Einzelnen am besten erreichen und nachweisen lässt, welche Elemente zum Erreichen dieses Ziels als erforderlich gelten müssen und welche inhaltlichen und formalen Standards dabei jeweils anzustreben sind (McMahan et al. 2021).

Literatur

Borenko C, Simon J, Myers J et al. (2023) Evolution and current state of Advance Care Planning in Canada. *Z Evid Fortbild Qual Gesundhwes* 180:36-42.

Brinkman-Stoppelenburg A, Rietjens JA, van der Heide A (2014) The effects of advance care planning on end-of-life care: a systematic review. *Palliat Med* 28(8):1000-1025.

Cheang F, Finnegan T, Stewart C et al. (2014) Single-centre cross-sectional analysis of advance care planning among elderly inpatients. *Intern Med J* 44(10):967-974.

Coors M (2018) Von »Advance Care Planning« zur »Gesundheitlichen Versorgungsplanung« – Anfänge, Entwicklungen und Adaptionen eines neuen Konzepts. *Zeitschrift für medizinische Ethik* 64(3):195-211.

De Gendt C, Bilsen J, Stichele RV et al. (2013) Advance care planning and dying in nursing homes in Flanders, Belgium: a nationwide survey. *J Pain Symptom Manage* 45(2):223-234.

Detering KM, Hancock AD, Reade MC et al. (2010) The impact of advance care planning on end of life care in elderly patients: randomised controlled trial. *BMJ* 340:c1345.

Emanuel EJ, Weinberg DS, Gonin R et al. (1993) How well is the Patient Self-Determination Act working?: an early assessment. *Am J Med* 95(6):619-628.

Fromme EK, Montgomery C, Hickman S (2023) Advance Care Planning in the United States: A 2023 review. *Z Evid Fortbild Qual Gesundhwes* 180:59-63.

Goodwin J (2023) To tatou reo – Our voice: Advance Care Planning in Aotearoa New Zealand. *Z Evid Fortbild Qual Gesundhwes* 180:168-173.

Gummersbach E, in der Schmitten J, Mortsiefer A et al. (2015) Willingness to participate in mammography screening: a randomized controlled questionnaire study of responses to two patient information leaflets with different factual content. *Dtsch Arztebl Int* 112(5):61-68.

Hammes BJ, Rooney BL (1998) Death and end-of-life planning in one midwestern community. *Arch Intern Med* 158(4):383-390.

Hammes BJ, Rooney BL, Gundrum JD (2010) A comparative, retrospective, observational study of the prevalence, availability, and specificity of advance care plans in a county that implemented an advance care planning microsystem. *J Am Geriatr Soc* 58(7):1249-1255.

Hickman SE, Hammes BJ, Moss AH et al. (2005) Hope for the future: achieving the original intent of advance directives. *Hastings Cent Rep* Spec No:S26-30.

Hickman SE, Lum HD, Walling AM et al. (2023) The care planning umbrella: The evolution of advance care planning. *J Am Geriatr Soc* 71(7):2350-2356.

Houben CH, Spruit MA, Groenen MT et al. (2014) Efficacy of Advance Care Planning: A Systematic Review and Meta-Analysis. *J Am Med Dir Assoc* 15(7):477-489.

Luckett T, Sellars M, Tieman J et al. (2014) Advance care planning for adults with CKD: a systematic integrative review. *Am J Kidney Dis* 63(5):761-770.

McMahan RD, Tellez I, Sudore RL (2021) Deconstructing the Complexities of Advance Care Planning Outcomes: What Do We Know and Where Do We Go? A Scoping Review. *J Am Geriatr Soc* 69(1):234-244.

Rietjens JAC, Sudore RL, Connolly M et al. (2017) Definition and recommendations for advance care planning: an international consensus supported by the European Association for Palliative Care. *Lancet Oncol* 18(9):e543-e551.

Rogne L, McCune SL (2014) Introduction: A Matter of Life and Death. In: Rogne, L. und McCune, S. L. (Hrsg.) *Advance Care Planning. Communicating About Matters of Life and Death.* New York: Springer. S. 7-9.

Royal College of Physicians (2009) *Advance care planning. National guideline.* London: Royal College of Physicians.

Sachs GA (1994) Increasing the prevalence of advance care planning. *Hastings Cent Rep* 24(6):S13-16.

Shalowitz DI, Garrett-Mayer E, Wendler D (2006) The accuracy of surrogate decision makers: a systematic review. *Arch Intern Med* 166(5):493-497.

Silvester W, Parslow RA, Lewis VJ et al. (2013) Development and evaluation of an aged care specific Advance Care Plan. *BMJ Support Palliat Care* 3(2):188-195.

Sinclair C, Mann J, Reymond L et al. (2023) Advance Care Planning in Australia: Progress in research and implementation. *Z Evid Fortbild Qual Gesundhwes* 180:111-114.

Singer PA, Martin DK, Lavery JV et al. (1998) Reconceptualizing advance care planning from the patient's perspective. *Arch Intern Med* 158(8):879-884.

Singer PA, Robertson G, Roy DJ (1996) Bioethics for clinicians: 6. Advance care planning. *CMAJ* 155(12):1689-1692.

Street M, Ottmann G, Johnstone MJ et al. (2015) Advance care planning for older people in Australia presenting to the emergency department from the community or residential aged care facilities. *Health Soc Care Community* 23(5):513-522.

Sudore RL, Lum HD, You JJ et al. (2017) Defining Advance Care Planning for Adults: A Consensus Definition From a Multidisciplinary Delphi Panel. *J Pain Symptom Manage* 53(5):821-832 e821.

SUPPORT Principal Investigators (1995) A controlled trial to improve care for seriously ill hospitalized patients. The study to understand prognoses and preferences for outcomes and risks of treatments (SUPPORT). The SUPPORT Principal Investigators. *JAMA* 274(20):1591-1598.

Teno J, Lynn J, Wenger N et al. (1997b) Advance directives for seriously ill hospitalized patients: effectiveness with the patient self-determination act and the SUPPORT intervention. SUPPORT Investigators. Study to Understand Prognoses and Preferences for Outcomes and Risks of Treatment. *J Am Geriatr Soc* 45(4):500-507.

Teno JM, Licks S, Lynn J et al. (1997a) Do advance directives provide instructions that direct care? SUPPORT Investigators. Study to Understand Prognoses and Preferences for Outcomes and Risks of Treatment. *J Am Geriatr Soc* 45(4):508-512.

Teno JM, Nelson HL, Lynn J (1994) Advance care planning: priorities for ethical and empirical research. *Hastings Cent Rep* 24(6 Suppl):S32-36.

Thomas K (2017) Overview and Introduction to Advance Care Planning In: Thomas, K., Lobo, B. und Detering, K. (Hrsg.) *Advance Care Planning in End of Life Care.* Oxford: Oxford University Press. S. 3-15.

Thomas K, Russell S, Contributing G (2023) Advance Care Planning in the United Kingdom - A snapshot from the four UK nations. *Z Evid Fortbild Qual Gesundhwes* 180:150-162.

U.S. Department of Health and Human Services Assistant Secretary for Planning and Evaluation (2007) *Advance Directives and Advance Care Planning: Legal and Policy Issues.* Washington, D.C.: U.S. Department of Health and Human Services.

3 Philosophisch-ethische Gründe für Advance Care Planning[5]

Thomas D. Harter, Bernard J. Hammes

Man kann behaupten, dass Karen Ann Quinlan zweimal sterben musste. Ihr erster Tod trat nach der Teilnahme an einer Party im Jahr 1975 ein. Auf der Party nahm Karen Quinlan Berichten zufolge Alkohol und Valium zu sich, was zu einem länger andauernden Atemstillstand führte. Sanitäter vor Ort konnten Quinlans Atmung wiederherstellen. Anschließend wurde sie in das Newton Memorial Hospital in New Jersey, USA, gebracht, wo sie an ein Beatmungsgerät angeschlossen wurde. Obwohl ihr Körper noch funktionierte, erlitt Quinlan irreversible Gehirnschäden, und es wurde ein persistierender vegetativer Zustand diagnostiziert.

Da Quinlan dauerhaft das Bewusstsein verloren hatte, entschieden ihre Eltern – in der Erwartung, dass sie bald sterben würde – die künstliche Beatmung einzustellen. In Anbetracht der Auswirkungen dieser Bitte wollte das Krankenhaus diese Entscheidung nicht ohne gerichtliche Entscheidung anerkennen. Elf Monate später ernannte der Oberste Gerichtshof von New Jersey Quinlans Vater zu ihrem rechtlichen Vertreter und gab ihm die Erlaubnis, alle medizinischen Entscheidungen für Quinlan zu treffen – einschließlich des Abbruchs außergewöhnlicher Behandlungsmethoden. Der Gerichtshof stellte fest, dass der Fall aufgrund der schlechten Prognose von Quinlan einzigartig war und das Ausmaß ihrer Schädigung das Interesse des Staates, sie am Leben zu erhalten, schwäche, und gleichzeitig ihr individuelles Recht auf Privatsphäre stärke (In re Quinlan 1976). Quinlans zweiter Tod ereignete sich 1985, als ihr Körper einer Lungenentzündung erlag.

Der Fall von Karen Ann Quinlan zog in den USA landesweit die Aufmerksamkeit der Medien auf sich. Hier diskutieren wir ihren Fall aus drei Gründen. Erstens führte Quinlans Fall für viele Amerikaner zum ersten Mal dazu, dass sie sich Fragen zu den Zielen und Grenzen der Medizin stellten. Zweitens befinden sich diejenigen, die sich an die frühesten Berichte erinnern, inzwischen selbst in einem Alter, in dem sie zur Zielgruppe für Advance Care Planning (ACP) gehören. Während sich grundsätzlich alle entscheidungsfähigen Erwachsenen einem ACP-Prozess unterziehen sollten, benötigen Personen ab 55 Jahren aufgrund ihres zunehmenden Alters noch wahrscheinlicher eine vorausschauende Planung von Behandlungsentscheidungen. Drittens berührt ihr Fall drei wichtige philosophische Aspekte von ACP.

Zunächst zeigte Quinlans Fall die Kraft technologischer Innovationen in der Medizin und wie Menschen auch bei schwersten neurokognitiven Schädigungen am Leben erhalten werden können. Neurokognition – grob als die Fähigkeit verstanden, sinnvoll mit sich selbst, anderen und dem eigenen Umfeld zu interagieren – ist ein wesentlicher Bestandteil der Persönlichkeit. Quinlans Fall zwingt die Menschen, sich der Frage zu stellen, was sie für den Fall dauerhafter Bewusstlosigkeit als wichtiger bewerten würden: die Quantität oder die Qualität der eigenen Existenz.

---

5 Titel des englischen Originals: »Philosophical-ethical reasons in favor of advance care planning«. Übersetzung durch Dr. Sabine Petri (München), Catrin Beu, M.A. (Bonn) und Dipl.-Päd. Annika Godder (Oberhausen).

Zweitens hebt ihr Fall die rechtliche Komplexität stellvertretender Entscheidungen hervor. Da Quinlan ihre Behandlungsentscheidungen nicht mehr selbst treffen konnte, musste das US-Gerichtssystem entscheiden, wer ihre rechtliche Vertretung übernehmen soll und welche Art von Entscheidungen diese Person treffen darf. Quinlans Fall zeigte auch die grundsätzliche Abneigung des US-Gerichtssystems, in medizinische Entscheidungen einzugreifen. Viele US-Gerichtsentscheidungen im Zusammenhang mit stellvertretenden Entscheidungen sehen die Rolle des Gerichts im Schutz der Rechte der Patienten. Sie verzichten jedoch üblicherweise darauf, bestimmte Behandlungsentscheidungen zu treffen. Das Gericht entschied, dass die rechtlichen Vertreter die Berechtigung haben, die künstliche Beatmung von Quinlan einzustellen. Zudem stellte es klar, dass die formelle Entscheidung, das Beatmungsgerät abzustellen, eine private Angelegenheit zwischen ihren Ärzten und ihrem rechtlichen Vertreter sei.

Drittens wurde Quinlans Fall zu einer Erinnerung an die menschliche Verletzlichkeit, die unvorhersehbare Natur des Lebens und die Bedeutung der Neurokognition. Quinlan war in den Zwanzigern, als sie ihre neurokognitiven Fähigkeiten verlor und abhängig von Maschinen wurde. Sie ist ein Beispiel dafür, wie verheerende neurologische Verletzungen jederzeit auftreten und die Menschen dadurch ihre Fähigkeit verlieren können, über ihre medizinische Versorgung zu bestimmen.

Beginnend mit einer Darstellung der sozialen, rechtlichen und ethischen Grundlagen von ACP wenden wir uns einer philosophischen Betrachtung von ACP zu. Anschließend untersuchen wir die Eigenschaften guter ACP-Modelle. Hier argumentieren wir, dass ACP-Modelle, die ihre Begründung ausschließlich im Recht oder der Autonomie sehen, das Wesen und die Bedeutung von ACP nicht ausreichend erfassen. Wir argumentieren weiter, dass ein solides ACP einen pluralistischen Kern haben muss.

3.1 Grundlagen von ACP

Wie der Fall Quinlan gezeigt hat, hat sich die medizinische Praxis in den letzten 100 Jahren unglaublich verändert. Während früher nur wenige Krankheiten behandelt oder geheilt werden konnten, leben wir heute in einer Zeit, in der es dazu viele wirksame Möglichkeiten gibt. Diese Veränderungen haben zu einer Verschiebung geführt: Das Leben von Menschen, die früher oft nach einem relativ kurzen Krankheitsverlauf starben, kann heute bei einer Vielzahl von Krankheiten und beim Verlust funktionaler Fähigkeiten auf unbestimmte Zeit verlängert werden.

In dieser Zeit haben wir auch eine deutliche Veränderung in der Art und Weise gesehen, wie medizinische Entscheidungen getroffen werden. Trafen damals Ärzte alle medizinischen Entscheidungen für ihre Patienten, bestimmen heute die Patienten ihre medizinischen Entscheidungen selbst. Diese Änderung erfolgte im Zusammenhang mit der Patientenrechtebewegung. Insbesondere in den USA wird heute von Patienten und Ärzten erwartet, dass sie gemeinsam Behandlungsentscheidungen treffen, die auf den Werten und Präferenzen des Patienten beruhen.

Da die Patienten heute eine zentrale Rolle bei der medizinischen Entscheidungsfindung spielen, stellen sich Fragen, wenn Patienten ihre Entscheidungen nicht selbst treffen können. Es erscheint daher naheliegend und vernünftig, dass einwilligungsfähige Personen ihre Behandlungspräferenzen für eine mögliche zukünftige medizinische Versorgung klären. Auf diese Weise können die rechtlichen Vertreter sicher sein, dass die medizinischen Entscheidungen die Werte und Vorlieben der Patienten widerspiegeln.

Bei Entscheidungen über die künftige medizinische Versorgung geht es nicht um bestimmte Behandlungen an sich, sondern darum, wie unterschiedliche Gesundheitszustände mit den individuellen Werten und Präferenzen der Person übereinstimmen. ACP identifiziert die Schwellen, bei deren Überschreitung sich die Ziele der medizinischen Versorgung aufgrund der medizinischen Situation einer Person ändern. Wenn eine entscheidungsfähige Person gebeten wird, jetzt zu entscheiden, ob zu einem späteren Zeitpunkt eine kardiopulmonale Reanimation (CPR) durchgeführt werden soll, sie aber keine Informationen über die Maßnahme erhält, sind wir uns einig, dass die Entscheidung nicht gut informiert erfolgt. Dies wirft die Frage auf, ob derartige Entscheidungen beachtet werden sollen. Wenn eine Person jedoch nach einer kürzlich erstellten Diagnose einer Herzinsuffizienz gebeten wird, eine Entscheidung über CPR zu treffen, und sie mitteilt, dass sie die Unabhängigkeit schätzt und niemals in einem Pflegeheim leben möchte, würden wir argumentieren, dass sie mit der Ablehnung einer CPR eine informierte Entscheidung trifft, da die Entscheidung von ihren Werten und Zielen getragen ist.

In den Vereinigten Staaten unterstützten Politik und Recht die Idee, dass entscheidungsfähige Erwachsene medizinische Entscheidungen für zukünftige Ereignisse treffen können. Die Gesetzgebung in allen 50 Staaten erkannte zunächst Patientenverfügungen und später das Recht des Einzelnen an, rechtliche Vertreter zu benennen, die die Behandlung in seinem Namen ablehnen können.

Die Prinzipien der Bio- und Medizinethik unterstützen diese Bemühungen. Für viele folgt aus den Prinzipien der Achtung der Patientenautonomie und des Nicht-Schadens die Unterstützung für ACP und die Erwartung, dass Patientenverfügungen befolgt werden. Beauchamp und Childress zum Beispiel sehen Patientenverfügungen im Prinzip der Achtung der Autonomie verwurzelt, beschreiben jedoch die ethische Bedeutung und die Auswirkungen von Patientenverfügungen im Prinzip des Nicht-Schadens. Nach ihrer Ansicht folgt aus der Achtung der Patientenautonomie die Idee, dass es den Menschen freigestellt sein sollte, ihre medizinische Versorgung über Patientenverfügungen zu bestimmen; aus dem Prinzip des Nicht-Schadens hingegen leitet sich der rechtliche Schutz für rechtliche Vertreter bei der Befolgung einer Patientenverfügung ab (Beauchamp und Childress 2009, S. 139 f., 186 f.).

Eine weitere Grundlage findet ACP im Konzept der Einwilligung nach Aufklärung (Informed Consent). Der *Informed Consent* hat sich zu einem eigenen rechtlichen und berufsethischen Grundsatz entwickelt, der – außer in Notfällen – verlangt, dass Patienten informiert und freiwillig ihre Einwilligung erklären müssen, bevor sie medizinisch behandelt werden. Die Einwilligung nach Aufklärung schreibt vor, dass entscheidungsfähige Erwachsene erst behandelt werden sollten, nachdem sie über die verschiedenen Behandlungsoptionen einschließlich ihrer Risiken und Vorteile vollständig aufgeklärt wurden. Dieser Grundsatz bekräftigt das Recht der Patienten, Behandlungen abzulehnen, solange sie entscheidungsfähig, informiert und frei von Zwang sind. Er etabliert jedoch nicht das Recht, Behandlungen zu verlangen, die medizinisch nicht empfohlen sind.

Angesichts der Beteiligung des US-Gerichtssystems an Fragen zum Informed Consent und zu medizinischen Entscheidungen am Lebensende ist es nicht verwunderlich, dass ACP als Teil der Patientenrechte und Patientenautonomie gesehen und behandelt wird. Patientenverfügungen scheinen der ultimative Ausdruck individueller Wahlmöglichkeiten und die Verkörperung des Rechts der Patienten zu sein, Entscheidungen über ihre künftige medizinische Versorgung zu treffen. Indem ACP an Patientenrechte und Patientenautonomie gebunden wird, werden jedoch andere konzeptionelle und ethische Konstruktionen von ACP unterbewertet oder abgewertet. Zum Beispiel argumentierte Pellegrino lange Zeit, dass der Zweck der Gesundheitsversorgung darin bestehe, Einzelpersonen dabei zu helfen, ihr Leben so zu leben, wie sie es sich vorgestellt haben, und dass dieses Ziel ein intrinsisches Gut sei, das mehr geschätzt werden solle als der Ausdruck von Patientenrechten (Pellegrino und Thomasma 1988; Pellegrino 1999). Dieser Auffassung zufolge ist ACP mehr als nur ein Ausdruck von Rechten. Es ist ein Instrument, mit dem Personen ihre medizinischen Präferenzen identifizieren und kommunizieren können, um das zu erreichen, was sie für das bestmögliche Leben halten.

Diese Art, über ACP nachzudenken, ist sinnvoll, wenn man seinen Wert betrachtet. ACP-Entscheidungen sind Ausdruck davon, was Einzelpersonen als gesundes Leben betrachten. Wenn rechtliche Vertreter benötigt werden, um Behandlungsentscheidungen für nicht entscheidungsfähige Patienten zu treffen, besteht ihre Aufgabe darin festzustellen, ob die vorgeschlagenen Behandlungsoptionen sich mit den Lebenszielen und -präferenzen der Patienten decken. Um diese Rolle zu erfüllen, müssen die rechtlichen Vertreter im Rahmen des Shared-Decision-Making eine Entscheidung treffen, bei der sowohl die Werte und Präferenzen des Patienten als auch das Wissen und die Erfahrung derjenigen, die sich um den Patienten kümmern, einbezogen werden. Diese Form der Entscheidungsfindung konzentriert sich weder auf die Wiederherstellung der Patientenautonomie noch den Ausdruck von Patientenrechten. Im Mittelpunkt steht stattdessen ein Handeln zum Wohl des Patienten, das seiner Idealvorstellung eines gelungenen Lebens am besten gerecht wird.

Nach dieser alternativen Sichtweise von ACP ist Vorausplanung ein Versuch, sein Leben auch in einer Zeit, in der man nicht an Entscheidungsprozessen teilnehmen kann, in individueller Weise fortzusetzen. Daher erfordert diese Sichtweise, dass die Personen über ihr Leben nachdenken und die Konsequenzen der erstellten Pläne berücksichtigen. Ein Vorteil dieser Sichtweise von ACP besteht darin, dass sie nicht der gleichen Kritik ausgesetzt ist wie die Autonomie- oder rechtsbasierte ACP-Modelle. Autonomie- oder rechtsbasierte ACP-Modelle konzentrieren sich in der Regel auf bestimmte Behandlungsentscheidungen in bestimmten Krankheitssituationen, so z. B., ob man CPR, Intubation oder Ernährungssonden möchte, wenn man sich in einem vegetativen Zustand befindet oder vollständig gelähmt ist. Ein häufiges – und verständliches – Problem bei dieser Art der Planung ist, dass die meisten Menschen sich der Auswirkungen dieser Art von Bedingungen oder Entscheidungen auf ihr Leben nicht bewusst sind oder nie darüber nachgedacht haben. Wenn Menschen gebeten werden, Entscheidungen für zukünftige medizinische Behandlungen auf diese Weise zu treffen, sie aber kein klares kontextbezogenes Verständnis der Auswirkungen ihrer Entscheidungen haben, ist der Prozess autonomiebeschränkend, da diese Menschen Gefahr laufen, schlecht informierte Entscheidungen zu treffen. Legt man jedoch alternativ den Fokus von ACP darauf, die Werte und Behandlungswünsche der Menschen herauszuarbeiten, so vermeidet diese Herangehensweise zusammenhanglose zukünftige medizinische Entscheidungen und stellt diese stattdessen in den Kontext der Werte und Wünsche der betroffenen Person.

3.2 Merkmale durchführbarer ACP-Modelle

Kurz nach dem Fall Quinlan entschied der Oberste Gerichtshof der Vereinigten Staaten über einen ähnlichen Fall, der eine junge Frau – Nancy Cruzan – betraf, die 1983 nach einem Autounfall eine schwere neurokognitive Schädigung erlitten hatte. Cruzan wurde aus ihrem Auto geschleudert und lag für ungefähr sechsundzwanzig Minuten ohne ausreichenden Sauerstoff mit dem Gesicht in einem wassergefüllten Graben. Sie wurde wiederbelebt, aber letztendlich als in einem permanenten vegetativen Zustand diagnostiziert.

Im Gegensatz zu Quinlan benötigte Cruzan kein Beatmungsgerät zum Atmen. Sie brauchte jedoch eine Ernährungssonde. Ihre Eltern glaubten, dass sie unter diesen Umständen nicht am Leben bleiben wollte und erhielten eine gerichtliche Anordnung, die es ihnen ermöglichte, die künstliche Ernährung in dem Bewusstsein zu beenden, dass sie infolgedessen sterben würde. Cruzans Verfahrenspfleger legte gegen die Entscheidung Berufung beim Obersten Gerichtshof von Missouri ein, der die Anordnung des Untergerichts in einer 4:3-Entscheidung aufhob. Die Aufhebung wurde damit begründet, dass die Ablehnung von Behandlungen von der betroffenen Person selbst geäußert werden muss und nicht auf der Überzeugung eines Dritten beruhen darf, welche Arten von Behandlungen diese Person wünschen könnte. Cruzans Eltern legten gegen diese Entscheidung Berufung beim Obersten Gerichtshof der USA ein, der in einer 5:4-Split-Entscheidung entschied, dass die US-Verfassung es Staaten nicht verbietet, Beweiskriterien vor dem Abbruch lebenserhaltender medizinischer Behandlungen anzuwenden. Der Oberste Gerichtshof der USA gab daraufhin den Fall Cruzan an das untere Gericht zurück. Erst als Cruzans Eltern »klare und überzeugende« Beweise dafür vorlegten, dass ihre Tochter angesichts einer dauerhaften Bewusstlosigkeit eine Ernährungssonde ablehnen würde, erlaubte der Bundesstaat Missouri die Entfernung ihrer Ernährungssonde (Annas 1990).

Wir diskutieren den Fall Cruzan aus zwei Gründen. Erstens spiegeln die Regeln für »klare und überzeugende« Beweise nicht die Realität der Entscheidungsfindung am Lebensende wider (Annas 1990). Den meisten Vorausverfügungen fehlen Einzelheiten darüber, welche Behandlungen eine Person in verschiedenen medizinischen Notsituationen wünscht. Zudem ist es nicht realistisch – wenn nicht unmöglich – zu erwarten, dass Personen jede mögliche medizinische Situation berücksichtigen, die sie möglicherweise erleben. Zweitens hebt der Fall Cruzan die Grenzen von ACP-Modellen hervor, bei denen hauptsächlich die Achtung der Patientenautonomie im Mittelpunkt steht. Wenn ACP erfordert, dass Personen alle möglichen medizinischen Szenarien und potenziellen Behandlungsangebote berücksichtigen, anstatt zu identifizieren, welche Präferenzen oder Ziele eine Person hat, die ihre Entscheidungsprozesse leiten, wird der Standard so hoch, dass niemand irgendeine Art von Vorausverfügung oder ACP realistisch abschließen kann.

Trotz des Versprechens von ACP, individuelle Behandlungspräferenzen zu kommunizieren, gibt es derzeit keinen Standard für ACP-Programme. Dies geht bereits aus den unterschiedlichen konzeptionellen Gestaltungen von ACP hervor. Wie oben erwähnt, bieten Patientenautonomie- und Patientenrechtskonzepte von ACP häufig keine nützliche klinische Anleitung, da sie sich auf bestimmte Behandlungsentscheidungen außerhalb eines klinischen Kontexts konzentrieren und die Entscheidungen häufig ohne Ermittlung der Wertesysteme der Patienten getroffen werden (Fischer et al. 2012; Fagerlin und Schneider 2004; Teno et al. 1997; Sabatino 2010). Wir wenden uns nun der Untersuchung der Merkmale tragfähiger ACP-Modelle zu.

3.2.1 Eine pluralistische Sicht auf ACP

Bis jetzt haben wir ACP-Modelle kritisch beleuchtet, bei denen Patientenautonomie oder Patientenrechte im Mittelpunkt stehen. Diese Kritik sollte nicht so verstanden werden, dass Patientenautonomie und Patientenrechte für ACP unwichtig seien. Die Achtung der Patientenautonomie und der Patientenrechte sind entscheidende Elemente von ACP. Ohne diese verlieren philosophische oder ethische Rechtfertigungen von ACP an Zugkraft. Bestenfalls basiert die medizinische Entscheidungsfindung in solchen Fällen auf subjektiven Interpretationen dessen, was Angehörige *glauben*, dass Patienten wünschen *könnten*, wenn sie geistig in der Lage wären, ihre eigenen Entscheidungen zu treffen. Im schlimmsten Fall wird die medizinische Entscheidungsfindung in solchen Fällen auf ethisch problematische Weise paternalistisch, wenn Entscheidungen ausschließlich auf der Grundlage dessen getroffen werden, was medizinische Leistungserbringer oder Angehörige für sich selbst wünschen würden. Es wäre unzutreffend, würde man annehmen, dass ACP ohne Bezug auf Patientenautonomie oder Patientenrechte vertreten werden sollte oder könnte. Wir sind jedoch der Ansicht, dass ein solides ACP auf mehr als der Autonomie des Patienten oder den Rechten des Patienten beruhen muss.

Nach unserer Ansicht kann keines der bisher diskutierten Konzepte – Patientenautonomie, Patientenrechte, Informed Consent und die Identifizierung der gesundheitlichen Idealzustände Einzelner – alleine eine Rechtfertigung für ACP liefern. Jedes ACP-Modell, das nur eines oder zwei dieser Elemente als Kern verwendet (Single-Core ACP), wird in der Praxis wahrscheinlich ins Stocken geraten. Funktionierende ACP-Modelle müssen zumindest auf einer Mischung aller vier genannten Konzepte basieren.

Es ist wichtig zu erkennen, dass sich die Erstellung von Plänen für die künftige medizinische Versorgung erheblich von informierten Entscheidungen über aktuelle medizinische Behandlungen unterscheidet. Bei einzelnen Behandlungsentscheidungen über aktuelle medizinische Probleme (z. B. über Operationen am offenen Herzen oder eine Bluttransfusion aufgrund einer Verletzung), sollten den Menschen die Behandlungsoptionen vorgestellt und die Vorteile und Belastungen der Behandlung für jede Option bewertet werden. Behandlungsentscheidungen werden weitaus komplexer, wenn Menschen vor Entscheidungen über laufende und chronische Behandlungen stehen oder Entscheidungen über zukünftige Erkrankungen treffen. Die medizinischen Bedingungen sind nicht nur für die an der Planung beteiligten Personen nicht klar definiert, sondern es kann auch ziemlich unklar sein, welche Werte und Ziele jeder Einzelne in solchen Bereichen verfolgen würde. Während wir einige der Probleme von ACP-Modellen erklärt haben, die sich nur auf die Autonomie der Patienten und die Patientenrechte konzentrieren, treten ähnliche Probleme bei Modellen auf, die sich auf Informed Consent oder die Identifizierung der Werte von Menschen als Kernelement fokussieren.

Für Menschen, die noch nie über ACP nachgedacht oder sich damit befasst haben, ist die Annahme gefährlich, dass sie bei der Nutzung von Vorsorgeinstrumenten wie Patientenverfügungen von vornherein ein klares Verständnis ihrer Werte, Ziele und Vorlieben hätten. Sie sind anfällig für die Erstellung von Vorausplanungen, die möglicherweise nicht wirklich ihren tatsächlichen Präferenzen entsprechen oder für ihre medizinischen Bedürfnisse praktisch irrelevant sind (ACP für eine Person mit Nierenversagen ohne medizinische Anzeichen einer eingeschränkten Lungenfunktion muss beispielsweise Präferenzen im Zusammenhang mit der Dialyse berücksichtigen, jedoch nicht unbedingt die Intubation). Gleiches gilt für ACP-Modelle, die sich auf die Bereitstellung von Informationen konzentrieren, aber keinen definierten Prozess für die Interaktion mit der vorausplanenden Person vorsehen, innerhalb dessen eine vertiefte Reflexion ermöglicht wird. ACP-Modelle, die sich ausschließlich auf die Ermittlung der Vorstellung des idealen Gesundheitszustands von Personen oder Informed Consent konzentrieren, erfüllen daher nicht den grundlegenden bioethischen Standard des Respekts der Patientenautonomie.

Gelingende ACP-Modelle – Modelle, die sowohl effektive als auch nachhaltige Prozesse zur Planung zukünftiger medizinischer Versorgung sind – dürfen nicht davon ausgehen, dass Patienten ihre Werte, Behandlungsziele oder Behandlungsoptionen von vornherein kennen. Aus diesem Grund müssen tragfähige ACP-Modelle einen konzeptionell pluralistischen Kern haben. Solche Modelle müssen damit beginnen, zu verstehen, warum Personen überhaupt ACP wünschen. Menschen können nur dann fundierte, autonome medizinische Entscheidungen treffen, wenn sie ein klares Verständnis ihres aktuellen Gesundheitszustands haben. Würde man hier jedoch aufhören, würde nicht berücksichtigt, dass sich die Werte und Präferenzen der Menschen mit diesen Informationen überlappen. ACP muss daher zunächst mit der Ermittlung der Werte und Präferenzen fortfahren, damit sich der weitere ACP-Prozess daran orientieren kann, wie die Menschen ihre idealen Gesundheitszustände in Bezug auf ihre eigenen Gesundheitszustände begreifen. Den Prozess damit zu beenden, hieße jedoch zu riskieren, dass wichtige, für die einzelne Versorgungsplanung relevante medizinische Details übersehen würden – Informationen, die für aufgeklärte medizinische Entscheidungen der Patienten erforderlich sind. Ist diese Stufe der persönlichen Selbsterforschung abgeschlossen, können und sollen zusätzliche Lücken im medizinischen Verständnis identifiziert und angesprochen werden, damit künftige medizinische Entscheidungen auf der Basis der Vorausplanung so getroffen werden können, dass sie für den Patienten sinnvoll sind. Wenn man gezwungen wäre, Begriffe zu identifizieren, die das zusammenfassen, was wir als wesentliche Bestandteile dieser Sichtweise von ACP betrachten, würden wir »Fürsorge« (Care) oder »Liebe« vorschlagen.

Wir empfehlen die Begriffe »Fürsorge« oder »Liebe«, da wir unsere Auffassung von ACP als im Einklang mit der Fürsorgeethik sehen. Unter Care-Ethik versteht man grundsätzlich die Idee, dass Menschen ihre Entscheidungen nicht unter Berufung auf abstrakte Prinzipien treffen, sondern sich stattdessen auf den sozialen Kontext beziehen, in dem diese Entscheidungen getroffen werden. Für die Care-Ethik ist es wesentlich, dass Menschen mit anderen interagieren und sich über ihre Rollen in Beziehungen definieren (z. B. als Elternteil, Kind, Freund, Verwandter usw.). Diese Beziehungen, die Individuen zueinander haben, bilden die Grundlage der Identitätsbildung jedes Menschen. Der Care-Ethik zufolge haben nicht nur die Individuen eine moralische Geltung, sondern auch deren Beziehungen (Manning 2001).

Dieses Verständnis der Care-Ethik passt zu unserer Auffassung von ACP, da es für Personen, die ACP nutzen, sowohl vernünftig als auch üblich ist, ihre Werte, Behandlungswünsche und die Auswahl des rechtlichen Vertreters an ihren persönlichen Beziehungen auszurichten. Manchen Menschen geben möglicherweise ihr autonomes Recht, ihre Präferenzen den medizinischen Leistungserbringern zur Kenntnis zu bringen, als Motivation für die Durchführung von ACP an. Ein wichtiger Grund liegt nach unserer Erfahrung jedoch sehr häufig darin, nahestehenden Menschen die persönlichen Wünsche zur Kenntnis bringen zu wollen. Sie wollen diese Personen nicht damit belasten, später erraten zu müssen, welche Arten von Behandlungsentscheidungen sie stellvertretend treffen sollen. Die Care-Ethik selbst ist jedoch kein normatives Konzept, das ethische Praktiken begründet und rechtfertigt. Stattdessen ist Care-Ethik, wie Rita Manning bemerkt, eine »moralische Orientierung«, die bestimmt, wie wir ethische Praktiken wahrnehmen (Manning 2001, S. 105). Daher sind weder die Care-Ethik noch die Begriffe »Care« oder »Liebe« Prinzipien, die als Kern von ACP dienen können. Sie bieten lediglich Möglichkeiten, unsere pluralistische Sichtweise zu beschreiben.

3.2.2   Stufenweise Planung

Ein weiteres Merkmal, von dem wir glauben, dass es für ein tragfähiges ACP-Modell wichtig ist, ist die Möglichkeit, eine schrittweise Planung anzubieten. Ein Problem bei Single-Core-ACP-Modellen besteht darin, dass unter diesen Modellen erstellte Pläne häufig statisch sind, d. h., dass diese Pläne vor ihrer Umsetzung häufig nicht erneut überprüft werden. Single-Core-ACP-Modelle sind zudem in ihrem Anwendungsbereich begrenzt, da sie häufig auf allgemeinen Werten basieren und nur bestimmte, wenig praxisrelevante Situationen ansprechen. Es ist leicht anzunehmen, dass sich die Werte und Präferenzen von Menschen im Laufe der Zeit nicht wesentlich ändern, also Werte wie »Unabhängigkeit« oder »Kämpferisch sein trotz geringer Chancen« in allen Situationen unabhängig von Änderungen des Gesundheitszustands der Person gleich gelten; oder die Verantwortung für mögliche spätere Änderungen der Werte und Präferenzen bei den betreffenden Menschen, die eine Vorausplanung für sich erstellt haben, selbst zu sehen. Diese Art, über ACP nachzudenken, ist jedoch falsch.

Was Single-Core-ACP-Modelle generieren, sind Pläne, die in der praktischen Anwendung wenig Bedeutung oder Wert haben. Bei einem Single-Core-ACP-Modell, das von der Achtung der Autonomie geprägt ist, kann es beispielsweise eine einzige Anweisung geben: »Ich möchte nicht am Leben sein, wenn ich nicht Golf spielen kann.« Eine derartige Anweisung berücksichtigt die Realitäten des menschlichen Alterns und der Gebrechlichkeit nicht, in denen sich die Werte von Menschen ändern können, wenn sich ihre physischen Zustände ändern. Dinge, die für sie zu einem bestimmten Zeitpunkt im Leben wichtig sind, können weniger wichtig werden, wenn sich die medizinische Situation ändert.

So funktioniert zum Beispiel die kardiopulmonale Reanimation (CPR) relativ gut bei jüngeren Menschen, die grundsätzlich gesund sind, aber praktisch nie bei jemandem, der gebrechlich ist und an mehreren Komorbiditäten leidet. Es wäre nicht überraschend, wenn eine jüngere Person, die »Unabhängigkeit« schätzt, in einem ACP-Dokument angibt, dass sie CPR möchte, wenn CPR die beste Chance für sie bietet, ihre Gesundheit wiederzugewinnen und ihr Leben nach einem Herz-Lungen-Stillstand fortzusetzen. Es wäre jedoch falsch anzunehmen, dass der Wert der »Unabhängigkeit« immer noch in gleicher Weise gelten würde, wenn dieselbe Person im fortgeschrittenen Alter wäre, an schwerer Herzinsuffizienz leidet und kürzlich Demenz diagnostiziert wurde. In dieser letzteren Situation könnte der Wert der »Unabhängigkeit« dazu führen, dass diese Frau auf CPR verzichtet, da ein erfolgreicher CPR-Versuch wahrscheinlich dazu führt, dass sie körperlich geschwächt wird und eine dauerhafte Pflege benötigt – zwei Umstände, die dem Wunsch nach »Unabhängigkeit« widersprechen. Da wir wissen, welchen Tribut die Erkrankung von der Frau fordern kann, wäre die Annahme falsch, dass niemand sie darauf ansprechen sollte, ihren Vorsorgeplan zu überprüfen, wenn sie selbst das Thema nicht anspricht.

Single-Core-ACP-Modelle berücksichtigen diese Möglichkeit nicht und bieten keinen Anlass oder Mechanismus, um die Präferenzen einer Person nach Abschluss der anfänglichen Planung zu überprüfen.

Tragfähige ACP-Modelle, die pluralistisch begründet sind, gehen selbstverständlich von einer stufenweisen Planung aus. ACP-Modelle wie das von uns befürwortete könnten nicht wirksam sein, wenn die durchgeführte Planung nicht jedes Mal überarbeitet würde, sobald erhebliche Veränderungen im Leben oder im Gesundheitszustand eines Menschen auftreten.

Die erste Stufe ist für Personen gedacht, die relativ gesund sind oder bei denen kürzlich das Anfangsstadium einer chronischen Krankheit diagnostiziert wurde, die jedoch noch keine wesentlichen Auswirkungen dieser Krankheit erleben. Eine zweite Planungsphase konzentriert sich auf Personen mit fortschreitenden, lebensverkürzenden Krankheiten, die nun zunehmend an Komplikationen dieser Krankheiten leiden. In dieser Planungsphase sollen die Erkrankten über neue medizinische Informationen aufgeklärt werden, die Auswirkungen auf die Vorausplanung haben können und zukünftige medizinische Entscheidungen betreffen, die nach den Wünschen der Erkrankten von deren Stellvertretern getroffen werden sollen. Daher sollte der Schwerpunkt dieser Art der Vorausplanung – unabhängig vom verwendeten ACP-Modell – klinisch detailliertere Diskussionen darüber enthalten, welche Behandlungsziele verfolgt werden sollen, wenn zukünftige gesundheitliche Komplikationen zu »schlechten« Ergebnissen führen sollten. Auch hier wird ACP eine Ermittlung der individuell als »schlecht« eingestuften Ergebnisse beinhalten, anstatt davon auszugehen, dass die Person bereits ein Verständnis dafür hat, was ein »schlechtes« Ergebnis wäre. Eine dritte Stufe der Planung tritt ein, wenn medizinische Leistungserbringer anhand ihres klinischen Urteilsvermögens davon ausgehen, dass ein Patient voraussichtlich nur noch weniger als zwölf Monate zu leben hat. In dieser Planungsphase konzentrieren sich die Behandlungspläne darauf, wann die medizinische Behandlung den gewünschten Gesundheitszustand nicht mehr erreicht und die Ziele der Behandlung sich mit Blick auf das Wohlergehen ändern. Dieses wird in medizinischen Anweisungen ausgedrückt. Dabei wird angenommen, dass die betroffenen Menschen einem hohen Todesrisiko ausgesetzt sind und daher die Vorausplanung für ihre Versorgung bereithalten und zugänglich haben sollten. So soll ermöglicht werden, dass sie in dem Fall, dass sie einen vorhersehbaren und womöglich irreversiblen medizinischen Vorfall erleiden sollten, entsprechend ihren Präferenzen behandelt werden können.

ACP, das keine stufenweise Planung vorsieht, erreicht letztendlich die grundlegenden Ziele von ACP nicht – gut durchdachte Vorausplanungen, die für rechtliche Vertreter leicht verständlich sind. Klarstellend bleibt zu sagen, dass eine schrittweise Planung nicht bedeutet, dass der Einzelne schrittweise planen muss. Man kann zwar den Wert detaillierter Pläne für gesunde Personen in Frage stellen, jedoch gibt es nichts Widersprüchliches an einem Modell, das Planungsstufen aufweist, die es auch gesunden Personen ermöglichen, konkretere, detailliertere Pläne für zukünftige Behandlungen zu entwickeln. Unsere Kritik an Modellen, die eine stufenweise Planung nicht vorsehen, bezieht sich auf die Situation kranker Personen, bei denen die alleinige Basisplanung unzureichend ist. Wenn wir also sagen, dass ACP-Modelle, die keine stufenweise Planung anbieten, letztlich scheitern, beziehen wir uns in erster Linie auf einstufige Modelle der Basisplanung, die Behandlungspräferenzen nicht berücksichtigen, die sich aus bestimmten fortgeschrittenen Krankheitszuständen ergeben können. Ironischerweise sind Vorausplanungen, die nicht überarbeitet werden und über Modelle erstellt werden, bei denen die Abhängigkeit der Planung von Änderungen der Gesundheit und der medizinischen Bedürfnisse von Personen nicht oder nur unzureichend berücksichtigt wird, eher ein Hindernis für die medizinische Entscheidungsfindung als ein Vorteil.

3.2.3 Verstehen des Plans durch Dritte

Ein Plan ist nur so gut wie das Vermögen, ihm zu folgen. Andere Menschen können Vorausplanungen nicht umsetzen, wenn sie den Plan nicht kennen oder sich über die Einzelheiten des Plans nicht im Klaren sind. Möglicherweise besteht eine der größten Unzulänglichkeiten von Single-Core-ACP-Modellen darin, dass die Kommunikation des Plans zu einem zweitrangigen Anliegen wird, wenn man sich ausschließlich auf die Äußerung von Behandlungsentscheidungen konzentriert. Zwei der am häufigsten untersuchten und zitierten Probleme von ACP-Dokumenten wie Patientenverfügungen sind:

1. Wenn sie benötigt werden, können sie nicht gefunden werden, und
2. die als rechtliche Vertreter ausgewählten Personen wurden nicht über ihre Aufgabe informiert oder wissen einfach nicht genug über die Werte und Präferenzen des Patienten, um Behandlungsentscheidungen angemessen zu treffen – also so, wie es der Patient tun würde, wenn er dazu fähig wäre.

Ein ACP-Modell kann die Bedürfnisse von Patienten ohne eine anwendungstaugliche Dokumentation und Kommunikation nicht effektiv und nachhaltig erfüllen. Weder der Ansatz der Patientenautonomie und -rechte noch die Ermittlung der individuellen idealen Gesundheitszustände erheben die Kommunikation von Vorausplanungen zu einer Priorität. ACP mit ausschließlichem Fokus auf Patientenrechte erfüllt die Verpflichtung, die gesetzlichen Rechte eines Patienten zu schützen, solange der Plan für Leistungserbringer und rechtliche Vertreter verfügbar ist. Dies gilt unabhängig davon, ob die Leistungserbringer oder rechtlichen Vertreter die Vorausplanung verstehen. Ein ähnliches Problem besteht beim Ansatz der Patientenautonomie. Unter diesem Blickwinkel könnten manche Entscheidungen für die aktuelle medizinische Situation nicht relevant und damit rechtliche Vertreter ohne ein klares Verständnis für die Werte und Ziele der Patienten sein, die bei der Entscheidungsfindung in der aktuellen klinischen Situation hilfreich sein könnten. Bei diesem Ansatz fördert nichts eine eingehende Diskussion der Behandlungspräferenzen durch Dritte, solange die Menschen Hinweise für bestimmte Behandlungen gegeben haben. ACP-Modelle, die sich ausschließlich auf die Ermittlung der Werte und Präferenzen von Personen konzentrieren, um deren idealen Gesundheitszustand zu verstehen, fördern wahrscheinlich eine klare Kommunikation mit rechtlichen Vertretern. Sie messen jedoch möglicherweise der Dokumentation von Werten und Präferenzen nicht die Bedeutung zu, die sie für die medizinischen Leistungserbringer bei Behandlungsentscheidungen hat, wenn der rechtliche Vertreter nicht erreichbar ist.

Nur der pluralistische Begründungsansatz von ACP sieht die Notwendigkeit eines systematischen Mechanismus' für die Kommunikation von Vorausplanungen als notwendige Priorität. Die Identifizierung der Werte und Präferenzen von Personen fördert das Verständnis dafür, wie medizinische Entscheidungen für kognitiv eingeschränkte Patienten so getroffen werden können, als wären sie kognitiv selbst dazu fähig. Er zielt zudem darauf ab sicherzustellen, dass die Ermittlung der individuellen Werte und Präferenzen den Leistungserbringern und rechtlichen Vertretern bei Bedarf zur Verfügung steht.

3.3 Fazit

ACP ist in vielerlei Hinsicht einfach. Es geht darum, mit Menschen zu sprechen, um herauszufinden, warum sie an ACP interessiert sind, was für sie am wichtigsten ist, ihnen Fragen zu möglichen medizinischen Situationen zu stellen, bei denen sie die Behandlung fortsetzen oder abbrechen möchten, und diese Gespräche sorgfältig zu dokumentieren und, wie von der vorausplanenden Person gefordert, an medizinische Leistungserbringer, ausgewählte rechtliche Vertreter und Angehörige zu kommunizieren. Auf andere Weise kann ACP schwierig sein. Die Gespräche selbst können emotional herausfordernd sein, die Personen, die die Planung durchführen, oder ihre Stellvertreter können viele intellektuelle oder emotionale Schwierigkeiten haben, medizinische Informationen zu verstehen oder die verschiedenen Werte und Behandlungswünsche zu artikulieren. In einigen Fällen finden überhaupt keine Konversationen statt, und manche Menschen müssen selbst ohne jegliche Anleitung durch die Vorausplanung navigieren. In den letzten zwei Jahrzehnten haben wir begonnen zu sehen, was in Bezug auf ACP-Prozesse am besten und was am schlechtesten wirksam ist. Zum einen wächst ACP gerade erst als Standardbestandteil der medizinischen Versorgung aus den Kinderschuhen heraus. Zum anderen ist ACP nun hinreichend entwickelt, um über ausreichende Ergebnisdaten zu verfügen. Daher können wir erst jetzt tiefere philosophische Diskussionen über den metaphysischen und ethischen Status von ACP beginnen: Was ist ACP? Warum funktionieren bestimmte Formen von ACP und andere nicht? Welche Standards sollten auf ACP-Modelle angewendet werden?

Es gibt zwei Punkte, mit denen wir abschließen möchten. Der erste ist ein kurzer Punkt über die Rolle der Zeit bei der medizinischen Entscheidungsfindung. Ohne ACP werden medizinische Entscheidungen für nicht entscheidungsfähige Personen verzögert, während medizinisch Versorgende, Angehörige, Ethiker, Anwälte und Gerichtssysteme bemüht sind, zum Besten für das Individuum zu entscheiden. Mit ACP wird die medizinische Entscheidungsfindung für nicht entscheidungsfähige Personen wirklich einfacher, und Behandlungsverzögerungen werden vermieden. Dies hat zahlreiche Vorteile, einschließlich einer besseren Nutzung der Ressourcen. Am wichtigsten ist jedoch: Es erlaubt den Leistungserbringern, die Patienten so zu versorgen, wie die Patienten dies möchten.

Der zweite Punkt bringt uns zurück zum Fall von Karen Ann Quinlan. Quinlan konnte die Vorteile von ACP nicht nutzen, bevor sie ihre neurokognitiven Funktionen verlor. Aus diesem Grund werden wir nie wirklich wissen, wo die Grenzen lebenserhaltender Behandlung für sie lagen. Viele Menschen sagen, dass sie nicht »an Maschinen angeschlossen« sterben wollen oder dass sie den Rest ihres Lebens nicht als »Gemüse« leben wollen. Vielleicht hätte Frau Quinlan genauso gefühlt, aber vielleicht auch nicht. Vielleicht schätzte sie die Dauer ihres Lebens mehr als alles andere. Im Idealfall hätte sie selbst entscheiden müssen, ob die Beatmungsunterstützung fortgesetzt oder eingestellt werden soll. Stattdessen fiel die Last auf ihre Eltern, die sich in die Lage versetzt sahen, über den Wert des Lebens ihrer Tochter entscheiden zu müssen, anstatt über den Verlust ihrer Tochter trauern zu können. Hier ist ACP keine Frage einer soliden medizinischen Praxis mehr, sondern eine moralische Verpflichtung, die wir gegenüber unseren Angehörigen haben.

Literatur

Annas GJ (1990) Nancy Cruzan and the Right to Die. The New England Journal of Medicine 323: 670-673.

Beauchamp TL, Childress JF (2009) Principles of Biomedical Ethics. 6th Edition. New York: Oxford University Press.

Fagerlin A, Schneider CE (2004) Enough: The Failure of the Living Will. The Hastings Center Report 34: 30-42.

Fischer SM, Sauaia A, Min S-J, Kutner J (2012) Advance Directive Discussions: Lost in Translation or Lost Opportunities. Journal of Palliative Medicine 15, no. 1: 86-92.

In re Quinlan (1970) 70 N.J. 10;A2.d 647.

Manning RC (2001) A care approach. In: Kuhse H, Singer P (Eds.) A Companion to Bioethics. Malden: Blackwell Publishing. S. 98-105.

Pellegrino ED (1999) The Commodification of Medical and Health Care: The Moral Consequences of a Paradigm Shift from a Professional to a Market Ethic. The Journal of Medicine and Philosophy 24, no. 3: 243-266.

Pellegrino ED, Thomasma DC (1988) For the Patient's Good: The Restoration of Beneficence in Health Care. New York: Oxford University Press.

Sabatino CP (2010) The Evolution of Health Care Advance Care Planning Law and Policy. The Millbank Quarterly 88, no. 2: 211-239.

Teno J, Lynn J, Wenger NK et al. (1997) Advance Directives for Seriously Ill Hospitalized Patients: Effectiveness with the Patient Self-Determination Act and the SUPPORT Intervention. Journal of the American Geriatric Society 45, no. 4: 500-507.

4 Advance Care Planning als Anwendungsbereich von Shared Decision Making

Ana Rosca, Isabelle Karzig-Roduner, Jürgen in der Schmitten, Tanja Krones

4.1 Einleitung

Der Entwicklung von Advance Care Planning (ACP) liegt ein voraussetzungsreiches philosophisch-ethisches Verständnis von Autonomie zugrunde (Wiesemann & Simon 2013). ACP basiert auf der Erkenntnis, dass Menschen, um wohlüberlegte Entscheidungen für medizinische Behandlungen in möglichen zukünftigen Situationen der Urteilsunfähigkeit zu treffen, in aller Regel eine »Entscheidungsassistenz«, ein Gegenüber benötigen, welches fachlich qualifiziert und wertschätzend die richtigen Fragen in »sokratischer Absicht« stellt, um auf Basis der aktuellen Lebens- und Krankheitssituation und deren persönlichen Beurteilung valide individuelle Therapieziele und Grenzen medizinischer Behandlungen gemeinsam gut zu explorieren und zu dokumentieren. Gerade in Bezug auf die Vorausplanung ist ein Verständnis von »relationaler Autonomie« hilfreich (Anderson 2013): Autonomie realisiert sich – insbesondere in Situationen der Vulnerabilität – in Beziehungen. Der Einbezug anderer wichtiger Menschen in die Vorausplanung ist aus verschiedenen Gründen ein essentielles Element, damit von einer autonom getroffenen Entscheidung gesprochen werden kann. Daneben benötigen Menschen für eine wohlüberlegte Entscheidung im Sinne der Zustimmung zu oder Ablehnung von einzelnen medizinischen Maßnahmen fundierte Informationen zu Risiken und Nutzen der in Frage kommenden diagnostischen oder therapeutischen Optionen, um deren Sinnhaftigkeit auf der Basis der individuellen Präferenzen und dem generellen Therapieziel (Goals of Care) gegeneinander abwägen zu können. Diese Grundlagen gelten jedoch nicht nur für die Vorausplanung (Advance Care Planning) sondern ebenso für die Behandlungsplanung (Care Planning), das heisst, sie gelten prinzipiell für patientenzentrierte medizinische Behandlungsentscheidungen.

Der Prozess einer patientenzentierten Behandlungsplanung wird auch als gemeinsame Entscheidungsfindung (Shared Decision Making, SDM) bezeichnet. Das Konzept der gemeinsamen Entscheidungsfindung war schon von philosophisch-medizinethischer Seite ausformuliert (United States 1982; Brock 1991), bevor der Begriff ACP geprägt wurde.

Beide Konzepte fördern die Entwicklung hin zu einem wertebasierten Gesundheitswesen (»value-based health care«) (Porter 2010; Spatz et al. 2017), dessen Qualität sich nicht mehr in der Erreichung eines allein durch Expert*innen definierten, »objektiv guten« Ergebnisses, sondern an patientenorientierten Ergebnissen (»patient reported outcome measures«, PROS) bemisst. SDM gilt für viele klinische Situationen als Goldstandard für das Zustandekommen medizinischer Behandlungsentscheidungen in der Interaktion von Ärzt*innen und Patient*innen.

In den vergangenen 30 Jahren sind die beiden Konzepte SDM und ACP überwiegend parallel und nicht im direkten Austausch der jeweiligen wissenschaftlichen Communities weiterentwickelt worden. Im Folgenden wird der Versuch unternommen, ihre Gemeinsamkeit herauszuarbeiten. Dazu wird zunächst das Konzept von SDM dargestellt und im Weiteren herausgearbeitet, wie sich ACP als spezieller Anwendungsbereich im Care Planning (CP) nach SDM beschreiben lässt.

4.2 Das Konzept »Shared Decision Making«

»It takes at least two to tango« – so beschrieben Cathy Charles und Kolleg*innen das Konzept Ende der 1990er Jahre in einem vielzitierten »White Paper« zu SDM (Charles et al. 1997). SDM ist tief in den Entwicklungen der evidenzbasierten Medizin in den 1970er Jahren verwurzelt. Die zunehmende Erkenntnis einer medizinisch nicht erklärbaren geographischen Variabilität in der Häufigkeit medizinischer Eingriffe und unter anderem darauf basierende Feststellungen einer weit verbreiteten Übertherapie (Wennberg & Gittelsohn 1973; Sundmacher & Busse 2014) waren ein Wendepunkt in der Entwicklung hin nicht nur zu mehr Evidenzbasierung medizinischer Empfehlungen, sondern auch zu einer integrativeren Entscheidungsfindung im Sinne von SDM. Durch die »Choosing wisely«-Bewegung der 2000er Jahre (Brody 2010; Choosing wisely 2014; FMH Zentralvorstand/Comité central de la FMH 2017) kristallisierten sich in den letzten Jahrzehnten drei wesentliche konzeptuelle Säulen heraus:

1. Die ethische Haltung von Gesundheitsfachpersonen, dass gut verstandene Fürsorge darin liegt, betroffene Menschen zu befähigen, wohlinformierte und -überlegte Entscheidungen zu treffen (relationale Autonomie) (in der Schmitten & Marckmann 2019).
2. Die Erkenntnis, dass es hierfür spezifische (inter)-professionelle kommunikative Fertigkeiten und Prozesse braucht, die gelernt und kontinuierlich verbessert werden können.
3. Die Erstellung und Verwendung von evidenzbasierten Entscheidungshilfen als Informationsgrundlage, auf der eine präferenzsensitive Abwägung der individuellen Wertvorstellungen erfolgt.

Das Modell des SDM beschreibt einen kommunikativen Beziehungsprozess zwischen Gesundheitsfachpersonen und Patient*innen, der geprägt ist durch gegenseitiges Zuhören und Erklären, durch das Austauschen von Informationen (Erfolgschancen und Risiken sowie Präferenzen und Bedenken), durch Vertiefen (Explorieren) und Abwägen, durch Würdigung von dabei hervorgerufenen Emotionen, durch Zumuten und Aushalten sowie durch authentische Rückmeldungen (Charles et al. 1997; Kasper et al. 2012).

Für die hierfür erforderlichen Kompetenzen und die Haltung auf ärztlicher Seite kann approximativ auf die Eckpunkte der personenzentrierten Gesprächsführung von Carl Rogers verwiesen werden (Rogers 1957). Als Ergebnis des SDM-Prozesses steht idealiter die Erfüllung eines ethisch und rechtlich als »Informed Consent« (oder »Informed Refusal«) bezeichneten Einwilligungsstandards, der eine patientenorientierte, wohlinformierte, gut abgewogene und somit tragfähige oder valide gemeinsame Entscheidungsfindung beschreibt:

> »SDM as best practice actually validates, augments, and enriches the process of informed consent by emphasizing patients' understanding and prioritizing of different medical interventions in light of their own values and lived experiences« (Childress & Childress 2020).

Das »gemeinsam« (Shared) bezieht sich auf den Findungsprozess (das »Making«), nicht etwa – hier sind gelegentlich Missverständnisse anzutreffen – auf die schlussendliche Entscheidung, den Informed Consent, die im Sinne des Respekts vor dem Selbstbestimmungsrecht der Patient*innen nur bei diesen selbst liegen kann, nicht zuletzt da sie diejenigen sind, welche die körperlichen Folgen einer Zustimmung oder einer Ablehnung allein zu tragen haben. Shared Decision Making/gemeinsame Entscheidungsfindung sind daher in keiner Weise mit Shared Deciding/ gemeinsames Entscheiden zu verwechseln. Einschränkend gilt dabei, dass die Entscheidungen der Patient*innen sich nur innerhalb der medizinisch indizierten Optionen bewegen können (einschließlich der stets gegebenen Option, die in Frage stehenden Maßnahmen zu unterlassen, also abzuwarten oder im Fall des Verzichts auf lebenserhaltende Maßnahmen stattdessen palliativmedizinisch tätig zu werden), dass also kein Anspruch auf medizinisch nicht indizierte Maßnahmen besteht.

SDM ist ein Modell für das Zustandekommen von Behandlungsentscheidungen, das sich in manchen Entscheidungssituationen besonders bewährt und in anderen eher nicht. Nicht geeignet ist es für Notfallsituationen, in denen Patient*innen krankheitsbedingt oder durch den Stress infolge der vitalen Bedrohung nicht oder nur eingeschränkt einwilligungsfähig sind. Nicht benötigt oder auch in seinem Potenzial nicht ausgeschöpft wird es zudem in Situationen, in denen die Risiken gegenüber den Chancen des empfohlenen Vorgehens zu vernachlässigen sind, die medizinische Empfehlung daher eindeutig ist und die Zustimmung der Patient*innen empirisch erwartet werden darf, wie es etwa für eine Operation bei durchgebrochener Blinddarmentzündung bei einem bisher gesunden jungen Menschen anzunehmen ist.

4.2.1 SDM – »enges« und »weites« Modell

Insgesamt wurden international verschiedene SDM-Modelle erprobt, untersucht und publiziert (für einen Überblick siehe Makoul & Clayman 2006; Bomhof-Roordink et al. 2019), die im Kern jedoch alle auf den oben dargestellten Grundlagen beruhen. Ältere Definitionen von SDM fokussieren noch auf den Menschen als individuellen, weitgehend analytisch denkenden, Informationen abwägenden Entscheidungsträger, wie dies auch Tom Beauchamp und James Childress in den früheren Versionen ihrer Prinzipienethik beschrieben haben (Beauchamp & Childress 1979). Die damit einhergehende Beschränkung des SDM-Prozesses auf den Informations- und Präferenzaustausch wird auch als »enges« (narrow) Modell von SDM beschrieben (Entwistle & Watt 2016). Das Bedürfnis vieler Menschen nach einem Austausch von Überlegungen und einer Entscheidungsbildung im empathischen Diskurs im Vorfeld einer Entscheidung kommt hierin ebenso zu kurz wie die Notwendigkeit, Informationen, insbesondere Wahrscheinlichkeiten, verständlich aufbereitet präsentiert zu bekommen oder auch bei eingeschränkter kognitiver Leistungsfähigkeit Assistenz bei der Entscheidung zu erhalten (Rendtorff 2002).

Mit der stärkeren Betonung des relationalen Aspekts von Autonomiebefähigung hat daher auch der Ansatz des SDM Anpassungen erfahren. Das »weite« (broad) SDM-Modell (Entwistle & Watt 2016) integriert dementsprechend auch die positiven und negativen sozialen Einflussfaktoren, sowie Auswirkungen von Beziehungen und Kontexten auf die Selbstbestimmung der Patient*innen im Prozess der gemeinsamen Entscheidungsfindung. Damit wird die für viele Menschen wichtige soziale Einbettung und die aktuelle Beziehungsdynamik sinnhaft einbezogen. Elwyn spricht im selben Sinne von der »emotionalen Arbeit«, die für SDM erforderlich ist (Elwyn 2021).

Dieses erweiterte Modell von SDM gilt daher als besser geeignet, Patient*innen gemäß unserem heutigen Verständnis von relationaler Autonomie eine wohlinformierte, selbstbestimmte Entscheidung zu ermöglichen. Gleichzeitig ist für die aktivere Rolle, die dieses Modell den Ärzt*innen zuweist, die Gefahr einer größeren ärztlichen, man könnte sagen: neo-paternalistischen Einflussnahme auf die Entscheidung beschrieben worden (Childress & Childress 2020). Um dem zu entgehen, ist es erforderlich, SDM wie oben ausgeführt nicht etwa mit »Shared Deciding« zu verwechseln und darüber hinaus eine ärztliche Haltung zu gewährleisten, die ihren Auftrag im SDM-Prozess und insbesondere ihre *Fürsorgepflicht* nicht etwa darin versteht, die Patient*in von dem medizinisch sinnvollen oder gar »geboten« erscheinenden Vorgehen zu überzeugen, sondern sie zu befähigen und zu stärken, die ihren Werten, Überzeugungen und Präferenzen entsprechende Entscheidung zu treffen, beziehungsweise noch einen Schritt weitergehend, weitere mögliche therapeutische Optionen gemäß dem generellen Therapieziel der Patient*in zu entwickeln. Das schließt die Möglichkeit einer konfrontativ-kritischen Rückmeldung durchaus ein (»Ich verstehe immer noch nicht, warum Sie in dieser lebensgefährlichen Situation eine Krankenhauseinweisung weiterhin ablehnen, wo Sie doch vorhin erklärt haben, dass es Ihnen wichtig ist, noch möglichst lange für Ihre Kinder da zu sein«), jedoch nicht ausgehend von einer extern-ärztlichen Bewertung der Situation (»Das ist doch verantwortungslos, was Sie hier machen!«), sondern mit Respekt für die Entscheidungshoheit der Patient*in und in dem von Empathie geprägten Bemühen, der Patient*in eine für sich und innerhalb seines/ihres Wertesystems, seiner/ihrer Abwägungen konsistente Entscheidung zu ermöglichen (»Ich habe jetzt verstanden, dass Sie noch möglichst lange leben, aber dafür nicht mehr in ein Krankenhaus gehen wollen. Dann lassen Sie uns gemeinsam über ambulante Therapiemöglichkeiten nachdenken, die für Sie in Betracht kommen.«).

4.2.2 Therapiezielklärung als Voraussetzung für SDM

SDM kann aber auch bei medizinisch eindeutig empfohlenen Maßnahmen durchaus von Bedeutung sein, nämlich immer dann, wenn eine Patient*in – vielleicht im Gegensatz zur großen Mehrheit von Patient*innen in vergleichbarer Situation – ein anderes Therapieziel oder Vorbehalte gegenüber medizinischen Maßnahmen im Allgemeinen hat. Allein schon um dies herauszufinden, ist ein Therapiezielgespräch erforderlich, zumal nicht wenige Menschen sich erst trauen, eine empfohlene medizinische Maßnahme in Frage zu stellen, ja sich erst darüber klar werden, dass sie dem von medizinischer Seite für selbstverständlich gehaltenen und erwarteten Vorgehen nicht folgen möchten, wenn sie den Raum und die Autorisierung dazu erhalten. Die Durchführung einer Herzkatheteruntersuchung, eine Bluttransfusion, eine Impfung, der Beginn einer Insulintherapie bei schlecht eingestelltem Diabetes mellitus IIb oder auch eine Hospitalisierung bei vital bedrohlicher Pneumonie mögen aus medizinischer Perspektive unter bestimmten Umständen »absolut indiziert« erscheinen, aber damit ist noch keine Therapieentscheidung getroffen. Eine gemeinsame Therapiezielklärung ermöglicht Patient*innen, die für sie richtige Entscheidung auf Basis ihres Therapieziels zu treffen, auch wenn diese Entscheidung von der ärztlichen Empfehlung und initialen Erwartung abweicht. Manche Menschen würden lieber mit dem Risiko eines Krebsrezidivs leben, als eine Brust zu verlieren, während anderen die Nebenwirkungen der Behandlung oder das Körperbild egal sind, solange sie eine größtmögliche Überlebenschance haben. Indem man ihnen die Möglichkeit gibt, ihr generelles Therapieziel zu formulieren, wird die Hauptrichtung der Anwendung medizinischer Evidenz im Behandlungsprozess individuell festgelegt.

4.2.3 Zwei Modelle von SDM

SDM wird bisher international nicht einheitlich definiert; im Folgenden beschreiben wir zwei etablierte Modelle, das Three-Talks-Modell nach Elwyn et al. und das 6-Stufen-Modell nach Kaspar et al.

Drei-Gesprächs-Modell

Eines der wohl bekanntesten SDM-Prozessmodelle ist das Drei-Gesprächs-Modell (Elwyn et al. 2012, 2017), welches drei Hauptkomponenten bzw. Schritte beschreibt:

- das Teamgespräch,
- das Optionsgespräch und
- das Entscheidungsgespräch.

Im Teamgespräch finden sich die Gesundheitsfachpersonen und Patient*innen zusammen, um den aktuellen Behandlungsfokus zu klären und ein Bündnis zu schließen. Im Optionsgespräch erarbeiten die Beteiligten die individuellen Behandlungsziele der Patient*in sowie die dazu passenden Behandlungsoptionen mit den jeweiligen Chancen und Risiken. Im Entscheidungsgespräch unterstützt die Gesundheitsfachperson die Patient*in dabei, ggf. gemeinsam mit weiteren wichtigen Bezugspersonen, alle relevanten Aspekte abzuwägen und eine präferenzbasierte Entscheidung zu treffen. Das Drei-Gesprächs-Modell nimmt hierbei in den Blick, dass die verschiedenen Abschnitte der gemeinsamen Entscheidungsfindung häufig nicht in einem Gesprächssetting und von allein einer Gesundheitsfachperson mit der betroffenen Person durchgeführt werden, sondern dass diese drei Gespräche zu unterschiedlichen Zeiten mit unterschiedlichen Vertretenden durchgeführt werden können.

Im Jahr 2020 entwickelten dieselben Autor*innen eine Variante ihres Modells, in dem die Bedeutung der Therapiezielklärung für den Entscheidungsprozess hervorgehoben wird, das »Goal-based Three Talks Model for SDM« (Elwyn & Vermunt 2020). In dieser Variante wird hervorgehoben, dass das Therapieziel im Prinzip in jeder Gesprächsphase des Three-Talks-Models (re-)evaluiert werden kann und sollte. Dieser Hinweis ist in der Sache uneingeschränkt berechtigt, nur verliert das Modell durch die damit einhergehende sprachliche Differenzierung an Griffigkeit. In der folgenden Darstellung bleiben wir daher (nicht anders als die Autoren bei späteren Publikationen, z. B. Elwyn et al. 2021) beim Three-Talks-Model und ordnen die Ziel-Ebene pragmatisch dem Option Talk zu, wo sie in der Regel am ehesten zu klären sein wird.

Sechs-Stufen-Modell

Das von einer deutsch-norwegischen Arbeitsgruppe entwickelte und breit erprobte Sechs-Stufen-Modell konkretisiert, welche spezifischen kommunikativen Schritte zu einer wohlinformierten Patientenentscheidung notwendig sind (Makoul & Clayman 2006; Kienlin et al. 2020).

1. *Problemdefinition:* Der erste Schritt besteht neben der Überlegung, wer beim Gespräch dabei sein soll, in der Formulierung und Definition des aktuellen Problems, auf welches im jeweiligen Gesprächsprozess fokussiert werden sollte. Die Einigung auf das im Fokus stehende Problem bildet die Ausgangsbasis, um eine gemeinsame Entscheidung zu finden.
2. In der *Schlüsselbotschaft* (*zweiter* Schritt) wird explizit transparent gemacht, dass es mehrere Möglichkeiten gibt, die gegebene Evidenz zu bewerten und zu gewichten, weshalb die Entscheidung normativ gesprochen nicht allein aufgrund von Evidenz, sondern nur wertorientiert von der betroffenen Person gefällt werden kann. Den Entwicklern des Sechs-Stufen-Modells des SDM zufolge ist diese Klärung

aus Patientensicht keineswegs selbstverständlich und daher zentral für eine aktive Einbeziehung der Patient*innen in den Entscheidungsprozess. Zudem halten sie es für essenziell, dass diese Formulierung der Schlüsselbotschaft vor der Erläuterung der verschiedenen Optionen erfolgt. Die Schlüsselbotschaft kann als Herzstück angesehen werden, durch welches SDM den Informed Consent-Standard im Sinne des oben zitierten Passus »mit Leben erfüllt« (Childress & Childress 2020).

3. *Optionen besprechen:* Der Dialog über Nutzen und Risiken von Behandlungsoptionen (*dritter* Schritt), einschließlich der Option, nichts zu tun, ist wichtig, um Patient*innen zu helfen, ihre Werte und Präferenzen auf die verfügbaren Behandlungsoptionen zu beziehen. Das Sechs-Stufen-Modell des SDM postuliert, dass es nicht ausreicht, die Patient*innen über Nutzen und Risiken der verschiedenen Optionen zu informieren, sondern dass es ebenso wichtig ist, über die zugrunde liegende Evidenz zu sprechen, die wenn irgend möglich mittels evidenzbasierter Entscheidungshilfen vermittelt werden sollte. In jedem Fall sollten Patient*innen wissen, ob die dargestellten Risiken und Vorteile auf solider oder auf schwacher Evidenz beruhen und/oder inwieweit die Fachperson aus eigener Erfahrung spricht. Das Optionsgespräch kann in interprofessionellen Modellen auch durch spezifisch fortgebildete Pflegefachpersonen (z. B. Advanced Practice Nurses, Decision Nurses, Ernährungsberater*innen u. a.) erfolgen.

4. *Erwartungen und Sorgen:* Durch die ersten drei Schritte können die Patient*innen dazu angeregt werden, ihre Präferenzen und Werte (*vierter* Schritt) auf die bestehenden Behandlungsoptionen abzustimmen und sich für jene Option zu entscheiden, die ihnen am geeignetsten erscheint. Hierbei sind unter Umständen auch seelische oder soziale Befindlichkeiten wie z. B. Krankheitserfahrungen, Emotionen (erfahrungsgemäß vor allem Ängste) sowie Beziehungsaspekte zu berücksichtigen.

5. *Entscheiden:* Die im Entscheidungsgespräch adressierten und gemeinsam analysierten Präferenzen und Werte werden in diesem Schritt zu einer Schlussentscheidung gebracht. Beide Gesprächspartner*innen haben einen möglichst unverstellten Blick auf die zu treffende Entscheidung gewonnen und können die Entscheidung nachvollziehen. Es ist das Recht der Patient*innen, die Entscheidung (sofern medizinisch möglich) aufzuschieben oder jemand anderen damit zu betrauen (*fünfter* Schritt).

6. *Vereinbarungen:* An letzter Stelle (*sechster* Schritt) steht eine Vereinbarung über die Planung der nächsten Schritte.

Beide Modelle, die hier für die Darstellung eines konkreten SDM-Prozesses beispielhaft gewählt worden sind, lassen sich sinnvoll integrieren. (siehe nachfolgende Übersicht).

> **Synopse des Three-Talks-Models und des Sechs – Stufenmodelle von SDM**
>
> **Team Talk**
>
> 1. Problemdefinition: Überprüfung des Problems, das einen Entscheidungsprozess erfordert, und gemeinsame Formulierung der drei Ziele: grundlegende, funktionelle, symptom- oder krankheitsspezifische Ziele.
> 2. Schlüsselbotschaft: Entscheidungen können nicht allein auf der Grundlage von Evidenz getroffen werden, es sind die Wertvorstellungen der Patient*innen, die für die Zielpriorisierung und die endgültige Entscheidungsfindung von zentraler Bedeutung sind.
>
> **Option Talk**
>
> 1. Optionsbesprechung: Optionsbeschreibung und beiderseitige evidenz- und

wertebasierte Informationen zu den Vor- und Nachteilen der einzelnen Optionen.
2. Erwartungen, Sorgen und Präferenzen der Patient*in.

Decision Talk

1. Entscheidung (bzw. Fortschritte bei der Entscheidungsfindung, keine Entscheidung zu treffen bzw. Option zu wählen, ist auch eine Entscheidung).
2. Vereinbarungen über die Planung der nächsten Schritte.

4.2.4 SDM bei Einwilligungsunfähigkeit

Sind Menschen vorübergehend oder dauerhaft einwilligungsunfähig, so obliegt deren rechtlichen Vertreter*innen die Therapiezielklärung und Entscheidungsfindung im Sinne der betroffenen Patient*in, insbesondere wenn keine vorherigen Gespräche zu Erwartungen und Präferenzen stattgefunden haben. Solche Situationen sind nicht ungewöhnlich und stellen für die Vertreter*innen eine zusätzliche Belastung dar. SDM kann in solchen Situationen hilfreich sein, indem der Fokus von »was sollen wir tun« auf die Frage »Was würde meine Schwester/Vater/Lebenspartner etc. für sich selbst wünschen?« als mutmaßlichen Willen der betroffenen Patient*in verlagert wird. Dieser Fokuswechsel kann die gesetzlichen Vertreter*innen dabei unterstützen, die Last der »richtigen« medizinischen Entscheidung zu senken und sich stattdessen darauf zu fokussieren, die Therapieziele der Patient*in zu beschreiben und die besten Wege zu finden, diese zu erreichen.

4.3 SDM für Care Planning und Advance Care Planning

In der klinischen Praxis rücken die Bereiche des Care Planning und des Advance Care Planning umso näher zusammen, desto schwerer ein Mensch erkrankt und desto wahrscheinlicher zukünftige gesundheitliche Krisen werden. Eine Klärung des generellen Therapieziels ist dann zunehmend nicht nur für die aktuelle Behandlungsplanung relevant, sondern auch für hypothetische Situationen der Urteilsunfähigkeit. Umgekehrt kann eine Beratung zu ACP Auswirkungen haben auf die Einstellung der Patient*innen zu ihrer aktuellen Therapie. Nicht selten führt das Angebot von ACP mit der darin enthaltenen Therapiezielklärung dazu, dass auch das Therapieziel der aktuellen Behandlung (manchmal erstmalig) hinterfragt wird, selbst wenn Entscheidungen durch SDM zustande kamen, da der Goals-of-Care-Ansatz in der Praxis noch wenig verbreitet ist.

Die für das historische »enge« SDM-Konzept besonders relevanten Entscheidungshilfen (Decision Aids) sind auch für ACP hilfreich. Die Informationen aus den Entscheidungshilfen können dazu führen, dass das generelle Therapieziel in Bezug auf Notfall- und Intensivbehandlung nochmals in der einen oder anderen Richtung überdacht wird (Krones et al. 2019; Huang et al. 2020).

4.3.1 Gemeinsamkeit der Entscheidungsfindungsprozesse

Die Schritte des SDM gemäß den beiden oben dargestellten Modellen lassen sich sowohl für Behandlungsentscheidungen im Care Planning, für das Care Planning mit Vertretungspersonen bei Einwilligungsunfähigkeit der betroffenen Personen, als auch für das Advance Care Planning sowohl mit vorausplanenden Personen als auch bei Einwilligungsunfähigkeit mit den Vertretungspersonen berücksichtigen.

Beide SDM-basierten Entscheidungsfindungsprozesse, Care Planning und Advance Care Planning, beginnen mit einer Problembenennung. Insbesondere bei chronisch erkrankten Patient*innen kann eine Klärung der aktuellen gesundheitlichen Situation, der vorliegenden Diagnose(n) und der Prognose für die Vorausplanung bedeutsam sein. Von zentraler Relevanz ist als nächster Schritt die Therapiezielklärung auf dem Boden einer gemeinsamen Reflexion der Einstellungen der vorausplanenden Person zum Leben, schwerer Erkrankung und Sterben. Auf der Basis der individuellen Therapieziele und einer evidenzbasierten Prognose können mögliche Krisensituationen besprochen und evidenzbasierte Entscheidungen getroffen werden. ▶ Tab. 4.1 verdeutlicht die Bedeutung des SDM-Prozesses für Care Planning und Advance Care Planning.

Tab. 4.1: Care Planning und Advance Care Planning nach Shared Decision Making

Shared Decision Making	Care Planning (Patient*in, Ärz*in)	Care Planning by Proxy (Vertreter*in, Ärzt*in)	Advance Care Planning (Patient*in, evtl. Vertreter*in; Ärzt*in, ACP-Gesprächsbegleitende)
1. Problembenennung	Beschreibung und Bewertung des aktuellen Problems oder einer hypothetischen Situation der Urteilsunfähigkeit/Einwilligungsunfähigkeit		
2. Schlüsselbotschaft und Therapiezielklärung	Aktive Einladung durch Gesundheitsfachperson zur Therapiezielklärung und gemeinsamen Entscheidungsfindung		
	auf Basis des aktuellen Willens	auf Basis des vorausverfügten und/oder mutmaßlichen Willens	auf Basis des aktuellen Willens
3. Optionen	Beschreibung möglicher Behandlungsoptionen mit medizinischen Informationen, evtl. evidenzbasierten Entscheidungshilfen		
4. Abwägung	Gemeinsame Abwägung der Optionen auf Basis des Therapieziels der betroffenen Person		
5. Entscheidung	Entscheidung für eine Behandlungsoption		
6. Vereinbarung, Kommunikation, Dokumentation	Behandlungsplan, Notfallplan	Behandlungsplan, Notfallplan	Patientenverfügung, Notfallplan

4.3.2 Zusammenhang der Entscheidungsfindungsprozesse

Um eine patientenzentrierte Entscheidungsfindung für ein aktuelles Problem im CP und mögliche komplikative Verläufe umfassend zu ermöglichen, sollten auch Situationen mit Einwilligungsunfähigkeit gemäß ACP bedacht und besprochen werden. Daher wird im Folgenden (▶ Abb. 4.1) ein Gesprächsprozess dargestellt, wie CP und ACP zu verknüpfen sind, wenn es um Behandlungen und Therapien geht, welche potenziell auch zu Zuständen der Einwilligungsunfähigkeit führen können (Rosca et al. 2023).

Die Ergänzung von CP durch ACP, jeweils im Sinne von SDM, kann zudem insgesamt zu einem umfassenderen Verständnis der eigenen Krankheit beitragen, um über die unmittelbare Behandlungsplanung hinaus rechtzeitig langfristige Behandlungspräferenzen und individuelle Therapieziele zu formulieren.

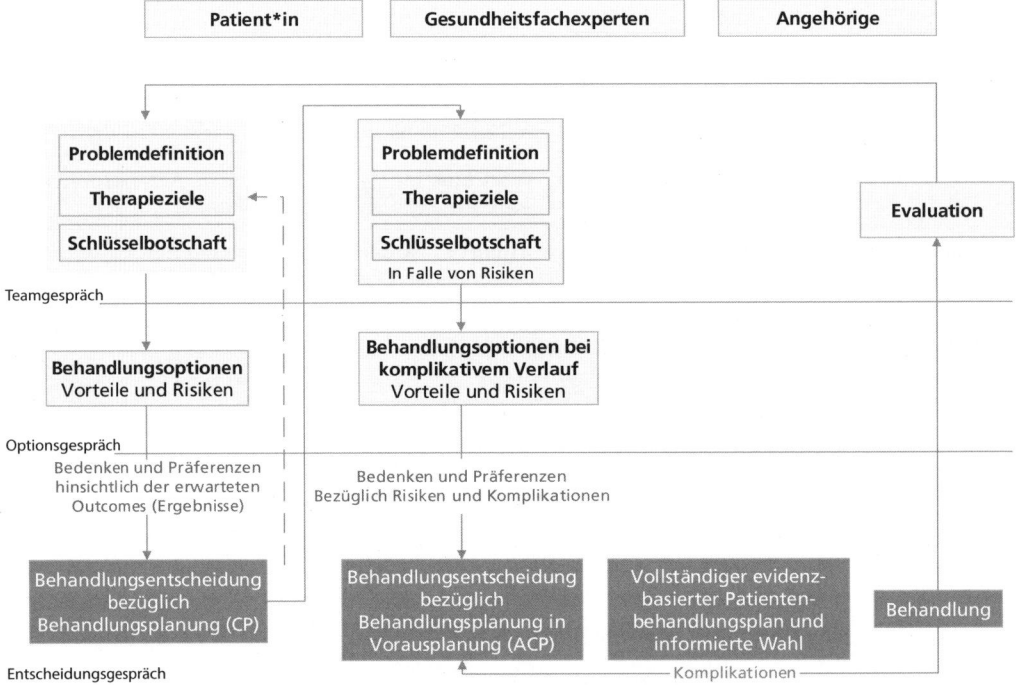

Abb. 4.1: Prozessbeschreibung der Integration von CP und ACP in SDM

Im ersten Schritt definieren die am Gespräch beteiligten Personen (Patient*in, ihre Angehörigen und Ärzt*in, weitere Gesundheitsfachpersonen) das vorliegende Gesundheitsproblem und im zweiten Schritt das generelle Therapieziel. Danach werden alle Therapieoptionen aufgelistet und sowohl deren Vorteile als auch die Risiken, wenn immer möglich mit Hilfe von evidenzbasierten Entscheidungshilfen, dargestellt. Die sorgfältig klientenzentriert eruierten Sorgen, Präferenzen und Wünsche bezüglich der Behandlungsergebnisse helfen, gemeinsam die vorhandenen Optionen zu evaluieren und sich zurechtzufinden, damit die betroffene Person schließlich eine evidenzbasierte, informierte Wahl bezüglich der Behandlungsplanung (CP) treffen kann. Wenn durch die Therapieentscheidung Komplikationen oder schwere Verläufe möglich sind, wird dies in einer zweiten Besprechungsphase thematisiert. Dies kann je nach Situation konkret anhand wahrscheinlicher Erkrankungsverläufe, in Bezug auf Komplikationen eines Eingriffs oder generell besprochen werden (► Kap. 4).

Auf Basis des individuellen Therapieziels in einer Krisensituation werden dann beispielsweise für eine lebensbedrohliche Notfallsituation lebenserhaltende medizinische Maßnahmen, wie der Versuch einer Herz-Lungen-Wiederbelebung oder eine invasive Beatmung, erläutert, um dann den Reanimations- und Notfallstatus in einer ÄNO festzulegen. Dies bedeutet, dass Vor- und Nachteile der verschiedenen möglichen lebensverlängernden Notfallmaßnahmen abgewogen werden. Die Entscheidung der betroffenen Person wird dann in einer gemeinsamen Notfallanordnung festgehalten. Erst dann kann der vollständige evidenzbasierte Behandlungs- und Notfallplan dokumentiert und danach umgesetzt werden.

► Tab. 4.2 verdeutlicht, wie sich mittels SDM eine Therapieentscheidung bezüglich des Versuchs einer Herz-Lungen-Wiederbelebung besprechen lässt.

Tab. 4.2: Schritte der Vorausplanung (ACP) für den Reanimationsstatus unter Verwendung des 6-Stufen-Modells für SDM

1. Problem	Während der stationären Behandlung kann es zu Notfällen kommen, in denen die Patient*in nicht in der Lage ist, selbst Entscheidungen zu treffen, weshalb es wichtig ist, im Voraus zu bestimmen, ob sie reanimiert werden möchte oder nicht.
2. Schlüsselbotschaft	Die Frage nach dem Reanimationsstatus kann nur auf der Basis der individuellen Präferenzen getroffen werden. Dabei gibt es keine grundsätzlich richtige oder falsche Entscheidung. Die Entscheidung sollte ausschließlich auf den Werten und Präferenzen der Patient*in (Einstellungen/ Standortbestimmung) und dem erwarteten klinischen Outcome (funktionelle und symptomspezifische Ziele, Diagnosegespräch) beruhen. Eine kooperative Zielpriorisierung ist erwünscht.
3. Optionen	Betrachtung des generellen Therapieziels und der Evidenz lebenserhaltender Maßnahmen (Bsp. Reanimation), *Vor- und Nachteile*: Erläuterung von evidenzbasierten Informationen (mit Hilfe einer Entscheidungshilfe zu Reanimation).
4. Abwägung	Vor- und Nachteile einer Reanimation werden unter zentraler Berücksichtigung der Erwartungen, Bedenken und Präferenzen der Patient*in gemeinsam abgewogen.
5. Entscheidung	Die Patient*in entscheidet sich für oder gegen einen Reanimationsversuch bei Herzstillstand.
6. Vereinbarungen	Festlegung der konkreten Maßnahmen in der Ärztlichen Notfallanordnung (ÄNO) bzw. als Reanimationsstatus für stationäre Patient*innen, Dokumentation dieser Entscheidung in der elektronischen Akte

4.4 Ausblick

Patient*innen zu befähigen, ihre Ziele und Präferenzen mittels SDM sowohl im CP als auch im ACP valide auszudrücken, ist das Gebot der Stunde, aber auch eine Herausforderung. Nach wie vor sind komplexe kommunikative Kompetenzen Stiefkinder in der Aus-, Fort- und Weiterbildung (Légaré & Thompson-Leduc 2014; Blair & Légaré 2015), was die Entwicklung hin zu einer patientenorientierten Transformation des Gesundheitswesens verzögert. Wenn Behandlungsplanung (CP) und gesundheitliche Vorausplanung (ACP) evidenzbasiert und patientenzentriert sein sollen, müssen beide auf dem Entscheidungsfindungsprozess des SDM beruhen, sie haben dann eine gemeinsame Stoßrichtung und ergänzen einander. Die Konzepte SDM und ACP zusammenzuführen und zu implementieren, wäre – für Deutschland und die Schweiz gesprochen – ein Beitrag zu einem kulturellen Wandel hin zu einem patientenorientierten Gesundheitswesen.

Literatur

Anderson J (2013) Relationale Autonomie 2.0. In: Wiesemann C, Simon A (Hrsg) Patientenautonomie: Theoretische Grundlagen – Praktische Anwendungen. Mentis, Münster

Beauchamp TL, Childress JF (1979) Principles of biomedical ethics. Oxford University Press, New York

Blair L, Légaré F (2015) Is Shared Decision Making a Utopian Dream or an Achievable Goal? Patient 8:471–476. https://doi.org/10.1007/s40271-015-0117-0

Bomhof-Roordink H, Gärtner FR, Stiggelbout AM, Pieterse AH (2019) Key components of shared decision making models: a systematic review. BMJ Open 9:e031763. https://doi.org/10.1136/bmjopen-2019-031763

Brock DW (1991) The ideal of shared decision making between physicians and patients. Kennedy Inst Ethics J 1:28–47. https://doi.org/10.1353/ken.0.0084

Brody H (2010) Medicine's Ethical Responsibility for Health Care Reform — The Top Five List. New England Journal of Medicine 362:283–285. https://doi.org/10.1056/NEJMp0911423

Charles C, Gafni A, Whelan T (1997) Shared decision-making in the medical encounter: What does it mean? (or it takes at least two to tango). Social Science & Medicine 44:681–692. https://doi.org/10.1016/S0277-9536(96)00221-3

Childress JF, Childress MD (2020) What Does the Evolution From Informed Consent to Shared Decision Making Teach Us About Authority in Health Care? AMA Journal of Ethics 22:423–429. https://doi.org/10.1001/amajethics.2020.423.

Choosing wisely (2014) Choosing wisely. https://www.choosingwisely.org/our-mission/history/. Accessed 2 Mai 2023

Elwyn G (2021) Shared decision making: What is the work? Patient Educ Couns 104:1591–1595. https://doi.org/10.1016/j.pec.2020.11.032

Elwyn G, Durand MA, Song J, et al. (2017) A three-talk model for shared decision making: multistage consultation process. BMJ 359:. https://doi.org/10.1136/bmj.j4891

Elwyn G, Frosch D, Thomson R, et al. (2012) Shared decision making: a model for clinical practice. J Gen Intern Med 27:1361–1367. https://doi.org/10.1007/s11606-012-2077-6

Elwyn G, Vermunt NPCA (2020) Goal-Based Shared Decision-Making: Developing an Integrated Model. J Patient Exp 7:688–696. https://doi.org/10.1177/2374373519878604

Entwistle VA, Watt IS (2016) Broad versus narrow shared decision making: patients' involvement in real world contexts. In: Shared Decision Making in Health Care: Achieving evidence-based patient choice, 3. edn. Oxford University Press, S 7–12

FMH Zentralvorstand / Comité central de la FMH (2017) Die Position der FMH - »Choosing Wisely«: Weniger Leistungen für mehr Nutzen. Schweizerische Ärztezeitung 98:144–145. https://doi.org/10.4414/saez.2017.05276

Huang H-L, Tsai J-S, Yao C-A, et al. (2020) Shared decision making with oncologists and palliative care specialists effectively increases the documentation of the preferences for do not resuscitate and artificial nutrition and hydration in patients with advanced cancer: a model testing study. BMC Palliative Care 19:17. https://doi.org/10.1186/s12904-020-0521-7

in der Schmitten J, Marckmann G (2019) Advance Care Planning: Ärztliche Fürsorge im Dienste der Patientenautonomie. In: Höffling, Wolfram, Otten, Thomas, in der Schmitten, Jürgen (Hrsg.) Advance Care Planning / Behandlung im Voraus Planen: Konzept zur Förderung einer patientenzentrierten Gesundheitsversorgung. Nomos Verlagsgesellschaft mbH & Co. KG

Kasper J, Légaré F, Scheibler F, Geiger F (2012) Turning signals into meaning–›shared decision making‹ meets communication theory. Health Expect 15:3–11. https://doi.org/10.1111/j.1369-7625.2011.00657.x

Kienlin S, Nytrøen K, Stacey D, Kasper J (2020) Ready for shared decision making: Pretesting a training module for health professionals on sharing decisions with their patients. Journal of Evaluation in Clinical Practice 26:610–621. https://doi.org/10.1111/jep.13380

Krones T, Budilivschi A, Karzig I, et al. (2019) Advance care planning for the severely ill in the hospital: a randomized trial. BMJ Support Palliat Care. https://doi.org/10.1136/bmjspcare-2017-001489

Légaré F, Thompson-Leduc P (2014) Twelve myths about shared decision making. Patient Educ Couns 96:281–286. https://doi.org/10.1016/j.pec.2014.06.014

Makoul G, Clayman ML (2006) An integrative model of shared decision making in medical encounters. Patient Education and Counseling 60:301–312. https://doi.org/10.1016/j.pec.2005.06.010

Porter ME (2010) What is value in health care? N Engl J Med 363:2477–2481. https://doi.org/10.1056/NEJMp1011024

Rendtorff JD (2002) Basic ethical principles in European bioethics and biolaw: Autonomy, dignity, integrity and vulnerability – Towards a foundation of bioethics and biolaw. Med Health Care Philos 5:235–244. https://doi.org/10.1023/A:1021132602330

Rogers CR (1957) The necessary and sufficient conditions of therapeutic personality change. Journal of Consulting Psychology 21:95–103. https://doi.org/10.1037/h0045357

Rosca A, Karzig-Roduner I, Kasper J, et al. (2023) Shared decision making and advance care planning: a systematic literature review and novel decision-making model. BMC Medical Ethics 24:64. https://doi.org/10.1186/s12910-023-00944-7

Spatz ES, Elwyn G, Moulton BW, et al. (2017) Shared decision making as part of value based care: New U.S. policies challenge our readiness. Z Evid Fortbild Qual Gesundhwes 123–124:104–108. https://doi.org/10.1016/j.zefq.2017.05.012

Sundmacher L, Busse R (2014) Geographic variation in health care–a special issue on the 40th anniversary of »Small area variation in health care delivery«. Health Policy 114:3–4. https://doi.org/10.1016/j.healthpol.2013.11.011

United States (1982) President's Commission for the Study of Ethical Problems in Medicine and Biomedical and Behavioral Research. U S Code Annot U S Title 42 Sect. 300v as added 1978:

Wennberg J, Gittelsohn A (1973) Small Area Variations in Health Care Delivery: A population-based health information system can guide planning and regulatory decision-making. Science 182:1102–1108. https://doi.org/10.1126/science.182.4117.1102

Wiesemann C, Simon A (Hrsg.) (2013) Patientenautonomie: Theoretische Grundlagen – Praktische Anwendungen. Mentis, Münster

5 Effekte von Advance Care Planning auf die Ergebnisqualität – methodische Herausforderungen und ausgewählte Studienergebnisse

Jan Schildmann, Kornelia Götze

5.1 Hintergrund

Advance Care Planning (ACP) hat international seit etwa zehn Jahren eine zunehmende Verbreitung erfahren. Gleichzeitig bestehen teils erhebliche Unterschiede hinsichtlich der Ziele von ACP, der Inhalte und Durchführung von ACP-Interventionen sowie der Kriterien, mit Hilfe derer die Umsetzung von ACP gemessen werden soll. Befördert durch die Finanzierung von Gesprächsbegleiter*innen (GB) nach § 132g SGB V werden in Deutschland in immer mehr Einrichtungen vollstationärer Pflege und der Eingliederungshilfe Gesprächsbegleitungen zur gesundheitlichen Vorausplanung angeboten. GB-Qualifizierungen verschiedener Anbieter*innen entstehen und unterscheiden sich bezüglich Inhalt, Didaktik und Methodik. Die Varianz ist insofern nicht verwunderlich, als dass die Ziele der Qualifizierung gemäß § 132g SGB V durchaus unterschiedlich und abweichend von den internationalen Konsensus-Definitionen zu ACP (Rietjens et al. 2017, Sudore et al. 2017) interpretiert werden können. Beispielsweise wird in der Rahmenvereinbarung nicht hinreichend spezifiziert, für welche Gesprächsinhalte die Begleitung durch qualifizierte GB benötigt wird. Auch auf der Ebene der Umsetzung gibt es Unterschiede. Während der Fokus vieler Qualifizierungsanbieter*innen auf der individuellen Gesprächsbegleitung liegt (wie auch durch den § 132g SGB V nahegelegt wird), gibt es einige wenige Initiativen, in denen systematisch auch die Akteur*innen der pflegerischen und medizinischen Versorgung sowie Akteur*innen der regionalen Versorgungsstrukturen über ACP informiert und in für sie relevanten Aspekten geschult werden.

Angesichts der einerseits zunehmenden und andererseits heterogenen ACP-Programme ist es wichtig herauszuarbeiten, was die Ziele von ACP sind, wie ACP-Programme für deren Erreichung in unterschiedlichen Settings aufgebaut sein und welche Wirkung wie überprüft werden sollten. Für die Weiterentwicklung von ACP ist es wichtig, die vorstehenden Informationen sowie den jeweils damit verbundenen Aufwand und Nutzen in Bezug auf verschiedene ACP-Programme in verschiedenen Bereichen des Gesundheitswesens zu erfassen und auszuwerten. Weiterhin können Daten aus Evaluationsstudien Transparenz bezüglich erwünschter und unerwünschter Folgen von ACP schaffen und damit das Vertrauen in die Gesundheitsversorgung im Allgemeinen unterstützen. Schließlich sind Informationen über die Qualität unterschiedlicher ACP-Programme relevant für Entscheidungen über die Zuteilung finanzieller Ressourcen.

5.2 Evaluation zu ACP-Forschungsvorhaben und aktuelle Forschungsfragen

Die ersten Studien zu einem mehrdimensionalen ACP-Programm, das die individuelle Gesprächsbegleitung mit einem regionalen Ansatz zur Implementierung kombiniert, stammen aus den USA. Hier wurden bereits 1986 die Vorläufer des weltweit bekanntesten ACP-Programms Respecting Choices entwickelt und umgesetzt (Hammes et al. 2010). Etwa zeitgleich wurde in der SUPPORT-Studie gezeigt, dass die Bemühungen im Rahmen des »Patient Self-Determination Acts« zur Förderung von Patientenverfügungen in den USA in Verbindung mit der Intervention der Studie (Förderung der Kommunikation über Patientenpräferenzen und Behandlungsoptionen) nicht die gewünschten Effekte erzielten und ein noch vertieftes Programm des ACP empfohlen wurde (Teno et al. 1997). In den letzten Jahren wurden auch außerhalb der USA große, teils internationale Forschungsvorhaben zu ACP unter anderem in Europa, Australien und Asien initiiert (McMahan et al. 2021). Exemplarisch für die Forschungsaktivitäten in Europa stehen der Ende 2020 veröffentlichte ACTION-Trial zu ACP bei Patient*innen mit fortgeschrittenen Krebserkrankungen in sechs europäischen Ländern (Korfage et al. 2020), die zwischenzeitlich abgeschlossene MAPS-Studie in verschiedenen Abteilungen am Universitätsspital Zürich (Krones et al. 2019) oder die ACP+ Studie, die in Pflegeeinrichtungen in Flandern, Belgien, durchgeführt wurde (Gilissen et al. 2019).

In Deutschland wurde aufbauend auf der von 2008–2011 durchgeführten RESPEKT-Studie (in der Schmitten et al. 2014) seit 2019 die Cluster-randomisierte BEVOR-Studie mit 44 teilnehmenden Pflegeeinrichtungen in fünf Bundesländern (Bayern, Niedersachsen, Nordrhein-Westfalen, Sachsen-Anhalt, Thüringen) durchgeführt (Götze et al. 2022). Weitere aktuelle Vorhaben zu (unterschiedlichen Konzepten von) ACP in Deutschland sind beispielsweise die Stadtplan-Studie bei pflegebedürftigen und in der eigenen häuslichen Umgebung lebenden älteren Menschen (Schnackenberg et al. 2020) und das Projekt cACP mit einem Schwerpunkt im Rahmen der palliativen Betreuung (Seifart et al. 2020).

Sowohl im Rahmen großer wissenschaftlicher Studien als auch kleinerer Vorhaben zur Prüfung der Qualität bestimmter ACP-Elemente stellen sich auf grundlegender Ebene die gleichen Fragen. Es muss zunächst erstmal festgelegt werden, welches Ziel ein konkretes ACP-Angebot auf welche Weise erreichen soll. In diesem Zusammenhang werden die Elemente von ACP definiert und die angenommene Wirkweise geklärt. Zur Überprüfung der Wirksamkeit muss weiterhin festgelegt werden, anhand welcher Kriterien die Bewertung erfolgen soll. Daran angepasst muss dann eine Methodik zur Erhebung und Auswertung der Daten ausgewählt werden.

Die vorstehenden Fragen bezüglich Konzeption eines konkreten ACP-Programms, Evaluationskriterien und -methoden machen deutlich, dass im Rahmen von Forschungsvorhaben zur Bewertung der Qualität von ACP eine Vielzahl von Entscheidungen zu treffen sind. Dies gilt umso mehr, als es sich bei ACP um eine sogenannte »komplexe Intervention« handelt. Diese sind dadurch charakterisiert, dass die eingebrachten Elemente auf unterschiedliche Weise miteinander agieren (Craig et al. 2008).

Der vorliegende Beitrag legt einen Schwerpunkt auf solche Studien, in denen Auswirkungen von ACP auf die Ergebnisqualität untersucht wurden. Ein Beispiel für einen Parameter der Ergebnisqualität ist die Durchführung von Behandlungen gemäß dem vorausverfügten Willen. Davon abzugrenzen sind Kriterien der Strukturqualität (z. B. Qualifizierung von GB) oder der Prozessqualität (z. B. Inhalt der Gesprächsbegleitung), die ebenfalls Gegenstand von Evaluationsforschung sein können.

5.3 Verständnis von ACP und ACP-Interventionen

Der Begriff des ACP hielt bereits in den späten 1990er Jahren in der wissenschaftlichen Literatur Einzug (Teno et al. 1997). Er wird allerdings nicht einheitlich verwendet und selbst dort, wo es zunächst den Anschein macht, zeigen sich bei genauerer Betrachtung relevante Unterschiede im Verständnis. Vor diesem Hintergrund erscheint es schwierig, ein gemeinsames Verständnis von ACP beziehungsweise den Elementen von ACP-Interventionen zu erlangen. So werden in einer breit rezipierten systematischen Übersicht zu ACP-Interventionen (Brinkman-Stoppelenburg et al. 2014) sowohl Studien ausgewertet, in denen Outcomes der Erstellung und Verwendung von Dokumenten zum Verzicht auf Wiederbelebung, Patientenverfügungen und weiteren Vorausverfügungen untersucht wurden, als auch Studien, im Rahmen derer differenzierte ACP-Programme (sogenannte »complex ACP interventions«), wie beispielsweise das Respecting-Choices-Programm, evaluiert werden. Das heterogene Verständnis von ACP sowie die Unterschiede bezüglich der ACP-Interventionen spiegeln sich auch in den Ergebnissen einer aktuellen Übersichtsarbeit randomisiert-kontrollierter Studien zu ACP (2010–2020) wider (McMahan et al. 2021). Die in den Studien verwendeten Definitionen umfassten zu 41 % den »Prozess« als ACP-Merkmal, in 28 % bezog sich die Definition auf Präferenzen bezüglich der Behandlung am Lebensende und in 7 % auf die Kommunikation von Behandlungszielen. 16 % der Studien nannten keine Definition von ACP als Grundlage. Entsprechend der Heterogenität der Definitionen von ACP und den hieraus abgeleiteten Zielen in den Studien, fallen auch die ACP-Interventionen in den ausgewerteten Studien sehr unterschiedlich aus. 42 % der Interventionen umfassten eine Gesprächsbegleitung (»facilitated discussion«), 20 % ausschließlich ein Video, 17 % eine interaktive Multimedia-Intervention und 12 % eine ausschließlich schriftliche Intervention. In 9 % der Studien wurden Mitglieder des Behandlungsteams der vorausplanenden Person ausgebildet.

5.4 Kriterien zur Beurteilung von Effekten von ACP auf die Ergebnisqualität

Eine grundlegende Herausforderung bei der Evaluation von ACP (und anderen Interventionen) besteht darin, Kriterien zu identifizieren, die das Erreichen des Ziels von ACP abbilden und gleichzeitig methodisch valide und reliabel sowie forschungspraktisch mit vertretbarem Aufwand erfasst werden können. Angesichts dieser umfangreichen Anforderungen an Zielkriterien und deren Erfassung ist es einerseits hilfreich, die verschienen Möglichkeiten zunächst zu strukturieren, und andererseits mögliche Zielkriterien begründet zu priorisieren. Ebendies haben Sudore et al. (2017) im Rahmen eines internationalen Delphi-Konsensusverfahrens getan. Im Folgenden werden die publizierten Erkenntnisse dieses Prozesses kurz zusammengefasst.

Die Auswirkungen von ACP werden von Sudore et al. in einem Bezugssystem mit vier Domänen der Ergebnisqualität abgebildet. Eine solche Domäne ist »Auswirkungen auf die Gesundheitsversorgung« (Healthcare Outcomes). Exemplarisch hierfür stehen Beschreibungen zur Durchführung bestimmter medizinischer Maßnahmen in den letzten Tagen vor dem Tod. Eine zweite Domäne ist der Bereich der »Qualität der Gesundheitsversorgung« (Quality of Care Outcomes). Kriterien, die Auskunft darüber geben, ob die durchgeführten Maßnahmen im Einklang mit den vorausverfügten oder mutmaßlichen Präferenzen der Patient*in stehen, sind dieser Domäne zugeordnet. Die beiden weiteren identifizierten Domänen beziehen sich auf Auswirkungen, die mit »ACP als Handlung« (Action Outcomes) in Zusammenhang stehen (z. B. Dokumentation von Präferenzen) beziehungsweise mit »ACP als Prozess« (Process Outcomes) in Verbindung gebracht werden (z. B. Veränderungen der Kenntnisse). Den Domänen sind verschiedene (Sub-)Domänen zugeordnet, die sich wiederum auf unterschiedliche Erhebungseinheiten (z. B. vorausplanende Person, Behandlungsteam) beziehen. Die Ergebnisqualität innerhalb der verschiedenen (Sub-)Domänen wird schließlich mittels sogenannter Ergebniskonstrukte (»outcomes construct«) erfasst, die im Zuge des Delphi-Prozesses oder der Vorarbeiten bestimmt wurden. Ein Beispiel für ein solches Ergebniskonstrukt ist »Vorausplanende Person bespricht Einstellungen und Behandlungspräferenzen mit den Bevollmächtigten«.

5.5 Interventionen von ACP-Studien zur Ergebnisqualität – drei Beispiele

Zu den Auswirkungen von ACP liegen neben einzelnen Studien zwischenzeitlich mehrere systematische Übersichtsarbeiten vor. Neben der bereits genannten 2014 veröffentlichten Arbeit von Brinkman-Stoppelenburg mit einem sehr weiten Verständnis von ACP veröffentlichten Flo et al. (2016) ein fokussiertes Scoping-Review zu ACP-Interventionen im Sinne eines Gesprächs zwischen Patient*-innen, Vertreter*innen der Gesundheitsberufe und ggf. Angehörigen in Pflegeeinrichtungen. McMahan et al. veröffentlichte 2021 die nach Kenntnis der Autor*innen aktuellste Übersichtsarbeit, aus der oben bereits zitiert wurde, und setzte die Ergebnisse der betrachteten Artikel in das von Sudore et al. (2018) veröffentlichte Bezugssystem zur Evaluation von ACP. Die drei vorstehend genannten Übersichtsarbeiten kommen trotz der Unterschiede im methodischen Vorgehen insofern zu einem übereinstimmenden Ergebnis, als dass die Interventionen sich hinsichtlich Form und Inhalt heterogen darstellen. Vor diesem Hintergrund sollen zunächst exemplarisch drei unterschiedliche Interventionsansätze im Rahmen von ACP-Studien vorgestellt werden.

5.5.1 ACP-Webseite und leicht zu verstehende Patientenverfügung im ambulanten Setting – PREPARE-Studie

2014 pilotierten Sudore et al. eine ACP-Webseite (https://prepareforyourcare.org), welche potenziell vorausplanende Personen auch außerhalb des Gesundheitssystems befähigen soll, häufiger ACP in Anspruch zu nehmen. ACP wird hier weit verstanden und inkludiert auch die Vorbereitung aktueller Behandlungsentscheidungen. Dies ist relevant, um die Intervention auch in das eigene Verständnis von ACP einordnen zu können. Die Webseite ist darauf ausgelegt, die potenziell Vorausplanenden zu unterstützen und Verhaltensmuster so zu ändern, dass diese häufiger ACP in Anspruch nehmen bzw. sich hieran beteiligen. Die Webseite soll die Identifizierung und Ansprache einer geeigneten Person fördern, die die Vorsorgevollmacht innehaben kann. Darüber hinaus sollen eigene Lebensziele und Präferenzen für medizinische Behandlungen im eigenen gesundheitlichen und sozialen Kontext identifiziert und die Besprechung dieser mit den Angehörigen und Vertreter*innen bzw. behandelnden Ärzt*innen gestärkt werden. Die Reflexionsschritte führen zu einem Handlungsplan, sofern die vorausplanende Person den Prozess bis zu diesem Punkt gehen möchte. Dieser Handlungsplan kann gemeinsam mit den gemachten Aussagen im Rahmen der Webseite ausgedruckt werden und soll so zu den nächsten niedrigschwelligen Schritten in Richtung ACP verhelfen, wie etwa der Initiierung eines Gesprächs über Behandlungspräferenzen mit den behandelnden Ärzt*innen beim nächsten Termin.

Diese Webseite wurde in einer Evaluationsstudie im ambulanten Setting mit Veteran*innen in San Francisco mit einer leichter zu verstehende Patientenverfügung kombiniert.

Die leichter zu verstehende Patientenverfügung war bereits im Vorhinein entwickelt und evaluiert worden (Sudore et al. 2007). Dies wurde unternommen, da in Vorstudien angegeben worden war, dass die von den jeweiligen Bundesstaaten der USA herausgegebenen Formulare häufig als schwerverständlich und somit als Barriere für die Involvierung in ACP interpretiert worden waren. Sowohl die Patientenverfügung als auch die Webseite wurden versucht, so barrierefrei wie möglich zu gestalten. Dies betrifft sowohl das Layout, die Formatierung, die verwendete Sprache sowie zusätzlichen Lesehilfen bzw. Voice-Over-Programmierungen, um sowohl Personen mit niedrigerem Bildungsniveau als auch mit anderen Beeinträchtigungen zu ermöglichen, hiervon zu profitieren.

Obgleich die Webseite sowie (oder inklusive) die einfach zu verstehende Patientenverfügung für Personen außerhalb des Gesundheitssystems und insbesondere ohne weitere Unterstützung durch Gesprächsbegleiter*innen o.ä. ihre Funktion in einem ACP-System übernehmen soll, wurde die Evaluationsstudie in den Räumlichkeiten des Studienteams durchgeführt. In diesem Studienkontext erhielten die Studienteilnehmenden zwar keine weitere Beratung, jedoch am Ende ihren ausgedruckten Handlungsplan, die einfach zu lesende Patientenverfügung, ihren Webseiten-Login für zukünftige Konsultationen, einen PREPARE-Flyer, eine PREPARE-Broschüre und eine DVD. Darüber hinaus wurden sie zusätzlich telefonisch vor ihrem nächsten Arztbesuch daran erinnert, diese Unterlagen mitzubringen. Diese Maßnahmen wurden von den die Studie durchführenden Wissenschaftler*innen zwar nicht als Studienintervention gewertet, sollten nach Einschätzung der Autor*innen aber als Teil der möglichen Wirkfaktoren eines ACP-Programms einbezogen werden.

5.5.2 Gesprächsbegleitung und Entscheidungshilfen im Krankenhaus – MAPS-Studie

Die Studie »Multidisciplinary ACP and Shared Decision Making for End-of-Life Care«, kurz MAPS-Studie, wurde von Krones et al. (2019) auf acht Stationen des Züricher Universitätsspitals durchgeführt. Die Zielgruppe waren schwerkranke, einwilligungsfähige Personen und ihre Bevollmächtigten, bei denen die behandelnden Ärzt*innen angaben, dass sie nicht überrascht wären, wenn sie im kommenden Jahr sterben würden (sogenannte »surprise question«).

Für die Durchführung der Intervention wurde ein interprofessionelles Team von sieben Gesprächsbegleiter*innen dafür ausgebildet, Gesprächsbegleitungen mit schwer erkrankten Patient*innen während des Krankenhausaufenthaltes oder bei einem darauffolgenden ambulanten Arzttermin durchzuführen. Die Gesprächsbegleiter*innen hatten ihren professionellen Hintergrund in der Sozialen Arbeit, Seelsorge, Palliativ-Care und Patientenberatung. Sie erhielten in 2013 eine 2-tägige Gesprächsbegleiter*innen-Qualifizierung, die eine an den Kontext in der Schweiz adaptierte Synthese des australischen ACP-Programms »Respecting Patient Choices« und des deutschen ACP-Programms »beizeiten begleiten« war. Des Weiteren gab es für die Dokumentation der Gespräche eine detaillierte Patientenverfügung, die an die Patientenverfügung des Programms beizeiten begleiten angelehnt war und somit auch einen Notfallbogen hatte. Im Zuge der Gesprächsbegleitungen kamen Entscheidungshilfen zum Einsatz: 1. ein 9-minütiges Video zu Therapiezielen im Allgemeinen und zur Wiederbelebung, welches nach den bereits erfolgreich evaluierten Videos von Volandes et al. (Volandes et al. 2013; Volandes et al. 2012) entwickelt wurde, sowie 2. schriftliche Entscheidungshilfen zu Wiederbelebung, Intubation, Dialyse, Ernährung über eine PEG(J)-Sonde und den Sterbeort. Es wurden keine institutionelle oder regionale Implementierung und auch keine edukativen Maßnahmen für das beteiligte Behandlungsteam durchgeführt.

5.5.3 Regionale Implementierung und Individuelle Gesprächsbegleitung – BEVOR-Studie

Die ebenfalls bereits erwähnte BEVOR-Studie ist eine multizentrische, Cluster-randomisierte Studie (Götze et al. 2022), die inhaltlich und methodisch auf einer inter-regional kontrollierten Interventionsstudie aufbaut (in der Schmitten et al. 2014). Die Elemente der *Intervention* können auf drei Ebenen verortet werden. Auf der *individuellen Ebene* erfolgt eine individuelle Gesprächsbegleitung durch nach den Standards von ACP Deutschland ausgebildeten Gesprächsbegleiter*innen. Gegenstand des strukturierten Gesprächsprozesses sind die Einstellungen in Bezug auf das Leben, Sterben und schwere Erkrankung sowie drei klinische Szenarien (Notfallsituation, akutstationäre Behandlung mit Einwilligungsunfähigkeit unklarer Dauer, Erkrankung mit dauerhafter Einwilligungsunfähigkeit). Weiterhin sollen rechtliche Vertreter*innen benannt und in die Vorausplanung einbezogen werden, wie auch die behandelnden und ebenso zertifizierten Ärzt*innen. Für Menschen, die nicht mehr einwilligungsfähig sind, können Vertreter*innen sogenannte Vertreterdokumentationen erstellen. Auf der *institutionellen Ebene* umfasst die Intervention definierte Informations- und Schulungseinheiten für das gesamte Personal, die Bewohnenden und Angehörigen der Pflegeeinrichtung sowie eine strukturierte Überarbeitung der Prozesse und Strukturen in der Einrichtung, die ACP betreffen. Ziel hiervon ist es, ACP bei allen Beteiligten bekannt zu machen, die Voraussetzungen auf struktureller und Prozessebene für Entscheidungen, die sich an den Präferenzen der Bewohner*innen orientieren, zu identifizieren und die entsprechenden Vorkehrungen für die Umsetzung zu schaffen. Elemente der Intervention auf der *regionalen Ebene* umfassen die regionale Koordination und insbesondere die Schulung von ärztlichen und nichtärztlichen Mitarbeitenden der Rettungsdienste und Krankenhäuser.

5.6 Diskussion

Eine zusammenfassende Bewertung der vorliegenden Evidenz zu den Effekten von ACP mit Blick auf die Ergebnisqualität gestaltet sich derzeit aus verschiedenen Gründen komplex. Die vorstehend dargestellten Studien illustrieren wesentliche Unterschiede, die hinsichtlich des Verständnisses von ACP, der heterogenen Interventionen und Studienpopulationen sowie der unterschiedlichen Zielkriterien bestehen. So zielen beispielsweise die PREPARE- und die BEVOR-Studie zwar beide darauf ab, Menschen zur gesundheitlichen Vorausplanung zu befähigen, allerdings unterscheiden sich die Interventionen hinsichtlich qualitativer und quantitativer Aspekte erheblich. In der PREPARE-Studie erhielten die Teilnehmer*innen lediglich einen gesicherten Zugang zu einer Webapplikation sowie weitere Materialien, die nach Nutzung der App mit nach Hause zu nehmen waren, und eine einfach zu lesende Patientenverfügung. Auf dieser Grundlage sollten die vorausplanenden Personen selbst das Gespräch mit ihren Angehörigen und behandelnden Ärzt*innen suchen, um über ihre Wünsche bezüglich zukünftiger medizinscher Behandlungen zu sprechen. Auch die Dokumentation dieser Präferenzen oblag den vorausplanenden Personen selbst. Im Vergleich dazu umfasst die BEVOR-Studie eine Intervention auf verschiedensten Ebenen: Die vorausplanenden Personen werden durch ACP-Gesprächsbegleiter*innen begleitet, die Einstellungen in einem Gespräch herausarbeiten und die Präferenzen gemeinsam reflektieren.

Hinzu kommen zusätzliche Interventionen auf regionaler und institutioneller Ebene, wie beispielsweise regelmäßige Fortbildungen der Mitarbeitenden in den Pflegeeinrichtungen. Angesichts solcher Unterschiede bezüglich »Art und Dosierung« der Intervention stellt sich die Frage, inwieweit sich Ergebnisse der beiden Studien vergleichen lassen. Gleichzeitig bietet eine genaue Beschreibung der beiden Interventionen prinzipiell die Möglichkeit, Rückschlüsse auf den notwendigen Aufwand für eine effektive ACP-Intervention zu erzielen. Im konkreten Fall ist ein solcher Vergleich allerdings nur eingeschränkt möglich, da sich neben der Intervention auch die Zielkriterien in beiden Studien unterscheiden. Während in der PREPARE-Studie insbesondere das ACP-Engagement im Sinne von Verhaltensänderungen und Aktivitätsänderungen bezüglich ACP erhoben wird, zielt die Evaluation der BEVOR-Studie auf gesundheitsbezogene Effekte ab. Exemplarisch hierfür stehen der Vergleich von Versuchs- und Kontrollgruppe bezüglich der Krankenhauseinweisungen bzw. der Übereinstimmung von Behandlungspräferenzen mit der Behandlung bei Bewohner:innen in Pflegeeinrichtungen (Götze et al. 2022). Bezüglich der zuletzt genannten Studie ist wiederum zu bemerken, dass das gewählte primäre Zielkriterium – Krankenhauseinweisung – einerseits ein empirisch robuster Parameter ist, wie dies beispielsweise auch für die Erhebung der ACP-Dokumentationen in der PREPARE-Studie der Fall ist. Andererseits muss die

Einweisungsrate mit Blick auf das Ziel der BEVOR-Studie – die Erhöhung der Übereinstimmung von Behandlungspräferenzen mit der Behandlung – als Surrogatparameter gewertet werden. Dieser beruht auf der Annahme, dass derzeit mehr Menschen in Pflegeeinrichtungen in ein Krankenhaus eingewiesen werden, als dies von der betreffenden Personengruppe gewünscht wird. Vergleichbare Herausforderungen hinsichtlich der Interpretation unterschiedlicher Studien zu ACP stellen sich auch beim Vergleich der Ergebnisse zwischen der MAPS-Studie, die im Krankenhaus durchgeführt wurde, mit den beiden in Pflegeeinrichtungen bzw. im ambulanten Kontext durchgeführten Studien dar. Hier ist unklar, inwieweit der zeitlich begrenzte akutstationäre Kontext im Vergleich zur dauerhaften Pflegesituation bzw. eines stabilen ambulanten Settings sich auf die Umsetzung von ACP und die Effekte dieser Intervention im Sinne der Ergebnisqualität auswirkt.

Vor dem Hintergrund der Varianz bezüglich Intervention, Setting und verwendeter Evaluationskriterien müssen auch aktuelle Ergebnisse großer internationaler Studien, wie dem im November 2020 veröffentlichten ACTION-Trial zu ACP in onkologischen Kliniken, kritisch analysiert werden. So wirft das negative Ergebnis der Studie hinsichtlich des primären Endpunktes »Lebensqualität« Fragen in Bezug auf ein angemessenes Evaluationskriterium und möglichen Störfaktoren auf. Gleichzeitig ist unklar, wie sich die Beschränkung der Intervention auf die individuelle Ebene der Gesprächsbegleitung auf die Ergebnisse ausgewirkt hat. Schließlich deuten positive Effekte des ACTION-Trials, wie die vermehrte Überweisung von an Krebs erkrankten Patient*innen an palliativmedizinische Behandlungsteams, darauf hin, dass die Effekte von ACP möglicherweise über die Intention der gesundheitlichen Vorausplanung für den Fall einer Einwilligungsunfähigkeit hinausreichen.

Trotz der vorstehenden Einschränkungen bezüglich der Interpretation des aktuellen Forschungsstandes zu ACP deuten sowohl die Ergebnisse von Einzelstudien als auch die Auswertung von Effekten unterschiedlicher ACP-Studien in Übersichtsarbeiten darauf hin, dass ACP positive Auswirkungen auf unterschiedliche Aspekte der Qualität der Gesundheitsversorgung haben kann. In der bereits zitierten Übersichtsarbeit von McMahan et al. (2021), in der 69 randomisiert kontrollierte Studien zu ACP ausgewertet wurden, konnten in etwa der Hälfte der Studien, in denen Kriterien der Ergebnisqualität bezüglich Gesundheitsoutcomes untersucht wurden, positive Ergebnisse ermittelt werden (n = 23 von 43). So berichteten alle sieben relevanten Studien über eine erhöhte Zufriedenheit mit der Kommunikation und sieben von acht Studien über eine verbesserte Kongruenz zwischen Patient*innen und rechtlichen Vertreter*innen beziehungsweise den Behandelnden. Während keine der ausgewerteten und diesbezüglich relevanten Studien einen verbesserten Effekt auf die Lebensqualität zeigte, konnten 9 von 15 Studien verbesserte Effekte bezüglich der psychischen Gesundheit von Patient*innen und/oder rechtlichen Vertreter*innen zeigen (McMahan et al. 2021).

Detaillierte Analysen wie die von McMahan (2021) machen deutlich, dass angesichts der Heterogenität und Komplexität von ACP eine differenzierte Planung, Durchführung und Interpretation der Ergebnisse von Forschungsvorhaben von ACP erforderlich ist. Mit Blick auf die Forschungspraxis sind hier nach Einschätzung der Autor*innen insbesondere die explizite Definition von Ziel und Mittel eines spezifischen ACP-Programms, die daran angepasste Auswahl von Elementen sowie eine inhaltlich angemessene Auswahl empirisch robuster Zielkriterien erforderlich. Mit Blick auf die Komplexität der Intervention wird schließlich weiterhin eine umfassende Prozessevaluation empfohlen.

Literatur

Brinkman-Stoppelenburg A, Rietjens JA, van der Heide A (2014) The effects of ACP on end-of-life care: a systematic review. Palliat Med 28(8): 1000–1025.

Craig P, Dieppe P, Macintyre S et al. (2008) Developing and evaluating complex interventions: the new Medical Research Council guidance. BMJ 337: a1655.

Flo E, Husebo BS, Bruusgaard P et al. (2016) A review of the implementation and research strategies of ACP in nursing homes. BMC Geriatr 16: 24.

Gilissen J, Pivodic L, Wendrich-van Dael A et al. (2019) Implementing ACP in routine nursing home care: The development of the theory-based ACP+ program. PloS one 14(10): e0223586.

Götze K, Bausewein C, Feddersen B et al.; BEVOR study group (2022) Effectiveness of a complex regional ACP intervention to improve care consistency with care preferences: study protocol for a multi-center, cluster-randomized controlled trial focusing on nursing home residents (BEVOR trial). Trials 23(1): 770.

Hammes BJ, Rooney BL, Gundrum JD (2010) A comparative, retrospective, observational study of the prevalence, availability, and specificity of advance care plans in a county that implemented an ACP microsystem. J Am Geriatr Soc 58 (7): 1249–1255.

in der Schmitten J, Lex K, Mellert C et al. (2014) Implementing an ACP program in German nursing homes: results of an inter-regionally controlled intervention trial. Dtsch Arztebl Int 111(4): 50–57.

Korfage IJ, Carreras G, Arnfeldt Christensen CM et al. (2020) ACP in patients with advanced cancer: A 6-country, cluster-randomised clinical trial. PLoS Med 17(11): e1003422.

Krones T, Budilivschi A, Karzig I et al. (2019) ACP for the severely ill in the hospital: a randomized trial. BMJ Support Palliat Care 12(e3): e411–e423.

McMahan RD, Tellez I, Sudore RL (2021) Deconstructing the Complexities of ACP Outcomes: What Do We Know and Where Do We Go? A Scoping Review. J Am Geriatr Soc 69(1): 234–244.

Rietjens JAC, Sudore RL, Connolly M et al.; European Association for Palliative Care (2017) Definition and recommendations for ACP: an international consensus supported by the European Association for Palliative Care. Lancet Oncol. 18(9): e543–e551.

Schnakenberg R, Silies K, Berg A et al. (2020) Study on ACP in care dependent community-dwelling older persons in Germany (STADPLAN): protocol of a cluster-randomised controlled trial. BMC geriatrics 20(1): 142.

Seifart C, Koch M, Leppin N et al. (2020) Collaborative ACP in advanced cancer patients: colACP –study – study protocol of a randomised controlled trial. BMC Palliat Care 19(1): 134.

Sudore RL, Heyland DK, Lum HD et al. (2018) Outcomes that Define Successful ACP: A Delphi Panel Consensus. J Pain Symptom Manage 55 (2): 245–255.e8.

Sudore RL, Landefeld CS, Barnes DE et al. (2007) An advance directive redesigned to meet the literacy level of most adults: a randomized trial. Patient Educ Couns 69(1-3): 165–195.

Sudore RL, Lum HD, You JJ et al. (2017) Defining ACP for Adults: A Consensus Definition from a Multidisciplinary Delphi Panel. J Pain Symptom Manage 53(5): 821–832.e1.

Teno J, Lynn J, Wenger N et al. (1997) Advance directives for seriously ill hospitalized patients: effec-tiveness with the patient self-determination act and the SUPPORT intervention. SUPPORT Investigators. Study to Understand Prognoses and Preferences for Outcomes and Risks of Treatment. J Am Geriatr Soc 45(4): 500–507.

Volandes AE, Brandeis GH, Davis AD et al. (2012) A randomized controlled trial of a goals-of-care video for elderly patients admitted to skilled nursing facilities. J Palliat Med 15(7): 805–811.

Volandes AE, Paasche-Orlow MK, Mitchell SL et al. (2013) Randomized controlled trial of a video decision support tool for cardiopulmonary resuscitation decision making in advanced cancer. J Clin Oncol 31(3): 380–386.

6 Kritik, Grenzen und Risiken von Advance Care Planning

Jürgen in der Schmitten, Georg Marckmann

Advance Care Planning (ACP) ist kein Allheilmittel. Nach über 50 Jahren, in denen das Konzept der sogenannten Reichweitenbeschränkung von Patientenverfügungen (Enquete-Kommission 2004) einer effektiven Vorausplanung für mit Einwilligungsunfähigkeit einhergehende gesundheitliche Krisen diesseits terminaler Erkrankungen im Wege stand, stellt das transparente, ehrliche und ergebnisoffene Konzept des ACP einen so frappierenden kulturellen Wandel dar, dass Freunde des Rechts auf Patienten-Selbstbestimmung darüber euphorisch werden möchten. Für Euphorie besteht jedoch kein Anlass. ACP ist, nochmal, kein Allheilmittel: Es operiert konzeptionell (obschon überfälliger Ausdruck grundrechtlicher Freiheiten) im Spannungsfeld gesellschaftlicher Kontroversen (▶ Kap. 6.1), es setzt eine seinen Zielen angemessene inhaltliche Ausgestaltung sowie anspruchsvolle Kompetenzen und Ressourcen der Kommunikation, der Organisationsentwicklung und des Change Management voraus, um überhaupt wirksam werden zu können (und auch wenn es wirksam ist, bleiben manche kritische Situationen dadurch ungelöst) (▶ Kap. 6.2), und es birgt die gegenüber der bisherigen (reichweitenbeschränkten und damit in der klinischen Realität letztlich wirkungslosen) Herangehensweise an Patientenverfügungen neue Gefahr einer *zwar effektiven, aber nicht validen*, d. h. nicht mit den »wahren« Wünschen der betroffenen Person konsistenten Vorausplanung, die in der Folge ihrerseits den Respekt der Patienten-Selbstbestimmung konterkariert (▶ Kap. 6.3). Das Fazit einer Reflexion der Grenzen und Risiken von ACP kann daher nur lauten, dass die Umsetzung dieses neuen Konzepts von einer Haltung der kritischen Reflexion, einem intensiven Bemühen um einheitlich hohe, zielgerechte Qualitätsstandards sowie einer Bereitschaft zu deren kontinuierlichen Weiterentwicklung auf dem Boden fundierter Evaluation gekennzeichnet sein muss (▶ Kap. 6.4).

6.1 Advance Care Planning im Spannungsfeld gesellschaftlicher Kontroversen

Das Konzept ACP sieht sich einer Reihe grundsätzlicher Vorbehalte und Einwände ausgesetzt, die vorwiegend von einer kleinen Gruppe vehementer Kritiker vertreten werden. Ihr zum Teil polemischer Vortrag lässt vermuten, dass mit dem Konzept ein Nerv getroffen und es als Projektionsfläche genutzt wird, um gesellschaftliche Kontroversen auszutragen, die in Wahrheit über die Frage einer wohlinformierten Einwilligung in akutmedizinische Maßnahmen bei mit Einwilligungsunfähigkeit einhergehenden gesundheitlichen Krisen hinausgehen. Dabei werden die einzelnen Kritikpunkte gerne in einem Atemzug und rhetorisch vermengt vorgetragen.

Im Folgenden wird zunächst ein nur diffus zu bestimmender Kritik-Cluster beschrieben und analysiert, der ACP als Exponent einer von Machbarkeitsfantasie, Planbarkeitswahn, Reduktionismus und neoliberalem Gewinnstreben geprägten gesellschaftlichen Entwicklung apostrophiert – im konstruierten Gegensatz zu einer guten alten heilen Welt, die noch von einer Akzeptanz von »Schicksalhaftigkeit« sowie »Weisheit der Passivität« geprägt war (▶ Kap. 6.1.1). Der darauffolgende Abschnitt gilt der Kritik von ACP als vermeintlichem Triumph einer wiederum verabsolutierten Autonomie gegenüber einem – dem Prinzip des Respekts vor der Patienten-Selbstbestimmung polar entgegengesetzt konstruierten – Prinzip der ärztlichen Fürsorge (▶ Kap. 6.1.2). In einem dritten Abschnitt ist der Frage nachzugehen, ob sich mit etwas Distanz ein gemeinsamer Nenner für diese fundamentalen Kritikpunkte finden lässt (▶ Kap. 6.1.3).

6.1.1 ACP: Ausdruck einer von Machbarkeitsfantasie, Planbarkeitswahn, Reduktionismus und neoliberalem Gewinnstreben geprägten gesellschaftlichen Entwicklung?[6]

Eine fundamentale Kritik von ACP findet sich exemplarisch ausgeführt im programmatischen Aufsatz »Advance Care Planning (ACP) – Wider die ethischen Reduktionismen am Lebensende« (Schuchter et al. 2018). Die Autoren unterstellen ACP die Grundannahme, »man könne Leben und damit auch das Sterben gänzlich zu einem Planungs- und Steuerungsprozess machen«. Die von den Autoren implizit beanspruchte »weltanschauliche Haltung einer Schicksalhaftigkeit des Lebens« sehen sie durch die »Machbarkeitsvorstellung« von ACP »ins Museum der Geschichte verbannt«, sie diagnostizieren einen »planungsgetragenen Vermeidungsdiskurs« und legen nahe, dass dieser wiederum Ausdruck von »Sparmaßnahmen« am Lebensende sei, die von einer »neoliberale[n] Gesellschaft« nicht anders erwartet werden könne.

Die Autoren schreiben weiter: »Die als selbstverständlich vermittelte positive Bewertung von Planung muss auch kritisch betrachtet werden. Es kann ganz im Gegenteil sinnvoll sein, im Leben eher eine ›auf sich zukommende Haltung‹ zu pflegen. Es gibt zweifelsohne die Klugheit des Vorausschauens, des Organisierens, des planenden und enttabuierten Denkens und Sprechens. Es geht aber auch um eine Klugheit des Nichts-Tuns, des Lassens und Unterlassens. […] Im Letzten lassen sich der Tod und die Endlichkeit nicht beherrschen, die Gedanken und Gefühle eines veränderten Daseinsmodus nicht antizipieren. Es ist eine Illusion, alles im Voraus wissen zu können und deshalb mit Aktivität zu reagieren. […] Die Weisheit der Passivität beweist Offenheit für Möglichkeiten, die sich ergeben, ohne dass man sie im Voraus nur geahnt hätte« (Schuchter et al. 2018, S. 217).

Wer wollte der Aussage widersprechen, dass Tod und Endlichkeit sich »im Letzten« nicht beherrschen lassen? Die Autoren bedienen ein aus guten Gründen verbreitetes Unwohlsein angesichts der im Datenzeitalter gegebenen Kontrollmöglichkeiten und Planbarkeitserwartungen, und sie beschwören demgegenüber eine Haltung der Demut und des Geschehen-Lassens, die viele Menschen

---

6 Die folgende Erörterung des ACP-kritischen Beitrags von Schuchter et al. (2018) ist eine nur marginal aktualisierte Fassung des Beitrags »Planen wir uns bald zu Tode?« von Jürgen in der Schmitten, Tanja Krones und Georg Marckmann in Dr. med. Mabuse 236 (2018): 30-33 (mit freundlicher Erlaubnis des Verlags).

verloren glauben und schmerzlich vermissen. Im Sinne einer konstruktiven Erkundung, wie ACP am besten realisiert werden kann, ohne übertriebene Erwartungen zu wecken oder auf positivistische Weise verkürzt zu werden, sind solche Hinweise jedenfalls berechtigt und von anderer Seite auch differenziert ausgearbeitet worden (Lob-Hüdepohl 2019). Als Begründung einer (freilich an anderer Stelle rhetorisch relativierten) fundamentalen Opposition gegen ACP erweisen sich die Ausführungen bei näherem Hinsehen jedoch als nicht tragfähig. Zunächst geben Schuchter et al. den Anspruch und die Intention von ACP unzutreffend oder vielmehr in grotesker Verzerrung wieder: ACP ist in den vergangenen rund 30 Jahren konsistent definiert worden als eine Möglichkeit, für bestimmte, empirisch häufig angetroffene Behandlungssituationen, die mit Entscheidungsunfähigkeit einhergehen, individuelle Grenzen für medizinische Therapieversuche mit dem Ziel der Lebensrettung und -verlängerung festzulegen (Teno et al. 1994, Singer 1996, Rietjens et al. 2017). ACP ist also nicht etwa auf schicksalhaft eintretende Ereignisse wie Krankheit oder Sterben ausgerichtet und versucht auch nicht deren Planung, sondern es zielt gegen ungewollte medizinische Eingriffe in bestimmten akutmedizinischen Konstellationen sowie gegen deren absehbare oder mögliche Folgen. Zudem sind die Autoren offenbar noch in der verbreiteten, aber im Zuge von ACP obsoleten Vorstellung befangen, dass das Verfassen einer Patientenverfügung ein einmaliger Akt sei. Tatsächlich ist ACP aber ein lebenslanger Gesprächsprozess, der im Laufe des Älterwerdens immer wieder aktualisiert und konkretisiert werden sollte. Nicht selten weiß die vorausplanende Person aus eigener Erfahrung sehr genau, wovon sie spricht, wenn sie zum Beispiel Festlegungen über das künftige Vorgehen im Fall eines Herz- oder Atemstillstands aktualisiert oder eine stationäre Einweisung bei Eintritt eines schweren Schlaganfalls für sich ablehnt.

Gänzlich unerwähnt lassen die Autoren auch die Tatsache, dass durch die geltenden Standards in der Akutmedizin längst für jeden von uns präzise Vorgehensweisen für den Eintritt gesundheitlicher Krisenfälle im Voraus festgelegt sind – von Akzeptanz der »Schicksalhaftigkeit des Lebens« keine Spur! Überall in der westlichen Welt ist für den Fall einer mit Einwilligungsunfähigkeit einhergehenden lebensbedrohlichen Situation die Lebenserhaltung das erklärte Behandlungsziel. Hiermit ist bereits eine stillschweigende Vorausplanung für jeden Einzelnen realisiert. Das ist vielen, insbesondere hochbetagten, gebrechlichen oder chronisch kranken Menschen häufig nicht bewusst, für die ein gutes Sterben gegenüber einem möglichst langen Leben unter Umständen zunehmend an Gewicht gewinnt. Wenn jemandem entgegengerufen werden müsste, »der Tod und die Endlichkeit [ließen sich] nicht beherrschen«, dann doch diesem akutmedizinischen Standard und nicht der Vorausplanung, die es vielmehr ermöglicht, den medizinisch programmierten Kampf gegen den Tod individuell zu begrenzen und dadurch erst der »Klugheit des Nichts-Tuns, des Lassens und Unterlassens« im Angesicht lebensbedrohlicher Erkrankungen Raum zu geben.

Es ist also grob irreführend, die Möglichkeit der Vorausplanung qua ACP als Versuch zu kritisieren, das Unplanbare zu planen – vielmehr hat umgekehrt eine solche fundamentale Kritik von ACP die Frage zu beantworten, ob Individuen die faktisch bestehende akutmedizinische Vorausplanung akzeptieren müssen oder aber sie ändern dürfen. Zu Unrecht wird suggeriert, dass es bei Eintritt gesundheitlicher Krisenfälle einen Spielraum für individuelles Entscheiden gäbe – dabei ist akutmedizinisches Handeln strikt (und aus guten Gründen) im Rahmen des medizinisch Vertretbaren (= der »medizinischen Indikation«) dem Prinzip der Lebenserhaltung/Lebensrettung unterworfen und hat ohne Ansehen der Person zu erfolgen. Eine Beurteilung der vermeintlichen Lebensqualität einer Person von außen, anhand von Kriterien wie Alter, Funktionalität oder gar sozialer Situation, darf unter keinen Umständen dazu führen, dass das Recht auf Leben der betreffenden Menschen und diesbezügliche medizinische Bemühungen infrage gestellt werden. Daraus folgt aber, dass in einer definierten Krisensituation (etwa einem beobachteten Herzstillstand) im Regelfall keine »Offenheit« für ein individuelles Vorgehen gegeben ist, sondern ein vorhersehbares, den Gesetzen der Akutmedizin und der medizinischen Machbarkeit gehorchendes Handeln erfolgen muss.

Hinzu kommt, dass die »medizinische Indikation« im Grenzfall nicht objektiv gegeben ist, sondern ein implizites Werturteil über die Erfolgswahrscheinlichkeit eines definierten Behandlungsergebnisses darstellt. Menschen, bei denen die medizinische Indikation zur lebensrettenden Behandlung in einer definierten Krise aufgrund schwerer Vorerkrankungen aus ärztlicher Sicht als fragwürdig gilt (z. B. bei Palliativpatienten), bietet ACP umgekehrt die Möglichkeit, ihren dringenden Überlebenswunsch zu artikulieren und so einen Behandlungsversuch mit dem Ziel der Lebensrettung einzufordern, solange er ärztlicherseits zwar vielleicht nicht mehr nachdrücklich befürwortet würde, aber noch irgend vertretbar ist.

Auch der Vorwurf, ACP sei ökonomisch motiviert, kann nur verwundern. Wird hier der gewaltige Profit übersehen, der dem »medizinisch-industriellen Komplex« (Engelhardt 2005) aus der systematischen Anwendung des akutmedizinischen Standards bei einwilligungsunfähigen Menschen erwächst? Demgegenüber erfordert ACP in erster Linie eine ganz erhebliche finanzielle und personelle Investition, damit zumindest Menschen mit erhöhtem Risiko für lebensbedrohliche Krisen qualifizierte Gesprächsbegleitungen zur wirksamen Vorausplanung angeboten werden können und die resultierenden Behandlungswünsche bei den verschiedenen Akteuren des regionalen Gesundheitssystems Beachtung finden. Letzteres setzt – wenn gegenüber dem Status quo vermehrt ein Verzicht auf lebenserhaltende Therapie gefordert wird – effektive palliative Versorgungsstrukturen voraus, die ihrerseits erst einmal erhebliche Ressourcen in Anspruch nehmen. Dass der von einem Teil der vorausplanenden Personen in bestimmten Situationen gewünschte Verzicht auf lebenserhaltende Maßnahmen im Gegenzug zu Einsparungen führt, die die Kosten von ACP ausgleichen oder gar übersteigen, ist vorstellbar, aber bisher empirisch nicht eindeutig belegt und durchaus fraglich (Klingler et al. 2015, Overbeek et al. 2018). Solche Einsparungen wären im Übrigen nicht kritikwürdig, sondern eine willkommene Möglichkeit, die solidarisch aufgebrachten Mittel für Behandlungen einzusetzen, die durch den Willen der betroffenen Patienten legitimiert sind. Unverständlich bleibt, warum demgegenüber bei den zitierten Autoren der offenkundige Interessenskonflikt der modernen Medizin unberücksichtigt bleibt, die sich seit Jahrzehnten einer effektiven Umsetzung des Patientenwillens verweigert und an den akutmedizinischen Behandlungen, die eventuell durch ACP wegfallen würden, bisher gut verdient.

Durch eine solche Haltung werden die Leiden der (insbesondere hochbetagten, gebrechlichen oder chronisch kranken) Menschen ignoriert, die in Deutschland tagtäglich ungefragt der Maschinerie ungebremsten akutmedizinischen Handelns unterworfen und dabei erheblichen Belastungen und Risiken ausgesetzt werden. Unter Umständen leiden viele unter Langzeitfolgen, obwohl sie es vorgezogen hätten, in ihrer vertrauten Umgebung zu bleiben und ihr Leben und Sterben dem natürlichen Verlauf anzuvertrauen. In dieser Hinsicht fällt auch das Werben um eine Haltung der Demut ganz und gar auf die zitierten Autoren zurück: Wäre es denn nicht auch ein möglicher Ausdruck von (individueller) Demut, für den Fall einer künftigen gesundheitlichen Krise mittels ACP einen Verzicht auf die »Machbarkeitsfantasie« der modernen Medizin festzulegen? Tatsächlich lässt sich ACP viel eher als Korrektiv denn als Vehikel einer Machbarkeitsfantasie verstehen – als Korrektiv einer modernen Medizin, die seit Jahrzehnten kaum hinterfragt für alle entscheidungsunfähigen Menschen – außer für offenkundig »unumkehrbar« Sterbende – nur eine auf maximale Lebenserhaltung gerichtete Behandlung kennt. Hier wird durch das allgegenwärtige, außerhalb von Krisensituationen meist unsichtbare, aber hoch wirksame System der Rettungskette – vom Notruf über den Defibrillator bis zur Intensivstation – im Voraus strukturell geplant. Es ist schon erstaunlich, dass Kritiker, die sich so vehement für eine demütige Haltung gegenüber dem Leben und Sterben einsetzen, an dieser nebenbei auch ökonomisch einträglichen Hybris der modernen Medizin offenbar nichts auszusetzen haben, während es sie in höchste Sorge versetzt, dass Patienten diesen Entscheidungsraum zurückerobern könnten.

Es ist interessant zu sehen, dass sich in den USA als dem Ursprungsland von ACP ein ähnlich anmutender Versuch findet, ACP als Ausdruck eines kalten ökonomischen Sparkalküls zu attackieren. Ausgerechnet die ultrarechte Präsidentschaftskandidatin Sarah Palin hatte im Jahr 2009 dem Präsident Barack Obama, der ACP mit einer Reform des Gesundheitswesens fördern wollte, den Vorwurf gemacht, durch »Todes-Gremien« (death panels) hochbetagten Menschen lebensrettende Gesundheitsleistungen vorenthalten zu wollen. Eine ausführliche Recherche der Washington Post führte zum ACP-Konzept *Respecting Choices* (▶ Kap. 3) und entlarvte die Vorwürfe und Unterstellungen als inhaltlich haltlos und populistisch.[7]

6.1.2 ACP: Triumph einer verabsolutierten Patientenautonomie zu Lasten der ärztlichen Fürsorge?[8]

Zu den zentralen Narrativen, mit denen das ACP-Konzept kritisch rezipiert wird, zählt die Behauptung, dass es einer »Verabsolutierung« des Rechts auf Patienten-Selbstbestimmung Vorschub leiste und damit dem ärztlichen Fürsorge-Prinzip in seinem Kern diametral zuwiderlaufe. Patientenautonomie einerseits und ärztliche Fürsorge andererseits werden hier als entgegengesetzte, grundsätzlich unvereinbare Pole konstruiert:

»Neben der Würde, der Freiheit und der Selbstbestimmung jedes Einzelnen ist in diesem Zusammenhang auch der Aspekt der Fürsorge, des Lebensschutzes und der Sorgfalt zu berücksichtigen. Statt die mit diesen Gütern verbundenen moralischen Rechte und Pflichten aller von einer Patientenverfügung betroffenen Akteure differenziert zur Geltung zu bringen und sorgfältig gegeneinander abzuwägen, beruht das jetzige Gesetz [gemeint ist das »Patientenverfügungsgesetz«, §§ 1827 ff. BGB, d. Verf.] weithin auf einer einseitigen Verabsolutierung des Selbstbestimmungsrechts des Patienten.« (Diözesaner Ethikrat 2013, S. 13)

»Grundsätzlich ergibt sich ein Dilemma zwischen der letztlich individuell verantworteten Antizipation des Lebensendes [durch

---

7 Vgl. https://www.washingtonpost.com/wp-dyn/content/article/2009/09/03/AR2009090303833.html?sid=ST2009090303848, Zugriff 02.01.24

8 Der Text dieses Abschnitts ist eine gekürzte und marginal aktualisierte Fassung des Beitrags der Autoren: Advance Care Planning: Ärztliche Fürsorge im Dienste der Patientenautonomie, erschienen in Höfling et al. (Hrsg.) (2019) Advance Care Planning/Behandlung im Voraus Planen als Instrument einer patientenzentrierten Gesundheitsversorgung: juristische, theologische und medizinethische Perspektiven. Baden-Baden: Nomos Verlag (S. 227-246). Mit freundlicher Genehmigung des Verlags.

ACP, d. Verf.] und dem Vertrauen auf Gemeinschaft, Fürsorge und institutionelle Regelungen.« (Schuchter et al. 2018, S. 222)

Doch ist diese auffällig bemühte Polarisierung von Autonomie einerseits und Fürsorge andererseits überhaupt der Sache angemessen? Und sollte sie nicht angemessen sein, so stellt sich schon jetzt die Frage: Welche Funktion könnte sie stattdessen haben?

Ärztliche Fürsorge, das gerät bei den zitierten Autoren aus dem Blick, ist medizingeschichtlich nicht etwa dem *Leben* (also der Lebenserhaltung) des Patienten verpflichtet, sondern dessen *Wohl* als einer hinsichtlich des (Über-)Lebens erst einmal neutralen Kategorie: Salus aegroti suprema lex (das Wohl des Patienten ist oberstes Gebot) lautet der traditionelle ärztlich-ethische Grundsatz. Das Spannungsfeld, innerhalb dessen es das Patientenwohl primär abzuwägen gilt, ist aber nicht etwa das zwischen Patientenwille und ärztlicher Fürsorge, sondern dasjenige zwischen dem Prinzip, dem Patienten zu nutzen, und dem Prinzip, dem Patienten nicht zu schaden. Ärztliche Fürsorge bedeutet, wo möglich Gutes zu tun, ohne dass der dabei angerichtete Schaden das Gute überwiegt.

Als wäre dies allein in der konkreten Umsetzung nicht schon anspruchsvoll genug, liegt eine erhebliche Erschwernis darin, dass der (gewünschte) Nutzen und der (unerwünschte) Schaden einer Maßnahme zum Zeitpunkt der Entscheidung nicht etwa feststehen, sondern nur (vergleichbar dem Wetter) mit einer bestimmten Wahrscheinlichkeit vorhergesagt werden können. Auf den beiden Waagschalen liegen also auf der einen Seite das *mögliche* Gute, also eine gewünschte Lebenserhaltung oder eine Linderung (oder beides), verknüpft mit der jeweiligen Eintrittswahrscheinlichkeit, und auf der anderen Seite der *mögliche* Schaden, meist eine vorübergehende Belastung, eine Lebensverkürzung oder eine bleibende Einschränkung, ihrerseits jeweils verknüpft mit Eintrittswahrscheinlichkeiten.

Wer aber kann und soll nun die erforderliche Abwägung treffen in Situationen, in denen der Patient selbst dazu nicht in der Lage ist – etwa, ob bei einem akuten schweren Schlaganfall eine lebenserhaltende Infusionstherapie der 80-jährigen, bisher selbstständig lebenden Person erfolgen soll, bei einer Chance, im Fall des Überlebens wieder (weitgehend) selbstständig nach Hause zurückkehren zu können, von etwa 50%... und einem ähnlich hohen Risiko für eine bleibende Schwerstpflegebedürftigkeit?

Für solche Entscheidungen existieren in unserer säkularisierten Gesellschaft keine allgemein etablierten/akzeptieren Standards, keine Anker mehr. Vielmehr wissen wir aus empirischen Untersuchungen, »dass Menschen sehr unterschiedliche Vorstellungen von einem guten Leben (und Sterben) haben«, wie Schuchter et al. ganz zutreffend (aber im Widerspruch zu ihren eigenen Schlussfolgerungen) ausführen (ebd.). Wie sollte eine mit der Autonomie des Patienten nicht konsistente ärztliche Fürsorge dann aussehen?

Schuchter et al. bleiben in ihrem Essay die Antwort auf diese Frage schuldig. Ihre Strategie besteht darin, die Relevanz kritischer Behandlungsentscheidungen zum einen herunterzuspielen und zum anderen über die Frage, wer denn gegebenenfalls die Entscheidungen trifft und vor welchem Hintergrund sowie mit welcher Legitimation, am Ende einfach geräuschlos hinwegzugehen. Zunächst räumen sie ein, man könne »ACP als Ausdruck einer Skepsis sehen, dass Institutionen nur bedingt in der Lage sind, individuellen Wünschen, Anliegen und Interessen Rechnung zu tragen« (ebd.). Diese zweifellos zutreffende Skepsis wird im nächsten Schritt gegen den Status quo bzw. den strukturellen Verbesserungsbedarf bei deutschen Pflegeeinrichtungen ausgespielt: »Aber dies alles geschieht, ohne dass die Organisationen selbst substanziell oder auch nur annähernd geändert werden (sollen)« (ebd.) – missachtend, dass die Implementierung von ACP sowohl eine erhebliche Organisationsentwicklung begleitend voraussetzt als auch umgekehrt eine solche zur langfristigen Folge hat, allerdings in dem von den Autoren offenbar nicht intendierten Sinne, dass dort eine Kultur der Patientenorientierung befördert wird.

Vor allem aber stellt sich hier die Frage, ob Altenheimbewohner nach dem Urteil der Autoren so lange Objekt fremdbestimmter, nämlich vom akutmedizinischen Standard der Lebenserhaltung diktierter Behandlungsentscheidungen bleiben müssen, bis die Zustände in Pflegeeinrichtungen auf ein den Autoren als akzeptabel erscheinendes Niveau angehoben worden sind? Und man könnte weiter fragen, ob nicht gerade die systematische Fremdbestimmtheit der Bewohner bei medizinischen Entscheidungen in kritischen Behandlungssituationen als ein wesentlicher Ausdruck der tatsächlich komplex problematischen Situation in Pflegeeinrichtungen angesehen werden muss, den konstruktiv anzugehen dann doch ganz im Sinne der Autoren sein müsste, wenn eine konkrete Verbesserung der Situation ihr Anliegen und auf die Situation hinzuweisen nicht nur ein rhetorisches Mittel wäre?

Ist umfassende ärztliche Fürsorge also überhaupt möglich, ohne sich auf Kosten der Autonomie des Patienten auszuwirken? Sie ist es, und tatsächlich verhält es sich sogar umgekehrt: Selbstbestimmte Behandlungsentscheidungen von Patienten werden umso belastbarer (valider), also umso mehr ein Ausdruck »wahrer« und nicht nur vermeintlicher Autonomie, je intensiver oder umfassender diese Patienten durch tätige Fürsorge von Ärzten und anderen dazu *befähigt* worden sind, und dies bedeutet unendlich mehr als bloße Aufklärung über entscheidungsrelevante Informationen. Der Prozess der individuellen Befähigung durch tätige ärztliche Fürsorge wird als Gemeinsame Entscheidungsfindung (Shared Decision Making) bezeichnet, und ACP ist nichts anderes als Gemeinsame Entscheidungsfindung für den Sonderfall möglicher künftiger gesundheitlicher Krisensituationen (▶ Kap. 4).

Denn es ist ja richtig und berechtigt, darauf hinzuweisen, dass Patienten durch ihnen von ärztlicher Seite trotzig hingeworfene Entscheidungsoptionen heillos überfordert wären (und bis heute regelmäßig überfordert werden): Patienten fehlt es zum einen am *kognitiven* Verständnis der möglichen Situationen, der dann gegebenen Optionen und der jeweiligen Chancen und Risiken. Und es bestehen zum anderen nicht selten (da die offene Thematisierung, dass eine Person schwer erkranken oder sterben könnte, gesellschaftlich tabuisiert ist, und da häufig individuell bedeutsame Konflikte hinzukommen) *emotionale* Hindernisse, die einer Entscheidung im Sinne des eigenen Wohls entgegenstehen (▶ Kap. 25). Klaus Dörner (der seinerseits in der nachstehend angegebenen Quelle Autonomie und ärztliche Fürsorge wie Schuchter et al. als ein Gegensatzpaar beschreibt) ist seinen an diesem Punkt wunderbaren Ausführungen nur zuzustimmen, wenn er vom Arzt den Ausdruck einer Haltung fordert, »dass der Andere mir angstfrei seine Wahrheit zumuten, mir widersprechen kann, weil nur so – also sehr indirekt – Beziehung und Kooperation zustande kommt.« (Dörner 2008, S. 4)

Der Denkfehler liegt nur in der Vorstellung, ärztliche Fürsorge bezöge sich in erster Linie auf das *Ergebnis* der Entscheidung – für das der Arzt, wie schon dargelegt, nicht die ausschlaggebende Expertise mitbringt, weil letzten Endes nur der Patient selbst der Experte für seine individuelle Geschichte und seine resultierenden Wertvorstellungen, Nöte, Ängste und Bedürfnisse sein kann. Ärztliche Fürsorge im Kontext der Entscheidungsfindung kann sich daher nur auf die enorme Herausforderung beziehen, für den Patienten (bzw. für seinen Vertreter, falls jener aktuell nicht entscheidungsfähig ist) die Black Box möglicher künftiger Entscheidungssituationen zu öffnen, die verschiedenen medizinischen Handlungsoptionen und ihre jeweiligen Chancen und Risiken sichtbar und verständlich zu machen, ihm dabei als verlässlicher Treuhänder zur Seite zu stehen, seine emotionalen Barrieren zu identifizieren, zu würdigen und gemeinsam möglichst beiseitezuräumen und ihm somit letztlich die für ihn richtige, wohlinformierte Entscheidung zu ermöglichen – das alles meint: befähigen. Ärztliche Fürsorge im Sinne einer Befähigung des Patienten zu einer bestmöglichen Entscheidung kann in diesem Kontext auch durchaus bedeuten, dass der Arzt sich im Sinne seiner eigenen, auf der Erfahrung mit zahlreichen anderen Patienten in dieser oder ähnlicher Lage gründenden Perspektive auf das Wohlergehen dieses Patienten positioniert und den Patienten im Fall einer für den Arzt befremdlichen Bewertung der verfügbaren Behandlungsoptionen respektvoll herausfordert. Dieses Prinzip der Befähigung gilt für aktuell vom entscheidungsfähigen Patienten zu treffende Festlegungen (qua Gemeinsame Entscheidungsfindung), und das gilt in verstärktem Maße für Behandlungsentscheidungen für den Fall künftiger Entscheidungsunfähigkeit (qua ACP). Wer Erfahrung damit hat, qualifizierte ACP-Gespräche zu führen, der weiß, dass die Ermöglichung einer für die betroffene Person validen Vorausplanung zum Anspruchsvollsten gehört, was patientenzentrierte Kommunikation einem Experten abverlangen kann.

Genau dies unterscheidet ja ACP von der konventionellen Herangehensweise an Patientenverfügungen, die heute als ethisch obsolet gelten muss: Die bisherige Erwartung, Menschen hätten durch die Unterschrift unter ein Formular, das sie in der Regel unmöglich verstanden haben können, ihr Recht auf Selbstbestimmung praktiziert, war tatsächlich – und hier wären Schuchter et al. und andere Kritiker im Recht, wenn sie sich darauf beziehen und diese Vergangenheit nicht unzulässig mit dem Potenzial von ACP vermengen würden – ein Ausdruck von mangelnder (ärztlicher, aber auch gesundheitspolitischer) Fürsorge.

Denn Autonomie realisiert sich in der Regel nicht am wirksamsten durch einsame, in Isolation getroffene Beschlüsse, auch wenn ein Recht darauf besteht, sondern im Miteinander sozialer Beziehungen und dem darin sich ereignenden komplexen Prozess der Urteilsbildung, also in Relation (Lob-Hüdepohl 2019, Ach & Schöne-Seiffert 2013). Damit autonomes Entscheiden wirksam wird, müssen zudem die in der Doktrin des Informed Consent festgelegten Kriterien erfüllt sein, insbesondere die genaue Kenntnis der entscheidungsrelevanten Situation sowie aller gegebenen Optionen einschließlich derjenigen des Verzichts auf lebenserhaltende zugunsten palliativer Maßnahmen. ACP realisiert das Prinzip der Gemeinsamen Entscheidungsfindung sowie die Doktrin des Informed Consent für den Fall künftiger gesundheitlicher Krisenfälle.

Die in autonomie- bzw. ACP-kritischen Schriften stilisierte und mit großem Furor vorgetragene Polarisierung zwischen Patientenautonomie einerseits und ärztlicher Fürsorge andererseits erweist sich also bei genauem Hinsehen als ein Missverständnis, wenn nicht sogar als ein Ablenkungsmanöver. Welche Funktion sie hat, wissen nur die Autoren der jeweiligen Texte; ihre Wirkung aber ist jedenfalls, soweit sie verfängt, die einer neopaternalistischen Renaissance, welche die durch ACP in Reichweite gerückte Verschiebung der Macht weg von der überkommenen Autorität der Medizin hin zum Patienten wirksam verhindern könnte.

6.1.3 Mögliche Motive der fundamentalen Kritik an ACP

Machbarkeitsfantasien, Planbarkeitswahn, Verabsolutierung von Autonomie, Bemäntelung unhaltbarer Missstände in Pflegeheimen, neoliberales Instrument der gesundheitsökonomischen Kostensenkung, Spielfeld persönlicher Bereicherungen skrupelloser Wissenschaftler (Stadler 2023)… man wundert sich, wenn man mit nüchternem Sinn zur Kenntnis nimmt, welche rhetorischen Geschütze zur Attacke gegen ACP aufgefahren werden –

und wie gering demgegenüber ihr substanzieller Gehalt ist, wenn man sich die Mühe macht, die Vorwürfe und Unterstellungen einzeln sachlich zu prüfen. Da stellt sich schon die Frage: Was begründet, was treibt diesen Furor der Kritiker von Vorausplanung im Allgemeinen und von ACP im Besonderen? Oder anders gefragt: Worum geht es eigentlich im Kern?

Die Antwort hat sicherlich viele Facetten, aber auf einen für die Debatte über ACP wesentlichen Aspekt soll hier hingewiesen werden: Vieles deutet darauf hin, dass ACP der Schauplatz ist, auf dem die aktuelle Runde eines seit über 100 Jahre währenden Ringens um Machterhalt in der Konstellation zwischen Patienten und Arzt, oder allgemeiner: zwischen Individuum und System, stattfindet. Zahlreiche höchstrichterliche Urteile, das »Patientenverfügungsgesetz« (2009), das »Patientenrechtegesetz« (2014) und zuletzt der § 132g SGB V zur Finanzierung von ACP durch die gesetzlichen Krankenkassen (2015): Sie alle sind Manifestationen eines Prozesses, der die Selbstbestimmung des Patienten über Eingriffe in seinen Körper gegenüber der Medizin sukzessive immer wirksamer zu verankern sucht. Interessanterweise ist es offenbar mit einer grundsätzlichen Regelung nicht getan, sondern entscheidend für den Machterhalt sind Wissen und Verständnis. Solange eine Aufklärung unterbleibt oder nur pro forma erfolgt, ohne dass der Patient ein wirkliches Verständnis für die Situation und die gegebenen Handlungsoptionen und für deren Chancen und Risiken entwickelt sowie Gelegenheit erhält, seine Behandlungspräferenzen in einem geschützten Raum zu entwickeln, solange bleibt die Selbstbestimmung eine leere Hülle, und sei sie rechtlich auch noch so stark normiert. ACP hat durch seine radikale Patientenzentrierung und seinen Fokus auf die Befähigung des Patienten das Potenzial, aus einem formalen Anspruch eine gelebte Wirklichkeit zu machen. Diesem Potenzial stellen sich offene Kritiker der Patientenautonomie wie die oben zitierten Stimmen bestimmter katholischer Kreise (Diözesaner Ethikrat 2013) oder Klaus Dörner (Dörner 2008) diametral entgegen. In dem zitierten Artikel der Süddeutschen Zeitung lässt sich zudem gut zeigen, dass den Einwänden gegen das Konzept des ACP eine im Kern viel weitergehende, fundamentale Kritik von Autonomie vorausgeht:

»ACP basiert auf der Annahme, dass Menschen in der Lage sind, in gesunden Tagen zu entscheiden, wie sie behandelt werden wollen, wenn ihr Bewusstsein aufgrund einer Krankheit oder eines Unfalls beeinträchtigt ist. Das sei aber nicht der Fall, entgegnen Kritiker. Weder könnten Laien überblicken, welche medizinische Maßnahme in welcher Lebenssituation angebracht oder überzogen sei, noch könnten sie vorhersehen, was in Notlagen und am Lebensende ihr Wille sein werde.« (Stadler 2023)

Der Artikel gibt hiermit Vorbehalte wieder, die offenkundig nicht speziell gegen ACP gerichtet sind, sondern gegen jede Form einer wirksamen Vorausplanung. Es handelt sich dabei um – inhaltlich unzutreffende – Behauptungen, die von Anfang an ungezählte Male gegen das Instrument der Patientenverfügung ins Feld geführt wurden und auch schon als Begründung für das Prinzip der Reichweitenbeschränkung herhalten mussten (Enquete-Kommission 2004). Solange Patientenverfügungen – ungeachtet einer anderslautenden Gesetzgebung – de facto reichweitenbeschränkt und somit unwirksam waren, bestand aus einer solchen Position heraus kein Handlungsbedarf. Erst ACP, das mit der konsequenten Befähigung von Patienten einen wirksamen Hebel ansetzt, das Primat der Entscheidung weg vom Arzt (oder man könnte auch grundsätzlicher sagen: weg von der Institution bzw. vom System) hin auf das Individuum zu verlagern, ruft eine Kritik auf den Plan, die ACP nicht zuletzt durch rhetorisch eindrückliche, aber substanziell nicht tragende Unterstellungen wie den vermeintlichen Antagonismus zur ärztlichen Fürsorge oder den angeblichen Planbarkeitswahn zu diskreditieren sucht.

Doch auch dann, wenn man den von ACP ausgehenden Impuls für eine konsequente Stärkung der Patientenautonomie vorbehaltlos begrüßt, gilt es, eine Reihe kritischer Aspekte zu beachten. Diese sind Gegenstand der beiden folgenden Abschnitte.

6.2 Advance Care Planning: teure Investition ohne Wirkung?

Eine mögliche Kritik an ACP könnte lauten, dass es zwar in der Theorie eine gute Idee sein mag, sich in der Praxis aber nicht bewährt – und schlimmstenfalls ungeachtet aller Anstrengungen wegen unüberwindbarer Barrieren auch nicht bewähren *kann*. Eine solche Kritik hat es in der Vergangenheit angesichts überwältigender empirischer Nachweise mangelnder Umsetzbarkeit am Instrument der Patientenverfügung gegeben, bevor ACP erstmals konzeptioniert und dabei deutlich wurde, dass das bisherige Scheitern von Patientenverfügungen in der Praxis nicht dem Konzept der Autonomie durch Vorausplanung anzulasten, sondern durch die unzureichende konventionelle Herangehensweise, nämlich durch das Fehlen jeglicher individuellen Befähigung zu einer Vorausplanung zu erklären war (► Kap 2). 30 Jahre nach der erstmaligen Verwendung des Begriffs ACP in der wissenschaftlichen Literatur ist die Frage berechtigt, ob ACP die ihm gesteckten Ziele empirisch erreicht hat und erreichen kann.

Aus normativer Sicht fiele es tatsächlich schwer zu akzeptieren, dass ACP ungeachtet aller Anstrengungen empirisch unwirksam bleiben könnte und als Konsequenz daraus keine Ressourcen mehr erhalten sollte. Denn ACP ist nichts anderes als die konsequente Anwendung des Shared Decision Making (als dem für das Zustandekommen einer wohlinformierten Zustimmung = Informed Consent erforderlichen Prozess gemeinsamer Entscheidungsfindung) für den Sonderfall möglicher künftiger gesundheitlicher Krisen. Nicht anders als Shared Decision Making ist ACP dementsprechend als konstitutiv für die Erfüllung der Doktrin des wohlinformierten Einverständnisses im Sinne des Patientenrechtegesetzes anzusehen und erscheint insofern normativ kaum verhandelbar. Gerade auch aus dieser Perspektive (die nicht zuletzt die Perspektive der Krankenkassen sowie des Gesetzgebers sein könnte) ist es von Interesse zu prüfen, ob ACP – so, wie es praktiziert wird – seinen Sinn erfüllt und wenn nein, warum (noch) nicht.

6.2.1 Die Bewertung der Wirkung von ACP in Abhängigkeit von seiner konzeptionellen primären Zielsetzung

Wer die Wirkung (Effektivität) von ACP bewerten will, muss sich im ersten Schritt darüber Rechenschaft ablegen, was ACP bewirken soll. Die Rekonstruktion der Begriffsgeschichte von ACP als konzeptionellem Neustart nach dem empirischen Scheitern der vorausgegangenen Herangehensweise an Patientenverfügungen (► Kap. 2), die in der internationalen Literatur für ACP von Einzelnen sowie in formalen Konsens-Prozessen geprägten Definitionen (Rietjens et al. 2017; Sudore et al. 2017) sowie ein eigener wissenschaftlicher Konsens-Prozess zur Frage geeigneter Zielparameter für die Beschreibung der Wirksamkeit von ACP (Sudore et al. 2018) weisen konsistent darauf hin, dass die übergeordnete primäre Zielsetzung von ACP nur darin liegen kann, dass Menschen in gesundheitlichen, mit Entscheidungsunfähigkeit einhergehenden Krisen medizinisch so behandelt werden, wie das am ehesten ihren individuellen Wünschen und Vorstellungen entspricht.

Als unmittelbare Folge und gewünschter Kollateraleffekt einer Erreichung dieses primären Ziels kann gelten, dass sowohl (in Vertretung handelnde) Angehörige wie auch das beteiligte medizinische Personal durch die Kenntnis und Befolgung der im Voraus festgelegten Präferenzen eine gewisse emotionale Entlastung erfahren, weil sie sich darauf verlassen können, dass unter Umständen auch schwierige Entscheidungen bestmöglich im Sinne des Betroffenen getroffen werden bzw. wurden. Es ist wichtig, diese Effekte als abhängige (sekundäre) Effekte zu verstehen, die zwar für sich bedeutsam sind, aber nur in Verbindung mit dem primären Effekt einer präferenzkonsistenten Behandlung Legitimität gewinnen: Nur die Perspektive des Betroffenen kann und darf Angebot und Umsetzung von ACP leiten, andernfalls würde die angestrebte Förderung der Autonomie des Betroffenen unterminiert.

Es fällt auf, dass diese Zielsetzung von ACP jeglicher Hinweise auf das Sterben und auf eine mögliche palliative Behandlung entbehrt. Das ist von der Sache her geboten, da ACP einen ergebnisoffenen begleiteten Entscheidungsprozess beschreibt, der zwar umso sinnvoller und dringlicher wird, je weniger erfolgversprechend das in einem Krisenfall standardmäßig in Kraft tretende akutmedizinische Vorgehen ist, der aber dessen ungeachtet dem Individuum die Freiheit lässt, sich auch bei abnehmenden Erfolgschancen für den Versuch lebenserhaltender Therapie zu entscheiden.

Damit ist ein mögliches Konfliktfeld aufgezeigt, das durch die Benennung des § 132g SGB V als »Gesundheitliche Versorgungsplanung für die letzte Lebensphase« entstanden ist. Das Gesetz enthält einerseits Passagen (z. B. Abs. 2, Satz 3: »Für mögliche Notfallsituationen soll die erforderliche Übergabe des Versicherten an relevante Rettungsdienste und Krankenhäuser vorbereitet werden«), für die es in der Präambel auf Seite 3 der Umsetzungsvereinbarung zu § 132g richtig heißt, das Gesetz sei »an das internationale Konzept des ›Advance Care Planning‹ (ACP)« angelehnt. Andererseits ist die in der Gesetzesüberschrift enthaltene Einschränkung »für die letzte Lebensphase« mit der Ergebnisoffenheit von ACP nicht vereinbar, und sie ist auch nicht klar definiert: Sicherlich ist die Zeit in einer Senioreneinrichtung oder auch in einer Einrichtung der Eingliederungshilfe für viele Betroffene im Ergebnis »die letzte Lebensphase«, wenn man damit meint, dass sie von dort nicht mehr wegziehen, doch kann diese Lebensphase mehrere Jahre bzw. im letzteren Fall Jahrzehnte dauern. Mit derselben Berechtigung könnte das Senium generell als »letzte Lebensphase« bezeichnet werden. Die missglückte Gesetzesüberschrift konterkariert, dass das Gesprächsangebot im Sinne von ACP eben nicht auf Menschen beschränkt oder auch nur primär fokussiert ist, deren mittlere Lebenserwartung im Sinne der Palliativmedizin auf Tage, Wochen oder Monate beschränkt ist, und dieser Fehler ist bedeutsam, weil die Gesetzesüberschrift so zu einem irrigen Verständnis und unter Umständen zu den verbreiteten irrigen Konzeptionen von ACP beiträgt. Im § 132g findet sich des Weiteren eine Reihe von Vorgaben (z. B. Absatz 1, Satz 2: »Versicherte sollen über die medizinisch-pflegerische Versorgung und Betreuung in der letzten Lebensphase beraten werden, und ihnen sollen Hilfen und Angebote der Sterbebegleitung aufgezeigt werden«), die zwar mit hospizlicher Beratung oder vielmehr Information, nicht aber mit ACP zu tun haben und für deren Erfordernis und Sinnhaftigkeit oder gar Legitimität mit Blick auf die äußerst heterogene Zielgruppe mit unterschiedlichster Lebenserwartung (bis zu mehreren Jahrzehnten) der Gesetzgeber eine Begründung schuldig geblieben ist. Im

§ 132g wird somit von teilnehmenden Einrichtungen ein Angebot an alle Einrichtungsbewohner gefordert, das eine gemeinsame Entscheidungsfindung im Sinne von ACP mit Elementen einer bloßen Information über hospizlich-palliative Angebote und Möglichkeiten vermischt.

6.2.2 Voraussetzungen einer Wirkung von ACP im Sinne internationaler Definitionen und des § 132g SGB V

Damit ACP bewirken kann, dass Menschen in mit Einwilligungsunfähigkeit einhergehenden gesundheitlichen Krisen regelmäßig so behandelt werden, wie dies ihrem Willen (bestmöglich) entspricht, muss gewährleistet sein, dass

a) ihr Behandlungswille im Vorfeld verlässlich eruiert und so artikuliert wurde, dass er beim Auftreten gesundheitlicher Krisen aus Sicht der handelnden Personen situativ relevant und anwendbar ist,
b) dieser Behandlungswille den in der Krisensituation aktuell handelnden Personen bekannt und verständlich ist sowie
c) von ihnen befolgt wird, ggf. auch an Schnittstellen der Versorgung bzw. auch nach Transfer in weiterbehandelnde Einrichtungen.

An diesen komplexen Voraussetzungen wird deutlich, dass hierfür ein entsprechend komplexes Feld von Strukturen und Prozessen erfolgreich implementiert worden sein muss:

- **ad a) und b):** ein aufsuchendes Angebot an die Zielgruppe, mit hierfür adäquat qualifizierten (und mit ausreichenden zeitlichen Ressourcen eingeplanten) ACP-Gesprächsbegleitern ACP-Gespräche zu führen, ggf. unter Einbeziehung relevanter Vertreter/Angehöriger sowie des behandelnden Hausarztes;
- **ad b) und c):** eine umfassende Systemintervention (*systems change*), die entsprechende institutionelle Abläufe entwickelt sowie im Qualitätsmanagement hinterlegt und die durch Information und nötigenfalls Schulung für eine ausreichende Qualifikation aller an den Abläufen beteiligten Akteure sorgt, mit der Folge eines kulturellen Wandels (*cultural change*).

Ausführlich vgl. hierzu ▶ Kap. 23–37. An dieser Stelle gilt es festzuhalten, dass eine Wirkung von ACP nicht erwartet werden sollte, wo notwendige Elemente dieser komplexen systemischen Intervention nicht oder nur unzureichend realisiert worden sind.

6.2.3 Kontroverse Bewertung von ACP auf der Basis wissenschaftlicher Evidenz

In einem vielbeachteten (aber auch viel kritisierten) Aufsatz haben Morrison, Meier und Arnold im Jahr 2021 ACP als ein Konzept kritisiert, das in der Theorie überzeugen mag, seinen wissenschaftlichen Wirkungsnachweis aber schuldig geblieben ist. Die Autoren behaupten, dass die empirischen Daten aus 25 Jahren Forschung zu ACP keinen überzeugenden Wirksamkeitsnachweis generiert haben. Zur Erklärung dieses (angeblichen) Forschungsstands argumentieren sie, dass ACP auf einer ganzen Kette komplexer Voraussetzungen beruhe (von der Fähigkeit von Patienten, ihre Behandlungspräferenzen klar zu artikulieren, bis zur Bereitschaft des Gesundheitssystems, die erforderlichen Ressourcen zur Verfügung zu stellen, damit solchermaßen entstandene Verfügungen Beachtung finden), die in der Praxis selten erfüllt werden. Mit dem Argument, dass weitere Investitionen in die Praxis und Erforschung von ACP kostbare Ressourcen binden, die andernorts fehlen, plädieren sie dafür, das Konzept ACP zu verlassen (und stattdessen etwa zu fördern, dass Vertreter rechtzeitig benannt und diese in kritische Entscheidungen über das Vorgehen bei einwilligungsunfähigen Patienten eingebunden werden).

Diese Kritik hat ihrerseits heftigen Widerspruch erfahren, der hier wie folgt zusammenzufassen ist:

1. Die Autoren haben die von ihnen zitierten Quellen in vielen Punkten unvollständig oder unzutreffend wiedergegeben. Während die Autoren behaupten, zwei von ihnen genannte Reviews hätten »keine Verbindung« zwischen ACP und einer Reihe avisierter Endpunkte ergeben, lautet die Schlussfolgerung in den Quellen in Wahrheit, dass für die ACP-Interventionen sehr wohl überwiegend die avisierten positiven Effekte nachgewiesen worden seien (»outcomes for all ACP interventions were predominantly positive« und »ACP is associated with positive patient, health care professional and health system outcomes«).
2. Die Autoren haben nicht etwa einen systematischen (Meta-)Review vorgelegt, sondern eine selektive Auswahl von Publikationen getroffen, die ihre düstere These mehrheitlich bestätigen. Es finden sich leicht mehrere Arbeiten, die in eine andere Richtung weisen, aber von den Autoren nicht zitiert wurden. Insofern kann allenfalls von inkonsistenten (widersprüchlichen) Studienergebnissen zu ACP gesprochen werden, nicht von negativen.
3. Hinzu kommt, dass (von den Autoren zitierte) Studien, die vorgeblich die Wirkung von ACP untersuchten, tatsächlich nicht in einer komplexen, mehrschichtigen und nachhaltigen Weise interveniert haben, welche allein die Verwendung des Begriffs ACP im Sinne des vorigen Abschnitts (▶ Kap. 6.2.2) rechtfertigen würde. Interventionen, die z. B. lediglich eine Steigerung der Anzahl schriftlicher Patientenverfügungen vorsehen (ohne individuelle ACP-Gesprächsbegleitung oder ohne institutionelle Implementierung von ACP), können – wenn man der Analyse das ACP-Konzept zugrunde legt – schlechterdings nicht zur Folge haben, dass die betreffenden Patienten vermehrt präferenzkonsistent behandelt werden.
4. Einige der von den Autoren zitierten Studien haben ACP bei terminal erkrankten Patienten angewendet, bei denen ACP unmöglich Wirkung zeigen konnte, da es aufgrund des Fortschritts der malignen Erkrankungen kaum noch Entscheidungsspielräume gab, oder es wurden primäre Endpunkte (wie die Lebensqualität oder der PAM-Index) gemessen, deren positive Beeinflussung durch ACP nicht zu erwarten ist. Negative Ergebnisse solcher Studien erlauben keine Aussage über das Potenzial von ACP, bei *nicht* terminal erkrankten Patienten *adäquate* Endpunkte wie die Konsistenz der durchgeführten mit der individuell gewollten Behandlung günstig zu beeinflussen.
5. Schließlich bleiben die Autoren eine überzeugende Alternative zu ACP schuldig. Die Benennung von Vertretern löst das bestehende Problem der ungewollten Fehlversorgung sicher nicht, da Studien konsistent gezeigt haben, dass Vertreter nicht wissen, was die betroffenen Patienten tatsächlich wollen (Shalowitz 2006): Es braucht vielmehr gerade ACP (möglichst) unter Einbeziehung von Vertretern, damit diese im Ernstfall im Sinne des Betroffenen handeln können.

Die vom Innovationsfonds beim Gemeinsamen Bundesausschuss (G-BA) am Bundesgesundheitsministerium in den Jahren 2019–2023 geförderte BEVOR-Studie sollte untersuchen, ob eine angemessen komplexe ACP-Intervention bei Bewohnern von stationären Pflegeeinrichtungen klinisch relevante Endpunkte im Sinne einer vermehrt präferenzkonsistenten Behandlung beeinflussen kann. Die Ergebnisse sind zum Redaktionsschluss dieses Buches noch nicht publiziert, doch kann hier gesagt werden, dass der primäre Endpunkt der Studie nicht erreicht wurde – und zwar nicht, weil die Intervention nachweislich unwirksam war, sondern weil sie im vorgesehenen Zeitraum und unter den gegebenen Umständen (insbesondere unter den Bedingungen der COVID-19-Pandemie) nicht erfolgreich in den Pflegeeinrichtungen implementiert werden konnte, also in der konkreten Versorgung der Bewohner gar nicht ankam. Vermutlich waren neben den offenkundigen massiven Einschränkungen infolge der COVID-19-Pandemie auch die erforderlichen Ressourcen und die nötige Zeit, bis diese Intervention das klinische Handeln erreicht, in der Studienplanung unterschätzt worden. Bemerkenswert und ein Hinweis auf das Potenzial von ACP bei erfolgreicher komplexer Implementierung ist dagegen der Befund einer explorativen Auswertung, nach der in Einrichtungen, deren Interventionstreue hinsichtlich individuellen ACP-Gesprächen und institutioneller Organisationsentwicklung über dem Durchschnitt aller Interventionseinrichtungen lag, die (zuvor erschreckend niedrige) Rate präferenzkonsistenter Behandlungen in gesundheitlichen Krisen deutlich zunahm. Auch wenn der dafür erforderliche Aufwand hoch ist: Es besteht weiterhin Bedarf für eine (deutsche) Studie, die den klinischen Effekt einer sachgerechten ACP-Intervention überprüft. Die in vielen Förderprogrammen üblichen Zeiträume von max. vier Jahren dürften für eine solche Studie zu kurz sein.

6.2.4 Fragen und Situationen, auf die ACP (bisher) keine Antwort bietet

Es wäre naiv zu erwarten, dass ACP alle Probleme löst, die sich im Kontext der Behandlung von Menschen in gesundheitlichen Krisen mit Einwilligungsunfähigkeit stellen. Enorm gewonnen wäre bereits vielmehr, wenn vielleicht vier von fünf (also 80 %) der diesbezüglich eintretenden Situationen durch ACP erfolgreich so vorbereitet wären, dass Gesundheitsfachpersonal und Angehörige guten Grund haben anzunehmen, so nah als irgend möglich am »wahren« Behandlungswillen der betroffenen Person zu handeln bzw. gehandelt zu haben. Dabei gibt es eine ganze Reihe diesbezüglich einschlägiger Situationen oder Szenarien, für deren Bewältigung ACP in seiner aktuellen Konzeption (noch) keine wirkliche Hilfe darstellt.

6.2.4.1 Ablehnung, Ambivalenz oder Zögern auf Seiten der vorausplanenden Person

Es klingt zunächst trivial: Personen, die eine ACP-Gesprächsbegleitung ablehnen oder die sich im Rahmen einer ACP-Gesprächsbegleitung aufgrund von Unsicherheit, Ambivalenz oder verschiedensten Barrieren nicht entschließen können, ihre Behandlung in künftigen gesundheitlichen Krisen mit Einwilligungsunfähigkeit vorauszuplanen, ist durch ACP nicht gedient. Setzt man hypothetisch voraus, dass ACP für bestimmte Zielgruppen in Einrichtungen oder gar Regionen (auch im ambulanten Bereich) zur Regel geworden ist, dann ist es schon vorstellbar, dass insbesondere Fachkräfte (etwa der Pflege oder des Rettungsdienstes), die sich an das Vorliegen aussagekräftiger und verlässlicher Notfallpläne gewöhnt haben, angesichts akutmedizinischer Krisen, für deren Bewältigung keine Vorausplanung existiert, irritiert sind, dass das vertraute ACP-Konzept an dieser Stelle nicht zum Tragen kommt. Es ist von zentraler Bedeutung, zum einen dessen ungeachtet den Entscheidungsraum für Individuen offenzuhalten, sodass auch ein Verzicht auf Vorausplanung uneingeschränkt möglich ist und die betreffenden Personen nicht unter Druck geraten, und zum anderen für diesen Fall klare Absprachen zu treffen, die am ehesten auch künftig dem aktuellen Status quo entsprechen werden und sollten, nämlich unter Anwendung des akutmedizinischen Standardvorgehens *in dubio pro vita* zu handeln, es sei denn, eine aktuelle Entscheidungsfindung mit dem Vertreter ist dann situativ möglich und führt auf der Basis einer Ermittlung des mutmaßlichen Willens vor dem Hintergrund der gegebenen Optionen und ihren Erfolgsaussichten zu einer anders gelagerten belastbaren Festlegung.

6.2.4.2 Konflikte zwischen qua Vorausplanung festgelegten Behandlungspräferenzen und dem aktuell geäußerten »natürlichen Willen«

ACP ermöglicht, für den Fall einer *dauerhaften* Einwilligungsunfähigkeit festzulegen, dass jegliche medizinisch vertretbare Therapie mit dem Ziel der Lebenserhaltung kategorisch unterlassen (oder aber alternativ: kategorisch durchgeführt) werden soll.[9] In einem solchen Fall kann es vorkommen, dass die betreffende Person ungeachtet der vorliegenden schweren Demenz verbale oder nonverbale Äußerungen tätigt, die – mehr oder weniger deutlich – mit der im Voraus getroffenen Festlegung zu konfligieren scheinen. Wo solche Äußerungen potenziell relevant für Behandlungsentscheidungen (aber nicht im herkömmlichen Verständnis eines »Informed Consent« belastbar) sind, werden sie auch als »natürlicher Wille« bezeichnet (vgl. Jox et al. 2014).

So ist es denkbar, dass ein (durch Morbus Alzheimer oder durch mehrere Schlaganfälle) fortgeschritten demenzkranker Mensch beim Anreichen von Nahrung immer wieder den Mund fest verschließt und den Kopf wegdreht, obwohl er in einer ACP-basierten Vorausverfügung konkret festgelegt hat, dass eine lebenserhaltende Therapie auch in dem jetzt gegebenen Zustand dauerhafter Entscheidungsunfähigkeit durchgeführt werden soll. Umgekehrt kann es ebenso vorkommen, dass eine Person, die für den Fall einer kritischen Schluckstörung in Verbindung mit fortgeschrittener Demenz im Voraus jegliche Maßnahmen mit dem Ziel der Lebenserhaltung und namentlich eine Magensonde zur künstlichen Ernährung kategorisch abgelehnt hat, nun aber nach Einschätzung der Beteiligten bei nachlassender Nahrungszufuhr ganz unmissverständlich ein starkes Bedürfnis zu essen und überhaupt zu leben zum Ausdruck bringt.

Für diesen Fall sehen sowohl die Begründung des Gesetzgebers für das »Patientenverfügungsgesetz« aus dem Jahr 2009 (BT-Drs. 16/8442, S. 14 f) als auch eine damit konsistente Rechtsprechung des Bundesgerichtshofs (BGH, Beschl. V. 6.7.2016 – XII ZB 61/16) ausdrücklich vor, dass das aktuelle Verhalten des Betroffenen – also der »natürliche Wille« – so weit als möglich ergänzend zu einer vorliegenden Patientenverfügung und unter Umständen auch ausschlaggebend in der »Entscheidung über die anstehende ärztliche Maßnahme« zu berücksichtigen ist.

Je deutlicher, vehementer und (auch über mehrere ACP-Gespräche bzw. Jahre hinweg) konsistenter sich die Person in *einem* Sinne im Voraus festgelegt hat, der jetzt durch ein aktuelles, mangels der Voraussetzungen für ein wohlinformiertes Einverständnis naturgemäß nicht anders als vage beurteilbares Verhalten im *anderen* Sinne in Frage gestellt wird, desto schwieriger mag den Beteiligten die Lösung des hierdurch entstehenden Dilemmas erscheinen.

Ein Beitrag zur Klärung kann das in den Gesprächsbegleitungs- und Dokumentations-Standards der ACP Deutschland vorgesehene Vorgehen sein, vorausplanende Personen, die für den Fall dauerhafter Entscheidungsunfähig-

---

9 Die von der ACP Deutschland (www.acp-d.org) entwickelte ACP-Gesprächsführung sieht für diesen Fall darüber hinaus eine weitere Option vor, nämlich die Stärkung des Vertreters für eine situative Entscheidung in Abhängigkeit von dem für den Vertreter aktuell erkennbaren Lebenswillen der Person (vgl. ▶ Kap. 30).

keit jegliche lebenserhaltenden Maßnahmen kategorisch ablehnen, damit zu konfrontieren, dass diese Festlegung von Dritten unter Umständen als Widerspruch zu einer dann zum Ausdruck gebrachten Lebensfreude aufgefasst werden kann, und ihnen die Möglichkeit zu geben, (idealerweise: in Abstimmung mit ihrem Vertreter und weiteren Angehörigen) im Voraus festzulegen, dass ein solcher situativer Ausdruck von Lebensfreude kein Grund dafür sein soll, die gewünschte kategorische Ablehnung jeglicher Behandlung mit dem Ziel der Lebenserhaltung dann in Frage zu stellen. Wo dies nicht der Fall war, muss wie in anderen Zweifelsfällen auch letztlich stets das Prinzip *in dubio pro vita* greifen: Wo die handelnden Personen und namentlich der Vertreter sich nicht ausreichend sicher sind, dass Vorausplanung und aktuelles Verhalten (»natürlicher Wille«) in der Zusammenschau eine Einschränkung medizinisch indizierter lebenserhaltender Maßnahmen im Sinne des Betroffenen rechtfertigen, dort sollte eine solche Einschränkung auch nicht vorgenommen werden, und zwar ohne Bedauern: ACP ist in zahllosen Fällen ein Segen, wo dank einer sorgfältigen, tragfähigen Vorausplanung ein konsistentes, weitgehend störungsfreies Bild entsteht, das ein Vorgehen gemäß dem bestmöglich ermittelten (mutmaßlichen) Patientenwillen ermöglicht. Diese Fälle rechtfertigen den für ACP erforderlichen Ressourceneinsatz; niemandem wäre gedient, vielmehr drohten den Beteiligten anhaltende emotionale Belastungen (und dem Konzept Beschädigung), wenn Hinweise auf Inkonsistenzen übergangen würden.

6.2.4.3 Vorgehen bei iatrogenen, d. h. vom Arzt (bzw. von jeglichem Gesundheitsfachpersonal) durch Behandlungsfehler verursachten gesundheitlichen Krisen

Bei Patienten, die im Rahmen eines ACP-Prozesses für den Fall einer mit Einwilligungsunfähigkeit einhergehenden gesundheitlichen Krise ein *palliatives* Vorgehen festgelegt, also jegliche Behandlung mit dem Ziel der Lebenserhaltung kategorisch abgelehnt haben, bestehen unbeschadet dessen häufig chronische Erkrankungen, die dauerhaft medizinisch behandelt werden – nicht primär mit dem Ziel der Lebenserhaltung, sondern eher mit dem der Verringerung des Risikos für belastende Komplikationen. Beispiele sind die Behandlung eines diabeteskranken Menschen mit Insulin oder die Folgebehandlung einer Thrombose mit gerinnungshemmenden Medikamenten. Nun kann es geschehen, dass bei diesen Menschen versehentlich Behandlungsfehler auftreten, etwa durch ärztliche Fehlverordnung oder durch seitens der Pflegefachkräfte bzw. pflegenden Angehörigen fehlerhafte Gabe (zum Beispiel durch ein Zuviel an Insulin oder gerinnungshemmenden Medikamenten). Im Alltag der hausärztlichen Betreuung von stationären Pflegeeinrichtungen ist beides ein seltenes, aber dennoch gut bekanntes Vorkommnis. Wie sollten Angehörige oder Gesundheitsfachkräfte sich nun verhalten, wenn sie bei einem solchen Patienten etwa eine lebensbedrohliche Unterzuckerung (durch fehlerhafte Insulingabe) oder eine lebensbedrohliche Verblutungsgefahr (durch fehlerhafte Medikamentengabe) feststellen? Die sonst in solchen Fällen übliche Einleitung lebensrettender Gegenmaßnahmen verstieße gegen den Wortlaut der Vorausplanung. Allerdings wird dieser besondere Fall im Rahmen dieser Vorausplanung nicht thematisiert (und dies regelmäßig prophylaktisch zu thematisieren erschiene den Autoren als eine kommunikative Überforderung für beide Seiten). Den Autoren ist aus der Literatur keine medizinethische Analyse dieser Konstellation bekannt; hier wird die Einschätzung vertreten, dass in einer solchen Situation der Schutz der Gesundheitsfachpersonen vor dem Wortlaut des individuell vorausgeplanten Behandlungswillens prinzipiell Vorrang erhalten sollte, da es zum einen für die handelnde Person schlechterdings nicht zumutbar erschiene, durch Fehlverhalten für einen Todesfall verantwortlich zu sein, der durch lebensrettende Maßnahmen hätte abgewendet werden können, und da zum anderen nicht ohne Weiteres davon ausgegangen werden kann, dass die Vorausplanung diesen Sonderfall vorhergesehen und gemeint hat.

6.2.4.4 Vorgehen bei widersprüchlichen Hinweisen zur Frage der aktuellen Gültigkeit einer vorliegenden Vorausplanung

In § 1828 BGB (»Patientenverfügungsgesetz«) ist für die medizinische Behandlung einer einwilligungsunfähigen Person geregelt, dass die Autorisierung dieser Behandlung prinzipiell beim Vertreter liegt, der hierzu Rücksprache mit dem behandelnden Arzt halten soll. Liegen diesem Vertreter konkrete Hinweise vor, dass die erkrankte einwilligungsunfähige Person aktuell anders über den Einsatz lebenserhaltender Maßnahmen denkt, als dies in einer möglicherweise vorliegenden Vorausplanung artikuliert worden ist, so hat sich die Behandlung nach diesen aktuelleren Hinweisen zu richten und somit über die nicht mehr aktuelle schriftliche Vorausplanung hinwegzusetzen.

Wie aber ist die (prinzipiell mögliche, wenn auch erfahrungsgemäß glücklicherweise seltene) Situation zu beurteilen, wo der behandelnde Arzt mit *widersprüchlichen* Hinweisen auf den aktuellen Behandlungswillen konfrontiert wird? Hier sind verschiedenste Konstellationen denkbar, zum Beispiel:

- Die Hinweise im Widerspruch zur schriftlichen Vorausplanung stammen von einem anderen als dem Vertreter (und ein legitimierter Vertreter ist gar nicht vor Ort),
- Die vom Vertreter im Widerspruch zur vorliegenden schriftlichen Vorausplanung vorgetragenen, angeblich aktuellen Hinweise erscheinen vage und lassen nicht verlässlich erkennen, ob sie in der Sache tragfähig sind oder ob der Vertreter tatsächlich bestmöglich den Willen des Betroffenen wiederzugeben versucht (und nicht etwa in eigener Sache handelt)
- Nicht-Vertreter widersprechen dem Vertreter, oder mehrere autorisierte Vertreter widersprechen einander.

ACP hat den Anspruch, durch eine rechtzeitige Involvierung aller relevanten (insbesondere auch notorisch abwesenden oder »schwierigen«) Angehörigen solchen Situationen vorzubeugen, und erfahrungsgemäß gelingt dies auch in der Regel gut. Tritt der beschriebene Fall dessen ungeachtet ein, kann die formale Berufung auf den Wortlaut einer vorliegenden Vorausplanung die hiermit aufgeworfene Kontroverse nicht lösen. Ähnlich wie im vorigen Szenario ist hier ein Dilemma anzuerkennen, das nach Einschätzung der Autoren nur durch Rückgriff auf das dem akutmedizinischen Standard entsprechende *in dubio pro vita* beantwortet werden kann – bestenfalls um so viel Zeit zu gewinnen, dass eine Klärung doch noch erfolgen kann.

6.2.4.5 Vorgehen beim Auftreten gesundheitlicher Krisen an Orten oder in Situationen, wo auf eine vorliegende Vorausplanung nicht rechtzeitig zugegriffen werden kann

Ein wesentliches Ziel der institutionellen Implementierung von ACP in Einrichtungen ist die Entwicklung von hausinternen Standards, die gewährleisten, dass die notfallrelevanten Festlegungen der Vorausplanung für das Personal in der EDV, im Bewohnerordner sowie nach Möglichkeit auch im Zimmer (etwa durch einen grafischen Hinweis am Namensschild) innerhalb von Sekunden abrufbar sind. Bei ambulant lebenden Patienten wird im Rahmen einer regionalen ACP-Implementierung zukünftig anzustreben sein, dass Notfall-Informationen an einem universell leicht auffindbaren Ort wie z. B. der Kühlschrank-Box oder künftig der elektronischen Gesundheitskarte abgerufen werden können.

Doch auch eine bestmögliche institutionelle und regionale Implementierung einer ACP-Intervention wird nicht verhindern, dass Situationen auftreten, in denen auf das Ergebnis eines ACP-Prozesses, also auf eine mündliche oder (gerade in Institutionen idealerweise) schriftliche Vorausplanung zugegriffen werden kann – etwa, wenn der Bewohner einer stationären Pflegeeinrichtung am Rollator draußen spazieren geht oder im Café sitzt. Perspektivisch sind technische Lösungen wie eine Notfallkarte zum Mitführen oder die Integration von Notfalldaten in eine elektronische Gesundheitskarte oder das Smartphone denkbar, doch speziell im Fall eines beobachteten Herzstillstandes ist unter den bisher gegebenen Umständen häufig nicht genügend Zeit, danach zu suchen, wenn keine über das Ergebnis der Vorausplanung zuverlässig informierte Person anwesend ist. Unter Umständen muss die Notfallmaßnahme im Zweifel begonnen und kurze Zeit später abgebrochen werden, sobald sich eine entsprechende ACP-Festlegung gefunden hat. Nach Einschätzung der Autoren sollte solchen konstruierten, in der Praxis zwar möglichen, aber doch sehr seltenen Situationen nicht zu viel Bedeutung beigemessen und zu ihrer Eingrenzung nicht zu viel Aufwand betrieben werden. Zu einer verantwortlichen ACP-Gesprächsbegleitung gehört der Hinweis, dass die Berücksichtigung der Festlegungen einer Vorausplanung institutionell zwar nachdrücklich angestrebt, aber nicht *garantiert* werden kann. Gerade in den ersten Jahren einer institutionellen Implementierung von ACP sollte der Schwerpunkt darauf liegen, gute Routinen für die häufigen Fälle einzuüben und das Personal bei dem mit ACP einhergehenden kulturellen Wandel mitzunehmen. Die Optimierung in den beschriebenen seltenen Ausnahmesituationen kann mit den Jahren schrittweise verbessert werden, wenn ACP in der Einrichtung tief und nachhaltig implementiert worden ist und der Bedarf dann noch gesehen wird.

6.2.4.6 Geltungsfragen von ambulant erstellten Vorausplanungen nach Transfer in die stationäre Versorgung

Eine im ambulanten Setting, also typischerweise zuhause oder in der Hausarztpraxis erfolgte Vorausplanung erfolgt aus ambulanter Perspektive. Das betrifft auch die Aufklärung über mögliche Szenarien und konkrete Festlegungen hinsichtlich etwaig gewünschter Einschränkungen im ambulant auftretenden Notfall. Die institutionelle und regionale ACP-Implementierung sucht zu gewährleisten, dass die in (im ambulanten Setting auftretenden) medizinischen Krisen handelnden Akteure bei Bedarf auf eine aktuelle Vorausplanung zugreifen sowie sie lesen und verstehen können und dass sie den darin zum Ausdruck gebrachten Behandlungswillen respektieren. Dies gilt insbesondere auch für die Schnittstellen zur stationären Versorgung, mit den Worten des § 132g SGB V (Absatz 2, Satz 3): für »die erforderliche Übergabe (sic!) des Versicherten an relevante Rettungsdienste und Krankenhäuser«.

Nach Aufnahme eines Patienten in ein Krankenhaus sind verschiedene Fragen und Herausforderungen zu beachten, die zwar prinzipiell lösbar (und andernorts auch schon in einigen Punkten gelöst) sind (▶ Kap. 47), in Deutschland aber bisher weder strukturell mit spezifischen Ressourcen hinterlegt noch konzeptionell schon in der Breite antizipiert oder geklärt bzw. bewältigt worden sind:

- Zu Beginn des stationären Aufenthaltes ist frühestmöglich in Erfahrung zu bringen, ob eine Vorausplanung vorliegt und wenn ja, ob sie seitens der betreffenden Person als aktuell gültig angesehen wird. Dies ist zum einen bei länger zurückliegenden Vorausplanungen von Bedeutung, zum anderen und noch mehr bei (akuten) Erkrankungen, die einen in der Vorausplanung hypothetisch berücksichtigten Krisenfall in Sichtweite heranrücken lassen, etwa das mögliche Erfordernis einer künstlichen Beatmung in den nächsten Stunden oder Tagen bei akuter Verschlechterung einer chronisch-obstruktiven Lungenerkrankung. Falls hier auf Seiten der betroffenen Person (oder des Vertreters) Zweifel oder gar ein konkreter Wunsch zu aktualisieren gegeben sind, sollten im Krankenhaus personelle Ressourcen vorhanden sein, das hierfür erforderliche ACP-Gespräch zu führen.

- Bei der Aufnahme ins Krankenhaus und der nachfolgenden Verlegung auf dessen (unter Umständen verschiedene) Stationen ist zu klären, wie im Voraus (mündlich oder schriftlich) für den medizinischen Krisenfall getroffene Festlegungen (insbesondere die Ablehnung eines Reanimationsversuchs, einer künstlichen Beatmung und/oder einer intensivmedizinischen Behandlung diesseits der Beatmung, ▶ Kap. 28) auch während der Dauer der stationären Versorgung verlässlich Berücksichtigung finden können.
- Im Krankenhaus geplante (oder ungeplant erforderlich werdende) Interventionen oder Operationen können mit den in einer Vorausplanung für den medizinischen Krisenfall individuell festgelegten Behandlungsgrenzen (etwa der Ablehnung eines Reanimationsversuchs oder einer künstlichen Beatmung) kollidieren, zum Beispiel weil es während eines Eingriffs am Herzen regelmäßig zu Herzrhythmusstörungen kommt, für deren Behandlung formal gesehen Reanimationsmaßnahmen erforderlich sind, oder weil während und nach einer größeren Operation für eine gewisse Zeit künstlich beatmet werden muss. Diese lebenserhaltenden Eingriffe finden dann unter gänzlich anderen (nämlich kontrollierten) Umständen statt und weisen in der Regel auch eine deutlich andere Prognose auf, als dies im Rahmen der Vorausplanung im ambulanten Setting besprochen wurde. Bei einer solchen Kollision ist es erforderlich, die Vorausplanung um eine peri-interventionelle bzw. peri-operative Planung zu ergänzen, welche die vorliegende Vorausplanung für einen klar zu definierenden Zeitraum ersetzt. Hierbei ist insbesondere auch das Vorgehen für den Fall eines komplikationsreichen postoperativen Verlaufs zu klären, also ab wann die ursprüngliche defensive Vorausplanung wieder greifen soll.
- Im Rahmen eines stationären Aufenthaltes machen Patienten einschlägige Erfahrungen, die unter Umständen für ihre Vorausplanung für zukünftige medizinische Krisen relevant sein können. Daher ist es wünschenswert, im Vorfeld einer Entlassung ein ACP-Gespräch anzubieten und bei gegebenem Interesse durchzuführen. In jedem Fall sollten die vorhandene Vorausplanung und gegebenenfalls diesbezüglich vorgenommene Veränderungen regulärer Bestandteil eines Entlassungsbriefes werden.

Die vorstehend genannten ACP-Aufgabenpakete für das stationäre Setting setzen eine ACP-Implementierung und darauf basierend eine entsprechende Kultur in der jeweiligen Einrichtung voraus. Hierzu gehören ein kontinuierlicher Prozess der Organisationsentwicklung, eine entsprechende (Basis-)Qualifizierung des gesamten ärztlichen und nichtärztlichen Personals und möglichst auch eine nichtärztliche ACP-Gesprächsbegleiter-Ressource, wie sie einzelne Krankenhäuser in Deutschland in Form von Pilotprojekten bereits jetzt realisieren.

Der § 132g SGB V lässt den Krankenhaussektor bisher gänzlich außer Acht, obwohl bekannt ist, dass insbesondere die im § 132g adressierte Zielgruppe der Bewohner stationärer Pflegeeinrichtungen eine Hospitalisierungsrate von fast 50 % aufweist, also absehbar zunehmend häufig mit einer ambulant erstellten Vorausplanung im Krankenhaus zu versorgen sein wird. Bei einer weitergehenden Implementierung von ACP im ambulanten Bereich, insbesondere bei ambulant pflegebedürftigen Personen, wird dies noch viel häufiger der Fall sein. Hier besteht dringender Handlungsbedarf; unter dem Dach der Fachgesellschaft Advance Care Planning Deutschland (www.advancecareplanning.de, letzter Zugriff 5.1.2024) hat sich im Jahr 2023 eine »Arbeitsgruppe Krankenhaus« gebildet, die international dazu verfügbare Erfahrungen sichten und Empfehlungen für die Situation in Deutschland und deutschsprachigen Ländern entwickeln will.

6.3 Advance Care Planning: mehr Schaden als Nutzen?

Nach der Analyse fundamentaler Vorbehalte gegenüber ACP (▶ Kap. 6.1) sowie von Zweifeln an der wissenschaftlichen Evidenzbasierung des ACP-Konzepts (▶ Kap. 6.2) ist jetzt das Themenfeld zu erörtern, das Wohlgesonnenen, die ACP für eine gute und sinnvolle Sache halten und sich eventuell dafür einsetzen, am meisten Sorge bereiten sollte: der im Verhältnis zum Nutzen mögliche Schaden, den ACP anrichten kann, selbst wenn es mit besten Vorsätzen auf den Weg gebracht wurde. Hier ist zu differenzieren zwischen der Ebene der individuellen ACP-Gesprächsführung einerseits (▶ Kap. 6.3.1) und derjenigen der institutionellen und regionalen ACP-Implementierung andererseits (▶ Kap. 6.3.2).

6.3.1 Untergrabenes Selbstbestimmungsrecht als paradoxe Folge eines ACP-Gesprächs (-Gesprächsangebots)

ACP ist angetreten, den Respekt vor der Selbstbestimmung von kritisch kranken, aktuell einwilligungsunfähigen Patienten zu stärken und sie in dieser Situation gemäß ihrem bestmöglich ermittelten (mutmaßlichen) Willen zu behandeln. Fehler bei der praktischen Umsetzung der ACP-Gesprächsbegleitung, schlimmstenfalls aber auch schicksalhafte Konstellationen, deren Veränderung nicht in der Hand der Beteiligten liegen, können zur Folge haben, dass Festlegungen artikuliert (und im Anwendungsfall auch befolgt) werden, die nicht den zum Behandlungszeitpunkt »wahren« Willen des Betroffenen reflektieren, und dass die Selbstbestimmung des Betroffenen dadurch unter Umständen letztlich weniger gewahrt wird, als dies ohne ACP der Fall gewesen wäre. Dieses Risiko beginnt bei der Gestaltung des Angebots von ACP-Gesprächen (▶ Kap. 6.3.1.1), ist von besonderer Bedeutung bei der Durchführung der sensiblen ACP-Gespräche (▶ Kap. 6.3.1.2) und setzt sich bei der rechtzeitigen Aktualisierung von ACP-Gesprächen fort (▶ Kap. 6.3.1.3). Eine Besonderheit stellen ACP-Angebote für gesunde (junge) Menschen dar (▶ Kap. 6.3.1.4).

6.3.1.1 Strukturelle Nötigung durch aufsuchendes Gesprächsangebot

Eine der Schwächen der konventionellen, d. h. ohne jegliche (standardisierte) Unterstützung konzipierten, Herangehensweise an Patientenverfügungen liegt darin, dass es dem Zufall überlassen bleibt, ob ein Mensch, der davon besonders profitieren könnte, eine Patientenverfügung erstellt hat oder nicht. Genauer besehen ist es keine Frage des Zufalls, sondern vielmehr zum einen der persönlichen Exposition mit dem Thema (also der Erfahrung der betreffenden Person oder einer ihrer näheren Angehörigen, dass eine Patientenverfügung in einem selbst miterlebten Fall hilfreich war oder aber gefehlt hat) und zum anderen der Bildung: Sozial besser gestellte Personen haben eine größere Chance, von Patientenverfügungen und ihrem Potenzial gehört zu haben, und sie verfügen eher über das gewisse Selbstwirksamkeitserleben, das erforderlich ist, um sich vorstellen zu können, dass konkretes akutmedizinisches Handeln an der eigenen Person durch eine im Voraus erstellte Verfügung beeinflusst werden könnte. Die Folge ist, dass nach noch unveröffentlichten Daten der BEVOR-Studie (übereinstimmend mit anderen aktuellen Untersuchungen; van Oorschot et al. 2019) auch noch im Jahr 2020 nicht einmal bei jedem zweiten Bewohner von Senioreneinrichtungen eine (herkömmliche) Patientenverfügung vorlag. Aus diesem Grund sieht das ACP-Konzept vor, die Verantwortung dafür, dass der Patientenwille den Behandlern zum Zeitpunkt einer akutmedizinischen Intervention bekannt ist, tendenziell vom Einzelnen auf das System zu verschieben. Konkret bedeutet dies, dass alle Personen einer definierten Zielgruppe ein *aufsuchendes Angebot* erhalten, ACP-Gespräche zu führen. Ein solches Angebot zu gewährleisten, ist Aufgabe der institutionellen Implementierung von ACP, z. B. in den im § 132g SGB V genannten Einrichtungen der stationären Seniorenpflege und der Eingliederungshilfe. Dabei steht außer Frage, dass dieses Angebot für das betreffende Individuum freibleibend sein muss, also auch abgelehnt werden kann, ohne dass Nachteile befürchtet werden müssen.

Verschiedene Autoren haben darauf aufmerksam gemacht, dass ein aufsuchendes Gesprächsangebot prinzipiell mit dem Risiko einer Ausübung von Druck bis hin zur Nötigung verbunden ist, dieses Angebot auch anzunehmen, und zwar unabhängig davon, ob ein solcher Druck auch tatsächlich intendiert ist oder nicht (Neitzke 2015, Coors 2019, Seifart et al. 2024). Dies gilt insbesondere in Institutionen wie Pflegeeinrichtungen, deren Bewohner ohnehin erleben, Abstriche an ihrer von ihrem früheren Zuhause gewohnten Autonomie machen zu müssen, und unter Umständen das Gefühl haben, ein von der Einrichtung womöglich nachdrücklich befürwortetes Angebot nicht ablehnen zu können, ohne anderwärtige Nachteile in Kauf nehmen zu müssen. Entsprechendes dürfte *cum grano salis* gelten, wenn das aufsuchende Angebot im ambulanten Setting durch den behandelnden Hausarzt gemacht würde (etwa für die korrespondierende Zielgruppe der ambulant gepflegten Personen). Hinzu kommen die für ACP beschriebenen relevanten Kollateraleffekte einer Entlastung sowohl der Angehörigen wie auch des behandelnden Teams. Auch der explizite oder implizite Hinweis auf diese Entlastung kann für den Betreffenden Druck aufbauen, der eine Ablehnung des Gesprächsangebots erschwert.

An der prinzipiellen Berechtigung dieses Hinweises ist nicht zu rütteln. Daher stellt sich als erstes die Frage, ob dieses Risiko begründen kann, von einem aufsuchenden Gesprächsangebot mit direkter Ansprache der einzelnen Individuen Abstand zu nehmen, also etwa nur durch Plakate, Flyer etc. auf das bestehende Angebot hinzuweisen, es aber den Bewohnern zu überlassen, dieses Angebot auch eigeninitiativ in Anspruch zu nehmen. Falls dies nicht der Fall ist, es also aus guten Gründen bei einem aufsuchenden Angebot bleiben sollte, ist zweitens zu fragen, was geschehen muss, um das Risiko einer Ausübung von Druck oder gar einer Nötigung zu minimieren.

Das Risiko einer Ausübung von Druck infolge des aufsuchenden ACP-Gesprächsangebotes ist nicht zusammenhanglos zu beurteilen, sondern im Verhältnis zu dem alternativ, also ohne ACP-Gespräche gegebenen Risiko, dass eine Person der Zielgruppe zum Objekt von nach dem Standard des Lebenserhalts erfolgender akutmedizinischer Behandlungen bis hin zu künstlicher Beatmung und Reanimationsversuchen wird, die sie abgelehnt haben würde, wenn sie durch ein ACP-Gespräch die Gelegenheit dazu erhalten hätte. Bei der Bewertung dieses aktuell (ohne ACP) gegebenen Risikos ist zu berücksichtigen, dass im Mittel fast jeder zweite Bewohner einer Senioreneinrichtung einmal jährlich hospitalisiert wird (Schwinger et al. 2022) und dass nach noch unveröffentlichten Daten der BEVOR-Studie (Götze et al. 2022) bei den Bewohnern, für die ein ACP-Notfallbogen vorlag, in über 80 % dieser Fälle ein Reanimationsversuch, in über 70 % der Fälle eine künstliche Beatmung und in über 30 % der Fälle jegliche stationäre Einweisung mit dem Ziel der Lebenserhaltung abgelehnt wurde. Vergleichbare Ergebnisse fanden sich in einer aktuellen Untersuchung in England, wo Reanimationsversuche sogar von 95 % der 404 Heimbewohner abgelehnt wurden, mit denen ACP-Gespräche geführt worden waren (Garden et al. 2022).

Zusammengefasst ist davon auszugehen, dass eine hohe Rate von Pflegeheimbewohnern einschlägige oder sogar jegliche akutmedizinischen Maßnahmen für sich kategorisch ablehnen, wenn sie danach gefragt werden – Maßnahmen, die ohne das Vorliegen einer Vorausplanung im Sinne von ACP regelmäßig gemäß dem Standard »in dubio pro vita« durchgeführt werden. Vor diesem Hintergrund erscheint das Risiko, dass ein Gesprächsangebot aufgrund eines (zu Recht oder zu Unrecht) empfundenen Erwartungsdruckes wider Willen angenommen wird, in welchem explizit die Behandlungswünsche der individuellen Person freilassend exploriert werden sollen, geringer gewichtet gegenüber dem Risiko, dass ein relevanter Teil dieser Personen entgegen ihrem Willen zum Objekt hochgradig invasiver akutmedizinischer Behandlungen werden, die sie für sich ausgeschlossen hätten, wenn sie Gelegenheit dazu erhalten hätten. Mit Blick auf die alternative Möglichkeit, zu ACP-Gesprächen mittels Postern und Flyern nur einzuladen, ist auf die Schwierigkeit zu verweisen, dass ACP in Deutschland (auch wenn man einen deutschen Terminus wie Behandlung im Voraus Planen wählt) so wenig bekannt und kulturell verankert ist, dass Bewohner und Angehörige dem Plakat bzw. der Broschüre erfahrungsgemäß nicht entnehmen können, worum es eigentlich – insbesondere im Unterschied zur konventionellen Herangehensweise an Patientenverfügungen – geht. Viele Personen, denen ein ACP-Angebot gemacht wird, lehnen in einer ersten Reaktion dankend ab mit dem Hinweis, dass sie bereits eine »Patientenverfügung« erstellt haben (nicht selten mit Begleitung eines Notars und zu den entsprechenden Kosten). Wenn diese Personen aber im fortgesetzten Gespräch verstehen, worin das Potenzial von ACP liegt im Unterschied zu konventionell zustande gekommenen Patientenverfügungen, sind sie erfahrungsgemäß sehr daran interessiert, das ACP-Gespräch zu führen. Dieser Verstehensprozess ist also Voraussetzung für eine informierte Entscheidung, das ACP-Angebot anzunehmen, jedoch unter den aktuell gegebenen Bedingungen durch Poster und Flyer nicht zu gewährleisten. Daher erscheint ein aufsuchendes ACP-Angebot ungeachtet der darin formal unbestreitbar gegebenen Risiken nicht nur ethisch vertretbar, sondern geboten.

An einem aufsuchenden ACP-Gesprächsangebot für definierte Zielgruppen sollte daher unbedingt festgehalten werden. Diese Klarstellung entbindet jedoch andererseits nicht davon, die berechtigten Hinweise auf Risiken im Rahmen der aufsuchen ACP-Gesprächsangebote bestmöglich zu berücksichtigen:

- Zum einen bedeutet dies für die institutionelle Implementierung, dass auf die Freiwilligkeit des Angebotes, kostenlose ACP-Gespräche zu führen, ausdrücklich (etwa auf Postern, Broschüren, Flyern

6 Kritik, Grenzen und Risiken von Advance Care Planning

etc.) hinzuweisen ist und dass diese Freiwilligkeit auch vom Personal der Einrichtung verstanden und unterstützt wird – ungeachtet der erfahrungsgestützten Erwartung, dass das Personal die Festlegungen im Sinne von ACP im Laufe der Implementierung des Konzepts zunehmend als deutliche Entlastung wahrnehmen wird.

- Zum anderen muss das Risiko, dass aufsuchend angesprochene Menschen sich unter Druck gesetzt fühlen und nur darum dem Gespräch zustimmen könnten, ein obligater zentraler Schulungsgegenstand werden. Das ist keineswegs trivial, denn ein aufsuchendes Gesprächsangebot wird sich häufig so realisieren, dass der ACP-Gesprächsbegleiter dem ihm bis dahin häufig nicht persönlich bekannten Bewohner in dessen Zimmer allein gegenübersteht, möglicherweise vermittelt durch eine Pflegekraft des Wohnbereichs. Der ACP-Gesprächsbegleiter hat nun in diesem Vorgespräch die anspruchsvolle kommunikative Aufgabe, einerseits zu erklären, warum das Gespräch dem Bewohner angeboten und empfohlen wird, also welchen möglichen Nutzen er davon hat – und andererseits sehr sorgfältig darauf zu achten, verbal und nonverbal authentisch auf die Freiwilligkeit dieses Gesprächs hinzuweisen. Erfahrungsgemäß fühlen sich viele gebrechliche ältere Menschen unsicher, wenn Entscheidungen an sie herangetragen werden, ohne dass ihre vertrauten Bezugspersonen (häufig Kinder) zugegen sind. Außerdem fühlen sie sich möglicherweise wohler, wenn sie sich auf dieses besondere Gespräch innerlich vorbereiten konnten. Daher sollte es im Erstkontakt die Regel sein, dem Bewohner anzubieten, das eigentliche ACP-Gespräch für einen späteren Zeitpunkt zu terminieren, und zu erfragen, ob schon für das erste Gespräch einer Bezugsperson hinzugezogen werden soll.

6.3.1.2 Unzutreffende Ermittlung des »wahren« Patientenwillens durch die ACP-Gesprächsbegleitung

Die Aufklärung des Patienten vor einem medizinischen Eingriff ist gemäß § 630e BGB primär eine Aufgabe des behandelnden (oder eines anderen zu der Behandlung befähigten) Arztes und nicht ohne Weiteres an nichtärztliches Personal delegierbar. Die Gestaltung eines ACP-Prozesses (der in der Regel aus mindestens zwei konsekutiven ACP-Gesprächen besteht) ist *de jure* insofern keine Aufklärung im engeren Sinne des § 630e BGB, als die zur Diskussion stehenden Behandlungen ja per definitionem hypothetisch sind und daher ein Behandlungsvertrag eben nicht zustande kommt. *De facto* aber ist das ACP-Gespräch dadurch im medizinischen Sinne nicht minder anspruchsvoll als die formale Aufklärung für einen bevorstehenden komplexen und riskanten Eingriff, insofern für ein ACP-Gespräch zunächst verschiedene hypothetische Szenarien zu beschreiben und zu erörtern sind, dann die jeweils einschlägigen Handlungsoptionen sowie ihre jeweiligen Chancen und Risiken, und schließlich die vorausplanende Person wunschgemäß darin zu unterstützen ist, für diese kognitiv wie emotional häufig nicht einfach zu bewältigenden Fragen eine tragfähige Vorausplanung zu entwickeln. Aus diesen Überlegungen folgt, dass die Delegation der ACP-Vorausplanung an dafür spezifisch qualifizierte, nichtärztliche Gesprächsbegleiter nicht trivial ist. Sie ist jedoch dadurch zu rechtfertigen, dass die ACP-Gesprächsbegleiter hierfür sorgfältig qualifiziert werden und zudem dadurch, dass behandelnde Ärzte *in der Breite*

- häufig ihrerseits nicht kommunikativ herausragend befähigt sind, solche anspruchsvollen Gespräche zu führen, und hierfür erfahrungsgemäß ebenso wie nichtärztliche Gesprächsbegleiter einer spezifischen Qualifikation bedürfen,

- manche (insbesondere psychosoziale und spirituelle) Aspekte der ACP-Gesprächskompetenzen sowie die für ACP grundlegende Haltung einer Befähigung des Anderen ausbildungs- und berufsbedingt weniger beherrschen als etwa Personen aus dem Berufsfeld der Sozialen Arbeit oder Sozialpädagogik,
- mangels Neigung vielfach nicht dafür zu begeistern sein werden, ACP-Gespräche zu führen,
- als selbstständige Unternehmer mit hohen Personalkosten für eine adäquate Vergütung ein Stundenhonorar veranschlagen müssten, das die Vorausplanung für viele vorausplanenden Personen (oder alternativ für die gesetzlichen Krankenkassen) sehr kostenintensiv machen würde,
- selbst dann, wenn sie qualifiziert und zur ACP-Gesprächsführung bereit wären sowie adäquat vergütet würden, neben ihren übrigen Versorgungsaufgaben in Zeiten des Ärztemangels nicht die zeitlichen Ressourcen hätten, ACP-Gespräche mit allen interessierten Personen der besonders geeigneten Zielgruppen zu führen,
- an den ACP-Gesprächsprozessen als behandelnde Ärzte ohnehin ergänzend beteiligt sind im Sinne eines Vier-Augen-Prinzips mit ärztlicher Supervision insbesondere bezüglich der Beurteilung der Einwilligungsfähigkeit sowie der medizinischen Indikation für ausgewählte lebenserhaltende Maßnahmen.

Die Zuweisung der ACP-Gesprächsbegleitung an nichtärztliche Gesundheitsfachkräfte ist also vertretbar, aber auch eine Herausforderung, gerade was das Verständnis medizinischer Krisen und der dann gegebenen Behandlungsoptionen sowie ihrer Risiken und Chancen angeht. Mit Blick auf die hohe Verantwortung, die diese neue Berufsgruppe der ACP-Gesprächsbegleiter übernimmt, müssen einheitlich hohe Qualitätsstandards der Qualifizierung von ACP-Gesprächsbegleitern eine prioritäre Sorge der Gesundheitspolitik sein.

Denn zu den Risiken von ACP gehört unzweifelhaft, dass – namentlich gegenüber der konventionellen, nämlich reichweitenbeschränkten Herangehensweise an Patientenverfügungen – ein Fehler neuer Art möglich wird, nämlich Festlegungen zu treffen, die dank der weit entwickelten ACP-Dokumentation sowie der institutionellen und regionalen Implementierung von ACP mit hoher Wahrscheinlichkeit Berücksichtigung bei klinischen Behandlungsentscheidungen finden werden – aber nicht den »wahren« Behandlungswillen der von einer medizinischen Krise betroffenen Person reflektieren. Hierfür kommen drei Gründe in Frage.

1. Fehler in der Gesprächsführung durch mangelnde Kompetenz oder Fehlleistungen der ACP-Gesprächsbegleiter

Zum ersten kann es sein, dass dem ACP-Gesprächsbegleiter Fehler der Gesprächsführung unterlaufen sind. Durch die von der ACP Deutschland gepflegte Praxis von Gesprächsbegleiterkursen, in denen zu etwa einem Drittel der Kurszeit in Schauspielpatient-gestützten Simulationstrainings Kompetenzen erworben werden und Kurse auch nur bei ausreichender Performanz in diesen praktischen Trainings bestanden werden können, gibt es ein reiches Erfahrungswissen zu möglichen Fehlern von ACP-Gesprächsbegleitern gerade am Anfang ihrer Ausbildung. Die hierbei beobachteten typischen Fehler, die zu mit den wahren Präferenzen der vorausplanenden Person inkonsistenten Festlegungen führen können, sind in der folgenden Übersicht zusammengestellt. Damit diese Fehler möglichst selten vorkommen, sind neben den genannten hohen Qualitätsstandards der primären Qualifizierung das Vier-Augen-Prinzip mit ihrerseits spezifisch fortgebildeten behandelnden Ärzten sowie kontinuierliche Rezertifizierungen der ACP-Gesprächsbegleiter anhand praktischer Kompetenznachweise erforderlich.

Typische Fehler von ACP-Gesprächsbegleitern, die zu (mit den wahren Präferenzen der vorausplanenden Person) inkonsistenten Festlegungen im Rahmen der Vorausplanung führen können:

- Mangelnde Reflexion der eigenen Haltung (Selbsterfahrung) mit der Folge, dass eigene Einschätzungen und Bewertungen (z. B. die Überzeugung, dass ab einer bestimmten Gebrechlichkeit oder Hochaltrigkeit ein palliatives Therapieziel angemessen ist – oder umgekehrt, dass jede Möglichkeit einer lebenserhaltenden Therapie genutzt werden sollte) unbewusst in das Gespräch einfließen und zu einer Manipulation der vorausplanenden Person führen
- Mangelnde Wahrnehmung, dass die vorausplanende Person zum gegebenen Zeitpunkt gar nicht bereit und in der Lage ist, ein ACP-Gespräch zu führen, ohne dies aktiv zum Ausdruck bringen zu können, etwa weil eine akute Depression vorliegt oder weil andere Themen (wie zum Beispiel der Verlust eines Angehörigen oder das Aufgeben-Müssen des eigenen Hauses) gerade die gesamte innere Aufmerksamkeit beanspruchen
- Mangelnde Wahrnehmung inhaltlicher Missverständnisse bei der vorausplanenden Person, z. B. dass »lebenserhaltende Maßnahmen« unausgesprochen mit bestimmten Szenarien konnotiert und daher abgelehnt werden, ohne dass dies im medizinischen Sinne gemeint ist, oder die unausgesprochene Vorstellung, dass die Zustimmung zu einer Krankenhausbehandlung im Rahmen einer medizinischen Krise unweigerlich impliziert, dass dann auch alle dort verfügbaren Maßnahmen der Lebenserhaltung zum Einsatz kommen dürfen (mit der Folge, dass die Krankenhausbehandlung kategorisch abgelehnt wird, obwohl eine Behandlung auf Normalstation zustimmungsfähig gewesen wäre)
- Mangelnde Wahrnehmung verbaler oder nonverbaler Hinweise auf emotionale Bewegungen bei der vorausplanenden Person, die als »Störung« zu interpretieren sind und eine prioritäre Hinwendung des Gesprächsbegleiters erfordern würden, und deren unbemerktes Übergehen die Validität des gesamten folgenden Prozesses in Frage stellt (▶ Kap. 25)
- Mangelnde Exploration einer zunächst nur oberflächlichen Antwort der vorausplanenden Person, hinter der sich Unsicherheit, Überforderung, Zögern oder auch angst- oder schambedeckte Mitteilungen verbergen könnten und die jedenfalls nicht als belastbare Äußerung im Rahmen der Vorausplanung gelten kann
- Mangelnde Synthese der Gesprächsabschnitte im Sinne einer internen Konsistenz, indem vermeintliche oder tatsächliche Widersprüche zwischen verschiedenen Äußerungen an unterschiedlichen Stellen des Gesprächs nicht thematisiert und genutzt werden, um die vorausplanende Person besser zu verstehen und sie bei der Klärung ihrer Präferenzen bestmöglich zu unterstützen
- Mangelnde kritische Prüfung einer ersten, vermeintlich konsistenten Festlegung der vorausplanenden Person zu einer bestimmten Frage, mit der Folge, dass eine alternative, mit den wahren Präferenzen der Person möglicherweise konsistentere Festlegung nicht mehr in Erwägung gezogen wird
- Gemeinsame Festlegung einer definierten Behandlungsgrenze (z. B. Ausschluss einer Intubation und künstlichen Beatmung im medizinischen Notfall), obwohl die vorausplanende Person diesbezüglich noch Unsicherheiten erkennen lässt, anstatt die Person darin zu bestärken, nur dann bestimmte Behandlungen mit dem Ziel der Lebenserhaltung (abweichend vom akutmedizinischen Standard) auszuschließen, wenn die vorausplanende Person sich diesbezüglich ganz sicher ist (und weitergehende Ausschlüsse auf einen

späteren Zeitpunkt zu verschieben, zu dem das ACP-Gespräch wieder aufgenommen werden kann und bis zu dem sich diese Sicherheit möglicherweise eingestellt hat).
- Inkonsistente Dokumentation der geäußerten Präferenzen durch den ACP-Gesprächsbegleiter, indem wichtige Mitteilungen der vorausplanenden Person nicht oder verzerrt in der Dokumentation zum Ausdruck kommen.

2. Manipulation in der ACP-Gesprächsbegleitung durch strukturelle Einflussnahme von interessierter Seite

Gegen ACP ist der Vorwurf erhoben worden, es sei in Wahrheit durch gesundheitsökonomische Überlegungen motiviert. Die Ausführungen an dieser und anderen Stellen dieses Buches machen demgegenüber deutlich, welche enorme Investition es (insbesondere initial, aber in geringerem Umfang auch kontinuierlich) benötigt, eine verantwortbare Kultur der Vorausplanung zu etablieren; im Ergebnis ist es keineswegs ausgemacht, ob mögliche Einsparungen auf akutmedizinischer Seite diese Investitionen langfristig wettmachen können. Ungeachtet dessen ist es eine legitime Frage, ob ökonomische oder sonstige Interessen auf Seiten (institutioneller) Dritter, insbesondere der diese Beratung finanzierenden Krankenkassen (oder alternativ auch der Pflegeeinrichtungen oder der behandelnden Ärzte), Einfluss auf die ACP-Gesprächsbegleitung im Sinne einer Manipulation der getroffenen Festlegungen im gewünschten Sinne haben können.

Es ist sicherlich berechtigt, dieser Frage durch künftige Forschung nachzugehen. Aus der Erfahrung zahlreicher (mit und ohne wissenschaftliche Begleitung durchgeführter) ACP-Implementierungen in Senioreneinrichtungen sowie Coachings und Supervisionen lernender und frisch zertifizierter ACP-Gesprächsbegleiter im Kontext der ACP Deutschland sowie aus der internationalen Literatur ist den Autoren nicht ein einziger Fall bekannt geworden, wo eine institutionelle Einflussnahme in relevantem Umfang bemerkt worden wäre. Gegen eine solche Einflussnahme spricht, dass die – hier zweifellos gegebenen – institutionellen Interessen bezüglich möglicher Einschränkungen akutmedizinischer Maßnahmen bei gebrechlichen Menschen vielfältig und durchaus widersprüchlich sind: Rentenkassen könnten an kürzerer Lebensdauer interessiert sein (auf die es als Folge von ACP bisher keine Hinweise gibt), Krankenkassen an geringerer Inanspruchnahme akutmedizinischer Leistungen – Ärzte, Rettungsdienste und insbesondere Krankenhäuser sowie Pflegeeinrichtungen könnten (aus unterschiedlichen Gründen) ein umgekehrtes Interesse an vermehrten Hospitalisierungen haben, und das Interesse der Träger dieser Institutionen könnte ein ganz anderes sein als das ihrer Angestellten. Schließlich sind all diese möglichen Einflüsse für den einzelnen ACP-Gesprächsbegleiter weit entfernt, wenn er sich in einem ACP-Gespräch befindet, und es ist nicht erkennbar, wie die Ergebnisse einzelner oder aller Gespräche sich den Institutionen mitteilen und sich daraus wiederum eine Rückmeldeschleife an den Gesprächsbegleiter etablieren sollten.

Zusammengefasst sind strukturelle Interessen an den Ergebnissen von ACP-Gesprächsbegleitungen auf institutioneller Ebene vorstellbar, eine einheitliche Auswirkung der vielen denkbaren Interessensströme im Sinne einer manipulativen Beeinflussung von ACP-Gesprächsbegleitern bzw. den Gesprächsergebnissen in eine bestimmte Richtung erscheint aus heutiger Sicht aber unwahrscheinlich bis abwegig.

3. **Schicksalhafte, d. h. seitens der ACP-Gesprächsbegleiter nicht registrierbare Fehleinschätzungen der vorausplanenden Person**

Ist es auch vorstellbar, dass ein ACP-Gespräch perfekt abzulaufen scheint, der Gesprächsbegleiter in Hochform ist und keine vermeidbaren Fehler macht, die vorausplanende Person nachdenklich und reflektiert scheint und zuletzt zu wohlüberlegt wirkenden, konsistenten Festlegungen kommt... und diese dennoch nicht reflektieren, was dem »wahren« Wille dieser Person entspricht? Naturgemäß kommen wir mit dieser Frage an die Grenze des Nachweisbaren. Einer der Autoren (JidS) hat in seiner umfangreichen praktischen ACP-Erfahrung einzelne Fälle erlebt, in denen vorausplanende Personen sich in einem von ihm als konsistent und stimmig erlebten Erstgespräch in eine Richtung festlegten... und in einem wenige Wochen später vereinbarten Zweitgespräch für ihn völlig unerwartet wesentlich anders positionierten. Was beim ersten Gespräch eindeutig, durchdacht und belastbar erschien, erwies sich beim zweiten Gespräch als unsicher, ambivalent und nicht tragfähig, ohne dass sich rückblickend erklären oder rekonstruieren ließ, warum diese Unsicherheiten nicht schon beim ersten Gespräch sichtbar geworden waren. Diese Erfahrung war höchst irritierend und lässt sich als Hinweis darauf verstehen, dass auch bei (vermeintlich) beiderseitigem Erleben von »Stimmigkeit« keine letzte Sicherheit gegeben ist. Als Grund hierfür liegt die Überlegung nahe, dass die vorausplanende Person (zumindest zum Zeitpunkt des Gesprächs) keinen guten Zugang zu ihren Intuitionen und Gefühlen hat oder dass sie eine gefühlte Unsicherheit oder Ambivalenz für andere (und vielleicht sogar für sich selbst) unbemerkbar zu überspielen weiß. Denkbar ist auch, dass zwischenzeitlich geführte Gespräche mit Dritten, z. B. Angehörigen, zu Verunsicherung oder neuen Einsichten geführt haben.

Schlimmstenfalls kann eine solche Fehleinschätzung, wenn sie auch in dem (aus gutem Grund obligat vorgesehenen!) zweiten Gespräch unbemerkt bliebe, zur Dokumentation und im Anwendungsfall zur konkreten Befolgung einer Behandlungsentscheidung führen, die die betreffende Person so in Wahrheit nicht hätte treffen wollen. Damit wird ein Narrativ berührt, mit dem Kritiker des Prinzips der Vorausplanung (auch schon gegenüber der konventionellen Herangehensweise an Patientenverfügungen, also der Unterzeichnung reichweitenbeschränkter Formulare ohne Beratung) traditionell argumentiert haben: Menschen ändern ihre Meinung, und zwar besonders dann, wenn ihnen die möglichen Folgen ihrer Festlegungen plötzlich greifbar vor Augen stehen. Intensivmediziner erleben immer wieder, dass Menschen, die sich zuvor kritisch bis ablehnend gegenüber lebenserhaltenden Maßnahmen haben, im Angesicht des Todes nur noch wollen, dass um ihr Leben gekämpft wird. Eine tragfähige Vorausplanung sei daher prinzipiell nicht möglich und solle auch nicht ermöglicht oder befördert werden (Enquete-Kommission 2004).

Dagegen ist einzuwenden, dass das Recht auf Selbstbestimmung weder hier noch in anderen Kontexten voraussetzt, dass Menschen ausschließlich die für sie richtigen Entscheidungen treffen. Auch andere Entscheidungen von großer Tragweite, etwa bezüglich der Berufs- oder Partnerwahl oder über große Investitionen, erweisen sich rückblickend mitunter als falsch oder sogar ruinös, ohne dass das diesbezügliche Selbstbestimmungsrecht deshalb in Frage gestellt würde. Noch näher liegt der Vergleich zu selbst getroffenen aktuellen Behandlungsentscheidungen in der Medizin: Menschen entschließen sich für oder gegen Operationen, Chemotherapien, diagnostische Interventionen oder Dauermedikamente – und in manchen Fällen scheint es den Betroffenen und/oder ihrem Umfeld im Rückblick offensichtlich, dass die falsche Entscheidung getroffen wurde. Das Recht auf Patienten-Selbstbestimmung bleibt davon unberührt, und dies wird auch nicht kontrovers diskutiert. Es gibt keinen stichhaltigen Grund, nur *im Voraus zu treffende* Entscheidungen mit der Begründung vom Recht auf Patienten-Selbstbestimmung auszunehmen, dass Individuen bei ungenügender Introspektion oder sonst wie resultierender Fehleinschätzung Entscheidungen treffen werden, die nicht ihren »wahren« Intentionen entsprechen. Doch ist das Wissen um diese mögliche Fehlerhaftigkeit ein guter Grund für ACP-Gesprächsbegleiter, ihre Klienten mit maximaler Aufmerksamkeit zu unterstützen und vor Festlegungen zu warnen, die sich bei Eintritt des hypothetischen Szenarios als vorschnell und ungenügend fundiert erweisen könnten, ohne dass dies dann noch korrigiert werden kann.

6.3.1.3 Unzureichende Aktualisierung des Patientenwillens durch die ACP-Gesprächsbegleitung

Der in ▶ Kap. 6.3.1.2 geschilderte Fall, in dem erst ein zweites Gespräch Unsicherheiten und Ambivalenzen aufdeckte, die in einem ersten Gespräch von beiden Beteiligten gänzlich unbemerkt geblieben waren, lenkt die Aufmerksamkeit auf ein wichtiges Prinzip von ACP (und einen fundamentalen Unterschied zur früheren Herangehensweise an Patientenverfügungen), nämlich die Entwicklung und Artikulation konsistenter Behandlungspräferenzen als einen kontinuierlichen Prozess zu begreifen. Es gibt unterschiedliche Einschätzungen zu der Frage, ob dieser Prozess schon im jungen Erwachsenenalter oder erst bei eingetretener Gebrechlichkeit (also körperlicher Behinderung bzw. verminderte Robustheit durch chronische Erkrankung und/oder Hochaltrigkeit) beginnen sollte (▶ Kap. 6.3.1.4); unstrittig ist aber, dass der Prozess der Vorausplanung nicht nur stets mindestens zwei Gespräche umfassen sollte, um vorschnelle Festlegungen zu vermeiden, sondern auch nach einer ersten Positionierung immer wieder aufgenommen und aktualisiert werden sollte.

Präferenzen bezüglich der Behandlung in medizinischen Krisensituationen können sich im Lauf der Zeit ändern. Typischerweise geschieht dies nicht aus heiterem Himmel, sondern gut begründet, sei es durch konkrete Anlässe wie neu aufgetretene (chronische) Erkrankungen, aktuelle Erfahrungen überstandener medizinischer Behandlungen, private Entwicklungen wie Verlust oder Gewinn eines Partners, oder sei es durch die Akkumulation von über mehrere Jahre aufgetretenen weniger prominenten Veränderungen. In der Regel ist erwartungsgemäß zu beobachten, dass Einschränkungen lebenserhaltender Maßnahmen mit zunehmender Gebrechlichkeit und unter Umständen einem wachsenden Gefühl der Rundung des eigenen Lebens und des Loslassen-Könnens oder -Wollens immer restriktiver werden. Nicht selten kommt es aber auch anders, etwa wenn eine erfolgreiche intensivmedizinische Behandlung zu einem neuen Bewusstsein für die Schönheit des Lebens und den eigenen Lebenswillen führt mit der Folge, dass eine zuvor restriktiv erfolgte Vorausplanung entsprechend revidiert wird.

Dieser Prozess der Aktualisierung ist demzufolge zentral für die Validität der artikulierten und ggf. dokumentierten Behandlungswünsche. Unterbleibt eine solche Aktualisierung, so steigt das Risiko, dass die betreffenden Personen gemäß ihrer wirksam im Voraus getroffenen Festlegungen behandelt werden, obwohl diese nicht (mehr) ihrem wahren Behandlungswillen entsprechen. Dabei ist es entscheidend, dass das System der Gesundheitsversorgung nicht nur für das primäre aufsuchende Angebot eines ACP-Gesprächs, sondern auch in der Folge für immer wieder *anlassbezogen* oder *nach Verstreichen einer definierten maximalen Zeitspanne* wiederholte Angebote der Aktualisierung dieser Vorausplanung in der Verantwortung ist. Die maximale Zeitspanne sollte erfahrungsgemäß je nach Setting und gesundheitlichem Verlauf bei der Person zwischen einem und höchstens fünf Jahren liegen – eine wissenschaftliche Evidenz für diese Empfehlung ist bisher nicht gegeben.

Ein erneutes Gesprächsangebot nach Verstreichen einer definierten maximalen Zeitspanne lässt sich technisch durch Reminder-Systeme realisieren. Bei der viel bedeutsameren anlassbezogenen Aktualisierung kommt es jedoch darauf an, dass die vorausplanende Person selbst oder aber ihr – je nach Setting privates oder professionelles – Umfeld registriert, dass etwas vorgefallen ist, was Einfluss auf und Bedeutung für die Vorausplanung haben könnte, und dementsprechend reagiert, also etwa den Kontakt zu einem ACP-Gesprächsbegleiter herstellt. Diese Wachsamkeit und Handlungskompetenz des Umfeldes ist ein zentrales Ergebnis einer institutionellen Implementierung (bzw. im ambulanten Bereich: einer Information und Mitnahme der Angehörigen und ggf. Pflegedienste), die daher als unabdingbare komplementäre Ergänzung zur individuellen Implementierungsebene der ACP-Gespräche verstanden werden muss.

6.3.1.4 ACP mit gesunden (jungen) Menschen

Vorausplanung im Sinne von ACP hat Elemente einer Versicherung. Vorausgeplant wird ein unwahrscheinliches und (in der Regel) unerwünschtes Ereignis, nämlich die gesundheitliche Krise, deren Bewältigung im Sinne des Betroffenen durch die Vorausplanung begünstigt wird. Die hierfür erforderlichen Gespräche sind (statt monatlicher Gebühren) die Investition.

Für eine solche Vorausplanung lässt sich eine Kosten-Nutzen-Rechnung aufmachen. Die »Kosten« für ACP, also insbesondere die erforderliche Zeitinvestition seitens des ACP-Gesprächsbegleiters und der vorausplanenden Person, sind auf der individuellen Gesprächsebene im Wesentlichen stets in gleicher Größenordnung, egal wie gesund, alt oder jung die betreffende Person ist. Der »Nutzen« hängt zum einen davon ab, wie wahrscheinlich der Eintritt des Ereignisses ist, für das vorausgeplant wurde (also einer mit Einwilligungsunfähigkeit einhergehenden medizinischen Krise), und zum anderen davon, mit welcher Wahrscheinlichkeit die individuelle Vorausplanung den vorgezeichneten Gang des akutmedizinischen Standards (mit dem Ziel der Lebenserhaltung im Rahmen des medizinisch Möglichen) verändern wird.

Die Finanzierung von ACP-Gesprächsbegleitungen für die in Einrichtungen der stationären Seniorenpflege und der Eingliederungshilfe lebenden Menschen zulasten der Krankenkassen folgt der Logik, dass in dieser Zielgruppe den erforderlichen Kosten ein verhältnismäßig hoher Nutzen gegenübersteht, da zum einen der Eintritt von mit Einwilligungsunfähigkeit einhergehenden medizinischen Krisen mit zunehmender Gebrechlichkeit immer häufiger wird und zum anderen seit Jahrzehnten erhobene empirische Daten erwarten lassen, dass zumindest pflegebedürftige Senioren in der Vorausplanung mehrheitlich Abstriche am vollumfänglichen akutmedizinischen Standard machen wollen.

Umgekehrt liegt die Einschätzung nahe, dass bei dieser Betrachtung die hohen Kosten für eine ACP-Gesprächsbegleitung aller gesunder (junger) Individuen einem geringeren Nutzen gegenüberstünden, da 1. der Eintritt von mit Einwilligungsunfähigkeit einhergehenden Krisen in dieser Klientel nur sehr selten und 2. zu erwarten ist, dass die ganz überwiegende Mehrheit der Betreffenden den akutmedizinischen Standard qua Vorausplanung im Wesentlichen bestätigen dürfte, der ja ursprünglich (in den 1960er Jahren, also vor dem »demografischen Wandel«) genau für diese Patientengruppe entwickelt worden ist. Einschränkend ist zu sagen, dass diese Einschätzungen bisher einer wissenschaftlich-empirischen Grundlage entbehren. Abweichungen vom medizinischen Standard des Therapieziels der Lebenserhaltung ohne Ansehen von Person und funktionellem Outcome dürften sich am ehesten für Szenarien ergeben, in denen schwere dauerhafte kognitive Einschränkungen eingetreten sind, etwa im Fall eines Syndroms der reaktionslosen Wachheit (sog. »Wachkoma«). Eine bisher offene Frage ist, ob diese Szenarien und die entsprechende Meinungsbildung sowie Artikulation von Behandlungspräferenzen bei gesunden jungen Menschen durch entsprechend fokussierte elektronische, internetbasierte Beratungshilfen (anstelle einer persönlichen ACP-Gesprächsbegleitung) unterstützt werden könnte.

Bevor man eine solche Investition und Unterstützung initiiert, sollte man die hierbei mögliche Fehlerquote kritisch reflektieren. Wollte man gesunden jungen Menschen niedrigschwellig Zugang zu Möglichkeiten der Vorausplanung im Sinne von ACP verschaffen (mit persönlicher oder aber elektronischer Beratung), so muss auch hier damit gerechnet werden, dass einzelne Individuen dieser Gruppe aus Missverständnissen oder wegen mangelnder Introspektionsfähigkeit Einschränkungen des akutmedizinischen Standards für sich festlegen, die (wie in ▶ Kap. 6.3.1.3 beschrieben) nicht dem entsprechen, was sie für sich entscheiden würden, wenn sie die Situation unmittelbar vor Augen hätten. Diesem Risiko stehen möglicherweise nur sehr wenige Fälle gegenüber, wo eine Vorausplanung eine vom akutmedizinischen Standard abweichende präferenzkonsistente Behandlung zur Folge hat. Zusammenfassend spricht viel dafür, Vor- und Nachteile möglicher ACP-Angebote für gesunde (junge) Menschen zunächst wissenschaftlich zu explorieren, bevor diesbezügliche niedrigschwellige Angebote gemacht werden.

6.3.2 Unzureichende Kapazitäten, Kompetenzen und Ressourcen für die Befolgung individueller Behandlungspräferenzen

ACP kommt an Grenzen und bleibt letzten Endes auf der Ebene konkreter medizinischer Behandlungsentscheidungen unwirksam, wenn das Konzept durch eine Reduktion auf die individuelle ACP-Gesprächsebene missverstanden und die nicht minder bedeutsame Ebene der institutionellen und regionalen ACP-Implementierung ungenügend adressiert wird (▶ Kap. 34 f).

Dies kann zur Folge haben, dass ACP-Gespräche zwar geführt und entsprechende Dokumentationen (Patientenverfügungen) zwar erstellt wurden, diese aber in kritischen Situationen den verantwortlich handelnden Personen nicht bekannt sind (▶ Kap. 6.3.2.1) oder nicht befolgt werden (▶ Kap. 6.3.2.2). Darüber hinaus bedarf die Umsetzung von ACP ausreichender Ressourcen für die präferenzkonsistente Behandlung im ambulanten Setting (▶ Kap. 6.3.2.3); fehlt es daran, können Enttäuschung, Überforderung und diskordante Behandlungen die Folge sein.

6.3.2.1 Unzureichende strukturelle und/oder prozessuale Verankerung: Behandlungswille in der kritischen Situation nicht bekannt

In der Organisationsentwicklung einer Institution, die im Zuge der Implementierung von ACP anzustoßen ist, sind insbesondere zwei Aspekte strukturell und prozessual zu verankern: Das niedrigschwellige ACP-Gesprächsangebot an alle neu einziehenden Bewohner und die Archivierung aussagekräftiger ACP-Dokumente (also insbesondere Patientenverfügungen und die darin integralen Notfallbögen) in das bestehende Ablagesystem in einer Weise, die bei Bedarf den handelnden Akteuren einen sofortigen Zugriff darauf erlaubt. Gleichzeitig muss das gesamte Fachpersonal so geschult sein, dass das Zustandekommen sowie Inhalt und Bedeutung der ACP-Dokumente verstanden werden und bei Bedarf auch darauf zugegriffen wird.

Kommen die ACP-Gespräche regelmäßig nicht zustande, was erfahrungsgemäß verschiedenste Gründe haben kann, so ist der Behandlungswille – das liegt auf der Hand – in der mit Einwilligungsunfähigkeit einhergehenden kritischen Situation nicht bekannt. Gleiches gilt, wenn die Gespräche geführt wurden, der sichere Zugriff auf einen einheitlichen Ort der Archivierung aber nicht gewährleistet ist, weil entweder die Archivierung nicht gesichert ist oder aber das Personal vor Ort im krisenhaften Moment nicht weiß, wo es nach was zu suchen hat. Die ressourcenintensive Bemühung der ACP-Gespräche bleibt dann ohne Nutzen im Sinne einer Behandlung gemäß dem Patientenwillen in diesen Situationen.

6.3.2.2 Unzureichender kultureller Wandel: Behandlungswille in der kritischen Situation bekannt, aber nicht befolgt

Wie wenig die bisherigen (reichweitenbeschränkten) Patientenverfügungen die Kultur einer Institution und die Sozialisation der dortigen Mitarbeiter zu verändern vermochten, wird erfahrungsgemäß besonders deutlich, wenn im Rahmen einer ACP-Implementierung die aus den Gesprächsprozessen entstandenen aussagekräftigen Patientenverfügungen und die darin integral enthaltenen Notfallbögen auf den Wohnbereichen ankommen und das Personal verunsichert fragt, wie es sich denn nun zu verhalten habe. Die bisherigen Patientenverfügungen, das ist hier unverkennbar, hatten (in der Regel) keine Konsequenzen für das individuelle Handeln von Mitarbeitern, sie blieben meist ungelesen in der Akte. Dass ein Bewohner für den Fall, dass er lebensbedrohlich erkrankt und dabei seinen Willen nicht mehr äußern kann, etwa eine Krankenhauseinweisung kategorisch ablehnt, obwohl sie aus medizinischer Sicht durchaus erfolgversprechend wäre, hat es in den vergangenen Jahrzehnten in Senioreneinrichtungen sicherlich in Einzelfällen, nicht aber in der Breite gegeben. Entsprechend hoch ist die Verunsicherung des Personals von Pflege und Sozialem Dienst angesichts solcher Festlegungen.

Es genügt nun nicht, dass diese konkret vor Ort handelnden Akteure der Vorausplanung entnehmen können, welche Maßnahmen mit dem Ziel der Lebenserhaltung abgelehnt werden; für sie ist außerdem wichtig zu wissen, wie sie (stattdessen) handelnd tätig werden können, etwa bei Luftnot oder Angst auf Seiten eines Bewohners. Da solche Situationen häufig mit Aufgeregtheit und Angst auch auf Seiten der Fachkräfte einhergehen sowie mit tief sozialisierten Konnotationen zwischen »Helfen« und akutmedizinischen Standards (etwa dem Rufen eines Notarztes), benötigt das Personal eine initiale Qualifizierung (auch für hinzukommende Mitarbeiter, also im QM hinterlegt) sowie eine longitudinale fallbasierte supervisorische Begleitung (einschließlich eines Notfalltelefons für kritische Situationen), um für den Umgang mit selbstbestimmten Einschränkungen lebenserhaltender Behandlungsoptionen eine neue Sozialisierung erfahren zu können. Entsprechendes gilt *cum grano salis* für Hausärzte und Berufsbetreuer sowie für das ärztliche und nichtärztliche Personal von Rettungsdiensten und Krankenhäusern. Ohne diesen Aspekt der Organisationsentwicklung im Rahmen der institutionellen und regionalen ACP-Implementierung ist damit zu rechnen, dass die von Einrichtungsmitarbeitern und -Bewohnern gleichermaßen in ACP gesetzten Hoffnungen enttäuscht werden und das Konzept durch Misserfolgserlebnisse in zugespitzten Situationen seinen Rückhalt in der Einrichtung verliert.

6.3.2.3 Unzureichende Qualifikationen oder Kapazitäten für eine präferenzkonsistente Versorgung

Neben einer gelungenen Organisationsentwicklung im Rahmen der institutionellen

ACP-Implementierung erfordert ACP ausreichende Qualifikationen und Kapazitäten für eine präferenzkonsistente Versorgung – insbesondere im Bereich der Palliative Care. Denn ACP hat insbesondere in den Zielgruppen des § 132g SGB V vorhersehbar zur Folge, dass krisenhaft erkrankende Menschen öfter als bisher in der Einrichtung verbleiben und dort (mit kurativer oder palliativer Zielsetzung) behandelt werden wollen, statt ins Krankenhaus verlegt zu werden. Damit fällt für das Einrichtungspersonal in Fällen, wo die Vorausplanung dies vorsieht, ein zentraler Mechanismus weg, der in kritischen Situationen – insbesondere außerhalb der Sprechzeiten der behandelnden Hausärzte, also nachts und am Wochenende – für Entlastung des notorisch knapp besetzten und in vielen Einrichtungen palliativpflegerisch noch nicht ausreichend qualifizierten Personals gesorgt hat und bis heute sorgt: die Übergabe eines kritisch kranken Patienten an den Rettungsdienst zum Transport ins Krankenhaus, oftmals in den letzten Lebensmonaten, -wochen oder -tagen (Schwinger et al. 2022).

In einer noch unveröffentlichten qualitativen Erhebung der BEVOR-Studie ist deutlich geworden, dass dieser Wegfall der Rettungsdienst-Option für das betroffene Pflegepersonal zunächst einmal eine Bedrohung darstellt sowie Angst und Überforderung auslöst. Die hiermit verbundenen Emotionen der Hilflosigkeit und des Ausgeliefertseins auf Seiten des Pflegepersonals (insbesondere außerhalb des kleinen Kreises von leitenden und hochqualifizierten Fachkräften) können in ihrer fatalen Bedeutung für die Akzeptanz und den langfristigen Erfolg der Implementierung eines ACP-Konzepts gar nicht überschätzt werden. Hier wird deutlich, dass die Implementierung von ACP in den Einrichtungen gemäß § 132g (sowie darüber hinaus auch im ambulanten Setting) nicht nur mit einer institutionellen und regionalen Implementierung von ACP, sondern insbesondere auch mit für solche zeitkritischen Fälle gegenüber dem Status quo spezifisch weiterentwickelten Kooperationsoptionen mit den vorhandenen regionalen palliativmedizinischen Ressourcen einhergehen muss (Radbruch et al. 2022).

Ob es sich dabei um haus- oder trägerinterne Kooperationslösungen, um eine für das Pflegepersonal ad hoc erreichbare allgemeine oder spezialisierte ambulante Palliativversorgung (AAPV/SAPV) oder um eine lokal organisierte palliativ-pflegerische sowie hausärztliche 24/7-Erreichbarkeit in Kooperation mit einem hierfür (also palliativ) zuverlässig qualifizierten Kassenärztlichen Notdienst handelt, ist dabei zweitrangig: Entscheidend ist, dass palliativ wenig qualifizierte bzw. unerfahrene Fachkräfte in der Einrichtung (typischerweise nachts und am Wochenende) nicht alleinstehen mit einer vom Patienten qua ACP verfügten palliativen Vor-Ort-Bewältigung eines plötzlich eintretenden Notfalls, sondern zu jeder Tages- und Nachtzeit die Möglichkeit haben, innerhalb kürzester Zeit palliativ versierte pflegerische und ärztliche Fachkräfte hinzuziehen. Das bedeutet unter Umständen aber auch: Wo solche palliativen Ressourcen noch nicht in ausreichendem Umfang vorhanden bzw. für eine gegebene Einrichtung erreichbar sind, sollte ihre strukturelle Bereitstellung unbedingt mit bedacht werden, wenn eine Einrichtung, ein Träger oder idealerweise eine Region sich auf den Weg machen, ACP im Sinne des § 132g (und darüber hinaus) zu implementieren.

6.4 Fazit

Advance Care Planning ist ein in Deutschland noch wenig etabliertes Konzept, das dem Bemühen um eine konsequent patientenzentrierte gesundheitliche Versorgung – speziell für die Akutmedizin – wertvolle neue Impulse gibt. Es hat das Potenzial, zu einem kulturellen Wandel im Sinne eines vermehrten Respekts für die Patienten-Selbstbestimmung beizutragen, sodass Menschen bei schwerer, mit Einwilligungsunfähigkeit einhergehender Erkrankung nicht länger gemäß akutmedizinischen Automatismen, sondern ihrem Willen entsprechend behandelt werden. Denkbar ist perspektivisch durch den starken mit ACP verbundenen Impuls auch ein wünschenswerter Spillover-Effekt dieses kulturellen Wandels zugunsten einer tieferen Verankerung gemeinsamer Entscheidungsfindung (Shared Decision Making) für die Behandlung bereits eingetretener Erkrankungen, als dies bisher der Fall ist.

Gleichzeitig ist es wichtig zu erkennen, dass ACP kein Allheilmittel, sondern vielmehr nur in Grenzen wirksam ist und mit Risiken einhergeht, insbesondere wenn der mit ACP verbundene Aufwand an Investitionen und kontinuierlich verfügbaren Ressourcen unterschätzt wird.

Die von manchen geäußerte fundamentale Kritik an ACP im Sinne einer angeblichen Verabsolutierung von Autonomie auf Kosten der ärztlichen Fürsorge, eines Ausdrucks von Machbarkeitsfantasien und Planbarkeitswahn und eines neoliberalen Werkzeugs kalten gesundheitsökonomischen Kalküls entbehrt jeglicher sachlichen Grundlage und fällt auf ihre Autoren zurück, die sich fragen lassen müssen, warum sie sich mit dem durch ACP in der Tat eingeläuteten Ende der Reichweitenbeschränkung von Patientenverfügungen und der Ermächtigung von Patienten gegenüber dem übermächtigen (akut)medizinisch-industriellen Komplex so schwer tun (oder nicht gründlicher recherchiert haben).

Eine andere Frage ist, ob ACP tatsächlich hält, was es verspricht. Die wissenschaftliche Diskussion hierzu ist im vollen Gange, und die Ergebnisse von Studien sind nicht einheitlich; auch die in Deutschland durchgeführte BEVOR-Studie (2019–2023) hat den damit intendierten klinischen Wirksamkeitsnachweis nicht erbringen können, da – im Rückblick geurteilt – der Zeitplan für die Intervention zumindest unter Pandemiebedingungen zu ambitioniert war. Gleichzeitig finden sich in der explorativen Analyse der BEVOR-Studie Hinweise darauf, dass die erschreckend niedrige Rate explizit präferenzkonsistenter Behandlungsentscheidungen bei potenziell lebensbedrohlichen Ereignissen tatsächlich ansteigt, wenn Einrichtungen ACP sowohl auf der individuellen Gesprächsebene als auch auf institutioneller Ebene konsequent implementieren. Wo ACP jedoch nur als vermehrtes Vorhandensein unterschriebener Patientenverfügungen missverstanden wird, ist mit einer messbaren Auswirkung auf das klinische Handeln an den Bewohnern nicht zu rechnen. Doch selbst bei optimaler Implementierung von ACP ist zu beachten, dass es auch weiterhin Fallkonstellationen angesichts lebensbedrohlicher Erkrankungen geben wird, die durch ACP nicht zufriedenstellend vorbereitet wurden bzw. zu lösen sind.

Wer ACP implementieren will, ob im Rahmen des § 132g SGB V oder darüber hinaus, sollte sich im Klaren sein, dass sowohl auf der individuellen Gesprächsebene als auch auf der institutionellen Implementierungsebene der Organisationsentwicklung und Mitarbeiterqualifikation hohe Qualitätsstandards zu beachten sind, damit ACP nicht durch unzureichend geführte Gesprächsprozesse, mangelhafte strukturelle und prozessuale Verankerungen der Abläufe im QM und/oder ungenügende Schulung und Mitnahme des Personals von Einrichtungen (bzw. ambulanten Diensten oder Angehörigen), Rettungsdiensten und Krankenhäusern sowie der Hausärzte und Berufsbetreuer zu vorausgeplanten Festlegungen bzw. zu einem diesbezüglichen Umgang führt, die nicht mit den wahren Behandlungsintentionen der Bewohner konsistent sind und somit deren Autonomie im Ergebnis beschädigen, statt sie zu fördern. Die Fachgesellschaft Advance Care Planning Deutschland (www.acp-d.org) hat zum Ziel, in diesem Sinne Bemühungen um nationale Qualitätsstandards zu unterstützen; diesbezüglich sind auch Gesundheitspolitik und Kassen in der Pflicht, Gesetzgebung und korrespondierende Umsetzungsvereinbarung weiterzuentwickeln. Darüber hinaus ist eine enge Kooperation zwischen Einrichtungen, die ACP anbieten wollen, und regionalen ambulanten Palliativressourcen essenziell, damit hierfür ungenügend qualifiziertes Einrichtungspersonal – insbesondere nachts und am Wochenende – nicht mit im Voraus geplanten Behandlungswünschen einer palliativen Versorgung vor Ort heillos überfordert ist und seinerseits in Not gerät.

Literatur

Ach JS, Schöne-Seiffert B (2013) »Relationale Autonomie« – eine kritische Analyse, in Patientenautonomie. Theoretische Grundlagen - Praktische Anwendungen, C. Wiesemann and A. Simon, Editors. Mentis: Münster. p. 42-60.

Coors M (2019) Zur ethischen Bewertung von Advance Care Planning aus evangelisch-theologischer Perspektive, in Advance Care Planning / Behandlung im Voraus planen als Instrument einer patientenzentrierten Gesundheitsversorgung - juristische, theologische und medizinische Perspektiven, W. Höfling, T. Otten, and J. in der Schmitten (Hrsg.) Nomos-Verlag: Baden-Baden. p. 153-169.

Diözesaner Ethikrat im Caritasverband für das Erzbistum Paderborn e. V. (2013) Umgang mit Patientenverfügungen. Empfehlungen (2., überarbeitete Auflage). Verfügbar unter: http://www.caritas-paderborn.de

Dörner K (2008) »Der gute Arzt« im Spannungsfeld zwischen Patientenwille und medizinischer Indikation, in: Medizinische Indikation und Patientenwille. R. Charbonnier, K. Dörner, und S. Steffen (Hrsg.) Schattauer Verlag: Stuttgart. p. 1-6.

Enquete-Kommission Ethik und Recht der modernen Medizin: Patientenverfügungen. Deutscher Bundestag, 15. Wahlperiode; Drucksache 15/3700 vom 13.09.2004.

Garden G et al. (2022) Advance care plans in UK care home residents: a service evaluation using a stepped wedge design. Age Ageing. 51(3).

Götze K et al. (2022) Effectiveness of a complex regional advance care planning intervention to improve care consistency with care preferences: study protocol for a multi-center, cluster-randomized controlled trial focusing on nursing home residents (BEVOR trial). Trials. 23(1): p. 770.

Jox RJ, Ach JS, Schöne-Seifert B (2014) Der »natürliche Wille« und seine ethische Einordnung. Dtsch. Ärztebl. (111): A394-A396.

Lob-Hüdepohl A (2019) Gelassen.Gestalten. Moraltheologische Erkundungen zum »Advance Care Planning«, in: Advance Care Planning / Behandlung im Voraus Planen: Konzept zur Förderung einer patientenzentrierten Gesundheitsversorgung, W. Höfling, T. Otten, and J. in der Schmitten (Hrsg.) Nomos-Verlag: Baden-Baden.

Neitzke G (2015) Gesellschaftliche und ethische Herausforderungen des Advance Care Plannings, in: Advance Care Planning: Von der Patientenverfügung zur gesundheitlichen Vorausplanung. M. Coors, R. Jox, and J. in der Schmitten (Hrsg.) Kohlhammer: Stuttgart. p. 152-163.

van Oorschot B et al. (2019) Desired place of death, living will and desired care at end of life: initial results of a survey of nursing home residents. Z Gerontol Geriatr. 52(6): p. 582-588.

Radbruch L et al. (2022) Infrastruktur der Palliativversorgung – Versorgungspfade von pflegebedürftigen Menschen in der palliativen Phase, in: Pflege-Report 2022. Spezielle Versorgungslagen in der Langzeitpflege. K. Jacobs, et al. (Hrsg.) Springer: Berlin. p. 36-53.

Rietjens JAC, Sudore RL, Connolly M et al. (2017) Definition and recommendations for advance care planning: an international consensus supported by the European Association for Palliative Care. Lancet Oncol; 18(9):e543-e551

Schuchter P, Brandenburg J, Heller A (2018) Advance Care Planning (ACP) – Wider die ethischen Reduktionismen am Lebensende. Zeitschrift für Medizinische Ethik; 64:213-232

Schwinger A et al. (2022) Krankenhausaufenthalte von Pflegeheimbewohnenden am Lebensende: eine empirische Bestandsaufnahme, in Pflegereport 2022. Spezielle Versorgungslagen in der Langzeitpflege, K. Jacobs, et al. (Hrsg.) Springer: Berlin. p. 54-75.

Seifart C, Heubel F, Schmidhuber M, Kropf M (2024) Professionalität der Gesprächsbegleitenden und Freiwilligkeit der Teilnehmenden als ethische Herausforderungen von Advance Care Planning. Ethik in der Medizin, 36(1):55-70

Shalowitz DI, Garrett-Mayer E, Wendler D (2006) The Accuracy of Surrogate Decision Makers. A Systematic Review. Arch Intern Med; 166:493-497

Singer PA, Robertson G, Roy DJ (1996) Bioethics for clinicians: 6. Advance care planning. Can Med Assoc J: 155(12): 1689-1692

Stadler R (2023) Wie sinnvoll sind Beratungen am Lebensende? Süddeutsche Zeitung (06.11.2023).

Sudore RL, Lum HD, You JJ et al. (2017) Defining advance care planning for adults: a consensus definition from a multidisciplinary Delphi panel. J Pain Symptom Manage; 53(5): 821–32.e1

Sudore RL, Heyland DK, Lum HD et al. (2018) Outcomes That Define successful advance care planning: a Delphi panel consensus. J Pain Symptom Manage; 55(2):245–55.e8.

Teno JM, Nelson HL, Lynn J (1994) Advance care planning: priorities for ethical and empirical research. Hastings Cent Rep 24(6 Suppl): S. 32–36

7 Advance Care Planning in der Pflegepraxis – Voraussetzungen und Implementierung

Settimio Monteverde, Isabelle Karzig-Roduner

7.1 ACP-Beratung als Feld interprofessioneller Kooperation

Die Ermittlung des Informationsbedarfs und die Befähigung von Patient*innen zur Wahrnehmung von Autonomie sind Kernelemente einer jeglichen therapeutischen Beziehung, die sich partizipativ versteht. Sie nimmt die Interessen der betroffenen Person wahr und hat zum Ziel, dass Selbstbestimmung nicht nur gedacht und dokumentiert, sondern de facto auch realisiert werden kann. Im Rahmen der gesundheitlichen Vorausplanung (Advance Care Planning, ACP) können die damit verbundenen Aufgaben von allen dafür entsprechend qualifizierten Gesundheitsfachpersonen wahrgenommen werden. Gerade Pflegefachpersonen haben dafür optimale Voraussetzungen. Da es in formaler Hinsicht für zukünftige Entscheidungen immer die verfügende Person selbst ist, die das Therapieziel und entsprechende therapeutische Maßnahmen schriftlich festlegt, bedarf es grundsätzlich keiner ärztlichen Delegation für die ACP-Beratung durch Pflegefachpersonen.[10]

Oftmals nehmen Pflegefachpersonen den Beratungsbedarf Betroffener aus nächster Nähe wahr. Sie decken Wissensdefizite auf, befähigen die betroffene Person in den Entscheidungenprozessen und unterstützen das interprofessionelle Team im Management von Behandlungs-, Betreuungs- und Notfallplanungen in Situationen der Urteilsunfähigkeit (Anderson et al., 2018; Izumi, 2017). Eine enge interprofessionelle Kooperation aller Akteur*innen, die sich typischerweise in der engen Zusammenarbeit mit Haus- und Fachärzt*innen zeigt, ist somit ein wichtiges Qualitätsmerkmal einer gesundheitlichen Vorausplanung, welche sich manifestiert in

- der Erfassung des Lebenswillens, der Lebenseinstellungen oder der sog. Werteanamnese und deren Dokumentation in der ACP-Standortbestimmung (▶ Kap. 27),
- der Festlegung von Therapiezielen für verschiedene Situationen der Urteilsunfähigkeit und daraus abgeleiteter, resp. damit kompatibler medizinischer und pflegerischer Maßnahmen (▶ Kap. 28, 29, 30),
- der Behandlungs- oder Notfallplanung bei schwerer Erkrankung, sowohl für die stationäre als auch ambulante Gesundheitsversorgung sowie in Einrichtungen der Langzeitpflege.

---

10 Davon ausgenommen sind ärztliche Notfallanordnungen und Notfallpläne, die explizit einen Verordnungscharakter haben.

7.2 Affinität von Pflegeprozess und Advance Care Planning

Vor dem Hintergrund eines modernen Pflegeverständnisses fokussiert professionelle Pflege den Umgang mit gesundheitlichen Herausforderungen. Sie stärkt die Fähigkeit des Individuums, angemessene Reaktionen auf diese Herausforderungen geben zu können mit den Zielen, Gesundheit wiederherzustellen oder zu erhalten, Krankheiten zu verhüten oder Leiden zu lindern (ICN, 2020). Mit dieser breiten Definition des Zuständigkeitsbereichs professioneller Pflege hebt der International Council of Nurses den lebensweltlichen Bezug pflegerischer Praxis hervor. Dadurch gelingt auch eine grobe Differenzierung des pflegerischen Handelns zum ärztlichen, welches sich der Behandlung von Krankheit, resp. ihrem Verständnis, Diagnostik und Therapie widmet. Vom Grundverständnis her hat das Konzept Advance Care Planning sowohl einen lebens- wie auch einen behandlungsweltlichen Bezug. Gerade deswegen sind Pflegefachpersonen wichtige Kooperationspartner*innen im ACP-Beratungsprozess (Miller et al., 2019). Damit verbundene Aufgaben lassen sich auch im Rahmen, bzw. in der »Logik« des *Pflegeprozesses* verstehen. Dieser stellt eine gut etablierte Methode, genauer gesagt systematische Herangehensweise dar, um Pflegeinterventionen zu planen, durchzuführen und zu evaluieren (z. B. Gordon, 2020).

> Der Pflegeprozess umfasst Methoden und Instrumente der Erhebung des Pflegebedarfs, z. B. innerhalb verschiedener Aktivitäten des täglichen Lebens, wie sich bewegen, atmen, für Sicherheit oder für eine suffiziente Zufuhr an Nahrung und Flüssigkeit zu sorgen. Auf dieser Grundlage werden Interventionen der Grundpflege, aber auch der Behandlungspflege (z. B. Wundpflege, Inhalationstherapie) vereinbart, geplant, durchgeführt und evaluiert.

Der Pflegeprozess umfasst die Information und das Assessment des Pflegebedarfs, die pflegerischen Diagnosen und die Planung, Durchführung und Evaluation der pflegerischen Maßnahmen. Während im Stationsalltag die Grund- und Behandlungspflege im Fokus steht, werden im Rahmen der gesundheitlichen Vorausplanung, gemeinsam mit der betroffenen Person und nach Möglichkeit mit deren Angehörigen, Situationen und Behandlungsziele bei Urteilsunfähigkeit antizipiert und entsprechende pflegerische Maßnahmen geplant und Betreuungswünsche dokumentiert.

Ausgehend von dieser grundsätzlichen Affinität von »Pflegeplanung« und »gemeinsamer Vorausplanung für Situationen der Urteilsunfähigkeit« zeigen sich unterschiedliche Konkretionsgrade, in denen *die Aufgaben bezüglich ACP in der Pflegepraxis* in Erscheinung treten, resp. Pflegefachpersonen sich damit befassen können.[11] Unterschieden werden dabei verschiedene Ebenen:

1. Die *allgemeine Ebene* der Thematisierung und Sensibilisierung sowohl der betroffenen Person, ihres Umfelds, als auch der Gesellschaft im Allgemeinen für das Thema der gesundheitlichen Vorausplanung
2. Der Umgang mit, die Verifizierung, Dokumentation und Integration von bereits *bestehenden* Patientenverfügungen im klinischen Alltag
3. Die konkrete *Umsetzung* bestehender Vorsorgedokumente in Situationen der Urteilsunfähigkeit und ihren Einbezug in Therapiezielfestlegungen und Behandlungsentscheidungen

---

11 Unter dem Begriff der Pflegefachperson wird im Folgenden eine Person mit Abschluss in Krankenpflege auf Tertiärniveau verstanden. Dieser kann auch auf Hochschulstufe (Bachelor Pflege) angesiedelt sein.

4. Die spezifische Beratungssituation durch entsprechend qualifizierte Pflegefachpersonen (ACP-Gesprächsbegleitende, facilitators) zu lebensweltlichen und behandlungsspezifischen Aspekten bei der Erstellung von Vorsorgedokumenten (▶ Teil IV)
5. Die Implementierung von ACP und der damit einhergehenden Grundhaltung der Patientenorientierung gemäß Shared Decision Making im individuellen Tätigkeitsbereich, d. h. auf der Ebene einer Station, einer Institution oder in einer Region
6. Die Integration der Philosophie und Logik von ACP und der Bedeutung evidenzbasierter Entscheidungen im Kontext von Fallbesprechungen, Fachgesprächen und Weiterbildungen in der Pflegepraxis

Während die drei zuerst erwähnten Aspekte für jede Pflegefachperson mit Patient*innenkontakt relevant sind und deshalb in den pflegerischen Ausbildungscurricula und in der beruflichen Fort- und Weiterbildung explizit aufgenommen werden sollten, setzen der vierte bis sechste Aspekt gemäß internationalen Erfahrungen eine vertiefte Auseinandersetzung, Qualifikation (▶ Kap. 39) und praktische Tätigkeit in diesem Bereich voraus.

7.3 Internationale Erfahrungen mit ACP in der Pflegepraxis

Die Literaturrecherche von Ke et al. (2015) zeigte auf, dass Pflegefachpersonen eine entscheidende Rolle spielen in der Beurteilung des Bedarfs von ACP-Gesprächen, in der Initiierung, als Informationsvermittelnde zu ACP und als Kommunikator*innen und Moderator*innen in ACP-Gesprächen. Obwohl die Pflegenden diese Rollen als angemessen empfanden, äußerten sie gleichzeitig hohe praktische Hürden, zum einen durch das auf andere Probleme ausgerichtete Arbeitsumfeld, zum anderen aber auch durch Zeitbeschränkungen und mangelnde Ressourcen in der Wahrnehmung ihrer Rolle im ACP (Ke et al., 2015). Die Umfrage von Izumi (2017) ergab, dass sich die befragten Pflegefachpersonen selten bis nie an ACP-Gesprächen beteiligen. 38 % berichteten, dass sie manchmal beteiligt sind und nur 20 % gaben an, dass sie häufig beteiligt sind. Zeitmangel wurde als wichtiger Grund für eine eingeschränkte ACP-Tätigkeit genannt. Einige Pflegende drückten auch Zögern oder mangelnde Absicht aus, Gespräche zur gesundheitlichen Vorausplanung mit Patient*innen zu führen, weil sie der Meinung waren, dass dies in der Organisation nicht als pflegerische Aufgabe vorgesehen sei. Zudem hätten Ärzt*innen Bedenken, ob Pflegefachpersonen diese Aufgabe qualitativ gut erfüllen könnten (Izumi, 2017). In Deutschland verfassten Marckmann et al. ein Plädoyer für eine regionale Implementierung von ACP mit externen ACP-Beratenden (Marckmann et al., 2018). Dieses hält fest, dass die Gesprächsbegleitung ein hohes Maß an *kommunikativer Kompetenz* erfordert. Auch in anderen Ländern wird anerkannt, dass ACP eine hohe Kommunikationskompetenz voraussetzt. So beschreibt eine Delphi-Umfrage in Kanada, dass es Nurse Practitioners sind, die ACP implementieren könnten, dass dazu aber verschiedene spezifische Kompetenzen notwendig sind, um ACP effektiv auch umsetzen zu können. Dazu zählen »Klinische Praxis«, »Konsultation und Kommunikation«, »Anwaltschaft« und »Therapeutisches Management« (Heale et al., 2018). Die Studie von Anderson et al. aus den USA fordert in der Umsetzung von ACP in der Pflege unter anderem die Förderung spezifischer Kommunikationskompetenzen, die Unterstützung von ACP-Gesprächen und deren Dokumentation durch die Gesundheitssysteme, die Umsetzung von Praxisstandards auf allen Ebenen der Pflegeaus- und -weiterbildung sowie Forschung zur Umsetzung von ACP in der Pflege (Anderson et al., 2018).

7.4 Ethische Aspekte von ACP in der Pflegepraxis

Das Konzept Respecting Choices® aus der Region La Crosse, Wisconsin, USA, begründet Advance Care Planning auf der Basis von vier konstitutiven Prinzipien (▶ Kap. 3):

- das Prinzip des Handelns gemäß der Idealvorstellung eines gelungenen Lebens
- das Prinzip des Rechts auf körperliche Unversehrtheit
- das Prinzip der Patient*innenautonomie
- das Prinzip der Einwilligung nach Aufklärung (Informed Consent)

Diese lassen sich vollumfänglich auch als ethisches Koordinatensystem innerhalb des ACP-Prozesses verstehen, welcher von Pflegefachpersonen mitgestaltet wird. Die Canadian Nurses' Association hat im Code of Ethics for Registered Nurses festgehalten, dass Patientenverfügungen (Advance Directives) als Behandlungsfestlegungen für aktuelle oder zukünftige Behandlungen für Pflegende verbindlich sind (CNA, 2017). Liegt keine Patientenverfügung vor, muss in der Schweiz mit der vertretungsberechtigten Person der mutmaßliche Wille eruiert werden (SAMW, 2019), in Deutschland geschieht dies mit dem rechtlichen Vertreter. Im kanadischen Code of Ethics steht zudem, dass »die Pflegende gewährleistet, dass die pflegebedürftige Person zeitgerecht die richtige und ausreichende Information auf eine kulturell angemessene Weise erhält, auf die sie ihre Zustimmung zu ihrer pflegerischen Versorgung und Behandlung gründen kann« (CNA, 2017, S. 9, Punkt 11). Auch für pflegerische Maßnahmen bedarf es der Einwilligung der vertretungsberechtigten Person, wenn Betroffene nicht urteilsfähig sind (CNA, S. 12, Punkt 11). Gleichermaßen beruft sich auch der Schweizer Berufsverband der Pflegefachfrauen und Pflegefachmänner (SBK) im Dokument »Ethik und Pflegepraxis« auf das Selbstbestimmungsrecht der Patient*innen in Situationen der Urteilsunfähigkeit: Das Autonomieprinzip beinhaltet, so der SBK, »das Recht auf Berücksichtigung des mutmasslichen, respektive im Voraus klar formulierten Willens bei Urteilsunfähigkeit« (SBK, 2013, S. 12).

7.5 Basisaufgaben von Pflegefachpersonen im ACP-Prozess

Auf der Basis der grundsätzlichen Affinität, resp. Kompatibilität des Pflegeprozesses mit dem Prozess der gesundheitlichen Vorausplanung können die Basisaufgaben von Pflegefachpersonen im ACP-Prozess näher umschrieben werden:

Pflegefachpersonen sind durch ihre professionellen Kompetenzen, die Unmittelbarkeit und die Intensität des Kontakts zur pflegebedürftigen Person in der Lage, auf vielfältige Art Verantwortung im Rahmen des ACP-Prozesses zu übernehmen und Patient*innen, deren Bezugspersonen und Familien in diesem Prozess zu unterstützen. Die betroffene Person wird befähigt, Entscheidungen für zukünftige Krisensituationen mit Urteilsunfähigkeit bestmöglich vorwegzunehmen und ihren Willen schriftlich festzulegen. Durch deren Unterstützung im Entscheidungsprozess tragen Pflegefachpersonen damit sowohl zur Umsetzung des Patientenwillens als auch zur Vorbereitung des Umfelds auf mögliche Komplikationen und Krankheitsverläufe bei (Izumi, 2017). Mit strukturierten und in den Pflegeprozess integrierten ACP-Standortgesprächen helfen sie den betroffenen Personen, persönliche, informierte Entscheidungen für zukünftige medizinische Behandlungen zu formulieren und mit ihren Bezugspersonen darüber ins Gespräch zu kommen. Die Wichtigkeit solcher Festlegungen ist nicht nur bei älteren Erwachsenen oder bei schwerkranken Patient*innen gegeben, sondern durchaus auch bei gesunden und jüngeren Menschen, mit denen Pflegende beispielsweise im Rahmen ihrer Tätigkeit in Prävention und Gesundheitsförderung in Kontakt treten können. Gerade diese Bevölkerungsgruppe steht unter einem erhöhten Risiko für unfallbedingte längere Zustände der Urteilsunfähigkeit mit ungewissem Ausgang, denke man nur an die Gefahren von Extremsportarten oder des Individualverkehrs. Aus diesem Grund wird im Rahmenkonzept des Bundesamts für Gesundheit der Schweiz (BAG, 2018) allen Menschen eine gesundheitliche Vorausplanung empfohlen (bspw. Festlegung der Vertretungsberechtigung, Einstellung zur Organspende), unabhängig von Alter oder Gesundheitszustand.

In Anlehnung an den ICN-Ethikkodex fordert der Deutsche Berufsverband für Pflegeberufe (DBfK, 2024), dass Pflegefachpersonen zusätzliche, selbstverantwortliche Aufgaben in der Beratung übernehmen zur Verbesserung der Versorgung (DBfK, 2024), was sich unschwer auch auf ACP-Beratungsgespräche ausweiten lässt. Diese ACP-Standortgespräche können in unterschiedlichen Settings verortet sein. Sie gehören sowohl in die Primary Care, bzw. in die multiprofessionelle und flächendeckende Grundversorgung, als auch in die »Spezialversorgung« durch (hoch-)spezialisierte stationäre und ambulante Dienste wie etwa die Intensiv- oder Palliativmedizin, resp. -pflege.

7.6 Die Schritte des Pflegeprozesses und das Ziel der Autonomiebefähigung

Gemäß der Pflegetheorie nach King (1981) haben Pflegende die Aufgabe, die individuelle und situative Autonomiefähigkeit der Patient*in zu erheben. Dies ermöglicht ihnen, den Wissensstand der Person bezüglich ihrer Diagnose und Prognose, aber auch Vorstellungen zum Therapieziel und den Pflegeerwartungen zu erfassen, zu gewichten und zu bewerten. Von zentraler Bedeutung ist, dass jeder Person auch bei eingeschränkten kognitiven Fähigkeiten das Potenzial zugeschrieben wird, am Prozess der persönlichen gesundheitlichen Vorausplanung zu partizipieren.

7.6.1 Assessment

Das Assessment im Kontext des Pflegeprozesses klärt das Vorhandensein verschiedener Voraussetzungen ab, die für einen wirksamen Beratungsprozess unverzichtbar sind und zu einer persönlichen und aussagekräftigen Vorausplanung führen können:

- *psychologisch:* Die Bereitschaft der betroffenen Person, sich auf ein Gespräch zur gesundheitlichen Vorausplanung einzulassen, muss zuerst festgestellt beziehungsweise hergestellt werden. Dies ist gerade bei der aufsuchenden ACP-Beratung in spezifischen Krankheits- oder Lebenssituationen von größter Wichtigkeit (► Kap. 23).
- *ethisch:* Um eine Person in ihrer Autonomie zu befähigen, müssen die Rahmenbedingungen für eine optimale Beratungssituation geschaffen werden (bspw. Zeitpunkt und Ort der Beratung, Auswahl der Gesprächsteilnehmenden, an persönlichen Bedürfnissen und Fähigkeiten angepasste Beratungsunterlagen, Beiziehung eines Dolmetschers/einer Dolmetscherin).
- *juristisch:* Die Fähigkeit der betroffenen Person, die Implikationen einer gesundheitlichen Vorausplanung zu erfassen, muss gegeben sein (Einwilligungsfähigkeit), um eine rechtlich gültige Patientenverfügung zu erstellen. Gleichwohl sind Äußerungen von Menschen mit kognitiven Einschränkungen wesentlich und zu beachten. Bei urteilsunfähigen/einwilligungsunfähigen Personen gilt deren Patientenverfügung als rechtlich bindend.
- *medizinisch:* Bei begründeten Zweifeln an der Urteilsfähigkeit muss diese abgeklärt werden. So zum Beispiel bei fehlendem Realitätsbezug und Akzeptanz bezüglich Diagnose und Prognose und/oder der Vermutung, dass eine psychiatrische Erkrankung vorliegen könnte, welche die Urteilsfähigkeit bezüglich der Vorausplanung mindert. Ein solches Assessment sollte nur durch eine spezifisch dafür geschulte Fachperson, z. B. ein*e Psychiater*in, vorgenommen werden (SAMW, 2019; U-Kit, 2018).

Mit einem solchen multidimensionalen Assessment kann auch die Pflegefachperson feststellen, ob die betroffene Person zur Klärung und Festlegung von Therapiezielen und Maßnahmen bereit und dazu in der Lage ist. Ebenso kann sie abklären, inwiefern eine Vulnerabilität vorliegt, die dazu führen könnte, dass den Vorstellungen und Wünschen der Person nicht genügend Raum gegeben wird, weil Vorstellungen und Wünsche Dritter (z. B. naher Angehöriger) im Vordergrund stehen. Zu einem solchen Assessment gehört auch die Berücksichtigung bereits vorhandener Patientenverfügungen und deren Interpretation zusammen mit der verfügenden oder mit der vertretungsberechtigten Person, wenn bei ersterer Urteilsunfähigkeit vorliegt bezüglich medizinischer Entscheidungen.

7.6.2 Pflegerische Interventionen innerhalb des ACP-Prozesses

Pflegerische Interventionen innerhalb des ACP-Prozesses, die auf Assessment und Diagnostik folgen, bestehen aus verschiedenen Maßnahmen zur Autonomiebefähigung: Die Pflegefachperson zeigt sich offen, aktiv aufsuchend und klärt den Bedarf an Entscheidungsfindung im Rahmen der Vorausplanung ab. Sie fördert bei der betroffenen Person die Wahrnehmung der eigenen Autonomiemöglichkeiten und befähigt diese, den Gesundheits- und Krankheitszustand zu beschreiben, das soziokulturelle Umfeld zu benennen, Präferenzen zu bilden und zu äußern. Gleichzeitig befähigt sie diese, Therapiemöglichkeiten in Krisensituationen zu verstehen, abzuwägen und sich bezüglich medizinischer und pflegerischer Behandlungen in solchen Situationen festzulegen.

7.6.3 Umsetzung der Pflegeintervention im ACP-Prozess

Das Verständnis der betroffenen Person über die eigene Situation kann mit den Fragen des ACP-Standortgesprächs gestärkt werden. Es wird ihr ermöglicht, das Wissen über den Gesundheits- oder Krankheitszustand zu überprüfen, Präferenzen zu formulieren und persönliche Grenzen einer lebensverlängernden medizinischen Behandlung bei Urteilsunfähigkeit zu benennen.

7.6.4 Evaluierung der Pflegeintervention

Die Evaluation beinhaltet eine Überprüfung der Kongruenz der Aussagen der betroffenen Person mit ihren Festlegungen in einer Patientenverfügung und der aktuellen Behandlungsplanung.

7.6.5 Erneutes Assessment

Eine kontinuierliche Erhebung der Behandlungspräferenzen für mögliche zukünftige medizinische Entscheidungssituationen erhöht die Chance, den aktuellen Patientenwillen in einer Krisensituation zu kennen und entsprechend umsetzen zu können. Dies ist vor allem dann wichtig, wenn sich persönliche Lebensumstände (z. B. Tod einer nahestehenden Person, die zugleich als medizinische Vertretungsperson bestimmt war) oder die gesundheitliche Situation ändern.

7.7 Qualifikationen von Pflegefachpersonen

Auf der Grundlage der beschriebenen Affinität zwischen Pflegeprozess und ACP-Prozess und einem Grundverständnis professioneller Pflege, das personenzentriert und partizipativ zugleich ist, wurden die Schnittstellen zwischen ACP und Pflege ausgeführt. An dieser Stelle drängt sich die Frage auf, welche zusätzlichen Qualifikationen Pflegende benötigen, um damit verbundene Aufgaben effektiv zu bewältigen. Dazu wird ein dreistufiges Modell vorgeschlagen, das auf jeder Stufe eine Zusatzqualifikation voraussetzt, wobei die Sensibilisierung für ACP stufenunabhängig bereits in der Grundausbildung/im Grundstudium zu erfolgen hat (vgl. auch Karzig 2020).

7.7.1 Basisberatende/ ACP-Botschafter*innen

Pflegefachpersonen können zunächst als Basisberatende den Beratungsbedarf wahrnehmen, Probleme rund um die Autonomiefähigkeit erkennen und Patient*innen, Bewohner*innen oder Klient*innen auf ihre persönliche Lebens- und/oder Krankheitssituation ansprechen. Zur Bewertung des Beratungsbedarfs für zukünftige pflegerische Maßnahmen brauchen sie die Fähigkeit zur Reflexion, zum Diskurs, zur Urteilsbildung und zur Begleitung in der persönlichen Entscheidungsfindung. Sie sprechen die pflegebedürftigen Menschen auf die gesundheitliche Vorausplanung an, fragen sie nach ihrer Einschätzung der Situation, führen das ACP-Standortgespräch und bieten ihnen Unterstützung in der Festlegung von Therapiezielen an. Dafür notwendige Kompetenzen können gemäß des kanadischen Rollenkonzepts CanMEDS (Sottas, 2011) aufgeschlüsselt werden in die Rollen »communicator«, »expert«, »teamworker«, »manager«, »health advocate«, »scholar« und »professional« und in Kursen für sogenannte »ACP-Botschafter*innen« oder »ACP-Basisberatende« erworben werden (Karzig, 2020).

7.7.2 ACP-Beratende/ Gesprächsbegleitende

Pflegefachpersonen als sog. Facilitators (in Angloamerikanischen Staaten), ACP-Gesprächsbegleiter (Deutschland) oder ACP-Beratende (Schweiz) erwerben in spezifischen, nach internationalen Erfahrungen ausgerichteten ACP-Weiterbildungslehrgängen (▶ Kap. 39) zusätzliche Beratungskompetenzen für die qualifizierte ACP-Gesprächsführung. In den Weiterbildungskursen werden zudem sowohl die Evidenzbasierung der gesundheitlichen Vorausplanung, die ethischen und juristischen Aspekte rund um Patientenverfügungen und Grundlagen der Implementierung von ACP in einer Institution oder Organisation thematisiert. ACP-Beratende verfügen über wichtige Voraussetzungen, personenorientierte, evidenzbasierte Beratungen in ihrem Arbeitsumfeld anzubieten und durchzuführen, die Festlegungen der verfügenden Personen zu dokumentieren und diese sowohl intra- und interprofessionell als auch interinstitutionell zu kommunizieren.

7.7.3 Rollenentwicklung einer Advanced Practice Nurse innerhalb des ACP-Prozesses

Advanced Practice Nurses (APN) verfügen über Fähigkeiten zur Entscheidungsfindung bei komplexen Sachverhalten und klinische Kompetenzen für eine erweiterte pflegerische Praxis (Swiss-APN, 2018). Zur Differenzierung der Aufgaben und Rollen für APN als ACP-Beratende können neben der zentralen Kompetenz einer »achtsamen, vertrauensfördernden Gesprächsführung« die Kernkompetenzen, wie sie von Ann Hamric et al. für APN formuliert worden sind, herangezogen werden (Hamric et al. 2014, S. 80): »Beratung und Konsultation«, »ethische Entscheidungsfindung«, »Leadership«, »Forschung«, »Coaching und Führung« und »interprofessionelle Zusammenarbeit«. Die ACP-Beratung wird dabei als eine qualifizierte Beratung durch Pflegefachpersonen auf Masterniveau als Ausdruck fortgeschrittener Praxis eingestuft im gesamten Spektrum von ACP, das bedeutet für Personen jeglichen Alters, gesundheitlichen Zustands, in jeder sozialen Situation, im ambulanten und stationären Versorgungsbereich (Karzig, 2020). Sie sind befähigt, die jeweilige Organisationsstruktur und -kultur ebenso einzubeziehen, als auch weitere Kontextfaktoren wie Kostenerstattungs- und Finanzierungsmechanismen, Regulierungs- und Zulassungsbedingungen, Ergebnisevaluation, Wirksamkeits- und Qualitätssicherung, Kooperationen, Marketing und unternehmerische Aspekte sowie gesundheitsökonomische Überlegungen (Hamric et al. 2014, S. 80).

7.8 Implementierung von ACP in der Pflegepraxis

Advanced Practice Nurses können eine Schlüsselrolle übernehmen bezüglich einer nachhaltigen Implementierung von ACP in einer Institution, einer kontinuierlichen Qualitätssicherung des Beratungsangebots, der Koordination der interprofessionellen und interinstitutionellen Zusammenarbeit und der Forschung, indem sie zusätzliche konzeptionelle, organisatorische und interprofessionelle Aufgaben wahrnehmen. Zusätzliche Aufgaben bestehen im Coaching der Basisberatenden, der Facilitators und von Trainer:innen, aber auch in der Sensibilisierung der Öffentlichkeit und möglicher Sponsor*innen zu Themen des

ACP. Als Instrument der Implementierung bieten sich verschiedene Implementierungshandbücher an, wie sie von Expert*innen im Bereich ACP erstellt worden sind, so zum Beispiel das Honoring Care Decisions Playbook »Advance Care Planning, First Steps®« (Respecting Choices, 2019), das »National Framework« von Advance Care Planning in Canada (Advance Care Planning Canada, 2020), der Canadian Hospice Palliative Care Association (Advance Care Planning Canada, 2024) oder allgemeiner das PEPPA-Framework von Bryant-Lukosius (Bryant-Lykosius & DiCenso, 2004) zur Implementierung einer neuen APN-Rolle.

Die Implementierung von ACP in der Pflegepraxis bedarf unabhängig vom gewählten Instrument zur Projektplanung das Committment der Verantwortlichen, ein interprofessionelles Vorgehen, zusätzliche energetische, finanzielle und organisatorische Ressourcen und den Lead durch Menschen, welche die Haltung von ACP umsetzen möchten.

7.9 Fazit

ACP bietet sich als hervorragendes Feld interprofessioneller Kooperation an. Darüber hinaus weist professionelle Pflege selbst von ihrem Grundverständnis her eine große Affinität zum ACP-Prozess auf. Diese wurde exemplarisch anhand des Pflegeprozesses aufgezeigt. Verschiedene Konkretions- und Qualifizierungsgrade wurden dargelegt, welche Pflegefachpersonen als wichtige Partner*innen ausweisen, die Menschen in den unterschiedlichsten Lebenslagen befähigen, Selbstbestimmung zu denken, zu kontextualisieren und zu realisieren. Ebenso wurden Möglichkeiten der Rollenentwicklung aufgezeigt, dank derer Pflegefachpersonen ACP in der Praxis nachhaltig implementieren können.

Literatur

Advance Care Planning Canada (2020) A Pan-Canadian Framework. www.advancecareplanning.ca/wp-content/uploads/2024/08/20222949-44b8-46b8-83ab-93af694a21ab.pdf (Zugriff 16.10.2024)

Anderson B, Song M, Wiencek C et al. (2018) Nurses Leading Change and Transforming Care: The Nurse's Role in Communication and Advance Care Planning. Journal of Hospice & Palliative Nursing. DOI 10.1097/NJH.0000000000000406

Bryant-Lukosius D, DiCenso A (2004) A framework for the introduction and evaluation of advanced practice nursing roles. Journal of Advanced Nursing. DOI 10.1111/j.1365-2648.2004.03235.x

BAG (2018) Bundesamt für Gesundheit und palliative ch: Gesundheitliche Vorausplanung mit Schwerpunkt «Advance Care Planning». Nationales Rahmenkonzept für die Schweiz. Bern. https://www.bag.admin.ch/dam/bag/de/dokumente/nat-gesundheitsstrategien/gesundheitliche-vorausplanung/rahmenkonzept-gvp.pdf.download.pdf/Rahmenkonzept_GVP_DE.pdf (Zugriff: 07.10.2024)

CNA (2017) Canadian Nurses Association. Code of Ethics for registered nurses. Edition 2017. www.cna-aiic.ca/html/en/Code-of-Ethics-2017-Edition/index.html, Zugriff: 06.09.2020

DBfK (2024) dbfk.de/media/docs/newsroom/PressemitteilungenPDF/2024/PM-DBfK_Umfrageergebnisse_IND.pdf (Zugriff 16.10.2024)

Gordon M (2020). Handbuch Pflegediagnosen. 6. Aufl. Bern: Huber.

Hamric AB, Hanson C, Trac M et al. (2014) Advanced Practice Nursing. An Integrative Approach. Saunders, USA: Elsevier

Heale R, Rietze L, Hill L et al. (2018) Development of Nurse Practitioner Competencies for Advance Care Planning. Journal of Hospice & Palliative Care. Volume 20, Number 2

ICN (2020) International Council of Nurses. Nursing Definitions. https://www.icn.ch/nursing-policy/nursing-definitions, Zugriff: 24.10.2020.

Izumi S (2017) Advance Care Planning: The Nurse's Role. A consistent, system-wide approach can normalize the process, dispelling fears and misconceptions. American Journal of Nurses;117(6):56-61. doi: 10.1097/01.NAJ.0000520255.65083.35

Karzig I (2020) Advance Care Planning als Handlungsfeld von Pflegefachpersonen. In: Monteverde S. (2020). Handbuch Pflegeethik. Ethisch denken und handeln in den Praxisfeldern der Pflege. 2. erweiterte und überarbeitete Auflage. Stuttgart: Kohlhammer.

Ke LS, Huang X, O'Connor M et al. (2015) Nurses' views regarding implementing advance care planning for older people: a systematic review and synthesis of qualitative studies. Journal for Clinical Nurses; 24(15-16):2057-73

King IM (1981) A theory for nursing: Systems, concepts, process. New York: John Wiley & Sons. Reissued 1990. Albany, NY: Delmar Publishers

Marckmann G, In der Schmitten J, Feddersen B, Götze K, Nauck F, Rixen S (2018) Advance Care Planning – Plädoyer für eine regionale Implementierung. Dr. med. Mabuse 236 – November/Dezember 2018

Miller H, Tan J, Clayton JM. et al. (2019) Patient experiences of nurse-facilitated advance care planning in a general practice setting: a qualitative study. BMC Palliat Care 18, 25. https://doi.org/10.1186/s12904-019-0411-z

Respecting Choices (2018) First Steps. ACP Conversation Guide. www.honoringchoicespnw.org/wp-content/uploads/2019/03/12-6.09-RC-1143_FSConvGde_v09.18.pdf (Zugriff 16.10.2024)

SBK (2013) Schweizer Berufsverband der Pflegefachfrauen und Pflegefachmänner Ethik in der Pflegepraxis. SBK-ASI 2013

SAMW (2019) Urteilsfähigkeit in der medizinischen Praxis. Schweizerische Akademie der medizinschen Wissenschaften. Bern. https://www.samw.ch/de/Publikationen/Richtlinien.html, Zugriff: 02.10.2020

SAMW (2011) Schweizerische Akademie der Medizinischen Wissenschaften. Die zukünftigen Berufsbilder von ÄrztInnen und Pflegenden. Basel: SAMW. https://www.samw.ch/dam/jcr:a696de39-62fd-4fed-a308-d4517551e53d/positionspapier_samw_zukuenftige_berufsbilder.pdf, Zugriff: 24.Oktober 2020

Sottas B (2011) Abschlusskompetenzen für alle Gesundheitsberufe: das schweizerische Rahmenwerk und seine Konzeption. GMS Z Med Ausbild.;28(1); Doc11

Swiss-APN (2018) Berufsrolle. https://www.swissnp.ch/definition, Zugriff: 07.11.2020

U-Kit (2018) Evaluation der Urteilsfähigkeit. Institut für Biomedizinische Ethik und Medizingeschichte, Universität Zürich. https://www.ibme.uzh.ch/dam/jcr:b3fb2860-4688-4238-bfc2-c863077c1ddf/U-Kit-Formular_integraler%20Bestandteil%20RL%20Urteilsf%C3%A4higkeit.pdf, Zugriff: 03.10.2020

8 Advance Care Planning im Kontext von Spiritualität, spiritueller Begleitung und Seelsorge

Thomas Otten

»… auch wenn die im letzten Abschnitt ihres Lebens so oft geäußerte Hoffnung wahr geworden wäre und sie tatsächlich hundert, statt nur einundsiebzig Jahre gelebt hätte, auch dann hätte nichts sie mit dem Tod versöhnen können …« (Rieff 2011, S. 128)

Ein Zitat aus David Rieffs Buch »Tod einer Untröstlichen«. Rieff ist der Sohn der amerikanischen Schriftstellerin Susan Sontag, einer intellektuellen Ikone des 20. Jahrhunderts. Sontag starb Ende 2004, zehn Monate nach Diagnosestellung einer aggressiven Form von Leukämie. Rieff berichtet von Sontags erbittertem Kampf gegen den Tod und er beschreibt retrospektiv seine innere Auseinandersetzung mit der Beziehung zu seiner Mutter in deren letzten Lebensmonaten.

Als Leser wird man Zeuge starker Ambivalenzen und innerer Konflikte des Autors, die auch mit dem Tod seiner Mutter kein Ende gefunden haben. Sontag weigerte sich bis zuletzt, ihren Tod, mehr noch die *Sterblichkeit an sich* zu akzeptieren. Ihre »Gier« nach Leben steigerte sich nur (Rieff 2011, S. 23). Bereit, jede noch so große Belastung und Nebenwirkung in Kauf zu nehmen, war sie bis zuletzt fieberhaft auf der Suche nach weiteren Therapien und Spezialisten. Nicht nur er, auch Sontags Freunde waren in diesen Kampf einbezogen. Das Zusammenspiel von Patientin, Zugehörigen und medizinischem Personal erschließt sich Rieff erst im Nachhinein im Gespräch mit der Palliativärztin D. Meier: »Das führt dann dazu, dass wir als Ärzte, ohne es zu wollen, zu einer *folie à deux* mit den Patienten und ihren Angehörigen werden und den Wunsch zu leben, über alles stellen […], während uns in der anderen Hälfte unseres Hirns klar ist, dass es aller Wahrscheinlichkeit nach nichts helfen wird, dass es sogar zusätzliche Schmerzen und Nebenwirkungen verursacht […]« (Rieff 2011, S. 103).

Die von Meier beschriebene Dynamik verweist auf ein verbreitetes Grundproblem heutigen Umgangs mit dem Tod: die gesellschaftliche Erwartung an die Medizin, den Tod zu bekämpfen, und eine oft gegebene medizinische Praxis, die diesen Auftrag übernommen zu haben scheint. Damit zusammenhängend wird Betroffenen gegenüber die Möglichkeit, dass eine aufgetretene ernsthafte Erkrankung auch mit dem Tod enden kann, häufig erst dann ausdrücklich thematisiert, wenn auch die allerletzte Option kurativer Medizin ohne Erfolg geblieben ist – oftmals nicht einmal dann.[12]

---

12 Laut einer 2021 veröffentlichten Untersuchung aus Köln war mit 36 % der Verstorbenen bis zu ihrem Tod nicht darüber gesprochen worden, dass sie sterben würden (CoRe-Net 2021).

8.1 »Halt an wo lauffstu hin«

So beeindruckend Sontags konsequentes Aufbäumen gegen den Tod auch ist, aus seelsorgerischer Perspektive wirbt dieser Beitrag dafür, der Herausforderung des Sterbens auf andere Weise zu begegnen.

Mitte des 17. Jahrhunderts schrieb der Mystiker Angelus Silesius:

> »Halt an wo lauffstu hin / der Himmel ist in dir: Suchstu Gott anders wo / du fehlst ihn für und für« (Silesius 1984, S. 39)

Auch wenn die Vorzeichen der Auseinandersetzung mit Sterben und Tod heute ganz andere sind und alles dafürspricht, dass Sontags Menschen- und Weltbild diametral zu dem des christlichen Mystikers stand, scheint dessen Einsicht auch 350 Jahre später noch relevant. Auf der Suche nach Lebensglück kann man der Tiefendimension der eigenen Existenz ein Leben lang ausweichen. Silesius ermutigt: Widersteht der Versuchung des Weglaufens vor Euch selbst. Das, was Ihr im Außen sucht, ist in Euch selbst längst vorhanden.

Es wäre anmaßend, Sontag diesen Appell des Silesius entgegenzuhalten. Unabhängig von ihrer Person soll hier jedoch zunächst der Frage nachgegangen werden, was dieses »Halt an!« im Hinblick auf die Beschäftigung mit dem eigenen Tod bedeuten kann.

8.2 Sterblichkeit, Spiritualität, spirituelle Begleitung, Seelsorge

»Halt an!« könnte die Überschrift einer Beschreibung des Grundanliegens von Seelsorge sein. Die Suche nach Antworten auf die »letzten Fragen« des Lebens ist das zentrale Thema von Religion. In der jüdisch-christlichen Tradition finden sich seit alttestamentlicher Zeit auch Belege für die Reflexion der Sterblichkeit des Menschen (z. B. Ps 39,5). Im Mittelalter wurde der bereits im antiken Rom geprägte Appell »Memento mori«[13] – bis heute nachwirkend – zu einem zentralen Thema christlicher Askese (aktueller Beitrag zum Thema: Koller 2019).

Auch die Erfahrung der Begleitung todkranker Menschen zeigt, welche Bedeutung das Zulassen dieser Wirklichkeit für die Auseinandersetzung mit ihrem Schicksal hat. Das Annehmen dieser Herausforderung ist Voraussetzung dafür, sich vom Leben angemessen verabschieden zu können. Das Wissen um das nahe Ende gibt der Frage nach der Bedeutung der eigenen Existenz ein neues Gewicht, es provoziert eine finale Lebensbilanz: das ist mein Leben – mit seinen Höhen und Tiefen, glanzvollen und weniger glanzvollen Seiten, mit allem Erfüllten und dem unerfüllt Bleibenden.

Wer solche Prozesse miterlebt, der erfährt, welche Klarheit und Ruhe sich einstellen, wenn das Ankämpfen gegen den Tod ein Ende findet. Für den Kranken, aber auch für die ihm nahen Menschen. Die Energie, die zuvor in Kampf, Nichtwahrhabenwollen, gegenseitiges Schonen und Schützen geflossen ist, wird frei für andere wichtige Herausforderungen des letzten Lebensabschnitts: Gespräche – über Wesentliches. Klärungen. (Ge-

---

13 Sei Dir deiner Sterblichkeit bewusst.

meinsames) Trauern. Versöhnung. Hoffnung teilen. Einverstanden werden. Loslassen.

Im Idealfall stellt sich ein Perspektivwechsel ein, weg von einer Fokussierung auf das Ungelebte hin zu dem, was dieses Leben alles beinhaltet hat. Eine solche Weitung des Blickfeldes führt nicht selten zu einer tief empfundenen Dankbarkeit. Dankbarkeit für – religiös gesprochen – das *Geschenk des Lebens* und das *Geschenk des eigenen Lebens*. Mit den Augen des gläubigen Seelsorgers betrachtet, ereignet sich dann so etwas wie die *Versöhnung des Kranken auch mit (seinem) Gott.*

Erfahrungen der Berührung mit der Tiefendimension des Lebens sind nicht an religiöse Beheimatung gebunden. Der Begriff »Spiritualität« entstammt ursprünglich christlicher Frömmigkeit, wird heute aber auch für außerreligiöse Erfahrungen von Menschen verwendet. E. Weiher definiert: »Spiritualität ist jede – positive wie negative – Erfahrung, bei der sich der Mensch mit dem Geheimnis des Lebens – als heiligem Geheimnis – in Verbindung weiß« (Weiher 2014, S. 29). Die mögliche Spannbreite spiritueller Erfahrung ist groß. Beginnend bei Erlebnissen religiös ungebundener Menschen, die diese als sie tief berührend empfinden (Geburt eines Kindes, Erleben eines Sonnenuntergangs in den Bergen, ...) bis hin zu religiösen Widerfahrnissen Gläubiger, die von diesen explizit als Transzendenzerfahrung gedeutet werden. Spirituelle Begleitungskompetenz ist die Fähigkeit, Hinweise auf spirituelle Erfahrungen des Gegenübers wahrzunehmen und sie – wenn angebracht – zu thematisieren. Das Wechseln auf diese Gesprächsebene kann dabei nur als vorsichtiges Angebot erfolgen, die Gefahr von Übergriffigkeit ist groß.

Überlegungen, ob und wie Sontag auf dieser Ebene ansprechbar gewesen wäre, sind spekulativ. Zur Verdeutlichung des Gemeinten jedoch der Hinweis, dass es auf Grundlage der Schilderungen Rieffs möglicherweise Anknüpfungspunkte gegeben hätte. So könnte Sontags vehemente Rebellion gegen den Tod spirituell gedeutet Ausdruck von »spirituellem Schmerz« (Weiher 2014, S. 229) sein. Oder wenn Rieff schreibt, seine Mutter habe sich zeitlebens als etwas »Besonderes« gefühlt (Rieff, S. 79), erinnert das an den religiösen Topos der »Auserwählung«.

Obwohl das Wort »Spiritualität« christlicher Tradition entstammt, wird »Spirituelle Begleitung« (Spiritual Care) heute im Allgemeinen als Oberbegriff verwendet, der (christliche) Seelsorge miteinschließt. In einem modernen Seelsorge-Verständnis ist das Unterscheidungsmerkmal zwischen (religiöser) Seelsorge und religiös nicht gebundener spiritueller Begleitung nicht durch die Adressatengruppe (nur Mitglieder der eigenen Religionsgemeinschaft) und auch nicht durch die Zielsetzung der Begleitung (z. B. Missionierung) bestimmt, sondern durch die Rückgebundenheit des Seelsorgers an seine religiöse Heimat. Diese ermöglicht ihm auch hinsichtlich religiös-spiritueller Erfahrungen und Fragen eine authentische Resonanz (Nauer 2015, S. 139 ff.; Weiher 2014, S. 132 ff.).

Bis weit ins 20. Jahrhundert hinein waren die Aufgaben von Seelsorge sowohl in der katholischen als auch der evangelischen Kirche gewissermaßen amtlich vorgegeben. Im letzten Drittel des 20. Jahrhunderts hat sich jedoch ein Paradigmenwechsel vollzogen. Unter Einbeziehung humanwissenschaftlicher Erkenntnisse und Methoden wurde eine Vielfalt seelsorgerischer Konzepte entwickelt (Nauer 2015, S. 172 ff.; Zulehner 2002, S. 9 ff.). D. Nauer konstatiert dabei eine sich heute zumindest im deutschen Sprachraum abzeichnende konfessionsübergreifende Übereinstimmung hinsichtlich des Anliegens der »Rück-Besinnung auf das ureigene christliche Gottes- und Menschenbild.« Sie schreibt: »Verankert man aber Seelsorge tatsächlich im höchst komplexen christlichen Gottes- und Menschenbild, dann gilt es, sie als ein ebenso komplexes multidimensionales oder multiperspektivisches Geschehen zu begreifen« (Nauer 2015, S. 175). Aus den zahlreichen unterschiedlich akzentuierten Konzeptionen bündelt sie »drei gleichwertige einander ergänzende, alltagspraktisch aber ineinander übergehende Dimensionen glaubwürdiger Seelsorge« (Nauer 2015, S. 175). Die »spirituellmystagogische«, die »pastoralpsychologisch heilsame« und die »diakonisch prophetischkritische Dimension glaubwürdiger Seelsorge« (Nauer 2015, S. 176 ff.). Allen Dimensionen liegt eine Haltung der Offenheit und des Respekts vor dem je konkreten Menschen und seinen persönlichen Erfahrungen und Überzeugungen zugrunde und umfasst wo nötig auch die Anwaltschaft für besonders vulnerable Personengruppen (Nauer 2015, S. 182). Es geht nicht um Belehrung, sondern um ein Hinsehen, Zuhören und um das ernst nehmen des je konkreten Menschen. Nicht das Reden über Gott steht an erster Stelle, sondern das Vertrauen des Seelsorgers in das heilsame Wirken Gottes. P. M. Zulehner beschreibt diese Grundhaltung mystagogischer[14] Seelsorge: »Wir dürfen getrost, bei Getauften und Ungetauften, annehmen, dass in jedem Menschen Gott schon längst am Werk ist, als seine innerste Sehnsucht nach dem ganzen, dem heilen Leben, nach dem Frieden, nach entgrenzter Freiheit, nach letzter Geborgenheit« (Zulehner 2002, S. 74). Eine solche Seelsorge verfolgt das Anliegen, Menschen darin zu unterstützen, »Subjekt ihres Lebens« (Gräb 2016, S. 206 ff.) zu sein oder zu werden.

8.3 Advance Care Planning – Einladung dazu, »innezuhalten«

Es wurde bereits darauf hingewiesen, dass die Themen Sterben und Tod häufig selbst in Gesundheits- und Pflegeeinrichtungen vermieden werden. Auf Äußerungen von Bewohnern oder Patienten wie z. B.: »Ich glaube, es geht zu Ende mit mir«, oder: »Wenn ich doch endlich sterben könnte«, reagieren Angehörige und Professionelle oftmals gleichermaßen irritiert und überfordert. Ermahnungen, ablenkende Aufmunterungen oder betretenes Schweigen sind meist die hilflosen Reaktionen.

Advance Care Planning (ACP) durchbricht dieses Tabu. Es ist – unabhängig vom Vorliegen einer Krankheit und ggf. auch weit vor dem Eintritt der Sterbephase – die Einladung, innezuhalten. Menschen werden ermuntert, sich der Realität ihrer Endlichkeit zu stellen. In den Gesprächsbegleitungen[15] werden Fragen besprochen, die diese Auseinandersetzung sehr konkret machen: Wie gerne leben Sie, und auch: Welche Bedeutung hat es für Sie, (noch) lange weiterzuleben? In einem weiteren Schritt wird reflektiert, welche Gefühle und Impulse der Gedanke ans Sterben und den eigenen Tod auslösen. Auch in der Zuspitzung, was es bedeuten würde, wenn der Tod bereits in der folgenden Nacht eintreten würde.

Dieser Gesprächsteil dient der Klärung, welche grundsätzliche Zielsetzung eine medizinische Behandlung verfolgen soll. Im

---

14 Der bereits im antiken Christentum verwendete Begriff »Mystagogie« wurde von K. Rahner wieder aufgegriffen und dann auch seitens evangelischer Seelsorge-Theologie rezipiert. Mystagogische Seelsorge im Sinne Rahners bedeutet, »jenes Geheimnis wahrzunehmen und in dieses einzutreten, welches die ganze Schöpfungsgeschichte und welches jede einzelne Lebensgeschichte »im Grunde« immer schon ist.« (Zulehner 2002, S. 14)
15 Im ACP-Konzept wird der Berater *Gesprächsbegleiter* (englisch: facilitator) genannt, die Beratungsgespräche *Gesprächsbegleitungen*.

Hintergrund steht die Erfahrung, dass diese vorherige Auseinandersetzung erst die Voraussetzung dafür schafft, die Tragweite der im weiteren Gesprächsverlauf folgenden Beschäftigung mit möglicherweise eintretenden konkreten Behandlungsszenarien ermessen zu können (vgl. zu diesem Gesprächsabschnitt ausführlicher ▶ Kap. 27).

8.4 Aus spirituell-seelsorgerischer Perspektive bedeutsame Wirkungen von ACP

8.4.1 Menschen werden ermutigt, sich mit ihrem Sterben und ihrem Tod auseinanderzusetzen

Die weiter oben zur Sprache gebrachten positiven Effekte der Beschäftigung mit dem eigenen Sterben kommen durch die ACP-Gesprächsbegleitungen regelmäßig zum Tragen. Die Erfahrung zeigt, dass die Gespräche für die vorausplanende Person in den allermeisten Fällen sehr entlastend und befreiend (religiös: erlösend) wirken. In Parallelität zu einem Seelsorgegespräch begegnet der Begleiter ihr mit Offenheit und Wertschätzung. Das bedeutet keineswegs, dass nicht auch kritisch nachgefragt und hinterfragt würde. Entscheidend ist jedoch eine von tiefem Respekt getragene Haltung des Begleiters, die vorausplanende Person als *die Expertin für ihr Leben* ernst zu nehmen. Es gibt keine Vorentschiedenheit im Hinblick auf das, was »zu Tage gefördert« werden soll. Religiös-spirituell betrachtet wird hier ein heilsamer Raum eröffnet, in dem ausgesprochen werden kann, was sonst womöglich nie zur Sprache kommt.

Das Interesse und die Wertschätzung des Begleiters an und für die Lebensgeschichte der Vorausplanenden wird von diesen in der Regel als wohltuend erlebt. Eine Basis, die es ihnen auch selbst leichter macht, die eigene Lebensgeschichte mit einem wohlwollenden Blick zu betrachten. Intuitiv kann die »Heiligkeit des Lebens« erfahren werden.

Auch wenn die Ausprägung variiert, zumindest die entlastende Weitung des Blicks auf das eigene Leben ereignet sich in vielen ACP-Gesprächen – obwohl diese Wirkung vom Konzept her nicht intendiert ist.

8.4.2 Realisierung eines relational akzentuierten Autonomieverständnisses

Ein aus seelsorgerischer Sicht weiterer positiver Effekt ist, dass durch die Einbeziehung der Bezugspersonen in die Gespräche frühzeitig wichtige Beziehungs- und Verstehens-Brücken untereinander entstehen. ACP realisiert das Postulat eines *relational verstandenen Autonomie-Begriffs* in hohem Maße.[16] Vermieden werden dadurch die immer wieder vorkommenden innerfamiliären Konflikte hinsichtlich der Frage, wie am besten im Sinne des selbst nicht mehr einwilligungsfähigen Kranken zu verfahren ist.

---

16 Zur Bedeutung des relationalen Aspekts von Autonomie aus katholisch- und evangelisch-ethischer Perspektive siehe Ernst (2019) und Coors (2019). Hier werden jeweils auch weitere aus ethischer (und damit auch seelsorgerischer) Sicht als positiv zu betrachtende Aspekte des ACP-Konzepts ausgeführt.

8.4.3 Wohlinformierte, aussagekräftige und valide gesundheitliche Vorausplanung

Aussagekräftige Patientenverfügungen, die Werte und Ziele der Vorausplanenden zum Ausdruck bringen und die im Anwendungsfall beachtet und umgesetzt werden, sind das primäre Ziel von ACP. Allein diese Zielsetzung hat einen seelsorgerisch-spirituellen Aspekt, da sie Ausdruck des Respekts vor der konkreten Lebensgeschichte eines Menschen ist.[17]

Es gibt jedoch eine noch weitreichendere Lesart dieses Effektes. Dabei geht es um die zuvor bereits benannte »diakonisch prophetisch-kritische« Dimension glaubwürdiger Seelsorge.

Weder als Seelsorger noch als Kirche kann uns unberührt lassen, dass viele Zeitgenossen die Sorge umtreibt, an ihrem Lebensende einmal Behandlungen unterzogen zu werden, die von ihnen selbst nicht (mehr) gewünscht sind. In einer am »Imperativ der Machbarkeit« (Maio 2011, S. 80) orientierten Medizin kommt die mit Blick auf das Patientenwohl oft sinnvolle und ethisch gebotene Option der *Unterlassung* lebensverlängernder (Weiter-)Behandlung im klinischen Alltag standardmäßig zu kurz.[18] Das Faktum regelmäßiger *Übertherapie* wird zunehmend auch von Ärzten kritisch reflektiert (z. B. Janssens und Druml 2019).

Diese Tatsache hat eine Verbindung zu dem seit Jahren – und gegenwärtig wieder sehr aktuell – in der deutschen Öffentlichkeit diskutierten Thema der (ärztlichen) Suizidbeihilfe. Höchstrichterlich hatte das Bundesverfassungsgericht 2020 festgestellt, das Recht auf selbstbestimmtes Sterben umfasse auch die Freiheit, sich selbst zu töten, und darüber hinaus die Freiheit, bei der Umsetzung des Wunsches die Hilfe Dritter in Anspruch zu nehmen. Gleichzeitig hatte es den im Jahr 2015 ins Strafgesetzbuch aufgenommenen § 217 StGB für nichtig erklärt. Dieser mache es »Suizidwilligen faktisch unmöglich, die von ihnen gewählte, geschäftsmäßig angebotene Suizidhilfe in Anspruch zu nehmen« (Bundesverfassungsgericht 2020).

Im Vorfeld des Gesetzes von 2015 hatten Umfragen gezeigt, dass zwei von drei Deutschen die Legalisierung »aktiver Sterbehilfe« befürworten, noch mehr (72 %) sprachen sich gegen ein Verbot von Suizid*beihilfe* aus (Callsen 2014). Nach meiner Wahrnehmung sind diese hohen Quoten zu einem guten Teil der Realität geschuldet, dass viele Menschen glauben, medizinischen Automatismen und Eskalationsspiralen an den Grenzen des Lebens nur dann entgehen zu können, wenn sie sich diesen durch eine vorherige Selbsttötung rechtzeitig entziehen. Ihnen fehlt die Information, dass sie nicht (mehr) gewünschte Behandlungen »einfach« durch eine Nicht-Einwilligung verhindern könnten. Für den Fall einer zukünftig möglicherweise eintre-

---

17 Zur ethischen Bedeutung der im Rahmen des ACP erfolgenden Ermittlung von Einstellungen, Werten und (Behandlungs-)Zielen des Vorausplanenden siehe Ernst (2019) und Coors (2019).
18 Die *Unterlassens-Option* kommt im medizinischen Alltag in der Regel erst und nur dann in den Blick, wenn ein Kranker als ›palliativ‹ identifiziert worden ist. Es scheint, als wäre es ein Teil der kollektiven »folie à deux« (s. o.) des Gesundheitssystems, dass für ein »menschenwürdiges Sterben« eine eigene medizinische Fachrichtung geschaffen worden ist. Tragische Konsequenz dieser Auslagerung ist: die überwiegende Mehrheit der Patienten anderer medizinischer Disziplinen wird bis zu ihrem Tod *nicht* als ›palliativ‹ betrachtet. Von Ausnahmen abgesehen werden sie deshalb auch keine Behandlung in »palliativem Geist« erfahren, sondern bis zum »bitteren Ende« mit lebensverlängernder Zielsetzung behandelt.
Zu dem Thema, dass die für diese Problematik häufig (auch aus der katholischen Welt) als Rezept vorgeschlagene Ausweitung der Zahl an Palliativbetten und stationärer Hospize nicht zu einem Paradigmenwechsel führen würde, sondern nur ein Kulturwandel der Medizin als Ganzes im Umgang mit dem Tod, siehe Otten (2019).

tenden Einwilligungsunfähigkeit durch eine vorweggenommene Nicht-Einwilligung in einer Patientenverfügung.

Im Kontext einer ACP-Gesprächsprozesses verstehen Menschen, dass sie befürchteten Therapieautomatismen keineswegs wehrlos ausgeliefert sind. ACP kann deshalb (auch) eine suizidvorbeugende Wirkung haben.[19] Ganz im Sinne des christlichen Menschenbildes, das Sterblichkeit als dem Mensch-sein innewohnendes Konstitutivum versteht, würde ein Engagement der Kirchen für eine qualitativ hochwertige gesundheitliche Vorausplanung darüber hinaus auch dazu beitragen, dass Sterben und Tod in unserer Gesellschaft gegen den »Imperativ der Machbarkeit« (s. o.) wieder einen angemesseneren Platz erhalten würden (s. dazu auch Ernst, 2019, S. 89).

8.5 Verantwortung, Fürsorge, Nächstenliebe

Der Diskurs über das Wesen von Spiritual Care hat den Blick dafür geschärft, dass vielfach nicht nur explizit mit diesem Auftrag betrautes Personal wertvolle spirituelle Begleitung leistet, sondern ebenso Angehörige anderer Berufsgruppen. Gleiches gilt hinsichtlich Seelsorge auch für nicht mit explizit seelsorgerischem Auftrag tätige gläubige Menschen im Gesundheitswesen.

Von seinem Selbstverständnis her geht es ACP nicht darum, Menschen spirituell oder seelsorgerisch (oder psychotherapeutisch) zu begleiten. Die Entwicklung einer entsprechenden Rollenklarheit der Gesprächsbegleiter ist eines der Sekundär-Ziele der Qualifizierungen. Dass die Begleitung in der Regel dennoch Wirkungen hervorruft, die aus seelsorgerisch-spiritueller Sicht positiv zu bewerten sind, wurde in diesem Beitrag dargestellt.

Schon von seinen Wurzeln her ist das weltweit vielen ACP-Programmen als Orientierung dienende »Respecting Choices«-Konzept von einer Haltung der Verantwortung und Fürsorge geprägt (Respecting Choices 2022). Einer der Pioniere, B. J. Hammes, betont, dem Ansatz gehe es primär nicht um die Umsetzung des medizinethischen Prinzips der Autonomie, sondern um die Realisierung einer an den persönlichen Werten und Zielen von Menschen orientierten Medizin. Er reflektiert: »Wenn man gezwungen wäre, Begriffe zu identifizieren, die das zusammenfassen, was wir als wesentliche Bestandteile dieser Sichtweise von ACP betrachten, würden wir »Fürsorge« (Care) oder »Liebe« vorschlagen« (Hammes und Harter 2025, ▶ Kap. 3.2.1). Eine bemerkenswerte Nähe von ACP zu dem, was seit früher biblischer Zeit »Nächstenliebe« (Lev 19,18) genannt wird.

---

19 Die Stärkung der Suizidprophylaxe ist ein Postulat, das im Zusammenhang mit dem Urteil des BVG von 2020 von vielen Seiten, auch den Kirchen, erhoben wird.

Literatur

Bundesverfassungsgericht (2020) Urteil vom 26. Februar, 2 BvR 2347/15.

Callsen S (2014) Tötung auf Verlangen. Mehrheit der Deutschen befürwortet aktive Sterbehilfe. Zeit-Online (https://www.zeit.de/politik/deutschland/2014-01/Sterbehilfe-YouGov-Umfrage, Zugriff am 12.02.2023).

Coors M (2019) Zur ethischen Bewertung von »Advance Care Planning« aus evangelisch-theologischer Perspektive. In: Höfling W, Otten T, in der Schmitten J (Hrsg.) Advance Care Planning/Behandlung im Voraus Planen als Instrument einer patientenzentrierten Gesundheitsversorgung. Juristische, theologische und medizinethische Perspektiven. Baden Baden: Nomos. S. 153-169.

CoRe-Net: Kölner Kompetenznetzwerk aus Praxis und Forschung (2021) Versorgung von Menschen im letzten Lebensjahr in Köln (https://www.core-net.uni-koeln.de/wp-content/uploads/2022/07/Report_LYOL-C_fin_Druckfassung2_Juli22.pdf, Zugriff am 12.02.2023).

Ernst S (2019) Selbstbestimmt sterben: Ethische Kriterien zu Sterbehilfe, Patientenautonomie und Patientenverfügungen. In: Höfling W, Otten T, in der Schmitten J (Hrsg.) Advance Care Planning/Behandlung im Voraus Planen als Instrument einer patientenzentrierten Gesundheitsversorgung. Juristische, theologische und medizinethische Perspektiven. Baden Baden: Nomos. S. 77-93.

Gräb W (2016) Ratsuchende als Subjekte der Seelsorge. In: Engemann W (Hrsg.) Handbuch der Seelsorge. 3. Aufl. Leipzig: Evangelische Verlagsanstalt. S. 206-221.

Hammes BJ, Harter TD (2015) Philosophisch-ethische Gründe für Advance Care Planning. In: Coors M, Jox R J, in der Schmitten J (Hrsg.) Advance Care Planning. Stuttgart: Kohlhammer. S. 95-108.

Höfling W, Otten T, in der Schmitten J (2019) (Hrsg.) Advance Care Planning/Behandlung im Voraus Planen als Instrument einer patientenzentrierten Gesundheitsversorgung. Juristische, theologische und medizinethische Perspektiven. Baden Baden: Nomos.

Janssens U, Druml W (2019) Übertherapie in der Intensivmedizin (2019). Med Klinik Intensivmed Notfmed 114: 192-193.

Koller E (2019) Ich werde sterben. Sterben und die Gewissheit des Todes als existentielle Aufgabe. Wege zum Menschen 71: 298-309.

Maio G (2011) Medizin in einer Gesellschaft, die kein Schicksal duldet. Eine Kritik des Machbarkeitsdenkens der modernen Medizin. Zeitschrift für medizinische Ethik 57: 79-98.

Nauer D (2015) Spiritual Care statt Seelsorge? Stuttgart: Kohlhammer.

Otten T (2019) Lebens-Schutz – Sterbens-Schutz: ein Plädoyer für ACP. In: Höfling W, Otten T, in der Schmitten J (Hrsg.) Advance Care Planning/Behandlung im Voraus Planen als Instrument einer patientenzentrierten Gesundheitsversorgung. Juristische, theologische und medizinethische Perspektiven. Baden Baden: Nomos. S. 57-75.

Respecting Choices (2022) Internetauftritt: https://respectingchoices.org/about-us/history-of-respecting-choices/ (Zugriff am 07.12.2022).

Rieff D (2011) Tod einer Untröstlichen. Die letzten Tage von Susan Sontag. Frankfurt/M: Fischer TB.

Silesius A (1984) Cherubinischer Wandersmann. Kritische Ausgabe. Stuttgart: Reclam. (Erstveröffentlichung: 1657).

Weiher E (2014) Das Geheimnis des Lebens berühren. Spiritualität bei Krankheit, Sterben, Tod. 4. Aufl. Stuttgart: Kohlhammer.

Zulehner PM (2002) Denn du kommst unserem Tun mit deiner Gnade zuvor. Zur Theologie der Seelsorge heute. Paul M. Zulehner im Gespräch mit Karl Rahner. Ostfildern: Schwabenverlag.

II Rechtliche Rahmenbedingungen in deutschsprachigen Ländern

9 Rechtliche Rahmenbedingungen von Advance Care Planning/Gesundheitlicher Vorausplanung in der Schweiz

Bianka Dörr

9.1 Einleitung

Das Interesse an Advance Care Planning (ACP)/ Gesundheitlicher Vorausplanung (GVP) in der Schweiz ist in den letzten Jahren kontinuierlich gewachsen und wird gegenwärtig vor dem Hintergrund verschiedener Entwicklungen auf diversen Ebenen verhandelt. Die Begriffe ACP/GVP werden dabei synonym gebraucht; im Rahmen dieses Beitrags wird ausschließlich der Begriff »ACP« verwendet. Allen Bemühungen liegt das Anliegen zugrunde, die Betreuung und Behandlung von Menschen in Krankheitssituation sowie am Lebensende zu verbessern; dies schließt auch die gesundheitliche Vorausplanung mit ein. So hat der Bundesrat, die Regierung der Schweizer Eidgenossenschaft, in seiner gesundheitspolitischen Strategie 2020–2030 als eines der zu erreichenden Ziele formuliert: »Bürger und Bürgerinnen können gut informiert, verantwortungs- und risikobewusst Entscheidungen treffen, die ihre Gesundheit sowie die Gesundheit ihrer Angehörigen bestimmen. Dabei werden sie von kompetenten Gesundheitsfachpersonen unterstützt« (Bundesrat 2020a, S. 16). Der am 18. September 2020 vorgelegte Bericht des Bundesrates »Bessere Betreuung und Behandlung von Menschen am Lebensende« (Bundesrat 2020b), basierend auf dem Postulat 18.3384, präsentiert ebenfalls verschiedene Maßnahmen, die u. a. auf eine stärkere Verankerung der gesundheitlichen Vorausplanung abzielen. Die Notwendigkeit der Schaffung von Rahmenbedingungen zwecks Sensibilisierung und Förderung einer vorausschauenden Auseinandersetzung mit dem Lebensende wird dabei besonders betont. Diese Aktivitäten sollen der Verwirklichung und Respektierung des Selbstbestimmungsrechts im Leben wie im Sterben dienen.

ACP leistet bei der Erreichung entsprechender Ziele eine wichtige Unterstützung, indem mittels eines strukturierten und fachlich begleiteten Gesprächsprozesses Menschen die Befähigung erlangen, ihre Präferenzen basierend auf ihren Wünschen und Vorstellungen für zukünftige Behandlungen im Hinblick auf verschiedene Situationen der Urteilsunfähigkeit zu formulieren, so dass sowohl das Behandlungsteam als auch die Familie und andere wichtige Bezugspersonen darüber informiert sind (Singer et al. 1996). Die auf diesem Wege zustande kommenden vorausverfügten Behandlungsentscheidungen gründen auf dem Konzept des *informed consent* und können besser respektiert werden, auch wenn die betroffenen Personen dann selbst nicht mehr zur Entscheidungsfindung in der Lage sein sollten (Singer et al. 1996).

Der vorliegende Aufsatz vermittelt Einsichten in die rechtlichen Rahmenbedingungen von ACP in der Schweiz. Der Fokus liegt dabei auf dem Instrument der Patientenverfügung und den Vertretungsrechten bei medizinischen Maßnahmen.

9.2 Rechtliche Verortung der Patientenverfügung

9.2.1 Vom Vormundschaftsrecht zum neuen Erwachsenenschutzrecht

Vor mittlerweile über zehn Jahren ist das neue Erwachsenenschutzrecht in der Schweiz in Kraft getreten (per 1. Januar 2013). Es löste das dazumal fast 100-jährige Vormundschaftsrecht ab und brachte verschiedene Veränderungen, besonders für die Betreuung, Pflege und medizinische Behandlung von urteilsunfähigen Erwachsenen, mit sich. Im Zentrum der Revision stand u. a. das Bestreben, den Schutz urteilsunfähiger Menschen zu verbessern und das Selbstbestimmungsrecht natürlicher Personen zu stärken (Botschaft ESR 2006, 7011 ff.; Hausheer et al. 2010, Rz 1.08; Häfeli 2013, § 6). So hat der Gesetzgeber Regelungen der selbstbestimmten Vorsorge geschaffen (Vorsorgeauftrag, Art. 360 ff. ZGB und Patientenverfügung, Art. 370 ff. ZGB) sowie gesetzliche Vertretungsrechte für urteilsunfähige Personen (Art. 374 ff., 377 ff. ZGB) etabliert. Neben der Einführung eines neuen Maßnahmensystems (Beistandschaften, Art. 389 ff. ZGB und Fürsorgerische Unterbringung, Art. 426 ff. ZGB), von neuen Regelungen für Personen, die fürsorgerisch untergebracht sind (insb. Medizinische Zwangsmaßnahmen, Art. 434 f. ZGB), besonderen Regelungen für urteilsunfähige Personen in Wohn- und Pflegeeinrichtungen (Art. 382 ZGB) wurden auch die Behördenorganisation modernisiert sowie bundesrechtliche Verfahrensregeln (Art. 443 ff. ZGB) entsprechend angepasst.

9.2.2 Regelung der Patientenverfügung im ZGB

Das Instrument der Patientenverfügung ist keine neue Erfindung des 21. Jahrhunderts, sondern bereits seit den 1970er Jahren bekannt (Simon 2014). Die Revision des Erwachsenenschutzrechts etablierte nun allerdings erstmals schweizweit einheitliche Regelungen zur Patientenverfügung im Schweizerischen Zivilgesetzbuch (ZGB) und beendete die bis dahin bestehenden kantonal unterschiedlichen Regelungen (Botschaft ESR 2006, 7030; Boente 2015, S. 47; Büchler und Michel 2013, Art. 370, Rz. 1).

Heute ist die Patientenverfügung gesetzlich in Art. 370–373 ZGB verankert. Eine Patientenverfügung ist eine persönliche Erklärung in Schriftform, mit der eine im Zeitpunkt der Errichtung urteilsfähige Person für die Zukunft und auf der Basis persönlicher Wertungen und individueller Vorstellungen festlegen kann, welchen medizinischen Maßnahmen (d. h. ärztliche Behandlung, diagnostische, therapeutische und pflegerische Maßnahmen) sie im Falle ihrer Urteilsunfähigkeit zustimmt bzw. nicht zustimmt (Art. 370 Abs. 1 ZGB) oder wer an ihrer Stelle Behandlungsentscheidungen trifft (Art. 370 Abs. 2 ZGB) (Aebi-Müller 2013; Widmer Blum 2010; Haussener 2017). Eine Patientenverfügung ist also eine vorweggenommene Einwilligung in bzw. eine Ablehnung von medizinischen Maßnahmen, auch als »antizipierte Anordnung« (Breitschmid und Kamp 2016, Art. 370, Rz 3) oder »Vorausverfügung« (Büchler und Michel 2013, Art. 370, Rz 3) bezeichnet. Eine Patientenverfügung entfaltet erst dann ihre Wirksamkeit, wenn die verfügende Person urteilsunfähig geworden ist, sie also die Fähigkeit verloren hat, vernunftgemäß zu handeln und deshalb nicht mehr rechtswirksam für sich selbst entscheiden kann. Grundsätzlich kann jede urteilsfähige Person für sich selbst eine Patientenverfügung verfassen; Volljährigkeit ist dazu nicht erforderlich, da die Errichtung einer Patientenverfügung als absolut höchstpersönliches Recht im Sinne von Art. 19c Abs. 1 ZGB qualifiziert.

Um eine Patientenverfügung formgültig zu errichten, muss diese schriftlich erstellt, von Hand unterschrieben und mit Datum versehen sein (Art. 371 Abs. 1 ZGB); zudem erfordert die gültige Errichtung die Urteilsfähigkeit ihres Verfassers bzw. ihrer Verfasserin (Art. 370 Abs. 1 ZGB). Ist es einer Person nicht möglich zu unterschreiben, kann die Unterschrift durch öffentliche Beurkundung ersetzt werden (vgl. Art. 15 OR; Haussener 2017, Rz 170). Weitere Formerfordernisse sind nicht einzuhalten. Die Behandlungswünsche und -präferenzen können in einer eigenen Verfügung festgehalten werden; auch die Verwendung einer vorgedruckten Musterverfügung oder eines Standardformulars ist möglich (Haussener 2017, Rz 170; Büchler und Michel 2020, S. 130; Hausheer et al. 2018, Rz 20.49; Naef et al. 2012, 92). Eine gesetzliche Beratungs- oder Aufklärungspflicht im Vorfeld der Errichtung einer Patientenverfügung gibt es nicht. Eine Patientenverfügung hat kein Ablaufdatum; sie ist ab Unterzeichnung grundsätzlich unbefristet gültig bzw. so lange, bis sie durch den urteilsfähigen Verfasser bzw. die urteilsfähige Verfasserin selbst widerrufen wird. Letztere bzw. letzterer kann ihre bzw. seine Patientenverfügung grundsätzlich jederzeit widerrufen, indem sie/er beispielsweise die bestehende Patientenverfügung vernichtet (z. B. durch Zerreißen oder Verbrennen des Originals oder Anbringen des Vermerks »Widerrufen«) oder eine neue Patientenverfügung unter Beachtung geltender Formvorschriften verfasst (vgl. Art. 362 i. V. m. Art. 371 ZGB; Botschaft ESR 2006, 7027). Der Widerruf kann schriftlich oder mündlich erfolgen, sofern die widerrufende Person urteilsfähig ist (Art. 371 Abs. 1 ZGB; statt vieler: Büchler und Michel 2013, Art. 371, Rz 7; Haussener 2017, Rz 224). Diese Möglichkeit ist einer urteilsunfähigen Person verwehrt. Die Existenz einer Patientenverfügung einschließlich ihres Hinterlegungsortes kann auf der Versichertenkarte vermerkt werden (Art. 371 Abs. 2 ZGB).

Die Integration einer Patientenverfügung in einen Vorsorgeauftrag (Art. 360–369 ZGB) ist ebenfalls möglich (Häfeli 2013, Rz 09.12; Widmer Blum 2010, S. 108). In einem solchen Fall ergeht an die im Vorsorgeauftrag benannte (natürliche, nicht juristische) Vertretungsperson der Auftrag, namens des urteilsunfähigen Vertretenen medizinischen Maßnahmen zuzustimmen oder diese zu verweigern (Botschaft ESR 2006, 7025 f.). Die Vertretungsperson ist nicht frei in ihrer Entscheidung, sondern hat die in der Patientenverfügung niedergeschriebenen Präferenzen zu befolgen bzw. in Ermangelung solcher nach dem mutmaßlichen Willen und den Interessen der urteilsunfähigen Person zu entscheiden.

Eine Patientenverfügung ist umzusetzen, wenn die aktuelle gesundheitliche Situation der betroffenen Person dem in der Patientenverfügung beschriebenen Zustand entspricht und sich auf spezifische medizinische Maßnahmen bezieht, also hinreichend bestimmt ist (Breitschmid und Kamp 2016, Art. 372 Rz 5; Aebi-Müller 2013, Rz 176; Widmer Blum 2010, S. 204 f.; Botschaft ESR 2006, 7033). Die Anordnungen in einer Patientenverfügung sind auch dann verbindlich, wenn sie aus Sicht der Betrachtenden unvernünftig erscheinen mögen (Büchler und Michel 2013, Art. 372 Rz 5). Art. 372 Abs. 2 ZGB nennt hingegen abschließend drei Gründe, bei deren Vorliegen vom Grundsatz der Verbindlichkeit abgewichen werden kann (d. h. bei Verstoß gegen gesetzliche Vorschriften, bei begründeten Zweifeln am freien Willen, bei begründetem Zweifel, ob die Patientenverfügung noch mit dem mutmaßlichen Willen der betroffenen Person übereinstimmt). Die in einer Patientenverfügung getroffenen konkreten Anordnungen, die im Zusammenhang mit bestimmten medizinischen Maßnahmen stehen, sind nach dem Willensprinzip auszulegen, d. h. es ist der tatsächliche Wille der betroffenen Person zu ermitteln, den diese mit der Verfügung und ihren Anordnungen zum Ausdruck bringen wollte (Widmer Blum 2010, S. 169 ff.; Haussener 2017, Rz 195; Breitschmid und Kamp 2016, Art. 370 Rz 8). Bei der Interpretation einer Patientenverfügung ist auch an das Recht auf Partizipation urteilsunfähiger Personen zu denken. Deren Wünsche, Präferenzen und Bedürfnisse sind entsprechend zu berücksichtigen (Büchler und Michel 2020, S. 134).

9.2.3 Regelung der Vertretungsberechtigung bei medizinischen Maßnahmen im ZGB

Wird eine Person urteilsunfähig und hat sie weder eine Patientenverfügung verfasst noch Festlegungen für die aktuelle Krankheitssituation getroffen noch eine Vertreterin/einen Vertreter benannt, bedarf es einer vertretungsberechtigten Person, die die betroffene Person bei den anstehenden medizinischen Maßnahmen vertritt. Auskunft darüber, wer zur stellvertretenden Entscheidung berufen ist, geben die gesetzlichen Bestimmungen über die Vertretung bei medizinischen Maßnahmen (Art. 377–381 ZGB). Hierfür wurde in Art. 378 ZGB eine hierarchisch gegliederte Kaskade der Vertretungsberechtigung etabliert. Konkret bedeutet dies, dass nunmehr Angehörige und Nahestehende von urteilsunfähigen Personen mit einem gesetzlichen Vertretungsrecht ausgestattet sind. Sofern die Voraussetzungen für die Ausübung des Vertreteramtes gegeben sind, entsteht die Vertretungsberechtigung automatisch von Gesetzes wegen; ein behördliches Zutun ist dafür nicht erforderlich (Hausheer et al. 2010, Rz 2.74). Im Vertretungsfall hat die vertretungsberechtigte Person die gleichen Rechte wie die betroffene urteilsunfähige Person selbst: Sie vertritt deren/dessen Willen gegenüber dem Behandlungsteam und ist über anstehende medizinische Behandlungen und Maßnahmen zu informieren und aufzuklären. Die vertretungsberechtige Person ist es auch, die eine allfällige Zustimmung zu oder Ablehnung von medizinischen Maßnahmen erteilt. Die Vertretungsperson ist nicht frei, nach ihrem eigenen Willen zu entscheiden, sondern muss sich grundsätzlich an die vorausverfügten (konkret anwendbaren) Festlegungen in der Patientenverfügung halten oder – mangels solcher – am mutmaßlichen Willen und den objektiven Interessen der urteilsunfähigen Person ausrichten. Ob im Falle eines Widerspruchs der mutmaßliche Wille oder die objektiven Interessen einer urteilsunfähigen Person Vorrang haben, hat der Gesetzgeber im schweizerischen ZGB nicht geregelt. Die überwiegende Lehre nimmt an, dass der mutmaßliche Wille einer Person, sofern eruierbar, stets den objektiven Interessen vorgeht (statt vieler: Hausheer et al. 2018, Rz 20.76; Haussener 2017, Rz 253). Der behandelnde Arzt jedenfalls trifft keine Behandlungsentscheidungen für einen urteilsunfähigen Patienten (außer in Fällen von Dringlichkeit, Art. 381 ZGB).

9.3 Herausforderungen

Schon länger zeigen Erfahrungen und auch Studienergebnisse, dass sich die mit Patientenverfügungen einhergehenden Erwartungen und Forderungen bezüglich medizinischer Behandlungsentscheide bei Urteilsunfähigkeit nicht hinreichend erfüllen lassen (Fagerlin und Schneider, 2004; in der Schmitten und Marckmann, 2013; Marckmann und in der Schmitten, 2013; Jox et al., 2015; Graf et al., 2014) und dass die gesetzliche Normierung von Regelungen zu Patientenverfügungen für sich allein nicht ausreicht, um die Selbstbestimmung der betroffenen Personen sicherzustellen, sondern vielmehr begleitende Maßnahmen notwendig sind (in der Schmitten und Marckmann, 2013; Marckmann und in der Schmitten, 2013; Graf et al., 2014; Connors et al., 1995). Die Gründe für diese Umsetzungsschwierigkeiten sind vielfältig: sie reichen von missverständlichen, widersprüchlichen oder zu wenig konkreten Inhalten, über mangelnde Absprachen mit Angehörigen, Bezugspersonen und Behandlungsteam bis hin zu »veralteten« oder im Bedarfs- oder Notfall nicht vorhandenen Patientenverfügungen (Dörr, 2019; Graf et al., 2014; Monteverde, 2017). Auch die weit verbreitete Verwendung vorgedruckter Patientenverfügungsformulare, die häufig ohne vertiefte Auseinandersetzung mit den Inhalten und ohne Beratung/fachliche Unterstützung ausgefüllt werden, trägt zu den Schwierigkeiten bei der praktischen Umsetzung von Patientenverfügungen bei (Monteverde 2017).

9.4 Patientenverfügung »plus«

Was unter ACP zu verstehen ist, wurde bereits in der Einleitung kurz umrissen sowie auch in anderen Beiträgen dieses Buches erörtert. Im Zentrum von ACP steht der erwähnte Gesprächsprozess, der mit Hilfe von ausgebildeten Beratenden kontinuierlich und strukturiert erfolgt und Menschen zusammen mit ihren wichtigsten Bezugspersonen (sowie ggf. dem Behandlungsteam) dabei begleitet, ihre gesundheitliche Vorausplanung mit individuellen und validen Therapiezielen artikulieren und dokumentieren zu können. Das dabei erarbeitete Dokument ist rechtlich betrachtet eine Patientenverfügung, da sie konkrete Behandlungsentscheidungen im Voraus trifft und den oben genannten Bedingungen entspricht. Da diese Patientenverfügung weit über das übliche Maß einer »herkömmlichen« Patientenverfügung hinausgeht, wird sie mitunter als Patientenverfügung »plus« bezeichnet. Das »plus« besteht zum einen darin, dass die Patientenverfügung das Ergebnis eines längeren strukturierten und begleiteten Reflexionsprozesses ist und daher mit höherer Wahrscheinlichkeit den authentischen Willen der betroffenen Person abbildet und folglich auch eher umgesetzt werden kann und wird. Zum anderen liegt damit auch ein Dokument vor, welches klare Orientierung darüber zu geben vermag, welche medizinischen Behandlungen im Fall der Urteilsunfähigkeit im Sinne der betroffenen Person sind und welche gerade nicht. Darüber hinaus wird klar festgelegt, für welche Situationen der Urteilsunfähigkeit (UU) (Notfallsituation [plötzliche UU] – schwere Krankheitssituation [länger andauernde UU] – chronische Krankheitssituation [bleibende UU] – geplante Intervention [vorhersehbare UU]) welches Therapieziel (Lebensverlängerung – Lebensverlängerung mit Einschränkungen der Mittel – Leidenslinderung/Lebensqualitätsverbesserung) gelten soll (Karzig-Roduner und Otto-Achenbach 2020). Aus rechtlicher Sicht wäre angezeigt, eine schweizweit einheitliche tarifliche Regelung zur Finanzierung der ACP-Beratungsdienstleistungen zu etablieren sowie Rahmenbedingungen zur Qualifizierung und Ausbildung von ACP-Beratenden zu schaffen.

9.5 Zusammenfassung

Wie dargelegt, umschreibt das ZGB den rechtlichen Rahmen von Patientenverfügungen. Die im ACP-Gesprächsprozess verwendete Patientenverfügung »plus« basiert ebenfalls auf diesem gesetzlichen Fundament, geht aber in der inhaltlichen Ausgestaltung und situationsbezogenen Konkretheit weit darüber hinaus. Aus rechtlicher Sicht ist gegen ein solches »plus« nichts einzuwenden. Schon gar nicht, wenn es den betroffenen Personen zu einer validen und widerspruchsfreien Dokumentation und begleiteten antizipierten Entscheidungen verhilft, die auf der Basis von individuellen Wertvorstellungen, Lebensperspektiven und Behandlungszielen zustande gekommen ist und für den Fall der eigenen Urteilsunfähigkeit klare Aussagen zur gewünschten medizinischen Behandlung bereithält. Es bleibt zu hoffen, dass die Umsetzung und Verbreitung von ACP in der Schweiz zügig voranschreitet und möglichst viele Menschen von dieser Möglichkeit der gesundheitlichen Vorausplanung profitieren können und ihre Behandlungs- und Betreuungswünsche bei Urteilsunfähigkeit oder im Sterben respektiert und geachtet wissen.

Literatur

Aebi-Müller RE (2013) Perpetuierte Selbstbestimmung? Einige vorläufige Gedanken zur Patientenverfügung nach neuem Recht. ZBJV 149: 150–178.

Boente W (2015) Kommentierung der Art. 360–387 ZGB. In: Schmid J (Hrsg.). Zürcher Kommentar: Der Erwachsenenschutz. Die eigene Vorsorge und Massnahmen von Gesetzes wegen. Zürich: Schulthess.

Botschaft zur Änderung des Schweizerischen Zivilgesetzbuches (Erwachsenenschutz, Personenrecht und Kindesrecht) vom 28. Juni 2006, BBl 2006 7001 ff.

Breitschmid P, Kamp A (2016), Kommentierung der Art. 370-373 ZGB. In: Amstutz M et al. (Hrsg.) Handkommentar zum Schweizer Privatrecht, Personen- und Familienrecht, Partnerschaftsgesetz, Art. 1-456 ZGB, PartG, Band I. 3. Aufl. Zürich: Schulthess.

Büchler A, Michel M (2013) Kommentierung der Art. 370–373 ZGB. In: Büchler A, Häfeli C, Leuba A, Stettler M (Hrsg.). FamKommentar: Erwachsenenschutzrecht. Bern: Stämpfli.

Büchler A, Michel M (2020) Medizin – Mensch – Recht. Eine Einführung in das Medizinrecht der Schweiz. 2. Aufl. Zürich: Schulthess.

Bundesrat (2020a) Die gesundheitspolitische Strategie des Bundesrates 2020–2030. Bern.

Bundesrat (2020b) Bessere Betreuung und Behandlung von Menschen am Lebensende. Bericht des Bundesrates in Erfüllung des Postulats 18.3384 der Kommission für soziale Sicherheit und Gesundheit des Ständerats (SGK-SR) vom 26. April 2018. Bern.

Connors AF, Dawson NV, Desbiens NA et al. (1995) A controlled trial to improve care for seriously ill hospitalized patients. The study to understand prognoses and preferences for outcomes and risks of treatment (SUPPORT). JAMA 274: 1591–1598.

Dörr B (2019) Damit mein Wille auch geschehe – Umsetzung des Patientenwillens mittels Advance Care Planning. Praxis 108 (3): 189-192.

Fagerlin A, Schneider CE (2004) Enough. The failure of the living will. Hastings Center Report 34 (2): 30–42.

Graf I, Stettler P, Künzi Kilian et al. (2014) Entscheidungen am Lebensende in der Schweiz. Sozialempirische Studie nach Konzept und im Auftrag von: Aebi-Müller RE, Dörr B, Gerber A, Hürlimann D, Kiener R, Rütsche B, Waldenmeyer C. Bern.

Häfeli C (2013) Grundriss zum Erwachsenenschutzrecht mit einem Exkurs zum Kindesschutz. Bern: Stämpfli.

Hausheer H, Geiser T, Aebi-Müller RE (2010) Das neue Erwachsenenschutzrecht. Bern: Stämpfli.

Hausheer H, Geiser T, Aebi-Müller RE (2018) Das Familienrecht des Schweizerischen Zivilgesetzbuches. 6. Aufl. Bern: Stämpfli.

Haussener S (2017) Selbstbestimmung am Lebensende: Realität oder Illusion? Zürich: Schulthess.

in der Schmitten J, Marckmann G (2013) Sackgasse Patientenverfügung. Neue Wege mit Advance Care Planning am Beispiel von beizeiten begleiten. Z Med Ethik 59: 229–243.

Jox RJ, in der Schmitten J, Marckmann G (2015) Defizite bisheriger Vorausverfügungen. In: Coors M, Jox RJ, in der Schmitten J (Hrsg.) Advance Care Planning. Von der Patientenverfügung zur gesundheitlichen Vorausplanung. Stuttgart: Kohlhammer, 23–38.

Karzig-Roduner I, Otto-Achenbach T (2020) Die Patientenverfügung »plus«. In: Krones T, Obrist M (Hrsg.) Wie ich behandelt werden will. Advance Care Planning. Zürich: rüffer & rub, 72–95.

Marckmann G, in der Schmitten J (2013) Patientenverfügungen und Advance Care Planning. Internationale Erfahrungen. Z Med Ethik 59: 213–227.

Monteverde S (2017) Vom »Produkt« Patientenverfügung zum »Prozess« Advance Care Planning: Ethische Perspektiven in den Praxisfeldern der Palliative Care. Palliative ch 2: 33–36.

Naef J, Baumann-Hölzle R, Ritzenthaler-Spielmann D (2012) Patientenverfügungen in der Schweiz. Zürich: Schulthess.

Simon A (2014) Historical Review of Advance Directives. In: Lack P, Biller-Andorno N, Brauer S (Hrsg.) Advance Directives, Dordrecht, Heidelberg, New York, London: Springer, 3–16.

Singer PA, Robertson G, Roy D (1996) Bioethics for Clinicians. Advance Care Planning. CMAJ 15: 155: 1689–1692.

Widmer Blum CL (2010) Urteilsunfähigkeit, Vertretung und Selbstbestimmung – insbesondere: Patientenverfügung und Vorsorgeauftrag. Zürich: Schulthess.

10 Juristische Grundlagen zu Advance Care Planning in Österreich

Maria Kletečka-Pulker, Klara Doppler

10.1 Einleitung

Der österreichische Gesetzgeber hat in den letzten Jahren zunehmend Instrumente geschaffen, damit Patient*innen auch antizipiert Behandlungsentscheidungen im Sinne des *Advance Care Planning* treffen können.[20] Selbst wenn die medizinische Indikation vorliegt, darf eine Behandlung ohne Einwilligung der Patient*in (außer im Notfall) nicht durchgeführt oder fortgeführt werden.

Eine der wesentlichsten Ausprägungen der Selbstbestimmung der Patient*innen ist die Notwendigkeit des *informed consent* zu jeder Behandlung.[21] Voraussetzung für eine informierte Einwilligung ist einerseits eine umfassende Aufklärung und andererseits die Entscheidungsfähigkeit der Patient*innen.[22] Das Gesetz bestimmt, dass Personen entscheidungsfähig sind, wenn sie die Bedeutung und die Folgen ihres Handelns im jeweiligen Zusammenhang verstehen und ihren Willen danach bestimmen und sich entsprechend verhalten können (§ 24 Abs 2 ABGB). Bei Minderjährigen ist die gesetzliche Vermutung der Entscheidungsfähigkeit ab dem 14. Lebensjahr gegeben (§ 173 ABGB). Im Einzelfall kann die Entscheidungsfähigkeit aber abweichen. Es sind stets die Umstände im Einzelfall zu beachten, so etwa die Schwere des Eingriffs und die Reife des Kindes.[23]

Nicht nur Kindern kann eine rechtswirksame Einwilligung in Ermangelung der Entscheidungsfähigkeit verwehrt sein, sondern auch Erwachsene sind mitunter nicht entscheidungsfähig. Dies kann wegen psychischer Krankheit oder einer vergleichbaren Beeinträchtigung der Fall sein. Für diese Fälle hat der österreichische Gesetzgeber Instrumente geschaffen, damit auch im Falle der Entscheidungsunfähigkeit den Bedürfnissen, Wünschen und Interessen der Betroffenen bestmöglich Rechnung getragen werden kann.

---

20 Kletečka A (2018) I.4 Einwilligung. In: Aigner G, Kletečka A, Kletečka-Pulker M, Memmer M (Hrsg.) Handbuch Medizinrecht. Wien: Manz.
21 § 110 Abs 2 StGB; § 173 Abs 3 ABGB. Eine Ausnahme von der Voraussetzung der informierten Einwilligung sind jene Situationen, in denen Gefahr im Verzug herrscht, vgl. OGH SZ 55/114; BGH 15. 2. 2000, VI ZR 48/99 NJW 2000, 1748.
22 Siehe Kletečka A (2018).

23 Fischer-Czermak C (2018) § 173 ABGB. In: Kletečka A, Schauer M (Hrsg.) ABGB-ON 1.04. Wien: Manz.

10.2 Vier Säulen des Erwachsenenschutzrechts

Ziel des Erwachsenenschutzrechts ist es, Patient*innen in den Mittelpunkt zu stellen, Selbstbestimmung und Entscheidungsfreiheit der betroffenen Personen möglichst lange und umfassend aufrechtzuerhalten sowie den individuellen Willen der zu behandelnden Person in allen Lebenslagen ernst zu nehmen.[24] So bestimmt § 239 ABGB, dass im rechtlichen Verkehr dafür Sorge zu tragen ist, dass volljährige Personen, die aufgrund einer psychischen Krankheit oder einer vergleichbaren Beeinträchtigung in ihrer Entscheidungsfähigkeit eingeschränkt sind, möglichst selbstständig, erforderlichenfalls mit entsprechender Unterstützung, ihre Angelegenheiten ihrem Willen entsprechend besorgen können. Um den gesetzlichen Anforderungen zu entsprechen, wurden verschiedene Vertretungsmodelle entwickelt, die auch als die »vier Säulen des Erwachsenenschutzrechts« bezeichnet werden.[25]

10.2.1 Vorsorgevollmacht (§ 260 ABGB)

Die erste Säule des Erwachsenenschutzrechts ist die Vorsorgevollmacht (VSV), die eine vorsorglich eingeräumte Vollmacht ist und wirksam wird, wenn die errichtende Person für die von der Vorsorgevollmacht umfassten Angelegenheiten nicht mehr entscheidungsfähig ist (= Vorsorgefall).[26] [27]

Die VSV kann entweder als Spezialvollmacht (lediglich für ein ganz bestimmtes Geschäft) oder als Gattungsvollmacht (für bestimmte Arten von Angelegenheiten) ausgestaltet sein. Eine simple »Allgemeinvollmacht« ist nicht ausreichend, wodurch ein spezifischer Transparenzschutz der betroffenen Person geschaffen werden soll: ihr soll deutlich vor Augen geführt werden, für welche Angelegenheiten sie dem/der Vorsorgebevollmächtigten Handlungsbefugnis einräumt.[28]

Die Entscheidung, wen man mit einer Vorsorgevollmacht beauftragt, sollte wohlüberlegt sein, wobei grundsätzlich jede volljährige – meist nahestehende – Person in Frage kommt. Ausnahmen sind volljährige Personen, die ihre Angelegenheiten selbst nicht ausreichend besorgen können oder in einem Abhängigkeitsverhältnis zu einer Einrichtung stehen, die mit der Betreuung der Person betraut ist (z. B. Pflegeperson in einem Heim). Grundsätzlich darf eine Person nicht mehr als 15 Vorsorgevollmachten besorgen (§ 243 ABGB). Die errichtende Person kann auch mehrere Personen bevollmächtigen. Bevollmächtigt die errichtende Person mehrere Personen, sind verschiedene Formen der genauen Ausgestaltung möglich: Einzelvertretung mit konkurrierenden oder einander ausschließenden Befugnissen, Gesamtvertretung oder die Festlegung eines Genehmigungsvorbehaltes zugunsten einer Vertreter*in. Wenn mehrere Personen zur Betreuung beauftragt worden sind, sollte dies in der Praxis so gestaltet sein, dass bei Uneinigkeit zwischen den Personen eine Mehrheitsentscheidung getroffen werden kann, ansonsten muss im Fall der Uneinigkeit eine gesetzliche Erwachsenenvertreter*in beantragt werden.

---

24 Erläuterungen zur Regierungsvorlage: 222/ME XXV. GP.
25 Kletečka 2018; Schauer M (2017) Die vier Säulen des Erwachsenenschutzrechts, iFamZ 3: 148; Sprenling J et al. (2017) Die vier Säulen im Erwachsenenschutzrecht – Überblickstabelle. iFamZ 3: 158.
26 Kletečka (2018).
27 Erläuterungen zur Regierungsvorlage:1461 der Beilagen XXV. GP.

28 § 262 Abs 2 ABGB; vgl Kletečka 2018; Doschko M, Fiala P (2019) Vorsorgevollmacht. ÖZPR 47: 82.

Die Vorsorgevollmacht muss höchstpersönlich schriftlich vor einer Notar*in, einer Rechtsanwält*in oder einem Erwachsenenschutzverein errichtet werden und wird im Österreichischen Zentralen Vertretungsverzeichnis (ÖZVV) registriert. Neben der Vorsorgevollmacht ist für die Gültigkeit der Vorsorgevollmacht auch der Eintritt des Vorsorgefalls im ÖZVV zu vermerken.

Die Vorsorgevollmacht ist zeitlich nicht befristet, endet jedoch mit dem Tod des/der Vorsorgebevollmächtigten oder mit dem Tod der vertretenen Person. Weiters ist eine Kündigung oder ein Widerruf jederzeit möglich, solange die Vollmachtgeber*in entscheidungsfähig ist. Unter Umständen kann auch das Gericht die Vorsorgevollmacht mit Beschluss beenden. Vertretungshandlungen der Vorsorgebevollmächtigten sind auch dann noch wirksam, wenn die Vertretenen im Wirkungsbereich der Vorsorgevollmacht (wieder) entscheidungsfähig sind (§ 245 Abs 4 ABGB). Kommt es zur Widererlangung der Entscheidungsfähigkeit, muss dies im ÖZVV eingetragen werden. Erst damit ist die Vorsorgevollmacht beendet.

10.2.2 Erwachsenenvertretung

Gewählte Erwachsenenvertretung

Die drei Formen der Erwachsenenvertretung stellen neben der Vorsorgevollmacht die weiteren Säulen des Erwachsenenschutzrechts dar. Die Erwachsenenvertretung kann sowohl als gewählte, als gesetzliche als auch als gerichtliche Erwachsenenvertretung in Erscheinung treten.

Die gewählte Erwachsenenvertretung ist ein Rechtsinstitut, das es einer Person, die ihre Angelegenheiten aufgrund einer psychischen Krankheit oder einer vergleichbaren Beeinträchtigung der Entscheidungsfähigkeit nicht selbst besorgen kann, erlaubt, eine oder auch mehrere nahestehende Personen als Erwachsenenvertreter*innen zu bestimmen (§ 264 ABGB). Eine Vorsorgevollmacht schließt in den darin geregelten Angelegenheiten eine Erwachsenenvertretung aus (die gewählte Erwachsenenvertretung ist folglich der Vorsorgevollmacht gegenüber subsidiär). Voraussetzung, um eine Erwachsenenvertretung zu wählen ist, dass die betroffene Person die Bedeutung und Folgen einer Bevollmächtigung noch in Grundzügen zu verstehen befähigt ist. Es genügt also eine »geminderte Entscheidungsfähigkeit«.[29]

Wie bei der Vorsorgevollmacht kann sich die Vertretung auf einzelne Angelegenheiten oder auf bestimmte Gattungen von Angelegenheiten beziehen (§ 265 Abs 3 ABGB). Eine Besonderheit der gewählten Erwachsenenvertretung ist, dass bei diesem Rechtsinstitut vereinbart werden kann, dass für rechtswirksames Handeln ein Einvernehmen mit der zu vertretenden Person hergestellt werden muss.[30] Diese sogenannte »Co-Decision« wird auch im Außenverhältnis wirksam. Sind die Erwachsenenvertreter*innen der Ansicht, dass das Wohl der zu Vertretenden durch die Verweigerung deren Zustimmung gefährdet ist, so ist eine gerichtliche Erwachsenenvertretung anzuregen.[31]

Die Vereinbarung der gewählten Erwachsenenvertretung muss höchstpersönlich schriftlich vor einer Notar*in, einer Rechtsanwält*in oder einem Erwachsenenschutzverein abgeschlossen werden und ist in den ÖZVV einzutragen. Beendet wird eine gewählte Erwachsenenvertretung durch Tod der vertretenen Person oder der Vertretungsperson, durch Beendigung durch das Gericht oder mit Eintragung der Kündigung oder des Widerrufs im ÖZVV.[32]

---

29 Erläuterungen zur Regierungsvorlage:1461 der Beilagen XXV. GP.
30 § 265 Abs 2 ABGB.
31 Erläuterungen zur Regierungsvorlage:1461 der Beilagen XXV. GP.
32 § 266 ff ABGB.

Gesetzliche Erwachsenenvertretung

Die gesetzliche Erwachsenenvertretung entspricht dem ehemals gültigen Rechtsinstitut der »Vertretung durch nächste Angehörige«. Die volljährige Person bestimmt in diesem Fall ihre Vertreter*in, im Gegensatz zum Institut der gewählten Erwachsenenvertretung, nicht selbst. Die gesetzliche Erwachsenenvertretung soll dann zum Tragen kommen, wenn eine Person in dem Maße in ihrer Entscheidungsfähigkeit eingeschränkt ist, dass sie – wie es für die Wahl einer Erwachsenenvertreter*in nach § 264 ABGB notwendig wäre – nicht mehr in der Lage ist, die Bedeutung und Folgen einer Bevollmächtigung in Grundzügen zu verstehen und danach zu handeln. Gleiches gilt, wenn zwar das benötigte Ausmaß an geminderter Entscheidungsfähigkeit vorliegt, aber die Person sich weigert, eine Erwachsenenvertreter*in zu bestellen. Die gesetzliche Erwachsenenvertretung ist folglich subsidiär insofern, als diese Art der Vertretung nur dann zulässig ist, wenn die betroffene Person keine andere Vertretung hat und keine andere Erwachsenenvertretung wählen kann oder will.[33]

Die gesetzliche Erwachsenenvertretung ist ausgeschlossen, wenn die schutzberechtigte Person dieser widersprochen hat (§ 268 Abs 1 Z 4 ABGB). Dieser Widerspruch muss »vorab« – also vor Bestimmung der Erwachsenenvertretung – erfolgt sein, wobei es keine Rolle spielt, ob dies vor oder nach dem Verlust der Entscheidungsfähigkeit erfolgt ist.[34] Der Widerspruch kann sich gegen die Vertretung durch eine oder mehrere bestimmte Personen oder gegen die gesetzliche Erwachsenenvertretung schlechthin richten.[35]

Das Gesetz definiert nächste Angehörige als die Eltern und Großeltern, volljährigen Kinder und Enkelkinder, Geschwister, Nichten und Neffen der volljährigen Person, Ehegatt*innen oder eingetragene Partner*innen und Lebensgefährt*innen, wenn diese mit der Person seit mindestens drei Jahren im gemeinsamen Haushalt leben, sowie die von der volljährigen Person in einer Erwachsenenvertreter-Verfügung bezeichnete Person (§ 268 Abs ABGB). Grundsätzlich kann jeder von ihnen die gesetzliche Erwachsenenvertretung für sich in Anspruch nehmen. Eine Verpflichtung dazu ist im Erwachsenenschutzrecht nicht angeordnet; sie kann sich jedoch aus der Beistandspflicht nach § 90 Abs 1 bzw. § 137 Abs 1 ABGB ergeben. Im Gegensatz zur nahestehenden Person bei der gewählten und der gerichtlichen Erwachsenenvertretung (§ 264, § 274 Abs 2 ABGB) kommt es auf ein tatsächliches Naheverhältnis nicht an. Da innerhalb des Wirkungskreises, auf den sich die Erwachsenenvertretung bezieht, keine andere Person tätig werden kann (§ 243 Abs 3), gilt der Grundsatz »*first come, first serve*«: Wer als Erste*r die Vertretung für sich registrieren lässt, schließt andere Angehörige aus.[36]

Für eine gültige Vertretung müssen die in Frage kommenden Angehörigen ihre Zustimmung erteilen.[37] Ist diese Bereitschaft gegeben, wird eine gesetzliche Erwachsenenvertretung bei einem Erwachsenenschutzverein, bei einer Notar*in oder einer Rechtsanwält*in errichtet. Die gesetzliche Erwachsenenvertretung muss gem. § 270 Abs 1 ABGB im ÖZVV registriert werden.

---

33 Schauer 2017.
34 Erläuterungen der Regierungsvorlage 1461 der Beilagen XXV. GP.
35 Erläuterungen der Regierungsvorlage 1461 der Beilagen XXV. GP.
36 Schauer M (2019) § 268 ABGB. In: Kletečka A, Schauer M (Hrsg.) ABGB-ON1.04. Wien: Manz.
37 Erläuterungen zur Regierungsvorlage:1461 der Beilagen XXV. GP

Gerichtliche Erwachsenenvertretung

Die gerichtliche Erwachsenenvertretung ist die *ultima ratio* der Vertretung volljähriger Personen und greift daher nur dann, wenn keine der oben genannten Institute in Frage kommt.[38] Das Verfahren wird von Amts wegen oder auf Antrag der betroffenen Person eingeleitet.[39] Die Bestellung als Erwachsenenvertretung wird in einem Gerichtsbeschluss festgehalten. Gemäß § 273 Abs 1 ABGB ist bei der Auswahl der gerichtlichen Erwachsenenvertretung auf die Bedürfnisse der volljährigen Person und deren Wünsche, die Eignung der Erwachsenenvertretung und auf die zu besorgenden Angelegenheiten Bedacht zu nehmen. Die gerichtliche Erwachsenenvertretung gilt, wie die übrigen Arten der Vertretung, ebenfalls für einzelne Angelegenheiten oder bestimmte Gattungen von Angelegenheiten (§ 272 Abs 1 ABGB). Eine pauschale Bestellung für jegliche Angelegenheiten, wie dies noch bei der alten Regelung der Sachwalterschaft möglich war, ist nun nicht mehr zulässig.

§ 274 Abs 1 ABGB besagt, dass vorrangig Personen zu Erwachsenenvertreter*innen bestimmt werden sollen, die aus einer Vorsorgevollmacht, einer Vereinbarung einer gewählten Erwachsenenvertretung oder einer Erwachsenenvertreter-Verfügung (§ 244 ABGB) hervorgehen und mit der Bestellung einverstanden sind. Subsidiär ist eine nahestehende geeignete Person oder in weiterer Folge ein Erwachsenenschutzverein (§ 1 ErwSchVG) zu bestellen. Mangels dieser Möglichkeit ist eine Notar*in (Notariatskandidat*in), Rechtsanwält*in (Rechtsanwaltsanwärter*in) oder mit deren Zustimmung eine andere geeignete Person zu bestellen.

Nach Ablauf von drei Jahren[41] oder nach Erledigung der übertragenen Angelegenheit ist die gerichtliche Erwachsenenvertretung einzuschränken oder zu beenden. Darauf haben die Erwachsenenvertreter*innen unverzüglich bei Gericht hinzuwirken (§ 272 Abs 2 ABGB). Eine »Erledigung« der übertragenen Angelegenheit liegt vor, wenn es keinen Bedarf mehr an einer Vertretung des Betroffenen durch die Erwachsenenvertretung gibt.[42]

10.3 Handlungsoptionen bei Gefahr in Verzug

Gefahr in Verzug liegt vor, wenn mit der Verzögerung durch die Einbindung der Patient*innen oder einer Vertretung eine Gefährdung des Lebens, die Gefahr einer schweren Schädigung der Gesundheit oder starke Schmerzen verbunden wären.[40] Ärzt*innen können bei Gefahr im Verzug handeln, ohne Einwilligung der Patient*innen und deren Vertreter, es sei denn, die Patient*in hat antizipiert bereits eine Entscheidung getroffen, die im Notfall auch vorliegt bzw. bekannt ist. Dies ist z. B. der Fall, wenn eine entsprechende Patientenverfügung vorliegt oder die im Rahmen des Notfalls anwesenden Ärzt*innen in den Prozess des ACP eingebunden waren und den entsprechenden Patient*innenwillen kennen.

---

38 Schauer (2017); Die gerichtliche Erwachsenenvertretung entspricht der bisherigen Sachwalterschaft.
39 § 271 Abs 1 ABGB; § 117 Abs 1 AußStrG.
40 §§ 252 Abs 4, 253 Abs 3 ABGB.

41 § 246 Abs 1 Z 6 ABGB; § 128 AußStrG.
42 OGH 8 Ob 6/19v iFamZ 2019/119.

Hat die Patient*in keine antizipierte Entscheidung getroffen und dauert die medizinische Behandlung voraussichtlich auch nach Abwendung dieser Gefahrenmomente noch an, so sind die entsprechenden Schritte zu setzen, um die Zustimmung der vertretenden Person zur weiteren Behandlung nach den gesetzlichen Vorgaben (Vorsorgebevollmächtigte*r, gewählte oder gesetzliche Erwachsenenvertreter*in) einzuholen, beziehungsweise das Gericht zur Bestellung einer Erwachsenenvertreter*in anzurufen.

10.4 Patientenverfügung

Eine Patientenverfügung ist eine Willenserklärung, mit der Patient*innen eine medizinische Behandlung antizipiert ablehnen und die dann wirksam werden soll, wenn diese zum Zeitpunkt der Behandlung nicht entscheidungsfähig sind. Die gesetzliche Verankerung der Patientenverfügung wurde 2006 als wichtiger Meilenstein in der Verwirklichung des Selbstbestimmungsrechts etabliert.[43]

In einer Patientenverfügung müssen die medizinischen Behandlungen, die Gegenstand der Ablehnung sind, konkret beschrieben sein oder eindeutig aus dem Gesamtzusammenhang der Verfügung hervorgehen (§ 4 PatVG). Das bedeutet, dass es sinnvoll ist, die genauen Krankensituationen zu beschreiben. Ist die Beschreibung zu allgemein und lässt folglich einen weiten Interpretationsspielraum, ist dies nicht geeignet, einen verbindlichen Handlungsrahmen festzulegen. Zudem muss erkennbar sein, dass die Patient*innen die Folgen der Patientenverfügung zutreffend einschätzen. Dies bedarf unter anderem einer umfassenden ärztlichen Aufklärung, einschließlich einer Information über Wesen und Folgen der Patientenverfügung für die medizinische Behandlung.[44] Aus der ärztlichen Dokumentation des Aufklärungsgesprächs soll auch hervorgehen, dass die Patient*innen die Folgen der Patientenverfügung zutreffend einschätzen (§ 5 PatVG).

Die Patientenverfügung muss schriftlich, unter Angabe des Datums von einer Rechtsanwält*in, einer Notar*in, einem rechtskundigen Mitarbeitenden der Patient*innenvertretungen oder Mitarbeitenden eines Erwachsenenschutzvereins erfolgen. Die Patient*innen müssen über die Folgen eines Abschlusses ausreichend aufgeklärt sein und über die Möglichkeit des jederzeitigen Widerrufs Bescheid wissen. Es wurde ausdrücklich in den Gesetzestext aufgenommen, dass jede Patientenverfügung, also auch jene, die den obengenannten Voraussetzungen nicht gerecht wird, der Ermittlung des Patient*innenwillens zu Grunde zu legen ist. Je näher eine solche Patientenverfügung den juristischen Anforderungen gerecht wird, desto stärker wiegt ihre Bindungswirkung (§ 8 f PatVG). Der Wirksamkeit einer Patientenverfügung steht es nicht entgegen, dass darin weitere Anmerkungen der Patient*in, insbesondere die Benennung einer konkreten Vertrauensperson, die Ablehnung des Kontakts zu einer bestimmten Person oder die Verpflichtung zur Information einer bestimmten Person, enthalten sind. Mittels Patientenverfügung können auch lebenserhaltende Maßnahmen rechtswirksam abgelehnt werden. Der Zugang zu Einrichtungen der Behandlung, Pflege oder Betreuung oder der Erhalt solcher

---

43 BGBl. I Nr. 55/2006.
44 Neumayr M (2016) § 5 PatVG in Neumayr M, Resch R, Wallner F (Hrsg.) Gmundner Kommentar zum Gesundheitsrecht. Manz: Wien.

Leistungen darf nicht davon abhängig gemacht werden, dass eine Patientenverfügung errichtet oder dies unterlassen wurde.

Eine Patientenverfügung verliert nach Ablauf von acht Jahren ab der Errichtung ihre Verbindlichkeit, sofern die Patient*innen nicht eine kürzere Frist bestimmt haben (§ 7 PatVG). Sie kann nach entsprechender ärztlicher Aufklärung gemäß § 5 PatVG erneuert werden, wodurch die Frist von acht Jahren oder eine von der Patient*in kürzer bestimmte Frist neu zu laufen beginnt.

10.5 Sterbeverfügungsgesetz

Aufgrund einer Entscheidung des Verfassungsgerichtshofs[45] ist es nunmehr auch unter bestimmten strengen Voraussetzungen möglich, eine Sterbeverfügung zu erreichen, die es Personen ermöglicht, den sogenannten assistierten Suizid in Anspruch zu nehmen. Seit 1.1.2022 ist das Sterbeverfügungsgesetz (StVfG) in Kraft, welches die Voraussetzungen und die Wirksamkeit von Sterbeverfügungen zum Nachweis eines dauerhaften, freien und selbstbestimmten Entschlusses zur Selbsttötung regelt.

Eine Sterbeverfügung kann nur eine Person errichten, die an einer unheilbaren, zum Tod führenden Krankheit (§ 120 Z 1 ASVG) oder an einer schweren, dauerhaften Krankheit (§ 120 Z 1 ASVG) mit anhaltenden Symptomen leidet, deren Folgen die betroffene Person in ihrer gesamten Lebensführung dauerhaft beeinträchtigen; wobei die Krankheit einen für die betroffene Person nicht anders abwendbaren Leidenszustand mit sich bringt. In einer Sterbeverfügung, die nur höchstpersönlich errichtet werden kann, ist der Entschluss der sterbewilligen Person festzuhalten, ihr Leben selbst zu beenden. Sie hat auch die ausdrückliche Erklärung zu enthalten, dass dieser Entschluss frei und selbstbestimmt nach ausführlicher Aufklärung gefasst wurde (§ 5 StVfG).

Der Errichtung einer Sterbeverfügung hat eine Aufklärung durch zwei ärztliche Personen voranzugehen, von denen eine eine palliativmedizinische Qualifikation aufzuweisen hat, und die unabhängig voneinander bestätigen, dass die sterbewillige Person entscheidungsfähig ist und einen im Sinne des § 6 Abs. 2 freien und selbstbestimmten Entschluss geäußert hat. Ergibt sich bei der Aufklärung eine mögliche krankheitswertige psychische Störung der sterbewilligen Personen, deren Folge der Sterbewunsch sein könnte, ist vor der Bestätigung des freien Entschlusses eine Abklärung dieser Störung samt qualifizierter Beratung durch eine Psychiater*in oder eine klinische Psycholog*in zu veranlassen (§ 7 Abs 4 StVfG).

Eine Sterbeverfügung kann wirksam frühestens zwölf Wochen nach der ersten ärztlichen Aufklärung (§ 8 StVfG) errichtet werden. Eine Verkürzung der Frist auf zwei Wochen ist im Fall einer terminalen Phase möglich. Es gelten strenge Errichtungs- und Dokumentationsvorschriften für die Sterbeverfügung. Nach gültiger Errichtung kann die sterbewillige Person oder eine in der Sterbeverfügung namentlich genannte, hilfeleistende Person nach Vorlage der wirksamen Sterbeverfügung das Präparat in der Apotheke abholen.

Die sterbewillige Person muss zum Zeitpunkt des Suizids entscheidungsfähig sein und die Maßnahme selbst durchführen, sie muss die Herrschaft über den lebensbeenden-

---

45 VfGH 11.12.2020, G 139/2019.

den Verlauf behalten. Die Hilfeleistung ist auf physische Beiträge beschränkt, insbesondere die Abgabe und das Abholen des Präparats oder die Bereitstellung von Räumlichkeiten.

Keine natürliche oder juristische Person ist verpflichtet, eine Hilfeleistung bei der Umsetzung eines Sterbewunsches, wie etwa die Abgabe des Präparats, zu erbringen.

10.6 Vorsorgedialog und Therapiezielfindung – gesetzlich nicht normierte ACP-Instrumente in Österreich

Neben den gesetzlich normierten Instrumenten haben sich in den letzten Jahren in Österreich Kommunikationsinstrumente wie der *Vorsorgedialog*® oder *Therapiezielfindungen* etabliert, durch welche rechtzeitig begonnen werden soll, den Willen von Patient*innen zu ermitteln. Jegliche Instrumente dieses sog. *Advance Care Planning*, also der vorausschauenden Gesundheitsplanung, erfolgen auf Grundlage eines strukturierten Prozesses, für den spezifische rechtliche Bestimmungen, medizinische Indikation, und der Patient*innenwille in Form eines *Informed Consent*[46] die Grundlage bilden.

Die rechtliche Einordnung der im Zuge dessen bekannt gewordenen Wünsche der Patient*in hängt maßgeblich von deren Entscheidungsfähigkeit ab. Ist die Patient*in entscheidungsfähig, kann der Vorsorgedialog als aktuelle Willenserklärung qualifiziert werden, wenn die besprochene Situation klar abschätzbar ist. Jedenfalls handelt es sich aber um eine Patientenverfügung, welche zwar nicht den Formvorschriften des PatVG entspricht, jedoch gem. § 8 leg cit dennoch der Ermittlung des Patient*innenwillens zu Grunde zu legen ist. Ist die Patient*in nicht entscheidungsfähig, kann das Gespräch dazu dienen, den mutmaßlichen Willen zu eruieren und der betroffenen Person auf diese Weise ein Stück Selbstbestimmung zu ermöglichen.

Die rechtliche Wirkung von Therapiezielentscheidungen müssen im Einzelfall beurteilt werden und sind entsprechend zu dokumentieren, um im arbeitsteiligen Alltag des Gesundheitswesens für Nachvollziehbarkeit, mögliche Verbindlichkeit und Nachhaltigkeit zu sorgen.

---

46 § 110 Abs 2 StGB; § 173 Abs 3 ABGB.

11 Rechtliche Grundlagen von Advance Care Planning in Deutschland

Stephan Rixen, Wolfram Höfling

11.1 Problemaufriss und Übersicht

»Herr, lehre uns bedenken, dass wir sterben müssen, auf dass wir klug werden« (Psalm 90, 12).[47] Offenkundig beruht dieser religiöse Text, der gleichermaßen zum jüdischen wie zum christlichen Erbe zählt, auf der Annahme, die Anerkennung der Vergänglichkeit menschlichen Daseins sei eine erlernbare Tugend, die von Gelassenheit geprägte Lebenskompetenz stiftet.[48] Von einem starken, allerdings instrumentell ausgerichteten Grundvertrauen ist auch die im Abschlussbericht zu einem Forschungsprojekt zum Advance Care Planning (ACP) formulierte Einschätzung geprägt: »Advance Care Planning gibt konzeptionell verblüffend einfache Antworten auf Fragen, die Generationen von Medizinethikern und Juristen beschäftigt haben und bis heute beschäftigen, es mutet an wie ein Schlag durch den gordischen Knoten. […].«[49] Die mythologische Anleihe, die dieses Sprachbild bemüht, lässt aufmerken. Es fällt einerseits schwer zu glauben, dass dem komplizierten Leben – erst recht am Lebensende – einfache Antworten gerecht werden. Andererseits sind einfache – von Klarheit und Konsequenz geprägte – Antworten oft die richtigen Antworten, um Problemen adäquat zu begegnen, deren Lösung lange Zeit gepflegte Missverständnisse im Wege stehen. Der Blick in die Bibel mag als problemsensibilisierender Fingerzeig dafür gelten, dass es beim Tod und dem Sterbeprozess, der ihm vorangeht, um existenzielle Grenzerfahrungen geht, deren Brisanz für vom Sterben betroffene Personen im Hinblick auf die rechtliche Rahmung immer bedacht werden muss; der rechtliche Problemzugriff darf es sich also nie *zu* einfach machen. Die Gestaltung des Lebensendes ist, sofern sie faktisch möglich ist, eine höchstpersönliche Angelegenheit[50], weshalb die rechtlichen Gestaltungsinstrumente die Entscheidungsmacht

---

47 Der Beitrag ist eine Aktualisierung sowie punktuelle Überarbeitung des Beitrags von *W. Höfling*, Chancen, Risiken und Grenzen von BVP aus gesundheits(verfassungs)rechtlicher Sicht, in: W. Höfling/T. Otten/J. in der Schmitten (Hrsg.) (2019) Advance Care Planning: Konzept zur Förderung einer patientenzentrierten Gesundheitsversorgung, S. 11 ff. Nomos.
48 So *P. Dabrock*, Der Spielraum des Gesetzes gemäß den Vorstellungen des Guten, ZME 59 (2013), 191 (192).
49 *S. Rothärmel*, Abschlussbericht zum Forschungsprojekt RESPEKT – Juristischer Teil der Universität Augsburg, 2011, S. 28 (https://docplayer.org/25939638-Abschlussbericht-zum-forschungsprojekt-respekt-juristischer-universitaet-augsburg.html, Abruf am 3.6.2023).
50 BVerfGE 153, 182 (Leitsatz 1): »Das allgemeine Persönlichkeitsrecht (Art. 2 Abs. 1 i. V. m. Art. 1 Abs. 1 GG) umfasst als Ausdruck persönlicher Autonomie ein Recht auf selbstbestimmtes Sterben.« Kritisch-differenziert zu dieser Entscheidung *S. Rixen*, Suizidale Freiheit? Das Recht auf (assistierte) Selbsttötung im Urteil des Bundesverfassungsgerichts vom 26. Februar 2020, Bayerische Verwaltungsblätter (BayVBl.) 2020, 397 ff.

der betroffenen Person – ihre Selbstbestimmung am Lebensende – nicht nur vordergründig, sondern effektiv gewährleisten müssen. Advance Care Planning (ACP) leistet dazu einen wichtigen Beitrag, was im Folgenden in rechtlicher Hinsicht einschließlich eines Blicks auf kritische Einwände näher einzuordnen ist.

11.2 Verfassungsrechtliche Grundlagen

Das Grundrecht auf Leben und körperliche Unversehrtheit, das Art. 2 Abs. 2 Satz 1 GG gewährleistet, verfolgt ein doppeltes Ziel: Zum einen garantiert die Norm einen statischen Anspruch auf Bewahrung der körperlichen Integrität; zum anderen umfasst sie ein dynamisches Freiheitsrecht der Selbstbestimmung über die leiblich-seelische Integrität.[51] In der neueren Rechtsprechung knüpft das Bundesverfassungsgericht an das allgemeine Persönlichkeitsrecht an (Art. 2 Abs. 1 in Verbindung mit Art. 1 Abs. 1 S. 1 GG).[52] Ungeachtet der eher juristisch-konstruktiv (»rechtsdogmatisch«) interessanten Frage, wo das Recht auf Selbstbestimmung im Grundgesetz verortet wird, steht jedenfalls fest, dass die Selbstbestimmung über die physischen Bedingungen der eigenen Persönlichkeit – das eigene Leben einschließlich des Sterbens – grundrechtlichen Schutz genießt. Zu den Elementen des Selbstbestimmungsrechts gehört die Freiheit, zukunftswirksame Festlegungen zu treffen. Hier leistet das Verfassungsrecht seinen »Freiheitsdienst« dadurch, dass es dem Einzelnen die Befugnis einräumt, vor Eintritt von Entscheidungsunfähigkeit vorsorglich über die Zulässigkeit von Eingriffen in seine körperliche Integrität zu disponieren und durch ein konditioniertes oder unbedingtes Behandlungsveto seinen Sterbeprozess zu »gestalten«.[53]

Idealtypisch ist damit der Entscheidungsprozess am Lebensende aus gesundheits(verfassungs-)rechtlicher Perspektive klar strukturiert. Bei einem einwilligungsfähigen Patienten entscheidet sein wohlinformierter Wille im Rahmen der ärztlichen Indikation über Art und Umfang der Behandlung. Ein wohlinformierter Einspruch gegen eine Behandlung bindet Ärzte und Pflegende (und andere Dritte) in der Weise, dass diese jede nicht gewollte Intervention unterlassen oder ggf. abbrechen müssen – auch um den »Preis« des Todes des Patienten. Dies wird immer noch missverständlich als »passive Sterbehilfe« charakterisiert.[54] Im Kern aber geht es darum, dass der Patient – dessen wohlinformierter

---

51 Hierzu etwa (bezogen auf Art. 2 Abs. 2 Satz 1 GG) BVerfGE 52, 171 (174) – abweichende Meinung; BVerfGE 89, 120 (130); ferner *W. Höfling*, in: K. H. Friauf/W. Höfling (Hrsg.) Berliner Kommentar zum Grundgesetz, Stand: 2023, Art. 2 Abs. 2 Satz 1 Rn. 10 ff., *S. Rixen*, Lebensschutz am Lebensende, 1999, S. 364 ff.; *S. Rixen*, in: M. Sachs (Hrsg.) Grundgesetz, Kommentar, 9. Aufl. 2021, Art. 2 Rn. 212. – Zusammenfassend (und mit weiteren Nachweisen) zur Anknüpfung bei Art. 2 Abs. 1 i. V. m. Art. 1 Abs. 1 GG oder bei Art. 2 Abs. 2 Satz 1 GG BGHSt 64, 135 = NJW 2019, 3089, juris, Rn. 29.
52 BVerfGE 153, 182.
53 S. dazu *W. Bottke*, in: Deutsche Sektion der Internationalen Juristen-Kommission (Hrsg.) Lebensverlängerung aus medizinischer, ethischer und rechtlicher Sicht, 1995, S. 35 (99, 101).
54 Dazu auch *K. Kutzer*, Patientenautonomie und Strafrecht – aktive und passive Sterbehilfe, Familie Partnerschaft Recht (FPR) 2007, 59 (62).

Wille die normative Mitte des Geschehens bildet – mit einem Behandlungsveto das Mandat etwa des Arztes beendet oder begrenzt und diese Entscheidung von Rechts wegen zu akzeptieren ist. Richtigerweise geht es um die Begrenzung der ärztlichen Behandlung (Behandlungsbegrenzung).⁵⁵ Gleiches gilt auch für den Fall, dass der aktuell nicht einwilligungsfähige Patient im Voraus entsprechend erklärt hat, dass bestimmte medizinische Interventionen in der vorliegenden Situation nicht durchgeführt werden sollen. Detaillierter sind die rechtlichen Anforderungen an Behandlungsentscheidungen bei einwilligungsunfähigen Patienten im Bürgerlichen Gesetzbuch geregelt.

11.3 Rechtliche Rahmenbedingungen im Bürgerlichen Gesetzbuch (BGB)

In Deutschland gibt es offiziell kein »Patientenverfügungsgesetz«, obgleich diese Formulierung in der allgemeinen Medien-, aber durchaus auch in der Fachöffentlichkeit nicht selten verwendet wird (siehe etwa den Beschluss des BGH vom 17.9.2014 – XII ZB 202/13 –, juris, Rn. 12: »sogenanntes Patientenverfügungsgesetz«). Mit Wirkung ab 1.1.2023 wurden die bisherigen §§ 1901a ff. BGB (in der Fassung des Dritten Gesetzes zur Änderung des Betreuungsrechts v. 29.7.2009, BGBl. I S. 2286) durch die im Wesentlichen inhaltsgleichen §§ 1827 ff. BGB ersetzt (Gesetz v. 4.5.2021, BGBl. I S. 882). Diese der Sache nach (wenn auch nunmehr unter neuer Paragraphenzählung) seit dem 1. September 2009 anwendbaren Vorschriften präzisieren die vorher weithin ungeschriebenen, nur im Wege der Auslegung gewonnenen Rechte und Pflichten für Betreuer bzw. Bevollmächtigte, indem sie die Patientenverfügung als eine vom Patienten selbst getroffene Entscheidung definieren bzw. die Ermittlung seines mutmaßlichen Willens bei Fehlen einer Patientenverfügung regeln.

Klar muss allerdings sein, dass mit diesen Vorschriften keine »Vollregelung« getroffen wurde, die alle Rechtsfragen beantworten würde, die sich im Zusammenhang mit kritischen Behandlungsentscheidungen bei akut oder dauerhaft nicht einwilligungsfähigen Menschen stellen; das spielt nicht zuletzt bei alten Menschen eine große Rolle. Abgesehen davon, dass für diesen Bereich auch weitere Rechtsvorschriften, etwa im Bereich des Strafrechts (§§ 211 ff. StGB) bzw. der gesetzlichen Krankenversicherung (GKV) relevant sind, stellen die §§ 1827 ff. BGB nur eine fragmentarische Rahmenordnung dar, die Raum für eine aktive Rechtsgestaltung lässt bzw. schafft. Dies soll, nachdem zunächst die §§ 1827 ff. BGB etwas näher erläutert wurden, am Leitfaden der Formulierung »Recht als Ermöglichungsordnung« illustriert werden.

§ 1827 BGB

Ausgangspunkt für eine rechtliche Betrachtung ist § 1827 BGB, der mit dem amtlichen Titel »Patientenverfügung« überschrieben ist. Nach dessen Abs. 1 gilt Folgendes:

»Hat ein einwilligungsfähiger Volljähriger für den Fall seiner Einwilligungsunfähigkeit schriftlich festgelegt, ob er in bestimmte zum Zeitpunkt der Festlegung noch nicht unmittelbar bevorstehende Untersuchungen seines Gesund-

---

55 BGHSt 55, 191 = NJW 2010, 2963.

heitszustandes, Heilbehandlungen oder ärztliche Eingriffe einwilligt oder sie untersagt (Patientenverfügung), prüft der Betreuer, ob diese Festlegungen auf die aktuelle Lebens- und Behandlungssituation zutreffen. Ist dies der Fall, hat der Betreuer dem Willen des Betreuten Ausdruck und Geltung zu verschaffen. Eine Patientenverfügung kann jederzeit formlos widerrufen werden.«

Damit steht fest: Jeder volljährige Mensch, der über die sog. »natürliche« Einsichts- und Urteilsfähigkeit verfügt, also die Bedeutung und Tragweite der Einwilligung versteht, kann schriftlich – bezogen auf bestimmte, also nicht vage formulierte Situationen – gesundheitlich relevante Interventionen gestatten oder untersagen. Er hat – so hat es der Bundesgerichtshof (BGH, Beschl. v. 17.9.2014 – XII ZB 202/13 –, juris, Rn. 13 f.) klargestellt – mit seiner Patientenverfügung eine Regelung getroffen, an die der Betreuer gebunden ist und die dieser im Verhältnis zu anderen, etwa zum Arzt, effektiv umsetzen darf und muss (vgl. § 1827 Abs. 1 Satz 2 BGB »Ausdruck und Geltung verschaffen«). Da der Betreuer (bzw. der Bevollmächtigte) keine eigene Entscheidung trifft, sondern nur die bereits erfolgte Entscheidung des Betroffenen umsetzt, bedarf es auch keiner betreuungsgerichtlichen Genehmigung (vgl. BGH, Beschl. v. 17.9.2014 – XII ZB 202/13 –, juris, Rn. 13 f.)

Das Gesetz regelt allerdings auch (in § 1827 Abs. 2 BGB) die Situation, dass keine Patientenverfügung im Sinne des Abs. 1 vorliegt, was etwa schon dann der Fall ist, wenn es an der vorgeschriebenen Schriftform einer Erklärung fehlt. Nach § 1827 Abs. 2 BGB gilt:

»Liegt keine Patientenverfügung vor oder treffen die Festlegungen einer Patientenverfügung nicht auf die aktuelle Lebens- und Behandlungssituation zu, hat der Betreuer die Behandlungswünsche oder den mutmaßlichen Willen des Betreuten festzustellen und auf dieser Grundlage zu entscheiden, ob er in eine ärztliche Maßnahme nach Abs. 1 einwilligt oder sie untersagt. Der mutmaßliche Wille ist aufgrund konkreter Anhaltspunkte zu ermitteln. Zu berücksichtigen sind insbesondere frühere mündliche oder schriftliche Äußerungen, ethische oder religiöse Überzeugungen und sonstige persönliche Wertvorstellungen des Betreuten.«

Es muss also, strukturell betrachtet, eine stellvertretende Entscheidung formuliert werden. Der mutmaßliche Wille – so genannt, weil er von anderen Personen ermittelt wird als derjenigen Person, um deren Leben und Gesundheit es geht – ist immer in der Gefahr, ein bloß gemutmaßter, möglicherweise rein hypothetischer Wille zu sein. Dem versucht das Gesetz dadurch entgegenzuwirken, dass der mutmaßliche Wille anhand konkreter Anhaltspunkte zu ermitteln ist. Was damit im Einzelnen gemeint ist, sagt das Gesetz jedoch nicht. Immerhin stellt es einige Leitlinien auf, etwa wenn es auf frühere Äußerungen verweist oder ethische bzw. religiöse Überzeugungen und Wertvorstellungen des Betroffenen zur Grundlage für die Formulierung des mutmaßlichen Willens erhebt. Obgleich in der Praxis schon seit längerer Zeit moniert wird, dass der mutmaßliche Wille (auch) in diesem Gesetz viel zu wenig präzise geregelt ist, hat der Gesetzgeber es bei diesen vergleichsweise großzügigen Kriterien belassen.

§ 1827 Abs. 3 BGB stellt klar, dass die Absätze 1 und 2 unabhängig von Art und Stadium einer Erkrankung des Betreuten gelten. Diese Vorschrift ist nur verständlich vor dem Hintergrund der Gesetzesentstehung. Es gab seinerzeit den Vorschlag einer Gruppe von Abgeordneten, die nicht zuletzt in den Medien wesentlich durch den Abgeordneten *Wolfgang Bosbach* repräsentiert wurde (sog. Bosbach-Entwurf, s. BT-Drucks. 16/ 11360, S. 20 f., auch S. 14 f.). Dieser Vorschlag sah eine sog. Reichweitenbeschränkung vor, wollte also die Befugnis, eine Patientenverfügung zu verfassen, in der Weise begrenzen, dass sie nur auf Krankheiten mit einem irreversibel tödlichen Verlauf und damit nicht etwa auf ein Wachkoma oder eine Demenz bezogen werden durfte. Dieser Vorschlag ist nicht Gesetz geworden. Um diesbezügliche Missverständnisse zu vermeiden, gibt es die

Regelung des § 1827 Abs. 3 BGB (so auch der BGH, Beschl. v. 17.9.2014 – XII ZB 202/13 –, juris, Rn. 22.).

§ 1827 Abs. 5 BGB stellt klar, dass es keinen Zwang geben darf, eine Patientenverfügung zu errichten. Insbesondere darf, wie Abs. 5 im zweiten Satz verdeutlicht, die Errichtung oder Vorlage einer Patientenverfügung nicht zur Bedingung eines Vertragsschlusses gemacht werden. Das gilt etwa für Behandlungsverträge mit Ärzten oder Krankenhausaufnahmeverträge oder Verträge mit Einrichtungen im Bereich der Altenpflege. Ob umgekehrt der Heim- oder Krankenhausträger den Verzicht auf eine Patientenverfügung überhaupt bzw. mit einem bestimmten Inhalt verlangen darf, ist fraglich. Das dürfte nur dann zulässig sein, wenn der Träger die Patienten bzw. die Bewohner bei Vertragsschluss darauf hinweist.

§ 1827 Abs. 6 BGB stellt schließlich klar, dass die Absätze 1 bis 3, die sich wortwörtlich nur an den Betreuer (der durch das Gericht benannt wird) richten, auch für Bevollmächtigte gelten, also die Personen, die vom Betroffenen in einer sog. Vorsorgevollmacht bestellt wurden, um Entscheidungen insbesondere mit Gesundheitsbezug namens des Betroffenen zu treffen.

§ 1828 BGB

§ 1828 BGB, der mit der amtlichen Überschrift »Gespräch zur Feststellung des Patientenwillens« betitelt ist, lautet:

> »(1) Der behandelnde Arzt prüft, welche ärztliche Maßnahme im Hinblick auf den Gesamtzustand und die Prognose des Patienten indiziert ist. Er und der Betreuer erörtern diese Maßnahme unter Berücksichtigung des Patientenwillens als Grundlage für die nach § 1827 zu treffende Entscheidung.
> (2) Bei der Feststellung des Patientenwillens nach § 1827 Absatz 1 oder der Behandlungswünsche oder des mutmaßlichen Willens nach § 1827 Absatz 2 soll nahen Angehörigen und sonstigen Vertrauenspersonen des Betreuten Gelegenheit zur Äußerung gegeben werden, sofern dies ohne erhebliche Verzögerung möglich ist.
> (3) Die Absätze 1 und 2 gelten für Bevollmächtigte entsprechend.«

Die Vorschrift bezieht sich auf die typische Situation, in der eine Patientenverfügung bzw. die Ermittlung des mutmaßlichen Willens relevant wird. Es geht darum, dass beispielsweise ein Angehöriger, der möglicherweise als Bevollmächtigter bestellt wurde, mit dem behandelnden Arzt ein Gespräch führt, um sich über den Fortgang einer Behandlung auszutauschen. Nach § 1828 Abs. 1 BGB prüft der behandelnde Arzt, welche ärztlichen Maßnahmen im Hinblick auf den Gesamtzustand und die Prognose des Patienten indiziert sind. Das Gesetz weist dem Arzt in Satz 1 die Rolle zu, die medizinischen Tatsachen, die die Grundlage einer Entscheidung bilden, aufzubereiten. Darüber hinaus wird er in Satz 2 zum Partner einer Erörterung bestimmt, was im Sinne einer gemeinsamen Entscheidungsfindung (»Shared Decision Making«) verstanden werden darf, die dem Arzt eine aktive und förderliche Rolle zuweist, die letztliche Entscheidung allerdings dem Patienten beziehungsweise in diesem Falle seinem Vertreter vorbehält.

Nicht unproblematisch ist der Begriff »indiziert«. Was mit der medizinischen Indikation genau gemeint ist, ist in der medizinischen Theorie und Praxis, aber auch in der medizinrechtlichen Diskussion nicht ganz geklärt. Damit sich ethische Bewertungen des medizinischen Sachverhalts, die der Arzt vornimmt, nicht unbemerkt in die Indikationsstellung einschleichen, muss der Arzt diese evaluativen Elemente benennen und gegenüber dem Gesprächspartner klarstellen, was Faktum und was (seine) ethische Bewertung ist. Auf dem Boden der vom Arzt mitgeteilten Einschätzungen zu Ausgangslage, Prognose und Therapieoptionen erörtern Arzt und Betreuer das weitere Vorgehen unter bestmöglicher Berücksichtigung des Patientenwillens. Auf dieser Grundlage trifft der Betreuer bzw. der Bevollmächtigte eine »Entscheidung«, wie das Gesetz sagt, nach § 1827 BGB.

Die Formulierung, dass der Betreuer bzw. der Bevollmächtigte eine »Entscheidung« treffe, ist allerdings irreführend, weil für den Fall, dass eine auf die konkrete Entscheidungssituation ohne weitere Auslegung anwendbare Patientenverfügung vorliegt, bereits der Betroffene selbst die Entscheidung getroffen hat und der Betreuer bzw. Bevollmächtigte nur noch für die akkurate Umsetzung dieser Entscheidung zuständig ist. Insofern trifft – wird das Wort »Entscheidung« in den Blick genommen – der Verweis des § 1828 Abs. 1 Satz 2 BGB auf die nach § 1827 BGB zu treffende Entscheidung nur auf dessen Abs. 2 zu, wo es um die Ermittlung des mutmaßlichen Willens geht. Dort wird in der Tat durch den Betreuer bzw. den Bevollmächtigten eine eigene Entscheidung getroffen, die dem Betroffenen als eigene Willenskundgabe zugerechnet wird. § 1828 Abs. 2 BGB schreibt zudem vor, dass im Regelfall (dies ist in juristischer Redeweise mit dem Wörtchen »soll« gemeint) bei der Feststellung des Patientenwillens bzw. bei der Ermittlung des mutmaßlichen Willens nahe Angehörige und sonstige Vertrauenspersonen des Betroffenen befragt werden sollen, sofern dies ohne erhebliche Verzögerungen möglich ist. Wird bedacht, dass über die Beendigung etwa einer lebenserhaltenden Maßnahme in aller Regel nicht akut zu entscheiden ist, wird der Betreuer bzw. Bevollmächtigte typischerweise genügend Zeit haben, nahe Angehörige – das ist weit zu verstehen – bzw. sonstige Vertrauenspersonen (die etwa aus früheren Gesprächen mit dem Patienten oder aufgrund der Hinweise der Angehörigen bekannt sind) darüber zu befragen, welche Wertvorstellungen etc. der Betroffene hat.

§ 1829 BGB

Schließlich ist § 1829 BGB (amtliche Überschrift: »Genehmigung des Betreuungsgerichts bei ärztlichen Maßnahmen«) zu beachten. Die Vorschrift lautet:

»(1) Die Einwilligung des Betreuers in eine Untersuchung des Gesundheitszustands, eine Heilbehandlung oder einen ärztlichen Eingriff bedarf der Genehmigung des Betreuungsgerichts, wenn die begründete Gefahr besteht, dass der Betreute auf Grund der Maßnahme stirbt oder einen schweren und länger dauernden gesundheitlichen Schaden erleidet. Ohne die Genehmigung darf die Maßnahme nur durchgeführt werden, wenn mit dem Aufschub Gefahr verbunden ist.

(2) Die Nichteinwilligung oder der Widerruf der Einwilligung des Betreuers in eine Untersuchung des Gesundheitszustands, eine Heilbehandlung oder einen ärztlichen Eingriff bedarf der Genehmigung des Betreuungsgerichts, wenn die Maßnahme medizinisch angezeigt ist und die begründete Gefahr besteht, dass der Betreute auf Grund des Unterbleibens oder des Abbruchs der Maßnahme stirbt oder einen schweren und länger dauernden gesundheitlichen Schaden erleidet.

(3) Die Genehmigung nach den Absätzen 1 und 2 ist zu erteilen, wenn die Einwilligung, die Nichteinwilligung oder der Widerruf der Einwilligung dem Willen des Betreuten entspricht.

(4) Eine Genehmigung nach den Absätzen 1 und 2 ist nicht erforderlich, wenn zwischen Betreuer und behandelndem Arzt Einvernehmen darüber besteht, dass die Erteilung, die Nichterteilung oder der Widerruf der Einwilligung dem nach § 1827 festgestellten Willen des Betreuten entspricht.

(5) Die Absätze 1 bis 4 gelten auch für einen Bevollmächtigten. Er kann in eine der in Absatz 1 Satz 1 oder Absatz 2 genannten Maßnahmen nur einwilligen, nicht einwilligen oder die Einwilligung widerrufen, wenn die Vollmacht diese Maßnahmen ausdrücklich umfasst und schriftlich erteilt ist.«

Danach ist insbesondere bei lebensbeendenden Maßnahmen eine gerichtliche Genehmigung nicht erforderlich (vgl. Abs. 4), wenn zwischen Betreuer bzw. Bevollmächtigtem und behandelndem Arzt Einvernehmen darüber besteht, dass die Erteilung, die Nichterteilung oder der Widerruf der Einwilligung dem nach § 1827 BGB festgestellten Willen des Betreuten entspricht. Wenn also eine Patientenverfügung den Willen des Betroffenen hinreichend deutlich zum Ausdruck bringt oder dies nach der Ermittlung des mutmaßlichen Willens feststeht, ist für den Abbruch lebensbeendender Maßnahmen keine Genehmigung des Betreuungsgerichtes erforderlich.

11.4 Recht als Ermöglichungsordnung – ACP als rechtlich zulässige Gestaltung

Vor dem Hintergrund dieser Gesetzeslage ist der Frage nachzugehen, was die §§ 1827 ff. BGB bzw. andere Vorschriften insbesondere des BGB *nicht* regeln. Erinnert sei an die oben verwendete Formulierung, dass es sich bei den genannten Vorschriften des BGB nur um eine fragmentarische Rahmenordnung handelt. Es wäre ein Irrtum anzunehmen, dass das Recht immer alles regele. Vielmehr ist zu berücksichtigen, dass das Recht z. T. bewusst »Regelungslücken« – besser: Gestaltungsräume – vorsieht, die dann von den Beteiligten ausgefüllt werden müssen bzw. dürfen. Auch Rechtsvorschriften, die semantisch vergleichsweise unbestimmt gefasst sind, lassen Raum zur Konkretisierung, stellen also nur ein semantisch schwach konturiertes »Deutungsschema« dar.[56] Solche Normen delegieren gleichsam stillschweigend die semantische Feinjustierung nicht nur an die professionell an der Rechtsanwendung Beteiligten, sondern auch an die Rechtsbetroffenen selbst. In diesem Sinne ist Recht nicht nur Ge- und Verbotsordnung, sondern vor allem auch Ermöglichungsordnung.

Patientenverfügungen sind nach dem Verständnis des Gesetzes anspruchsvolle Instrumente. Sie müssen, wie § 1827 Abs. 1 S. 1 BGB sagt, »bestimmt« sein und sich auf eine vom Zeitpunkt der Abfassung der Verfügung gesehen in der Zukunft (wenn die Patientenverfügung herangezogen wird) aktuelle Lebens- und Behandlungssituation beziehen. Doch was gehört zur (in diesem Sinne) aktuellen Lebens- und Behandlungssituation? Was macht die Erklärungen hinreichend genau, hinreichend präzise, also hinreichend bestimmt? Sowohl die bisherige Entstehungsweise vieler Patientenverfügungen (in der Regel ohne qualifizierte Beratung) als auch viele empirische Belege aus dem In- und Ausland deuten darauf hin, dass ein Großteil der heute in Deutschland vorliegenden Erklärungen diese Voraussetzungen für eine Patientenverfügung nicht erfüllen. Dass Patientenverfügungen, die diesen hohen Anforderungen genügen, wenig verbreitet sind, liegt auch daran, dass das Gesetz keine Kriterien benennt, die klar machen würden, was die aktuelle Lebens- und Behandlungssituation charakterisiert, und auch nicht im Einzelnen sagt, wann eine Erklärung »hinreichend« bestimmt ist.

Zudem ist darauf hinzuweisen, dass Patientenverfügungen, selbst solche, die formal hinreichend bestimmt sind und sich hinreichend genau auf die (zutreffend antizipierte) aktuelle Lebens- und Behandlungssituation beziehen, möglicherweise nicht valide entstanden sind, also den wahren Verfügungswillen des Betroffenen nicht ausreichend präzise reflektieren. Es gibt nämlich, anders als etwa in Österreich (▶ Kap. 10 und ▶ Kap. 16), keine gesetzliche Beratungs- bzw. Aufklärungspflicht, die einer Erstellung einer Patientenverfügung vorangehen muss.

Das heißt freilich nicht, dass das geltende Recht Beratung oder Aufklärung verbieten würde. Beratung und Aufklärung sind schon jetzt möglich und zulässig. Dass das geltende Recht keine Beratungs- bzw. Aufklärungspflichten vorsieht bzw. keine Vorkehrungen für deren Finanzierung im Rahmen der gesetzlichen Krankenversicherung (GKV) oder der Pflegeversicherung trifft, schließt nicht aus, dass Beratung und Aufklärung – etwa als Folge einer ungeschriebenen Nebenpflicht des ärztlichen Behandlungsvertrages – gleichwohl stattfinden können.

---

56 Hans Kelsen, Reine Rechtslehre (1934), Ausgabe 2008, Mohr Siebeck, Tübingen, S. 5 f.; zur Norm als Rahmen, innerhalb dessen mehrere Interpretationen möglich sind: S. 94 f.

Überdies – dies wurde bereits erwähnt – kennt das geltende Recht keine »Reichweitenbegrenzung« (§ 1827 Abs. 3 BGB), d. h. eine Person darf durchaus auch mit Blick auf ein vielleicht einmal eintretendes Wachkoma oder eine Demenz eine Patientenverfügung abfassen, in der sie für diesen Fall die Beendigung bzw. Unterlassung lebenserhaltender Maßnahmen vorschreibt. Aber auch hier gilt: Obwohl das Gesetz eine Reichweitenbegrenzung nicht vorsieht, ist sie individuell nicht verboten. Wer eine Patientenverfügung gerade für solche Situationen wie Wachkoma oder Demenz *nicht* gelten lassen will, kann genau dies anordnen.

Schließlich setzt das Gesetz voraus, dass die Anwendung einer Patientenverfügung bzw. die Ermittlung des mutmaßlichen Willens in die Kommunikation zwischen Ärzten, Betreuer bzw. Bevollmächtigtem sowie nahen Angehörigen und anderen Vertrauenspersonen eingebettet ist. Das Gesetz verbietet also nicht, dass auch ein Arzt, der die Patientenverfügung möglicherweise einmal wird anwenden müssen, vor ihrer Abfassung das Gespräch mit dem Betroffenen sucht und mit ihm über die Motive für die Abfassung der Verfügung spricht. Ebenso wenig schließt das Gesetz aus, dass andere Gesundheitsberufe, etwa Mitarbeiter des Sozialen Dienstes in einem Altenheim, die im Rahmen von ACP-Projekten z. B. als sog. *facilitators* (Gesprächsbegleiter) beratend tätig werden, das Gespräch mit dem Betroffenen suchen. Das Gesetz beschreibt nur einen typischerweise relevanten Ausschnitt aus dem Kommunikationsgeschehen, nämlich das Gespräch mit dem »behandelnden Arzt«, der im Übrigen, wie der Alltag in Krankenhäusern zeigt, durchaus nicht immer derselbe Arzt sein muss, sondern nur derjenige Arzt ist, der nach Maßgabe des Dienstplans die Behandlungsverantwortung trägt.

Weil das Gesetz nur eine typische Kommunikationssituation im Blick hat, ist es im Übrigen auch nicht zwingend erforderlich, dass es überhaupt einen Bevollmächtigten oder Betreuer gibt, mag es ihn auch häufig geben. Die Kommunikation über das, was eine Patientenverfügung bedeuten soll, kann durchaus, wie Praxiserfahrungen belegen, ohne einen förmlich bestellten Bevollmächtigten bzw. Betreuer erfolgen. Es wäre ein Missverständnis anzunehmen, § 1828 Abs. 2 BGB (»Gespräch zur Feststellung des Patientenwillens«) regele abschließend, wer an der Kommunikation teilnehmen dürfe. Schließlich schweigt das Gesetz auch darüber, was in einem Notfall passiert, etwa dann, wenn ein Notarzt bzw. der Rettungsdienst in ein Altenheim gerufen wird (▶ Kap. 36). Das Gesetz schließt die Einbindung insbesondere des Hausarztes etwa einer Altenheimbewohnerin oder auch die – im Vorfeld der aktuell werdenden Anwendung von Patientenverfügungen erfolgende – Einbindung der regionalen notärztlichen Versorgung nicht aus, ebenso wenig die Einbindung anderer Gesundheitsberufe. Das heißt, die nicht abschließende Regelung über die Kommunikation (§ 1828 BGB) verbietet es nicht, auch mit anderen Akteuren, die mehr oder weniger direkt mit der Problematik des Effektivwerdens von Patientenverfügungen zu tun haben, in Kontakt zu treten.

Zu guter Letzt sagt das Gesetz auch nichts konkret dazu, wie Patientenverfügungen im Versorgungssystem (insbesondere GKV und Pflegeversicherung) zu berücksichtigen sind. Sowohl das SGB V als auch das SGB XI, also die beiden Bücher des Sozialgesetzbuches, die sich mit der GKV bzw. Pflegeversicherung befassen, und auch die Landespflege- bzw. Landesheimgesetze sind hier schweigsam, von der Regelung des § 132g SGB V abgesehen (zu ihr sogleich). Allerdings ist festzustellen, dass auch die Landesheimgesetze (die allerdings inzwischen das Wort »Heim« möglichst vermeiden und stattdessen z. B. von Einrichtungen sprechen) mithilfe unbestimmt gefasster Rechtsnormen Gestaltungsspielräume markieren. Sie können genutzt werden, um schon jetzt für eine effektivere Implementierung von Patientenverfügungen, etwa durch ACP, zu sorgen.

149

11.5 Zur Einordnung von Advance Care Planning

11.5.1 Ausgangsbefund: Idealtypisches Normprogramm und widerständige Lebenswirklichkeit

Das in einer idealtypischen Perspektive relativ einfache normative Entscheidungsprogramm stößt in der alltäglichen Lebenswirklichkeit auf erhebliche Implementierungsschwierigkeiten. Insbesondere viele der als »Patientenverfügung« verfassten Dokumente erfüllen die normativen Anforderungen nicht. Nachdem der Bundesgerichtshof bereits vor gut zehn Jahren klargestellt hat, dass für die Feststellung des behandlungsbezogenen Patientenwillens »strenge Beweismaßstäbe, die der hohen Bedeutung der betroffenen Rechtsgüter Rechnung zu tragen haben« gelten,[57] hat er in weiteren Entscheidungen[58] hohe Anforderungen an die inhaltliche Konkretisierung von Patientenverfügungen formuliert. Langjährige Erfahrungen aus der Praxis belegen, dass ohne angemessene Beratung erstellte »Patientenverfügungen« diesen Maßstäben nicht oder nur sehr bedingt entsprechen.

11.5.2 Sackgasse Patientenverfügung – Ausweg ACP?

Für wichtige Akteure der deutschen ACP-Rezeption fällt der Befund noch wesentlich kritischer aus: »Sackgasse Patientenverfügung« lautet das Fazit.[59] Sie greifen die Deutung der Vorschriften des BGB über die Patientenverfügung als »Ermöglichungsordnung« zustimmend auf und nutzen die »Offenheit des geltenden Rechts«, um ein alternatives Modell zu implementieren. Auch der ACP-Ansatz setzt – dem rhetorischen Frontalangriff auf das Instrument der Patientenverfügung zum Trotz – auf Vorausverfügungen, freilich anders konzipierte und realisierte Patientenverfügungen. Diese sollen indes durch einen regional bewirkten Systemwandel insgesamt zu einer messbaren klinischen Verbesserung im Sinne der Patientenorientierung führen.

Es ist nun ein exzeptioneller Vorgang im deutschen Gesundheitssystem, dass dieses Modell bereits nach relativ kurzer Zeit eine grundsätzliche legislatorische Anerkennung im Recht der GKV gefunden hat. Als Bestandteil des im wesentlichen Ende 2015 in Kraft getretenen Hospiz- und Palliativgesetzes[60] ist nunmehr das Instrument der »gesundheitliche(n) Versorgungsplanung für die letzte Lebensphase« (§ 132g SGB V) eingeführt worden (▸ Kap. 13). Der missverständlichen Bezeichnung zum Trotz geht es dabei nicht um ein Instrument der gesundheitsbezogenen Gesamtplanung, sondern um eine vorausschauende individuelle Behandlungsplanung, die in die Strukturen des Gesundheitssystems integriert wird, um den Patientenwillen effektiv zur Geltung zu bringen. § 132g Abs. 1 Satz 1 SGB V bietet vollstationären Pflegeeinrichtungen gem. § 43 SGB XI die Finanzierung eines definierten Stellenkontingentes an (1,0 Vollzeitäquivalent auf 400

---

57 Dazu (Beschl. v. 17.9. 2014) BGHZ 202, 226 = NJW 2014, 3572 (Leitsatz 3).
58 BGHZ 211, 67 = NJW 2016, 3297; BGHZ 214, 62 = NJW 2017, 1737; BGH, NJW 2019, 600; BGH, Beschl. v. 15. 3. 2023 – XII ZB 232/21 –, juris, Rn. 14.

59 Siehe *J. in der Schmitten/G. Marckmann*, Sackgasse Patientenverfügung, ZME 59 (2013), 229.
60 BGBl. I 2015, 2114; wichtige Materialien: BT-Drucks. 18/5170, 18/5868, 18/6585.

leistungsberechtigte Bewohner), wenn sie den dort lebenden GKV-Versicherten ein Beratungsangebot unterbreiten.[61] Gleiches gilt für voll- bzw. teilstationäre Einrichtungen der Eingliederungshilfe für behinderte Menschen (§ 13 Abs. 1 Satz 1 SGB XII). Das Beratungsangebot erstreckt sich auf die allgemeine situationsbezogene Information und deren Konkretisierung durch mindestens eine Fallbesprechung, die bei wesentlichen Änderungen ggf. mehrfach wiederholt werden kann. Ein derartiges Beratungsangebot setzt einen qualifizierten Gesprächsprozess voraus, der durch entsprechend qualifiziertes Personal angeleitet wird. Dieser Prozess soll am Ende in konkrete Behandlungsanweisungen des Versicherten münden, deren Umsetzung durch das regionale Versorgungsnetz zu gewährleisten ist. Dabei geht es nicht nur um die Integration des Hausarztes (s. § 132g Abs. 2 Satz 1 SGB V), sondern auch um die Gewährleistung eines einrichtungsübergreifenden und überlokalen Kooperationsverbunds, mit dessen Hilfe Schnittstellenprobleme – etwa der Übergang vom Pflegeheim ins Krankenhaus – aufgefangen werden können. Besonders wichtig ist auch die verlässliche Regelung von Notfallsituationen.[62]

11.6 Kritik und Klärungen

11.6.1 Ausgangspunkt: eine begrüßenswerte Grundkonzeption

Zunächst ist festzuhalten, dass die Selbstbestimmung, soll sie nicht nur rhetorische bzw. theoretische Größe bleiben, durch institutionell eingebettete, kontinuierliche und professionell begleitete Kommunikationsprozesse effektiv verbessert werden kann.[63] Das ist ein zentraler Fortschritt. Ein solcher Ansatz trägt in ganz besonderer Weise dem Umstand Rechnung, dass Selbstbestimmung insbesondere am Lebensende stets prekäre bzw. vulnerable Selbstbestimmung ist, deren Ausübung im Sinne eines Empowerments der konkret betroffenen Person der Strukturen bedarf, die dieser Vulnerabilität Rechnung tragen.[64]

11.6.2 Einwände

ACP stößt auch auf Kritik. Insoweit geht es – plakativ – um folgende Gründe, die in der Realität häufig miteinander verbunden werden (zu weiteren Einwänden siehe auch ▶ Kap. 6):

---

61 C. *Bethke-Meltendorf*, Der rechtliche Rahmen der gesundheitlichen Versorgungsplanung für die letzte Lebensphase (§ 132g SGB V), ZME 64 (2018), 261 (267).
62 Siehe S. *Rixen/G. Marckmann/J. in der Schmitten*, Gesundheitliche Versorgungsplanung für die letzte Lebensphase – Das Hospiz- und Palliativgesetz, NJW 2016, 125 (127 f.); ferner *Ethikrat katholischer Träger von Gesundheits- und Sozialeinrichtungen im Bistum Trier*, Gesundheitliche Versorgungsplanung für die letzte Lebensphase von Bewohnern stationärer Pflegeeinrichtungen, 2017, S. 12 ff; C. *Bethke-Meltendorf*, Der rechtliche Rahmen der gesundheitlichen Versorgungsplanung für die letzte Lebensphase (§ 132g SGB V), ZME 64 (2018), 261 (266).
63 K. *Baumann*, Beratung als Eckstein und Kernelement von ACP, ZME 64 (2018), 233.
64 Zur Vulnerabilität, auch als Aspekt der Selbstbestimmung im Hinblick auf Sterben und Tod, *Deutscher Ethikrat*, Suizid – Verantwortung, Prävention und Freiverantwortlichkeit, 2022; *ders.*, Vulnerabilität und Resilienz in der Krise – Ethische Kriterien für Entscheidungen in einer Pandemie, 2022.

(1) Fundamentaleinwand: ACP als »trojanisches Pferd der Gesundheitsökonomie«
(2) (»Katholische«) Kritik des (verfassungs-)rechtlichen Selbstbestimmungsverständnisses
(3) Auf die Aufgabe des Arztes bezogene Kritik

Zu (1): Dieser Vorwurf bedarf keiner ernsthaften Befassung, weil er tendenziell denunziatorisch angelegt ist und nicht anerkennen will, dass ACP auf ein reales Problem, vor allem die Schwäche vieler herkömmlicher Patientenverfügungen, reagiert. Wer behauptet, ACP sei ein subkutan wirkendes Instrument der Kostensenkung für die bekanntermaßen »teure« letzte Lebensphase und ziele letztlich auf ein »sozial verträgliches Frühableben« von vulnerablen Patienten bzw. Bewohnern von Einrichtungen,[65] sucht nur nach einem Vorwand, sich nicht mit den Gründen, die für ACP sprechen, ernsthaft auseinanderzusetzen. Im Übrigen ist es richtig und wichtig, bei der Realisierung von ACP den gegebenen gesundheitsökonomischen Rahmenbedingungen sowie möglichen gesundheitsökonomisch motivierten Interessenskonflikten durch Transparenz und geeignete Umsetzungsmaßnahmen Rechnung zu tragen.

Zu (2): Durchaus auch fundamental setzen jene Kritiker an, die grundsätzliche Bedenken gegen (formale) Selbstbestimmungskonzepte formulieren. Eine derartige Kritik begleitet die deutsche Diskussion um die Verbindlichkeit von Patientenverfügungen von Anfang an. Dabei steht vor allem der gesetzgeberische Verzicht auf eine Reichweitenbegrenzung im Mittelpunkt. Eine spezifische »Heimat« findet diese Kritik vor allem in katholischen Kreisen, wobei mit »katholisch« hier primär der institutionalisierte, von den katholischen Bischöfen dominierte Katholizismus und die mit ihm verbundene kirchenamtliche ethische (»moraltheologische«) Position gemeint ist. Dies wird etwa deutlich in dem Papier »Christliche Patientenvorsorge«, in dem die beiden großen christlichen Kirchen auf den Erlass des sog. Patientenverfügungsgesetzes reagiert haben und in dem sich durchaus Divergenzen zwischen katholischen und protestantischen Vorstellungen zeigen. Das Papier ist insgesamt geprägt durch eine aus verfassungsrechtlicher Perspektive problematische Verhältnisbestimmung von Selbstbestimmung und Fürsorge, die auf eine spezifisch »katholische« Reserve gegenüber Selbstbestimmungskonzepten hindeutet. So richtig es ist, dass sich Selbstbestimmung nicht im gesellschaftsfreien Raum vollzieht und deshalb auch auf die gesellschaftlichen Auswirkungen hin zu hinterfragen ist, so unzutreffend ist es aber, hieraus eine unmittelbare und grundsätzliche Beschränkung des Selbstbestimmungsrechts durch den Rückgriff auf den Fürsorgebegriff zu intendieren.[66]

---

65 Zu diesem Einwand siehe etwa *Rothärmel* (2011) Abschlussbericht zum Forschungsprojekt RESPEKT – Juristischer Teil der Universität Augsburg, S. 29 (https://docplayer.org/25939638-Abschlussbericht-zum-forschungsprojekt-respekt-juristischer-universitaet-augsburg.html, Abruf am 3. 6. 2023); *J. in der Schmitten/ G. Marckmann*, Das Pilotmodell *beizeiten begleiten*, in: M. Coors/R. J. Jox/J. in der Schmitten (Hrsg.), Advance Care Planning 2015, S. 234 (255 f.).

66 Siehe dazu näher *in der Schmitten J, Marckmann G* (2019): Advance Care Planning: Ärztliche Fürsorge im Dienste der Patientenautonomie. In: Höfling, Otten, in der Schmitten (Hrsg.): Advance Care Planning/ Behandlung im Voraus Planen als Instrument einer patientenzentrierten Gesundheitsversorgung: juristische, theologische und medizinethische Perspektiven. Baden-Baden: Nomos Verlag; außerdem *S. Augsberg/W. Höfling*, Christliche Patientenvorsorge durch Patientenvollmacht, Betreuungsverfügung, Behandlungswünsche und Patientenverfügung« – Kritische Überlegungen aus (verfassungs)rechtlicher Perspektive –, Stellungnahme erarbeitet für die Patientenschutzorganisation Deutsche Hospiz Stiftung, März 2011, https://rechthaber.wpengine.com/wp-content/uploads/2011/09/Patientenschutz_Hospiz_Stiftung_Stellungnahme_22Aug2011.pdf (Abruf am 3.6.2023).

Zu (3): Ein weiterer Kritikpunkt betrifft die Etablierung eines neuen »Berufsbildes« im Gesundheitswesen, das des Gesprächsbegleiters (*facilitator*), eines geschulten Angehörigen in der Regel nichtärztlicher Gesundheitsberufe.[67] Zum Teil wird hierin eine Unterminierung des Arzt-Patienten-Verhältnisses gesehen, das als spezielles Vertrauensverhältnis die Mitte des gesamten Gesprächs- und Begleitungsprozesses sein müsse.[68] Davon kann indes keine Rede sein. Zum einen bleiben Ärzte auch im ACP-Konzept wichtig. Aber wie in anderen Bereichen des Gesundheitswesens werden bestimmte Elemente des Prozesses von nichtärztlichen Gesundheitsberufen übernommen, die spezifisch für diese Tätigkeit qualifiziert werden. Hinter der auf die Rolle des Arztes fokussierenden Kritik verbirgt sich, so scheint es, ein allgemeines Fremdeln vieler Bereiche des Gesundheitswesens angesichts des Umstands, dass wichtige Aufgaben auch von – regelmäßig ärztlich angeleiteten und supervidierten – anderen Gesundheitsberufen erfüllt werden (könnten). Gerade die internationale Erfahrung zeigt, dass die *lege artis* ausgebildeten Gesprächsbegleiter eine wichtige eigenständige Rolle im Prozess der Umsetzung von ACP übernehmen und dass dies – angemessene Qualitätsstandards vorausgesetzt – weder zulasten der Patienten bzw. Bewohner noch zulasten des Einflusses der Ärzte geht.

11.7 Schlussbemerkungen

ACP ist ein begrüßenswerter Ansatz. Die institutionelle und regionale Einbettung kontinuierlicher und professionell begleiteter Kommunikationsprozesse kann erheblich zur Stärkung der Selbstbestimmung am Lebensende führen. Das gilt auch für die sog. Vertreterdokumentation (▶ Kap. 42). Dabei übernimmt der Vertreter (Bevollmächtigter) zwei ggf. miteinander kombinierte Rollen: Zum einen geht es darum, dass er den Sinn der Patientenverfügung bestimmen und weiterdenken muss, er ist also Primärinterpret der Patientenverfügung (bzw. der Vollmacht); zum anderen ist er Primärinterpret des mutmaßlichen Willens. In beiden Fällen ist er an die Vorgaben des Betroffenen gebunden. Dieser kann Vorgaben in der Patientenverfügung (bzw. der Vollmacht) machen; überdies kann er auch Vorgaben dazu machen, was der Vertreter (Bevollmächtigte) als Primärinterpret des mutmaßlichen Willens zu beachten habe. Beide Rollen des Vertreters (Bevollmächtigten) können ineinander übergehen, müssen aber analytisch unterschieden werden.

Eine originäre Entscheidungsbefugnis ohne jede Bindung an Vorgaben des Betroffenen hat der Vertreter (Bevollmächtigte) nie. Sofern in der Vergangenheit dieser Eindruck entstanden sein sollte, geht er auf terminologische und inhaltliche Missverständnisse zurück, die aber inzwischen als überwunden gelten dürfen. Im Blick auf beide Rollen, die ein Vertreter (Bevollmächtigter) übernehmen

---

67 S. dazu Kapitel 2 und Kapitel 23 ff.; vgl. auch *E. Feyerabend*, in: Zwischen Planungssicherheit und Sorgegesprächen – Nachdenken über Vorsorgeprogramme in der Alten- und Behindertenhilfe, Tagungsdokumentation, S. 26 (30), www.bioskop-forum.de/media/tagungsdokumentation_zwischen_planungssicherheit_und_sorgegespraechen.pdf (Abruf am 3.6.2023).
68 Beispielhaft dafür *Ethikrat katholischer Träger von Gesundheits- und Sozialeinrichtungen im Bistum Trier*, Gesundheitliche Versorgungsplanung für die letzte Lebensphase von Bewohnern stationärer Pflegeeinrichtungen, 2017, S. 18 f.

kann und hinsichtlich derer der Betroffene Vorgaben macht, also derjenigen als Primärinterpret der Patientenverfügung und derjenigen als Primärinterpret des mutmaßlichen Willens, ist in der künftigen Diskussion weiter zu klären, wie konkret die Vorgaben jeweils sein müssen. Im Interesse der Selbstbestimmungsfreiheit sollten hier die Anforderungen nicht zu streng ausfallen. Andernfalls droht eine stillschweigende paternalistische Beschränkung der Selbstbestimmungsfreiheit. Wer das Recht auf selbstbestimmtes Sterben durch überzogene, kleinteilige Vorgaben gewährleisten will, stellt es letztlich in Frage.

12 Vorausplanung und Patientenvertreter

Volker Lipp

12.1 Einführung[69]

Die Vorausplanung für eine künftige Behandlung ist als solche nicht neu. Patientenverfügungen und Vorsorgevollmachten werden in Deutschland viel genutzt. Im Jahre 2015 eröffnete das Hospiz- und Palliativgesetz (HPG)[70] zudem in § 132g SGB V eine Finanzierungsmöglichkeit im Rahmen der Gesetzlichen Krankenversicherung (GKV). Die Voraussetzungen dieser Finanzierung wurden durch eine Vereinbarung der Spitzenverbände[71] näher konkretisiert. Nicht zuletzt infolge dieser Finanzierung ist die Vorausplanung heute ein Angebot im System der gesundheitlichen Versorgung geworden. Allerdings zeigt sich immer wieder, dass viele, zum Teil auch grundlegende Fragen noch unzureichend geklärt sind.[72]

Unzureichend geklärt sind etwa Aufgabe und Rolle des Patientenvertreters im Kontext der Vorausplanung, weshalb sie auch bei der Implementierung der Vorausplanung nur unzureichend beachtet worden sind.[73] Sie werden im folgenden Beitrag behandelt. Dazu wird zunächst kurz an die rechtlichen Grundlagen der ärztlichen Behandlung am Lebensende erinnert (▸ Kap. 12.2). Auf dieser Grundlage werden die Aufgabe des Patientenvertreters (▸ Kap. 12.3), die Bedeutung der Patientenverfügung und andere vorsorgliche Willensbekundungen (▸ Kap. 12.4) behandelt. Das erlaubt es dann, die Aufgabe und Bedeutung des Patientenvertreters für die vorausschauende Behandlungsplanung zu erläutern (▸ Kap. 12.5). Abschließend werden die Ergebnisse zusammengefasst (▸ Kap. 12.6).

---

69 Der Beitrag geht zurück auf meine Überlegungen, die ich in Medizinrecht (MedR) 2020, 259-263 veröffentlicht habe. Er berücksichtigt wichtige nachfolgende Entwicklungen einschließlich der Änderungen durch die Reform des Betreuungs- und Vormundschaftsrechts zum 1.1.2023 (Gesetz zur Reform des Vormundschafts- und Betreuungsrechts v. 4.5.2021, in Kraft getreten zum 1.1.2023, BGBl. I, S. 882) und ist damit auf dem Rechtsstand Januar 2023.

70 Gesetz zur Verbesserung der Hospiz- und Palliativversorgung in Deutschland v. 1.12.2015, in Kraft getreten zum 8.12.2015, BGBl. I S. 2114.

71 Vereinbarung nach § 132g Abs. 3 SGB V über Inhalte und Anforderungen der gesundheitlichen Versorgungsplanung für die letzte Lebensphase v. 13.12.2017 (abrufbar unter https://www.gkv-spitzenverband.de/krankenversicherung/hospiz_und_palliativversorgung/letzte_lebensphase/gesundheitliche_versorgungsplanung.jsp, Zugriff am 26.01.2023).

72 Vgl. dazu etwa *Zentrale Ethikkommission bei der Bundesärztekammer (ZEKO)*, Advance Care Planning (ACP), Deutsches Ärzteblatt (DÄBl.) 2019, A 1ff. (abrufbar unter https://www.zentrale-ethikkommission.de/stellungnahmen/advance-care-planning-acp-2019, Zugriff am 26.01.2023).

73 Vgl. zur Implementierung im Rahmen der GKV etwa *Lipp*, Zeitschrift für medizinische Ethik 64 (2018), 251, 255 ff.

12.2 Rechtliche Grundlagen der Behandlung von Schwerstkranken und Sterbenden

Für die ärztliche Behandlung eines Menschen am Ende seines Lebens gilt im Grundsatz dasselbe wie für jede andere ärztliche Behandlung. Rechte und Pflichten des Arztes zur Behandlung ergeben sich primär aus dem Behandlungsvertrag mit dem Patienten (§ 630a BGB). Der Behandlungsvertrag bildet die notwendige Grundlage für eine ärztliche Behandlung und legt insbesondere das im konkreten Fall verfolgte Ziel der Behandlung fest.[74]

Die Übernahme der Behandlung rechtfertigt jedoch nicht bereits alle Maßnahmen, die ein Arzt zur Erreichung des Behandlungsziels als medizinisch geboten erachtet. Jede einzelne ärztliche Maßnahme, die im Rahmen des Behandlungsvertrages durchgeführt wird, muss darüber hinaus gesondert rechtlich legitimiert sein: Sie muss zur Erreichung des Behandlungsziels medizinisch indiziert sein (vgl. § 1828 Abs. 1 S. 1 BGB), von der Einwilligung des aufgeklärten Patienten getragen (§ 630d Abs. 1 S. 1 BGB) und *lege artis* durchgeführt werden (§ 630a Abs. 2 BGB).[75]

Daraus folgt zwingend, dass nicht der Verzicht, sondern die Aufnahme der Behandlung, nicht der Abbruch lebenserhaltender Maßnahmen, sondern ihre weitere Durchführung der Legitimation durch Behandlungsvertrag und dem vereinbarten Behandlungsziel sowie durch Indikation und Einwilligung bedürfen.[76] Auch eine lebensverlängernde Maßnahme ist demnach nur zulässig, wenn und solange sie zur Erreichung des mit dem Patienten vereinbarten Behandlungsziels medizinisch indiziert ist und ihr der gehörig aufgeklärte Patient zustimmt. Behandelt ein Arzt seinen Patienten, obwohl diese Legitimationsvoraussetzungen im konkreten Fall fehlen, verletzt er zum einen seine Pflichten aus dem Behandlungsvertrag und begeht zum anderen eine Körperverletzung.

Bei der Behandlung schwer kranker und sterbender Patienten ist es Aufgabe des Arztes, im eben dargestellten rechtlichen Rahmen Leben zu erhalten, Gesundheit zu schützen und wiederherzustellen sowie Leiden zu lindern und Sterbenden bis zum Tod beizustehen.[77] Lebenserhaltung ist daher weder die einzige noch die vorrangige Aufgabe des Arztes bei der Behandlung am Lebensende. Es gibt vielmehr Situationen, in denen eine in anderen Fällen angemessene Diagnostik und Therapie nicht mehr angezeigt und stattdessen die Begrenzung der Behandlung und die palliativmedizinische Versorgung des Patienten geboten sind.[78]

Verändert oder verschlechtert sich der Zustand des Patienten, schreitet die Erkrankung fort oder kommt eine sekundäre Erkrankung

---

74 *Lipp*, in: Laufs/Katzenmeier/Lipp, Arztrecht, 8. Aufl. 2021, Kap. III, Rdnrn. 2, 34, Kap. VI., Rdnr. 93.
75 Die heutige gesetzliche Regelung entspricht den hergebrachten und allgemein anerkannten arztrechtlichen Grundsätzen; zu diesen vgl. *Kern*, in: Laufs/Kern/Rehborn (Hrsg.), Handbuch des Arztrechts, 5. Aufl. 2019, § 6; *Kern/Rehborn*, ebda., § 54, Rdnr. 7.
76 BGH, Entscheidungen des Bundesgerichtshofs in Zivilsachen (BGHZ) 154, 205, 210 ff.; BGHZ 163, 195, 197; aus strafrechtlicher Sicht ebenso BGH, Entscheidungen des Bundesgerichtshofs in Strafsachen (BGHSt) 37, 376, 378; *Fischer*, Strafgesetzbuch mit Nebengesetzen, 70. Aufl. 2023, Vor §§ 211–217 StGB, Rdnr. 32 ff.
77 Vgl. §§ 1 Abs. 1 BÄO, 1 Abs. 2 S. 1 MBO-Ä 1997 ([Muster-] Berufsordnung für die in Deutschland tätigen Ärztinnen und Ärzte – MBO-Ä 1997 – in der Fassung des Beschlusses des 124. Deutschen Ärztetages 2021 in Berlin, in: DÄBl. 2021, A 1 ff.).
78 *Bundesärztekammer*, Grundsätze zur ärztlichen Sterbebegleitung, DÄBl. 2011, A 346, Präambel.

hinzu oder gibt es neue diagnostische oder therapeutische Erkenntnisse, muss der Arzt jeweils prüfen, ob die geplante oder bereits begonnene Maßnahme auch angesichts der neuen Situation weiterhin indiziert ist oder ob nunmehr ein anderer Behandlungsweg eingeschlagen werden sollte. Möglicherweise stellen die neue Situation und die neuen Erkenntnisse sogar das ursprünglich festgelegte Behandlungsziel infrage, weil es nun nicht mehr oder nur noch mit einer geringen Wahrscheinlichkeit erreichbar erscheint. In jedem Fall hat der Arzt die neue Situation mit dem Patienten zu besprechen, damit dieser in eine alternative Maßnahme einwilligt oder gegebenenfalls das Behandlungsziel im Rahmen des Behandlungsvertrages gemeinsam geändert werden kann.[79]

12.3 Der Patientenvertreter

Ist der Patient geschäfts- bzw. einwilligungsunfähig, kann er weder den Behandlungsvertrag mit dem Arzt schließen und die Ziele der Behandlung festlegen noch die vorgeschlagenen medizinischen Maßnahmen besprechen und über ihre Durchführung entscheiden (§§ 104 Nr. 2, 105, 630d Abs. 1 S. 2 BGB). Ist die Entscheidungsfähigkeit des Patienten in geringerem Maße beeinträchtigt, ist er zwar rechtlich gesehen noch uneingeschränkt handlungsfähig, benötigt aber Unterstützung bei der Ausübung seiner Rechte. In beiden Konstellationen werden die Rechte des Patienten und insbesondere sein Selbstbestimmungsrecht durch die Instrumente des Erwachsenenschutzrechts gewährleistet.[80]

Im Falle der Geschäfts- oder Einwilligungsunfähigkeit des Patienten wird ein Vertreter an Stelle des Patienten dessen Rechte wahrnehmen, d. h. den Behandlungsvertrag schließen, das Behandlungsziel festlegen und die nötigen Entscheidungen im Rahmen der Behandlung treffen. Der Arzt hat den Vertreter aufzuklären, damit dieser für den Patienten in die medizinische Maßnahme einwilligen kann, sofern nicht der Patient selbst mittels einer Patientenverfügung i. S. d. § 1827 Abs. 1 S. 1 BGB die Maßnahme gestattet oder untersagt hat (§§ 630d Abs. 1 S. 2 und Abs. 2, 630e Abs. 4 BGB).

Unabhängig von seiner Einwilligungsfähigkeit ist der Patient jedoch in jedem Fall über die wesentlichen Umstände der Behandlung zu informieren (§ 630c Abs. 2 S. 1 BGB) und über die einzelnen medizinischen Maßnahmen aufzuklären (§ 630e Abs. 5 BGB). Die Pflicht zur Aufklärung des Patienten bleibt daher auch dann bestehen, wenn der Patientenvertreter an seiner Stelle über die Einwilligung zu entscheiden hat und dementsprechend vom Arzt aufzuklären ist (§ 630d Abs. 2 BGB).

Als Vertreter ist zunächst die vom Patienten bevollmächtigte Vertrauensperson berufen,[81] andernfalls hat das Betreuungsgericht einen Betreuer als gesetzlichen Vertreter zu bestellen, soweit nicht der Ehegatte den Patienten in einem gesundheitlichen Notfall nach § 1358 BGB vertreten kann. In Eilfällen kann das

---

79 *Deutsche Interdisziplinäre Vereinigung für Notfall- und Intensivmedizin (DIVI)*, Medizinrecht (MedR) 2012, 647 ff., Ziff. 2.1.; *Lipp/Brauer*, Zeitschrift für Palliativmedizin 2013, 121, 124 f.
80 Näher dazu *Lipp*, MedR 2016, 843, 846 ff.
81 § 1814 Abs. 3 S. 2 BGB; zur Gesundheitsvollmacht ausführlich *Lipp*, in: Lipp (Hrsg.), Handbuch der Vorsorgeverfügungen, 2009, § 16.

Betreuungsgericht nach § 1867 BGB unmittelbar selbst an Stelle eines Betreuers entscheiden. Nur falls auch das zu spät käme, darf und muss der Arzt auf der Grundlage einer Geschäftsführung ohne Auftrag (§§ 677 ff. BGB) bzw., soweit es um den Eingriff in die körperliche Integrität geht, aufgrund einer mutmaßlichen Einwilligung des Patienten behandeln (§ 630d Abs. 1 S. 4 BGB).[82]

Hat der Patient eine Vertrauensperson bevollmächtigt, umfasst die Vollmacht zum einen den Behandlungsvertrag, zum anderen aber auch die Einwilligung für die jeweiligen ärztlichen Maßnahmen (§§ 1829 Abs. 5 i. V. m. 1820 Abs. 2 Nr. 1 BGB).[83] Das gilt auch für lebenserhaltende ärztliche Maßnahmen.[84] Die Vollmacht muss schriftlich sein und die »Maßnahmen nach § 1829 Abs. 1 S. 1 und Abs. 2« ausdrücklich umfassen. Die Reichweite dieses Erfordernisses ist seit langem umstritten. Der BGH hat diese Frage für die Praxis dahingehend entschieden, dass die schriftliche Vollmacht nicht medizinische Maßnahmen als solche, sondern (nur) die dort genannten genehmigungspflichtigen Vertreterentscheidungen ausdrücklich nennen müsse.[85] Will der Bevollmächtigte einer aus ärztlicher Sicht indizierten lebenserhaltenden Maßnahme widersprechen, muss sich demzufolge seine Vollmacht ausdrücklich auf einen derartigen Verzicht erstrecken. Gleiches gilt, wenn er in ärztliche Maßnahmen einwilligen will und der Patient infolgedessen sterben oder einen schweren und länger dauernden Gesundheitsschaden erleiden könnte. Dies gilt auch für eine Vollmacht, die ärztliche Zwangsmaßnahmen (§§ 1832 Abs. 5 i. V. m. 1820 Abs. 2 Nr. 3 BGB), freiheitsentziehende Unterbringung und andere freiheitsentziehende Maßnahme (§§ 1831 Abs. 5 i. V. m. 1820 Abs. 2 Nr. 2 BGB) und die Verbringung in ein Krankenhaus gegen den Willen des immobilen Patienten (§§ 1832 Abs. 5 i. V. m. 1820 Abs. 2 Nr. 3 BGB) erfassen soll. Im Übrigen muss eine Vollmacht nicht zwingend schriftlich erteilt werden – obwohl das natürlich schon aus praktischen Gründen geboten ist, damit der Bevollmächtigte seine Vollmacht gegenüber Arzt, Behandlungsteam und Klinik nachweisen kann.

Ist kein Bevollmächtigter vorhanden oder ist die Vollmacht unwirksam, wird das Betreuungsgericht einen Betreuer bestellen (§ 1814 Abs. 1 und 3 BGB) und ihm regelmäßig die gesamte Gesundheitssorge zuweisen. Seine Zuständigkeit für die Gesundheitssorge kann der Betreuer mit dem Betreuerausweis nachweisen. Er ist aufgrund dieses Aufgabenkreises auch zur Entscheidung befugt, ob lebensverlängernde Maßnahmen eingeleitet oder fortgesetzt werden sollen.[86] Eine gesonderte Zuweisung des Aufgabenkreises »Entscheidung über lebensverlängernde Maßnahmen« oder dergleichen ist bei einem Betreuer hingegen nicht erforderlich.

Die Unterschiede zwischen einem Bevollmächtigten und einem Betreuer beschränken sich auf die Bestellung. Ihre Befugnisse im Bereich der Gesundheitssorge sind dagegen gleich. Solange der Patient noch einwilligungsfähig ist, kommt es auf seine Einwilligung an; eine Einwilligung durch den Pati-

---

82 Allg. anerkannt, vgl. schon BGHZ 29, 46, 52; BGH, Neue Juristische Wochenschrift (NJW) 1966, 1855, 1856; *Kern*, in: Laufs/Kern/Rehborn, Handbuch (Fn. 7), § 72, Rdnr. 6; *Ulsenheimer*, in: Laufs/Kern/Rehborn, Handbuch (Fn. 7), § 133, Rdnrn. 27 ff.
83 Bundestags-Drucksache 13/7158, S. 34. Der damals eingeführte § 1904 Abs. 2 BGB (a. F.) entspricht dem heutigen §§ 1829 Abs. 5 i. V. m. 1820 Abs. 2 Nr. 1 BGB.
84 *Taupitz*, Gutachten A, in: Ständige Deputation des Deutschen Juristentages (Hrsg.), Verhandlungen des 63. Deutschen Juristentages, 2000, A 99 f.; *A. Schneider*, in: Münchener Kommentar zum BGB, Bd. 9, 8. Aufl. 2020, § 1904 BGB (a. F.), Rdnr. 85.
85 BGHZ 211, 67, 73 = MedR 2017, 36.
86 BGHZ 154, 205, 214 = MedR 2003, 512; BGHZ 163, 195, 198 = MedR 2005, 719; *A. Schneider*, in: MüKo/BGB (Fn. 16), § 1904 BGB (a. F.), Rdnr. 47.

entenvertreter ist rechtlich nicht erforderlich.[87] Der Patientenvertreter darf erst dann in eine medizinische Maßnahme stellvertretend einwilligen, wenn der Patient in der konkreten Situation einwilligungsunfähig und die anstehende Maßnahme auch nicht von seiner zuvor erklärten Einwilligung bzw. seiner Patientenverfügung gedeckt ist (vgl. § 630d Abs. 1 S. 2 BGB).

Bei einem Dissens zwischen Patientenvertreter und Arzt über den Patientenwillen muss der Patientenvertreter jedoch die Genehmigung des Betreuungsgerichts einholen, falls der Patient aufgrund der Einwilligung des Vertreters oder seiner Verweigerung bzw. seines Widerrufs der Einwilligung sterben oder einen schweren und länger dauernden Gesundheitsschaden erleiden kann (§ 1829 BGB).

Ein Patientenvertreter hat jedoch nicht nur die Aufgabe, einer vom Arzt vorgeschlagenen Behandlung zuzustimmen oder sie abzulehnen. Er hat darüber hinaus die Rechte und Interessen des Patienten im gesamten Behandlungsprozess wahrzunehmen. Die dem Patientenvertreter anvertraute Gesundheitssorge umfasst nicht nur die stellvertretende Einwilligung in eine medizinische Maßnahme nach § 630d Abs. 1 S. 2 BGB, sondern ebenso, ja sogar in erster Linie die Hilfe und Unterstützung des Patienten, solange dieser zwar rechtlich gesehen noch selbst handeln kann, faktisch aber Hilfe benötigt, um seine Rechte als Patient ausüben zu können. Bei dieser Hilfe und Unterstützung geht es nicht darum, an Stelle des Patienten in eine medizinische Maßnahme einzuwilligen, sondern den Patienten dabei zu unterstützen, eine eigene Entscheidung über die Einwilligung zu treffen und sie gegenüber Arzt und Pflegepersonal geltend zu machen und sie ggf. auch durchzusetzen. Die rechtliche Grundlage für diese Unterstützung bildet die dem Patientenvertreter anvertraute Gesundheitssorge, d. h. der der Gesundheitsvollmacht zugrundeliegende Auftrag bzw. der dem Betreuer vom Betreuungsgericht zugewiesene Aufgabenkreis oder die gesetzliche Befugnis des Ehegatten (§ 1358 BGB). Der Patientenvertreter kann und darf daher den Patienten unterstützen, wenn der Patient dies wünscht. Soweit er dazu Rechte des Patienten gegenüber Dritten ausüben muss (z. B. bei der Einsicht in eine Krankenakte oder beim Gespräch mit dem Arzt), wird er als Stellvertreter tätig. Die entsprechenden Rechte im Vorfeld einer medizinischen Maßnahme können Patient und Patientenvertreter nebeneinander ausüben. Nur über die Einwilligung in die Maßnahme muss der Patient selbst entscheiden, solange er einwilligungsfähig ist.[88]

12.4 Patientenvertreter und Patientenwille

Ein Patientenvertreter ist bei der Wahrnehmung seiner Befugnisse und der Ausübung seiner Vertretungsmacht durch das jeweilige Innenverhältnis gebunden, der Bevollmächtigte in der Regel durch den Auftrag, der Betreuer durch § 1821 BGB und der Ehegatte durch § 1358 BGB. Auftrag bzw. Gesetz

---

87 Allg. M., vgl. nur *A. Schneider*, in: MüKo/BGB (Fn. 16), § 1904 BGB (a. F.), Rdnrn. 10, 47; *H. Schneider*, in: Münchener Kommentar zum StGB, Bd. 4, 4. Aufl. 2021, Vor §§ 211 ff. StGB, Rdnr. 136.

88 *Keilbach*, Zeitschrift für das gesamte Familienrecht (FamRZ) 2003, 969, 979; *A. Schneider*, in: MüKo/BGB (Fn. 16), § 1904 BGB (a. F.), Rdnrn. 10, 47.

verpflichten sie, die Angelegenheiten des Patienten zu besorgen und dabei den erklärten bzw. mutmaßlichen Willen des Patienten zu beachten (vgl. §§ 665, 1821 Abs. 2 und 4 BGB).[89] Kennt der Vertreter den Willen des Patienten nicht, muss er die Angelegenheit mit ihm besprechen (§ 665 BGB bzw. § 1821 Abs. 5 BGB). Nur in Eilfällen darf der Vertreter sofort entscheiden. Für den auf Grundlage einer Geschäftsführung ohne Auftrag bzw. einer mutmaßlichen Einwilligung handelnden Arzt gilt dasselbe (vgl. § 681 S. 1 BGB).

Diese allgemeinen Grundsätze konkretisiert das Gesetz in § 1827 BGB für die Gesundheitssorge im Hinblick auf die Patientenverfügung und andere Willensbekundungen des Patienten.[90] Die Vorschrift wird ergänzt durch die Regelung zur Feststellung des Patientenwillens in den §§ 1827, 1828 BGB und durch die gerichtliche Genehmigung in § 1829 BGB. Der Patientenvertreter hat zu prüfen, ob eine Patientenverfügung vorliegt, ob sie wirksam ist und ob ihre Festlegungen auf die aktuelle Lebens- und Behandlungssituation zutreffen. Ist dies der Fall, hat er ihr Ausdruck und Geltung zu verschaffen (§ 1827 Abs. 1 BGB). Andernfalls hat der Patientenvertreter nach den Behandlungswünschen zu fragen und auf dieser Grundlage zu entscheiden, ob er in die ärztliche Maßnahme einwilligt (§ 1827 Abs. 2 S. 1 Alt. 1 BGB). Liegen weder Patientenverfügung noch Behandlungswünsche vor, hat der Patientenvertreter auf Basis des mutmaßlichen Willens zu entscheiden (§ 1827 Abs. 2 S. 1 Alt. 2 BGB). Er hat zu fragen, wie der Betroffene in der konkreten Situation selbst entscheiden würde, wenn er es könnte.[91] Der mutmaßliche Wille ist aufgrund aller bekannten oder zugänglichen Anhaltspunkte zu ermitteln. Zu berücksichtigen sind insbesondere frühere Äußerungen von Überzeugungen und Wertvorstellungen sowie Auskünfte von Angehörigen und nahestehenden Personen (§§ 1827 Abs. 2 S. 2 und 3, 1828 Abs. 2 BGB).

Das gilt freilich nicht nur für die Feststellung des mutmaßlichen Willens, sondern ganz allgemein. Jede vorsorgliche Willensbekundung ist auszulegen, wie auch der BGH zutreffend betonte.[92] Dabei ist nach § 133 BGB nicht allein auf den Wortlaut des Textes abzustellen, sondern der wirkliche Wille zu erforschen[93] und alle bekannten Umstände zu berücksichtigen, auch diejenigen, die außerhalb der Erklärung liegen.[94] Dazu gehört nicht zuletzt die Pflicht, nahestehende Personen und Angehörige des Patienten einzubeziehen (§ 1828 Abs. 2 BGB).

Die Bindung des Patientenvertreters an den erklärten oder mutmaßlichen Willen des Patienten ist jedoch nicht nur in dem Sinne zu verstehen, dass der Patient seinem Vertreter mehr oder weniger genau vorschreibt, wie er künftig vorzugehen hat. Der Patient kann sich seinem Vertreter vielmehr auch anvertrauen und ihm einen Entscheidungsspielraum ein-

---

89 Zur Vollmacht *Spalckhaver*, in: Lipp, Handbuch (Fn. 13), § 15, Rdnrn. 88 ff.; zur Betreuung *Lipp*, in: Lipp, Handbuch (Fn. 13), § 2, Rdnrn. 37 f., 44 ff., § 18, Rdnrn. 77 ff.
90 Das Gesetz sollte keine Änderung der Rechtslage herbeiführen, sondern angesichts der Unsicherheit in der Praxis die bisher geltenden Grundsätze bestätigen, vgl. dazu *Lipp*, in: Lipp, Handbuch (Fn. 13), § 16, Rdnrn. 12 ff., 43 f.
91 BGHZ 202, 226, 238 = MedR 2015, 508 (Rdnr. 26); BGHZ 211, 67, 85 f. = MedR 2017, 36 (Rdnr. 56); BGH, NJW 2017, 1737, 1740 = MedR 2017, 802 (Rdnr. 34); *Bienwald*, in: Bienwald/Sonnenfeld/Harm, Betreuungsrecht, 6. Aufl. 2016, § 1901a BGB (a. F.), Rdnr. 49.
92 BGHZ 202, 226, 239 = MedR 2015, 508 (Rdnr. 30); BGH, MedR 2017, 802, 804 = NJW 2017, 1737 (Rdnrn. 19, 21); ausführlich *Roth*, Juristenzeitung (JZ) 2004, 494, 498; *Hoffmann*, Betreuungsrechtliche Praxis (BtPrax) 2009, 7, 8; vgl. auch Bundestags-Drucksache 16/13314, S. 23.
93 *Roth*, JZ 2004, 494, 499.
94 Vgl. BGHZ 211, 67, 83 ff. = MedR 2017, 36 (Rdnr. 49 f., 56 ff.); dazu *Lipp/Knoche*, GreifRecht 2016, 73, 78.

räumen.[95] Auf diese Möglichkeit ist bereits im Gesetzgebungsverfahren zu dem damaligen § 1901a BGB a. F., dem heutigen § 1827 BGB, hingewiesen worden.[96] Daran hat der BGH erinnert und betont, dass es gerade bei der Feststellung des Patientenwillens darauf ankommt, auch eine dahingehende Vorstellung des Patienten als Ausdruck seines Willens zu beachten und zu respektieren.[97]

Dass der Patient seinem Vertreter einen Entscheidungsspielraum einräumen will, dürfte vor allem im Zusammenhang mit einer Vorsorgevollmacht vorkommen. Es ist aber auch bei der Betreuung denkbar, wenn nämlich der Betroffene sich seinen Betreuer selbst ausgesucht hat, etwa indem er einen Angehörigen oder eine nahestehende Person in einer Betreuungsverfügung als Betreuer benennt. Der BGH hat diese Möglichkeit daher zu Recht nicht auf Vorsorgebevollmächtigte beschränkt.

12.5 Vorausplanung und Patientenvertreter

Jede Vorausplanung zielt darauf, das Ideal einer gemeinsamen Entscheidungsfindung von Arzt und Patient auch in Situationen zu verwirklichen, in denen der Patient selbst nicht mehr ansprechbar und nicht mehr einwilligungsfähig ist.[98] Bei der Umsetzung dieses Ziels durch die vorausschauende Behandlungsplanung (BVP) im Rahmen der GKV sollen die vorhandenen Vorsorgeinstrumente mit Hilfe eines organisierten Beratungsangebots effektiv gemacht und dieses Angebot in die Versorgungsstrukturen der gesetzlichen Krankenversicherung eingebettet werden. Im Zentrum steht der Gesprächsprozess zwischen dem Patienten und einer hierfür qualifizierten Person, in den auch weitere Personen einbezogen werden können. In diesem Gesprächsprozess werden mögliche künftige Behandlungsszenarien und die individuellen Präferenzen des Patienten erörtert und gemeinsam festgelegt, wie in diesen Situationen ggf. verfahren werden soll.[99] Die Ergebnisse werden schriftlich festgehalten, in regelmäßigen Abständen überprüft und bei Bedarf angepasst.[100]

Die Konzepte zur Implementation der Vorausplanung konzentrieren sich bisher vor allem auf die Ermittlung und Dokumentation des Willens des Patienten für eine künftige Behandlung. Ziel ist eine inhaltlich aussagekräftige und valide Patientenverfügung. Dieser Ansatz greift indes in mehrfacher Hinsicht zu kurz:

Erstens müssen ein Vorsorgebevollmächtigter, vertretungsbefugter Ehegatte oder rechtlicher Betreuer stets in die Vorausplanung einbezogen werden, denn der Patientenvertreter hat den Patienten im Rahmen des gesamten Behandlungsprozesses zu unterstützen (▶ Kap. 12.3). Er ist daher nicht nur verpflichtet, den Patientenwillen bei der künftigen Behandlung zu beachten (§ 1827 BGB)

---

95 Bundestags-Drucksache 16/8442, S. 15; *A. Schneider*, in: MüKo/BGB (Fn. 16), § 1901a BGB (a. F.), Rdnr. 27.
96 Bundestags-Drucksache 16/8442, S. 15.
97 BGHZ 211, 67, 81 = MedR 2017, 36 (Rdnr. 40).
98 Vgl. dazu ZEKO, ACP (Fn. 4), DÄBl. 2019, A 2 f.
99 Vgl. dazu ZEKO, ACP (Fn. 4), DÄBl. 2019, A 2 f.
100 *Nauck/Marckmann/in der Schmitten*, Anästhesiol Intensivmed Notfallmed Schmerzther 2018, 62, 63 f.

und ihn zu ermitteln (§ 1828 BGB), sondern soll bereits vorher das Gespräch mit dem Patienten suchen (§ 1821 Abs. 2 BGB), ihn auf die Möglichkeit einer Patientenverfügung hinweisen und dabei unterstützen (§ 1827 Abs. 4 BGB). Auch die Vorausplanung gehört daher zum Aufgabenbereich des Patientenvertreters.[101] Nur, falls sich der Patient selbst dagegen ausspricht oder der Patientenvertreter seine Beteiligung nicht für erforderlich hält, dürfen Ärzte, Gesprächsbegleiter oder Einrichtungen auf die Hinzuziehung des Patientenvertreters verzichten.

Zweitens ist der Patientenvertreter für die spätere Umsetzung der Vorausplanung auf Patientenseite zuständig und verantwortlich. Das kann er umso besser, als er frühzeitig in die Vorausplanung einbezogen wird. Auch deshalb ist er stets in die Vorausplanung der Behandlung einzubeziehen.[102]

Drittens sollte die Vorausplanung auch die Frage umfassen, ob der Patient eine Vertrauensperson benennen und sie entweder selbst bevollmächtigen oder dem Betreuungsgericht mittels einer Betreuungsverfügung als Betreuer vorschlagen möchte.[103] Das wird seit langem empfohlen – von der Ärzteschaft etwa in den »Grundsätzen zur ärztlichen Sterbebegleitung« der BÄK[104] und den Empfehlungen zum »Umgang mit Vorsorgevollmacht und Patientenverfügung in der ärztlichen Praxis« von BÄK und ZEKO[105].

Viertens sind sowohl die behandelnden Ärzte als auch der Patientenvertreter verpflichtet, das Vorgehen bei vorhersehbaren möglichen Komplikationen oder Krisensituationen miteinander zu besprechen, in denen der Patientenvertreter nicht oder nicht rechtzeitig erreicht bzw. an der Entscheidungsfindung beteiligt werden kann.[106] Für den Arzt ergibt sich dies aus seiner vertraglichen Pflicht, mit dem Patienten bzw. seinem Vertreter über den vorhersehbaren Verlauf der Behandlung zu sprechen und ihn über mögliche erforderlich werdende Maßnahmen aufzuklären (§§ 630c Abs. 1, 630e Abs. 1 S. 1 BGB), für den Patientenvertreter aus seiner Fürsorgepflicht gegenüber dem Patienten. Eine »Vertreterverfügung« ist daher nicht etwa eine besondere Art der Patientenverfügung, denn diese kann nur der Patient selbst errichten.[107] Sie dokumentiert vielmehr eine Absprache zwischen Arzt und Patientenvertreter für den Fall, dass der Vertreter nicht oder nicht rechtzeitig einbezogen werden kann. Ihre Anwendung im konkreten Fall setzt daher voraus, dass nicht der Patient, sondern der Patientenvertreter über die Behandlung mitentscheidet und dass der Patientenvertreter aktuell nicht beteiligt werden kann. Sie hat andererseits Vorrang vor einer alleinigen Entscheidung des behandelnden Arztes auf Grundlage des dafür von ihm festzustellenden mutmaßlichen Willens des Patienten im Rahmen der mutmaßlichen Einwilligung.

Insbesondere die Umsetzung der Vorausplanung in der Vereinbarung der Spitzenverbände zu § 132g SGB V[108] bleibt in diesen Punkten deutlich hinter den rechtlichen Vorgaben zurück.[109] Einige Beispiele sollen dies illustrieren:

Auffällig ist zunächst eine begriffliche Verwirrung und eine – möglicherweise damit einhergehende – Unsicherheit über die Aufgabe und die Befugnisse des Patientenvertreters: So wird zunächst der Oberbegriff für alle

---

101 *Bühler/Stolz*, BtPrax 2016, 133 ff.
102 *Bühler/Stolz*, BtPrax 2016, 133 ff.; siehe auch ZEKO, ACP (Fn. 4), DÄBl. 2019, A 5.
103 So schon *ZEKO*, ACP (Fn. 4), DÄBl. 2019, A 5.
104 *Bundesärztekammer*, DÄBl. 2011, A 346 ff.
105 *Bundesärztekammer und Zentrale Ethikkommission bei der Bundesärztekammer*, Umgang mit Vorsorgevollmacht und Patientenverfügung in der ärztlichen Praxis, DÄBl. 2013, A 1580 ff.

106 Siehe dazu auch *ZEKO*, ACP (Fn. 4), DÄBl. 2019, A 7.
107 *A. Schneider*, in: MüKo/BGB (Fn. 16), § 1901a BGB (a. F.), Rdnr. 9.
108 Oben Fn. 3.
109 Vgl. schon *Lipp*, Zeitschrift für medizinische Ethik 64 (2018), 251, 255 ff.

Formen einer Vertretung definiert, d. h. für die gewillkürte oder rechtsgeschäftliche Vertretung durch einen Bevollmächtigten und für die gesetzliche Vertretung durch den rechtlichen Betreuer. Statt »Vertreter« soll er jedoch »Bevollmächtigter« heißen.[110] Diese Begriffsbildung widerspricht den üblichen und gesetzlich verankerten Termini und kann daher nur als gründlich missglückt bezeichnet werden.

Sie wird zudem auch nicht durchgehalten. Beim Erstkontakt wird allein der »Bevollmächtigte« erwähnt, ebenso in der späteren detaillierten Regelung des Beratungsgesprächs.[111] Hier wird vermutlich der Oberbegriff gemeint sein, es werden also alle Formen der Vertretung erfasst. In das Beratungsgespräch selbst sollen jedoch nur »gesetzliche Vertreter« und »rechtliche Betreuer« einbezogen werden. Abgesehen davon, dass diese Differenzierung keinen Sinn macht, denn der Betreuer ist gesetzlicher Vertreter (§ 1823 BGB), ist hier vom »Bevollmächtigten« nicht die Rede, weder im Sinne eines rechtsgeschäftlich Bevollmächtigten noch im Sinne des missglückten Oberbegriffs der Vereinbarung.

Bei der Fallbesprechung wird ähnlich unterschieden: »Gesetzliche Vertreter« und »rechtliche Betreuer« müssen stets beteiligt werden – was Bevollmächtigte wiederum ausschließen würde. Abschließend heißt es, dass auf Wunsch des Patienten auch Angehörige, ggf. Betreuer oder Bevollmächtigte einbezogen werden »können«.[112] In die Übermittlung der Dokumentation an andere Einrichtungen soll wiederum außer dem Patienten selbst nur der »Betreuer« einwilligen können.[113]

Ganz ausgeblendet wird die wichtige Frage, ob eventuell eine Vertrauensperson vorhanden ist und ihr gegebenenfalls eine Vollmacht erteilt werden oder sie als Betreuer benannt werden soll. Nach der Vereinbarung soll sich das Beratungsgespräch nur auf vorhandene rechtliche Vorsorgeinstrumente (insbesondere Patientenverfügung, Vorsorgevollmacht und »Betreuungsvollmacht«, gemeint ist wohl die Betreuungsverfügung, denn die Vorsorgevollmacht wird ja bereits erwähnt) und die Möglichkeit ihrer Aktualisierung erstrecken, nicht dagegen auf ihre Erstellung.[114] Auch die Dokumentation des Beratungsergebnisses soll nur einen Verweis auf eine ggf. vorliegende Patientenverfügung, Betreuungsverfügung oder Vorsorgevollmacht enthalten.[115] Das bleibt deutlich hinter einer ganzheitlichen Beratung zurück, wie sie seit langem empfohlen wird und die gerade auch die Benennung einer Vertrauensperson und die dafür einschlägigen Vorsorgeinstrumente Vorsorgevollmacht und Betreuungsverfügung thematisiert.[116]

Selbst bei wohlwollender Interpretation zeugen die Regelungen in der Vereinbarung der Spitzenverbände daher von einer bemerkenswerten Unsicherheit über Aufgabe, Stellung und Befugnisse des Patientenvertreters im Kontext der ärztlichen Behandlung, ja sie verfehlen sogar zum Teil die vorstehend beschriebenen rechtlichen Vorgaben.

---

110 Vereinbarung (Fn. 3), § 2 Abs. 1 mit Fn. 2.
111 Vereinbarung (Fn. 3), § 5 Abs. 2 S. 2 und 4 und § 8 Abs. 7.
112 Vereinbarung (Fn. 3), § 5 Abs. 9.
113 Vereinbarung (Fn. 3), § 9 Abs. 5 S. 1.
114 Vereinbarung (Fn. 3), § 5 Abs. 5 S. 2.
115 Vereinbarung (Fn. 3), § 9 Abs. 2 7. Spiegelstrich.
116 Oben im Text bei Fn. 37 und 38.

12.6 Zusammenfassung

Abschließend soll daher thesenförmig zusammengefasst werden, welche Aufgabe und Bedeutung der Patientenvertreter für die vorausschauende Behandlungsplanung und für ihre Umsetzung hat:

1. Neben dem Patienten selbst muss auch der Vertreter des Patienten von Anfang an in den Planungsprozess einbezogen werden, sofern der einwilligungsfähige Patient dem nicht widerspricht oder der Patientenvertreter dies nicht für erforderlich hält. Dasselbe gilt für die Umsetzung der Vorausplanung.
2. Die Kompetenz des Bevollmächtigten ergibt sich aus einer schriftlichen Vollmacht des Patienten, die den Verzicht auf medizinisch indizierte lebenserhaltende Maßnahmen und die Einwilligung in medizinisch indizierte Maßnahmen, die mit der Gefahr eines schwerwiegenden und länger dauernden Gesundheitsschadens oder des Todes verbunden sind, ausdrücklich umfasst. Die Kompetenz des Betreuers ergibt sich aus seinem Betreuerausweis, in dem die Gesundheitssorge aufgeführt ist.
3. Bestehen konkrete Zweifel daran, dass der Patient in der Lage ist, die Tragweite und Bedeutung der Vorausplanung zu verstehen oder sich darüber ein eigenes Urteil zu bilden, und ist kein Vertreter vorhanden, ist das Betreuungsgericht zu informieren und die Bestellung eines Betreuers anzuregen. Dieser muss dann in die Behandlungsplanung einbezogen werden [oben (1)].
4. Ein Patientenvertreter hat den Patienten bei der Wahrnehmung seiner Rechte im Rahmen der Behandlung zu unterstützen und, soweit das im konkreten Einzelfall erforderlich ist, ihn auch zu vertreten. Bei der Wahrnehmung dieser Befugnisse ist er durch das jeweilige Innenverhältnis gebunden, der Bevollmächtigte in der Regel durch den Auftrag, der Betreuer durch § 1821 BGB und der Ehegatte durch § 1358 BGB. Auftrag bzw. Gesetz verpflichten sie, die Angelegenheiten des Patienten entsprechend seinem erklärten bzw. mutmaßlichen Willen wahrzunehmen. Ein Patientenvertreter hat daher den Patienten im Planungsprozess zu unterstützen und dessen Willen, Wünsche und Vorstellungen darin einzubringen. Entsprechendes gilt für die Umsetzung der Vorausplanung.
5. Soweit dies erforderlich ist, um sicherzustellen, dass der Patient auch dann entsprechend seinem Willen behandelt wird, wenn der Patientenvertreter nicht oder nicht schnell genug erreichbar sein sollte, haben je nach Lage der Dinge der behandelnde Arzt, die Klinik oder Einrichtung bzw. die Gesundheitsfachpersonen, die eine solche Vorausplanung erstellen, mit dem Patientenvertreter die Behandlung des Patienten im Voraus abzusprechen. Eine solche Absprache über die künftige Behandlung ist nach den üblichen Regeln zu dokumentieren. Um Missverständnisse und Verwechslungen mit einer Patientenverfügung zu vermeiden, sollte eine derartige dokumentierte Absprache mit dem Patientenvertreter nicht als »Vertreterverfügung« bezeichnet werden.

13 Umsetzung von Advance Care Planning im Rahmen der Gesetzlichen Krankenversicherung: Kritische Analyse der Vereinbarung nach § 132g Abs. 3 SGB V vom 13.12.2017

Stephan Rixen, Georg Marckmann, Jürgen in der Schmitten

13.1 Einleitung

Die gesundheitliche Versorgungsplanung für die letzte Lebensphase als deutsche Variante von Advance Care Planning (ACP) oder (so ein verbreitetes deutsches Äquivalent) von »Behandlung im Voraus Planen (BVP)« wird dem Grunde nach in § 132g SGB V[117] geregelt.[118] Absatz 3 dieser Vorschrift legt fest, dass Details – sozusagen das für die Praxis relevante »Kleingedruckte« – in einer Vereinbarung zu regeln sind, die der GKV-Spitzenverband (= Spitzenverband Bund der Krankenkassen) »mit den Vereinigungen der Träger der in Absatz 1 Satz 1 genannten Einrichtungen auf Bundesebene erstmals bis zum 31. Dezember 2016 abschließt«. In dieser Vereinbarung ist »das Nähere über die Inhalte und Anforderungen der Versorgungsplanung nach den Absätzen 1 und 2« zu normieren. Diese Regelungstechnik ist im Recht der gesetzlichen Krankenversicherung (GKV) nicht ungewöhnlich. Der Sache nach handelt es sich bei der Vereinbarung nach § 132g Abs. 3 SGB V[119] um eine Rahmenvereinbarung; so wird sie in der Praxis meistens auch genannt.[120] Sie markiert die Ausgestaltungsräume, die durch »Vergütungsvereinbarung[en]« (so § 14 Abs. 1 Satz 2 der Vereinbarung vom 13.12.2017) zwischen Krankenkassen(verbänden) und Einrichtungsträgern bzw. Trägerverbänden ausgefüllt werden.

Die Vereinbarung vom 13.12.2017 ist erst gut ein Jahr nach der gesetzlich festgelegten Frist abgeschlossen worden. Solche Fristüberschreitungen sind in der Praxis der GKV nicht ungewöhnlich. Der Gesetzgeber hat nicht

---

117 § 132g SGB V in der Fassung des Hospiz- und Palliativgesetzes (HPG) vom 1.12.2015 (BGBl. I 2015, 2144); hierzu *S. Rixen/G. Marckmann/J. in der Schmitten*, Gesundheitliche Versorgungsplanung für die letzte Lebensphase – Das Hospiz- und Palliativgesetz, Neue Juristische Wochenschrift (NJW) 2016:69(3): 125-129; s. ferner *S. Rixen*, in: U. Becker/T. Kingreen (Hrsg.), SGB V, Kommentar, 8. Aufl., Verlag C. H. Beck, München 2022, § 132g Rdnrn. 1 ff.

118 Der vorliegende Beitrag ist im Wesentlichen eine aktualisierte Fassung dieses Beitrags: *S. Rixen*, Umsetzung von Advance Care Planning im Rahmen der GKV: Kritische Analyse der Vereinbarung nach § 132g Abs. 3 SGB V vom 13.12.2017, in: W. Höfling/T. Otten/J. in den Schmitten (Hrsg.), Advance Care Planning/ Behandlung im Voraus Planen: Konzept zur Förderung einer patientenzentrierten Gesundheitsversorgung, Nomos Verlagsgesellschaft, Baden-Baden 2019, S. 41-53.

119 Vereinbarung nach § 132g Abs. 3 SGB V über Inhalte und Anforderungen der gesundheitlichen Versorgungsplanung für die letzte Lebensphase vom 13.12.2017, www.gkv-spitzenverband.de (Abruf am 16.9.2023).

120 Ausdrücklich wird der Begriff »Rahmenvereinbarung« in § 132g SGB V nicht genannt; der Begriff ist aber im GKV-Recht üblich (s. etwa § 20a Abs. 1 Satz 2, § 20f Abs. 1, § 21 Abs. 2 Satz 1, § 130b Abs. 9 Satz 1, § 332b SGB V). Im Kern legen Rahmenvereinbarungen »Maßstäbe für Vereinbarungen« (§ 130b Abs. 9 Satz 1 SGB V) fest, die Krankenkassen und Leistungserbringer schließen.

vorgesehen, dass für den Fall der Fristüberschreitung etwa das Bundesministerium für Gesundheit (BMG) die nötigen Bestimmungen hätte erlassen müssen. Solche Selbsteintritts- bzw. Ersatzvornahmebefugnisse gibt es gelegentlich auch in anderen Bereichen des GKV-Rechts.[121] Wäre dem Gesetzgeber das Themenfeld von ACP noch wichtiger gewesen, hätte er eine solche regulatorische Auffangverantwortlichkeit des BMG geschaffen. Stattdessen lässt die gesetzliche Regelung es zu – letztlich ist sie eine sanktionslose lex imperfecta –, dass die Vereinbarungspartner die Vereinbarung abschließen, wann es ihnen beliebt.

Dem GKV-Spitzenverband stehen neben den Verbänden der Freien Wohlfahrtspflege[122] Verbände aus dem Bereich der Altenpflege sowie der Eingliederungshilfe gegenüber.[123] Die Vereinbarung[124] ist am 1.1.2018 in Kraft getreten und hätte frühestens zum 31.12.2019 gekündigt werden dürfen (§ 18 Abs. 1); unabhängig davon sind einvernehmliche Änderungen zulässig (§ 18 Abs. 4). Bislang hat es weder Kündigungen noch einvernehmliche Änderungen gegeben.

13.2 Überblick über die Vereinbarung

13.2.1 ACP als Leitbild

Die aus 18 Paragrafen und zwei Anlagen bestehende Vereinbarung beginnt mit einer Präambel, die als vollgültiger Bestandteil der Vereinbarung für deren systematische Auslegung bedeutsam ist. Die wichtigste Aussage der Präambel ist die, dass sich § 132g SGB V »an das internationale Konzept des ›Advance Care Planning‹ an[lehnt]«, da hierdurch definiert wird, welches theoretische Konzept das neue Gesetz im Verständnis seiner Anwender umzusetzen bemüht ist. Bei der Anlehnung an das internationale Konzept des ACP dürften namentlich zwei im Jahre 2017 publizierte Konsensus-Definitionen von Bedeutung sein, die Begriff und Konzept konkretisiert und damit der willkürlichen Interpretation entzogen haben,[125] wobei beide Definitionen als konsistente Fortschreibung und Präzisierung

---

121 Erinnert sei etwa an § 137i Abs. 3 SGB V, dem gemäß das BMG nach Fristablauf durch Rechtsverordnung Regelungen zu den Pflegepersonaluntergrenzen in pflegesensitiven Bereichen in Krankenhäusern zu treffen hat.
122 Hierzu www.bagfw.de (Abruf am 16.9.2023).
123 AWO, Caritas, Diakonie, DRK, Parität, Zentralwohlfahrtsstelle, verschiedene Verbände aus dem Bereich der ambulanten und stationären Pflege sowie der Alten- und Behindertenhilfe. – Zu den Stellungnahmeberechtigten § 132g Abs. 2 Satz 2 SGB V und § 1 Abs. 6 der Vereinbarung.
124 Die im Text genannten §§ beziehen sich auf diese Vereinbarung, sofern nicht ausdrücklich oder anhand des Kontextes deutlich wird, dass es sich um Vorschriften anderer Normenwerke handelt.
125 *J.A.C. Rietjens/R.L. Sudore/M. Connolly et al.*, Definition and recommendations for advance care planning; an international consensus, The Lancet Oncology 2017:18(9):e543-e551; *R.L. Sudore/D.K. Heyland/H.D. Lum et al.*, Outcomes that Define Successful Advance Care Planning. A Delphi Panel Consensus, Journal of Pain and Symptom Management 2018 Feb, 55(2):245-255.e8.

dessen zu verstehen sind, wie ACP seit der erstmaligen begrifflichen Prägung im Jahr 1993 von verschiedenen bedeutsamen Akteuren konzipiert wurde.[126] ACP hat damit für die Umsetzungsvereinbarung die Funktion eines normativen Leitbildes, das bei der Auslegung und Anwendung von § 132g SGB V, aber auch der Vereinbarung zu effektiver Geltung gebracht werden muss. Damit sperrt sich die Vereinbarung gegen die bei Neuerungen beliebte These, dass das Neue eigentlich gar nicht so neu sei, sondern »eigentlich« dem entspreche, was schon lange praktiziert werde. Ein neuer Ansatz wird so zum Überbau für eine veränderungsresistente Praxis, die allzu oft und allzu gerne nach dem Motto »bekannt und bewährt« den bisherigen Abläufen, Routinen und Verhaltensmustern treu bleibt. Das mag psychologisch und organisationssoziologisch erklärbar sein, denn Veränderungsprozesse sind bekanntermaßen zeitaufwändig, personalintensiv und konfliktanfällig, also generell eher anstrengend, aber diese Veränderungen sind rechtlich gewollt.

13.2.2 Respekt vor dem Willen der betroffenen Menschen, Freiwilligkeit

Die §§ 1–3 geben das Profil der Leistung eher allgemein wieder (vgl. etwa § 2 Abs. 1), und zwar so, wie es insbesondere in § 132g Abs. 1 und Abs. 2 SGB V definiert wird. Wichtig ist der Hinweis, dass »die konkrete Organisation des Beratungsangebotes den Einrichtungen überlassen [bleibt]« (§ 1 Abs. 5 Satz 2). Nicht nur die Leistungsberechtigten, auch ihre Bevollmächtigten stehen im Fokus, wobei der Begriff des »Bevollmächtigten« gesetzliche Vertreter, Betreuer (§§ 1814 ff. BGB) und privatautonom bestellte Bevollmächtigte umfasst. Wichtig ist auch, dass es im Kern um die Ermittlung des Willens des Leistungsberechtigten bzw. dessen Wünsche insbesondere zu den medizinisch-pflegerischen Behandlungsabläufen geht (§ 2 Abs. 2 Satz 1 bis 3); der »Wille [...] ist zu respektieren und [...] für die Beraterin/den Berater handlungsleitend« (so – insb. § 2 Abs. 2 vertiefend – § 5 Satz 3; s. auch die Präambel). Zwar muss die Beratung nicht in eine Patientenverfügung (§ 1827 BGB) münden (§ 2 Abs. 2 Satz 4), allerdings wird dies mit Blick auf die zahlreichen Akteure in den betreffenden Institutionen vielfach der Fall sein. Dabei stellt sich die Frage, ob die bisher zirkulierenden Patientenverfügungs-Formulare (etwa der Justizministerien oder Ärztekammern der Länder und des Bundes) für die Dokumentation eines ACP-Prozesses geeignet sind. ACP (und damit § 132g SGB V) gäbe es nicht, wenn die Defizite bei der Abfassung von Patientenverfügungen nicht mit Händen zu greifen wären (▶ Kap. 2). Insoweit will § 132g SGB V, aufsetzend auf dem Modell von ACP, Abhilfe schaffen, indem die Abfassung wohlinformierter Patientenverfügungen ermöglicht wird.

Die Vereinbarung erinnert daran, dass § 132g SGB V nur GKV-Versicherte erfasst, allerdings die Einrichtungen auch PKV-Versicherten das Angebot gemäß den für privat Versicherten geltenden Modalitäten ermöglichen sollten (§ 3 Abs. 2). Das gesamte Angebot basiert auf dem Grundsatz der Freiwilligkeit (§ 3 Abs. 4), d. h., kein GKV-Versicherter darf gedrängt werden, das Beratungsangebot in Anspruch zu nehmen (s. auch § 8 Abs. 3 Satz 1). Ebenso entscheidet auch jede Einrichtung

---

126 E J Emanuel, D S Weinberg, R Gonin et al., How well is the Patient Self-Determination Act working? An Early Assessment. The American Journal of Medicine 95 (1993) 619–628. *J M Teno, H L Nelson and J Lynn:* Advance Care Planning Priorities for Ethical and Empirical Research. The Hastings Center Report, Vol. 24, No. 6 (Nov. - Dec., 1994), pp. S32-S36. *PA Singer, G Robertson, DJ Roy:* Bioethics for clinicians: 6. Advance care planning. CMAJ December 15, 1996 vol. 155 no. 12. *Brief Report des Institute of Medicine:* Dying in Amercia. Improving Quality and Honoring Individual Preferences Near the End of Life. September 2014, DOI: 10.17226/18748.

selbst, ob sie das Beratungsangebot gemäß § 132g SGB V unterbreitet (vgl. § 1 Abs. 2 Satz 1: »[…] Einrichtungen […] können den Versicherten […] anbieten.«).

13.2.3 Zum Profil der Leistung

Die §§ 4, 5 und 8 verdeutlichen, was genau von der Leistung gemäß § 132g SGB V umfasst ist. Im Zentrum stehen wiederkehrende Beratungsgespräche und Fallbesprechungen, die mit spezifischen Dokumentationslasten einhergehen (s. insb. § 5 Abs. 1 und § 9); all das muss barrierefrei sein (§ 6). Die Charakteristika der Beratungsgespräche (vgl. insb. § 5 Abs. 4) und der Fallbesprechungen (§ 5 Abs. 9) werden benannt. Es wird deutlich, wie zentral die Rolle der Gesprächsbegleiter (Berater) ist (vgl. § 8 Abs. 1). Die Vereinbarung verwendet überwiegend den Begriff des »Beraters« und versteht ihn als Synonym für »Gesprächsbegleiter« (vgl. § 1 Abs. 1 Satz 2).

Weitere Vorschriften widmen sich der Implementierung der Leistung in der jeweiligen Einrichtung oder im regionalen Kontext der jeweiligen Einrichtung. Die jeweilige Einrichtung muss Gewährleistungspflichten erfüllen, also die organisatorischen Vorkehrungen für das Funktionieren des Angebots schaffen (vgl. § 7; zur Qualitätssicherung § 13). Die einrichtungsinterne Vernetzung (§ 10) soll sicherstellen, dass ACP »in die Gesamtstruktur und [die] konzeptionelle Ausrichtung der Einrichtung« (§ 7 Abs. 1 Satz 1) eingebunden bleibt. § 11 widmet sich der »[e]xternen Vernetzung« (so die Wortwahl in der Vereinbarung), also der Koordination der Implementierung von ACP in der gesamten Region, deren Teil die Einrichtung ist. Hierbei geht es einerseits darum, das Angebot überhaupt mit seinem spezifischen Profil sichtbar zu machen, und andererseits darum, durch handlungsorientierte Schulungen aller an der Gesundheitsversorgung der GKV-versicherten Einrichtungsbewohner beteiligten Akteure, wo nötig heruntergebrochen bis auf Standard Operating Procedures (SOPs), sicherzustellen, dass ACP als Vehikel zur Durchsetzung des individuellen (mutmaßlichen) Willens Betroffener hinsichtlich medizinischer Behandlungsentscheidungen nicht ins Leere läuft, etwa dadurch, dass bei rettungsmedizinischen Einsätzen Interventionen erfolgen, die den Bewohnerwillen missachten, etwa weil ein ausgefüllter Notfallbogen nicht (rechtzeitig) vorgelegt wurde.[127] Hier ist ein dauerhafter Gleichklang der »regionalen Versorgungs- und Betreuungsanbieter« (§ 11 Abs. 2) von entscheidender Bedeutung. Das fällt nicht vom Himmel, sondern muss aktiv – durch entsprechende Vernetzungsaktivitäten – herbeigeführt und dauerhaft lebendig gehalten werden.

13.2.4 Qualifikation

Bei ACP kommt es neben der Koordinierungsaufgabe zentral auf die Gesprächsbegleiter (Berater) an. Deshalb nehmen die Vorgaben zu ihrer Qualifikation großen Raum ein (§ 12). Der Kreis der in Frage kommenden Berufe ist relativ weit gefasst: u. a. kommen Krankenpfleger, Altenpfleger, Heilpädagogen, Erzieher, Sozialpädagogen, Sozialarbeiter, Theologen, aber auch Ärzte in Betracht (vgl. § 12 Abs. 4 und Abs. 5). Hinzukommen muss eine dreijährige, für die gesundheitliche Versorgungsplanung einschlägige Berufserfahrung (näher § 12 Abs. 4 und Abs. 5). Außerdem muss eine Weiterbildung nachgewiesen sein, die – Teil 1 – aus mindestens 48 Unterrich-

---

127 *J. in der Schmitten/S. Rixen/G. Marckmann*, Patientenverfügungen im Rettungsdienst (Teil 1) – Geklärte und offene Fragen nach Verabschiedung des Patientenverfügungsgesetzes, in: Notfall + Rettungsmedizin 2011:14(6): 448-458; *J. in der Schmitten/S. Rothärmel/S. Rixen/A. Mortsiefer/G. Marckmann*, Patientenverfügungen im Rettungsdienst (Teil 2) – Neue Perspektiven durch Advance Care Planning und die »Hausärztliche Anordnung für den Notfall«, in: Notfall + Rettungsmedizin 2011:14(6), 465-474.

tungseinheiten Theorie (insb. Einführung in das Konzept von ACP, Medizin/Pflege, Recht, Ethik, Kommunikation, Dokumentation) und 12 Unterrichtseinheiten Praxis (Intensivtraining, Rollenspiele etc.) besteht (§ 12 Abs. 6). Als Teil 2 der Weiterbildung schließt sich die Durchführung von mindestens sieben Beratungsprozessen an, die durch Coaching-Gespräche u. ä. ergänzt werden (§ 12 Abs. 7).

13.2.5 Vergütung

Die Teilnahmeabsicht wird durch die Einrichtung kommuniziert, hierbei ist nachzuweisen, dass die Voraussetzungen der Rahmenvereinbarung erfüllt sind (§ 14). Gemäß § 14 Abs. 2 gilt: »Die Einrichtung, die die Leistung der gesundheitlichen Versorgungsplanung anbietet und nachweist, dass sie die Anforderungen dieser Rahmenvereinbarung erfüllt, hat einen Anspruch auf die Vergütungsvereinbarung i. V. m. der Vereinbarung nach § 132g Abs. 3 SGB V.« Es kommt also insbesondere nicht auf den Nachweis einzelner Beratungsgespräche an. Die Rechnungslegung (Näheres dazu ist in den Vergütungsvereinbarungen nach § 14 Abs. 1 zu regeln) erfolgt grundsätzlich, also regelmäßig, monatlich (§ 17 Abs. 1 Satz 2).

Bedeutsam sind ferner die §§ 15–17. Die Vergütung erfolgte bis zum 31.12.2021 zwingend pauschal; dies gilt auch seit dem 1.1.2022, solange nicht in Vergütungsvereinbarungen anderes festgelegt wird (§ 15 Abs. 3 Satz 1). Bei der Pauschalvergütung werden Bruttopersonalkosten (Arbeitgeberbrutto) zzgl. Sach-, Overhead- und Regiekosten erfasst, wobei eine Vollzeitkraft für 400 GKV-Versicherte (oder ein Teilzeit-Äquivalent) in einer Einrichtung finanziert wird (vgl. § 15 Abs. 3 Satz 2 i. V. m. Abs. 4 und Abs. 5). Insofern kann die Höhe der Summe, die die Einrichtung für eine Fachkraft mit definiertem Stellenumfang erhält, unterschiedlich ausfallen, je nachdem, wen sie einstellt (z. B. eine Sozialarbeiterin oder eine Ärztin). Als Grund für die Pauschalfinanzierung werden die fehlenden Erfahrungswerte angegeben, die einer Abrechnung etwa nach Fallleistungsstunden mit angemessen abgebildetem Aufwand noch entgegenstehen (vgl. § 16 Abs. 1). Zur Weiterentwicklung der Vergütungssystematik sind in den Einrichtungen Daten zu erheben (»externe Datenerhebung«, § 16 Abs. 1).

13.3 Ausgewählte Probleme

13.3.1 ACP-Bezug: Konzept und Kompetenzen

Der Bezug zu ACP wird in der Präambel zwar hervorgehoben (»lehnt sich an«), diese programmatische Ansage wird aber weder bei der Charakterisierung der Leistung (§§ 1 ff.) noch im Hinblick auf die Qualifikation der Gesprächsbegleiter bzw. Berater zur Genüge umgesetzt. Die einzelnen Bausteine etwa zur theoretischen Weiterbildung sind, alles in allem, nicht so spezifisch gefasst, dass die Hintergrundfolie ACP hinreichend klar erkennbar wäre. Die Ansage in der Präambel hängt deshalb in der Luft. Zwar können die einzelnen Kompetenzen, die der Gesprächsbegleiter (Berater) nachweisen muss, im Lichte der Vorgabe der Präambel ausgelegt werden, aber auch das hilft letztlich nicht verlässlich weiter, weil die Vereinbarung »das internationale Konzept des ›Advance Care Planning‹« (Präambel) nicht präzise erläutert.

Das Spezifische auch dieses Modells lässt sich nicht in erster Linie durch abstrakte Umschreibungen erfassen, sondern muss – wie dies bei Fragen der praktischen Urteilskraft immer der Fall ist – erlernt, geübt und trainiert werden. Hierfür sind Trainer vonnöten, die für ACP eine besonders gründliche und tiefgehende Erfahrung nachweisen können und daher die einzelnen methodischen Schritte im Sinne des Gesamtkonzepts umzusetzen vermögen. Eine Vorkehrung, die dies gewährleisten würde, sieht die Vereinbarung vom 13.12.2017 nicht vor. Das bedeutet praktisch, dass die Ausbildung von Gesprächsbegleitern (Beratern) sehr disparat ausfallen kann, weil spezifische ACP-Kenntnisse seitens der Trainer nicht verlangt werden. Ganz in diesem Sinne heißt es in einer Handreichung der Bundesarbeitsgemeinschaft der freien Wohlfahrtspflege: »Die begleitende Dozentin wird in einer vertraglichen Vereinbarung durch das Weiterbildungsinstitut festgelegt. Die Vereinbarung beschreibt keine Qualifikationsanforderungen für die begleitende Dozentin.«[128]

So könnten etwa Lehrende im Bereich der Weiterbildung, die sich seit Jahren mehr oder weniger intensiv mit der Problematik der Patientenverfügung befassen und das Neue des ACP-Ansatzes nicht sehen (wollen), die bislang präsentierten Inhalte auch künftig weithin unverändert präsentieren, so dass allenfalls das Etikett ausgetauscht wird. Das muss nicht so sein, aber die Gefahr, dass es genau so kommt, ist nicht von der Hand zu weisen; anekdotische Berichte zu den Erfahrungen der Jahre seit Inkrafttreten der Vereinbarung zeigen, dass diese Befürchtung nicht grundlos ist. Ohne spezifische Qualifikationsanforderungen, die für Dozenten (Trainer) gelten, droht das Projekt des § 132g SGB V zu havarieren, weil hinter einer neuen Fassade altes Denken gepflegt und vermittelt wird.

Deshalb sollte die Vereinbarung nach § 132g SGB V um Vorschriften zur Zertifizierung von Weiterbildungsangeboten, namentlich im Hinblick auf die Qualifikation der Trainer, ergänzt werden. Der GKV-Spitzenverband weist zwar darauf hin, er habe »keinen gesetzlichen Auftrag zur Zertifizierung von Weiterbildungsangeboten«.[129] Das ist zwar richtig, aber verboten ist eine solche GKV-spezifische Zertifizierung auch nicht, weshalb der GKV-Spitzenverband von einem fehlenden gesetzlichen Auftrag, also einer fehlenden Pflicht spricht und richtigerweise nicht von einem strikten Verbot, die Zuständigkeit für die Zertifizierung zu übernehmen und danach zu handeln.[130]

Ferner kann das spezifische Profil von ACP nur gewährleistet werden, wenn die Dokumentation der sorgfältig ermittelten individuellen Behandlungspräferenzen (in Form von Patientenverfügungen) gegenüber der bisherigen Praxis an das geschärfte Profil von ACP angepasst wird, das auch der Argumentationslinie der Gerichtsentscheidungen der letzten Jahre entspricht, die erhöhte Ansprüche an die Aussagekraft und Verlässlichkeit von Patientenverfügungen formuliert haben.[131] Hier ist zu kritisieren, dass in Fußnote

---

128 *Bundesarbeitsgemeinschaft der Freien Wohlfahrtspflege (BAGFW)*, Handreichung zur Umsetzung der Vereinbarung über Inhalte und Anforderungen der gesundheitlichen Versorgungsplanung für die letzte Lebensphase gemäß § 132g Abs. 3 SGB V, Stand: April 2018, S. 17 (www.bagfw.de, Abruf am 16.9.2023).

129 *GKV-Spitzenverband*, Fragen-/Antworten-Katalog zur Umsetzung der Vereinbarung nach § 132g Abs. 3 SGB V über Inhalte und Anforderungen der gesundheitlichen Versorgungsplanung für die letzte Lebensphase vom 13.12.2017 durch die Vereinbarungspartner nach § 132g Abs. 3 SGB V, Stand: 29.10.2018, www.gkv-spitzenverband.de (Abruf am 16.9.2023).

130 Denkbar wäre auch eine gesetzliche Klarstellung, dass eine Zertifizierung durchgeführt werden darf (oder muss). Ganz generell sind Zertifizierungen in der GKV nichts Ungewöhnliches, s. etwa § 20 Abs. 2 Satz 2, § 40 Abs. 2 Satz 1 oder § 126 Abs. 1a und Abs. 2 SGB V, s. ferner § 37 Abs. 3 SGB IX.

131 Aus jüngerer Zeit siehe etwa: Kammergericht, Urteil vom 20.2.2023 – 20 U 150/22 –, Neue Juristische Wochenschrift 71. Jg., H. 36, 2654-2657 mit Nachweisen auch zur maßgeblichen Rechtsprechung des Bundesgerichtshofs.

7 der Vereinbarung auf Unterlagen des (damaligen) Bundesministeriums der Justiz und für Verbraucherschutz (BMJV), heute: des Bundesministeriums der Justiz (BMJ), zum Themenfeld »Patientenverfügung« verwiesen wird, die aus ACP-Perspektive die traditionelle, einer vermeintlichen »Reichweitenbeschränkung«[132] verpflichtete Fehlvorstellung transportieren, eine Patientenverfügung habe sich auf den Fall zu fokussieren, dass sich die betroffene Person »unabwendbar im unmittelbaren Sterbeprozess« befindet oder jedenfalls terminal erkrankt ist.[133] Diesem historischen Verständnis von Patientenverfügungen ist der Gesetzgeber mit dem Dritten Gesetz zur Änderung des Betreuungsrechts explizit entgegengetreten (§ 1827 Abs. 3 BGB).[134] Ähnlich irritierend ist der Verweis in Fußnote 8 auf den sog. PALMA-Notfallbogen,[135] der ausdrücklich nur an »Patienten in palliativen Situationen« adressiert ist, obgleich Patientenverfügungen nach geltendem Recht »unabhängig von Art und Stadium einer Erkrankung« (§ 1827 Abs. 3 BGB) formuliert werden können.[136]

Zusammenfassend lässt sich sagen, dass die Umsetzungsvereinbarung und bei genauem Hinsehen auch das Gesetz, also der § 132g SGB V, insgesamt einen gewissen Spagat versuchen. Einerseits wird (hier implizit, dort explizit) auf das Konzept des Advance Care Planning Bezug genommen und – konsistent mit den internationalen Konsensusdefinitionen – eine medizinische Vorausplanung für lebensbedrohliche Situationen gefordert (besonders deutlich in Abs. 2, Satz 3 des § 132g SGB V: »Für mögliche Notfallsituationen soll die erforderliche Übergabe des Versicherten an relevante Rettungsdienste und Krankenhäuser vorbereitet werden.«). Andererseits enthalten Gesetz und Umsetzungsvereinbarungen aber auch Elemente einer Palliativberatung im weitesten Sinne: So enthält die vom Gesetzgeber gewählte Überschrift des § 132g SGB V eine Einschränkung (»für die letzte Lebensphase«), die nur als Reminiszenz an die (von § 1827 Abs. 3 BGB gerade abgelehnte) Reichweitenbeschränkung verstanden werden kann und mit dem Konzept ACP im Grunde unvereinbar ist. Ferner sind manche Beschreibungen der Leistungen als ein Auftrag zur Information über die Möglichkeiten einer Palliativbetreuung zu verstehen (»Versicherte[n] sollen Hilfen und Angebote der Sterbebegleitung aufgezeigt werden«). Solche Informationen über Palliative Care Ressourcen waren auch bisher schon vielerorts durch Aktivitäten der Hospizbewegung etabliert. Die Inkludierung und Akzentuierung palliativer Szenarien (»für das Lebensende«) und Informationen an dieser Stelle ist dagegen mit dem Risiko verbunden, die *Ergebnisoffenheit* des gesetzlichen Auftrags, Personen im Sinne

---

132 Enquete-Kommission Ethik und Recht der modernen Medizin (2004) Zwischenbericht Patientenverfügungen. Deutscher Bundestag Drucksache 15/3700 (13.09.2004), http://dip.bundestag.de/btd/15/037/1503700.pdf.
133 Vgl. aus den sog. Textbausteinen zur Patientenverfügung den Satz: »Wenn […] ich mich aller Wahrscheinlichkeit nach unabwendbar im unmittelbaren Sterbeprozess befinde …«, www.bmj.de/SharedDocs/Downloads/DE/Service/Formulare/Patientenverfuegung_Textbausteine_pdf.pdf;jsessionid=8FDD55749C883C0B1AC1551F90E28BC0.1_cid289?__blob=publicationFile&v=8 (Abruf am 16.9.2023).
134 BT-Drucks. 16/8442, 16 ff.; hierzu auch BGH, Beschl. v. 17.9.2014 – XII ZB 202/13 –, juris, Rn. 22.
135 PALMA = Patienten-Anweisungen für lebenserhaltende Maßnahmen, www.unimedizin-mainz.de/fileadmin/kliniken/ethik/Dokumente/Patientenverfuegung_bei_Notfalleinsaetzen.pdf (Abruf am 16.9.2023).

136 Vgl. zur Dokumentation von ACP: B. Feddersen/S. Petri/G. Marckmann/H. Topka, Advance Care Planning – »Behandlung im Voraus Planen« in der Notfallmedizin, Notfallmedizin up2date 2018, 13:23-36.

des Advance Care Planning zur individuellen Vorausplanung medizinischer Behandlungsentscheidungen zu befähigen, zu beeinträchtigen oder gar zu konterkarieren. Möglicherweise ist diese stellenweise verwirrende Engführung von Elementen der Palliativversorgung mit Elementen der Befähigung zu selbstbestimmten Entscheidungen im Sinne des ACP der Verortung des neuen Paragrafen im Hospiz- und Palliativgesetz geschuldet, und angesichts der – wiederum nach anekdotischen Erfahrungsberichten – im Extrem thematisch weit auseinanderklaffenden Unterrichtskonzepte verschiedener Anbieter zur Qualifizierung von Beratern wäre der Gesetzgeber gut beraten, bei einer Neuauflage des Gesetzes hier durch stärkere Trennung der Themen eine Klärung herbeizuführen.

13.3.2 Koordination

Die Vereinbarung spricht von interner und externer Vernetzung (§§ 11, 12). In der Sache geht es einerseits um das einrichtungsinterne Sichtbar- und Effektivwerden der Leistung und die dafür erforderliche interne Organisationsentwicklung, andererseits darum, dass, wie oben bereits beschrieben, die Idee der dynamisch angepassten Willensbekundung des Einzelnen hinsichtlich seiner gesundheitlichen Entscheidungen für die letzte Lebensphase durch die Randbedingungen (z. B. uninformiertes Personal von Rettungsdiensten, Krankenhäusern etc.) nicht konterkariert, sondern im Gegenteil gefördert wird.

Welche Personen oder Rollen für die einrichtungsinterne Koordinationsarbeit sorgen, wenn »Die Einrichtung informiert […]« (so der Beginn von Satz 1), legt § 10 nicht fest. Aus dem Kontext geht aber hervor, dass diese Aufgabe (so wie auch die externe Vernetzung) dem Gesprächsbegleiter (Berater) zugeordnet wird; alle anderen in Frage kommenden Personen wären ja noch weniger dafür qualifiziert als diese. Um aber eine ganze Einrichtung – also das gesamte Personal – adressatengerecht über die Thematik zu informieren und eine langfristige Organisationsentwicklung zu moderieren, sind Schulungs- und Vernetzungskompetenzen geboten, über die ein als Gesprächsbegleiter (Berater) qualifizierter Mitarbeiter der Einrichtung nicht zwingend verfügen muss und im Regelfall auch nicht verfügen wird.

Überdies kann es Gesprächsbegleiter (Berater) geben, die solche übergeordneten Koordinationstätigkeiten nicht erbringen wollen, weil sie sich auf die Arbeit direkt an den Menschen konzentrieren wollen. Es stellt sich also die Frage, ob in einem künftigen § 10 nicht das Aufgabenprofil und die Kompetenzen der Person, die für die interne Vernetzung zuständig ist, klarer umschrieben werden sollten.

Auch die externe Vernetzung (§ 11) wirft Fragen auf. Die Aufgabe der externen Vernetzung, also die regionale Koordination, wird ausdrücklich dem Gesprächsbegleiter (Berater) zugeordnet (§ 11 Abs. 1 Satz 2 sowie Abs. 3). Auch hier stellt sich die Frage, was einen ACP-Gesprächsbegleiter für solch eine anspruchsvolle Tätigkeit qualifizieren soll. Die vier Unterrichtseinheiten, die laut der Tabelle in § 12 der Vereinbarung für »Dokumentation und Vernetzung« vorgesehen sind, werden dafür in Ermangelung einer obligaten einschlägigen Vorqualifikation im Bereich Change Management bzw. Organisationsentwicklung kaum ausreichen. Hier sind u. a. Kompetenzen im Bereich Projekt- und Qualitätsmanagement erforderlich und nicht zuletzt die Fähigkeit, sich kommunikativ flexibel auf unterschiedliche Personen einzustellen. Insbesondere das nichtärztliche wie auch das ärztliche Personal von Rettungsdiensten und Krankenhäusern (sowie an erster Stelle deren Leitungen) sind zu kontaktieren, zu informieren und fortzubilden. Die Vereinbarung übergeht, was offenkundig ist, nämlich dass es auch für die von ihr als Vernetzung bezeichnete Koordinationstätigkeit einer spezifischen Qualifikation und spezifischer Kompetenzen bedarf, die bei Personen, die als Gesprächsbegleiter (Berater) geeignet sein mögen, nicht einfach vorausgesetzt werden dürfen und schon gar nicht durch weniger als eine Handvoll Unterrichtseinheiten vermittelt werden können. Dieses Manko, das bereits bei der Entstehung der Vereinbarung vielfach kritisiert wurde, ist weiterhin kritikwürdig. Die internationale Erfahrung mit erfolgreichen Modellen wie »Respecting Choices« lehrt (► Kap. 20), dass eine professionelle Koordinationstätigkeit im Rahmen einer Implementierung von ACP ebenso wichtig für das Gelingen ist wie eine professionelle Gesprächsberatung.

Die Formulierung in § 11 Abs. 3 der Umsetzungsvereinbarung macht noch deutlicher, dass die Verhandlungspartner die bedeutsame Aufgabe der »externen Vernetzung«, also der regionalen Koordinierung, nicht zu Ende gedacht haben. Dort heißt es, dass »[d]ie Berater der Einrichtungen in der Region [...] regelmäßige Treffen [...] mit den regionalen Leistungserbringern durchführen oder an Treffen vorhandener regionaler Netzwerke [...] teilnehmen« sollen. Vergegenwärtigt man sich, dass Pflegeeinrichtungen im Mittel über 80–90 Plätze verfügen, und stellt sich dann vor, dass in einer typischen Musterregion (Stadt oder Kreis) mit 400.000 Einwohnern und 40 Einrichtungen dementsprechend 40 (hierfür weder spezifisch vorgebildete noch durch die Fortbildung qualifizierte) Berater mit einem mittleren Stellenanteil von rund 20 % dieser Vorschrift folgend an den regelmäßigen regionalen Netzwerktreffen (wie z. B. der regionalen Gesundheits- und/oder Pflegekonferenz) teilnehmen sollen, so ist unverkennbar, dass die regionale Koordination dieses wichtigen neuen Elements der Versorgung im Sinne einer Stärkung der Autonomie vulnerabler Personengruppen in Bezug auf ihre medizinische Behandlung auf diese Weise nicht gewährleistet werden kann.

Was sich anstelle dieser Vorgehensweise anbieten könnte, klingt in § 7 Abs. 2 Satz 3 Buchstabe c) an, wo es heißt, dass die gesundheitliche Versorgungsplanung gemäß § 132g SGB V u. a. mittels einer »Durchführung in Kooperation mit externen regionalen Anbietern« umgesetzt werden könne. Bei der Frage, wie die externe Vernetzung derzeit bewirkt werden kann, hilft diese Bestimmung nicht direkt weiter. Aber sie lässt sich als Impuls verstehen, auf Kooperation zu setzen. Der künftige § 11 sollte so geändert werden, dass die externe Vernetzung nicht von jeder Einrichtung selbst bewerkstelligt wird, sondern aus einer Hand erfolgt.

Das kann so geschehen, dass sich in einer Region, z. B. einem Landkreis, die Einrichtungen zusammenschließen und gemeinsam z. B. einen Koordinator für die externe Vernetzung einsetzen, der dann ebenfalls über den § 132g SGB V abgerechnet werden könnte, wenn er neben der Qualifikation als Koordinator auch die Voraussetzungen für die Gesprächsbegleitung mitbrächte und formal gemäß § 12 der Vereinbarung als Gesprächsbegleiter qualifiziert würde. Der Koordinator könnte neben der regionalen Vernetzung auch die nicht weniger anspruchsvolle und wichtige Aufgabe der internen Vernetzung, also der kompetenten Begleitung eines Leitungsteams bei der schrittweisen Organisationsentwicklung einschließlich der Schulung der Mitarbeiter übernehmen, welche sich für die Implementierung von ACP gemäß § 132 SGB V als essentiell erwiesen hat. Vereinfachend sollten dabei die aktuell noch sehr engen Voraussetzungen für die formale Auswahl von Beratern gemäß § 12 Abs. 4 hierfür etwas verbreitert werden, um auch andere wertvolle Kompetenzen und Vorerfahrungen für die Bewältigung dieser Aufgaben zur Geltung kommen zu lassen.

Bei Gelegenheit einer solchen regionalen Implementierung von ACP könnten auch in Vollzeit (oder jedenfalls mit einem möglichst hohen Stellenanteil) tätige Gesprächsbegleiter (Berater) zentral gemäß § 7 Abs. 2 Satz 3 Buchstabe c) der Vereinbarung bei einem regionalen Kooperationspartner angestellt sein, was gegenüber der bisher meist realisierten Variante der einrichtungszentrierten Implementierung gemäß § 7 Abs. 2 Satz 3 Buchstabe a) der Vereinbarung eine Reihe weiterer Vorteile mit sich brächte. Dieser Vorschlag ist an anderer Stelle ausführlicher erläutert worden (▶ Kap. 34).[137] Würde er umgesetzt, könnte dies auch der Überforderung wehren, die den Gesprächsbegleitern (Beratern) in mehrfacher Hinsicht droht, wenn ihnen auch noch diese Tätigkeit aufgebürdet würde. Das nicht (an)erkannt zu haben, dürfte ein womöglich folgenreicher Geburtsfehler der Vereinbarung vom 13.12.2017 sein. Er sollte zügig durch eine Änderung der Vereinbarung korrigiert werden. Dazu würde auch gehören, dass die Koordinationsaufgaben näher definiert würden und damit auch die Dokumentation klarer werden könnte.

In der Sache überzeugt der Aufbau einer regionalen Gesprächsbegleiter-Ressource bei einem zentralen regionalen Anstellungsträger (z. B. einem geeigneten Unternehmen des Kreises bzw. der Stadt, einem Ärztenetz oder einem Hospizverein) gemäß § 7 Abs. 2 Satz 3 Buchstabe c) in vielerlei Hinsicht, nicht zuletzt hinsichtlich einer möglichen künftigen transsektoralen Ausweitung dieses Angebots für andere ähnlich vulnerable, aber nicht in den im § 132g SGB V definierten Einrichtungen lebenden Menschen.[138] Die Praxis der letzten Jahre hat aber gezeigt, dass die Umsetzungsvereinbarung diese Option gegenüber den beiden in § 7 Abs. 2 Satz 3 genannten Alternativen (nämlich die Anstellung der Gesprächsbegleiter/Berater bei der Einrichtung selbst oder ihrem jeweiligen Träger) erheblich benachteiligt: Um wirtschaftlich arbeiten zu können, bräuchten regionale Kooperationspartner einen Overhead von 25 % (statt den in § 15 Abs. 3 Satz 4 der Vereinbarung vorgesehenen 15 %) der Personalkosten, und die zusätzlich anfallenden Fahrtkosten müssten vergütet werden. Beides fällt bei der Anstellung von ein oder zwei Personen bei einer Einrichtung (Buchstabe a; hier fallen ohnehin keine Fahrtkosten an) oder einem Einrichtungsträger (Buchstabe b), die meist eine dreistellige Zahl von Angestellten haben, nicht ins Gewicht, wohl aber im Fall der Einstellung eines ganzen Teams von Gesprächsbegleitern bei einem häufig kleinen regionalen Kooperationspartner, der hierfür Räume, Administration etc. eigens finanzieren muss. Die Umsetzungsvereinbarung sollte im Austausch mit Interessenvertretern bereits existierender regionaler Kooperationspartner so nachgebessert werden, dass Overheadkosten in der genannten Höhe sowie auch Fahrtkosten (dort, wo sie anfallen) gezahlt werden.

Hinzu kommt, dass ein regionaler Kooperationspartner eine Anschubfinanzierung benötigt, um die Gehälter der Gesprächsbegleiter so lange im Voraus zahlen zu können, bis die in der Versorgungswirklichkeit mit erheblicher Verspätung beginnenden Zahlungen der Kassen regelmäßig (über den Umweg der Einrichtungen) eingehen; erfahrungsgemäß dauert dieser Prozess mindestens ein Jahr, so dass eine siebenstellige Summe als Puffer initial vorhanden sein sollte, um mehrere Gesprächsbegleiter einstellen zu können. Solche Investitionen sind nicht Aufgabe der GKV; andererseits ist es Aufgabe der Verhandlungspartner, die Rahmenbedingungen so auszugestalten, dass gerade auch bei einer Realisierung des für die Belange des Advance Care Planning am sinnvollsten und aussichts-

---

137 *Marckmann G, in der Schmitten J, Feddersen B, Götze K, Nauck F, Rixen S* (2018) Plädoyer für eine regionale Implementierung, Dr. Mabuse – Zeitschrift für alle Gesundheitsberufe 2018, Nr. 236 (Nov./Dez.), 43:25-28.
138 Aktuelle Beispiele für solche regionalen Kooperationspartner sind das Technologiezentrum Glehn im Rhein-Kreis Neuss (https://bvp-rkn.de/), der unterstützend für die Jahre 2020-2027 eine Anschubfinanzierung in mittlerer siebenstelliger Höhe beschlossen hat, das Hospiz und Palliativ BeratungsZentrum Nürnberg (http://hospiz-team.de/palliativ/beratungszentrum/beratungszentrum.html), der Sankt Elisabeth Hospizverein in Memmingen (https://www.se-hospiz.de/vorsorge/advance-care-planning) sowie die ärztlich geleitete Dienstleister Praecaveo (https://www.praecaveo.de); Abruf jeweils am 16.9.2023.

reichsten erscheinenden Kooperationsmodells (gemäß Buchstabe c) für die betreffenden Unternehmen ein wirtschaftlicher Betrieb möglich ist. So wäre es denkbar, dass im Rahmen der dringend wünschenswerten Weiterentwicklung der Vereinbarung – dem tatsächlichen betrieblichen Bedarf folgend – der in § 7 Absatz 2 der Vereinbarung festgelegte Overhead für Einrichtungen (Buchstabe a) am geringsten, für Träger (Buchstabe b) höher und für regionale Kooperationspartner (Buchstabe c) am höchsten ausgestaltet wird.

13.3.3 Evaluierung

Entscheidend kommt es bei der Evaluation auf die »zu übermittelnden statistischen Informationen über die erstatteten Leistungen« (§ 132g Abs. 5 Satz 2 SGB V) an. Die Vereinbarung vom 13.12.2017 spricht von der »externen Datenerhebung« (§ 16 Abs. 1 Satz 3).[139] Hierbei sollten nicht nur Zahlen im Sinne eines Kostencontrollings abgefragt werden, sondern insbesondere auch statistisch aufbereitete Informationen darüber, wie die Beteiligten, insbesondere die betroffenen Bewohner der Einrichtungen, die Einrichtungsträger, die (regional beteiligten) Gesundheitsberufe und auch die Krankenkassen, die Implementierung bewerten bzw. wo sie Anwendungsprobleme sehen und welche möglichen Problemlösungen sie befürworten. Generell gilt, dass eine Evaluation sich nicht nur auf Erfolge der Gesetzesimplementierung konzentrieren darf, sondern eine ausgewogene Bestandsaufnahme dessen sein muss, was schon oder noch nicht gelingt.

Allerdings ist zu betonen, dass die Vorschriften in Gesetz und Vereinbarung so ausgelegt werden können, dass eine wissenschaftliche Evaluierung nicht geboten ist. Wer sichergehen will, dass etwas mehr kritische Distanz ins Spiel kommt, wird die Bestimmungen – auch die Formulierung »externe Datenerhebung« – so verstehen, dass externe Anbieter die Daten, die auch wissenschaftlich aufbereitete Daten sein können, erheben, sammeln und deuten.

13.3.4 Modellprojekte bzw. Modellregionen

Mit Fug und Recht lässt sich bezweifeln, dass die Daten, die erhoben werden, hinreichend aussagekräftig sein werden. Um aussagekräftige Daten zu generieren, dürften wissenschaftlich begleitete Modellprojekte das richtige Instrument sein. Ob die allgemeinen Vorschriften der §§ 63 ff. SGB V über Modellprojekte hierfür den passenden Rahmen bieten, darf bezweifelt werden, weil die Leistung des § 132g SGB V angeboten werden kann, aber nicht muss. Stattdessen sollten entweder durch eine Änderung des § 132g SGB V oder durch eine Änderung des § 16 der Vereinbarung vom 13.12.2017 Modellprojekte, am besten im Rahmen einer (Modell-)Region, ermöglicht werden.

---

139 Zum Folgenden *Rixen S, Marckmann G, in der Schmitten J* (2016) Gesundheitliche Versorgungsplanung für die letzte Lebensphase – Das Hospiz- und Palliativgesetz, Neue Juristische Wochenschrift (NJW):69(3):125-129, hier: 128-129.

13.4 Ausblick

Die Vereinbarung nach § 132g Abs. 3 SGB V vom 13.12.2017 ist ein erster Schritt zur Umsetzung der gesundheitlichen Versorgungsplanung für die letzte Lebensphase. Einige Aspekte müssen dringend nachgebessert werden: Der Bezug auf ACP als Vorbild des § 132g SGB V sollte nicht zuletzt im Hinblick auf die Weiterbildung der Gesprächsbegleiter (Berater) viel profilierter in der Vereinbarung zum Ausdruck kommen. Damit tatsächlich eine ACP-spezifische Qualifizierung der Gesprächsbegleiter erfolgt und nicht nur alter Wein in neue Schläuche gefüllt wird, muss eine spezifische Qualifikation auch für ACP-Trainer verbindlich vorgesehen werden. Die interne und noch viel mehr die externe Vernetzung (Koordination) sollte keine Aufgabe der Gesprächsbegleiter (Berater) sein, denn insoweit sind andere Kompetenzen geboten. Insbesondere die regionale Vernetzung sollte nicht als einrichtungsinterne Angelegenheit missverstanden, sondern als regionale Gemeinschaftsaufgabe definiert werden. Sie sollte personell auf Ebene der Region (kreisfreie Stadt, Landkreis etc.) mit einem regionalen Kooperationspartner (anstelle einer einrichtungszentrierten Implementierung) umgesetzt werden, über den auch die Einstellung professioneller Gesprächsbegleiter (Berater) erfolgen könnte. Dies könnte in ausgewählten Fällen mit einer strukturierten und wissenschaftlich begleiteten Erprobung kombiniert werden, die tragfähigere Auskünfte und Einschätzungen – auch, aber nicht nur – zur Vergütung ermöglichen würden. Um die Umsetzung von § 132g SGB V anhand aussagekräftiger Daten weiterzuentwickeln, empfiehlt es sich, eine wissenschaftliche Evaluierung auf den Weg zu bringen. Dies wäre idealerweise mit Modellprojekten in Modellregionen, die wissenschaftlich beobachtet werden, zu kombinieren.

III Advance Care Planning in der internationalen Praxis

14 Entwicklung von Advance Care Planning in Deutschland

Georg Marckmann, Berend Feddersen, Kornelia Götze, Friedemann Nauck, Jürgen in der Schmitten

14.1 Einleitung

Der vorliegende Beitrag bietet einen Überblick über die Entwicklung der Vorausplanung von Behandlungsentscheidungen in Deutschland, von der konventionellen Patientenverfügung bis hin zum regional implementiertem Advance Care Planning (ACP). Einige Meilensteine der Entwicklung, wie beispielsweise die Finanzierung der Vorausplanung durch die gesetzliche Krankenversicherung im stationären Bereich von Pflege und Eingliederungshilfe durch den § 132g SGB V werden dabei nur kurz skizziert, da sie an anderer Stelle des vorliegenden Bandes ausführlicher dargestellt sind. Das vorliegende Kapitel ordnet die einzelnen Schritte der ACP-Entwicklung in Deutschland in einen größeren historischen Zusammenhang ein (Götze et al. 2023).

14.2 Vorgeschichte: Rechtliche Verbindlichkeit von Patientenverfügungen

Bereits 1978 hatte der Kölner Medizinrechtsprofessor Wilhelm Uhlenbruck die neun Jahre zuvor von dem amerikanischen Menschenrechtler Luis Kutner eingeführte Idee des »Living will« aufgenommen und als »Patientenbrief« bzw. später »Patiententestament« in Deutschland bekannt gemacht (Kutner 1969; Uhlenbruck 1978). Während dieses Instrument in den 1980er Jahren in Deutschland noch nicht sehr verbreitet war, gab es in den 1990er Jahren rege fachliche Diskussionen darüber, bevor es im ersten Jahrzehnt des 21. Jahrhunderts schließlich gesundheitspolitisch diskutiert und rechtlich verankert wurde. Gefördert wurde dies unter anderem durch die Entwicklung der Hospiz- und Palliativbewegung in Deutschland sowie durch die zunehmende Klärung der Rechtslage im Rahmen verschiedener höchstrichterlicher Urteile (Jox 2013). Nicht zuletzt führten prominente Prozesse vor dem Bundesgerichtshof dazu, dass in diesem Jahrzehnt öffentlich viel und teilweise sehr kontrovers über die Patientenverfügung diskutiert wurde: über ihre Vorzüge und Nachteile, ihre theoretische Begründung wie auch ihre praktische Umsetzung.

Mit dem Dritten Gesetz zur Änderung des Betreuungsrechts aus dem Jahr 2009, das die stellvertretende Entscheidung bei nicht einwilligungsfähigen Patienten regelt, wurde das zuvor bereits von der höchstrichterlichen Rechtsprechung anerkannte Vorsorgeinstrument der Patientenverfügung nun auch vom Gesetzgeber explizit als verbindliche Willensäußerung des Patienten kodifiziert (Deutscher Bundestag 2009; Wiesing et al. 2010). Der in einer Patientenverfügung schriftlich zum Ausdruck gebrachte Patientenwille ist demnach bei Behandlungsentscheidungen verbindlich, sofern die Festlegungen auf die aktuelle Lebens- und Behandlungssituation des Betroffenen zutreffen (Bürgerliches Gesetzbuch (BGB) § 1827 f (1)). Es gibt keine weiteren Formvoraussetzungen, zudem gelten die Festlegungen unabhängig von Art und Stadium der Erkrankung (▶ Kap. 11).

Konventionell, d. h. ohne einen ACP-Prozess zustande gekommene Patientenverfügungen erfüllen aber bis heute nicht zuverlässig die Funktion, die ihnen zugeschrieben wird, nämlich typische medizinische Behandlungsentscheidungen in lebensbedrohlichen, mit Einwilligungsunfähigkeit einhergehenden Situationen zu leiten. Nur ein vergleichsweise kleiner Teil der Bevölkerung hat eine Patientenverfügung erstellt (Sommer et al. 2012; Klemmt et al. 2021), welche im Bedarfsfall nicht immer zur Hand ist bzw. an den Schnittstellen nicht zuverlässig übergeben wird (Brokmann et al. 2014; de Heer et al. 2017). Vor allem aber sind sie von ungenügender Aussagekraft und fragwürdiger Validität (Sommer et al. 2012; in der Schmitten et al. 2014; Alonso et al. 2017), sodass Experten vor dem Hintergrund der empirischen Erkenntnisse einer von der Deutschen Forschungsgemeinschaft geförderten Studie für eine qualifizierte Beratung beim Abfassen einer Patientenverfügung warben und damit ein zentrales Element von ACP antizipierten (Nauck et al. 2014).

Entsprechend bleiben Patientenverfügungen nicht selten unbeachtet (Sommer et al. 2012) bis hin zur insbesondere in der rettungsdienstlichen Praxis bis heute verbreiteten irrigen Vorstellung, Patientenverfügungen seien für den Rettungsdienst (rechtlich) nicht bindend (Wiese et al. 2011). Die Anzahl der Menschen in Deutschland, die nach eigenen Angaben eine Patientenverfügung verfasst haben, ist seit 2012 angestiegen, hat sich in den letzten Jahren aber auf einem mittleren Niveau stabilisiert. In den repräsentativen Umfragen des Deutschen Hospiz- und Palliativ-Verbands lag der Anteil laut Selbstauskunft 2012 noch bei 26 % der Befragten, er stieg 2017 auf 43 % und 2022 auf 45 %.[140] Studien, die das tatsächliche Vorliegen von Vorausverfügungen untersucht haben (Sommer et al. 2012), weisen darauf hin, dass die Anzahl der erstellten und in der Praxis auch verfügbaren Vorausverfügungen darunter liegen dürfte. In einer retrospektiven Analyse aller verstorbenen Intensivpatienten in einer deutschen Universitätsklinik stieg der Anteil mit nachweislicher Patientenverfügung von 8,9 % in 2009 auf 26,4 % in 2019 (Graw et al. 2021). Es ist deshalb davon auszugehen, dass auch heute in vielen Behandlungsentscheidungen bei nicht einwilligungsfähigen Patienten nicht auf eine situationsgenaue Patientenverfügung zurückgegriffen werden kann, die verlässliche Hinweise auf die vom Patienten (noch) gewünschte lebenserhaltende Therapie gibt.

---

140 Für eine ausführliche Darstellung der Umfrageergebnisse siehe www.dhpv.de [Zugriff 08.10.23]

14.3 Das ACP-Pilotmodell »beizeiten begleiten«

Angesichts der offensichtlichen Limitationen konventionell entstandener Patientenverfügungen wurde auch in Deutschland zunehmend erkannt, dass es einer neuen Herangehensweise bedarf, um bei gesundheitlichen Krisen mit Einwilligungsunfähigkeit verlässlich die Präferenzen der betroffenen Patienten berücksichtigen zu können. Zu den ersten Programmen in Deutschland, die sich an dem internationalen ACP-Konzept orientierten, gehörte das Münsteraner Projekt LIMITS, das, soweit den Autoren bekannt, aber keine weitere Verbreitung fand (Schulze & Niewohner 2004). Im Rahmen der vom Bundesministerium für Bildung und Forschung (BMBF) in den Jahren 2008–2011 geförderten RESPEKT-Studie wurde dann auf Basis des US-amerikanischen Programms *Respecting Choices* für Deutschland das ACP-Programm *beizeiten begleiten* entwickelt und in einer Modellregion – mit Fokus auf den dortigen Senioreneinrichtungen – eingeführt (in der Schmitten et al. 2011).

Mittels einer interregional kontrollierten Studie wurde untersucht, ob *beizeiten begleiten* geeignet ist, die Zahl der Patientenverfügungen in den Senioreneinrichtungen zu erhöhen und verschiedene sekundäre Parameter – insbesondere Aussagekraft und Validität der Verfügungen – günstig zu beeinflussen. Um gegen den Einfluss äußerer Faktoren (wie z. B. der in der Studienlaufzeit erfolgten bundesdeutschen Gesetzgebung zur Patientenverfügung) zu kontrollieren, wurde die Entwicklung in der Interventionsregion (einer Mittelstadt in Nordrhein-Westfalen mit vier Senioreneinrichtungen und einem lokalen Einzugskrankenhaus) mit zwei weiteren Regionen (dort jeweils fünf Senioreneinrichtungen) verglichen, in denen keine Intervention erfolgte. Die Studie zeigte, dass infolge der Einführung von *beizeiten begleiten* die Verbreitung von aussagekräftigen und verlässlichen Vorausverfügungen gegenüber der Kontrollregion deutlich anstieg und ein weit höheres Niveau erreichte, als nach Kenntnis der Autoren zuvor aus deutschen Senioreneinrichtungen berichtet worden war (in der Schmitten et al. 2014).

14.3.1 ACP-Intervention

Die Autoren der RESPEKT-Studie absolvierten im Juni 2008 im Rahmen des regionalen ACP-Programms *Respecting Choices* in La-Crosse (Wisconsin, USA) eine einwöchige zertifizierte Schulung zum Gesprächsbegleiter (»facilitator«) und darauf aufbauend zum Trainer (»instructor«) für *Respecting Choices* (▶ Kap. 20). Zwar war der Anschauungseffekt von Respecting Choices in inhaltlicher Sicht kaum zu überschätzen, die erhoffte weitgehende Übertragbarkeit von Schulungs- und Dokumentationsmaterialien aus dem US-amerikanischen Programm ins Deutsche war jedoch praktisch nicht gegeben bzw. bewährte sich nicht im Praxistest. Daher musste das deutsche ACP-Programm *beizeiten begleiten* in wesentlichen Aspekten neu konzipiert werden; viele wertvolle Erkenntnisse und Entwicklungen verdankt das Programm dem regen Austausch zwischen den qualifizierten Begleitern und der Studienleitung während der praktischen Anwendung in der Anfangsphase.

Zur Implementierung des Programms in der Interventionsregion gehörten neben wiederholten Gesprächen mit den beteiligten Institutionen

- eine 20-stündige Schulung der jeweils zwei bis vier nichtärztlichen Gesprächsbegleiter, die unter den Mitarbeitern der kooperierenden Einrichtungen sowie des ambulanten Hospizdienstes rekrutiert wurden;

- eine vierstündige Fortbildung für die 20 kooperierenden Hausärzte, die die Bewohner der Heime hauptsächlich betreuen, gefolgt von vier optionalen 1,5-stündigen Qualitätszirkeln in den folgenden zwei Jahren;
- separate Informationsveranstaltungen für Pflegende der Senioreneinrichtungen und des regionalen Krankenhauses, für Krankenhaus- und Notärzte, Rettungsdienstmitarbeiter sowie Berufsbetreuer.

Hinzu kam die Entwicklung einheitlicher und aussagekräftiger Formulare für die Patientenverfügung, für die Vorausplanung mit dem Stellvertreter bei dauerhaft nicht einwilligungsfähigen Bewohnern (damals Vertreterverfügung, jetzt Vertreterdokumentation genannt) sowie zur Dokumentation des gewünschten Vorgehens im Notfall: die Hausärztliche Anordnung für den Notfall (HAnNo) (in der Schmitten et al. 2011).

Kern der mittels der Intervention angeregten Veränderung in den Senioreneinrichtungen war das durch Flyer, Poster und persönliche Ansprache vermittelte, ausdrücklich freiwillige Angebot der entsprechend qualifizierten Begleiter, Gespräche zur Vorausplanung von Behandlungsentscheidungen zu führen und im Rahmen von mindestens zwei Sitzungen bei der Erstellung entsprechender Vorausverfügungen zu assistieren. Das Konzept beinhaltete ferner, dass durch zertifizierte Hausärzte in einem zweiten Schritt die Einwilligungsfähigkeit und das Verständnis der Implikationen der beabsichtigten Festlegungen überprüft wurde. Die auf diese Weise ärztlich »validierten« Dokumente sollten von den Hausärzten entsprechend gegengezeichnet werden. Hinzu kamen Vereinbarungen mit den Einrichtungen über strukturelle Gewährleistungen, unter anderem für die regelmäßige Aktualisierung sowie standardisierte Ablage dieser Verfügungen und gegebenenfalls ihren Transfer mit dem Bewohner im Fall einer Krankenhauseinweisung.

Die Kontrollregion blieb ohne Intervention, die Rekrutierung von Einrichtungen und Bewohnern erfolgte mit der Bitte, an einer Studie mitzuwirken, die eine verbesserte Berücksichtigung des Bewohnerwillens zum Ziel hat.

14.3.2 Ausgewählte Ergebnisse

Während des 16,5-monatigen Bobachtungszeitraumes entstanden in der Interventionsregion (IR) bei 36,0 % der Bewohner neue Vorausverfügungen, verglichen mit 4,1 % in der Kontrollregion (KR) (primärer Endpunkt p < 0,001) (in der Schmitten et al. 2014). Sowohl Patientenverfügungen als auch Vertreterdokumentationen waren um ein Vielfaches häufiger, wobei letztere in beiden Regionen den größten Anteil neu entstandener Verfügungen ausmachte.

Die Analyse der neu entstandenen Vorausverfügungen zeigt, dass in der IR sehr viel häufiger Vertreter benannt, die Verfügungen durch Dritte und insbesondere durch einen Arzt unterschrieben, Notfallbögen verwendet und der Reanimationsstatus klar geregelt sowie auffällig auf dem Ordnerrücken vermerkt wurde. Nicht nur die Anzahl, sondern auch die Validität der Vorausplanungen konnte so mit der ACP-Intervention deutlich erhöht werden.

▶ Tab. 14.1 bietet eine Übersicht über den resultierenden Gesamtbestand an Vorausverfügungen zum Ende des Beobachtungszeitraumes. Auch bei diesem Prävalenzvergleich ist der Interventionseffekt ungeachtet der kurzen Wirkdauer der Intervention bereits deutlich erkennbar (52,2 % vs. 24,8 %).

Tab. 14.1: Vergleich aller nach Studienende (Zeitpunkt t1) vorliegenden Vorausverfügungen (Prävalenz) in Interventionsregion (IR) versus Kontrollregion (KR) (modifiziert nach in der Schmitten et al. 2014).
Ein p-Wert < 0,05 gilt als statistischer Beleg eines signifikanten Unterschieds zwischen Interventions- und Kontrollregion.

Alle Verfügungen zu t1 (Prävalenz)	IR (n = 136)	KR (n = 439)	p-Wert
Alle Patientenverfügungen (PV) zu t1	40 (29,4 %)	83 (18,9 %)	0,092
Alle Vertreterdokumentationen (VD) zu t1	33 (24,3 %)	33 (7,5 %)	< 0,001
Alle Vorausverfügungen (PV o. VD) zu t1*	71 (52,2 %)	109 (24,8 %)	< 0,001
Analyse aller Verfügungen zu t1	**IR (n = 71)**	**KR (n = 109)**	**p-Wert**
Validitätskriterien			
Unterschrift (irgend-)eines Dritten	66/71** (93,0 %)	47/98 (48,0 %)	< 0,001
Unterschrift eines Arztes	48/70 (68,6 %)	14/98 (14,3 %)	< 0,001
Kriterien für Aussagekraft/klinische Anwendbarkeit			
POLST-ähnlicher Notfallbogen	53/71 (74,6 %)	17/109 (15,6 %)	< 0,001
Reanimationsversuch bei Herzstillstand in aktuellem Zustand: ja oder nein	51/71 (71,8 %)	11/98 (11,2 %)	< 0,001
Analyse aller Patientenverfügungen (nicht: Vertreterdokumentationen)	**IR (n = 40)**	**KR (n = 83)**	**p-Wert**
Benennung eines Vertreters	36/40 (90,0 %)	27/78 (34,6 %)	< 0,001

* Gezählt wurde nur die aktuelle (letzte) Vorausverfügung, auch wenn bei manchen Patienten eine PV (z. B. älteren Datums) und eine VD (z. B. jüngeren Datums) vorlag, darum sind die beiden Anzahlen in dieser Zeile kleiner als die jeweiligen Spaltensummen.
** Die Brüche geben im Zähler die Anzahl der dem Zeilenkriterium entsprechenden Verfügungen, im Nenner die für dieses Kriterium jeweils auswertbaren Verfügungen (n abzüglich Missings) an.
IR/KR: Interventions- bzw. Kontrollregion (Intervention: ACP-Programm *beizeiten begleiten*)
t1: 30.06.2010 (Ende der Kohortenbeobachtung, Beginn der Erhebung war der 15.02.2009)
POLST: portable medical orders
Angabe der Bezugsgröße (n) in einzelnen Zellen: Anzahl der Patienten mit validen Angaben.

14.3.3 Diskussion

Insgesamt belegte die Studie erstmals die Durchführbarkeit und prozedurale Effektivität der Einführung eines regionalen ACP-Programms in Deutschland. Gleichzeitig handelte es sich auch international um die erste Publikation einer prospektiven *interregional* kontrollierten Studie zur Implementierung eines ACP-Programms. In dem Pilotprojekt wurde aber auch deutlich, wie wichtig und zugleich aufwändig die unverzichtbare systematische Implementierung von ACP auf institutioneller und regionaler Ebene ist.

In der Folge wurde das ACP-Pilotprogramm *beizeiten begleiten* zum Ausgangspunkt für weitere ACP-Initiativen in Deutschland. Insbesondere die Festlegung von Behandlungspräferenzen für akute lebensbedrohliche Krisen mit Verlust der Einwilligungsfähigkeit auf einem einseitigen Notfallbogen wurde von anderen in gleicher oder ähnlicher Weise aufgegriffen. Inhaltlich wurden und werden die Elemente des ACP-Programms von der deutschen Fachgesellschaft für die Vorausplanung von Behandlungsentscheidungen (▶ Kap. 14.5) kontinuierlich weiterentwickelt, auch unter Berücksichtigung der Erfahrungen in der Schweiz, insbesondere in der Zürcher MAPS-Studie (Krones et al. 2019). Die erste bundesweite Finanzierungsmöglichkeit für ACP durch die gesetzlichen Krankenkassen (▶ Kap. 14.4) erscheint in ihrer Entstehung wesentlich durch die im Jahr zuvor publizierten Ergebnisse der RESPEKT-Studie (in der Schmitten et al. 2014) inspiriert, da diese belegten, dass ein ACP-Programm einen wesentlichen Beitrag zur Sicherung der Selbstbestimmung von einwilligungsunfähigen Patienten leisten kann, indem mehr und hinsichtlich Aussagekraft und Verlässlichkeit bessere Vorausfügungen entstehen. Dem Referentenentwurf für den § 132g SGB V war ein fachlicher Austausch der federführenden Autoren der RESPEKT-Studie mit der damaligen parlamentarischen Staatssekretärin im Bundesgesundheitsministerium, Annette Widmann-Mauz, vorausgegangen.

14.4 Gesundheitliche Versorgungsplanung nach § 132g SGB V

Im Hospiz- und Palliativgesetz wurde im Dezember 2015 mit dem § 132g Sozialgesetzbuch V erstmals in Deutschland eine Finanzierungsmöglichkeit für die von spezifisch hierfür qualifizierten Gesprächsbegleitern moderierte Vorausplanung von Behandlungsentscheidungen geschaffen (Rixen et al. 2016; Rixen 2019). Das Angebot der »Gesundheitlichen Versorgungsplanung für die letzte Lebensphase« orientiert sich dabei ausdrücklich an dem internationalen ACP-Konzept[141] und bietet stationären Pflegeeinrichtungen und Einrichtungen der Eingliederungshilfe für Menschen mit Behinderung die Möglichkeit, ACP-Gesprächsleistungen zulasten der Krankenkassen abzurechnen. Dabei wird es den Einrichtungen freigestellt, ob sie ihren Bewohnern die neue Gesprächsleistung anbieten wollen und wenn ja, ob diese durch Personal der Einrichtungen oder ihrer Träger oder in Kooperation mit anderen regionalen Anbietern erbracht wird (▶ Kap. 34).

Die Details der Umsetzung regelt eine Vereinbarung zwischen dem GKV-Spitzenverband und den Trägerverbänden der Einrichtungen vom 13.12.2017. Für jede Einrichtung wird bei Nachweis der vorgeschriebenen Qualifikation das Äquivalent einer Vollzeitkraft auf 400 Bewohner finanziert, die für solche ACP-Gesprächsbegleitungen qualifiziert worden ist. Zusätzlich zur Beratung der Bewohner obliegt den ACP-Gesprächsbegleitern bzw. Einrichtungen die sogenannte interne und externe Vernetzung (§§ 11 und 12 der Vereinbarung), also die nachhaltige Implementierung des neuen Konzepts innerhalb der teilnehmenden Einrichtungen und die erforderliche Koordination mit allen anderen

---

141 Vgl. die Vereinbarung zwischen dem GKV-Spitzenverband und den Trägerverbänden der Einrichtungen vom 13.12.2017, S. 3. https://www.gkv-spitzenverband.de/media/dokumente/krankenversicherung_1/hospiz_palliativversorgung/versorgungsplanung/Vereinbarung_nach_132g_Abs_3_SGBV_ueber_Inhalte_und_Anforderungen_der_gesundheitlichen_Versorgungsplanung.pdf [Zugriff 21.03.2024]

beteiligten Institutionen und Akteuren, vor allem den Hausärzten, dem Personal von Rettungsdienst und Krankenhäusern sowie der Palliativnetze.

Aufgrund der unterschiedlichen Rechtssystematiken von Sozialgesetzbuch und Betreuungsrecht ist bisher wenig beachtet worden, welchen weitreichenden inhaltlichen Umbruch der § 132g SGB V in Bezug auf die Entstehung einer Patientenverfügung bedeutet. Im »Patientenverfügungsgesetz« (Drittes Gesetz zur Änderung des Betreuungsrechts, §§ 1901a ff. BGB) war nach langem parlamentarischem Ringen von einer fachlich qualifizierten »Beratungspflicht« abgesehen worden, um die formalen Hürden für die Erstellung einer Patientenverfügung möglichst niedrig zu halten. So verständlich und bedenkenswert diese Motivation auch war, so problematisch ist die Folge, dass – wie oben näher ausgeführt – Patientenverfügungen regelmäßig erstellt werden, ohne dass zuvor eine individuelle *Befähigung* zu einer informierten, selbstbestimmten Entscheidung stattgefunden hat. Der § 132g SGB V setzt dem den Anspruch einer definierten kleinen Zielgruppe auf eine kassenfinanzierte ACP-Gesprächsleistung entgegen, welche genau diesen Zweck, die Befähigung zu einer individuellen Vorausplanung, zum Ziel hat. Damit hat der Gedanke, dass die Erstellung einer Patientenverfügung einer spezifischen Qualifizierung bedarf, Einzug in die Gesetzgebung gehalten. Der dafür gewählte Weg, die vorangegangene qualifizierte Unterstützung bei der Vorausplanung nicht zu einer Voraussetzung für deren – auch rechtliche – Verbindlichkeit zu machen, sondern der Zielgruppe diese qualifizierte ACP-Gesprächsbegleitung vielmehr regelhaft anzubieten, stellt einen Kompromiss zwischen der angestrebten niedrigschwelligen Gültigkeit von Patientenverfügungen einerseits und dem faktisch dringlichen Beratungserfordernis mit dem Ziel eines Informed-Consent-Standards andererseits dar.

Insgesamt hat die Finanzierungsmöglichkeit durch die gesetzlichen Krankenkassen die Implementierung von ACP-Angeboten in Deutschland erheblich stimuliert. Inzwischen gibt es viele unterschiedliche Qualifizierungsmöglichkeiten für ACP-Gesprächsbegleiter, immer mehr Einrichtungen und Einrichtungsträger haben die gesundheitliche Versorgungsplanung nach § 132g SGB V bei sich implementiert, wobei für Qualifizierung und Implementierung bisher keine einheitlichen Qualitätsstandards etabliert sind. Regionale Implementierungen von ACP-Programmen gibt es bislang allerdings nur vereinzelt, was jedenfalls wesentlich dadurch bedingt ist, dass dafür im § 132g SGB V keine personellen Ressourcen einkalkuliert worden sind (▶ Kap. 13).

14.5 Aktivitäten auf Ebene der Fachgesellschaften in Deutschland

Nach der Verabschiedung des § 132g SGB V im Hospiz- und Palliativgesetz Ende 2015 mussten die Details für die praktische Umsetzung der gesundheitlichen Versorgungsplanung zwischen dem GKV-Spitzenverband und den Trägerverbänden der Einrichtungen ausgehandelt werden. Um diesen Prozess fachlich zu unterstützen und dabei sicherzustellen, dass die bisherigen Erfahrungen mit der ACP-Implementierung in Deutschland Berücksichtigung finden konnten, berief die Deutsche Gesellschaft für Palliativmedizin (DGP) im Frühjahr 2016 eine interdisziplinär und multiprofessionell besetzte Taskforce

»Advance Care Planning – Behandlung im Voraus Planen« ein. Finanziell unterstützt wurde die Arbeit der Taskforce vom Bundesministerium für Gesundheit.

Im Januar 2017 legte die Taskforce eine Empfehlung zur Umsetzung des § 132g SGB V vor, die die Zielsetzung und das Grundverständnis von ACP erläuterte und konkrete Empfehlungen für die Elemente einer regionalen ACP-Implementierung formulierte: aufsuchendes Gesprächsangebot, qualifizierte Gesprächsbegleitung, professionelle Dokumentation, Archivierung, Zugriff und Transfer, Aktualisierung und Konkretisierung im Verlauf, Beachtung und Befolgung durch Dritte sowie kontinuierliche Qualitätssicherung. Zudem schlug die Taskforce die Bezeichnung »Behandlung im Voraus Planen« (BVP) als deutsche Übersetzung von Advance Care Planning vor. Nicht zuletzt erarbeitete die Taskforce ein Mustercurriculum für die Qualifizierung von ACP-Gesprächsbegleitern in sieben Modulen mit 118 Unterrichtseinheiten, das Anfang 2017 den Verhandlungspartnern der Umsetzungsvereinbarung zu § 132g SGB V zugeleitet wurde.

Aus der Taskforce heraus gründete sich am 20.02.2017 in Frankfurt am Main die deutschsprachige interprofessionelle Vereinigung *Behandlung im Voraus Planen* e. V. (DiV-BVP) als Fachgesellschaft für die Vorausplanung von Behandlungsentscheidungen im deutschsprachigen Raum. Das übergeordnete Ziel der Fallgesellschaft besteht darin, alle individuellen und institutionellen Akteure, die sich um die Etablierung von ACP bemühen, zusammenzuführen und in einer effektiven Netzwerkbildung zu unterstützen. Im März 2022 benannte die Fachgesellschaft sich um in Advance Care Planning Deutschland e. V. Die Namensänderung sollte der Tatsache Rechnung tragen, dass sich die Bezeichnung »Behandlung im Voraus Planen« in der Zwischenzeit nicht als deutsche Übersetzung von Advance Care Planning hatte durchsetzen können, sondern als Bezeichnung für ein bestimmtes Modell der Realisierung von ACP verstanden wurde. Der neue Name soll klarer zum Ausdruck bringen, dass die ACP Deutschland nicht ein bestimmtes ACP-Modell vertritt, sondern für alle offen steht, die ACP in Deutschland voranbringen möchten. Die Anzahl der Mitglieder ist in den vergangenen Jahren kontinuierlich gestiegen, im März 2020 und im November 2023 wurden nationale Fachkongresse durchgeführt. Neben regelmäßigen Austauschforen zum Thema ACP für unterschiedliche Zielgruppen (z. B. die ACP-Trainer) bietet die ACP Deutschland Möglichkeiten zur Mitarbeit in verschiedenen Arbeitsgruppen, u. a. zu ACP außerhalb des § 132g, zu ACP im Krankenhaus oder zu ACP für Kinder und Jugendliche. Nicht zuletzt arbeitet die Fachgesellschaft an der kontinuierlichen (Weiter-)Entwicklung von Standards für die Qualifizierung der verschiedenen ACP-Akteure, insbesondere der ACP-Gesprächsbegleiter.[142] Es besteht eine enge Kooperation mit ACP Suisse (www.acp-suisse.ch) sowie mit der internationalen Fachgesellschaft ACP international (www.acp-i.org).

Darüber hinaus haben sich Arbeitsgruppen zum Advance Care Planning an der deutschen medizinethischen Fachgesellschaft, der Akademie für Ethik in der Medizin, und der Deutschen Gesellschaft für Palliativmedizin gebildet, sodass die ACP-Aktiven in Deutschland verschiedene Möglichkeiten haben, sich auszutauschen und das gemeinsame Anliegen der Vorausplanung von Behandlungsentscheidungen voranzubringen.

---

142 Für weitere Informationen zu den Aktivitäten der ACP-Deutschland vgl. www.advancecareplanning.de

14.6 Aktuelle Entwicklungen und Herausforderungen

In den letzten Jahren haben sich in Deutschland nicht nur die ACP-Implementierungen, sondern auch die Forschungsaktivitäten im ACP-Bereich intensiviert, hier eine Auswahl:

- 2017–2021 STADPLAN – Advance Care Planning bei pflegebedürftigen und in der eigenen häuslichen Umgebung lebenden älteren Menschen in Deutschland: eine Cluster-randomisierte, kontrollierte Studie zur Untersuchung der Wirksamkeit eines Advance Care Planning-Programms (primärer Endpunkt: Patientenaktivierung) an den drei Standorten Oldenburg, Halle-Wittenberg und Lübeck, finanziert durch das BMBF (Schnakenberg et al. 2020; Hoffmann et al. 2023).
- 2017–2021 Hand-in-Hand-Studie/col-ACP-study – Interdisziplinäre, vorausschauende Versorgungsplanung – Verbesserung der palliativen Betreuung durch strukturierte Kommunikation über Werte, Leben und Sterben: randomisierte, kontrollierte Studie zur Untersuchung der Effektivität einer kollaborativen ACP-Intervention auf die Lebensqualität (primärer Endpunkt) von Patienten mit unheilbaren Krebserkrankungen (Seifart et al. 2020; Pedrosa Carrasco et al. 2021).
- 2017–2021 PREPARE Studie – Advance Care Planning in der Kinderpalliativmedizin: Eine Pilotstudie zur Entwicklung, Erprobung und Evaluation einer pädiatrischen ACP-Intervention (Modular Advance Care Planning Program in Pediatric Palliative Care, MAPPS) (Knochel et al. 2022).
- 2019–2023 BEVOR Studie – Multizentrische, Cluster-randomisierte Studie zur Untersuchung der Effektivität einer regionalen ACP-Intervention auf die Kongruenz zwischen Behandlungsentscheidung und Behandlungspräferenz in vier Regionen mit insgesamt 44 Pflegeeinrichtungen, finanziert durch den Innovationsfonds des Gemeinsamen Bundesausschusses (Götze et al. 2022).
- 2022–2025 Gut-leben-Studie – Mixed-Methods Studie zur Untersuchung der Implementierung und Barrieren von ACP in deutschen Pflegeeinrichtungen nach § 132g SGB V mit quantitativen und qualitativen Methoden, finanziert durch den Innovationsfonds des Gemeinsamen Bundesausschusses (Stiel et al. 2023).

Zudem fördert das Bayerische Staatsministerium für Wissenschaft und Kunst den Forschungsschwerpunkt »Autonomie am Lebensende« an der Technischen Hochschule Würzburg-Schweinfurt, in dem Forschungsprojekte zu ACP und Patientenverfügungen durchgeführt werden (Klemmt et al. 2020; Klemmt et al. 2021). Auch hat das bayerische Gesundheitsministerium einen Expertenkreis für Hospiz- und Palliativversorgung mit einer Arbeitsgruppe für die Weiterentwicklung der »gesundheitlichen Versorgungsplanung« in Bayern eingerichtet. Unter Einbeziehung verschiedener Anbieter von ACP-Schulungen und Interessenvertretern vereinbarte die Arbeitsgruppe eine gemeinsame Dokumentation der allgemeinen »Einstellungen zu Leben, schwerer Krankheit und Sterben« sowie einer »Festlegung für den Notfall«. Eine vom Bayerischen Gesundheitsministerium geförderte Studie zur regionalen Implementierung dieses »bayerischen Notfallbogens« in der Stadt Nürnberg wurde kürzlich begonnen.[143] Zu erwähnen ist überdies die Begleitung von vier Modellregionen bei der Implementierung von Gesundheitlicher Versorgungsplanung nach § 132g SGB V in Nordrhein-Westfalen,

---

143 https://www.lfp.bayern.de/hospiz-und-palliativversorgung/

koordiniert durch ALPHA Rheinland (Beu et al. 2022).

Durch die GKV-Finanzierung der Gesundheitlichen Versorgungsplanung für die letzte Lebensphase hat die ACP-Entwicklung in Deutschland erheblich an Fahrt aufgenommen. Gleichzeitig bietet die aktuelle Entwicklung auch verschiedene Herausforderungen (▶ Kap. 13) (Götze et al. 2023):

- Inhalt und Qualität der ACP-Gesprächsbegleitungen: Aktuell gibt es keine einheitlichen Anforderungen an die ACP-Gesprächsbegleiter-Trainer und nur sehr basale Anforderungen an die Qualifizierung von ACP-Gesprächsbegleitern, was heterogene Inhalte und Standards der ACP-Gesprächsbegleitung selbst zur Folge hat. Die Etablierung bundesweit einheitlicher Standards für die Gesprächsbegleiter-Qualifizierung sowie für Inhalt und Dokumentation von ACP-Gesprächen stellt damit eine der großen Herausforderungen für die ACP-Implementierung in Deutschland dar.
- Modell der ACP-Implementierung: Die meisten Einrichtungen nach § 132g stellen ihre eigenen Gesprächsbegleiter anstelle einer regionalen Poollösung. Dies erschwert die Aufrechterhaltung hoher Qualitätsstandards in der Gesprächsbegleitung und die für ein effektives ACP-System unverzichtbare regionale Netzwerkbildung (▶ Kap. 34).
- Ressourcen für die Implementierung: Da der § 132g hierfür keine definierten Ressourcen vorsieht, fehlt vielen ACP-Implementierungen in Deutschland eine effektive institutionelle und regionale Koordinierung. Nach Einschätzung der Autoren steht mit dieser Einschränkung der langfristige Erfolg des § 132g SGB V grundlegend in Frage.

Die zuständigen gesundheitspolitischen Institutionen erscheinen seit 2017 zurückhaltend, die Schwachstellen des § 132g SGB V anzugehen, u. a. da bislang keine umfassende Evaluierung der Gesundheitlichen Versorgungsplanung in den teilnehmenden Einrichtungen erfolgt oder auch nur vorgesehen ist. Wesentliche Impulse zur Weiterentwicklung von ACP in Deutschland werden deshalb aus der Wissenschaft, aus den Fachgesellschaften, von den Einrichtungen und ihren Trägern sowie womöglich aus der Öffentlichkeit kommen müssen.

Literatur

Alonso, A., Dorr, D., Szabo, K. (2017) Critical appraisal of advance directives given by patients with fatal acute stroke: an observational cohort study. *BMC Med Ethics* 18(1):7.

Beu, C., Gunzelmann, F., Grützner, F. et al. (2022) Gesundheitliche Vesorgungsplanung für die letzte Lebensphase nach § 132g SGB V (GVP). Handreichung zur regionalen Umsetzung. Bonn, ALPHA Rheinland.

Brokmann, J. C., Grutzmann, T., Pidun, A. K. et al. (2014) Vorsorgedokumente in der praklinischen Notfallmedizin: Prospektive fragebogenbasierte Analyse. *Anaesthesist* 63(1):23-31.

de Heer, G., Saugel, B., Sensen, B. et al. (2017) Advance Directives and Powers of Attorney in Intensive Care Patients. *Dtsch Arztebl Int* 114 (21):363-370.

Deutscher Bundestag (2009) Drittes Gesetz zur Änderung des Betreuungsrechts. *Bundesgesetzblatt* 48:2286-2287.

Götze, K., Bausewein, C., Feddersen, B. et al. (2022) Effectiveness of a complex regional advance care planning intervention to improve care consistency with care preferences: study protocol for a multi-center, cluster-randomized controlled trial focusing on nursing home residents (BEVOR trial). *Trials* 23(1):770.

Götze, K., Feddersen, B., in der Schmitten, J. et al. (2023) Advance Care Planning in Germany. *Z Evid Fortbild Qual Gesundhwes* 180:127-132.

Graw, J. A., Marsch, F., Spies, C. D. et al. (2021) End-of-Life Decision-Making in Intensive Care Ten Years after a Law on Advance Directives in Germany. *Medicina (Kaunas)* 57(9).

Hoffmann, F., Schnakenberg, R., Silies, K. et al. (2023) Effects of advance care planning in care dependent community-dwelling older persons (STADPLAN): A cluster-randomised controlled trial. *Palliat Med* 37(8):1193-1201.

in der Schmitten, J., Lex, K., Mellert, C. et al. (2014) Implementing an advance care planning program in German nursing homes: results of an inter-regionally controlled intervention trial. *Dtsch Arztebl Int* 111(4):50-57.

in der Schmitten, J., Rotharmel, S., Mellert, C. et al. (2011) A complex regional intervention to implement advance care planning in one town's nursing homes: Protocol of a controlled inter-regional study. *BMC Health Serv Res* 11(1):14.

in der Schmitten, J., Rothärmel, S., Rixen, S. et al. (2011) Patientenverfügungen im Rettungsdienst (Teil 2). Neue Perspektiven durch Advance Care Planning und die »Hausärztliche Anordnung für den Notfall«. *Notfall Rettungsmed* 14(6):465-474.

Jox, R. J. (2013) *Sterben lassen: Über Entscheidungen am Ende des Lebens*. Reinbek bei Hamburg: Rowohlt Taschenbuch Verlag.

Klemmt, M., Henking, T., Heizmann, E. et al. (2020) Wishes and needs of nursing home residents and their relatives regarding end-of-life decision-making and care planning-A qualitative study. *J Clin Nurs* 29(13-14):2663-2674.

Klemmt, M., Neuderth, S., van Oorschot, B. et al. (2021) Patientenverfügungen von Bewohnenden in Pflegeeinrichtungen - welche Behandlungssituationen und Behandlungsmassnahmen werden vorausverfügt? *Dtsch Med Wochenschr* 146(20):e81-e87.

Knochel, K., Zaimovic, V., Gatzweiler, B. et al. (2022) Participatory Development of a Modular Advance Care Planning Program in Pediatric Palliative Care (MAPPS). *J Pain Symptom Manage* 63(2):189-198.

Krones, T., Budilivschi, A., Karzig, I. et al. (2019) Advance care planning for the severely ill in the hospital: a randomized trial. *BMJ Support Palliat Care* 12(e3):e411-423.

Kutner, L. (1969) Euthanasia: due process for death with dignity; the living will. *Indiana Law J* 44(4).

Nauck F, Becker M, King C, Radbruch L, Voltz R, Jaspers B (2014) To what extent are the wishes of a signatory reflected in their advance directive: a qualitative analysis. *BMC MEd Ethics*;15: 52, doi:10.1186/1472-6939-15-52.

Pedrosa Carrasco, A. J., Koch, M., Machacek, T. et al. (2021) ›It was like taking an inner bath‹: A qualitative evaluation of a collaborative advance care planning-approach. *Palliat Med* 35 (10):1897-1907.

Rixen, S. (2019) Umsetzung von Advance Care Planning im Rahmen der GKV: Kritische Analyse der Vereinbarung nach § 132g Abs. 3 SGB vom 13.12.2017. In: Höfling, W., Otten, T. und in der Schmitten, J. (Hrsg.) *Advance Care Planning / Behandlung im Voraus planen als Instrument einer patientenzentrierten Gesundheitsversorgung - juristische, theologische und medizinische Perspektiven*. Baden-Baden: Nomos. S. 41-53.

Rixen, S., Marckmann, G., in der Schmitten, J. (2016) Gesundheitliche Versorgungsplanung für die letzte Lebensphase - Das Hospiz- und Palliativgesetz. *Neue Juristische Wochenschrift* (3):125-129.

Schnakenberg, R., Silies, K., Berg, A. et al. (2020) Study on advance care planning in care dependent community-dwelling older persons in Germany (STADPLAN): protocol of a cluster-randomised controlled trial. *BMC Geriatr* 20(1):142.

Schulze, U., Niewohner, S. (2004) *Selbstbestimmt in der letzten Lebensphase - zwischen Autonomie und Fürsorge. Impulse aus dem Modellprojekt LIMITS Münster*. Münster: LIT Verlag.

Seifart, C., Koch, M., Leppin, N. et al. (2020) Collaborative advance care planning in advanced cancer patients: col-ACP -study - study protocol of a randomised controlled trial. *BMC Palliat Care* 19(1):134.

Sommer, S., Marckmann, G., Pentzek, M. et al. (2012) Patientenverfügungen in stationären Einrichtungen der Seniorenpflege. Vorkommen, Validität, Aussagekraft und Beachtung durch das Pflegepersonal *Deutsches Ärzteblatt* 109(37):577-583.

Sommer, S., Marckmann, G., Pentzek, M. et al. (2012) Advance directives in nursing homes: prevalence, validity, significance, and nursing staff adherence. *Dtsch Arztebl Int* 109(37):577-583.

Stiel, S., Brutt, A. L., Stahmeyer, J. T. et al. (2023) Implementation, barriers, and recommendations for further development of advance care planning for the last phase of life in nursing homes in Germany (Gut-Leben): protocol for a mixed-methods study. *BMC Palliat Care* 22(1):27.

Uhlenbruck, W. (1978) Der Patientenbrief – die privatautonome Gestaltung des Rechtes auf einen menschenwürdigen Tod. *NJW* 12:566-570.

Wiese, C. H. R., Ittner, K. P., Graf, B. M. et al. (2011) Palliative Notfälle – Definition, Besonderheiten und therapeutische Entscheidungen. *Der Notarzt* 27:223-226.

Wiesing, U., Jox, R. J., Hessler, H. J. et al. (2010) A new law on advance directives in Germany. *J Med Ethics* 36(12):779-783.

15 Entwicklung von Advance Care Planning in der Schweiz

Barbara Loupatatzis, Monika Obrist, Isabelle Karzig-Roduner

15.1 Ausgangslage und erste Schritte zur strukturierten gesundheitlichen Vorausplanung

15.1.1 Das Gesundheitswesen in der Schweiz

Das schweizerische Gesundheitssystem ist föderalistisch aufgebaut – Bund und Kantone teilen sich die Kompetenzen. Politische Entscheide werden auf nationaler Ebene vorbereitet, ebenso Empfehlungen für deren Umsetzung. Die Kantone sind für die Gesundheitsversorgung direkt verantwortlich.

15.1.2 Kindes- und Erwachsenenschutzrecht

2013 wurde das alte seit 1907 bestehende Vormundschaftsrecht des Bundes ersetzt und modernisiert. Ziel des neuen Kindes- und Erwachsenenschutzrechtes war es, das Selbstbestimmungsrecht der Bürger*innen für den Fall des Eintritts der Urteilsunfähigkeit zu stärken. Im Artikel 370 des Schweizerischen Zivilgesetzbuches ZGB ist seither festgehalten, dass eine urteilsfähige Person in einer Patientenverfügung festlegen kann, welchen medizinischen Maßnahmen sie im Fall ihrer Urteilsunfähigkeit zustimmt oder welche sie ablehnt. Weiter kann sie eine natürliche Person bezeichnen, die im Fall ihrer Urteilsunfähigkeit mit der behandelnden Ärzt*in die medizinischen Maßnahmen besprechen und in ihrem Namen entscheiden soll.

Für den Fall, dass die bezeichnete Person für die Aufgaben nicht geeignet ist, den Auftrag nicht annimmt oder ihn kündigt, kann die vorausplanende Person Ersatzpersonen benennen (ZGB, Art. 370). Zudem wurde im Gesetz selbst eine Kaskade der Vertretungsberechtigung bei Urteilsunfähigkeit definiert.

15.1.3 Nationales Forschungsprogramm »Lebensende«

Parallel zur Erarbeitung des neuen Kindes- und Erwachsenenschutzrechtes war bereits 2011 im Rahmen des Schweizer Nationalen Forschungsprogramms NFP 67 zum Thema »Lebensende« (vgl. Syntheseberricht des SNF, 2017) der sogenannte MAPS-Trial genehmigt worden. Ziel dieses Forschungsprojekts war die Untersuchung, ob durch Advance Care Planning Patient*innen im Zustand der Urteilsunfähigkeit, insbesondere am Lebensende, besser nach ihrem Willen betreut und ob die Angehörigen entlastet werden können.

Der MAPS-Trial beinhaltete ein komplexes Interventionsmodell, welches vor allem auf zwei international anerkannten theoretischen Konzepten basierte:

1. »Advance Care Planning« (ACP) als einer interprofessionellen, patient*innen- und prozessorientierten Unterstützung (Beratung/Begleitung) zur gesundheitlichen Vorausplanung.

> **Vertretungskaskade ZGB, Art. 378 (Stand 01.2022)**
>
> Die folgenden Personen sind der Reihe nach berechtigt, die urteilsunfähige Person zu vertreten und den vorgesehenen ambulanten oder stationären Maßnahmen die Zustimmung zu erteilen oder zu verweigern:
>
> 1. die in einer Patientenverfügung oder in einem Vorsorgeauftrag bezeichnete Person;
> 2. die Beiständ*in mit einem Vertretungsrecht bei medizinischen Maßnahmen;
> 3. wer als Ehegatt*in, eingetragene Partner*in einen gemeinsamen Haushalt mit der urteilsunfähigen Person führt oder ihr regelmäßig und persönlich Beistand leistet;
> 4. die Person, die mit der urteilsunfähigen Person einen gemeinsamen Haushalt führt und ihr regelmäßig und persönlich Beistand leistet;
> 5. die Nachkommen, wenn sie der urteilsunfähigen Person regelmäßig und persönlich Beistand leisten;
> 6. die Eltern, wenn sie der urteilsunfähigen Person regelmäßig und persönlich Beistand leisten;
> 7. die Geschwister, wenn sie der urteilsunfähigen Person regelmäßig und persönlich Beistand leisten.

2. »Shared Decision Making« (SDM) als einem gemeinsamen partizipativen Entscheidungsfindungsprozess inklusive evidenzbasierter Entscheidungshilfen für Patient*innen.

Diese Studie stellte einen wichtigen Baustein zur Entwicklung von ACP in der Schweiz dar. Es konnte aufgezeigt werden, dass Advance Care Planning die Erfüllung der Präferenzen und Wünsche bei schwer erkrankten Personen häufiger ermöglicht als das normalerweise etablierte Vorgehen (SNF 2017).

15.1.4 Bundesamt für Gesundheit: Koordinierte Versorgung

Die Forschungsresultate des Nationalen Forschungsprogramms NFP 67 bilden die Grundlage für die weiteren Tätigkeiten des Bundesamts für Gesundheit (BAG) im Rahmen der gesundheitlichen Vorausplanung (GVP). In seinem 2015 verfassten Bericht »*Koordinierte Versorgung für (hoch)betagte, multimorbide Menschen an den Schnittstellen im Kontext Spital, Situationsanalyse und Handlungsbedarf*« beschreibt das BAG die Herausforderungen an den Schnittstellen vor und während eines Spitaleintritts (BAG, 2015). Diese bestehen insbesondere darin, die meist komplexen Krankheitsbilder der genannten Patientengruppe ganzheitlich zu erfassen und den Informationsfluss zwischen zuweisenden Ärzt*innen, ambulanten Pflegediensten (Spitexorganisationen) und Pflegeheimen zum Spital sicherzustellen. Neben fehlenden Unterstützungsstrukturen im ambulanten Bereich nennt das BAG das fehlende Advance Care Planning als einen wichtigen Grund für die Problematik. Es fehle an einer vorausschauenden Planung und Antizipation von Komplikationen. Palliative Situationen würden häufig nicht erkannt. Zudem sei die Verfügbarkeit von Fachpersonen nicht permanent sichergestellt. Diese sei bedeutsam, um ungewünschte Hospitalisationen zu vermeiden. Ähnlich sehe es aus bei den Pflegeheimen, wo die Verfügbarkeit von Fachpersonen ebenfalls nicht permanent sichergestellt sei, so dass es immer wieder zu Notfallhospitalisationen komme mit einerseits fraglicher Indikation und andererseits großer Belastung für die Bewohnenden und hohen Kosten durch den Transport (Kada et al. 2011). Bei der Einweisung fehlten oft essentielle Informationen (z. B. geriatrisches Assessment, Medikation, Patientenverfügung). Zudem sei bei (hoch-)betagten Patient*innen, häufig durch die Notfallsituation oder auch ihre Grundkrankheiten (z. B. Demenz, Delirium) bedingt, die Möglichkeit zur Willensäußerung eingeschränkt. Durch das Fehlen dieser Informationen werde eine adäquate Beratung und Durchführung bezüglich medizinisch sinnvoller Interventionen ebenso erschwert, wie die Behandlungsplanung auf Basis des Patientenwillens (Bally & Nickel 2013).

Das BAG schließt den Bericht mit der Feststellung, dass die Selbstbestimmung und Wahrung des Patient*innenwillens seit Inkrafttreten des Kindes- und Erwachsenenschutzrechts in 2013 an Bedeutung gewonnen habe. Es solle daher geprüft werden, wie der Patient*innenwille von Anfang an mit einbezogen und berücksichtigt werden könne – und zwar über die ganze Behandlungskette und alle Schnittstellen hinweg, was auch Potential habe für eine Reduktion der Über- und Unterversorgung. Mit dem Erwachsenenschutzrecht bestehe eine sehr gute Grundlage, um die Rechte von kognitiv beeinträchtigten Menschen zu stärken und diese auch in gesundheitlichen Krisen zu wahren (BAG, 2015).

15.1.5 Bundesamt für Gesundheit: Rahmenkonzept »Gesundheitliche Vorausplanung«

Im Folgenden beauftragte das BAG eine Taskforce unter der Federführung der Schweizerischen Gesellschaft für palliative Medizin, Pflege und Begleitung (kurz: palliative.ch, siehe www.palliative.ch), ein nationales Rahmenkonzept zur Vorausplanung im Gesundheitswesen zu erarbeiten. Die Kurzfassung des 2018 vom BAG veröffentlichten Berichts »Gesundheitliche Vorausplanung mit Schwerpunkt Advance Care Planning, nationales Rahmenkonzept für die Schweiz« (Bundesamt für Gesundheit und palliative.ch, 2018) unterscheidet drei Ebenen der Vorausplanung:

- Die allgemeine Vorausplanung (engl.: planning)
- Krankheitsspezifische Vorausplanung (engl.: care planning)
- Die gesundheitliche Vorausplanung für die Behandlung in Situationen der Urteilsunfähigkeit (engl.: advance care planning)

Diese Terminologie soll im Gesundheitswesen in der Schweiz zukünftig möglichst einheitlich Verwendung finden. Die drei Planungsebenen überschneiden sich jedoch inhaltlich und müssen insbesondere bei schwer kranken Menschen immer gemeinsam bedacht werden. Zudem werden unterschiedliche Zielgruppen für die gesundheitliche Vorausplanung (gesunde Personen jeden Alters, vulnerable Personen oder Personen mit einer chronisch fortschreitenden, potenziell lebenslimitierenden Erkrankung und schwerkranke Personen, die nur noch wenige Monate zu leben haben) definiert und deren spezifische Themen und Fragestellungen sowie jeweils mögliche Schritte zur gesundheitlichen Vorausplanung beschrieben.

Im Weiteren beleuchtet das Rahmenkonzept die Chancen und Grenzen der gesundheitlichen Vorausplanung. Dabei wird klar kommuniziert, dass das Ziel keinesfalls eine Kostenreduktion im Gesundheitswesen sein darf, sondern vielmehr der Verhinderung ungewollter Behandlungen dienen soll. Die dadurch entstehenden Einsparungen könnten damit höchstens als positiver Nebeneffekt einer verbesserten patientenorientierten und koordinierten Behandlung und Betreuung gewertet werden.

Weiter wird der zentrale Stellenwert einer einheitlichen Dokumentation betont, der einerseits darin bestehe, den Beteiligten Gewissheit und Entlastung zu geben, während gleichzeitig Erinnerungsfehler und Missverständnisse minimiert werden könnten, und andererseits stelle das Schriftstück die Grundlage für eine regelmäßige kritische Überprüfung und gegebenenfalls Anpassung der eigenen Ansichten und Behandlungspräferenzen dar. Insbesondere schiene es wichtig, das Formular, welches für die Urteilsunfähigkeit im Notfall verwendet werden soll, schweizweit einheitlich zu gestalten, um sichere und effektive Prozesse der Speicherung, Übermittlung und des schnellen Zugangs bei Wechsel des Wohn- und Behandlungsortes zu schaffen und zu gewährleisten (BAG, 2018).

15.1.6 Bundesamt für Gesundheit: Basiserhebung durch Projektgruppe

Nachdem dieses Rahmenkonzept 2018 publiziert worden war, hat das BAG dem Verein palliative zh+sh (Zürich-Schaffhausen) den Auftrag erteilt, Grundlagen zu erarbeiten, um Advance Care Planning in der Schweiz als Bestandteil der Gesundheitsversorgung zu verankern und die Gründung einer nationalen ACP-Vereinigung zu prüfen und voranzubringen. Als Projektteam haben Vertretende von palliative zh+sh, einer Sektion von palliative.ch, zusammen mit einem Expert*innenteam des Universitätsspitals Zürich (USZ), welches bereits in die MAPS-Studie involviert gewesen war, eine webbasierte Applikation zur Erstellung von Patientenverfügungen und Notfallplänen auf der Grundlage von ACP entwickelt. Diese wird seit 2018 von vielen Kliniken, ambulanten Gesundheitsdiensten und Patient*innenorganisationen angewandt. Im Bildungszentrum des USZ und an einigen anderen Ausbildungsstätten in der Deutschschweiz und der Romandie werden seit 2018 verschiedene Lehrgänge für ACP-Beratende und auch ein eintägiger ACP-Qualifizierungskurs für Ärzt*innen angeboten, laufend evaluiert und weiterentwickelt.

Parallel dazu erfolgten ausführliche Gespräche mit Dachorganisationen und Verbänden im Bereich der Gesundheitsversorgung (z. B. H+, Curaviva), Organisationen, die bislang schon Beratungen zu Patientenverfügungen anboten (z. B. SRK, GGG Voluntas) sowie Ärzt*innen und Pflegenden aus verschiedenen Settings (z. B. Pflegeheime, Notfallstationen, Palliative Care, Hausarztpraxen).

In diesen Gesprächen wurde ersichtlich, dass das Interesse am Thema der gesundheitlichen Vorausplanung generell sehr groß war. Einige Erwartungen, die mit der flächendeckenden Umsetzung des Rahmenkonzeptes zur gesundheitlichen Vorausplanung verbunden waren, wurden von den oben genannten Stakeholdern benannt:

- Einheitliche Instrumente mit hohem Wiedererkennungswert, die klar verständlich und gut umsetzbar sind.
- Sicherheit in der Umsetzung einerseits durch die Struktur der Instrumente selbst, aber auch der Sicherstellung der Verfügbarkeit vor Ort.
- Erleichterung im Arbeitsalltag bei der Beratung von Patient*innen durch die zur Verfügung gestellten Instrumente.
- Verbesserung der Kommunikation an den Schnittstellen zwischen ambulantem Setting, Pflegeheimen und Spitälern durch eine schriftliche, vereinheitlichte Dokumentation.
- Verhinderung von rezidivierenden, ungewollten und belastenden Hospitalisationen von chronisch kranken oder palliativen Patient*innen auf Grund nicht ausreichender Aufklärung bezüglich voraussehbarer Notfallsituationen.

Gleichzeitig wurden in den Gesprächen aber auch Befürchtungen oder mögliche Hindernisse sichtbar, die eine weitere Implementierung der gesundheitlichen Vorausplanung in der Schweiz erschweren könnten:

- In der Umsetzung und Implementierung müssen unbedingt machbare Modelle entwickelt werden, die keine vermehrten administrativen oder finanziellen Hürden mitbringen.
- Die bislang fehlende Abrechenbarkeit der Gespräche zur Gesundheitlichen Vorausplanung ist in diesem Zusammenhang besonders relevant.
- Schwer kranke Menschen haben keine Kraft für lange Gespräche, weshalb es einfache, unkomplizierte und situationsangepasste Modelle braucht, die mit der Ausführlichkeit der im Rahmenkonzept vorgeschlagenen Dokumentation nicht vereinbar sind.

Trotz dieser Schwierigkeiten waren jedoch die Mehrheit der Befragten sehr interessiert an einer Weiterentwicklung und Implementierung der gesundheitlichen Vorausplanung.

15.1.7 Föderalistische, viersprachige Schweiz als besondere Herausforderung

Da in der Schweiz die Gesundheitsversorgung in der Umsetzung kantonal geregelt ist, erlässt das BAG lediglich Empfehlungen, die auf Grundlagenforschung und dem Einbezug breiter Expertise aus Forschung und Praxis gründen. Das 2018 publizierte »Rahmenkonzept Advance Care Planning« ist in diesem Sinne als Empfehlung zu verstehen, die durch die 26 Kantone individuell ausgelegt und umgesetzt werden kann. Eine zusätzliche Herausforderung bilden die Sprachregionen, die auch die kulturelle Vielfalt der Schweizer Bevölkerung repräsentieren. Der Umgang mit Fragen zu Sterben und Tod ist beispielsweise in der Romandie und im Tessin ein anderer als in der Deutschschweiz. Eine repräsentative Bevölkerungsbefragung (1.685 Interviews) des BAG im Jahr 2017 (Bundesamt für Gesundheit BAG, Bevölkerungsbefragung Palliative Care, 2017) zeigte, dass das Bedürfnis nach Vorausplanung der Behandlung am Lebensende im französischen und tendenziell auch im italienischen Sprachgebiet weniger ausgeprägt war als im deutschen Sprachgebiet: Während es nur für 48 % der Personen aus dem lateinischen Sprachgebiet der richtige Zeitpunkt war, sich mit Fragen des Lebensendes zu beschäftigen, solange man noch gesund ist, lag der Anteil im deutschen Sprachgebiet bei 56 %. Eine ähnliche Tendenz zeigte sich nach Sprachregionen, wenn es um die Patientenverfügung ging: Im deutschen Sprachgebiet wussten zum Zeitpunkt der Umfrage 80 % der Personen, was eine Patientenverfügung ist und 19 % hatten eine solche hinterlegt. Im französischen und italienischen Sprachgebiet wussten hingegen nur 41 bzw. 51 % der Bevölkerung Bescheid über die Patientenverfügung und nur gerade 9 bzw. 7 % machten davon Gebrauch. In allen Sprachgebieten hatten Bekanntheit und Einsatz der Patientenverfügung seit 2009 deutlich zugenommen (BAG 2017). Allerdings ist anzumerken, dass in der Umfrage des BAG nicht nach der Vorausplanung für eine Notfallsituation mit Urteilsunfähigkeit gefragt worden ist, z. B. bei einem Unfall, in dem es sich nicht um das Lebensende handeln muss. Generell muss hier angefügt werden, dass die Einstellungen der Bevölkerungsgruppe der romanischen Sprachgebiete als vierter Landessprache nicht explizit ausgewiesen worden sind.

15.2 Gründung des Vereins Advance Care Planning – ACP Swiss

Am 1. Juli 2020 wurde der Verein Advance Care Planning – ACP Swiss, im Folgenden ACP Swiss, in Bern gegründet. Der Verein strebt eine breite Verankerung des wissenschaftlich fundierten ACP-Konzepts in der Schweiz an. Um dies zu erreichen, verfolgt ACP Swiss auf gemeinnütziger Basis folgende Ziele (https://www.acp-swiss.ch/deutsch/acp-swiss/ziele/):

a. Qualitätssicherung, Festlegung von Ausbildungs- und Qualitätsstandards für die gesundheitliche Vorausplanung und die Erstellung von Patientenverfügungen, die sich an ethisch und wissenschaftlich fundierten Konzepten orientieren
b. Schaffung von Angeboten, um qualitativ hochstehende gesundheitliche Vorausplanungsprozesse zu ermöglichen und valide Patientenverfügungen zu erstellen
c. Weiterentwicklung des ACP-Konzepts und dessen Instrumenten
d. Mitgliedschaft und Mitwirkung in internationalen ACP-Organisationen zur Positionierung schweizerischer Interessen, Weiterentwicklung der rechtlichen und finanziellen Rahmenbedingungen und der Forschung von ACP
e. Schweizweite Regelung der Finanzierung von ACP-Beratungsdienstleistungen

Die erste und wichtigste Aufgabe des neuen Vereins war es, mit Partnerorganisationen ins Gespräch zu kommen, deren Expertise und Anliegen zur Weiterentwicklung von praxisnahen Instrumenten zur gesundheitlichen Vorausplanung aufzunehmen und ein umfassendes Kursangebot für Beratungspersonen weiterzuentwickeln, welches sowohl der wissenschaftlichen Evidenz als auch der Praxis der einzelnen Versorgungssettings, den Sprachregionen und den kantonalen Möglichkeiten gerecht wird.

Von Prof. Tanja Krones und Prof. Ralf Jox, beides Vorstandsmitglieder von ACP Swiss, wurde ein Qualitätsrahmen mit den essenziellen Elementen von ACP für dessen Umsetzung in der Schweiz erstellt, welche das primäre Ziel der Ausrichtung der Gesundheitsversorgung am autonomen Patientenwillen (goal-concordant care) und der Befähigung aller Beteiligten beschreibt (ACP Swiss, 2023). Daraus leiten sie die sekundären Ziele ab:

a. die Förderung des Patient*innenwohls,
b. die Verringerung schädlicher Übertherapie,
c. die Unterstützung der Angehörigen der Patient*innen,
d. die Orientierung für Gesundheitsfachpersonen,
e. die Verringerung entscheidungsassoziierter Belastungen,
f. die Verbesserung der Kommunikation zwischen den Beteiligten,
g. die Erhöhung des Vertrauens in das Gesundheitssystem.

Auf Basis dieser Sekundärziele arbeitet der Verein ACP Swiss in verschiedenen Gremien und Arbeitsgruppen mit und unterstützt interessierte Fachpersonen und Laien mit Aus-, Weiterbildungsangeboten und Vorträgen mit dem Ziel einer flächendeckend angebotenen, anwender*innenzentrierten, evidenzbasierten Umsetzung von ACP in allen Landes- und Sprachregionen der Schweiz.

15.3 Aktuelle politische Entwicklungen

15.3.1 Postulat einer Kommission des Ständerats

Am 26. April 2018 reichte die Kommission für soziale Sicherheit und Gesundheit des Ständerats (SGK-SR) das Postulat »Bessere Betreuung und Behandlung von Menschen am Lebensende« ein, welches vom Ständerat angenommen wurde. Der Bundesrat wurde dadurch beauftragt, in Zusammenarbeit mit den Kantonen sowie den betroffenen Organisationen und Fachpersonen einen Bericht mit Empfehlungen zu erarbeiten, um die Betreuung und Behandlung von Menschen am Lebensende zu verbessern. Der Bericht des Bundesrates zur »Verbesserung der Voraussetzungen für die Behandlung und Betreuung von Menschen am Lebensende vom September 2020 (BAG 2020)« hält den Nutzen des ACP-Konzepts fest und bezieht sich auf die internationale Evidenz, die in der Schweiz durchgeführten Studien, z. B. den MAPS-Trial (Krones et al 2019) und die Studie Planning ahead with dementia (Bosisio et al 2018). Als Fazit schreibt der Bundesrat (BAG 2020, S. 28):

> »Die Akteure und Forschenden sind sich einig, dass die gesundheitliche Vorausplanung ein zentrales Element ist, um die Betreuung und Behandlung von Menschen am Lebensende zu verbessern und die Selbstbestimmung zu stärken. Im Vordergrund steht, dass die Werte von Patientinnen und Patienten sowie ihre Bedürfnisse in Bezug auf die Gesundheitsversorgung öfter und früher im Krankheitsprozess ermittelt werden. Dazu ist es wichtig, dass die letzte Lebensphase auch bei nicht-onkologischen Patientinnen und Patienten frühzeitig erkannt und angesprochen wird.«

Des Weiteren leitet der Bericht Maßnahmen ab, die als relevant für die Implementierung und Umsetzung von ACP in der Schweiz gesehen werden. Zur Umsetzung dieser im Bericht ausführlich dargestellten Maßnahmen wurde die Gründung einer ständigen Arbeitsgruppe »Gesundheitliche Vorausplanung« gefordert. Der Bundesrat beauftragte daher das BAG, gemeinsam mit der Schweizerischen Akademie der Medizinischen Wissenschaften (SAMW) diese ständige Arbeitsgruppe einzusetzen.

15.3.2 Ständige nationale Arbeitsgruppe »Gesundheitliche Vorausplanung«

Ab März 2021 begann die nationale Arbeitsgruppe mit Vertreter*innen von Patienten- und Betroffenenorganisationen, Gesundheitsligen und weiteren Organisationen, die bereits Beratungen zu diesem Thema anbieten, des Bundesamts für Justiz (BJ), der Konferenz für Kinder- und Erwachsenenschutz KOKES, der Gesundheitsdirektorenkonferenz (GDK) bzw. der Kantone, von Leistungserbringer-Organisationen, Fach- und Berufsverbänden und Bildungsinstitutionen (BAG 2020, S. 67) zu arbeiten mit dem Ziel, das Konzept der gesundheitlichen Vorausplanung weiter zu konkretisieren und danach diverse Maßnahmen flächendeckend umzusetzen.

Als erster Schritt wurde ein Konzeptvorschlag für die Umsetzung der gesundheitlichen Vorausplanung erstellt und ein Konzept darauf basierend in einem breiten Vernehmlassungsprozess entwickelt, welches anschließend im März 2023 als »Roadmap für die Umsetzung der Gesundheitlichen Vorausplanung (GVP) in der Schweiz« publiziert wurde. Unterschieden werden darin die allgemeine, die vertiefte und die krankheitsspezifische Vorausplanung. Die Arbeitsgruppe stellte zudem zwölf Empfehlungen zusammen, welche die Grundlage bilden, um die gesundheitliche Vorausplanung in der Schweiz im Verlauf der nächsten Jahre weiter zu verbessern (BAG und SAMW, 2023).

Empfehlungen zur Umsetzung der Roadmap

Empfehlungen für Betroffene, Angehörige und Interessierte

1. Vertretungsperson definieren und informieren
2. Persönliche Werthaltung formulieren
3. Willensbildung bezüglich einzelner medizinischer Maßnahmen
4. Betreuung und Behandlung für komplexe Situationen und/oder das absehbare Lebensende planen
5. Dokumentation regelmäßig aktualisieren und zugänglich machen

Empfehlungen zur Sensibilisierung und Information

6. Leitfragen für die gesundheitliche Vorausplanung bereitstellen
7. Zielgruppenspezifisch sensibilisieren und informieren

Empfehlungen für Fachpersonen

8. Kommunikative und methodische Fachkompetenzen stärken

Empfehlungen zur Qualitätsverbesserung

9. Minimalstandards für Patientenverfügungen festlegen
10. Betreuungs- und Behandlungspläne institutionsübergreifend zugänglich machen
11. Klärungen zur Ärztlichen Notfallanordnung (ÄNO)
12. Rahmenbedingungen für die Abgeltung von Leistungen zur GVP

Weitere Arbeitsschritte und Subgruppen

Die Roadmap dient als Orientierung zur schrittweisen Umsetzung der gesundheitlichen Vorausplanung in der Schweiz. In den folgenden Monaten und Jahren werden Expert*innen diese in Subgruppen weiter ausarbeiten, um die Bevölkerung zu sensibilisieren und ACP allen Personen zugänglich zu machen, insbesondere auch Menschen mit kognitiven Beeinträchtigungen, mit psychischen Erkrankungen oder für Kinder mit lebenslimitierenden Erkrankungen und deren Vertretungspersonen. Ein wichtiges Thema wird die Qualität der Dokumentation von Festlegungen darstellen, z. B. mit Patientenverfügungen, ÄNO, Betreuungs- und Behandlungsplänen und Notfallplänen. Im Bedarfsfall sollen sowohl das gemeinsam besprochene Therapieziel als auch entsprechende medizinische Maßnahmen rasch auffindbar sein und umgesetzt werden können. Ebenso wird die Finanzierung der Beratungsgespräche ein wichtiges Thema sein.

15.4 Ausblick

Insgesamt sind die Stimmung und das Verständnis in Bezug auf ACP in der Schweiz sowohl von Seiten der Bevölkerung als auch von relevanten Stellen im Gesundheitswesen und der Politik sehr positiv, was sich auch in den diversen Projekten und Entwicklungen der letzten Jahre abbildet. Die bestehende ständige Arbeitsgruppe ist eine sehr gute

Voraussetzung, um die Entwicklung und Implementierung von ACP in der Schweiz unter Einbezug aller relevanten Protagonisten weiterzuführen.

Literatur

ACP Swiss, Verankerung von Advance Care Planning (ACP) in der Schweiz, Auftragsprojekt BAG, Schlussbericht, palliative zh+sh (2019)

ACP Swiss (2023). Essentielle Elemente von Advance Care Planning. www.acp-swiss.ch (Zugriff 01.01.2023)

Bally KW, Nickel C (2013) (Hogrefe eContent online): Wann sollen Pflegeheimbewohner hospitalisiert werden und wann nicht? Aus: Koordinierte Versorgung für (hoch)betagte, multimorbide Menschen an den Schnittstellen im Kontext »Spital«, Situationsanalyse und Handlungsbedarf Bundesamt für Gesundheit 2015

Bosisio F, Jox RJ, Jones L et al. (2018) Planning ahead with dementia: what role can advance care planning play? A review on opportunities and challenges. Swiss Med Wkly. Dec 30;148: w14706. doi: 10.4414/smw.2018.14706.

Bundesamt für Gesundheit BAG und palliative.ch (2018): Gesundheitliche Vorausplanung mit Schwerpunkt »Advance Care Planning«. Nationales Rahmenkonzept für die Schweiz. Bern. Kap. 2 Einleitung.

Bundesamt für Gesundheit BAG (2015) Koordinierte Versorgung für (hoch-)betagte, multimorbide Menschen an den Schnittstellen im Kontext »Spital« www.bag.admin.ch/bag/de/home/strategie-und-politik/nationale-gesundheitspolitik/koordinierte-versorgung/patientengruppen-und-schnittstellen-koordinierte-versorgung/hochbetagte-multimorbide-menschen-koordinierte-versorgung.html (13.03.2023)

Bundesamt für Gesundheit BAG, Bevölkerungsbefragung Palliative Care 2017, Ergebnisse der Befragung 2017 und Vergleich zur Erhebung von 2009, Schlussbericht. Peter Stettler (Projektleitung Büro BASS), Severin Bischof, Livia Bannwart (Büro BASS), Daniela Schempp (Projektleitung LINK Institut)

Bundesamt für Gesundheit BAG (2020) Bessere Betreuung und Behandlung von Menschen am Lebensende. Bericht des Bundesrates in Erfüllung des Postulates 18.3384 der Kommission für soziale Sicherheit und Gesundheit des Ständerats (SGK-SR) vom 26. April 2018, Kap. 3.1 Erkennen und vorausplanen der letzten Lebensphase

Bundesamt für Gesundheit BAG und Schweizerische Akademie für Medizinische Wissenschaften SAMW (2023) Roadmap für die Umsetzung der gesundheitlichen Vorausplanung in der Schweiz. https://www.bag.admin.ch/dam/bag/de/dokumente/nat-gesundheitsstrategien/strategie-palliative-care/publikationen/roadmap-gesundheitliche-vorausplanung.pdf.download.pdf/Roadmap_BAG_SAMW_GVP_2023.pdf (Zugriff 16.04.2023).

Detering KM et al. (2010) The impact of advance care planning on end of life care in elderly patients: randomized controlled trial. BMJ 2010; 340.

Kada O, Brunner E, Likar R et al. (2011): Vom Pflegeheim ins Krankenhaus und wieder zurück. Eine multimethodale Analyse von Krankenhaustransporten aus Alten- und Pflegeheimen. Aus: Koordinierte Versorgung für (hoch) betagte, multimorbide Menschen an den Schnittstellen im Kontext »Spital«, Situationsanalyse und Handlungsbedarf. Bundesamt für Gesundheit 2015

Meissner G (2020) Man muss es im Voraus besprechen. In: Krones T, Obrist M (Hrsg.) Wie ich behandelt werden will. Advance Care Planning. Zürich: rüffer & rub.

Krones T, Budilivschi A, Karzig I et al. (2019) Advance care planning for the severely ill in the hospital: a randomized trial. BMJ Supportive & Palliative Care. Published Online First: 21 January 2019. doi: 10.1136/bmjspcare-2017-001489

SNF Schweizerischer Nationalfonds (2017) Syntheseberich Nationales Forschungsprogramm NFP 67 »Lebensende« www.nfp67.ch/de/JTyLee5BSDpEYb7N/seite/ergebnisse (13.03.2023)

Schweizerisches Zivilgesetzbuch (2013) www.kokes.ch/application/files/7514/6175/2232/ZGB.pdf (13.03.2023)

16 Advance Care Planning in Österreich

Eva Katharina Masel, Maria Kletecka-Pulker, Verena Albrecht

16.1 Einleitung

Der Begriff Advance Care Planning (ACP) beschreibt eine »gesundheitliche Vorausplanung«, »vorausschauende Versorgungsplanung« oder eine »Vorausplanung der gesundheitlichen Versorgung«. Die (antizipierte) Selbstbestimmung der Patient*innen wird hierbei in den Vordergrund gerückt. Patient*innen werden als Expert*innen für ihr eigenes Wohl und ihre Werte anerkannt und dazu befähigt, Behandlungsentscheidungen zu treffen, die ihre individuellen Interessen widerspiegeln. Die Möglichkeiten, vorsorglich verbindliche Entscheidungen für zukünftige gesundheitliche Versorgungsmaßnahmen zu treffen, sind europaweit und auch in Österreich in den letzten Jahren erheblich gestiegen. Patient*innen haben nunmehr eine Vielzahl an Optionen, um Vorsorge zu treffen. Das folgende Kapitel soll die praktischen Aspekte von ACP in Österreich beleuchten und möglichen Verbesserungsbedarf aufzeigen.

16.2 Formen und Akzeptanz von gesetzlich verankerten Instrumenten zur Selbstbestimmung

Wie im Kapitel zu den Rechtsgrundlagen ausführlich dargelegt, hat der österreichische Gesetzgeber viele Instrumente normiert, die einen wesentlichen Beitrag für ACP darstellen, wie insbesondere die »Vorsorgevollmacht« und die »Patientenverfügung«.

16.2.1 Vorsorgevollmacht

Die umfassendste Möglichkeit der antizipierten Entscheidung im Sinne des ACP ist die Vorsorgevollmacht (▶ Kap. 10). Mit diesem Instrument kann dem Willen der Patient*innen bestmöglich Rechnung getragen werden[144], da an die Stelle der Patient*in die Vorsorgebevollmächtigte tritt, die dem Willen der Patient*in entsprechen muss. Die Patient*in kann eine oder mehrere Personen wählen und diese gemeinsam entscheiden lassen oder auf bestimmte Angelegenheiten beschränken. Obwohl die Vorsorgevollmacht in den Augen vieler Expert*innen das ideale Instrument ist, um bestmöglich im Sinne von ACP vorzusorgen, ist die Verbreitung in Ös-

---

144 *Kletečka* in *Aigner/Kletečka/Kletečka-Pulker/Memmer*, Handbuch Medizinrecht Kap. I.4 (Stand 1.3.2018, rdb.at).

terreich noch nicht so groß wie gehofft. Als einer der Hauptgründe wird oftmals der mit der Errichtung verbundene hohe finanzielle, zeitliche und organisatorische Aufwand genannt. Je nachdem, bei welcher Errichtungsstelle (Notar*in, Rechtsanwalt bzw. Rechtsanwältin, Erwachsenenschutzverein) die Vorsorgevollmacht errichtet wird, unterscheiden sich die Kosten erheblich.

16.2.2 Patientenverfügung

Das in Österreich bekannteste Instrument für ACP ist die Patientenverfügung, die 2006 als wichtiger Meilenstein in der Verwirklichung des Selbstbestimmungsrechts etabliert wurde.[145] Eine Patientenverfügung kann den Willen einer Patient*in, eine medizinische Behandlung abzulehnen, verbindlich festlegen (§ 6 Patientenverfügungsgesetz). Im Übrigen ist jeder vorliegenden Patientenverfügung die Ermittlung des Patientenwillens zu Grunde zu legen (§ 8).

Die erhoffte Akzeptanz blieb in Folge dennoch deutlich hinter den Erwartungen.[146] Zwar weiß eine steigende Anzahl von Menschen über die Möglichkeit einer Patientenverfügung Bescheid, laut einer Umfrage haben aber »nur« rund 4 % der in Österreich lebenden Bevölkerung eine Patientenverfügung errichtet.[147] Eine mögliche Ursache dafür wird auch in den mit der Errichtung verbundenen Kosten und einer mangelnden zentralen Speicherung gesehen.

16.3 Weitere Instrumente zur Selbstbestimmung im Sinne von ACP in Österreich

16.3.1 Vorsorgedialog

Ein sehr wichtiges Element für ACP stellt der Vorsorgedialog dar, der auf keiner gesetzlichen Grundlage basiert[148], allerdings in der Praxis bereits große Bedeutung hat und wesentlich dazu beitragen kann, dass der Wille der Betroffenen rechtzeitig – d. h. bei Vorliegen der Entscheidungsfähigkeit – erhoben werden kann. Der Vorsorgedialog wurde durch eine Expert*innengruppe von Hospiz Österreich[149] als ein österreichweit einheitliches Kommunikationsinstrument der vorausschauenden Planung in Alten- und Pflegeheimen erarbeitet und soll in Alten- und Pflegeheimen einen strukturierten Kommunikationsprozess darstellen.[150] Der Vorsorgedialog ist ein Gespräch, das zwischen Patient*innen

---

145 BGBl. I Nr. 55/2006.
146 Studien des IERM über »Rechtliche Rahmenbedingungen und Erfahrungen bei der Umsetzung von Patientenverfügungen« (2014) und »über die rechtlichen, ethischen und faktischen Erfahrungen nach In-Kraft-Treten des Patientenverfügungs-Gesetzes (PatVG)« (2009).
147 ErlRV 337 BlgNR 26. GP 1.
148 Lediglich im Zuge des 2. Erwachsenenschutzgesetzes wird der Vorsorgedialog in den Erläuterungen des Gesetzestextes erwähnt 222/ME 25. GP Erläut 18. Außerdem findet er im StVfG und im Hospiz- und Palliativfondsgesetz Erwähnung.
149 *Hospiz Österreich*, VSD Vorsorgedialog®: https://www.hospiz.at/fachwelt/vorsorgedialog/ (abgefragt 3.3.2021).
150 *Kletečka-Pulker/Leitner*, Der Vorsorgedialog (VSD), beachtliche Patientenverfügung oder aktuelle Behandlungsablehnung. RdM 2017/154, *M. Pruckner*, Der VSD Vorsorgedialog® – Cui bono? JMG 2018, 216.

(sowie gegebenenfalls unter Beiziehung deren gesetzlichen Vertretung) und dem Betreuungsteam stattfindet, um den Willen der Patient*innen zu eruieren und zu dokumentieren. Durch die übersichtliche Dokumentation des Patient*innenwillens sollen die Rechtssicherheit erhöht und Entscheidungen in Krisensituationen für das Behandlungsteam erleichtert werden. Inhalt des Vorsorgedialogs sind die Wünsche der Patient*innen bezüglich des Lebens und wichtige Fragen am Lebensende. Psychische, psychosoziale und spirituelle Bedürfnisse sollen bestmöglich beachtet werden. Um die Aktualität der Dokumentation zu gewährleisten, findet der Dialog mindestens zwei Mal jährlich und jedenfalls bei Feststellung einer relevanten Veränderung des Gesamtzustands der Patient*innen (etwa Gesundheitszustand, Patient*innenwille) statt.

Sind die Patient*innen entscheidungsfähig, kann der Vorsorgedialog als aktuelle Willenserklärung der Patient*innen qualifiziert werden, wenn die besprochene Situation klar abschätzbar ist. Jedenfalls handelt es sich aber um eine Patientenverfügung, die zwar nicht den Vorschriften der §§ 4 ff. PatVG entspricht, jedoch gemäß § 8 leg cit dennoch der Ermittlung des Patient*innenwillens zu Grunde zu legen ist. Ist die Patient*in nicht entscheidungsfähig, kann das Gespräch dazu dienen, den mutmaßlichen Willen zu eruieren und den Patient*innen auf diese Weise ein Stück Selbstbestimmung zu ermöglichen.

Die ärztliche Tätigkeit der Erstellung eines Vorsorgedialogs ist keine Kassenvertragsleistung, sondern eine Privatleistung, daher kann ein Honorar frei vereinbart werden.[151]

16.3.2 Hospizkultur und Palliative Care in der mobilen Pflege und Betreuung zu Hause (HPC Mobil)

Ein weiteres wichtiges österreichisches Projekt im Sinne des ACP ist die Etablierung des HPC Mobil (Hospizkultur und Palliative Care in der mobilen Pflege und Betreuung zu Hause) bzw. HiZ (Hauskrankenpflege im Zentrum), um eine nachhaltige Hospizkultur und Palliative Care in Angebote von mobiler Pflege und Betreuung zu Hause zu integrieren. Das Projekt ist ein Qualitätsentwicklungsprojekt und bezieht alle betroffenen Gruppen und Personen mit ein. Im Mittelpunkt aller Bemühungen steht die Lebensqualität der betreuten Menschen bis zuletzt. HPC Mobil/HiZ ist ein umfassender, dreijähriger, auf Hospizkultur und Palliative Care fokussierter Organisationsentwicklungsprozess.

In diesen integriert sind die Fortbildung von Mitarbeiter*innen aller Berufsgruppen nach dem Curriculum Hospizkultur und Palliative Care in der mobilen Pflege und Betreuung zu Hause – HPC Mobil à 24 Stunden und die Fortbildung von Mitarbeiter*innen zum Vorsorgedialog. Diese Fortbildung der Mitarbeiter*innen und Weiterentwicklung von Abläufen in der Trägerorganisation schafft die Basis, um die Bedürfnisse und Wünsche der betreuten Menschen im Sinne von ACP bestmöglich zu ermitteln und umzusetzen.[152]

---

151 *Österreichische Ärztekammer*, Honorarempfehlung für die Durchführung eines Vorsorgedialoges (VSD), 2020.

152 http://hpc-mobil.hospiz.at/.

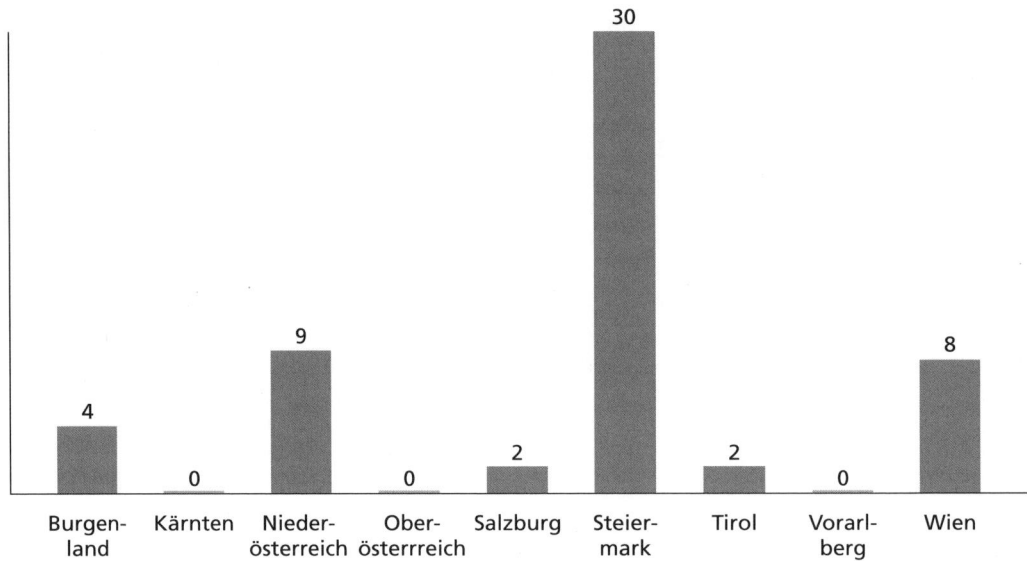

Abb. 16.1: Anzahl der Alten- und Pflegeheime pro Bundesland, die den VSD-Vorsorgedialog® anbieten (Daten aus: https://www.hospiz.at/wordpress/wp-content/uploads/2022/02/HOSPIZ_datenerhebung_12-21_202112.pdf).

Das Angebot eines VSD-Vorsorgedialogs®(VSD) für Bewohner*innen ist ein bedeutender Bestandteil einer guten Hospizkultur im Heim. Der VSD-Vorsorgedialog® wird nur auf Wunsch der Bewohner*in durchgeführt. Der VSD stärkt als Instrument der vorausschauenden Planung zum einen das Selbstbestimmungsrecht von Bewohner*innen und gibt zudem allen Beteiligten Orientierung bei wichtigen Entscheidungen (z. B. Reanimation, Einweisung in ein Krankenhaus etc.) in aktuellen Krisensituationen oder am Lebensende. Zusätzlich zu den in Abb. 16.1 dargestellten Heimen hat je ein Heim in Wien und Oberösterreich, das kein HPCPH ist, aber eine gute Hospizkultur nach einem festgelegten Kriterienkatalog nachweisen kann, den VSD integriert.

16.3.3 Therapiezielfindung in der Praxis

Therapiezielfindungen kommen überwiegend in Krankenanstalten zur Anwendung. Es handelt sich hierbei um einen gemeinsamen Prozess von Patient*innen mit dem Behandlungsteam in der Gesundheitseinrichtung. Ziel ist es, eine autonome und medizinisch angemessene Entscheidung der Patient*innen zu erwirken und sinnloses Leid ebenso wie eine Über-, Unter- und Fehltherapie zu vermeiden. Typischerweise sind akute gesundheitliche Krisen wie z. B. schwere Infektion/Sepsis, chronisch obstruktive pulmonale Erkrankungs- (COPD)- Exazerbation, Schlaganfall, kardiale Dekompensation sowie akute operative Eingriffe die Basis der Therapiezielfindung. Bei Vorliegen einer akuten gesundheitlichen Krise ist jedoch der Dialog, der die Grundlage für die gelingende Therapiezielfindung darstellt, erschwert oder mitunter sogar unmöglich. Deswegen ist es für eine erfolgreiche Therapiezielfindung von Bedeutung, entsprechende Patient*innengruppen zu identifizieren, bei denen eine Gesundheitskrise bevorstehen könnte und die Therapiezielfindung vorausschauend den aktuellen Willen erhebt. Durch die Etablierung der Therapiezielfindung entsteht nicht nur eine für die individuelle Patienten*innenbiografie angemessene Entscheidung, sondern ergibt sich auch ein verallgemeinerbares Wissen für die Teams und die Abteilungen. Eine Studie[153] über die Ziele und Erwartungen der beteiligten Gesundheitsberufe lässt klare Tendenzen erkennen, was die Chancen einer erfolgreichen Implementierung des Therapiezielprotokolls im Klinikalltag betrifft und welche Rahmenbedingungen eine erfolgreiche Implementierung unterstützen.

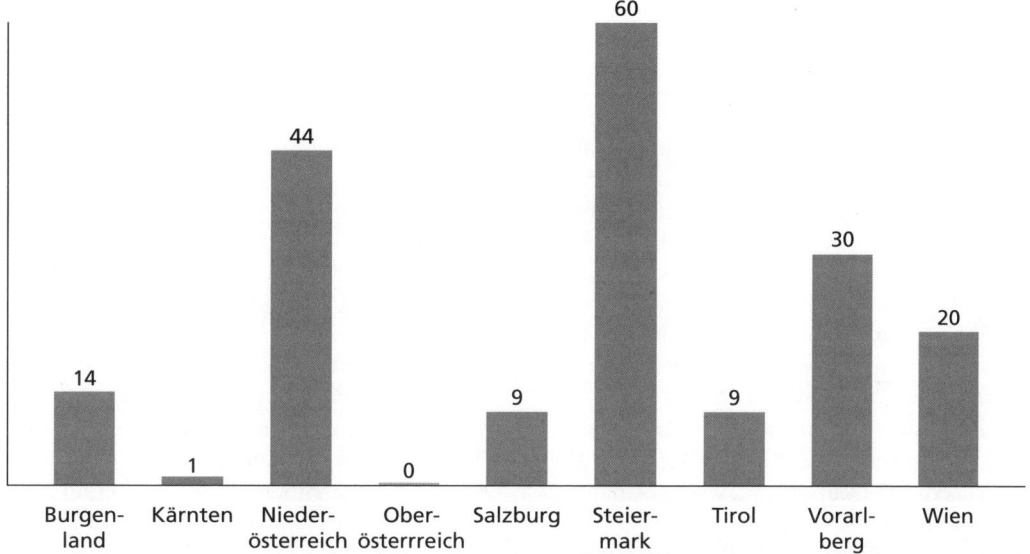

Abb. 16.2: Anzahl der Heime pro Bundesland, die das Projekt HPCPH in den Jahren 2009–2019 durchgeführt haben oder derzeit durchführen (Daten aus: https://www.hospiz.at/wordpress/wp-content/uploads/2022/02/HOSPIZ_datenerhebung_12-21_202112.pdf). 187 Heime in acht Bundesländern haben das 2–3-jährige Projekt HPCPH durchgeführt oder sind gerade dabei.

16.4 Ausblick Advance Care Planning in Österreich

Auch wenn schon zahlreiche Instrumente, Initiativen und Projekte in Österreich etabliert wurden, ist das Konzept des Advance Care Planning noch nicht so weitreichend implementiert wie etwa in Deutschland (www.advancecareplanning.de), wo bereits seit Längerem im Rahmen von Schulungen qualifizierte Fachpersonen des Gesundheitswesens zu Gesprächsbegleitenden ausgebildet werden. Dieses Konzept wäre auch für Österreich wünschenswert, da mehrere Gespräche zu Einstellungen über das Leben, schwere Krankheit und Sterben erfolgen und somit ein differenziertes Instrument vorliegt, um für unterschiedliche Situationen wie

---

153 *Dinges/Kletecka-Pulker/Eitenberger/Doppler/Gündüz/ Christian Funk*, Therapiezielfindung als Beitrag zu MitarbeiterInnen- und PatientInnensicherheit im interprofessionellen Team, JMG 2020, 210.

- Lebensanfang, schwere Krankheit und Sterben,
- lebensbedrohlicher Notfall mit akutem Verlust der Entscheidungsfähigkeit,
- Krankenhausbehandlung bei Entscheidungsunfähigkeit unklarer Dauer,
- Behandlung bei dauerhafter Entscheidungsunfähigkeit und
- rechtliche Vertretung

vorzusorgen.

Wichtige erwünschte, jedoch bisher noch nicht in ausreichendem Maße realisierte Rahmenbedingungen für die erfolgreiche Implementation und Förderung von Advance Care Planning in Österreich[154] sind etwa:

- die Implementation eines flächendeckenden bundesweiten und umfassenden Beratungsangebotes zu ACP;
- der Ausbau der Palliativ- und Hospizversorgung und eine öffentliche Präsenz von ACP wie etwa in Deutschland, wo Informationsmaterialen z. B. in Kiosken ausliegen;
- die Integration von ACP in das Gesundheitssystem, inklusive zeitlicher und personeller Ressourcen, für eine kompetente Gesprächsbegleitung im Rahmen einer Regelfinanzierung;
- der Ausbau der Outcome-Forschung im Bereich ACP, um dessen Nutzen für Einzelne zu erforschen.

Aus klinischer Sicht sollen vor allem folgende Punkte in den Fokus gerückt werden:

- das Selbstbestimmungsrecht von Patient*innen soll – auch antizipatorisch – stärker gefördert werden;
- der Patient*innenwille ist zu erheben und zu dokumentieren (zum Beispiel in der Krankengeschichte, in Patient*innenakten, in eJournalen);
- Menschen sollten auf die Möglichkeit einer Patientenverfügung, Vorsorgevollmacht und/oder gewählten Erwachsenenvertretung aufmerksam gemacht werden, solange sie entscheidungsfähig sind;
- der Patient*innenwille und alle seine Dokumentationen sind ernst zu nehmen und sorgfältig zu behandeln;
- sind Patient*innen nicht entscheidungsfähig, soll eine gesetzliche Vertretung initiiert werden;
- gemeinsam mit den gesetzlichen Vertreter*innen ist der Wille der nicht mehr entscheidungsfähigen Patient*innen zu respektieren und umzusetzen.

---

154 Zusätzliche Informationsquellen finden sich auf der Homepage des Dachverbandes Hospiz Österreich unter www.hospiz.at, der Österreichischen Palliativgesellschaft unter www.palliativ.at oder der niederösterreichischen Patient*innen- und Pflegeanwaltschaft unter www.patientenanwalt.com in Form zahlreicher und laufend aktualisierter Informationen zum Thema ACP in Österreich.

16.5 Zusammenfassung und Ausblick

Nicht alles im Leben lässt sich antizipieren. Das Wort »Patientenverfügung« unterstreicht, dass Menschen im Rahmen von Erkrankungen und als Patient*innen eventuell anders denken als Gesunde. Somit empfiehlt es sich, im Rahmen einer Vorsorgevollmacht eine Vertrauensperson/mehrere Vertrauenspersonen zu benennen, die im Falle dessen, dass der eigene Wille nicht mehr geäußert werden kann, Entscheidungen im eigenen Sinne treffen können. Das gilt auch für das ACP von gesunden Personen, da nicht alle Krankheitsszenarien vorhergesehen werden können und die Vorsorgevollmacht es ermöglicht, auf sich ändernde medizinische Gegebenheiten Rücksicht zu nehmen. Im Alltag hört man häufig von Patient*innen: »Meine Angehörigen wissen ohnehin, was ich möchte«. Dies sind jedoch keine bindenden Implikationen und die empirische Forschung zeigt, dass solche Kenntnisse häufig überschätzt werden. Liegt keine Patientenverfügung, keine Vorsorgevollmacht und keine Erwachsenenvertretung vor, besteht zwar die Empfehlung, nach dem mutmaßlichen Patient*innenwillen zu fragen, dies ist jedoch rechtlich nicht bindend und hängt von individuellen Gegebenheiten ab. Hinzu kann kommen, dass unterschiedliche Ansichten über den mutmaßlichen Patient*innenwillen existieren. Wenn die Patient*in zu einer Willensäußerung nicht mehr in der Lage ist und eine medizinische Behandlung für diese Person ansteht, ist dies für alle Beteiligten eine sehr schwierige Situation. Als Orientierungshilfe zur Lösung der Frage, ob eine Behandlung im Sinne der zu Betreuenden ist oder nicht, wird in der Literatur oftmals der sog. »mutmaßliche Wille« der zu behandelnden Person herangezogen. Allerdings wurde das Konzept des »mutmaßlichen Willens« bisher nicht abschließend definiert und lässt demnach einen Bereich für unterschiedliche Interpretationen und damit einhergehend auch Raum für Konflikte offen.[155] In der Regel handelt es sich nicht um den Willen der Patient*innen, sondern um Annahmen durch An- oder Zugehörige. Daher ist beim Heranziehen des sog. mutmaßlichen Willens zu einer Entscheidungsfindung große Vorsicht geboten und eine rechtzeitige vorausschauende Planung und Gespräche mit den Patient*innen empfehlenswert.

Die oben angeführten Ausführungen zeigen deutlich, dass die rechtlich verankerten Instrumente nicht isoliert voneinander betrachtet werden können. Zentral ist ein rechtzeitiger Dialog zwischen Patient*innen, Angehörigen der Gesundheitsberufe und möglichen Angehörigen oder Vertrauenspersonen der Patient*innen, um individuell die geeignetste Vorsorge treffen zu können.

Die Zukunft wird mit Sicherheit noch weitere Neuerungen bringen, auch angesichts der Covid-19-Pandemie, die die Gesellschaft sowie das gesamte medizinische System in besonderer Weise herausforderte und einer anderen vorausschauenden Planung bedurfte als bislang antizipierbare Situationen es erforderten. ACP ist ein dynamisches Konzept und muss sich laufend an gesellschaftliche sowie soziokulturelle Veränderungen anpassen, um den Bedürfnissen Einzelner gerecht werden zu können.

---

155 Zur kritischen Betrachtung des mutmaßlichen Willens siehe ausführlich *K. Köberl, M. Sitner*, Der mutmaßliche Wille – ein überholtes Konzept? RdM 2019/65.

17 Advance Care Planning in den Niederlanden[156]

Anouk Overbeek, Judith A.C. Rietjens, Agnes van der Heide, Ida J. Korfage

17.1 Einführung

In den Niederlanden werden ACP-Richtlinien und -Programme etwa von der *Royal Dutch Medical Association* entwickelt (Steering Committee for Appropriate End-of-Life Care 2015). Die niederländische Gruppe »LAEGO«, die ältere Menschen berät, veröffentlichte ein ACP-Instrumentarium, das Ärzten als Leitfaden für die Implementierung von ACP in ihrer Praxis oder ihrer Region dienen kann (LAEGO). Auch die niederländische Gesellschaft der Altersmediziner *(Verenso)* hat einen multidisziplinären Leitfaden publiziert, der bei vorausschauenden Entscheidungen über die Wiederbelebung gebrechlicher älterer Menschen helfen soll (Verenso 2013). Außerdem gibt es ein nationales Abkommen über die Zusammenarbeit in der medizinischen Grundversorgung zum Thema »Vorausschauende Entscheidungsfindung zur Reanimation bei gebrechlichen älteren Menschen« (van Delden et al. 2013). Die meisten Niederländer (70 %) haben über ACP nachgedacht und 13 % haben mit ihren Ärzten Ziele und Präferenzen für die künftige medizinische Behandlung und Pflege besprochen (Raijmakers et al. 2013). Vor kurzem haben die Autorinnen dieses Artikels eine Entscheidungshilfe online zur Verfügung gestellt, eingebettet in eine nationale Website. Sie gehört Allgemeinärzten und wird von diesen herausgegeben: https://www.thuisarts.nl/wensen-voor-zorg-en-behandeling.

ACP ist für gebrechliche ältere Menschen von großer Bedeutung, da diese Bevölkerungsgruppe mit hoher Wahrscheinlichkeit in naher Zukunft körperliche und kognitive Defizite entwickeln wird und sich dann darauf verlassen muss, dass andere ihre Behandlungspräferenzen in die Diskussion einbringen. Es ist nicht bekannt, inwieweit ACP gebrechliche ältere Menschen dabei unterstützen kann, eine aktivere Rolle im Hinblick auf ihre Gesundheit und Gesundheitsversorgung zu übernehmen, und wie sich dies wiederum auf ihre Lebensqualität und andere Faktoren wie die Inanspruchnahme medizinischer Versorgung auswirken mag. Daher untersuchten wir die Auswirkungen eines ACP-Programms auf die Patientenbeteiligung, die Lebensqualität, die Erstellung von Patientenverfügungen (PV), die Benennung von rechtlichen Vertretern, die Inanspruchnahme medizinischer Versorgung, die Kosten der medizinischen Versorgung und die Übereinstimmung der Versorgung mit den Präferenzen der gebrechlichen älteren Menschen.

---

156 Übersetzung durch Dr. Sabine Petri (München), Catrin Beu, M.A. (Bonn) und Dipl.-Päd. Annika Godder (Oberhausen).

17.2 Methoden

Wir haben in den Niederlanden eine Cluster-randomisierte kontrollierte Studie (RCT) unter Bewohnern von Pflegeheimen und zu Hause gepflegten Menschen durchgeführt (Korfage et al. 2015). Der Interventionsgruppe wurden begleitete Gespräche zur gesundheitlichen Vorausplanung auf der Grundlage des ACP-Programms »Respecting Choices« angeboten. Die Kontrollgruppe wurde wie gewohnt betreut.

17.3 Ergebnisse

Auf der Grundlage der Daten aus dem Baseline-Assessment des RCT untersuchten wir zunächst den Grad der Patientenbeteiligung bei gebrechlichen älteren Menschen, definiert als das Wissen, die Fähigkeiten und das Vertrauen, Gesundheit und Gesundheitsversorgung selbst zu managen (Overbeek et al. 2018b). Der Grad der aktiven Patientenbeteiligung wurde mit der Kurzversion der *Patient Activation Measure* (PAM-13) bewertet, die vier Beteiligungsniveaus unterscheidet. Wir fanden heraus, dass 39 % der Teilnehmer eine Beteiligung der Stufe 1 (die geringste), 31 % eine Beteiligung der Stufe 2, 26 % der Stufe drei und 5 % der Stufe vier (die höchste und angemessenste) hatten. Niedrige Beteiligungsniveaus (= Niveaus eins und zwei) waren insbesondere bei Personen mit gesundheitsbedingt geringerer Lebensqualität und bei Bewohnern von Pflegeheimen vorhanden. Allerdings hatte mehr als die Hälfte der ambulant gepflegten Menschen auch niedrige Beteiligungsniveaus. Die in unserer Studie festgestellten geringen Beteiligungsraten der Patienten deuten darauf hin, dass die Mehrheit der gebrechlichen älteren Menschen möglicherweise nicht in der Lage ist, ihre Gesundheit und Gesundheitsversorgung auf dem von ihnen erwarteten Niveau selbst zu managen.

Um die Durchführbarkeit und Wirksamkeit von ACP bei gebrechlichen älteren Menschen in den Niederlanden zu ermitteln, wurde den Teilnehmern der Interventionsgruppe im zweiten Schritt ein standardisiertes ACP angeboten, das auf dem ACP-Programm »Respecting Choices« basiert (Overbeek et al. 2018a). In diesem US-amerikanische Programm unterstützen geschulte Gesprächsbegleiter die Menschen dabei, ihr individuelles Verständnis ihrer Krankheit zu ergründen, über Ziele, Werte und Überzeugungen nachzudenken, Präferenzen im Hinblick auf ihre medizinische Behandlung zu erörtern und einen rechtlichen Vertreter zu benennen. Das primäre Ergebnis der Intervention war eine Veränderung der Patientenbeteiligung (PAM-13) zwischen dem Ausgangswert und der Nachuntersuchung nach zwölf Monaten. Das ACP-Programm war bei gebrechlichen älteren Menschen offensichtlich durchführbar: Fast alle Teilnehmer der Interventionsgruppe nahmen am ACP-Programm teil, erstellten eine Patientenverfügung (93 %) und benannten einen rechtlichen Vertreter (94 %, davon 89 % schriftlich). Die Mehrheit der Teilnehmer am ACP-Programm berichtete über positive Erfahrungen (72 %) und hielt das Programm für nützlich (79 %). Das Ausmaß, in dem sich die Patientenbeteiligung im Lauf der einjährigen Nachbeobachtung änderte, war in beiden Studiengruppen ähnlich. Auch bei der gesundheitsbezogenen Lebensqualität und der Zufriedenheit mit der medizinischen Versorgung gab es keine Unterschiede zwischen den Gruppen. In der Kontrollgruppe jedoch verfassten nur 34 % der Teilnehmer eine Patientenverfügung und 67 % benannten einen rechtlichen Vertreter (37 % schriftlich).

Die Inanspruchnahme der medizinischen Versorgung unterschied sich während der zwölf Monate nicht zwischen den Studiengruppen (Overbeek et al. 2019b). Dementsprechend unterschieden sich auch die durchschnittlichen Kosten für die medizinische Versorgung nicht wesentlich (2.360 Euro gegenüber 2.235 Euro). Ob die Krankenhausaufenthalte, diagnostischen Maßnahmen und medizinischen Eingriffe kurativen oder palliativen Zielsetzungen dienten, wurde häufig nicht in den Krankenakten festgehalten. Dies erschwerte die Beurteilung, inwieweit die Behandlung den Präferenzen der Teilnehmer entsprach. Die durchschnittlichen variablen Kosten für die Durchführung der ACP-Gespräche waren eher gering (76 Euro pro Teilnehmer).

Darüber hinaus untersuchten wir die Erfahrungen mit ACP und die Ergebnisse der ACP-Prozesse bei 39 Hinterbliebenen von gebrechlichen älteren Menschen (Overbeek et al. 2019a). In der Interventionsgruppe waren elf von 20 der befragten Verwandten während eines oder mehrerer ACP-Gespräche anwesend. Diese Angehörigen fanden, dass die begleiteten ACP-Gespräche Klarheit über die Präferenzen der Patienten im Hinblick auf ihre medizinische Behandlung und Pflege schafften und die Entscheidungsfindung erleichterten. Eine Minderheit der Angehörigen kannte die Präferenzen der Patienten bereits. Neun von zehn Hinterbliebenen der Interventionsgruppe, die an der Entscheidungsfindung im Namen des Patienten beteiligt waren, fühlten sich angemessen auf diesen Prozess vorbereitet, im Vergleich zu fünf von elf Hinterbliebenen in der Kontrollgruppe.

17.4 Interpretation der Ergebnisse

17.4.1 Patientenbeteiligung bei gebrechlichen älteren Menschen

Infolge der Gesundheitsreformen in den Niederlanden sind die Aufnahmerichtlinien für Pflegeheime in den letzten Jahren restriktiver geworden. Dies führt dazu, dass gebrechliche ältere Menschen jetzt eher im ambulanten Bereich bleiben müssen und zu Hause gepflegt werden. Damit diese Gesundheitsreformen die institutionelle Versorgung erfolgreich reduzieren können, müssen gebrechliche ältere Menschen aber in der Lage sein, ihr Leben, ihre Gesundheit und ihre Gesundheitsversorgung bis zu einem gewissen Grad selbst zu gestalten. Das niedrige Niveau der Patientenbeteiligung, das in unserer Studie festgestellt wurde (Overbeek et al. 2018b), deutet darauf hin, dass die Mehrheit der gebrechlichen älteren Menschen möglicherweise nicht über die Fähigkeiten, Kenntnisse, Fertigkeiten und das Vertrauen verfügt, dies angemessen zu tun. Daher wird die zunehmende Bevölkerungsgruppe der gebrechlichen älteren Menschen, die zu Hause leben, bei der Betreuung im Hinblick auf ihre Gesundheit und Gesundheitsversorgung Unterstützung benötigen.

17.4.2 Advance Care Planning mit gebrechlichen älteren Menschen

Nahezu alle Teilnehmer der Interventionsgruppe hatten nach einem Jahr eine Patientenverfügung verfasst (93 %) und einen rechtlichen Vertreter (94 % insgesamt, 89 % davon schriftlich) ernannt. Diese Zahlen sind höher als in den meisten anderen Studien (Weathers et al. 2016). Auch in der Kontrollgruppe waren die Abschlussquoten von Patientenverfügungen (34 %) und die Ernennung von rechtlichen Vertretern (67 % insgesamt, 37 % schriftlich) ziemlich hoch. Die zuvor erfassten Schätzungen zum Abschluss von Patientenverfügungen in den Niederlanden schwankten zwischen 5 % und 16 % für verschiedene Altersgruppen (Meeussen et al. 2011, Osborn et al. 2014, Raijmakers et al. 2013). Wir stellten fest, dass die meisten Patientenverfügungen in der Kontrollgruppe vor Beginn der Studie abgeschlossen waren. Sie betrafen zumeist Anordnungen zur Nicht-Wiederbelebung, die wahrscheinlich im Rahmen der Aufnahmepolitik in Pflegeheimen abgeschlossen wurden. Darüber hinaus kann die relativ hohe Abschlussrate bei den Patientenverfügungen in der Kontrollgruppe mit den jüngsten gesellschaftlichen Debatten über ACP in Verbindung gebracht werden, die von Verbänden wie der *Royal Dutch Medical Association* und der niederländischen Gesellschaft für Altersmediziner und Sozialgeriater initiiert wurden (Steering Committee for Appropriate End-of-Life Care 2015, Verenso).

Wir fanden keine Auswirkung des ACP-Programms »Respecting Choices« auf das Beteiligungsniveau der Teilnehmer, die Lebensqualität, die Zufriedenheit mit der Gesundheitsversorgung, die Inanspruchnahme und die Kosten der medizinischen Versorgung (Overbeek et al. 2018a; Overbeek et al. 2019b). Mehrere andere RCTs bei älteren Menschen (Durchschnittsalter $\geq$ 65 Jahre) berichteten über positive Auswirkungen von ACP auf diese Outcome-Parameter (Hilgeman et al. 2014; Detering et al. 2010; Tierney et al. 2001; Engelhardt et al. 2006; Gade et al. 2008; Molloy et al. 2000; Hamlet et al. 2010). ACP verbessert nachweislich auch die Übereinstimmung zwischen der tatsächlichen Versorgung und den Präferenzen der Patienten (Hilgeman et al., 2014; Detering et al., 2010; Tierney et al., 2001; Engelhardt et al. 2006; Gade et al. 2008; Molloy et al., 2000; Hamlet et al. 2010) sowie die Qualität der Kommunikation zwischen Patienten und Arzt (Aw al. 2012) bei älteren Menschen.

Die erste mögliche Erklärung für den ausbleibenden Effekt in unserer Studie bezieht sich auf das ACP-Programm. Wir haben das Kernstück des ACP-Programms »Respecting Choices« verwendet, einschließlich des Schulungsprogramms, der Struktur der Gespräche und der Einbeziehung von Angehörigen. Wir konnten jedoch keine systemweite Umsetzung des Programms durchführen, was die Effekte der Interventionen möglicherweise eingeschränkt hat.

Zweitens ist ACP bei einer Bevölkerungsgruppe von gebrechlichen, sehr alten Menschen möglicherweise nicht wirksam. Im Allgemeinen sind Menschen mit zunehmendem Alter weniger bereit, sich an Entscheidungsprozessen zu beteiligen (Belcher et al. 2006; Levinson et al. 2005; Bastiaens et al. 2007; Say et al. 2006). Bereits früher wurde festgestellt, dass die Teilnahme an Entscheidungsprozessen bei sehr alten Menschen ($\geq$ 80 Jahre) begrenzt ist (Bynum et al. 2014). Wie Bynum und Kollegen berichten, »kann die Übernahme einer aktiven Rolle bei der Entscheidungsfindung völlig neue Fähigkeiten für eine ältere Bevölkerung erfordern, die in der paternalistischen Ära der Medizin aufgewachsen ist und sich mit Informationstechnologie weniger auskennt« (Bynum et al. 2014). Andererseits fanden Sharp und Kollegen, dass viele gebrechliche ältere Menschen die Möglichkeit zu schätzen wissen, über die Behandlung am Lebensende zu sprechen (Sharp et al. 2013). Darüber hinaus hielt die

Mehrheit der Teilnehmer, die an unserem ACP-Programm teilnahmen, die begleiteten Gespräche für nützlich.

Unsere dritte Erklärung betrifft die Ergebnismessungen. Deren Auswahl ist schwierig, da ACP viele Bereiche berührt (Rietjens et al. 2016) und sowohl intermediäre Effekte (z. B. Abschluss von Patientenverfügungen) als auch nachgelagerte Effekte (z. B. Inanspruchnahme und Kosten der medizinischen Versorgung) haben kann. Möglicherweise waren die Auswirkungen unseres ACP-Programms zum Zeitpunkt der 12-Monats-Bewertung bereits abgeklungen. Die Beobachtung, dass 13 % der Interventionsteilnehmer sich nicht an die begleiteten Gespräche erinnerten, stützt diese Hypothese. Andererseits könnten die Auswirkungen auf die Inanspruchnahme und die Kosten der medizinischen Versorgung noch nicht eingetreten sein. Die medizinische Versorgung und die damit verbundenen Kosten für die Versorgung im letzten Lebensjahr sind 13,5-mal so hoch wie in einem durchschnittlichen Lebensjahr (Polder et al. 2006). Da 10 % der Teilnehmer während des Studienzeitraums starben, mussten möglicherweise nicht viele wichtige Behandlungsentscheidungen getroffen werden, so dass die volle Wirkung von ACP auf die Inanspruchnahme und die Kosten der medizinischen Versorgung nicht erfasst wurde.

Viertens lassen sich unsere Ergebnisse möglicherweise durch den niederländischen Gesundheitskontext erklären, der häufig durch die Tendenz gekennzeichnet ist, Überbehandlungen auch bei älteren Menschen zu vermeiden (van der Steen et al. 2004). Daher könnte für ACP im Hinblick auf die Vermeidung von Überbehandlung von vornherein weniger Potential vorhanden sein. Dies könnte auch erklären, dass die Gesundheitskosten in unserer Studienpopulation hauptsächlich die Kosten für stationäre Tage in Pflegeheimen und häuslicher Pflege betrafen. Ob die Ziele von Krankenhausaufenthalten, diagnostischen Verfahren und medizinischen Eingriffen kurativ oder palliativ waren, wurde häufig nicht in den medizinischen Akten festgehalten. Daher konnte die Übereinstimmung der erhaltenen Behandlung mit den Präferenzen nicht auf individueller Ebene beurteilt werden.

17.4.3 Advance Care Planning und die Auswirkungen auf die Hinterbliebenen gebrechlicher älterer Menschen

Viele Hinterbliebene von gebrechlichen älteren Menschen berichteten von positiven Erfahrungen mit ACP. Ein Angehöriger erwähnte spontan, dass das ACP-Gespräch zum richtigen Zeitpunkt stattfand. Im Allgemeinen ist es schwierig, das richtige Zeitfenster für ACP zu finden. Während einige ältere Menschen ACP-Gespräche eher früher als später wünschen, ziehen andere es vor, solche Gespräche so lange wie möglich aufzuschieben (Sharp et al. 2013). Empfohlen wird daher ein individueller ACP-Ansatz, der die Bereitschaft der Patienten, sich auf ACP einzulassen, das Krankheitsstadium, aber auch die jeweiligen rechtlichen und kulturellen Umstände berücksichtigt (Rietjens et al. 2017).

Bei den Angehörigen, die an der Entscheidungsfindung für den Verstorbenen beteiligt waren, wirkte sich die ACP positiv auf den wahrgenommenen Grad der Vorbereitung auf die Entscheidungsfindung aus. Dies steht im Einklang mit den Ergebnissen von Bravo und Kollegen. Diese stellten fest, dass die Einschätzung der Angehörigen bezüglich ihrer eigenen Fähigkeit, Entscheidungen für Patienten zu treffen, die mit dessen Wünschen übereinstimmen, nach ACP zunahm (Bravo et al. 2016). Dies sind wichtige Erkenntnisse, da viele Angehörige gebrechlicher älterer Menschen im Namen dieser Person Behandlungsentscheidungen treffen müssen, z. B. wenn diese eine Demenz entwickelt (Shanley et al. 2017). Derzeit leiden in den Niederlanden rund 258.000 Menschen im Alter von ≥ 65 Jahren an Demenz, und diese Zahl wird voraussichtlich rasch zunehmen (Alzheimer Nederland 2017).

17.5 Auswirkungen auf die klinische Praxis und die zukünftige Forschung

Unser strukturiertes ACP-Programm »Respecting Choices« erwies sich bei gebrechlichen älteren Menschen als durchführbar: Fast alle Teilnehmer der am ACP-Programm beteiligten Interventionsgruppe erstellten eine Patientenverfügung und ernannten einen rechtlichen Vertreter. Allerdings nahmen etwa drei Viertel der in Frage kommenden Personen nicht an unserer Studie teil, meist aus mangelndem Interesse. Es wird daher ein individueller Ansatz von ACP empfohlen, der die Bereitschaft der Patienten zur Teilnahme berücksichtigt. Verschiedene Auslöser können Gesundheitsdienstleister dazu anregen, die Bereitschaft der Patienten für ACP zu erfragen (Mullick et al. 2013). Derartige Auslöser können z. B. die Diagnose einer fortschreitenden, lebensbegrenzenden Krankheit, eine Änderung oder Verschlechterung des Gesundheitszustands oder eine Änderung der persönlichen Situation der Patienten, wie der Umzug in ein Pflegeheim oder Verlust eines geliebten Menschen sein (Mullick et al. 2013). Dabei kann auch der validierte »*Advance Care Planning Engagement Survey*« verwendet werden, um die Bereitschaft der Patienten zu beurteilen, sich an ACP zu beteiligen (Sudore et al. 2013).

Darüber hinaus sind weitergehende Erkenntnisse über wirksame Komponenten der ACP erforderlich. Im Allgemeinen scheinen umfassende ACP-Programme mit geschulten Gesprächsbegleitern und mehreren strukturierten ACP-Gesprächen effektiver zu sein als der Abschluss von Patientenverfügungen allein (Brinkman-Stoppelenburg et al. 2014). Die umfangreichsten ACP-Programme erhöhen nachweislich die Versorgung außerhalb des Krankenhauses und außerhalb der Intensivstation, die Einhaltung der Präferenzen der Patienten und die Zufriedenheit mit der Versorgung bei verschiedenen Patientengruppen (Brinkman-Stoppelenburg et al. 2014). Die Einbeziehung von Angehörigen in den ACP-Prozess scheint hilfreich zu sein, um sie auf den Entscheidungsprozess im Namen der sterbenden Person vorzubereiten. Um wirksame Elemente des ACP-Prozesses zu identifizieren, könnten die Teilnehmer und ihre Angehörigen gefragt werden, welche Elemente sie für besonders wichtig halten.

ACP kann für Menschen von Vorteil sein, die in der Lage und bereit sind, an moderierten Gesprächen teilzunehmen. Gesundheitsdienstleister haben häufig Schwierigkeiten, die Patienten zu identifizieren, die am ehesten von ACP profitieren (Dingfield & Kayser 2017). Weitere Hindernisse für ACP sind Zeitmangel und Unsicherheit im Umgang mit den Emotionen der Patienten (Dingfield & Kayser, 2017). In den Vereinigten Staaten wurden zwei CPT-Codes (*Current Procedural Terminology*) eingeführt, um Gesundheitsdienstleister zu ermutigen, früher und häufiger mit ihren Patienten ACP-Gespräche zu führen (Dingfield & Kayser 2017; Centers for Medicare & Medicaid Services 2016). Es sollte erforscht werden, ob diese CPT-Codes die rechtzeitige Einleitung des ACP-Prozesses fördern.

17.6 Neueste Entwicklungen zu ACP in den Niederlanden

17.6.1 Bestehende und in Entwicklung befindliche ACP-Definitionen

Im Jahr 2017 veröffentlichte eine Arbeitsgruppe der *European Association for Palliative Care* (EAPC) eine konsensbasierte Definition von ACP und Empfehlungen für ihre Anwendung (Rietjens et al. 2017). Die Arbeitsgruppe wurde von Forschern aus den Niederlanden geleitet. Die Definition wurde ins Niederländische übersetzt und in einer nationalen hausärztlichen Zeitschrift veröffentlicht (Rietjens et al. 2018). Das aktuelle Folgeprojekt zu ACP bei Demenz, von der EAPC in Auftrag gegeben, wird ebenfalls von den Niederlanden geleitet (van der Steen et al. 2023).

Für viele Angehörige der Gesundheitsberufe und Patienten war die COVID-19-Pandemie ein Auslöser, ACP-Gespräche zu beginnen (Dujardin et al. 2021). Eine Initiative mehrerer niederländischer Berufsverbände, darunter die der Allgemeinmediziner (NHG), der Fachärzte (FMS), der Ärzte für Menschen mit geistiger Behinderung (NVAVG), der Ärzte für Altersmedizin (Verenso) und der Pflegenden (V&VN), sowie einer nationalen Patientenorganisation (Patiëntenfederatie), erarbeitete eine Checkliste, die Gesundheitsfachkräfte bei der Dokumentation ihres ACP-Prozesses mit (gebrechlichen) Patienten unterstützen soll (Palliative Zorg Nederland 2021). Die Autoren empfehlen einen Ansatz, bei dem keine Kästchen angekreuzt werden. Daher enthält die Checkliste offene Fragen und Textfelder zur Klärung, aber auch eine Liste von Behandlungspräferenzen. Genutzt wird häufig Thuisarts.nl, eine vom niederländischen Hausärzteverband eingerichtete Website für Patienten, die es erlaubt, Informationen über Gesundheit und Krankheit abzurufen. Seit 2021 enthält sie ein ACP-Modul, das vom Erasmus Medical Center entwickelt und evaluiert wurde, um Patienten und Angehörige bei den ersten ACP-Schritten zu unterstützen, und die Nutzer ermutigt, Gespräche mit ihren Angehörigen und ihrem Arzt zu führen (van der Smissen 2022).

17.6.2 Herausforderungen, Hindernisse und weiterführende Forschung

Im Jahr 2022 initiierte das niederländische Gesundheitsministerium ein Forschungsprogramm zu ACP, das sich auf die Umsetzung konzentriert (ZonMw 2022). Diese Initiative zeigt, dass das Ministerium ACP für wirksam hält und der Beseitigung von Realisierungshindernissen Priorität einräumt. Obwohl der in den Niederlanden große Sektor der Allgemeinmedizin die Möglichkeit bietet, ACP routinemäßig zu implementieren und damit die Kontinuität zu stärken, basieren die ACP-Bemühungen häufig noch auf einem Ad-hoc-Ansatz. Eine qualitative Studie unter Allgemeinmedizinern zeigte, dass die unzureichende Nutzung von ACP-Möglichkeiten wohl mit mangelndem Wissen, mangelnder Bereitschaft zur ACP oder Zeitmangel zusammenhängt (Glaudemans et al. 2018).

Digitale Lösungen könnten helfen, diese Lücke zu schließen. Solche Lösungen können durch die Einbeziehung anderer Disziplinen als Ärzte ergänzt werden, z. B. durch Spiritual-Care-Fachleute, die Befähigung von Krankenschwestern und den Einsatz von Public-Health-Ansätzen. Wir empfehlen, ACP systematisch und kontinuierlich über alle Disziplinen und Sektoren hinweg zu fördern, um einen proaktiven und zugleich personenzentrierten Ansatz zu unterstützen, der über eine ausschließliche Konzentration auf medizinische Aspekte hinausgeht.

17.7 Danksagung

Wir danken Jenny T. van der Steen für ihren wertvollen Beitrag zum Abschnitt über neueste ACP-Entwicklungen in den Niederlanden.

Literatur

Alzheimer Nederland (2017) Cijfers en feiten over dementie [Online]. Available: https://www.alzheimer-nederland.nl/sites/default/files/direct upload/factsheet-dementie-algemeen.pdf [Accessed May 18, 2018].

Aw D, Hayhoe B, Smajdor A, Bowker L, Conroy S, Myint P (2012) Advance care planning and the older patient. Qjm, 105, 225-230.

Bastiaens H, Van Royen P, Pavlic DR, Raposo V, Baker R (2007) Older people's preferences for involvement in their own care: a qualitative study in primary health care in 11 European countries. Patient education and counseling, 68, 33-42.

Belcher VN, Fried TR, Agostini JV & Tinetti ME (2006) Views of older adults on patient participation in medication-related decision making. Journal of general internal medicine, 21, 298-303.

Bravo G, Trottier L, Arcand M, Boire-Lavigne A-M, Blanchette D, Dubois M-F, Guay M, Lane J, Hottin P, Bellemare S (2016) Promoting advance care planning among community-based older adults: A randomized controlled trial. Patient Education and Counseling, 99, 1785-1795.

Brinkman-Stoppelenburg A, Rietjens JaC & Van Der Heide A (2014) The effects of advance care planning on end-of-life care: a systematic review. Palliative Medicine, 28, 1000-1025.

Bynum JP, Barre L, Reed C, Passow H (2014) Participation of very old adults in health care decisions. Medical Decision Making, 34, 216-230.

Centers for Medicare & Medicaid Services (2016) Advance Care Planning [Online]. United States. Available: https://www.cms.gov/Outreach-and-Education/Medicare-Learning-Network-MLN/MLNProducts/Downloads/AdvanceCarePlanning.pdf [Accessed May 1, 2018].

Detering KM, Hancock AD, Reade MC, Silvester W (2010) The impact of advance care planning on end of life care in elderly patients: randomised controlled trial. Bmj, 340, c1345.

Dingfield LE, Kayser JB (2017) Integrating advance care planning into practice. Chest, 151, 1387-1393.

Dujardin J, Schuurmans J, Westerduin D, Wichmann AB, Engels Y (2021) The COVID-19 pandemic: A tipping point for advance care planning? Experiences of general practitioners. Palliat Med 2021 July;35(7):1238-1248. https://doi.org/10.1177/02692163211016979

Engelhardt JB, Mcclive-Reed KP, Toseland RW, Smith TL, Larson DG, Tobin DR (2006) Effects of a program for coordinated care of advanced illness on patients, surrogates, and healthcare costs: a randomized trial. The American journal of managed care, 12, 93-100.

Gade G, Venohr I, Conner D, Mcgrady K, Beane J, Richardson RH, Williams MP, Liberson M, Blum M, Penna RD (2008) Impact of an inpatient palliative care team: a randomized controlled trial. Journal of palliative medicine, 11, 180-190.

Glaudemans JJ, Moll van Charante E, Wind J, Oosterink JJ, Willems DL (2018) Experiences with approaches to advance care planning with older people: A qualitative study among Dutch general practitioners. BMJ Open 2018 November 25;8(11):e024762. https://doi.org/10.1136/bmjopen-2018-024762

Hamlet KS, Hobgood A, Hamar GB, Dobbs AC, Rula EY & Pope JE (2010) Impact of predictive model-directed end-of-life counseling for Medicare beneficiaries. The American journal of managed care, 16, 379-384.

Hilgeman MM, Allen RS, Snow AL, Durkin DW, Decoster J, Burgio L (2014) Preserving Identity and Planning for Advance Care (PIPAC): preliminary outcomes from a patient-centered intervention for individuals with mild dementia. Aging & mental health, 18, 411-424.

Korfage IJ, Rietjens JA, Overbeek A, Jabbarian LJ, Billekens P, Hammes BJ, Hansen-Van Der Meer E, Polinder S, Severijnen J, Swart SJ (2015) A cluster randomized controlled trial on the effects and costs of advance care planning in elderly care: study protocol. BMC geriatrics, 15, 87.

Laego. Herziening toolkit Advance Care Planning (ACP) [Online]. Available: https://laego.nhg.org/actueel/nieuws/herziening-toolkit-advance-care-planning-acp [Accessed April 17, 2018].

Levinson W, Kao A, Kuby A & Thisted RA (2005) Not all patients want to participate in decision making. Journal of general internal medicine, 20, 531-535.

Meeussen K, Van Den Block L, Echteld M, Bossuyt N, Bilsen J, Van Casteren V, Abarshi E, Donker G, Onwuteaka-Philipsen B, Deliens L (2011) Advance care planning in Belgium and The Netherlands: a nationwide retrospective study via sentinel networks of general practitioners. Journal of pain and symptom management, 42, 565-577.

Molloy DW, Guyatt GH, Russo R, Goeree R, O'brien BJ, Bédard M, Willan A, Watson J, Patterson C & Harrison C (2000) Systematic implementation of an advance directive program in nursing homes: a randomized controlled trial. Jama, 283, 1437-1444.

Morrison RS, Chichin E, Carter J, Burack O, Lantz M & Meier DE (2005) The effect of a social work intervention to enhance advance care planning documentation in the nursing home. Journal of the American Geriatrics Society, 53, 290-294.

Mullick A, Martin J & Sallnow L (2013) An introduction to advance care planning in practice. bmj, 347, f6064.

Osborn R, Moulds D, Squires D, Doty MM & Anderson C (2014) International survey of older adults finds shortcomings in access, coordination, and patient-centered care. Health Affairs, 33, 2247-2255.

Overbeek A, Korfage IJ, Hammes BJ, Van Der Heide A, Rietjens JA (2019a) Experiences with and outcomes of Advance Care Planning in bereaved relatives of frail older patients: a mixed methods study. Age and ageing, 48, 299-306.

Overbeek A, Korfage IJ, Jabbarian LJ, Billekens P, Hammes BJ, Polinder S, Severijnen J, Swart SJ, Witkamp FE, Van Der Heide A (2018a) Advance Care Planning in Frail Older Adults: a cluster randomized controlled trial. Journal of the American Geriatrics Society, 66, 1089-1095.

Overbeek A, Polinder S, Haagsma J, Billekens P, De Nooijer K, Hammes BJ, Muliaditan D, Van Der Heide A, Rietjens JA, Korfage IJ (2019b) Advance Care Planning for frail older adults: Findings on costs in a cluster randomised controlled trial. Palliative medicine, 33, 291-300.

Overbeek A, Rietjens JA, Jabbarian LJ, Severijnen J, Swart SJ, Van Der Heide A & Korfage IJ (2018b) Low patient activation levels in frail older adults: a cross-sectional study. BMC geriatrics, 18, 7.

Palliatieve Zorg Nederland (PZNL). Uniform vastleggen proactieve zorgplanning. Version 22 October 2021. Available from Palliaweb https://palliaweb.nl/overzichtspagina-hulpmiddelen/uniform-vastleggen-proactieve-zorgplanning HYPERLINK »about:blank«https://palliaweb.nl/overzichtspagina-hulpmiddelen/uniform-vastleggen-proactieve-zorgplanning (Accessed 19 March 2023)

Polder JJ, Barendregt JJ & Van Oers H (2006) Health care costs in the last year of life—the Dutch experience. Social science & medicine, 63, 1720-1731.

Raijmakers NJH, Rietjens JaC, Kouwenhoven PSC, Vezzoni C, Van Thiel GJMW, Van Delden JJM, Van Der Heide A (2013) Involvement of the Dutch general population in advance care planning: a cross-sectional survey. Journal of palliative medicine, 16, 1055-1061.

Rietjens J, Korfage I, Van Der Heide A (2016) Advance care planning: Not a panacea. Palliative medicine, 30, 421-422.

Rietjens JA, Sudore RL, Connolly M, Van Delden JJ, Drickamer MA, Droger M, Van Der Heide A, Heyland DK, Houttekier D, Janssen DJ (2017) Definition and recommendations for advance care planning: an international consensus supported by the European Association for Palliative Care. The Lancet Oncology, 18, e543-e551.

Rietjens JA, Sudore RL, Deliens L, Ott B, Connolly M, van Delden JJ, et al. (2018) Internationale definitie van advance care planning. Huisarts Wet 2018 July;61(8). https://doi.org/10.1007/s12445-018-0224-y

Say R, Murtagh M & Thomson R (2006) Patients' preference for involvement in medical decision making: a narrative review. Patient education and counseling, 60, 102-114.

Shanley C, Fetherstonhaugh D, Mcauliffe L, Bauer M et al. (2017) Providing support to surrogate decision-makers for people living with dementia: Healthcare professional, organisational and community responsibilities. Health and Social Care in the Community, 1-8.

Sharp T, Moran E, Kuhn I, Barclay S (2013) Do the elderly have a voice? Advance care planning discussions with frail and older individuals: a systematic literature review and narrative synthesis. Br J Gen Pract, 63, e657-e668.

Steering Committee for Appropriate End-of-Life Care (2015) Just because we can, doesn't mean we should. [Online]. Utrecht Available: https://www.knmg.nl/web/file?uuid=a740ce29-aba8-4

f2e-825c-70b6fd28c542&owner=5c945405-d6ca-4deb-aa16-7af2088aa173&contentid=1638&elementid=145033 [Accessed February 17, 2017].

Sudore RL, Stewart AL, Knight SJ, Mcmahan RD, Feuz M, Miao Y, Barnes DE (2013) Development and validation of a questionnaire to detect behavior change in multiple advance care planning behaviors. PloS one, 8, e72465.

Tierney WM, Dexter PR, Gramelspacher GP, Perkins AJ, Zhou XH, Wolinsky FD (2001) The effect of discussions about advance directives on patients' satisfaction with primary care. Journal of General Internal Medicine, 16, 32-40.

Van Delden H, De Ruiter C, Van Der Endt R, De Graaf E, Helle R, Ikking H, Kaptein R, Van Leen M, De Vries L (2013) Landelijke Eerstelijns Samenwerkings Afspraak Anticiperende besluitvorming over reanimatie bij kwetsbare ouderen. Huisarts Wet, 56, 1-7.

Van Der Steen JT, Kruse RL, Ooms ME, Ribbe MW, Van Der Wal G, Heintz LL, Mehr DR (2004) Treatment of nursing home residents with dementia and lower respiratory tract infection in the United States and The Netherlands: an ocean apart. Journal of the American Geriatrics Society, 52, 691-699.

Van Steen JT, Korfage IJ, et al. (2023) Advance care planning in dementia. Task force of the European Association for Palliative Care (EAPC). [In the course of 2023, the EAPC Task force webpage will be moved to: http://www.eapcnet.eu/eapc-groups/task-forces/advance-care-planning-in-dementia/]

van der Smissen D, Rietjens JAC, van Dulmen S, Drenthen T, Vrijaldenhoven-Haitsma FRMD, Wulp M, et al. (2022) The web-based advance care planning program »Explore Your Preferences for Treatment and Care«: Development, pilot study, and before-and-after evaluation. J Med Internet Res 2022 December 2;24(12): e38561. https://doi.org/10.2196/38561

Verenso. Advance Care Planning (ACP) [Online]. Utrecht. Available: https://www.verenso.nl/dossiers/advance-care-planning-acp [Accessed April 4, 2018].

Verenso (2013) Multidisciplinaire richtlijn besluitvorming over reanimatie, deel 1: samenvatting en aanbevelingen [Online]. Utrecht. Available: https://www.verenso.nl/_asset/_public/Richtlijnen_kwaliteit/richtlijnen/database/VER-003-25 Richtlijnreanimatiedeel1DEF.pdf [Accessed June, 23 2020].

Weathers E, O'caoimh R, Cornally N, Fitzgerald C, Kearns T, Coffey A, Daly E, O'sullivan R, Mcglade C, Molloy DW (2016) Advance care planning: A systematic review of randomised controlled trials conducted with older adults. Maturitas, 91, 101-109.

ZonMw The Netherlands (2022) Domain 2.3: Proactieve zorgplanning. Available from https://www.zonmw.nl/nl/onderzoek-resultaten/palliatieve-zorg/domeinen/domein-2-structuur-en-proces/domein-23-proactieve-zorgplanning/ (Accessed 19 March 2023)

18 Advance Care Planning in belgischen Pflegeheimen[157]

Joni Gilissen, Lieve van den Block

18.1 Advance Care Planning in Pflegeheimen in Flandern

18.1.1 Allgemeiner rechtlicher Hintergrund und ACP-Richtlinien, die für und in Pflegeheimen relevant sind

Rechtlich gesehen ist Advance Care Planning (ACP) in Belgien im »Gesetz über Patientenrechte« und dem »belgischen medizinischen deontologischen Kodex« verankert. Ansonsten gibt es kein spezifisches Gesetz oder Dekret, welches ACP und den damit verbundenen Prozess regelt. Die Ergebnisse der ACP-Prozesse haben nur dann einen rechtlichen Status, wenn sie schriftlich in Form von Patientenverfügungen niedergelegt werden: 1) um medizinische Interventionen für den Fall abzulehnen, dass die betreffenden Personen nicht in der Lage sind, selbst zu entscheiden (rechtlich bindend für Fachkräfte), und 2) Bestattungswünsche zu äußern oder für den Fall eines irreversiblen Komas um aktive Sterbehilfe zu bitten (nicht rechtsverbindlich). Der ACP-Prozess kann auch die Benennung eines rechtlichen Vertreters für den Fall einer (kognitiven) Entscheidungsunfähigkeit beinhalten: 1) von der Person schriftlich und/ oder als Teil einer Vorausverfügung ausgewählt/ernannt; 2) der Person gesetzlich zugewiesen (»Standard« -Vertreter, der von einem Rechtskaskadensystem in der folgenden Reihenfolge benannt wird: Partner oder zusammenlebende Lebensgefährten, erwachsenes Kind, Elternteil, erwachsene Schwester oder Bruder); oder 3) *für* die Person ernannt (z. B. gesetzlicher Betreuer).

Ende 2006 hatten schätzungsweise 95 % der Pflegeheime ein ACP-Konzept (De Gendt et al. 2010). Seit 2016 müssen Pflegeheime in Flandern, dem niederländischsprachigen Teil Belgiens, mehrere Qualitätsindikatoren messen und der flämischen Agentur für Pflege und Gesundheit (zweimal jährlich) melden. Einer dieser Qualitätsindikatoren bezieht sich auf die Umsetzung von ACP (% der Bewohner mit einem »aktuellen Plan für die Behandlung am Lebensende«). Im Jahr 2020 hat die Flämische Agentur einen neuen Qualitätsrahmen für Pflegeheime in Bezug auf ACP, Palliativbehandlung und Betreuung am Lebensende sowie die Bedeutung ihrer Praxisimplementierung entwickelt. Hierdurch wurde jedoch nicht sichergestellt, dass ACP *tatsächlich* für alle Bewohner von Pflegeheimen zur Verfügung steht.

18.1.2 Prävalenz von ACP

In der europäischen PACE-Studie von 2015 wurde berichtet, dass 46 % der verstorbenen Bewohner flämischer Pflegeheime eine schriftliche Patientenverfügung hatten. 32,3 % hatten einen rechtlichen Vertreter ernannt. Es gab

---

157 Übersetzung durch Dr. Sabine Petri (München), Catrin Beu, M.A. (Bonn) und Dipl.-Päd. Annika Godder (Oberhausen).

große Unterschiede zwischen den Ländern und oft auch zwischen den Einrichtungen (Andreasen et al. 2019). Nach Angaben der flämischen Behörden verfügten 2018 51,4 % der Einwohner über einen »aktuellen Plan für die Behandlung am Lebensende«. In 20 % der Pflegeheime, von denen Daten übermittelt wurden, hatte jedoch weniger als ein von vier Bewohnern einen solchen Plan. Dabei ist zu berücksichtigen, dass Unsicherheit darüber besteht, wie ein solcher »aktueller Plan für das Lebensende« definiert und wahrgenommen wird, und dass diese Daten von den Pflegeheimen selbst bereitgestellt werden (Results of quality measurement in nursing homes 2017). Nach den Ergebnissen einer Mortalitäts-Follow-Back-Studie in Belgien (2014) hatten 26 % der in Pflegeheimen wohnenden allgemeinärztlichen Patienten zum Zeitpunkt des Todes eine Präferenz für einen rechtlichen Vertreter geäußert. 51 % der Allgemeinmediziner gaben an, sich der Präferenzen ihrer Patienten für die medizinische Behandlung am Lebensende bewusst zu sein (Penders et al. 2015). In Bezug auf Pflegeheimbewohner mit Demenz wurde berichtet, dass 18 % der flämischen Bewohner mit Demenz zum Zeitpunkt des Todes eine schriftliche Patientenverfügung hatten; 57 % hatten eine hausärztliche Anordnung[158] (in den meisten Fällen nicht mit dem Bewohner besprochen) (Vandervoort et al. 2014). Fachkräfte in Flandern kommunizierten selten mit demenzkranken Bewohnern über das Lebensende (22 % laut Hausarzt und 9,7 % laut Pflegekraft). Die Kommunikation mit der Familie war häufiger (71 % nach Angaben des Hausarztes und 60 % nach Angaben einer Pflegekraft) (Vandervoort et al. 2014). Pflegekräfte berichteten, dass Angehörige nicht immer über die Existenz von Patientenverfügungen ihrer an Demenz verstorbenen Angehörigen informiert waren. Zudem bestand zwischen Pflegekräften, Allgemeinärzten und Angehörigen eine geringe Übereinstimmung hinsichtlich der Existenz und des Inhalts der ACP-Dokumentation (Vandervoort et al. 2014).

Die derzeit verfügbaren Daten werden überwiegend in Flandern gesammelt. Daten aus dem französischsprachigen Teil Belgiens (40 % der belgischen Bevölkerung) werden weniger regelmäßig gesammelt und gemeldet. Repräsentative Daten zur Prävalenz von ACP-Gesprächen (also wie viele dieser Diskussionen mit wem und wann geführt werden) gibt es ebenfalls nur begrenzt.

---

158 Eine »ärztliche Anordnung« oder »Behandlungsanweisung« ist eine »Anweisung des Allgemeinarztes, die in der Krankenakte des Bewohners abgelegt ist und die Anwendung bestimmter Behandlungen am Lebensende regelt (meistens einschränkt)«. Diese hausärztlichen Anordnungen können als Teil des allgemeinen Behandlungs- und Betreuungsplanungsprozesses in Pflegeheimen betrachtet werden und bieten einen Plan für die aktuelle und fortlaufende Gesundheitsversorgung (DNR = Do not attempt resuscitation – ACP-Code – DNH = Do not hospitalize – usw.). Sie können in Absprache mit der betroffenen Person geschrieben oder für eine Person im Sinne ihrer besten Interessen ausgefüllt werden, die nicht selbst entscheiden kann. Der Begriff ärztliche Anordnung wird insbesondere verwendet, um zwischen einer Behandlungsanweisung des Arztes, die nicht unbedingt mit dem Patienten besprochen wird, und einer vom Patienten selbst ausgefüllten Patientenverfügung in Bezug auf die künftige Behandlung und Pflege zu unterscheiden.

18.2 Beteiligung des Personals der Pflegeheime an ACP

18.2.1 Wessen »Job« ist das überhaupt?

In der Theorie und angesichts der Tatsache, dass die Versorgung in Pflegeheimen am häufigsten von einem multidisziplinären Team durchgeführt wird, das aus Pflegekräften, Pflegehelfern, Hausärzten und weiteren an der Betreuung beteiligten Mitarbeitern (z. B. Sozialarbeitern, Seelsorgern, Psychologen, Physiotherapeuten) besteht, empfehlen neuere Studien die Einbeziehung verschiedener Professionen in die ACP-Prozesse entsprechend ihren Kompetenzen und beruflichen Anforderungen (Dixon & Knapp 2018). Während in früheren Interventionen Pflegekräfte am häufigsten als führende Vertreter von ACP in Pflegeheimen genannt werden (Wendrich-van Dael et al. o.J.; Pivodic et al. o.J.; Sævareid et al. 2019; Dewey 1997), waren es später verschiedene Professionen, die generell verschiedene Rollen im ACP-Prozess spielen können (Dixon & Knapp 2018). So führen Pflegekräfte zum Beispiel häufig ACP-Gespräche, manchmal jedoch auch spirituelle Berater; Sozialarbeiter übernehmen häufiger die Führung in Bezug auf rechtliche Prozesse und Dokumente, da sie sich damit vertrauter fühlen als die anderen Gesundheitsberufe.

In der Studie »Let Me Decide« werden Pflegekräfte am häufigsten als primär verantwortliche Fachpersonen erwähnt; in den meisten Pflegeheimen, die an der Intervention teilnahmen, übernahmen erfahrene Pflegekräfte die Rolle (Cornally et al. 2015). Die Mitarbeiter waren der Ansicht, dass die Kernaspekte von ACP von erfahrenen Pflegekräften geleitet werden sollten. Im Allgemeinen wurde berichtet, dass verschiedene Fachkräfte an den ACP-Interventionen beteiligt waren (Allgemeinmediziner, Krankenhausberater, Pflegekräfte, Sozialarbeiter, Psychiater, Personal der Ambulanzen und Physiotherapeuten). Die aktuelle Literatur weist darauf hin, dass alle Mitarbeiter (einschließlich Freiwilliger), abhängig von ihren jeweiligen Kompetenzen, eine (unterschiedliche) Rolle bei ACP spielen könnten (Gilissen et al. 2017, 2018). Ein multidisziplinärer Teamansatz ist hier von Vorteil (Dixon & Knapp 2018; Cornally et al. 2015; Arnett et al. 2017). Ein klarer Rahmen für »Rollenverteilung« und Verantwortlichkeiten ist dafür jedoch unerlässlich (Cornally et al. 2015). Insofern wird in der Forschung immer wieder auf die Notwendigkeit einer sachkundigen oder qualifizierten Person hingewiesen, die als Führungskraft fungiert und hauptsächlich für die Umsetzung und Aufrechterhaltung von ACP im Pflegeheim verantwortlich ist (Gilissen et al. 2017): »ACP-Programm-Champions« (Mitchell et al. 2018), »ACP-Botschafter« (Aasmul et al. 2018), »ACP-Referenzpersonen« (Gilissen et al. 2019).

In Belgien können Personen aus verschiedenen etablierten Funktionen heraus ACP durchführen oder an der Umsetzung von ACP in Pflegeheimen beteiligt sein. Ein Pflegeheim verfügt über einen »koordinierenden und beratenden Arzt«, der unter anderem für die Umsetzung der Palliativversorgung einschließlich der ACP-Konzepte in Pflegeheimen verantwortlich ist. Dabei fällt es normalerweise nicht in den ärztlichen Aufgabenbereich, die ACP-Gespräche durchzuführen. Eine »Referenzperson für Palliativversorgung« (0,10 Vollzeitäquivalente pro 30 Bewohner, in der Regel eine Pflegekraft) ist verantwortlich für die Etablierung einer unterstützenden Palliative-Care-Kultur im Pflegeheim, die Bereitstellung von Fortbildungen für das Personal und die Sensibilisierung für das Leitbild der Einrichtung. Sie koordiniert die Palliativversorgung und überprüft rückwirkend die Initiierung einer Palliativversorgung für alle verstorbenen Bewohner. Zudem unterstützen diese Palliativ-Fachkräfte die palliativ erkrankten Bewohner, was auch die Pflege am Krankenbett beinhalten kann. Im

Jahr 2010 war in 41,4 % der Pflegeheime eine solche Referenzperson verfügbar (De Gendt et al. 2010). Seit Juli 2010 gibt es zudem die Möglichkeit der Finanzierung einer 0,5-VZÄ-Referenzperson für Demenz. Daneben kann dem Hausarzt des Bewohners vor und nach Eintritt ins Pflegeheim ebenso eine wichtige Rolle im ACP-Prozess zukommen wie den anderen genannten Fachpersonen. ACP wurde jedoch keiner dieser Funktionen als spezifische Rolle oder Aufgabe zugewiesen. Daher wird von Pflegeheimen erwartet, dass sie die ACP-Konzepte auf eine Weise umsetzen, die für sie in ihrem eigenen Pflegeheim und in ihrer Region am besten geeignet ist. Es gibt bisher kein spezifisches Kostenerstattungssystem für ACP in Pflegeheimen in Belgien. Der Pflegeheimsektor, der von drei Dachorganisationen vertreten wird, befürwortet und unterstreicht jedoch die Bedeutung einer Erhöhung der Finanzen und Ressourcen im Allgemeinen – und im Besonderen für ACP, Palliativversorgung und Behandlung am Lebensende.

18.2.3 Mangel an ACP-Kenntnissen, Selbstwirksamkeit und Beteiligung verschiedener Gruppen von Mitarbeitern

Die verschiedenen Gesundheitsberufe stehen vor unterschiedlichen intrinsischen und extrinsischen Herausforderungen im Zusammenhang mit ACP. Mangel an Wissen und Vertrauen gehören zu den am häufigsten beschriebenen Hindernissen (Kermel-Schiffman & Werner 2017; Gilissen et al. 2020a; Beck et al. 2017; Evenblij et al. 2019; ten Koppel et al. 2019). Internationale Studien berichteten über signifikante Unterschiede zwischen den in den Pflegeheimen tätigen Berufsgruppen in Bezug auf ihren Kenntnisstand zur Palliativversorgung, ihr Selbstvertrauen in Bezug auf Gespräche über das Lebensende sowie den bestmöglichen Zeitpunkt für Gespräche über Tod und Sterben mit den Bewohnern (Evenblij et al. 2019; ten Koppel et al. 2019; Johnson & Bott 2016). In einer von den Autoren durchgeführten Umfrage unter Pflegeheimpersonal in Flandern (Gilissen et al. 2021) wurden auch signifikante Unterschiede zwischen verschiedenen Gruppen von Fachpersonen im Hinblick auf ihr Wissen und ihre Beteiligung an ACP festgestellt: ACP-Gespräche und -Dokumentationen wurden signifikant häufiger von Pflegekräften als von Pflegehelfern durchgeführt, Unterschiede zwischen anderen beteiligten Mitarbeitern (wie Sozialarbeitern und Seelsorgenden) und Pflegehelfern wurden nicht gefunden. Zudem wurde festgestellt, dass sich das Wissen über ACP erheblich unterscheidet, wobei sowohl Pflegekräfte als auch weitere an der Betreuung beteiligte Mitarbeiter über mehr Wissen verfügten als Pflegehelfer. In dieser Studie wurden keine Unterschiede zwischen den Mitarbeitern hinsichtlich ihres Selbstvertrauens bei der Durchführung verschiedener ACP-Aktivitäten festgestellt (nach der Kontrolle auf konfundierende Variablen).

18.3 Das ACP+-Programm: Ein System geteilter Rollen

Aufgrund des Mangels an evidenzbasierten Trainingsprogrammen zur Verbesserung der Inanspruchnahme und Qualität von ACP in Belgien haben wir unter Anwendung mehrerer Studienmethoden (systematische Literaturrecherche (Gilissen et al. 2019), Entwicklung eines theoretischen Rahmens (Gilissen et al. 2018), Expertengespräche sowie Interviews mit Pflegeheimpersonal und Management, um Machbarkeit und Akzeptanz zu testen (Gilissen et al. 2019)) das ACP+-Programm entwickelt. Das endgültige Programm ist eine Mehrkomponentenintervention unter Verwendung eines Gesamtsystemansatzes. Dieses soll mit Hilfe eines externen Trainers über einen längeren Zeitraum (mindestens 8–12 Monate) schrittweise eingeführt werden. Es umfasst zehn Interventionskomponenten, 22 Aktivitäten und 17 Materialien zur Unterstützung der Einführung in die routinemäßige Behandlung und Betreuung im Pflegeheim (Gilissen et al. 2019). Die Wirksamkeit und Umsetzung dieses Programms wurde in einer Cluster-randomisierten kontrollierten Studie und Prozessbewertung untersucht (Gilissen et al. 2020b). Die endgültigen Ergebnisse sollen in Kürze veröffentlicht werden (Wendrich-van Dael et al. 2024; Pivodic et al. 2022).

18.3.1 Schlüsselrollen innerhalb von ACP+

Die Schwerpunkte des ACP+ Programms lauten: Training und Coaching, Gewinnen der Unterstützung durch das Management, Ermittlung von Rollen und Verantwortlichkeiten, um ACP-Gespräche mit allen Bewohnern und/oder ihren Familien durchzuführen, Dokumentation und Informationsweitergabe, regelmäßige Nachverfolgung bei multidisziplinären Sitzungen und Audits sowie Anpassung spezifischer Elemente an den lokalen Kontext.

Ein wesentlicher Aspekt des Programms ist die Klärung verschiedener ACP-Rollen:

1. *Externe »ACP-Trainer«*, die Erfahrung mit der klinischen Praxis in Pflegeheimen und der Durchführung von ACP-Gesprächen haben, unterstützen Mitarbeiter und Management bei der Implementierung von ACP. Ihre Unterstützung ist zu Beginn intensiv, nimmt jedoch im Verlauf der Zeit ab. Sie sind extern und nicht von den Einrichtungen angestellt. In qualitativen Studien nach der Intervention mit Mitarbeitern und Management wurde dies als wesentliches Element für die Umsetzung angesehen (Wendrich-van Dael et al. o.J.). In Zukunft könnten regionale Palliativversorgungsnetze und Trainer, die in diesen Netzwerken arbeiten, diese Rolle übernehmen.

2. *»ACP-Referenzpersonen«* sind für die Implementierung der laufenden ACP-Prozesse im Pflegeheim verantwortlich, indem sie deren große Bedeutung bekanntmachen sowie ACP-Gespräche organisieren und durchführen. Hierbei handelt es sich um im Pflegeheim beschäftigte Fachkräfte, die Verantwortung für die tägliche Versorgung der Bewohner tragen (z. B. Pflegedienstleitung, Teamkoordinatoren, Pflegekräfte, Referenzpersonen für Palliativmedizin, Referenzpersonen für Demenz, Psychologen, Mitglieder des Palliativteams). Sie sollten über Erfahrung und Interesse an ACP verfügen, enthusiastisch und motiviert sein, ausreichende organisatorische Fähigkeiten besitzen und Kollegen sensibilisieren können. Nach einer Weile sollten ACP-Referenzpersonen nach den Grundsätzen von Train-the-Trainer-Konzepten in der Lage sein, ihre Kollegen weiterzubilden. Die Anzahl der ACP-Referenzpersonen pro Pflegeheim wurde in diesem Projekt auf mindestens zwei 0,10 Vollzeitstellen pro 30 Betten geschätzt. Dies war auch die durchschnittliche Anzahl Betten in den Einrichtungen, die an der Studie teilgenommen haben.

3. *»ACP Conversation Facilitators«* unterstützen die ACP-Referenzpersonen bei der Planung und Durchführung regelmäßiger ACP-Gespräche. In der ACP+-Studie waren diese häufig mit einer Station und einer bestimmten ACP-Referenzperson assoziiert (durchschnittlich drei oder vier

pro Station). Dieses Modell der Moderation steht im Widerspruch zu anderen Interventionsstudien, die hauptsächlich mit externen »Conversation Facilitators« zusammengearbeitet haben, um ACP durchzuführen (Sævareid et al. 2019).
4. »*ACP-Antennen*« sind im Wesentlichen alle anderen Mitarbeiter, einschließlich der Mitarbeiter im Betrieb (Verwaltungs-, Technik-, Reinigungspersonal) und Freiwillige. Ihnen wurde eine kurze Schulungs- und Informationssitzung angeboten, um die Bereitschaft, den Bedarf und das Einverständnis einer Person, sich an ACP zu beteiligen, zu erkennen und zu melden.

18.3.2 Faktoren zur Verbesserung der Beteiligung der Mitarbeiter an ACP+

Die Baseline Ergebnisse und die Prozessevaluation dieser Studie identifizieren Bereiche zur Verbesserung der Intervention und mehrere potenzielle Faktoren, die als wichtige Wirkmechanismen dienen könnten. Es wurde festgestellt, dass Faktoren auf Personalebene (z. B. Motivation), Faktoren auf Managementebene (z. B. Koordination), Trainerunterstützung sowie eine Reihe von Kontextschwierigkeiten die Implementierung beeinflussen. Die Teilnehmer gaben an, dass ACP+ zu einer strukturierteren Arbeitsweise in Bezug auf ACP und zu einer Zunahme der Anzahl von ACP-Gesprächen und -Dokumentationen führte. Sie betonten auch, dass bei allen Mitarbeitern ein verstärktes Bewusstsein für den Bedarf an ACP besteht (z. B. nicht direkt in der Pflege tätiges Personal und Freiwillige, die Hinweise von Bewohnern über ihre Bereitschaft zur Teilnahme an ACP weitergeben).

Wichtige Faktoren auf Personalebene, die berücksichtigt werden müssen:

- Die Steigerung der Selbstwirksamkeit der Mitarbeiter sowie die Lernmöglichkeiten am Arbeitsplatz und die Erfahrungen aus der Praxis können wichtige Treiber für Verbesserungen sein. Anhand der Ergebnisse der ACP+-Studie stellten wir fest, dass das Wissen der Pflegekräfte über ACP zwar nicht mit der Anzahl der von ihnen durchgeführten ACP-Praktiken zusammenhängt (die von der Durchführung von ACP-Gesprächen bis zum Fertigstellen einer Patientenverfügung reichen), dass jedoch eine größere Selbstwirksamkeit signifikant mit der Durchführung von mehr ACP-Prozessen verbunden war. Die statistischen Schätzer lagen bei den Pflegekräften bei 32 % mehr ACP-Prozessen pro gemessener Einheit in den Messungen zur Selbstwirksamkeit ($p < 0{,}001$). Unzureichende Lernmöglichkeiten am Arbeitsplatz wurden als einer der wichtigsten Mängel in den Interviews hervorgehoben, die zur Bewertung des Prozesses der ACP+-Studie durchgeführt wurden (Wendrich-van Dael et al. 2024). Dies steht sowohl im Einklang mit der Theorie der progressiven Bildung von Dewey (»Lernen durch Handeln«: Menschen erwerben neue Fähigkeiten durch Interaktion mit ihrer Umgebung) (Dewey 1997) als auch mit der sozialkognitiven Theorie von Bandura (aufgrund von wahrgenommener Selbstwirksamkeit ergreifen Menschen Maßnahmen) (Bandura 1986).
- Es sollte eine explizite Unterstützung für das Personal durch das Pflegeheimmanagement geben: Das Pflegeheim ist eine herausfordernde und komplexe Umgebung, und die Auswirkungen anderer organisatorischer Faktoren bei der Implementierung von ACP können nicht außer Acht gelassen werden (Gilissen et al. 2017, Low et al. 2015): Mehrfache und konkurrierende Anforderungen anderer Arbeitsfelder, Probleme bei der Weitergabe von Entscheidungen und Präferenzen von Patienten innerhalb und zwischen Gesund-

heitsorganisationen sowie die Verfügbarkeit und Vorbereitung von qualifiziertem Personal, insbesondere von Pflegekräften, sind sehr bedeutende Barrieren. Um eine anspruchsvolle Intervention erfolgreich umzusetzen, muss das Pflegeheim die Intervention unterstützen. Es überrascht nicht, dass dies bereits zuvor als wichtige Umsetzungsstrategie identifiziert wurde (Dixon & Knapp 2018, Flo et al. 2016). Vor dem Start ihrer ACP-Initiative in US-amerikanischen Langzeitpflegeeinrichtungen haben Hickman et al. viel Zeit mit der Planung der Implementierung verbracht und sich an die Träger- und Einrichtungsleitungen gewandt, um Defizite in aktuellen Protokollen und Prozessen zu identifizieren, die die ACP-Bemühungen untergraben könnten (Hickman et al. 2016). Bei der Prozessevaluation der COSMOS-ACP-Studie berichteten die Mitarbeiter, dass es eine effektive Umsetzung erleichtern kann, wenn die Manager selbst motiviert sind, ihre Mitarbeiter zu Interventionstrainings zu schicken (Aasmul et al. 2018).

- Die Identifizierung von Rollen und Verantwortlichkeiten der Mitarbeitenden in Bezug auf ACP: Spezifische Qualifikationen zu fördern, die jede der identifizierten Rollen haben sollte, und zu klären, ob diese mit einer Funktion/Person verbunden sein können, scheint eine weitere wesentliche Voraussetzung zu sein. Ein ACP-Moderator, der beispielsweise die eigentliche ACP-Konversation für Bewohner und/oder Familienangehörige anbietet/durchführt, unterscheidet sich möglicherweise von jemandem, der Fortbildungen in Pflegeheimen anbietet. Dieser benötigt eventuell andere Fähigkeiten als jener.

18.4 Fazit

Zusammenfassend lässt sich sagen, dass die jüngsten Entwicklungen in Flandern in Bezug auf die Palliativversorgung die weitere Verbreitung von ACP in Pflegeheimen beschleunigt haben. Dies steht im Gegensatz zur gegenwärtigen klinischen Praxis, in der die Umsetzung von ACP durch die verantwortlichen Behandlungsteams gering bleibt und der Schwerpunkt weiterhin auf Dokumentation statt auf Kommunikation liegt. Die Umsetzung von ACP ist zeitaufwändig und konkurriert möglicherweise mit anderen Arbeitsanforderungen. Es wurde jedoch festgestellt, dass Pflegeheimmitarbeiter mit unterschiedlichem beruflichem Hintergrund, die an der neuen ACP+-Initiative zur Verbesserung der Praxis teilgenommen haben, bereit waren, Verantwortung zu übernehmen, sobald alle Beteiligten klare Rollen und Verantwortlichkeiten hatten und eine ausreichende Unterstützung des Managements gewährleistet wurde. Es wird immer wieder berichtet, dass die Herausforderungen für die Mitarbeitenden weitgehend mit mangelndem Wissen und mangelnder Selbstwirksamkeit zusammenhängen. Im Rahmen von ACP+ wurde ein großer Bedarf an angemessener Schulung, Unterstützung und Anleitung deutlich, um tatsächlich Verbesserungen in der Praxis zu ermöglichen. Zukünftige politische Bemühungen sollten Pflegeheime, Dachverbände und Palliativversorgungsnetzwerke durch die Bereitstellung klarer Richtlinien, Fortbildungen sowie personeller und finanzieller Ressourcen auf regionaler und institutioneller Ebene unterstützen.

Literatur

Aasmul I, Husebo BS, Flo E (2018) Description of an advance care planning intervention in nursing homes: outcomes of the process evaluation. BMC Geriatrics.

Andreasen P, Finne-Soveri UH, Deliens L et al. (2019) Advance directives in European long-term care facilities: a cross-sectional survey. BMJ Support Palliat Care.

Arnett K et al. (2017) Advance Care Planning: Understanding Clinical Routines and Experiences of Interprofessional Team Members in Diverse Health Care Settings. Am J Hosp Palliat Care.

Bandura A (1986) Social Foundations of Thought and Action: A Social Cognitive Theory. Englewood Cliffs, NJ: Prentice-Hall.

Beck E-R et al. (2017) Nursing home manager's knowledge, attitudes and beliefs about advance care planning for people with dementia in long-term care settings: a cross-sectional survey. J Clin Nurs.

Boot M (2016) Exploring the district nurse role in facilitating individualised advance care planning. Br J Community Nurs.

Christensen KL et al. (2019) Advance Care Planning in Rural Montana: Exploring the Nurse's Role. J Hosp Palliat Nurs.

Cornally N et al. (2015) Evaluating the systematic implementation of the ›Let Me Decide‹ advance care planning programme in long term care through focus groups: staff perspectives. BMC Palliative Care.

De Gendt C et al. (2010) Nursing home policies regarding advance care planning in Flanders, Belgium. The European Journal of Public Health.

Dewey J (1997) Experience and education. New York: Touchstone.

Dixon J, Knapp M (2018) Whose job? The staffing of advance care planning support in twelve international healthcare organizations: a qualitative interview study. BMC Palliat Care.

Evenblij K, ten Koppel M, Smets T et al. (2019) Are care staff equipped for end-of-life communication? BMC Palliative Care.

Flo E, Husebo BS, Bruusgaard P et al. (2016) A review of the implementation and research strategies of advance care planning in nursing homes. BMC Geriatr.

Gilissen J et al. (2018) How to achieve the desired outcomes of advance care planning in nursing homes: a theory of change. BMC Geriatr.

Gilissen J et al. (2019) Implementing advance care planning in routine nursing home care: The development of the theory-based ACP+ program. PLOS ONE.

Gilissen J et al. (2020) Implementing the theory-based advance care planning ACP+ programme for nursing homes: study protocol for a cluster randomised controlled trial and process evaluation. BMC Palliative Care.

Gilissen J et al. (2017) Preconditions for successful advance care planning in nursing homes: A systematic review. International Journal of Nursing Studies.

Gilissen J et al. (2017) Preconditions for successful advance care planning in nursing homes: A systematic review. International Journal of Nursing Studies.

Gilissen J, Pivodic L, Wendrich-van Dael A et al. (2020) Nurses' self-efficacy, rather than their knowledge, is associated with their engagement in advance care planning in nursing homes: A survey study. Palliat Med.

Gilissen J, Wendrich-van Dael A, Gastmans C et al. (2021) Differences in advance care planning among nursing home care staff. Nursing Ethics.

Hickman SE, Unroe KT, Ersek MT et al. (2016) An Interim Analysis of an Advance Care Planning Intervention in the Nursing Home Setting. Journal of the American Geriatrics Society.

Izumi S (2017) Advance Care Planning: The Nurse's Role. American Journal of Nursing.

Johnson S, Bott MJ (2016) Communication with Residents and Families in Nursing Homes at the End of Life. J Hosp Palliat Nurs.

Kastbom L, Milberg A, Karlsson M (2019) ›We have no crystal ball‹ – advance care planning at nursing homes from the perspective of nurses and physicians. Scandinavian Journal of Primary Health Care.

Kermel-Schiffman I, Werner P (2017) Knowledge regarding advance care planning: A systematic review. Arch Gerontol Geriatr.

Low L-F, Fletcher J, Goodenough B et al. (2015) A Systematic Review of Interventions to Change Staff Care Practices in Order to Improve Resident Outcomes in Nursing Homes. PLOS ONE.

Mitchell SL, Shaffer ML, Cohen S et al. (2018) An Advance Care Planning Video Decision Support Tool for Nursing Home Residents With Advanced Dementia: A Cluster Randomized Clinical Trial. JAMA Intern Med.

Penders YWH, Block LV den et al. (2015) Comparison of end-of-life care for older people living at home and in residential homes: a mortality follow-back study among GPs in the Netherlands. The British Journal of General Practice.

Pivodic L, Wendrich-van Dael AE, Gilissen J et al. (2022) Effects of a theory-based ACP intervention for nursing homes: a cluster randomized controlled trial. Palliative Medicine.

Results of quality measurement in nursing homes (2017) Belgium: Vlaams Agentschap voor Zorg en Gezondheid.

Sævareid TJL, Førde R, Thoresen L et al. (2019) Significance of advance care planning in nursing homes: views from patients with cognitive impairment, their next of kin, health personnel, and managers. Clin Interv Aging.

ten Koppel M et al. (2019) Care staff's self-efficacy regarding end-of-life communication in the long-term care setting: Results of the PACE cross-sectional study in six European countries. International Journal of Nursing Studies.

Vandervoort A, Houttekier D, Van den Block L et al. (2014) Advance Care Planning and Physician Orders in Nursing Home Residents with Dementia: A Nationwide Retrospective Study Among Professional Caregivers and Relatives. Journal of Pain and Symptom Management.

Wendrich-van Dael AE, Gilissen J, Gastmans C et al. (2024) A mixed-methods process evaluation of an advance care planning intervention in nursing homes. Palliative Medicine.

19 Advance Care Planning in England und Wales[159]

Claire Henry, Gina King

19.1 Einführung

Advance Care Planning (ACP) ist eine wichtige Komponente der Versorgung am Lebensende. Es hebt hervor, was für die Person wichtig ist und worauf es für sie ankommt. Dies wird dokumentiert, um sicherzustellen, dass Fachkräfte des Gesundheits- und Sozialwesens die Wünsche und Präferenzen der Person kennen, verstehen und sie beachten. In England wird der National Health Service von der Regierung finanziert, um medizinische und Gesundheitsdienstleistungen bereitzustellen, die jeder nutzen kann, ohne die vollen Kosten des Dienstes bezahlen zu müssen. Angesichts einer alternden Bevölkerung und der zunehmenden Komplexität von Behandlung und Pflege war es noch nie bedeutsamer als heute, Menschen in die Diskussionen und Entscheidungen über ihre Versorgung miteinzubeziehen. Um dies zu ermöglichen, ist es wichtig, die zukünftige Demografie der englischen Bevölkerung zu verstehen, die wiederum die Politik und die anschließende Umsetzung von ACP in England beeinflussen muss.

19.2 Demografie

Jedes Jahr sterben in England etwa eine halbe Mio. Menschen – ungefähr ein Prozent der Bevölkerung –, bis 2035 wird ein Anstieg um 20 % auf 580.000 prognostiziert. Die Zahl der Menschen, die an ihrem gewöhnlichen Wohnort sterben – z. B. zu Hause einschließlich Pflegeheimen – ist von unter 38 % im Jahr 2008 auf 44,5 % im Jahr 2017 gestiegen. Im Vergleich dazu ist der Anteil der Todesfälle im Krankenhaus von etwas mehr als 50 % im Jahr 2008 auf 46,5 % im Jahr 2017 gesunken. Untersuchungen zeigen, dass über 60 % der Menschen lieber zu Hause sterben würden, wodurch eine signifikante Abweichung in Bezug auf Präferenz und tatsächlichen Todesort für die Bevölkerung aufgezeigt wird. Im Allgemeinen ist der Tod ein Ereignis, das sich im Alter ereignet, da 68,5 % aller Todesfälle bei Menschen ab 75 Jahren auftreten (NEoLCIN 2020).

Je älter die Bevölkerung ist, desto wahrscheinlicher wird es komplexe Bedürfnisse geben, die integrierte Versorgungspakete sowie aufgrund des Fortschreitens von Krankheiten eine erhöhte Anzahl von Krankenhauseinweisungen erfordern. Die zunehmende Gebrechlichkeit und Komorbidität unterstreichen die Notwendigkeit einer proaktiveren

---

159 Übersetzung durch Dr. Sabine Petri (München), Catrin Beu, M.A. (Bonn) und Dipl.-Päd. Annika Godder (Oberhausen).

Vorausplanung, bevor die Fähigkeit dazu abnimmt. Dies verstärkt die Notwendigkeit für ACP, da sonst die Todesfälle im Krankenhaus wieder zunehmen werden (Gallagher et al. 2020).

Die Demografie des Sterbens in Bezug auf Alter, Todesursache und Todesort hat sich im letzten Jahrhundert erheblich verändert. Früher traten mehr Todesfälle in der Kindheit oder im jungen Erwachsenenalter auf. Heute sind Tod und Sterben im Bewusstsein der Öffentlichkeit weniger Realität als vielmehr ein Konzept. Die Menschen machen die Erfahrung, dass jemand in ihrer Nähe stirbt, normalerweise erst spät in ihrem eigenen Leben. Daher ist es in der heutigen Gesellschaft tabuisiert, über Vorausplanung zu sprechen, wodurch die Kommunikation darüber, was passieren kann, reduziert wird (King 2018).

19.3 Strategische Ausrichtung

Die Politik hatte eine entscheidende Rolle bei der strategischen Ausrichtung und Entwicklung von ACP (NHSE 2003). Seitdem wurde ACP überarbeitet, geändert und ausgebaut, indem man sich auf die Berücksichtigung der rechtlichen Rahmenbedingungen wie dem Mental Capacity Act (2005), der National End of Life Care-Strategie (2008), What's Important to Me (2014) und dem NHS-Langzeitplan von 2019 konzentrierte (▸ Abb. 19.1).

Im Fall Tracy vs. Cambridge (Resuscitation Council UK 2014) wurden Entscheidungen zum Verzicht auf eine Herz-Lungen-Wiederbelebung angefochten, bei denen die Familie nicht berücksichtigt worden war. Dies führte dazu, dass der Resuscitation Council einen Leitfaden mit einem praktischen Ansatz entwickelte, der ACP und die Anweisung auf den Verzicht von Wiederbelebungsversuchen in der Handlungsempfehlung »ReSPECT« (Recommended summary plan for emergency care and treatment) zusammenführt (Resuscitation Council UK 2023).

ACP wurde als Teil der Behandlungs- und Pflegeindividualisierung in den NHS-Langzeitplan aufgenommen, der sich auf die Wahlmöglichkeiten und die Kontrolle über die geistige und körperliche Gesundheit des Einzelnen konzentriert (NHS England 2019) (▸ Abb. 19.2). Ein einheitliches »One-size-fits-all«-Gesundheits- und Pflegesystem könnte die zunehmend komplexen Bedürfnisse und Erwartungen der Menschen einfach nicht erfüllen. Die persönliche Betreuung muss auf dem basieren, was für den Einzelnen unter Berücksichtigung seiner Stärken und Bedürfnisse wichtig ist, um sicherzustellen, dass er selbst seine Versorgung steuern kann. Die Herausforderung besteht wie bei jeder neuen Politik darin, eine klar verständliche Sprache sowohl für die Öffentlichkeit als auch für das Gesundheitspersonal zu entwickeln. Sie soll das Bewusstsein für ACP fördern und sicherstellen, dass Maßnahmen ergriffen werden, damit mehr Menschen vorausplanen können (EoL-Strategie 2008).

19 Advance Care Planning in England und Wales

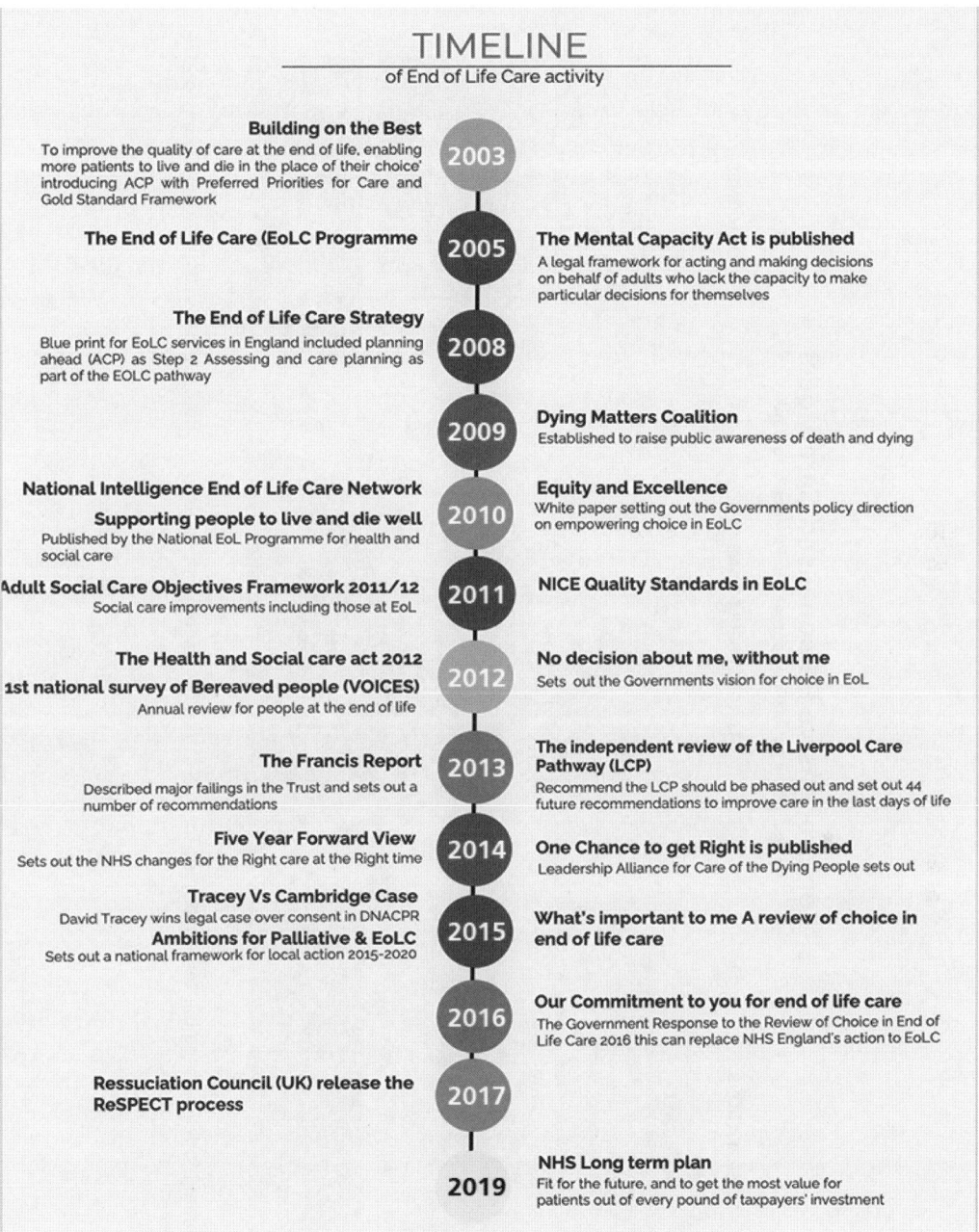

Abb. 19.1: Zeitlicher Verlauf der End-of-Life-Care-Aktivitäten 2003–2019 (https://venngage.net/ps/FFMvFiwD434/policy-timeline-advance-care-planning-2003-19)

III Advance Care Planning in der internationalen Praxis

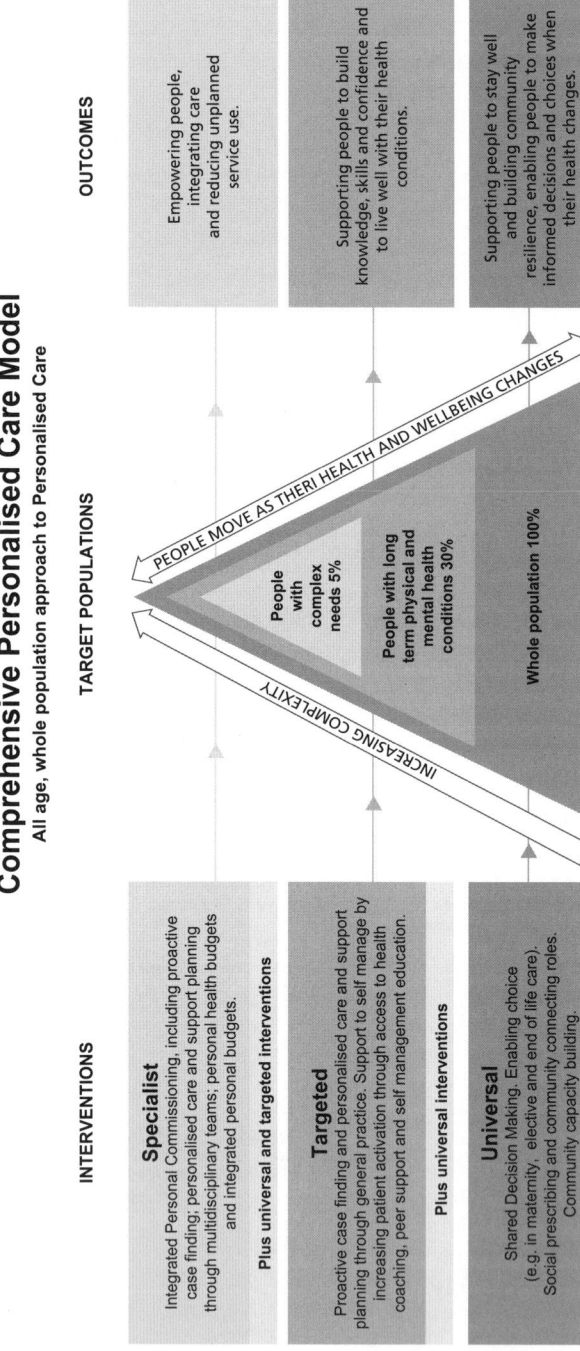

Abb. 19.2: Umfassendes Modell personalisierter Versorgung im NHS (https://www.england.nhs.uk/wp-content/uploads/2019/02/comprehensive-model-of-personalised-care.pdf)

19.4 Definition

In England wird Advance Care Planning (ACP) definiert als »ein freiwilliger Diskussions- und Reflexionsprozess, um einer Person zu helfen, die in der Lage ist, im Voraus zu überlegen, wie sich ihr Gesundheitszustand in Zukunft auf sie auswirken kann. Wenn gewünscht, kann Folgendes aufgezeichnet werden: Entscheidungen über ihre Pflege und Behandlung und/oder eine Vorabentscheidung, eine Behandlung unter bestimmten Umständen abzulehnen. Auf diese Entscheidung können sich die für ihre Pflege oder Behandlung Verantwortlichen (ob Fachpersonal oder pflegende Angehörige) im Fall beziehen, dass die Krankheit der Person fortschreitet und sie ihre Entscheidungsfähigkeit verliert« (NHSIQ 2014).

Der Mental Capacity Act (2005) bildete den Rahmen für ACP in Bezug auf die Rechtmäßigkeit von Vorabentscheidungen zur Ablehnung der Behandlung. Diese sind rechtsverbindlich, wenn sie gültig und auf die jeweiligen Umstände anwendbar sind, und beinhalten ebenfalls Dokumente zur Entscheidungsfindung im besten Interesse, etwa durch einen Vertreter und/oder einen Arzt (»Best Interest Decision Making«) und Vorsorgevollmachten für die Bereiche »Gesundheit und Wohlfahrt« und/oder »Eigentum und Angelegenheiten« (Lasting Power of Attorney) (Richard & Mughal 2018).

19.5 Implementierung

Durch Änderungen der nationalen Politik, der Rahmenbedingungen und der Leitlinien des National Institute for Health and Care Excellence (NICE), die Initiative für Palliative- und End-of-Life-Care (EoLC) (NPEoLCP 2015) sowie durch Veröffentlichungen wie More Care, Less Pathway (2013) und One Chance to get it Right (LACDP 2014) wurde ACP stärker in die personalisierte Behandlungsplanung im Gesundheits- und Sozialwesen einbezogen. Der Prozess wurde von der nationalen Agenda angetrieben und von verschiedenen britischen Wohltätigkeitsorganisationen umgesetzt. Diese Wohltätigkeitsorganisationen erstellten wiederum ihre eigenen Dokumente in Bezug auf ihre Patientengruppen oder ihre klinische Umgebung, so z. B. das Gold Standards Framework (Grundversorgung, Pflegeheime, Krankenhäuser), der Macmillan Cancer Support, Marie Curie (Terminal Care) und Age UK (für Personen über 50 Jahre).

Das einzige nationale Instrument für ACP war das »Preferred Priorities for Care« (Nationales PPC-Review Team 2007). Dies war eine Vorausverfügung, die im Rahmen der damaligen Regierungspolitik »Building on the Best« im Jahr 2003 (NHSE 2003) entwickelt wurde. Compassion in Dying (2020) entwickelte eine Reihe von Online-Ressourcen. Ein einheitliches Gesamtdokument, das alle Aspekte der Planung für die zukünftige Versorgung umfasst, wie z. B. Vorausverfügung, Testament, Vollmacht, Organspende und Bestattungsplanung, wurde bisher nicht entwickelt.

Im Jahr 2005 nutzte das nationale End-of-Life-Care-Programm die Gelegenheit, verschiedene Ressourcen zur Unterstützung des ACP (NEoLP 2005a) zu erstellen, z. B. die Broschüre »Planning for your Future Care«, Factsheets und die Informationsbroschüren »ACP: A Guide for Health and Social Care«, »Differences between General Care Planning and Advance Care Planning« sowie »Care, Capacity and Care Planning«, das die Unterscheidung vom und die Beziehung zum Mental Capacity Act 2005 (NEoLP 2005a) herausarbeitete. Neben diesen Leitfäden wurde ein interaktives Toolkit »Ask, Document, Share, Evaluate (ADSE)« erstellt, um Gesundheitsfachkräfte beim Verständnis aller Aspekte von ACP zu unterstützen. Dieses Toolkit zeigte, wie ACP in die Versorgung einbezogen werden kann, damit Patienten in die Lage versetzt werden, vorausschauend darüber nachzudenken, was sie in Zukunft möglicherweise wollen oder nicht.

Das North West End of Life Care »EARLY Identification and Personalised Care Planning Toolkit« soll die frühzeitige Identifizierung geeigneter Personen und die Durchführung personenzentrierter Gespräche ermöglichen. Diese Gespräche schließen auch ACP mit ein. Im Jahr 2021 wurde das Toolkit in die Primärversorgung eingeführt (NHS England 2023). Mit »Making a plan for your health and care if you become very ill – 6 principles for everyone« erstellte NHS England (2022) ACP-Dokumente in einfacher Sprache.

19.6 Herausforderungen für vorausschauendes Denken

Eine nationale Herausforderung waren die verschiedenen Arten von ACP-Dokumenten, die mit einem unterschiedlichen Verständnis der Fachleute für diesen neuen und bislang unbekannten Prozess kombiniert waren. Dies führte auch zu Verwechslungen bei der Terminologie wie Patiententestament (Living Will) und Vorausverfügung (Advance Directive); letztere wurde in Großbritannien zu Advance Decision to Refuse Treatment (ADRT). Daneben mangelte es an Verständnis für den Mental Capacity Act und seine Beziehung zu ACP und damit für die Bedeutung für zukünftige gesundheitliche, soziale und finanzielle Entscheidungen (Kitzinger & Wilkinson 2016).

Gesundheitsfachpersonal und Patienten erwarten Erhebungen zufolge voneinander, dass der jeweils andere das Gespräch über ACP initiieren wird (Compassion in Dying 2018). Dies mag darauf zurückzuführen sein, dass das Gesundheitspersonal selbst nicht über das ACP-Verfahren Bescheid weiß oder es ihm an Vertrauen und Akzeptanz mangelt und dass es seine Aufgabe nicht darin sieht, ein solches Gespräch zu initiieren (RGP 2018). Die Erhebung Compassion on Dying (2018) zeigte, dass auch Allgemeinmediziner zögerten, sich nicht zutrauten oder nicht bereit waren, Vorausverfügungen oder Anfragen nach Festlegungen, auf Reanimationsversuche zu verzichten, zu diskutieren oder zu dokumentieren. Als Hintergrund für diese Beobachtungen ist eine Kultur zu verstehen, in der die Öffentlichkeit es vermeiden möchte, über den Tod zu sprechen. 77 % der Bevölkerung in England gaben jedoch an, dass sie wissen möchten, ob sie weniger als ein Jahr zu leben haben (Compassion in Dying 2018). Eine empirische Studie untersuchte die Erstellung von Verfügungen, Reanimationsversuche zu unterlassen (DNAR), in 23 englischen Institutionen. Dabei wurde festgestellt, dass die Zahl der Patienten mit einer solchen Verfügung insgesamt gestiegen ist. Allerdings wurde etwa jeder fünfte Patient nicht nach seinen Präferenzen hinsichtlich eines Reanimationsversuchs befragt. Weiter zeigt die Studie, dass während der ersten Welle der Covid19-Pandemie mehr Patienten bezüglich ihrer Wünsche zu einer Wiederbelebung befragt wurden als zuvor (Bow & Herring 2022).

Im Allgemeinen beruht das Zögern, über ACP zu sprechen, auf einer Reihe von Faktoren, wobei 67 % der Bevölkerung gerne mit ihrem eigenen Hausarzt und ihrer Familie sprechen (Gallagher et al. 2020). Viele Menschen verfügen über wenig Wissen oder Erfahrung in Bezug auf ACP. Nur 8 % haben irgendein ACP-Dokument zur Vorsorge ausgefüllt. Die Kosten für die Inanspruchnahme eines Anwalts, langwieriger Papierkram und das Gefühl, »es ist nicht der richtige Zeitpunkt«, sich in einen ACP-Prozess zu begeben, können ebenfalls Hemmnisse sein. Aufgrund einer Fehlinterpretation der Rechtslage bestehen Bedenken, dass ACP-Vorausplanungen nicht wieder geändert werden und aktuelle Wünsche frühere Wünsche nicht außer Kraft setzen können. Dies vermindert ebenfalls die Inanspruchnahme von ACP (Compassion in Dying 2018). Zudem besteht auch eine allgemeine Skepsis, ob die Vorausverfügung zur Ablehnung von Behandlungen von Fachleuten respektiert werden wird und ob Fachleute über den rechtlichen Status solcher Verfügungen richtig informiert sind. Zudem gibt es weit verbreitete Missverständnisse über die Befugnis der Familie, Einwilligungen zu erteilen oder zurückzuhalten (Kitzinger & Wilkinson 2016).

19.7 Schulung

Die Schulungsansätze in England für ACP für Fachkräfte und die Öffentlichkeit entwickelten sich im Zuge der Entwicklung der nationalen Politik zur strategischen Ausrichtung und Dokumentation der Versorgung am Lebensende. Die Schulungspraxis wurde von einzelnen Regionen festgelegt (National PPC Review Team 2007), die netzwerk- und bezirksweite Schulungsprogramme entwickelten. Diese wurden von Clinical Commissioning Groups/lokalen Nachhaltigkeits- und Transformationspartnerschaften in Auftrag gegeben und durch Kommunikationssitzungen unterstützt.

Die ersten nationalen E-Learning-Sitzungen stammten aus dem e-ELCA-Programm zur Verbesserung der Aus- und Weiterbildung aller an End-of-Life-Care (EoLC) im Jahr 2010 Beteiligten. ACP war Inhalt eines Moduls (HEE 2020).

Es wurde diskutiert, ob ein ACP-Gespräch mit dem Patienten und der Familie nur von geschulten Fachleuten geführt werden sollte. Verschiedene Kurse wurden jedoch speziell für Ehrenamtliche entwickelt. Dazu gehörte »Thinking and planning ahead: learning from each other«, das von der University of Nottingham und Dying Matters entwickelt wurde. Das Schulungsprogramm soll Menschen zu verstehen helfen, was ACP ist, wie es umzusetzen ist und wie man andere in der Erstellung unterstützen kann (University of Nottingham und Dying Matters 2020).

Nationale Wohltätigkeitsorganisationen, die bereits eine Ausbildung und Schulung in Palliativ- und End-of-Life-Care angeboten haben, haben ACP auf ihren Lernplattformen in Form von E-Learning oder Präsenzschulungen integriert, z. B. Learn Zone (Macmillan Cancer Support 2023) und Compassion in Dying. Andere Organisationen der Gesundheitserziehung bauten auf ihren bestehenden Kommunikationstrainings wie »Sage and Thyme« (2023) auf. Skills for Care (2023) unterstützte den Pflegesektor bei ACP über die elektronische Plattform auf der Website.

Die jüngste nationale Verbesserung bei der Einbettung von ACP war der vom Resuscitation Council (UK) (2023) geleitete ReSPECT-

Prozess, der landesweites Lernen über eine App (Resuscitation Council 2020b) ermöglicht. Diese kann heruntergeladen und auf Mobilgeräten sowie Desktop-Computern verwendet werden. Der Inhalt ist in erster Linie für Menschen aller Disziplinen gedacht, die im Gesundheits- und Sozialwesen tätig sind, aber auch für die Öffentlichkeit.

19.8 Öffentliches Engagement

Neben den Beiträgen zur strategischen Entwicklung war das Engagement der Öffentlichkeit entscheidend. Die Einbeziehung von Personen mit persönlicher Erfahrung war von unschätzbarem Wert bei der Schulung von Gesundheits- und Pflegepersonal und der Information und Sensibilisierung der Öffentlichkeit. Die Öffentlichkeit in die Entwicklung und Umsetzung von ACP einzubeziehen, ist ein Marathon, kein Sprint. Wie bei den meisten Konzepten muss eine Übersetzung vom Konzept in die Praxis erfolgen.

Aus den verschiedenen Vorarbeiten entwickelte sich ein unkomplizierter Leitfaden, in dem erläutert wurde, was ACP ist und welche Vorteile sich daraus ergeben (NHSE 2019). Als Fachkräfte müssen wir uns von den Menschen leiten lassen, indem wir ihnen die Möglichkeit geben, ihre Geschichte zu erzählen, um dann zu sehen, wie ACP ihnen helfen kann oder wird. Die Klärung der verschiedenen Begriffe im Zusammenhang mit ACP war ein kritisches Element und hatte eine steile Lernkurve für Fachkräfte zur Folge, da die Öffentlichkeit die Steuerung übernahm. Die öffentlich zugängliche Broschüre »Planning your Future Care« hat den Test der Zeit bestanden, so dass sie auch zehn Jahre nach ihrer Entwicklung in einer Vielzahl von Formaten und Sprachen verwendet wird (Henry et al. 2014).

Dying Matters, die öffentliche Sensibilisierungskampagne in England, hat eine Schlüsselrolle in der Schärfung des Profils und der Vorteile von ACP bei den Vertretern der Öffentlichkeit in der Lenkungsgruppe gespielt. Von Anfang an war es eine der Schlüsselbotschaften, mit einem geliebten Menschen darüber zu sprechen, was für ihn wichtig ist, und es dann in ein Dokument der Vorausplanung zu schreiben (Dying Matters 2020).

19.9 Ausblick

ACP ist als ein Instrument verstanden worden, das dazu dient, Unsicherheiten zu bewältigen, indem Gespräche über Wünsche und Präferenzen früher geführt werden und für den Fall vorausgeplant wird, dass die Person nicht in der Lage ist zu kommunizieren (Gallagher et al. 2020). Trotz der erheblichen bisherigen nationalen Bemühung sind das Engagement der Öffentlichkeit und die lokale Umsetzung von ACP noch nicht abgeschlossen. Es gilt sicherzustellen, dass ACP jedermanns Sache ist, die Sprache klar und prägnant zu machen, das Bewusstsein zu schärfen und den Prozess in allen Sektoren des Gesundheits- und Sozialwesens zu implementieren. Außerdem sollten Gesundheitsfachkräfte über die Vorteile von ACP für die Person und ihre Familie aufgeklärt werden, z. B. durch das Angebot von Advance Decisions to Refuse Treatment (ADRT), wenn Patienten bei einem Hausarzt vorstellig werden (Kitzinger & Wilkinson 2016).

Eine standardisierte ACP-Schulung, insbesondere zur Verwendung von ADRT, ist von entscheidender Bedeutung, damit die handelnden Gesundheitsfachpersonen im Anwendungsfall erkennen können, ob diese Verfügungen gültig sowie für die Situation relevant sind und entsprechend handeln (Northern Cancer Alliance 2020). Am wichtigsten ist es zu lernen, mit den Gesprächen und den Informationen, die dabei mitgeteilt werden, zuverlässig umzugehen. Die nationale Wohltätigkeitsorganisation Compassion in Dying (CiD) belegte, dass die Menschen den IT-Systemen des NHS misstrauten und befürchteten, dass relevante Informationen nicht zwischen Pflege- und Versorgungseinrichtungen ausgetauscht würden. Am gravierendsten war die Feststellung, dass die ACP-Dokumente als solche nicht ausreichend Berücksichtigung fanden, sondern dass ein Vertreter notwendig war, um sicherzustellen, dass die Festlegungen befolgt wurden (CiD 2022).

Technologie ist von entscheidender Bedeutung, um sicherzustellen, dass die eigene Patientenverfügung einfacher zu aktualisieren, zu teilen und zugänglich zu machen ist. Es ist auch notwendig, dass die Fachkräfte die vorausschauende Planung verstehen und das elektronische Palliative Care Coordination System (EPaCCS) nutzen (EPaCCS Early Implementer Sites 2013).

19.10 Schlussfolgerung

ACP-Gespräche sind der Schlüssel, um sicherzustellen, dass Menschen herausfinden und dokumentieren können, was ihnen hinsichtlich künftiger Behandlungen wichtig ist (Gallagher 2020). Der enorme Aufwand, dies zu ermöglichen, sollte nicht unterschätzt werden. ACP braucht Zeit und muss sich kontinuierlich weiterentwickeln, wie es seit 2003 in England der Fall ist. Es besteht die Notwendigkeit, die Bewusstseinsbildung voranzutreiben, um sicherzustellen, dass die Menschen die Möglichkeit haben, ihre eigene Vorausplanung zu erstellen (EoL-Strategie 2008). Wir haben nur ein Leben, also sollten wir sicherstellen, vorausschauend zu planen, damit wir das Leben in vollen Zügen genießen können und wissen, dass, wenn es uns schlecht geht und wir nicht mehr in der Lage sind zu sagen, was wir wollen, aufgeschrieben und mit anderen geteilt wurde, was dann für uns wichtig ist und gelten soll.

Literatur

Bows H, Herring J (2022) DNACPR decisions during Covid-19: An empirical and analytical study. Medical Review Law. Vol 30 (1).

Compassion in Dying (2023). https://compassionindying.org.uk, (Letzter Zugriff am: 25/1/2023)

Compassion in Dying (2018) Advance Care Planning in general practice – does policy match reality? https://compassionindying.org.uk/library/advance-care-planning-in-general-practice-does-policy-match-reality/ (Letzter Zugriff am: 25/1/2023)

Compassion in Dying (2022) Electronic end-of-life records: what people need. https://compassionindying.org.uk (Letzter Zugriff am: 11/1/23)

Department of Health and Social Care (2003) Building on the Best. https://www.gov.uk/government/publications/building-on-the-best-choice-responsiveness-and-equity-in-the-nhs, (Letzter Zugriff am: 25/1/2023)

Department of Health and Social Care National End of Life Strategy (2008) https://www.gov.uk/government/publications/end-of-life-care-strategy-promoting-high-quality-care-for-adults-at-the-end-of-their-life (Letzter Zugriff am: 15/8/2020)

Dying Matters (2020) Raising awareness of Death, Dying and Bereavement. https://www.dyingmatters.org/ (Letzter Zugriff am: 25/1/2023)

Gallagher J, Bolt T, Tamiya N (2020) Advance Care Planning in the community: factors of influence. British Medical Journal Support Palliative Care. 1–13

Henry C, Hayes A, Holloway M et al. (2014) Pathways through Care at the End of Life: A Guide to Person-Centred Care. Great Britain: British Library

Henry C, Thomas, K (2018) Advance Care Planning in the UK: update on policy and practice In Thomas, K. Lobo B and Detering. Advance care planning in end of life care. Oxford: Oxford University Press

Independent review of the Liverpool Care Pathway (2013) More care Less Pathway. London: The Stationary Office

King G (2018) Providing quality in end of life care. In Chilton S, Bain H, Clarridge A, Melling A (eds.) A textbook of Community Nursing. 2nd Edt., 267–88.

Kitzinger C, Wilkinson S (2016) Increasing understanding and uptake of Advance Decisions in Wales. https://www.researchgate.net/publication/293652321_Increasing_understanding_and_uptake_of_Advance_Decisions_in_Wales (Letzter Zugriff am: 25/1/2023)

Leadership Alliance for the Care of the Dying People (LACDP) (2014) One Chance to get it Right. London: The Stationary Office

Mental Capacity Act (2005) https://www.legislation.gov.uk/ukpga/2005/9/contents (Letzter Zugriff am: 25/1/2023)

Macmillan Cancer Support (2020) Learn Zone https://learnzone.org.uk/courses (Letzter Zugriff am: 25/1/23)

Munday D, Dale J, Murphy S (2007) Choice and place of death, individual preferences uncertainty and the availability of care. Journal of Social Medicine 100: 211–15

National PPC Review Team (2007) Preferred Priorities of Care. Microsoft Word – Preferred Place of Care - accessible version.doc (choiceforum.org) (Letzter Zugriff am: 25/1/2023)

National End of Life Programme (NEoLP) (2005a) (Online) Available at: https://www.england.nhs.uk/improvement-hub/wp-content/uploads/sites/44/2017/11/ACP_Booklet_2014.pdf (Letzter Zugriff am: 15/8/2020)

National End of Life Care Intelligence Network (NEoLCIN) (2020) Palliative and End of Life Care Profiles – OHID (phe.org.uk) (Letzter Zugriff am: 5/6/2020)

National End of Life Programme (NEoLP) (2005) https://www.england.nhs.uk/improvement-hub/wp-content/uploads/sites/44/2017/11/ACP_Booklet_2014.pdf (Letzter Zugriff am: 25/1/2023)

National End of Life Programme (NEoLP) (2011) Route to Success Series https://www.england.nhs.uk/improvement-hub/wp-content/uploads/sites/44/2011/06/End-of-Life-Care-Route-to-Success-Nurses.pdf (Letzter Zugriff am: 25/1/2023)

National End of Life Programme (NEoLP) (2023) »Ask Document Share Evaluate (ADSE)« https://www.cheshire-epaige.nhs.uk/wp-content/uploads/2018/11/Advance-Care-Planning-Toolkit.pdf (Letzter Zugriff am: 25/1/2023)

National Palliative and End of Life Care Partnership (NPEoLCP) (2015) Ambitions for Palliative and End of Life Care: A national framework for local action 2015-2020. http://endoflifecareambitions.org.uk/ (Link nicht mehr verfügbar)

National Palliative and End of Life Care Partnership (NPEoLCP) (2021) Ambitions for Palliative and End of Life Care: A national framework for local action 2021-2026. https://www.england.nhs.uk/publication/ambitions-for-palliative-and-end-of-life-care-a-national-framework-for-local-action-2021-2026/ (Letzter Zugriff am: 25/5/2023)

NHS England (2014) Actions for End of Life Care 2014–16. London: NHS England

NHS England (2019) Universal Personalised Care: Implementing the comprehensive Model. https://www.england.nhs.uk/personalisedcare/comprehensive-model/ (Letzter Zugriff am: 25/1/2023)

NHS Improving Quality (NHSIQ) (2014) Capacity, care planning and advance care planning in life limiting illness: A guide for Health and Social Care Staff. https://www.england.nhs.uk/improvement-hub/wp-content/uploads/sites/44/2017/11/ACP_Booklet_2014.pdf (Letzter Zugriff am: 25/1/2023)

NHS England (2022) Making a plan for your health and care if you become very ill - 6 principles for everyone. NHSE

NHS England (2023) EARLY Identification and Personalised Care Planning Toolkit. North West End of Life Care.

NICE (2013) Patient and Public Involvement Policy. National Institute for Health and Care Excellence.

Planning for Your Future Care – A Guide (2020) https://www.england.nhs.uk/improvement-hub/publication/planning-for-your-future-care/ (Letzter Zugriff am: 25/1/2023)

Resuscitation Council UK (2014) Tracey Vs Cambridge Case https://www.resus.org.uk/media/statements/tracey-v-cuh-and-secretary-of-state-for-health/ (Letzter Zugriff am: 25/1/2023)

Resuscitation Council UK (2023a) ReSPECT https://www.resus.org.uk/respect/ (Letzter Zugriff am: 25/1/2023)

Resuscitation Council UK (2020b) Respect Learning App. https://www.resus.org.uk/respect/learning/ (Letzter Zugriff am: 25/1/2023)

Richards S, Mughal AF (2018) Working with the Mental Capacity Act 2005 3rd Ed. England: Matrix Training Associates

Royal College of Physicians (2018) Talking about dying: How to begin honest conversations about what lies ahead. https://www.rcplondon.ac.uk/projects/outputs/talking-about-dying-how-begin-honest-conversations-about-what-lies-ahead (Letzter Zugriff am: 25/1/2023)

Sage and Thyme (2023) https://www.sageandthymetraining.org.uk/online-training (Letzter Zugriff am: 5/3/2023)

Skills for Care (2020) End-of-life-care-support-during-the-COVID-19-pandemic https://www.skillsforcare.org.uk/Documents/Learning-and-development/Ongoing-learning-and-development/End-of-life-care/End-of-life-care-support-during-the-COVID-19-pandemic.pdf (Link nicht mehr verfügbar)

The Choice in End of Life Care Programme Board (2015) What's important to me. A Review of Choice in End of Life Care

University of Nottingham and Dying Matters (2020) Thinking and planning ahead: learning from each other. https://endoflifecareambitions.org.uk/thinking-planning-ahead-learning/, (Link nicht mehr verfügbar)

Whole System (2013) Economic Evaluation of the Electronic Palliative Care Coordination System (EPaCCS) Early Implementer Sites. https://www.thewholesystem.co.uk/bespoke_project/economic-evaluation-of-electronic-palliative-care-co-ordination-systems/ (Letzter Zugriff am: 25/1/2023)

20 Das Respecting Choices® ACP-Programm: ein nachgewiesener Erfolg[160]

Carole Montgomery, Stephanie Anderson, Bernard J. Hammes, Linda A. Briggs

20.1 Hintergrund

Die Entwicklung der »Patientenverfügung« in den USA in den 1970er Jahren (Kutner 1969) war eine Reaktion auf komplexe ethische, rechtliche und medizinische Entscheidungen, mit denen Angehörige der Gesundheitsberufe, Patienten und ihre Familien konfrontiert waren. Fortschritte in der Medizin ermöglichten es, das Leben zu verlängern, schufen aber auch neue ethische Dilemmata. Die Dilemmata betrafen insbesondere die Frage, wie Entscheidungen für Patienten getroffen werden sollten, die nicht in der Lage waren, ihre Präferenzen für die Fortsetzung (oder Nicht-Fortsetzung) der Behandlung mitzuteilen. Die anschließende rechtliche Regelung der Patientenverfügung intendierte Folgendes: 1) Klarstellung des individuellen Rechts auf Ablehnung der medizinischen Behandlung unter bestimmten Umständen (z. B. unheilbare Krankheit oder persistierender vegetativer Zustand) und 2) die Definition eines Prozesses, in dem Patienten im Voraus ihre Behandlungswünsche für diejenigen Situationen formulieren können, in denen sie nicht selbst entscheiden können.

Trotz guter Absichten haben Patientenverfügungen aus verschiedenen Gründen als rechtliche Strategie versagt (Castillo et al. 2011; Fagerlin und Schneider 2004; Perkins 2007): Sie sind oft nicht vollständig oder für behandelnde Ärzte nicht verfügbar. Wenn die Dokumente vollständig und verfügbar sind, sind sie häufig klinisch nicht nützlich, da der Inhalt nicht auf die unmittelbare Entscheidung zutrifft, sie zu vage sind oder von der Familie nicht gut verstanden werden. Dies führt zu Uneinigkeit und Belastungen.

In den frühen 1990er Jahren verfolgte Wisconsin in La Crosse einen entschieden anderen Ansatz als den einer ausschließlich rechtlichen Lösung. Der neue Ansatz konzentrierte sich auf Strategien, die dazu beitragen sollten, die Realität der klinischen Entscheidungsfindung zu berücksichtigen. Er begann mit der klinischen Fragestellung: »Wie können das Gesundheitspersonal und die Familie der Patienten die Werte, Ziele und Präferenzen der Patienten kennen und respektieren, wenn diese nicht mehr in der Lage sind, selbst Entscheidungen zu treffen, aber vor komplexe Wahlmöglichkeiten gestellt sind?« Das Advance Care Planning (ACP)-Programm Respecting Choices® (RC) entwickelte sich so aus mehreren klinischen Schlüsselerfahrungen.

Im Gegensatz zum rein rechtlichen Ansatz wurzelt das ACP-Modell von Respecting Choices in den klinischen und ethischen Werten der Einwilligung nach Aufklärung (Informed Consent) und des besten Interesses (▶ Kap. 3). Es bedurfte einiger Anstrengung, ein patientenzentriertes Versorgungsmodell auf der Basis von Shared Decision Making zu entwickeln, in dem Gesundheitspersonal und Patienten interagieren, um die bestmöglichen Entscheidungen für die Zukunft zu treffen.

---

160 Übersetzung durch Dr. Sabine Petri (München).

Zudem galt es, gemeinsam sehr sorgfältig ausgearbeitete Behandlungspläne zu entwickeln, die es tatsächlich ermöglichen, die Werte, Ziele und Behandlungswünsche des Patienten auch in komplexen medizinischen Entscheidungssituationen zu berücksichtigen, in denen der Patient nicht mehr in der Lage ist, selbst zu entscheiden.

20.2 Eine andere konzeptionelle Grundlage

Ausgehend von diesem klinischen Ansatz definiert und analysiert das RC-Modell Schlüsselkonzepte präziser und umfassender als die meisten anderen ACP-Initiativen. Die dafür maßgeblichen Schlüsselkonzepte sind: »Patientenverfügung« und »Advance Care Planning«.

20.2.1 Patientenverfügungen

Das RC-Modell definiert eine Patientenverfügung als einen von Patienten (oder ihren Vertretern) erstellten Behandlungsplan, in dem Ziele, Werte und Präferenzen bezüglich zukünftiger gesundheitlicher/medizinischer Entscheidungen für den Fall dokumentiert sind, dass der Patient nicht mehr in der Lage ist, diese Entscheidungen selbst zu treffen. Diese Definition erlaubt Flexibilität in der Erstellung, bezüglich des Inhaltes und auch der Kommunikation der Pläne. Eine Patientenverfügung kann demnach beispielsweise ein Behandlungsplan sein, der der Familie oder dem Arzt des Patienten nur mündlich mitgeteilt wird. Oder der Patient hat die Möglichkeit, den mündlich kommunizierten Plan nur im Arztbericht seiner medizinischen Akte aufnehmen zu lassen, anstatt ein rechtliches Dokument auszufüllen. Respecting Choices erkennt die Vorteile und den Nutzen einer solchen schriftlichen Patientenverfügung, die mit lokalen Bestimmungen und rechtlichen Standards konform geht, an und fördert diese. Dabei berücksichtigt Respecting Choices, dass die Ermöglichung von Flexibilität bei der Dokumentation des Plans die Vorlieben, Ängste oder persönlichen Überzeugungen der Person achtet.

20.2.2 Advance Care Planning

Zu oft wird ACP lediglich als Prozess der Erstellung eines rechtlichen Dokuments oder schriftlichen Plans definiert. Diese enge Definition von ACP hat zu einer großen Variabilität in der Qualität der ACP-Gespräche und folglich in der klinischen Nützlichkeit der schriftlichen Pläne geführt. Respecting Choices teilt die internationale Konsensusdefinition von ACP: »ACP ermöglicht es Einzelpersonen, Ziele und Präferenzen für zukünftige medizinische Behandlung und Pflege zu definieren, diese Ziele und Präferenzen mit der Familie und dem Gesundheitspersonal zu diskutieren und die Präferenzen gegebenenfalls aufzuzeichnen und zu überprüfen« (Rietjens et al. 2017).

Eine ergänzende Definition, die ebenfalls im Rahmen eines formellen Delphi-Konsensus-Prozesses formuliert wurde, unterstreicht die Erfahrung von ACP: »ACP ist ein Prozess, der Erwachsene in jedem Alter und in jedem Gesundheitsstadium dabei unterstützt, ihre persönlichen Werte, Lebensziele und Präferenzen für ihre zukünftige medizinische Versorgung zu verstehen und zu teilen« (Sudore et al. 2017).

Konzeptionell basiert dieser Prozess auf den ethischen Standards des Informed Consent, des besten Interesses, der Personenzentrierung und des Shared Decision Making. Aus dieser belastbaren Definition von ACP ergeben sich zwei klinische Hauptanwendungen für ACP.

Erstens muss jedes Planungsgespräch die folgenden Bedingungen erfüllen, um effektiv zu sein:

- Es verbessert das Verstehen und den Wert des ACP-Prozesses sowie zukünftige gesundheitliche Entscheidungen und Wahlmöglichkeiten.
- Es hilft bei der sorgfältigen Reflexion der Ziele, Werte und Präferenzen sowie der Konsequenzen, die sich aus der Entscheidung für ein Ziel im Vergleich zu einem anderen ergeben.
- Schließlich unterstützt es dabei, all dies mit den nahestehenden Personen zu besprechen, die bei einer schwerwiegenden medizinischen Krise wahrscheinlich am Bett des Patienten stehen werden.

Dieser Prozess beginnt immer damit, die aktuellen Überzeugungen, Kenntnisse und Erfahrungen des Patienten zu erkunden. Dabei sind Lücken im Verständnis, Ängste oder Sorgen aufzugreifen. Es hilft der Person, über Werte und Überzeugungen nachzudenken und diese auszudrücken, um tiefere Einsichten und Klarheit darüber zu gewinnen, was in ihrem Leben wirklich am wichtigsten ist. Erst nach solch einem Prozess der Reflexion und des Verstehens ist es möglich zu bestimmen, wie diese Person Behandlungszielen gegenüber eingestellt sein wird, wenn sie ernste medizinische Probleme erleidet.

Zweitens ist ACP ein fortlaufender Prozess über die gesamte Lebensspanne eines Menschen hinweg und kein einmaliges Ereignis. Es ist ein Trugschluss, dass ein einziges Dokument und eine einzige Planung alle zukünftigen Entscheidungen der Gesundheitsversorgung berücksichtigen kann. Durch Forschung und Erfahrung hat RC gelernt, dass ACP am besten schrittweise über die Lebenszeit eines Individuums durchgeführt werden kann. Im RC-Modell sind die Planungsphasen: First®, Next und Advanced Steps® ACP. Dieser abgestufte Ansatz für ACP verbessert die Spezifität der Planung, wenn die Patienten kränker werden.

First Steps® ACP eignet sich für alle Erwachsenen über 18 Jahre. Es ist sowohl für gesunde Erwachsene als auch für diejenigen angemessen, die sich in einem frühen Stadium einer chronischen Krankheit befinden. Die Ziele dieser Planungsphase sind:

- Patienten zum Planen zu motivieren,
- der Auswahl und Vorbereitung eines rechtlichen Vertreters in Gesundheitsfragen zu unterstützen,
- Instruktionen für Behandlungsziele im Falle einer dauerhaften und schweren neurologischen Schädigung[161] festzulegen und
- eine Basis-Vorausverfügung auszufüllen.

Next Steps ACP wird Patienten angeboten, wenn chronische Krankheiten weiter fortgeschritten sind und klinische Auslöser auftreten wie Komplikationen, häufige Krankenhausaufenthalte/Arztbesuche oder Funktionseinschränkungen. Ziel dieser Planungsphase ist es, das Verständnis des Patienten für das Fortschreiten der Krankheit (und die damit verbundenen Behandlungsoptionen) zu ermöglichen und Behandlungsziele in hypothetischen künftigen Szenarien mit ungünstigem Verlauf zu benennen. Obwohl hier angenommen wird, dass die (bisherige) Behandlung in vollem Umfang weitergeführt wird, hilft das Next-Steps-ACP-Gespräch zu klären, wann sich

---

161 Eine neurologische Schädigung ist ein Zustand, der keine zweite Chance bietet, nach Präferenzen für Behandlungsziele zu fragen. Die meisten anderen Zustände werden diagnostiziert, wenn ein Patient noch entscheidungsfähig ist und nach dem Auftreten des Zustands an spezifischerem ACP durch Next Steps oder Advanced Steps ACP teilnehmen kann (siehe unten).

die Behandlungsziele, in Abhängigkeit von dem, was der Patient als inakzeptable Behandlungsergebnisse ansieht, ändern sollen.

Diese vertiefte Diskussion

- hilft Patienten, das Fortschreiten ihrer Erkrankung zu verstehen,
- identifiziert Lücken und Bedürfnisse,
- zeigt die Bandbreite der Behandlungsoptionen auf für den Fall, dass ihre Erkrankung fortschreitet, und
- bereitet den Vertreter in Gesundheitsangelegenheiten auf seine zukünftige Rolle als Entscheider vor.

Advanced Steps® *ACP* wird als Bestandteil einer qualitativ hochwertigen Versorgung am Lebensende für diejenigen initiiert, deren Tod in den nächsten 1–2 Jahren keine Überraschung wäre. Es ist für Patienten gedacht, bei denen ein Risiko für ein lebensbedrohliches klinisches Ereignis besteht, da sie an einer schwerwiegenden lebensbeschränkenden Erkrankung leiden, zu der auch fortgeschrittene Gebrechlichkeit gehören kann. Das Planungsgespräch zu Advanced Steps konzentriert sich auf die Ziele der Behandlung, um rechtzeitig, proaktiv und spezifisch Entscheidungen am Lebensende zu treffen. Im Idealfall werden diese Entscheidungen in medizinische Anordnungen übertragen, die während des gesamten Verlaufs der Versorgung befolgt werden können. National POLST ist die nationale Dokumentation dieser Planungsphase (www.POLST.org).

20.3 Ein systemischer Ansatz

Die bisher beschriebenen Konzepte ermöglichen es, den Behandlungsplan eines Patienten zu kennen, sie fördern aber seine Beachtung nicht. Effektives ACP erfordert gut konzipierte und verwaltete Systeme, die in die Routine der Patientenversorgung in den Gesundheitssystemen und in der Gesellschaft insgesamt integriert sind (Hammes, Briggs 2021). Das ACP-Programm Respecting Choices enthält vier ineinandergreifende Elemente: 1) Systemdesign; 2) Standardisierte, kompetenzbasierte Ausbildung und Zertifizierung von ACP-Gesprächsbegleitern; 3) Gesellschaftliche Beteiligung und Bildung; 4) Kontinuierliche Qualitätsverbesserung. Um erfolgreich zu sein, müssen diese Elemente auf einem von entsprechender Führung geschaffenen Fundament beruhen.

20.3.1 Führung ist wichtig

Nachhaltige Programme erfordern engagierte Führungskräfte, die die Vision für das Programm festlegen und einen Kulturwandel vorantreiben. Kultur kann als Bandbreite akzeptablen Verhaltens in einer Organisation oder Gesellschaft definiert werden. Führungskräfte definieren die Bandbreite akzeptablen Verhaltens anhand dessen, was anerkannt, gemessen und belohnt wird. Führungskräfte definieren Erwartungen an die Verantwortung und beseitigen Hindernisse für die Teams, die daran arbeiten, die vier ineinandergreifenden Elemente zu entwickeln und umzusetzen, die erforderlich sind, damit ACP zu einem Standard der Versorgung wird.

20.3.2 Systemdesign

Es gibt eine Vielzahl von Systemen, die erstellt oder neugestaltet werden müssen, um die Wirksamkeit, Verbreitung und Nachhaltigkeit von ACP-Programmen zu unterstützen. Drei dieser Schlüsselsysteme sind:

Definition der ACP-Rollen

Die erfolgreiche Einbettung von ACP in die Routinen der Patientenversorgung erfordert eine Vielzahl von Rollen und Verantwortlichkeiten. Dabei sind die verfügbaren Ressourcen zu berücksichtigen und die Verantwortlichkeiten des vorhandenen Personals neu zu gestalten. Es müssen viele ACP-Aufgaben ausgeführt werden (z. B. Bereitstellen von ACP-Informationen, Planen von ACP-Gesprächen, Ausfüllen schriftlicher Vorausplanungen und Entwicklung von Kommunikationsstrategien). Eine Schlüsselrolle im RC-ACP-Programm kommt dem ACP-Gesprächsbegleiter zu. Diese Person ist in der Regel eine nichtärztliche Person (z. B. Krankenschwestern, Sozialarbeiter oder Geistliche), die für fachkundige und effektive ACP-Gespräche mit Einzelpersonen und ihren Familien ausgebildet ist. Die Übernahme dieser Rolle durch nichtärztliche Personen ist von entscheidender Bedeutung, da Ärzte möglicherweise nicht über die erforderliche Zeit verfügen (30 bis 90 Minuten, abhängig vom Patienten und der Art der Planung). Zudem sind in der Regel auch keine spezifisch ärztlichen Fähigkeiten erforderlich, um qualitativ hochwertige Planungsgespräche zu führen. Obwohl Ärzte möglicherweise einige ACP-Gespräche führen, unterstützt ein Modell mit nichtärztlichen Gesprächsbegleitern die interprofessionelle teambasierte Betreuung und eine Effizienz, bei der jedes Teammitglied an der Spitze ihrer Zuständigkeiten praktiziert.

Wie die Rolle des ACP-Gesprächsbegleiters ausgefüllt wird, muss in jedem Gesundheitssystem klar definiert werden. Sie kann im Behandlungsteam eines Patienten angesiedelt werden oder als Teil eines größeren, zentralisierten ACP-Teams. Zu den Aufgaben gehören unter anderem:

- Bereitstellung konsistenter, zuverlässiger ACP-Gesprächsbegleitungen;
- Förderung informierter Behandlungsentscheidungen;
- Stärkung der Kommunikationswege zwischen Patienten, Angehörigen und Behandlern;
- Unterstützung bei der Entwicklung von schriftlichen Vorausplanungen, die die klinische Entscheidungsfindung effektiv leiten;
- Bereitstellung koordinierter Versorgung und Ressourcen, die den Zielen, Werten und Präferenzen des Patienten entsprechen.

Es gibt andere Funktionen, die über die Rolle eines Gesprächsbegleiters hinausgehen und die ein ACP-Programm definieren kann, um die Unterstützung von ACP in der gesamten Organisation sicherzustellen. So könnte zum Beispiel die aufnehmende Pflegefachkraft Verlauf und Status der bisherigen Vorausplanung des Patienten eruieren und – falls erwünscht und erforderlich – den Patienten über diesbezügliche Beratungsmöglichkeiten informieren. Eine Person aus der Patientendokumentation könnte dafür verantwortlich sein, alle Patientenverfügungen auf Vollständigkeit zu überprüfen, bevor sie formal der Akte hinzugefügt werden. Vorschläge für Qualitätssicherungsmaßnahmen zu den Tätigkeiten des ACP-Teams könnten durch das Personal des Qualitätsmanagements entwickelt werden, um sicherzustellen, dass das Team seine Ziele erreicht. Ein Mitglied des Entlassungsmanagements schließlich könnte die Aufgabe haben, darauf zu achten, ob ein Patient eine Patientenverfügung hat, und sicherzustellen, dass bei der Entlassung in die weiterbetreuende Einrichtung eine Kopie dieser Verfügung dem Patienten mitgegeben wird.

ACP-Arbeitsabläufe

Sobald die ACP-Rollen definiert sind, werden Arbeitsabläufe entwickelt, die die Verantwortlichkeiten und Best Practices für jedes Mitglied des ACP-Teams beschreiben. Welche Patienten werden angesprochen? Von wem? Wie? Diese Arbeitsabläufe müssen für die verschiedenen Gesundheitseinrichtungen spezifisch konzipiert werden, z. B. für die ambulante Primär- und die spezialärztliche Versorgung, für Krankenhäuser, Pflegeheime, häusliche Pflege und stationäre Hospize. Das RC-Programm hat einige Erfahrung in der Entwicklung sowie der effektiven und nachhaltigen Implementierung und Modifizierung dieser Arbeitsschritte gesammelt.

ACP-Informationsmaterialien und -Dokumentation

Die Informationsmaterialien für das ACP-Programm müssen standardisiert, verständlich und leicht lesbar und zudem so gestaltet sein, dass sie Menschen dazu animieren, daran teilzunehmen. Das gilt für Dokumente zur Patientenverfügung, Informationen zur Aufklärung und zur Förderung des Engagements für ACP, ebenso wie für Entscheidungshilfen. Diese Standardisierung muss von einer gut strukturierten medizinischen Dokumentation unterstützt werden (ob Papierakte oder elektronisch), um die Kommunikation über die Zeit und die Versorgungssettings hinweg sicherzustellen, als Voraussetzung für die Befolgung der Vorausplanungen.

20.3.3 Standardisierte, kompetenzbasierte ACP-Ausbildung und -Zertifizierung

Qualitativ hochwertige ACP-Gespräche erfordern die Kompetenzentwicklung, Übung und Unterstützung. Angehörige von Gesundheitsberufen haben möglicherweise nur minimale Schulungen zu Moderations- und Kommunikationstechniken erhalten, um Patienten bei schwierigen Behandlungsentscheidungen zu unterstützen. Die Nachfrage nach hochqualifizierten Fachkräften hat zur Entwicklung einer spezifischen Rolle im Gesundheitswesen geführt – des ACP-Gesprächsbegleiters (Briggs 2012). Das Respecting-Choices-Programm hat die erforderlichen Kenntnisse, Fähigkeiten und Einstellungen des Gesprächsbegleiters definiert und effektive Ausbildungsprogramme zur Erlangung der Zertifizierung entwickelt.

Das kompetenzbasierte Respecting-Choices-Training zur ACP-Gesprächsführung basiert auf einem Curriculum, das unterschiedliche Methoden vereint und das sich auf den Erwerb eines Kerns an Gesprächsbegleitungsfähigkeiten konzentriert. Die Teilnehmenden absolvieren zunächst einen Online-Kurs, der grundlegende ACP-Inhalte vermittelt und zur kritischen Reflexion anregt. Wenn hierdurch die Voraussetzungen für die Präsenzveranstaltung erfüllt sind, besuchen die Teilnehmenden ein Seminar, das erfahrungsbasiertes Lernen (wie Videopräsentationen, Rollenspiele, Gruppendiskussionen) integriert, um sie bei der praktischen Umsetzung der Lerninhalte in den verschiedenen Planungsphasen zu unterstützen. Das Curriculum für diese Fortbildungen enthält außerdem einen Bezug zu den lokal gegebenen ACP-Systemen und organisatorischen Rahmenbedingungen. Die Aufrechterhaltung der Kompetenz erfordert Übung, fortgesetztes Mentoring und angemessene Erfahrungen.

Die Trainer-Zertifizierung ist für Gesprächsbegleiter verfügbar, die zusätzliche Lehrfähigkeiten und -strategien entwickeln möchten, um Gesprächsbegleiter effektiv zu unterrichten, zu betreuen und zu zertifizieren.

Es wurde erkannt, dass eine Führungsrolle erforderlich ist, die das Wachstum, die Verbreitung und die Nachhaltigkeit eines ACP-

Programms in den Mittelpunkt stellt. Daher schuf Respecting Choices eine dritte Zertifizierungsstufe – den ACP-Lehrkörper (ACP faculty). Der ACP-Lehrkörper besteht aus einer oder mehreren Personen, die von der durchführenden Organisation oder Region ausgewählt und von Respecting Choices betreut wurden, um ebenfalls die Beratungsfähigkeiten und das Fachwissen in diesem »Systemansatz« weiterzuentwickeln. So soll das Programm in den folgenden Jahren in der gesamten Organisation verbreitet und aufrechterhalten werden. Sie sind der Schlüssel zu Nachhaltigkeit und Wachstum, lange nachdem das Engagement von RC beendet ist.

20.3.4 Gesellschaftliche Beteiligung und Bildung

Bei ACP geht es sowohl um das gesamte Leben der Person und ihrer Familie als auch um die medizinische Versorgung. Angesichts dieses vielfältigen Kontextes von ACP ist es notwendig und hilfreich, die Bevölkerung in die Entwicklung und Umsetzung von ACP einzubeziehen. Es ist von entscheidender Bedeutung, einen Querschnitt von Einzelpersonen in die ACP-Aktivitäten einzubeziehen, damit die Materialien und Strategien die reiche Vielfalt der jeweiligen Bevölkerung widerspiegeln. Kampagnen, die das gesellschaftliche Umfeld mit einbeziehen, sind dann effektiv, wenn sie Materialien und Strategien bereithalten, die Geschichten erzählen, in Erfahrungen eintauchen und den Menschen helfen, ihre Ziele und Werte zu formulieren.

Partnerschaften mit gesellschaftlichen Organisationen oder Gruppen sind entscheidend für den letztendlichen Erfolg eines ACP-Programms. Möglich sind Partnerschaften mit allen möglichen Gruppen oder Institutionen, die das Interesse an ACP teilen. Das schließt religiöse Organisationen, Unternehmen, öffentliche Bildungsinstitutionen und Dienstleistungsunternehmen mit ein. Die Einbeziehung dieser Partner wird z. T. auch durch die Standardisierung von Materialien und Botschaften möglich und effektiv. Hierzu zählt auch eine gemeinsame Sprache, die während der Systematisierung des ACP-Programms entwickelt wurde.

20.3.5 Kontinuierliche Qualitätsverbesserung

Die Wirkung von RC-Programmen hängt von der beschriebenen erfolgreichen Implementierung ab. Die Entwicklung und Pflege von ACP-Systemen bedeutet, Prozesse zu überwachen, um sicherzustellen, dass sie effektiv sind und letztendlich die gewünschten Ergebnisse erzielt werden. Prozesskontrollen beantworten die Frage: »Tun wir das, was wir im Implementierungsplan angekündigt haben?« Im Gegensatz dazu liefern bestimmte Ergebnisse eine objektive Messgröße für die langfristigen Auswirkungen des Programms. Sie beantworten die Frage: »Welche Unterschiede treten auf, weil wir die Präferenzen und Entscheidungen des Einzelnen berücksichtigen?« Dies sind die Ergebnisse, die sich zeigen, wenn alle unterstützenden Prozesse durchgeführt und Einzelpersonen an personenzentrierten Entscheidungen beteiligt sind. Es ist zu beachten, dass Prozess-(Umsetzungs-)Kontrollen nicht auf unbestimmte Zeit fortgesetzt werden müssen. Sobald das System entwickelt und optimiert wurde und die Daten zeigen, dass die Implementierung wie beabsichtigt verläuft, können diese eingestellt werden. Wenn jedoch in Zukunft Bedenken auftreten, ist es angebracht, diese Metriken erneut zu verwenden, um die betreffenden Problembereiche zu identifizieren und zu verbessern.

Dabei könnten folgende Parameter betrachtet werden:

- Prozent der Patienten der Zielgruppe, die eingeladen sind, an einem ACP-Gespräch

mit einem Gesprächsbegleiter teilzunehmen.
- Prozentsatz der Pläne, die den Patienten, den ihnen am nächsten stehenden Personen und den Angehörigen der Gesundheitsberufe, die sie versorgen, klar sind.
- Prozentsatz der Vorausplanungen, die den Angehörigen der Gesundheitsberufe in allen Versorgungssituationen zur Verfügung stehen.
- Prozentsatz der Vorausplanungen, die korrekt verwendet werden, um Entscheidungen zu treffen. Dies zeigt, inwieweit die erbrachten medizinischen Leistungen die Vorausplanung des Patienten respektieren.

20.4 Ergebnisse

Der Erfolg des RC-Ansatzes für ACP in La Crosse, Wisconsin, ist in der Literatur gut dokumentiert. Von den verstorbenen erwachsenen Einwohnern von La Crosse County (ungefähr 120.000 Einwohner) haben 96 % eine schriftliche Vorausplanung (eine Art Patientenverfügung und/oder Notfallplan); bei 99 % war dieser Plan in der Krankenakte verfügbar. In 99 % der Fälle stimmten die Präferenzen für oder gegen die Behandlung mit der durchgeführten Behandlung überein (Hammes et al. 2010).

Diese Ergebnisse sind das Resultat konstanter Bemühungen zur Aufrechterhaltung, Weiterentwicklung und Verbesserung des RC-ACP-Programms in der Region La Crosse. Die Finanzierung erfolgt größtenteils durch die beiden wichtigsten Gesundheitsanbieter der Region, dem Gundersen Health System und dem Mayo Clinic Health System: Franciscan Healthcare. Bis zum Jahr 2014 gab es in der Gesundheitsregion La Crosse ungefähr 110 ausgebildete Gesprächsbegleiter, im Umfang von insgesamt ungefähr 25 Vollzeitbeschäftigten. Darin enthalten sind Krankenschwestern und Krankenhausseelsorger, deren Schulungs- und Moderationsarbeit von den beiden Organisationen finanziert wurde. Daneben gibt es viele andere Gesprächsbegleiter, die ACP in religiösen Organisationen und Langzeitpflegeeinrichtungen anbieten. Zudem sind die Information über ACP und die Schulung in ACP-Gesprächsbegleitung ein integraler Bestandteil der Aus-, Weiter- und Fortbildung von Ärzten geworden.

Weniger bekannt ist, dass dieses Modell wiederholt in wissenschaftlichen Studien überprüft worden ist, die in mindestens vier Ländern durchgeführt wurden (Detering et al. 2010; in der Schmitten et al. 2014; Teo et al. 2014; Kirchhoff et al. 2010), verschiedene Bevölkerungsgruppen einbezogen (darunter Jugendliche [Lyon et al. 2009] sowie unterschiedliche Ethnien [Pecanac et al. 2014]) und verschiedenste Settings der Gesundheitsversorgung berücksichtigten. Diese Studien zeigen, dass Patienten, die ein begleitetes ACP-Gespräch geführt haben,

- eine hohe Zustimmung zu diesem Planungsprozess zeigen,
- eine höhere Zufriedenheit mit allen Gesundheitsdienstleistungen aufweisen,
- häufiger qualifizierte und aussagekräftige Vorausplanungen haben und
- einen signifikanten Zuwachs an bekannten und befolgten Behandlungswünschen erleben.

Die Forschung zeigt auch, dass

- die Vertreter ein genaueres Verständnis der Präferenzen des Patienten haben,

- Angehörige nach dem Tod der Person, für die vorausgeplant hatte, zu einer besseren Trauerbewältigung in der Lage sind,
- in den letzten zwei Lebensjahren weniger akutmedizinische Maßnahmen in Anspruch genommen werden; und
- sich die Aufenthaltsdauer in Hospizen verlängert.

20.4.1 Verbreitung des ACP-Programms »Respecting Choices« über La Crosse, Wisconsin, hinaus

Man kann sich fragen, ob größere und diversere Regionen den Erfolg von La Crosse (Wisconsin) erreichen können. Welche Auswirkungen haben Kultur, religiöse oder spirituelle Überzeugungen? Wie kann ACP sich in großen Gesundheitssystemen effektiv verbreiten? Das Respecting-Choices-Programm sammelt umfassende Erfahrungen bei der Beantwortung dieser Fragen. Zweifellos ist die Verbreitung dieses Modells in größeren, heterogeneren Bevölkerungsgruppen eine Herausforderung. Die in La Crosse erzielten hohen Prozentsätze werden an anderer Stelle möglicherweise nicht vollständig erreicht. Trotzdem hat sich das RC-Modell in den letzten zehn Jahren in einer Vielzahl von Regionen auf der ganzen Welt verbreitet, einschließlich verschiedener Kulturen und Religionsgemeinschaften. Dieses Modell wird in Australien in großem Umfang in die Routineversorgung (Sylvester 2012) (Respecting Patient Choices®), in großen Gesundheitsorganisationen mit unterschiedlichen Bevölkerungsgruppen und in großen geografischen Regionen wie Wisconsin und Minnesota (Honoring Choices® Minnesota und Wisconsin) integriert. Es wurde in Deutschland (in der Schmitten et al. 2014) und Singapur (Tao et al. 2014) effektiv in die Praxis umgesetzt. Seit 2007 hat der Respecting-Choices-Ansatz über 300 Organisationen in allen Bundesstaaten der USA unterstützt und nimmt weiter zu.

Überraschenderweise sind die Herausforderungen der großen Projekte denen kleinerer Implementierungen sehr ähnlich. Größere Implementierungen sind deutlich komplexer. Jedoch sind diese Projekte aufgrund größerer Erfahrung mit solchen Prozessen sowie eines besseren Zugangs zu Ressourcen häufig besser für diese Arbeit gerüstet.

Respecting Choices hat aus den Beratungen und Schulungen für Teams, die daran arbeiten, das RC-Modell in die Versorgungsroutinen zu integrieren, wichtige Lehren gezogen. Um Erfolg zu haben, erfordern ACP-Initiativen:

- *Kompetente Führung*, die diesen neuen Ansatz für ACP auf allen Führungsebenen annimmt und befürwortet. Die Mission der Organisation muss einen klaren, nachhaltigen Fokus auf die effektive Entwicklung von ACP-Routinen und -Praktiken beinhalten.
- *Neugestaltung von Systemen mit einem entsprechenden Ressourceneinsatz*, um neue, effektivere Strategien für die Verankerung von ACP in die Versorgungsroutinen zu entwickeln. Diese müssen ständig durch die Überwachung der Qualität unterstützt werden.
- *Unterstützung des kulturellen Wandels*, um eine personen- und familienorientierte Betreuung zu ermöglichen. Dabei ist der Schwerpunkt auf die Betreuung von Menschen mit Krankheit und nicht auf die Behandlung der Krankheit zu legen.
- *Teamorientierte Arbeitsweise*, die eine effektivere und effizientere Bereitstellung der ACP-Prozesse für alle Personen ermöglicht. Die dazu erforderliche feste Verpflichtung zum Aufbau der ACP-Kompetenzen bei vielen Teammitgliedern mit jeweils unterschiedlichen Rollen erfordert Finanzmittel und eine angemessene Zuweisung von Ressourcen.

20.5 Zusammenfassung

Die moderne Medizin hat bei Behandlung und Management menschlicher Krankheiten und Verletzungen große Fortschritte gemacht. Ebenso hat sie zu zahlreichen komplexen ethischen und rechtlichen Dilemmata geführt. Diese Herausforderungen werden dann besonders schwierig, wenn der Patient nicht in der Lage ist, für sich selbst zu sprechen, und wenn nicht klar ist, ob die Vorzüge oder die Belastungen einer Behandlung überwiegen. Die bisherige, rechtlich orientierte Lösung, einfach ein standardisiertes, rechtlich relevantes Formular auszufüllen, hat die Herausforderungen dieser medizinischen Dilemmata nicht ausreichend berücksichtigt. Demgegenüber zeigen Forschungsergebnisse bezüglich des klinisch fundierten, auf Gesprächen beruhenden ACP-Programms Respecting Choices, dass dieses auf allen Ebenen der Gesundheitsversorgung effektiv ist. Dies zeigt sich sowohl in großen und kleineren Gesundheitseinrichtungen als auch in Regionen mit sehr heterogenen Bevölkerungsgruppen. Auch wenn RC sich nicht ohne Aufwand implementieren lässt, so überwiegen doch die Vorzüge, die es für Patienten, Angehörige und das Gesundheitspersonal mit sich bringt, die erforderliche Anstrengung bei weitem.

Literatur

Briggs L (2012) Helping individuals make informed healthcare decisions: the role of the advance care planning facilitator. In: Hammes B (Edit.) Having Your Own Say; Getting the Right Care When It Matters Most. Washington, D.C. p. 75-96.

Castillo L, Williams B, Hooper S et al. (2011) Lost in translation: the unintended consequences of advance directive law on clinical care. Ann Inter Med, 154(2), p.121-128.

Detering K, Hancock A, Reade M et al. (2010) The impact of advance care planning on end of life care in elderly patients: randomized controlled trial. BMJ, 340 p. c1345.

Fagerlin A, Schneider C (2004) The failure of the living will. Hasting Cent Rep, 34(2), p.30-42.

Hammes B, Briggs L (2012) Respecting choices: building a systems approach to advance care planning. Gundersen Lutheran Medical Foundation.

Hammes B, Rooney B, Gundrum J (2010) A comparative, retrospective, observational study of the prevalence, availability, and specificity of advance care plans in a county that implemented an advance care planning microsystem. J Am Geriatr Soc, 58(7), p. 1249-55

in der Schmitten J, Lex K, Mellert C et al. (2014) Implementing an advance care planning program in German nursing homes: results of an inter-regionally controlled intervention trial. Dtsch Arztebl Int, 111(4), p. 50-7.

Kirchhoff K, Hammes B, Kehl K et al. (2010) Effect of a disease-specific planning intervention on surrogate understanding of patient goals for future medical treatment. J AM Geriatr Soc, 58(7), p.1233-1240.

Kutner L (1969) Due Process of Euthanasia: The Living Will, A Proposal. Indiana Law Journal, 44(4). p. 539-554

Lyon M, Garvie P, McCarter R et al. (2009) Who will speak for me? Improving end-of-life decision-making for adolescents with HIV and their families. Pediatrics, 123(2), p. e199-206.

Pecanac K, Repenshek M, Tennenbaum D et al. (2014) Respecting Choices(R) and advance directives in a diverse community. J Palliat Med, 17(3), p. 282-7.

Rietjens J, Sudore R, Connolly M et al. (2017) Definition and recommendations for advance care planning: an international consensus supported by the European Association for Palliative Care. The Lancet Oncology, 18(9), pp. e543-e551.

Sudore R, Lum H, You J et al. (2017) Defining Advance Care Planning for Adults: A Consensus Definition from a Multidisciplinary Delphi Panel. J Pain Symptom Manage, 53(5) p.821-832 e1.

Tao K, Raj A, Tan W et al. (2014) Economic impact of an end of life programme for nursing home residents. Palliat Med 28, p.430-436.

21 Advance Care Planning in Australien: Der lange Weg zur Verankerung bewährter Verfahren in der Regelversorgung

Craig Sinclair, Josephine Clayton[162]

21.1 Hintergrund

Seit zwei Jahrzehnten befindet sich Advance Care Planning (ACP) in Australien auf dem Weg der Implementierung in die Regelversorgung. Mit dem Programm *Respecting Patient Choices* wurde initial ein ACP-Modell eingeführt, in dessen Mittelpunkt geschulte, spezialisierte, nichtärztliche Gesundheitsfachkräfte standen, die in der Regel in Krankenhäusern, kliniknahen Arbeitsfeldern oder regionalen Netzwerken des Gesundheitswesens angesiedelt und vorwiegend mit älteren, schwerkranken Menschen befasst waren (Detering et al. 2010). Diese Arbeit hat erfolgreich dazu beigetragen, ein breiteres Bewusstsein für ACP zu schaffen, eine wissenschaftliche Erkenntnisbasis zu generieren, die Unterstützung klinischer Verbände zu gewinnen und Praxisstandards zu etablieren (Australian Commission on Safety and Quality in Health Care 2013). Die Weiterentwicklung des Programms durch die nationale Organisation »Advance Care Planning Australia« (https://www.advancecareplanning.org.au), durch staatliche und territoriale Behörden sowie durch NGOs und regionale Programme, legte dann das Fundament für eine breitere Implementierung von ACP in der Regelversorgung. Mit ihr traten jedoch gleichzeitig Fragen auf – zur nachweislichen Wirksamkeit in verschiedenen Versorgungssettings, zur Nachhaltigkeit der Programme und dazu, wie den Bedürfnissen der vielfältigen, alternden und geografisch verstreuten Bevölkerung Australiens begegnet werden kann.

Australien wird durch ein föderales System von Bundesstaaten und Territorien regiert, die jeweils über eigene, aber nicht einheitliche, rechtliche Rahmenbedingungen für Patientenverfügungen und die Anerkennung von rechtlichen Stellvertretern verfügen. Zudem werden unterschiedliche Terminologien verwendet, politische Prioritäten gesetzt und lokale Umsetzungsinitiativen gefördert (Department of Health 2021). Diese Vielfalt stellt eine Herausforderung für einen nationalen Ansatz zur Umsetzung von ACP dar und führt zu Verwirrung unter den Gesundheitsfachkräften und der Bevölkerung.

Die öffentliche Finanzierung von ACP-Programmen in Australien veranlasste die Forschung dazu, die Auswirkungen dieser Initiativen zu evaluieren. So ermittelte eine landesweite Audit-Studie die Prävalenz von Patientenverfügungen und anderen ACP-Dokumenten bei älteren Erwachsenen (65 Jahre und älter). In Bezug auf Patientenverfügungen ergab sich eine Prävalenz von 14 % (gewichtete Schätzung), während ACP-Dokumentationen (verstanden als umfassendere Form von Patientenverfügungen, die bspw. von Gesundheitsfachkräften erstellte Dokumente einschließt) schätzungsweise in 29 % der Akten vorhanden waren. Beide Dokumentationsarten fanden sich häufiger in den Akten von Personen, die in stationären Ein-

---

162 Übersetzung durch Catrin Beu, M.A. (Bonn) und Dipl.-Päd. Annika Godder (Oberhausen).

richtungen der Altenpflege untergebracht waren, als bei Personen, die in ein Krankenhaus eingewiesen wurden oder eine Allgemeinarztpraxis aufsuchten (Buck et al. 2021). In Australien geborene Personen hatten mit höherer Wahrscheinlichkeit eine eigene Patientenverfügung erstellt, während bei Personen, die außerhalb Australiens geboren wurden, wesentlich mehr ACP-Dokumente zu verzeichnen waren, die im Namen der Person (durch bspw. Gesundheitsfachkräfte) erstellt worden waren (Buck et al. 2021; Sinclair et al. 2021).

Die Dokumentation von ACP-Gesprächen ist zwar nur ein Indikator für die Implementierung und Inanspruchnahme von ACP, doch deuten diese Daten darauf hin, dass die bisherigen Bemühungen nur mäßige Auswirkungen auf die bevölkerungsweite Prävalenz von ACP-Dokumentation am Ort der Versorgung hatten und dass die Bereitschaft zur Erstellung von Patientenverfügungen tendenziell bei Personen mit weißem, anglo-australischem Hintergrund höher war. Angesichts der kulturellen Vielfalt der älteren Erwachsenen in Australien legen die Studienergebnisse nahe, dass der Fokus künftiger Arbeitsbereiche daraufgelegt werden sollte, die Umsetzung von ACP in der gesamten australischen Gesellschaft zu fördern.

21.2 Einbindung breiterer Interessengruppen zur Förderung und Umsetzung von ACP

Auch wenn im Rahmen der ersten Implementierungsbemühungen mithilfe der »Spezialisierte Gesprächsbegleiter«-Modelle (sog. »specialist facilitators«) eine verlässliche Steigerung von ACP-Prozessen erreicht werden konnte (Detering et al. 2010), so wurde gleichzeitig deutlich, dass dieser Ansatz ressourcenintensiv ist und sich möglicherweise nicht für ländliche und abgelegene Gesundheitseinrichtungen eignet, in denen die Gesundheitsversorgung überwiegend von Generalisten (bspw. von Hausärzten und/oder kommunalen Pflegefachkräften) koordiniert und durchgeführt wird. Ebenso bestand Einigkeit darüber, dass ACP im Akutkrankenhaus zwar oft notwendig ist, dieses Setting aber aufgrund der klinischen Akuität, der erhöhten Ängstlichkeit von Patienten und Familienmitgliedern sowie des Mangels an Zeit und geeigneten Räumlichkeiten für qualitativ hochwertige ACP-Gespräche nicht optimal ist (Rogers et al. 2019).

Als Reaktion auf diese Bedenken wurden weitere Akteursgruppen miteinbezogen und für ACP geschult. Dazu gehörten Fachkräfte aus verschiedenen (Versorgungs-)Bereichen des Gesundheitswesens, multidisziplinäre und sektorübergreifende Partnerschaften (bspw. mit Rechtsanwälten) sowie eher »basisorientierte«, bürgerschaftliche Initiativen.

Um ACP in der primär- und gemeindebezogenen Versorgung stärker voranzutreiben, wurden nationale Programme durchgeführt, wie bspw. die Zuschussinitiative *National Palliative Care Projects*. Im Rahmen dieser Initiative hat das Projekt *The Advance Project* (www.theadvanceproject.com.au) Ressourcen für Allgemeinmediziner und für allgemeinmedizinisches Pflegepersonal geschaffen, um Patienten zu identifizieren, die von ACP-Gesprächen und/oder Überweisungen in die Palliativversorgung profitieren könnten, sowie um deren Bereitschaft hierfür zu erfassen und Gespräche und/oder Überweisungen im Rahmen eines kollaborativen Praxismodells zu initiieren. Die Evaluation der ersten Phasen dieses Projekts fiel positiv aus (Vilapakkam Nagarajan et al. 2022). Eine Erkenntnis bestand darin, dass an Demenz erkrankte Menschen besondere Bedürfnisse in Bezug auf ACP haben. Daher werden innerhalb der neuesten Phase des *Advance Projects* spezielle Materialien für Mitarbeitende bereitgestellt, die in stationären Einrichtungen der Seniorenpflege tätig sind oder Menschen mit Demenz und anderen Formen kognitiven Verfalls betreuen.

Das *End-of-Life-Directions-in-Aged-Care*-Programm (*ELDAC*) bietet Ressourcen, Toolkits und Beratung, um Gesundheitsfachkräfte und Anbieter von Altenpflegeleistungen bei der Bereitstellung einer hochwertigen Versorgung am Lebensende zu unterstützen (https://www.eldac.com.au). Die Materialen beinhalten u. a. Möglichkeiten der Selbstevaluation, der Entwicklung von Richtlinien, der Schulung von Mitarbeitenden und der Qualitätsverbesserung im Bereich ACP und Palliativversorgung.

Einige Initiativen sind über den Gesundheitssektor hinausgegangen und haben versucht, ACP durch eine sektorübergreifende Zusammenarbeit zu fördern. Um der Tatsache zu begegnen, dass eine beträchtliche Anzahl von Menschen bei der Zukunftsplanung juristische Beratung in Anspruch nimmt, wurden sowohl informelle Kooperationen (gegenseitiges Empfehlen) als auch formellere Partnerschaften entwickelt, die es Juristen ermöglichen, sich als Teil eines breiteren Teams von Fachleuten an der Patientenversorgung zu beteiligen. Sie dienen insbesondere dem Vorbeugen von Krisensituationen, indem sich die Beteiligten präventiv mit aufkommenden Problemen gesundheitlicher oder rechtlicher Art befassen (Hooper 2019). Einige neue Kooperationsmodelle bieten Rechtsberatungen bereits im Vorfeld, zu Beginn oder während eines ACP-Prozesses an. Das kann dann hilfreich sein, wenn finanzielle oder rechtliche Probleme den ACP-Prozess beeinflussen oder wenn die Geschäftsfähigkeit der Person in Frage gestellt ist. Ein erfolgreiches ACP kann zudem durch bestehende Konflikte innerhalb der Familie oder des weiteren sozialen Netzwerks beeinträchtigt werden. Hier haben sich Mediationsdienste für ältere Menschen als vielversprechend erwiesen (Herro et al. 2020).

Neben der Einbindung verschiedener Fachleute gibt es auch eine Reihe bürgerschaftlich initiierter oder geführter Ansätze. Beispielsweise unterstützt Advance Care Planning Australia eine von geschulten Freiwilligen besetzte ACP-Telefon-Hotline, die Fragen der Bevölkerung und von Gesundheitsfachkräften beantwortet.

Das *Groundswell Project* (https://www.thegroundswellproject.com) ist eine gemeinnützige soziale Organisation, deren erklärtes Ziel es ist, die Qualität von Tod und Sterben zu verbessern. Sie vermittelt Wissen, das im Konzept »death literacy« (Sterbekompetenz) zusammengefasst ist, sensibilisiert die Öffentlichkeit mit der landesweiten Kampagne »Dying to Know Day« für Fragen des Lebensendes und stellt Ressourcen zur Veranstaltung von »Death Café«-Treffen zur Verfügung. Ferner werden im Rahmen eines Quartiersentwicklungsansatzes interessierte Bürger zu Quartiers-Netzwerkern ausgebildet, deren Aufgabe es ist, andere Bürger mit Unterstützungsbedarf zu identifizieren und an relevante Dienste oder Gruppen zu vermitteln.

21.3 Anpassung der Umsetzungspraxis und Ressourcen von ACP an die Bedürfnisse spezifischer Bevölkerungsgruppen

Seitdem ACP zunehmend auf der Ebene sozialer, kultureller und räumlicher Gemeinschaften verankert wird, ist die Notwendigkeit gestiegen, das Vorgehen sowie Informationen und Materialien an die Bedürfnisse unterschiedlicher Zielgruppen anzupassen. Die *Australian National Palliative Care Strategy 2018* identifizierte eine Reihe von Bevölkerungsgruppen, die aufgrund systemischer und struktureller Benachteiligungen Schwierigkeiten beim Zugang zu palliativer Versorgung und (vermutlich ebenso) zu ACP erleben. Darunter sind

- Aborigines und Torres-Strait-Insulaner,
- kulturell und sprachlich diverse Menschen (Culturally and linguistically Diverse people, CaLD),
- Menschen mit kognitiven Beeinträchtigungen, einschließlich Demenz.

Im folgenden Abschnitt werden Maßnahmen vorgestellt, die dazu beitragen sollen, den Zugang zu ACP für diese Zielgruppen zu erleichtern.

21.3.1 Gemeinschaften der Aborigines und Torres-Strait-Insulaner

Die Aborigines und Torres-Strait-Insulaner sind Zugehörige der First Nations Australiens, zu denen viele verschiedene Nationen und Stämme mit über 250 verschiedenen Sprachgruppen gehören. Sie machen 3,3 % der australischen Bevölkerung aus, wobei viele von ihnen in regionalen oder abgelegenen Gebieten Australiens leben. Angesichts der Schäden, Verluste und Traumata, die durch die europäische Invasion und Kolonialisierung an der »Gestohlenen Generation« angerichtet wurden, ist es für kultursensible und »dekolonisierende« Ansätze besonders wichtig, Vertrauen aufzubauen, Informationen offen auszutauschen und mit den Gemeinschaften der First Nations bei jeder Art der Förderung von ACP zusammenzuarbeiten (Sinclair et al. 2014). In der Forschung zu den Gemeinschaften der First Nations kommt hinsichtlich ihrer Prioritäten bei der Versorgung am Lebensende dem Wunsch, »in ihr Land zurückzukehren« (Mc-Grath 2007) besondere Bedeutung zu. D. h., am Lebensende in ihrem Heimatland, das über Familie, Verwandtschaft und Stammesbeziehungen definiert wird, versorgt zu werden, selbst wenn es in abgelegenen Gebieten liegt und der Zugang zu medizinisch-pflegerischen Leistungen möglicherweise eingeschränkt ist. ACP hat das Potenzial, zur Erfüllung dieser Wünsche beizutragen (Waran et al. 2017).

Insgesamt befindet sich der Aufbau spezieller ACP-Angebote für die verschiedenen Gemeinschaften und Sprachgruppen der Aborigines und Torres-Strait-Insulaner noch in einem frühen Entwicklungsstadium. Ein bemerkenswertes Beispiel für die erfolgreiche Umsetzung von ACP stammt jedoch von der Insel *Groote Eylandt* in der Region Arnhem Land im Norden Australiens. In dieser kleinen Inselgemeinschaft haben vertrauensvolle Beziehungen die Basis für eine intensive Auseinandersetzung mit ACP geschaffen, die das spezifische Ziel verfolgt, unnötige (Flugzeug-)Transfers in Großstadtkrankenhäuser am Ende des Lebens zu vermeiden (Formation Studios 2018). Fast alle erwachsenen Mitglieder der Inselgemeinschaft haben eine Vorausplanung erstellt, was die potenzielle Wirksamkeit bürgerschaftlicher und gemeindebezogener Ansätze zur Veränderung der Umsetzung von ACP belegt.

21.3.2 Kulturell und sprachlich diverse Gemeinschaften

Die Zusammensetzung der australischen Bevölkerung wurde durch Migrationsmuster wesentlich geprägt. In einer 2016 durchgeführten Erhebung gaben 37 % der über 64 Jahre alten Australier an, im Ausland geboren zu sein. Etwas mehr als die Hälfte dieser Menschen gab ebenfalls an, zu Hause eine andere Sprache als Englisch zu sprechen (Australian Bureau of Statistics 2019). Zusätzlich zu den bereits beschriebenen kulturellen Inkongruenzen können Menschen aus kulturell und sprachlich diversen Gemeinschaften (CaLD) auf eine Reihe weiterer Barrieren stoßen, einschließlich der Schwierigkeit, allgemeine Gesundheitsinformationen oder ACP-spezifische Materialien in ihrer bevorzugten Sprache zu erhalten (Yap et al. 2018). Als Reaktion auf diese Benachteiligungen finanzierten die australischen Regierungen die Übersetzung von ACP-Informationsbroschüren und -Leitfäden in eine Reihe von Sprachen. Außerdem wurde ein landesweiter telefonischer Dolmetscherdienst eingerichtet, auf den die CaLD-Gemeinschaften zurückgreifen können. Praktiker und führende Vertreter der sprachlichen Gemeinschaften wiesen jedoch darauf hin, dass rein wörtliche Übersetzungen oft unwirksam sind, da sie sprachliche Nuancen oder kulturell bedingte Bedeutungen übersehen, was zu Verlusten im Übersetzungsprozess führt. Zu den erfolgreicheren Bemühungen gehörte die Schulung von Dolmetschern im Gesundheitswesen in Bezug auf ACP-relevante Inhalte, die mehr sprachliche Nuancen in den gedolmetschten Gesprächen zwischen ACP-Gesprächsbegleitern und Patienten ermöglicht (wobei dies nicht verifiziert wurde) (Detering et al. 2015). Andere Ansätze, die von den sprachlichen Gemeinschaften selbst geleitet wurden, haben sich ebenfalls als wirksam erwiesen. So konnten durch die Zusammenarbeit von ACP-Praktikern und Vertretern der sprachlichen Gemeinschaften Informationen direkt in der jeweiligen Sprache erstellt werden, anstatt sie aus einer vorhandenen englischen Quelle zu übersetzen (Wong et al. 2021).

21.3.3 Menschen mit kognitiven Beeinträchtigungen

Klassische ACP-Ansätze sind so konzipiert, dass einwilligungsfähige Menschen mit »vollen kognitiven Fähigkeiten« eine umfassende medizinisch-pflegerische Versorgungsplanung für den Fall erstellen können, dass sie diese »Fähigkeiten verlieren«. Akteure, die mit kognitiv beeinträchtigen Menschen zusammenarbeiten, wissen jedoch, dass die Abgrenzung zwischen diesen Zuständen in der Regel viel weniger klar ist (Sinclair et al. 2019). Daher muss bei Personen mit einer bestehenden kognitiven Beeinträchtigung, unabhängig davon, ob es sich um eine lebenslange (bspw. geistige Behinderung), episodische (bspw. psychische Erkrankung) oder erworbene Beeinträchtigung (bspw. aufgrund eines kognitiven Verfalls) handelt, der ACP-Prozess an ihre möglicherweise eingeschränkten Fähigkeiten angepasst werden, damit sie relevante Informationen bestmöglich verstehen und abwägen sowie ihren Willen und ihre Präferenzen mitteilen können.

In Australien wird dem ACP-Prozess für Menschen mit Demenz auf Grund steigender Fallzahlen immer mehr Aufmerksamkeit geschenkt. Öffentliche Informationen für diese Zielgruppe betonen die Bedeutung und Dringlichkeit einer Zukunftsplanung in den Bereichen Gesundheit, Lebensstil und Finanzen (Dementia Australia 2022). Befürwortet wird ein »demenzspezifischer« Ansatz, der die ACP-Praktiken an die verschiedenen Erkrankungsstadien, kognitiven Fähigkeiten und Unterstützungsressourcen demenzerkrankter Menschen anpasst und so ihre Beteiligung an der Entscheidungsfindung aufrechterhält oder, wenn dies nicht möglich ist, sicherstellt, dass ihr Wille und ihre Präferenzen im Mittelpunkt eines jeden Entscheidungsprozesses stehen (Blake et al. 2021). Das Projekt »*Talking End of Life*« *(TEL)* für Menschen mit kognitiver Beeinträchtigung (https://www.caresearch.com.au/tel/Modules) entwickelte Materialien für das Personal von Einrichtungen der Behindertenhilfe, um sowohl »alltägliche« Gespräche über Tod und Sterben als auch modifizierte ACP-Gespräche zu ermöglichen. Die Langzeitbeobachtung einer kleinen Gruppe von Menschen mit kognitiver Beeinträchtigung zeigte, dass hierdurch Ängste reduziert wurden und keine negativen Auswirkungen auf das emotionale Wohlbefinden oder eine erhöhte Angst vor dem Tod bei den Teilnehmenden der Intervention entstanden (Stancliffe et al. 2021).

21.4 Schaffung eines kohärenten nationalen Rahmens für die systematische Umsetzung von ACP

Mit der zunehmenden Ausbreitung und der vielfältigeren Umsetzungspraxis von ACP sind Überlegungen zu Kohärenz und Konsistenz auf politischer Ebene eine nicht unerwartete Gegenbewegung. Im Jahr 2021 wurde das »*National Framework for advance care planning documents*« mit dem Ziel überarbeitet, eine gemeinsame Sprache und einen einheitlichen Ansatz für die gegenseitige, grenzübergreifende Anerkennung von Patientenverfügungen zu entwickeln (Department of Health 2021). Die Anpassung des *National Framework* ist dabei als Reaktion auf den stockenden Angleichungsprozess zwischen den verschiedenen Bundesstaaten/Territorien sowie als weiterer Versuch anzusehen, diese politisch-rechtlichen Hindernisse für die umfassende Umsetzung von ACP in der gesamten Bevölkerung zu beseitigen.

Weitere Problembereiche der ACP-Dokumentation stellen die Aufbewahrung sowie der Transfer zwischen und der Abruf von ACP-Dokumenten in verschiedenen Versorgungssettings dar. Übergänge zwischen den Versorgungsformen können für Menschen eine Zeit erhöhter Gefährdung darstellen, insbesondere wenn es darum geht, eine Übereinstimmung zwischen der gewünschten und der tatsächlichen Versorgung zu gewährleisten. Inzwischen verlangen Akkreditierungsstandards, dass Krankenhäuser (Australian Commission on Safety and Quality in Health Care 2013, 2019) und Anbieter von Altenpflegeleistungen (Aged Care Quality and Safety Commission 2018) Systeme für die Speicherung und den Abruf von ACP-Dokumenten etablieren. Die Zuständigkeiten für Krankenhäuser und Anbieter von Altenpflegeleistungen liegen jedoch auf unterschiedlichen Regierungsebenen, was bedeutet, dass die jeweiligen Regelungen möglicherweise nicht optimal miteinander vereinbar sind. Einige Bundesstaaten, vor allem Queensland, haben landesweite elektronische Systeme eingeführt, die die Speicherung, Suche und Anzeige von ACP-Dokumenten ermöglichen. Auf nationaler Ebene wurde »*MyHealth Record*« als digitale Lösung für die Speicherung und den Abruf von ACP-Dokumenten an verschiedenen Orten der Gesundheitsversorgung gefördert. Die Vorschrift, dass Personen (oder autorisierte Bevollmächtigte) die relevanten Dokumente selbst hochladen müssen, hat sich bei der Umsetzung jedoch als hinderlich erwiesen, insbesondere für Menschen mit fortgeschrittener Krankheit, geringen technischen Kenntnissen oder fehlendem Zugang zu Computerressourcen.

Generell sollte der Fokus künftiger Bemühungen weniger auf rechtliche Aspekte, sondern vielmehr darauf gelegt werden, andere potenzielle Ergebnisse von ACP zu fördern und zu bewerten, wie etwa die »Bereitschaft« der Gesellschaft, sich mit dem Thema zu beschäftigen, die Zufriedenheit mit der Kommunikation und die Auswirkungen von ACP auf die Arbeit rechtlicher Stellvertreter.

21.5 Schlussfolgerung

In diesem Kapitel wurde versucht, einen Überblick über einige zentrale Herausforderungen zu geben, die auf dem Weg zu einer breiteren Implementierung von ACP in der Regelversorgung aufgetreten sind. Die Erkenntnisse deuten darauf hin, dass sich die Umsetzung in einer Reihe verschiedener gesellschaftlicher Settings etabliert hat. Von Bürgern oder Interessengruppen geleitete und mitgestaltete sowie quartiersbezogene Ansätze haben sich in dieser Phase als einflussreich und wirksam erwiesen. Es bleibt jedoch weiterhin eine Herausforderung, verschiedene Bevölkerungsgruppen, für die ACP hilfreich sein kann, zu erreichen, umfassende ACP-Leistungen nachhaltig zu finanzieren sowie die Konsistenz auf politischer Ebene zu erzielen, die tatsächlich einen nationalen Ansatz zur Umsetzung von ACP in Australien ermöglichen könnte. Die Weichen sind gestellt, aber es gibt noch viel zu tun.

Literatur

Aged Care Quality and Safety Commission (2018) Guidance and Resources for Providers to support the Aged Care Quality Standards. Canberra: Aged Care Quality and Safety Commission.

Australian Bureau of Statistics (2019) 3412.0 – Migration, Australia, 2017–2018: https://www.abs.gov.au/AUSSTATS/abs@.nsf/DetailsPage/3412.02017-18?OpenDocument.

Australian Commission on Safety and Quality in Health Care (2019) National Safety and Quality Health Service (NSQHS) Standards. Sydney: ACSQHC.

Australian Commission on Safety and Quality in Health Care (2013) Safety and Quality of End-of-life Care in Acute Hospitals: A Background Paper. Sydney: ACSQHC.

Blake M, Stewart C, Castelli-Arnold P, Sinclair C (2021) Supported Decision-Making for People Living with Dementia: An Examination of Four Australian Guardianship Laws. J Law Med.;28 (2):389-420.

Buck K, Nolte L, Sellars M et al. (2021) Advance care directive prevalence among older Australians and associations with person-level predictors and quality indicators. Health Expectations;n/a(n/a).

Dementia Australia. Planning Ahead: Start2Talk 2022: https://www.dementia.org.au/information/about-dementia/planning-ahead-start2talk.

Department of Health (2021) National framework for advance care planning documents.

Detering KM, Hancock AD, Reade MC, Silvester W (2010) The impact of advance care planning on end of life care in elderly patients: Randomised controlled trial. Br Med J.;340.

Detering KM, Sutton E, Fraser S et al. (2015) Feasibility and acceptability of advance care planning in elderly Italian and Greek speaking patients as compared to English-speaking patients: an Australian cross-sectional study. Bmj Open;5(8).

Formation Studios (2018) Finishing Up: Advance Care Plans on Groote Eylandt Darwin: Formation Studios; https://vimeo.com/280145675.

Herro A, Lee KY, Withall A et al. (2020) Elder Mediation Services Among Diverse Older Adult Communities in Australia: Practitioner Perspectives on Accessibility. The Gerontologist.

Hooper S (2019) The Medical-Legal Partnership Model Focus on Older Adults and Social Determinants of Health. Generations: Journal of the American Society on Aging;43(4):99-103.

McGrath P (2007) ›I don't want to be in that big city; this is my country here‹: Research findings on Aboriginal peoples' preference to die at home. Australian Journal of Rural Health;15(4):264-8.

Rogers J, Goldsmith C, Sinclair C, Auret KA (2019) The advance care planning nurse facilitator: Describing the role and identifying factors associated with successful implementation. Australian Journal of Primary Health;25(6):564-9.

Sinclair C, Bajic-Smith J, Gresham M et al. (2019) Professionals' views and experiences in supporting decision-making involvement for people living with dementia. Dementia;20(1):84-105.

Sinclair C, Sellars M, Buck K et al. (2021) Association between region of birth and advance care planning documentation among older Australian migrant communities: A multi-center audit study. The Journals of Gerontology: Series B;76(1):109-20.

Sinclair C, Williams G, Knight A, Auret K (2014) A public health approach to promoting advance care planning to Aboriginal people in regional communities. Australian Journal of Rural Health;22(1):23-8.

Stancliffe RJ, Wiese MY, Read S et al. (2021) Does talking about end of life with adults with intellectual disability cause emotional discomfort or psychological harm? Journal of Applied Research in Intellectual Disabilities;34(2):659-69.

Vilapakkam Nagarajan S, Lewis V, Halcomb EJ et al. (2022) Australian general practice experiences of implementing a structured approach to initiating advance care planning and palliative care: a qualitative study. BMJ open;12(3):1.

Waran E, Wallace S, Dodson-Jauncey J (2017) Failing to plan is planning to fail: advance care directives and the Aboriginal people of the Top End. Medical Journal of Australia;206(9):377.

Wong AKY, Collins A, Ng A et al. (2021) Evaluation of a Large Scale Advance Care Planning Co-Design Education Program for Chinese-Speaking People in Australia. Am J Hosp Palliat Care;39(2):178-183. doi: 10.1177/10499091211014833.

Yap SS, Chen K, Detering KM, Fraser SA (2018) Exploring the knowledge, attitudes and needs of advance care planning in older Chinese Australians. Journal of Clinical Nursing;27(17-18):3298–306.

22 Advance Care Planning in Neuseeland: »Unsere Stimme – tō tātou reo«[163]

Leigh Manson, Jane Goodwin

22.1 Hintergrundinformation zu Neuseeland

Neuseeland besteht aus einer Ansammlung von Inseln im südwestlichen Pazifik. Das Land ist lang und schmal mit einer Landmasse von 268.000 Quadratkilometern und 18.000 Kilometern Küste (Encyclopaedia of Nations, 2021). Neuseeländer zeichnen sich durch Einfallsreichtum, Innovationsfreudigkeit, sportliche Leistungen und Entdeckergeist aus.

Neuseeland (NZ) hat 5,1 Mio. Einwohner, ungefähr die Hälfte der Bevölkerung lebt heute in vier städtischen Ballungszentren (New Zealand Government, 2020). Bei der Volkszählung von 2018 gaben 70 % der Einwohner Neuseelands an, ethnisch den Europäern und rund 6,5 % den Māori zuzuordnen zu sein. Andere große ethnische Gruppen sind asiatische (15 %) und pazifische Völker (8 %) (New Zealand Government, 2018).

Die neuseeländische Regierung, vertreten durch das Gesundheitsministerium, lenkt und finanziert das Gesundheitssystem. Der Jahresetat der Zentralregierung für den Gesundheitssektor umfasst ca. 20 Mrd. Neuseeland-Dollar (knapp 13 Mrd. Euro) (Encyclopaedia of Nations, 2021). Diese Mittel werden verwendet, um kostenlose stationäre und ambulante Krankenhausleistungen, Subventionen für Medikamente u. ä. sowie eine Reihe von kommunalen Unterstützungsdiensten für Menschen mit Behinderungen bereitzustellen (Ministry of Health, 2014).

Es gibt vier Regionen, in denen 20 Bezirksgesundheitsämter auf lokaler Ebene die Versorgung gestalten. Neben dem öffentlichen Gesundheitssektor werden die Gemeinden von folgenden Einrichtungen versorgt:

- Allgemeinmediziner (General Practitioners), die ihre Praxen wirtschaftlich selbstständig führen und sich üblicherweise zu einer Kooperationsgemeinschaft (Primary Healthcare Organisation) zusammenschließen.
- Die Accident Compensation Corporation bietet umfassenden und verschuldensunabhängigen Unfallschutz für alle Bewohner und Besucher Neuseelands (New Zealand Government, 2014).
- Der Pharmaceutical Management Agency (Pharmac, 2015) obliegt die Regulierung der in Neuseeland verfügbaren Medikamente.
- Im Jahr 2013 besaßen etwa 1,34 Mio. Neuseeländer (30 % der Bevölkerung) eine private Krankenversicherung (Health Funds Association of New Zealand, 2019).

Die Lebenserwartung eines Neuseeländers lag 2018 bei 84 Jahren für Frauen und 80 Jahren für Männer (IndexMundi, 2021). Im Vergleich zu anderen Industrienationen hat Neuseeland derzeit eine junge Bevölkerung, jedoch wächst der Anteil der Menschen ab 65 Jahren und wird bis 2036 voraussichtlich bei

---

163 Übersetzung durch Dr. Sabine Petri (München), Catrin Beu, M.A. (Bonn) und Dipl.-Päd. Annika Godder (Oberhausen).

23 % liegen (New Zealand Government, 2020). Die Haupttodesursachen sind ischämische Herzkrankheiten und Krebs (Ministry of Health, 2018).

22.2 Hintergrund zur Entwicklung von ACP in Neuseeland

Vor 2010 gab es keine wirkliche Dynamik bei Advance Care Planning (ACP), da erst wenige Organisationen verschiedene Pilotprojekte nach Modellen aus Australien und dem Vereinigten Königreich durchführten.

Im Mai 2010 nahm eine Gruppe neuseeländischer Mitarbeiter des Gesundheitswesens an der ersten ACPEL-Society Konferenz (Advance Care Planning and End-of-Life Care Gesellschaft, Vorgängerin von Advance Care Planning international, ACP-i) in Melbourne teil. Im Juni gründeten sie die Nationale Advance Care Planning Kooperative (im Folgenden »Kooperative«), um einen einheitlichen Ansatz für die Entwicklung von ACP zu verfolgen, mit dem Ziel, dass »*alle Menschen in Neuseeland Zugang zu einem umfassenden, strukturierten und effektiven ACP haben*« (Ministry of Health, 2011).

In den sechs Jahren, in denen die Kooperative ACP vorantrieb, stieg die Mitgliederzahl von 60 auf etwas mehr als 2.000 Mitglieder. Zu den Mitgliedern gehören nicht nur Mitarbeiter des Gesundheitswesens; die Bereiche Ethik und Kultur sind ebenso repräsentiert wie Interessensvertretungen von Menschen mit Behinderungen und Verbrauchern. Im Jahr 2016 erkannten die zwanzig Gesundheitsbehörden der Bezirke die Bedeutung eines konsequenten nationalen Ansatzes für die Vorausplanung und einigten sich darauf, gemeinsam ein nationales Programm zu finanzieren. Im Jahr 2017 verständigten sich die Gesundheitsbehörden der Bezirke auf die erste nationale Fünfjahres-ACP-Strategie und einen Fahrplan für Maßnahmen, die sich an dem nationalen Modell für die Implementierung von ACP orientierten.

22.3 Das nationale Modell für die Implementierung von ACP

Das Modell wurde aus Kanada übernommen und konzentriert sich auf vier Schlüsselbereiche (Interaktion/Einbindung, Bildung, Systeminfrastruktur und kontinuierliche Verbesserung) (▶ Abb. 22.1).

22.3.1 Interaktion/Einbindung

Nationale Ebene: Das nationale ACP-Team hat sich intensiv mit vielen Gesundheitsorganisationen in Neuseeland auseinandergesetzt und erfolgreich einen einheitlichen nationalen Ansatz gefördert. Neuseeland verwendet ein einheitliches nationales Konzept für ACP und verfügt über eine einzige Website, die die einzige Informationsquelle zu ACP für das Gesundheitspersonal und die Verbraucher darstellt.

Gesellschaftliche Ebene: Gesundheitskompetenz – Nachdenken, Reden und Planen für die zukünftige Gesundheitsversorgung und Behandlung sind für Neuseeländer keine Routine. Folglich müssen die Menschen und ihre

Familien/whānau[164] häufig Behandlungsentscheidungen ohne ausreichende Kenntnisse treffen. Dies geschieht häufig in einem Kontext, in dem die sie betreuenden Kliniker die Werte, Hoffnungen und Prioritäten der Person/whānau nicht gut verstehen. In Anerkennung der Notwendigkeit, die Öffentlichkeit für Advance Care Planning zu sensibilisieren und Informationen und Dienstleistungen bereitzustellen, die ihren Bedürfnissen entsprechen, hat das nationale Team von Anfang an mit den Verbrauchern zusammengearbeitet. Das ACP-Programm und alle Informationsquellen werden in enger Absprache mit den Verbrauchern unter Verwendung einer Co-Design-Methode erstellt (Waitemata District Health Board, 2010). Zu den entwickelten Informationsquellen gehören Leitfäden, Broschüren, Websites und Kurzfilme (www.myacp.org.nz).

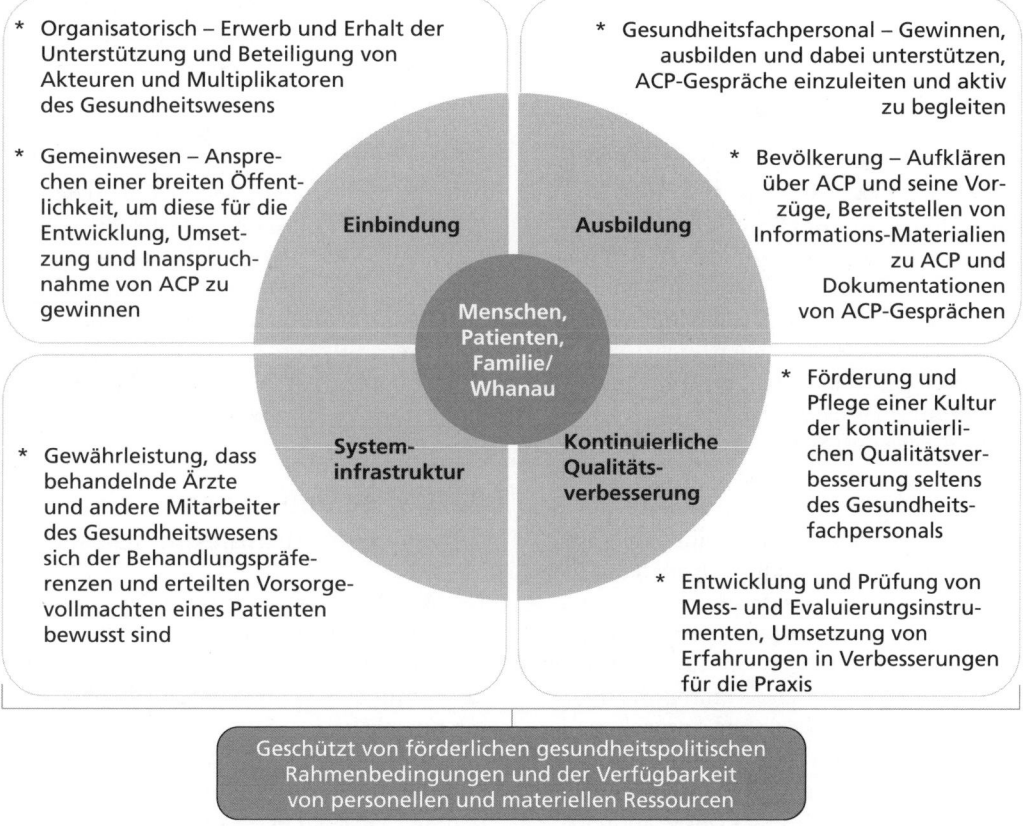

Abb. 22.1: New Zealand Advance Care Planning Deployment Modell

---

164 Māori für »Familie« – das Konzept ist weiter und umspannt Familie über mehrere Generationen, andere familiäre Bindungen und enge Freunde.

Sensibilisierung: Um das Bewusstsein für ACP und dessen Vorteile sowohl bei Verbrauchern als auch bei Angehörigen der Gesundheitsberufe zu schärfen, koordiniert das nationale Team jedes Jahr im April einen nationalen Tag zur Sensibilisierung für ACP. Die Kampagne »Kia kōrero | Sprechen wir über ACP« aus dem Jahr 2019 ermutigte die Menschen, ihre zukünftige Gesundheitsversorgung zu planen. Sie enthält die persönlichen Geschichten von sechs Neuseeländern in verschiedenen Lebens- und Gesundheitsphasen aus Gemeinden in ganz Neuseeland. Die Kampagne wurde vom Gesundheitsminister ins Leben gerufen. Zu den Ressourcen gehören Kurzfilme, Poster (in mehreren Sprachen erhältlich) sowie eine Massenmedien- und Social-Media-Präsenz.

22.3.2 Ausbildung

Professionelle Fähigkeiten: Beim Gründungstreffen der Kooperative im Jahr 2010 wurde der Bedarf an einem klinischen und kommunikativen Schulungsprogramm als Schlüsselkomponente für eine erfolgreiche Einführung von ACP identifiziert. Viele Mitarbeiter im Gesundheitswesen verfügten nicht über die notwendigen Fähigkeiten, um Patienten und ihre Familien/Whānau dabei zu unterstützen, darüber nachzudenken, was ihnen wichtig ist, darüber zu sprechen, wie sich dies auf die Entscheidungen auswirken könnte, die sie treffen könnten, und wie sie ihre zukünftige Gesundheit und Behandlung planen. Im Laufe der Zeit hat sich das Programm zur Durchführung und Unterstützung klinischer Kommunikationsschulungen von einem 3-tägigen Kurs für fortgeschrittene Kommunikation zu einem eintägigen Workshop entwickelt, der die praktische Anwendung von ACP unterstützt. Er wird durch ein 3-stündiges SICG-Training (Serious Illness Conversation Guide), sowie Online-Module, E-Learning und Webinare ergänzt.

Qualifizierung des Gemeinwesens: Das nationale Team arbeitet mit Verbrauchern zusammen, um Gemeindemitglieder zu unterstützen und auszubilden, damit sie Aufklärungsveranstaltungen durchführen, Gespräche initiieren und das Bewusstsein für ACP in ihrer Gemeinde erhöhen können. Das ursprüngliche »Conversations that Count«-Kommunikatorentraining, das 2015 pilotiert wurde und darauf abzielte, Ehrenamtliche in der Gemeinde zu schulen, damit sie in ihren Gemeinden für ACP werben, hatte Schwierigkeiten, die geschulten ehrenamtlich Tätigen zu halten. Im Jahr 2019 wurde ein anderer Ansatz gewählt, indem Ehrenamtliche innerhalb bereits bestehender Netzwerke geschult werden, damit sie für ACP werben und Menschen in der Gemeinde dabei unterstützen können, ihre Vorsorge zu vervollständigen. Die Teilnehmer des neuen Ansatzes berichten, dass es sehr wertvoll ist, sich in den bestehenden ehrenamtlichen Unterstützungsstrukturen ihres Netzwerks einzubringen und enge Verbindungen zu den lokalen Distriktbeauftragten für ACP zu haben. Um die Nachhaltigkeit zu fördern und die Gemeinden dabei zu unterstützen, die Vorausplanung für ihre Bevölkerung voranzutreiben, wird das nationale Programm einen »World-Café«-Ansatz verwenden, um zu erkunden, wie die ehrenamtlichen Personen die Gemeinde dabei unterstützen können, sich um die Vorausplanung zu kümmern.

22.3.3 Schulung des Gesundheitspersonals

Der Ansatz zur Weiterbildung des neuseeländischen Gesundheitspersonals in Bezug auf ACP hat sich seit der Veröffentlichung der ersten Ausgabe dieses Artikels erheblich weiterentwickelt.

Die Schulung der Mitarbeitenden hat sich von einem national geführten Programm, bei dem der Großteil der Schulungen im ganzen Land von einer kleinen Gruppe nationaler Trainer durchgeführt wurde, zu einem Ansatz gewandelt, der Online-Schulungen und ein Train-the-Trainer-Modell integriert. Dabei bieten Mitarbeiter der lokalen Gesundheitsämter Workshops für die Ärzte an.

Das nationale Programm beauftragt auch weiterhin eine Gruppe nationaler Trainer mit der Schulung und Betreuung der Teams der örtlichen Gesundheitsbehörden bei der Durchführung von Workshops.

Das Bildungsangebot hat sich ebenfalls verschoben. Anstatt sich auf fortgeschrittene Kommunikationstrainings für kleine Gruppen hochrangiger medizinischer Fachkräfte zu konzentrieren, hat sich der Schwerpunkt auf die Verbesserung der klinischen Kommunikationskompetenz der breiteren Belegschaft verlagert. Dies wurde durch Online-Schulungsmodule, eintägige Workshop-Trainings zur Vorausplanung und das Programm »Serious Illness Conversation Guide« erleichtert.

22.3.4 Onlinetraining

Eine wachsende Anzahl von für Fachpersonen frei zugänglichen Online-Modulen wurde vom nationalen Programm entwickelt und auf der ACP-Website gehostet.

Inhalt der Module

Grundausbildung (»Was ist ACP?«)

Die Grundausbildung umfasst einen Kurzfilm, in dem erläutert wird, was ACP ist, in dem die Vorteile sowohl aus Sicht der Patienten als auch des Gesundheitspersonals erörtert und weitere Informationen bereitgestellt werden.

Level 1 eLearning-Training (»Wie kann ich ein Gespräch mit einem Patienten oder meinem geliebten Menschen beginnen?«)

Das ACP-Level-1-(L1)-Training wird in vier eLearning-Modulen angeboten:

1. ACP für sich selbst – Die Erarbeitung einer persönlichen Vorausplanung stellt sicher, dass Mitarbeiter des Gesundheitswesens der Thematik aus Sicht des Patienten bereits begegnet sind, bevor sie Patienten erstmalig bei der Erstellung ihres ACP behilflich sind.
2. ACP im Gespräch – Entwicklung grundlegender kommunikativer Kompetenzen.
3. Ergebnisse ermöglichen – Rechtliche und ethische Rahmenbedingungen für die klinische Entscheidungsfindung.
4. Erläuterung des ACP-Prozesses – Gestaltung von Systemen und Prozessen zur Erleichterung des Aufzeichnens und Umsetzens von ACP-Gesprächen und -Plänen.

Implizite Vorurteile

Es wurden drei Video-Lernmodule zum Thema »Bias« – Stereotype, Vorurteile und Verzerrungen – für Personen im Gesundheitswesen entwickelt, die direkt mit Verbrauchern in Kontakt treten und die die Art und Weise beeinflussen können, wie Gesundheitsorganisationen geführt werden.

Die Module sind eine Einführung in das Thema Bias im Gesundheitswesen. Sie ermutigen Angehörige der Gesundheitsberufe, ihre Vorurteile, Stereotype und Verzerrungen und deren Auswirkungen auf die von ihnen erbrachte Gesundheitsversorgung, ihre Interaktionen mit Verbrauchern und deren gesundheitlichen Situation zu untersuchen.

- Modul eins: Implizite Vorurteile verstehen und angehen.
- Modul zwei: Te Tiriti o Waitangi, Kolonialisierung und Rassismus.
- Modul drei: Erfahrungen mit Vorurteilen (Health Quality & Safety Commission, 2020a).

Eintägiger ACP-Workshop (L1A)

Der eintägige ACP-Workshop baut auf den E-Learning-Modulen der Stufe 1 auf und richtet sich an lokale Angehörige der Gesundheitsberufe und Mitglieder der Gesundheitsverwaltung, die mehr über die Vorausplanung, Richtlinien und Prozesse von ACP erfahren möchten. Der Workshop wird von Distrikttrainern durchgeführt und unterstützt die Teilnehmer bei der:

1. Teilnahme an einfachen/unkomplizierten Vorgesprächen zu ACP
2. Erkundung des neuseeländischen Rechtsrahmens für ACP
3. Betrachtung ethischer Herausforderungen bei ACP und deren Auswirkungen auf die Praxis
4. Erfassung der Wünsche eines Patienten durch Gespräche und Dokumentation

22.3.5 Gesprächsprogramm für schwere Krankheiten

Ende 2018 hat sich die Health Quality & Safety Commission mit Ariadne Labs zusammengetan, um das Serious Illness Conversation-Programm (SICG) nach Neuseeland zu bringen und so die klinische kommunikative Kompetenz des Gesundheitspersonals weiter zu verbessern. Das Programm bietet ein System, eine Schulung und ein Tool zur Unterstützung von Angehörigen der Gesundheitsberufe. Es soll sie dabei unterstützen, qualitativ bessere Gespräche mit Patienten und whānau darüber zu führen, was für sie wichtig ist, und dies in die Behandlungsplanung einzubeziehen. Der dreistündige Workshop wird von lokalen Distrikttrainern durchgeführt und schafft die Voraussetzungen für ein leicht skalierbares Schulungsmodell, eine gezielte Durchführung und die Flexibilität, in bestehende Schulungsstrukturen integriert zu werden.

Um sicherzustellen, dass die in dem SICG verwendete Sprache für die Verwendung in Neuseeland geeignet ist, führte das nationale Team Workshops mit Angehörigen der Gesundheitsberufe, Kulturberatern und Verbrauchern durch, um den SICG (Health Quality & Safety Commission, 2020b) an den neuseeländischen Kontext anzupassen.

22.4 Auswirkungen von COVID-19

COVID-19 hat Innovationen bei ACP und im SICG-Training erforderlich gemacht. Während des neuseeländischen Lockdowns waren keine Unterrichtsstunden möglich. Daher wurde ein neuer Ansatz gewählt, um den Bedürfnissen von Ärzten gerecht zu werden, die um Unterstützung baten, um mit Patienten/whānau über COVID zu sprechen (Health Quality & Safety Commission, 2020c). Dies beinhaltete:

1. die Anpassung des SICG zur Unterstützung von Gesprächen mit Patienten/whānau mit einer positiven COVID-19-Diagnose,
2. die Erstellung einer Website zur Unterstützung von Klinikern mit einem Toolkit, das ihnen hilft, die Vorausplanung und Entscheidungsfindung in Bezug auf COVID-19 einfühlsam und personenzentriert zu steuern,
3. die Entwicklung von Online-Schulungsvideos, Webinar-Sitzungen und Ressourcen, um die Verwendung des COVID SICG zu unterstützen und Gesundheitsorganisationen und Klinikern zu helfen zu verstehen, wie SICG-Gespräche in eine Vorausplanung und gemeinsame Ziele des Betreuungsrahmens passen.

22.5 Nationale Umsetzungsunterstützung

Um die Implementierung von ACP auf lokaler Ebene in den Distrikten zu unterstützen, wurde die Rolle des lokalen ACP-Koordinatoren geschaffen. In den meisten Distrikten sind diese Koordinatoren für die Erstellung und Einbettung der Vorausplanung vor Ort verantwortlich. Dies umfasst die Förderung von ACP, die Entwicklung von Systemen und Prozessen zur Unterstützung des Austauschs und der Verwendung von Vorausplanungen in verschiedenen Umgebungen sowie die Koordination lokaler Schulungen. Die meisten Koordinatoren arbeiten, anstatt die Gespräche mit Patienten und whānau selbst zu führen, an der Entwicklung von Systemen, die die Gesundheitsfachpersonen in der Region dazu ermutigen, Gespräche über ACP sowie die Erstellung und gemeinsame Nutzung von Plänen zu unterstützen.

Zur Unterstützung der Koordinatoren hat das nationale Programmteam die Rolle »nationaler Koordinator« eingerichtet. Der Zweck der Rolle besteht darin, mit Distrikten zusammenzuarbeiten, um die Umsetzung von ACP auf lokaler Ebene zu erleichtern und das Change-Management zu unterstützen. Dies beinhaltet die Förderung der nationalen Kohärenz, die Gewährleistung eines Verständnisses des Konzepts und der Fünfjahresstrategie sowie die Unterstützung der Distrikte bei der Entwicklung von Plänen für eine nachhaltige lokale Implementierung mit einem besonderen Schwerpunkt auf der System- und Prozessentwicklung.

Die nationalen Koordinatoren halten regelmäßigen Kontakt zu den Distrikten und den lokalen Koordinatoren. Dies umfasst die individuelle Kommunikation (Telefonanrufe und E-Mail-Kontakt), die Koordination eines virtuellen monatlichen Meetings, bei dem die lokalen Koordinatoren zusammenkommen, um sich zu vernetzen, Probleme und Herausforderungen zu diskutieren, von Innovationen ihrer Kollegen zu erfahren und Updates vom nationalen ACP-Team zu erhalten. Das nationale Team veranstaltet zusätzlich ein jährliches Vorab-, Behandlungs- und Betreuungsplanungs-Hui[165] für ein vertieftes und breiteres Teilen und Vernetzen.

Eine Reihe von Ressourcen auf der nationalen ACP-Website wurde entwickelt, um die lokalen Koordinatoren zu unterstützen. Dazu gehört ein Leitfaden zur regionalen Implementierung (Health Quality & Safety Commission, 2020d). Dabei handelt es sich um ein praktisches Tool, mit dem Distrikte Ideen generieren und Inspiration finden können, wenn sie ACP implementieren und Systeme und Prozesse entwickeln, die die Bereitstellung von ACP unterstützen.

Der Leitfaden gliedert sich in drei Phasen der »Implementierungsreife«: Gründung, Fortschritt, Einbettung. Der Leitfaden beschreibt die Aktivitäten, die in jeder Phase in jedem der vier Quadranten des neuseeländischen Implementierungsmodells erforderlich sind (Interaktion/Einbindung, Bildung, Systeminfrastruktur und kontinuierliche Qualitätsverbesserung).

---

165 »Hui« ist in Neuseeland die Bezeichnung für Treffen/Besprechungen/Konferenzen.

22.6 Nächste Schritte im nationalen ACP-Programm

Die nächsten Schritte zur Umsetzung der aktuellen Fünfjahresstrategie sind:

- Verbesserung des Verständnisses dafür, wie Neuseeland die Öffentlichkeit effektiver einbeziehen kann, wobei ein besonderer Schwerpunkt auf Māori und ländlichen Gemeinden liegt.
- Integration von ACP in die gemeinsamen Ziele der Versorgung in Krankenhäusern und Altersheimen, um sicherzustellen, dass das, was für die Person und ihr Whānau am wichtigsten ist, die Pflege- und Behandlungsentscheidungen beeinflusst, insbesondere wenn sich der Gesundheitszustand der Person verschlechtert.
- Entwicklung zusätzlicher Ansätze zur Verbesserung der Entscheidungsfähigkeit der Beschäftigten im Gesundheitswesen.
- Entwicklung und Testung von Evaluationsmöglichkeiten von ACP.

2021 evaluierte das nationale Team zusammen mit allen Akteuren des Gesundheitssektors die Umsetzung der ersten Fünfjahresstrategie und reflektierte die Vorgehensweise und die nächste Fünfjahresstrategie. Bei dieser Überlegung und Planung wurde ein starker Fokus auf die Partnerschaft mit Māori gelegt, um die Zugangsbarrieren für Māori besser verstehen und angehen zu können.

22.7 Fazit

Dieses Programm hat die Grundlage geschaffen, auf der Neuseeland aufbauen kann, um die Menschen dabei zu unterstützen, darüber nachzudenken, was für sie am wichtigsten ist, ihnen die Unterstützung und das Wissen zu geben, um dies zu artikulieren und mit Gesundheitsdiensten zusammenzuarbeiten, die sie schließlich darin unterstützen, das Leben nach ihren Wünschen und Vorstellungen zu leben.

ACP in Neuseeland ist zu einer Volksbewegung geworden, angetrieben von leidenschaftlichen Menschen im ganzen Land, die von ihren Organisationen unterstützt werden. Das Programm hat das »neue« neuseeländische Implementierungsmodell verwendet, um die nationale Kohärenz in Bezug auf Bildung, Interaktion/Einbindung, kontinuierliche Qualitätsverbesserung und Systemimplementierung sicherzustellen. Die Kooperative leitete das Programm zunächst ohne nationale Finanzierung, bis die Arbeit der Kooperative allgemein anerkannt wurde. Seit 2017 wird es von der Health Quality & Safety Commission mit nationaler Unterstützung und Finanzierung geleitet.

Unsere Vision für die Zukunft ist, dass eine auf den Werten der Patienten basierte Versorgung das künftige Paradigma für die Mitarbeiter des neuseeländischen Gesundheitswesens darstellt. Diese beinhaltet das systematische Bemühen, die Prioritäten und Bedürfnisse der Menschen zu erkunden und ihnen die Versorgung und Behandlung angedeihen zu lassen, die ihren Vorstellungen und Wünschen bezüglich ihrer Lebensweise entspricht. Die kontinuierliche Weiterentwicklung von ACP zu einem Prinzip, wie wir generell mit Menschen umgehen – nicht nur mit denen, die in ihrer letzten Lebensphase stehen – ist eine Chance, die nicht verpasst werden darf.

Literatur

Encyclopaedia of Nations (2021) New Zealand country overview. Retrieved on 27 January 2021 from https://www.nationsencyclopedia.com/economies/Asia-and-the-Pacific/New-Zealand.html

Health Funds Association of New Zealand (2019) Fact file – health Insurance in New Zealand. Retrieved 20th Jan 2021 from https://www.healthfunds.org.nz/

Health Quality & Safety Commission (2020b) Serious Illness Conversation Guide Aotearoa. Retrieved 20 January 2021. https://www.hqsc.govt.nz/our-programmes/advance-care-planning/projects/serious-illness-conversations/aotearoa-serious-illness-conversation-guide/

Health Quality & Safety Commission (2020d). ACP Implementation Guide. Retrieved 20 January 2021 https://www.hqsc.govt.nz/our-programmes/advance-care-planning/projects/guide/

Health Quality & Safety Commission (2020a). Understanding bias in healthcare. Retrieved 20 January 2021 from https://www.hqsc.govt.nz/our-programmes/patient-safety-day/previous-psw-campaigns/psw-2019/

Health Quality & Safety Commission (2020c). TalkingCOVID. Retrieved 20 January 2021 from https://www.hqsc.govt.nz/talkingCOVID

IndexMundi (2021) New Zealand life expectancy at birth. Retrieved 20 January 2021 from http://www.indexmundi.com/new_zealand/life_expectancy_at_birth.html

Ministry of Health (2014) New Zealand health system. Retrieved 21st January 2015 from http://www.health.govt.nz/new-zealand-health-system

Ministry of Health (2018) Major causes of death (all ages). Retrieved 20 January 2021

New Zealand Government (2020) Retrieved on 14 January 2020 from https://www.stats.govt.nz/topics/older-people

New Zealand Government (30 September 2020) Statistics New Zealand. Retrieved 20 January 2021. https://www.stats.govt.nz/indicators/population-of-nz?gclid=CjwKCAiAo5qABhBdEiwAOtGmbtoGcmPVLsLRBo0r-lWkuz6YyxAVuwRoBxJfC2LZuZSl_J9711H1hoCnz4QAvD_BwE

New Zealand Government (2014) About ACC. Retrieved 2nd of Feb 2015 from http://www.acc.co.nz/index.htm

New Zealand Government (2018) Statistics New Zealand. Retrieved 20 January 2021. https://www.stats.govt.nz/information-releases/2018-census-ethnic-groups-dataset

PHARMAC (2015) About PHARMAC. Retrieved 2nd Feb 2015 from http://www.pharmac.health.nz/

The Ministry of Health (2011) Advance Care Planning: A guide for the New Zealand Workforce. Auckland: Ministry of Health. Retrieved 23rd Jan 2015 from https://www.health.govt.nz/system/files/documents/publications/advance-care-planning-aug11.pdf

Waitemata District Health Board (2010) Health Service Co-design. Retrieved 4th Feb 2015 from http://www.healthcodesign.org.nz/

IV Advance Care Planning: Das begleitete Vorausplanungsgespräch – Gesprächsführung, Inhalt und Dokumentation

23 Vorausplanungsgespräch: Aufsuchendes Angebot, Konstellationen und Teilnehmer*innen

Tanja Krones

23.1 Einleitung

Advance Care Planning (ACP), so wurde im ersten Teil aus philosophischer, ethischer und praktischer Perspektive erläutert, hat zum Ziel, Menschen zu befähigen, für mögliche zukünftige gesundheitliche Krisen und Situationen der Nicht-Einwilligungsfähigkeit die eigenen Präferenzen zu reflektieren, individuelle Therapieziele und Maßnahmen in einem gemeinsamen Entscheidungsfindungsprozess zu entwickeln sowie in aussagekräftigen, gut zugänglichen Dokumenten niederzulegen und schließlich dieses Gespräch und die korrespondierende Dokumentation in regelmäßigen Abständen bzw. bei Bedarf zu aktualisieren.

Zwar ist die ACP-Praxis im internationalen Raum zu einem gewissen Grad verschieden ausgestaltet (▶ Teil III), was unter anderem den teilweise unterschiedlichen rechtlichen Rahmenbedingungen geschuldet ist. Die meisten wissenschaftlich erfolgreich evaluierten Modelle stützen sich auf der individuellen Ebene jedoch auf fachlich begleitete, qualifizierte Gespräche in einem mindestens regional, wenn nicht national gesetzten Rahmen, der Advance Care Planning als zentrale Aufgabe des Gesundheitswesens versteht.

Das vorliegende Kapitel skizziert die wesentlichen Rahmenbedingungen von ACP-Gesprächen, gibt einen Überblick über verschiedene Gesprächskonstellationen und erläutert, welche Personen an den verschiedenen Gesprächen sinnvollerweise teilnehmen sollten.

23.2 Aufsuchendes Angebot

Ein zentrales Element von ACP ist das aktiv aufsuchende Angebot, den Prozess der gesundheitlichen Vorausplanung zu beginnen oder zu re-evaluieren. Auch für andere Bereiche als dem der Vorausplanung gilt, dass eine gute Gesundheitsversorgung nicht allein durch die aktive Nachfrage von Bürger*innen und Patient*innen getriggert wird. Individuell sinnvolle Präventions-, Behandlungs- oder Rehabilitationsmaßnahmen werden aus guten Gründen von den Akteur*innen des Gesundheitswesens angeboten. Es gibt öffentliche Präventionskampagnen, Ärzt*innen und andere Gesundheitsfachpersonen sprechen Möglichkeiten der Gesundheitsförderung aktiv in Sprechstunden an. Falls sich aufgrund von Symptomen, Anamnese oder Diagnostik ein behandlungsrelevanter Befund zeigt, wird dieser ebenfalls durch qualifizierte Fachpersonen proaktiv der betroffenen Person unter Einhaltung medizinischer, ethischer und rechtlicher Standards mitgeteilt. Dieses Konzept basiert auf einer wohlverstandenen Fürsorgepflicht, die vor allem darauf zielt, Menschen wohlüberlegte, selbstbestimmte Entscheidungen zu ermöglichen. Hierzu gehört auch, dem Recht auf Nichtwissen den entsprechenden Raum zu geben. Dieses Recht umfasst jedoch ebenfalls die aktive Einholung des Patientenwunsches durch das Gesundheitspersonal, Informationen über Möglichkeiten der Prävention oder Behandlung nicht erhalten oder auf eine Aufklärung verzichten zu wollen.

Wenn man die Vorausplanung, das Advance Care Planning, tatsächlich als zentrales Element der Gesundheitsversorgung begreift (Rietjens et al. 2017; BAG 2018; ZEKO 2019), welches zum Ziel hat, Menschen auch in vulnerablen Phasen ihres Lebens, in welchen sie sich nicht selbst äußern können, möglichst weitgehend auf der Basis ihrer wohlerwogenen Präferenzen zu behandeln, ergibt sich bereits aus dieser Haltung die Notwendigkeit, Menschen auf die Möglichkeiten, Ziele, Wirksamkeit und Grenzen von ACP anzusprechen. Je wahrscheinlicher zukünftige gesundheitliche Krisen und Situationen der Entscheidungsunfähigkeit (und auch je geringer die Chancen des akutmedizinischen Standard-Vorgehens) im individuellen Fall sind, desto stärker gebietet es die Fürsorgepflicht im Sinne einer *assistierten* Autonomie (▶ Kap. 4), der betroffenen Person ACP anzubieten. Anders als zuweilen beschrieben (z. B. Schluchter et al. 2018), wird durch das aufsuchende Angebot die Freiwilligkeit, ACP durchzuführen oder nicht, nicht eingeschränkt, sofern dieselben Kriterien und kommunikativen Standards beachtet werden, die auch zum Beispiel für die Mitteilung schlechter Nachrichten (breaking bad news) unter Beachtung des Rechts auf Nichtwissen gelten. Die Fachperson, die das ACP-Angebot macht, sollte eine Ablehnung durch die betroffene Person wertschätzend entgegennehmen. Darüber hinaus sollten – sofern die betroffene Person damit einverstanden ist – die für diesen Fall (kein ACP) dann geltenden Rahmenbedingungen erläutert und kurz besprochen werden, d. h. wie medizinische Entscheidungen künftig im Bedarfsfall getroffen werden, falls, wie gewünscht, keine eigenen konkreten Festlegungen bezüglich vertretungsberechtigter Personen oder zentraler Therapieziele mit den entsprechend gewünschten Behandlungsmaßnahmen vorliegen.

Durch das aufsuchende Gespräch können auch häufig Ängste und Missverständnisse angesprochen und bearbeitet werden, die einer Vorausplanung im individuellen Fall möglicherweise bis dato entgegengestanden haben. Hierbei ist es eine zentrale Aufgabe, in einem ersten aufsuchenden Gespräch (Briggs 2012) zunächst ein gemeinsames Verständnis des ACP-Konzepts herzustellen (»Understanding«) und hierbei auch mögliche Ängste in Bezug auf eine Vorausplanung zu adressieren, die häufig auf Fehlverständnissen des Konzepts der Vorausplanung beruhen. Wird ACP fachlich qualifiziert angeboten, so zeigt sich erfahrungsgemäß, dass die meisten Menschen das Angebot einer Vorausplanung gerne annehmen. In der Pionierregion La Crosse, Wisconsin/USA (▶ Kap. 20), in der ACP seit langem implementiert ist und über ACP zum Beispiel bei den ersten präventiven kardiovaskulären »Check-ups« im mittleren Lebensalter routinemäßig durch den Hausarzt informiert wird, hat nur ein Bruchteil der in der Region Verstorbenen keine Vorausplanung (Hammes et al. 2010). In Alters- und Pflegeheimen in Deutschland und der Schweiz wurde das aufsuchende Angebot von den Bewohnerinnen ebenfalls sehr gut angenommen (in der Schmitten et al. 2014, SRF 2020).

Entscheidend ist hierbei der »gute Anfang« (▶ Kap. 24). Wenn dies beachtet wird, möchten die meisten Menschen wichtige medizinische Entscheidungen nicht anderen überlassen und die Last der Entscheidung in bedrohlichen Krisensituationen nicht auf die Schultern ihrer Liebsten legen, ohne ihnen inhaltliche Hilfestellung zu den eigenen Präferenzen zu geben und gemeinsam, begleitet im Sinne einer auch *relational* verstandenen Autonomie (▶ Kap. 4), zumindest einige Schritte der Vorausplanung gehen.

23.3 Teilnehmende am ACP-Gespräch

»ACP ist ein *Prozess*, der den Patienten *befähigt*, seine Wünsche *gemeinsam* mit seinem *Behandlungsteam*, seiner Familie und anderen *wichtigen Bezugspersonen* auszudrücken. Gegründet auf dem ethischen Prinzip der *Patientenautonomie* und der rechtlichen Grundlage der informierten Zustimmung hilft eine bestmögliche Vorausplanung, das *Konzept der Zustimmung auch tatsächlich zu respektieren*, wenn der Patient nicht mehr in der Lage ist, aktiv an medizinischen Entscheidungen teilzunehmen« (Singer et al. 1996, Übers. TK).

So lautet eine der ersten Definitionen von ACP (Singer et al. 1996), die bereits die zentralen ethischen und prozessualen Grundlagen, Ziele und potenzielle Teilnehmende an Gesprächen zur Vorausplanung enthält. Im Kern beschreibt ACP eine Form gemeinsamer Entscheidungsfindung (Shared Decision Making, partizipative Entscheidungsfindung; ▶ Kap. 4), für welche es »mindestens zwei braucht, um Tango zu tanzen« (Charles et al. 1997): die Person, die medizinische Entscheidungen treffen möchte, und eine gesundheitliche Fachperson. Diese hilft der vorausplanenden Person im Sinne der assistierten Autonomie, einen validen und aussagekräftigen Behandlungsplan zu erstellen. Die begleitenden Fachpersonen waren in der Vergangenheit häufig Ärzt*innen; seit den 1990er Jahren zeigt die Evidenzlage jedoch zunehmend, dass Gesprächsbegleiter*innen (»Facilitators«), die häufig Pflegefachpersonen oder im Gesundheitswesen spezialisierte Sozialarbeiter*innen oder Seelsorgende sind, wesentlich zur Prozess- und Ergebnisqualität von Gesprächen beitragen können. So enthält eine der meistzitierten internationalen Konsensusdefinitionen von ACP (Rietjens et al. 2017), die sich ansonsten nicht wesentlich von der obigen ersten ACP-Definition unterscheidet, die explizite Empfehlung, qualifizierte »nichtärztliche« Gesprächsbegleiter*innen (»trained non-physician facilitators«) in den Prozess einzubeziehen. Darüber hinaus sollten, sofern die vorausplanende Person dies nicht ablehnt, nahestehende Personen und insbesondere die formal Vertretungsberechtigten in die Vorausplanungsgespräche einbezogen werden, da sie den ermittelten und in einer schriftlichen Vorausverfügung dokumentierten Behandlungswünschen im Falle einer gesundheitlichen Krise mit Entscheidungsunfähigkeit Geltung verschaffen sollen. Diese Aufgabe können sie besser wahrnehmen, wenn sie bei der Ermittlung der Behandlungswünsche selbst involviert waren.

Die angesprochenen Teilnehmenden in ACP-Gesprächen sind nicht immer alle oder bei allen Gesprächen dabei, da ACP ein Prozess ist, der im Idealfall einen Menschen ein Leben lang fachlich begleitet; zudem sind z. B. nahe Angehörige oder Vertreter*innen nicht in jedem Fall vorhanden oder aktuell verfügbar. (Mindest-) Teilnehmende sind bei einwilligungsfähigen Menschen aber immer die betroffene Person und eine Fachperson, die für die Durchführung von ACP qualifiziert ist.

23.4 Gesprächskonstellationen

ACP-Gespräche können in nahezu allen Bereichen des Gesundheitswesens geführt werden: In primären Gesundheits-/Präventions-/ Anlaufstellen von Gemeinden und Patientenorganisationen, durch ambulante Pflegedienste, bei Hausärzt*innen, bei Spezialist*-

innen, im Krankenhaus, in Alten- und Pflegeheimen, in Einrichtungen der Behindertenhilfe sowie in der ambulanten und spezialisierten Palliativversorgung. Dabei kann zu jedem Zeitpunkt der Einstieg in den Prozess erfolgen, entweder, weil die Person selbst zu einer Anlaufstelle kommt oder die Fachpersonen darauf anspricht, oder weil das Thema durch ein proaktives, aufsuchendes ACP-Angebot an die Person herangetragen wird.

Ein »klassischer« Einstieg in den Prozess im *ambulanten Setting* erfolgt häufig so, dass primär behandelnde Ärzti*innen den Anstoß geben und im Rahmen einer Routinekonsultation oder aus gegebenem Anlass das Thema ansprechen und, falls sie selbst die zentralen Gespräche nicht führen, Gesprächsbegleiter*innen ihres Vertrauens vermitteln. Beispiele für einen solchen Anlass sind eine bevorstehende Operation, eine neu diagnostizierte Erkrankung, ein bevorstehender Umzug in ein Altersheim oder die Nachbereitung einer zuvor erfolgten Hospitalisierung z. B. aufgrund der Exazerbation einer chronisch-obstruktiven Lungenerkrankung (COPD).

Im *stationären Setting* ist ein Einstieg zu ACP durch die häufig in das Aufnahmeprozedere integrierte Abfrage, ob eine Patientenverfügung vorhanden ist, und/oder die gemeinsame Festlegung des Reanimations-/Notfallstatus gegeben, was zum Beispiel in der Schweiz aufgrund kantonaler Gesetzgebungen und den standesrechtlich gültigen Richtlinien der Schweizerischen Akademie der Medizinischen Wissenschaften bei allen stationären Patienten durchzuführen ist. Letztere Festlegung erfolgt idealerweise (vgl. SAMW-Reanimationsentscheidungen, 2021) nicht allein als Abfrage der Maßnahme (»Möchten Sie reanimiert werden?«), sondern auf dem Boden eines Therapiezielklärungsgesprächs, das bei elektiver Situation vor Aufnahme in der Poliklinik oder den Spezialambulanzen entweder durch die Ambulanzärzt*innen oder ausgebildete Pflegefachkräfte durchgeführt wird. Bei schwerkranken stationären Patient*innen können ACP-Gespräche durch ausgebildete Fachkräfte des Krankenhauses (z. B. in ACP qualifizierte Sozialarbeiter*innen, Seesorgende und Pflegefachkräfte) auch während des stationären Aufenthaltes erforderlich sein (▶ Kap. 47), um z. B. eine periinterventionelle Notfallplanung zu gewährleisten oder komplexe Austrittsplanungen (in Deutschland: Entlassungsplanungen) zu unterstützen. Erfahrungsgemäß fragen die Angehörigen der Patient*in danach nicht selten, ob eine solche Vorausplanung auch bei ihnen durchgeführt werden kann.

Bei einwilligungsfähigen Menschen findet das erste Gespräch häufig allein zwischen der vorausplanenden Person und der Gesprächsbegleiter*in statt, in welchem gemeinsam überlegt wird, welche vertretungsberechtigte Person geeignet ist, die dann eingeladen wird, beim zweiten Gespräch mit dabei zu sein. Dieses Vorgehen hat den Vorteil, dass die vorausplanende Person im ersten Schritt den bestmöglichen Raum erhält, ihre ganz individuellen Vorstellungen zu äußern. Bei einwilligungsunfähigen Menschen wird die Vorausplanung immer mit der vertretungsberechtigten Person unter weitestmöglichem Einbezug des betroffenen Menschen durchgeführt (▶ Kap. 12, ▶ Kap. 33, ▶ Kap. 42). Hierbei ist es zudem häufig sinnvoll, nicht nur die juristisch vertretungsberechtigte Person, sondern auch weitere wichtige Bezugspersonen aus Familie und Betreuung einzubeziehen, z. B. die Bezugsbetreuer*innen in einer Behinderteneinrichtung, die den Menschen mit einer kognitiven Beeinträchtigung häufig am besten kennen. Bei nicht einwilligungsfähigen Kindern und Jugendlichen sind in aller Regel die Eltern oder ein Elternteil in allen Gesprächen dabei (▶ Kap. 43), obgleich es auch vorkommt, dass mit dem betroffenen Kind, vor allem aber bei Jugendlichen, das Gespräch allein gesucht wird. Eine besondere Gesprächskonstellation ergibt sich im pränatalen Setting (▶ Kap. 44).

Ist die gesprächsbegleitende Person nicht aus dem Kreis der behandelnden Ärzt*innen, werden aus dem Gespräch resultierende Unterlagen an die federführend zuständige Ärzt*in weitergeleitet und ein für diesen Zeitpunkt den Vorausplanungsprozess abschließendes ärztliches Gespräch terminiert, um die Entscheidungsfähigkeit zu bestätigen, die getroffenen Festlegungen noch einmal im Sinne eines 4-Augen-Gesprächs zu prüfen, und, falls noch nicht geschehen, auf der Basis der ACP-Gespräche einen konkreten Notfallplan zu erstellen (▶ Kap. 28). Eine »(Rück-)Überweisung« an die behandelnden Ärzt*innen durch Gesprächsbegleiter*innen kann zum Beispiel erfolgen, wenn sich während des Gespräches beispielsweise spezifische medizinische Fragen stellen, oder wenn erkennbar wird, dass die betroffene Person über ihre Prognose nicht informiert ist, was eine fundierte Therapiezielklärung erschwert. Auch kann ein im stationären Setting begonnener ACP-Prozess an die weiterbehandelnden Teams im ambulanten Bereich weitergegeben werden, um den Prozess für den jeweiligen Zeitpunkt zu finalisieren.

23.5 Fazit: Individuelle Gespräche, eingebettet in regionale/nationale ACP-Programme

Es kann nicht oft genug betont werden: ACP ist ein lebenslang immer wieder zu aktualisierender Prozess im Austausch zwischen der betroffenen Person, der ACP-qualifizierten Fachperson und weiteren im individuellen Fall als relevant erachteten Personen. Daher ist eine Vorausplanung im Sinne von ACP nie final abgeschlossen; der Gesprächsfaden wird vielmehr, wann immer es die jeweilige Person wünscht oder es die gesundheitliche oder soziale Situation nahelegt, wieder aufgenommen. Das aufsuchende ACP-Angebot und eine ACP-Gesprächsbegleitung kommen auch dann zum Tragen, wenn eine Vorausplanung bereits in einem anderem Kontext begonnen wurde. Bestehende Patientenverfügungen oder die Bestimmung einer vertretungsberechtigen Person, zum Beispiel in einer Vorsorgevollmacht, werden nochmals besprochen, ein zum Beispiel vor einigen Monaten bei Eintritt in eine Alterswohnung begonnener ACP-Prozess vor der aktuell bevorstehenden Herzoperation durch Hausärzt*innen in Zusammenarbeit mit den zuständigen Spezialist*innen re-evaluiert. Zunehmend entstehen auch eigene Versorgungsprogramme für spezielle Erkrankungen, die routinemäßig Behandlungs- und Vorausplanung integrieren, wie das Programm Heidelberger Meilensteine Kommunikation (HeiMeKom 2020). Ein sicheres Versorgungsnetz der qualifizierten Vorausplanung kann so zunehmend mehr Menschen mit dem Ziel einer patientenzentrierten Versorgung zu jedem Zeitpunkt ihres Lebens auffangen.

Literatur

Briggs L (2012) Helping Individuals make informed health care decisions: The role of the Advance Care Planning Facilitator. In Hammes BL (ed.) Having Your Own Say. Getting the Right Care When It Matters Most, S. 23-40. Example Product Manufacturer, Washington.

Charles C, Gafni A, Whelan T (1997) Shared decision-making in the medical encounter:

what does it mean? (or it takes at least two to tango). Soc Sci Med 44(5):681-92). doi: 10.1016/s0277-9536(96)00221-3.

Hammes BJ, Ronney BL, Gundrum JD (2010) A Comparative, Retrospective, Observational Study of the Prevalence, Availability, and Specificity of Advance Care Plans in a County that Implemented an Advance Care Planning Microsystem. J Am Geriatr Soc 58:1249–1255.

in der Schmitten J, Lex K, Mellert C et al. (2014) Patientenverfügungsprogramm – Implementierung in Senioreneinrichtungen: Eine inter-regional kontrollierte Interventionsstudie. Deutsches Ärzteblatt 111(4):50-57.

Rietjens JAC, Sudore RL, Connolly M et al. (2017) Definition and recommendations for advance care planning: an international consensus supported by the European Association for Palliative Care. Lancet Oncol; 18:e543–51. DOI: 10.1016/S1470-2045(17)30582-X

Schuchter P, Brandenburg H, Heller A (2018) Advance Care Planning (ACP) – Wider die ethischen Reduktionismen am Lebensende. In: ZfmE 2018; 64:213–32

Schweizer Radio und Fernsehen (SRF) 2020. https://www.srf.ch/news/schweiz/patientenwillen-klaeren-wie-gerne-lebe-ich. Zugriff 17.1.2024.

Schweizerische Akademie der Medizinischen Wissenschaften (SAMW) (2021) Reanimationsentscheidungen. Bern.

Singer PA, Robertson G, Roy DJ (1996) Bioethics for Clinicians: Advance care planning. CMAJ 15;155(12):1689-92.

Sudore RL, Heyland DK, Lum HD et al. (2018) Outcomes that Define Successful Advance Care Planning: A Delphi Panel Consensus. J Pain Symptom Manage 2018; 55(2):245–55. doi: 10.1016/j.jpainsymman.2017.08.025

Thoraxstiftung Heidelberg. Heidelberger Meilenstein-Kommunikation (HeiMeKom). Thoraxklinik Heidelberg http://www.thoraxstiftung.de/projekte/heidelberger-meilensteinkonzept/ Zugriff 11.04.2023

Zentrale Ethikkommission bei der Bundesärztekammer (2019) Advance Care Planning (ACP). Deutsches Ärzteblatt, DOI: 10.3238/arztebl.2019 A1-A9.

24 Grundhaltung, Einstieg, Fokussierung und Gesprächsführung

Berend Feddersen

24.1 Grundhaltung

Die Gespräche zur Vorausplanung im Sinne von Advance Care Planning (ACP) zeichnen sich durch eine ganz besondere Grundhaltung der Wertschätzung, Empathie und des aktiven Zuhörens aus. Für den Gesprächsbegleiter ist dabei das genuine Interesse, die »humanistische Neugierde« an der vorausplanenden Person essenziell. Damit ist nicht die Neugierde gemeint, die Person auszufragen, wie z.B. die Ehe läuft oder warum der Kontakt zu den Kindern abgebrochen wurde. Es geht dabei auch nicht um ein Abhaken und Ankreuzen von Festlegungen auf einer Liste, sondern um das tiefe Interesse an der anderen Person, um deren Einstellungen, Wünsche, Ängste und Hoffnungen hinsichtlich des Lebens und des Sterbens, möglicher künftiger gesundheitlicher Krisen und der dann möglichen medizinischen Behandlung im Zustand der Einwilligungsunfähigkeit zu eruieren.

Es ist ein Gespräch auf Augenhöhe zwischen zwei Experten. Der Gesprächsbegleiter ist der Experte für mögliche medizinische Situationen und Behandlungen, die vorausplanende Person ist Experte für das eigene Wohl. Durch den Gesprächsprozess sollen Entscheidungsräume eröffnet und Prozesse angeregt werden, die individuell richtige Festlegungen ermöglichen. Die vorausplanende Person wird somit befähigt, für sich selbst eine selbstbestimmte Entscheidung zu treffen. Die Entscheidung wird nicht gemeinsam getroffen, sondern allein von der vorausplanenden Person, die durch den Gesprächsbegleiter dazu alle möglichen Optionen aufgezeigt bekommen hat und befähigt wurde. Dieser Beziehungsprozess heißt auch gemeinsame Entscheidungsfindung (Shared Decision Making) (▶ Kap. 4).

Der Gesprächsbegleiter wird somit zum »Ermöglicher« (engl. »Facilitator«). Damit wird deutlich, dass es sich nicht in erster Linie um einen »Berater« handelt, sondern um einen Unterstützer im Gespräch. Ein »Berater« hat eine eigene Meinung zur richtigen Entscheidung, stellt entsprechende Informationen zur Verfügung und erteilt »Ratschläge«. Informationen, die für folgenreiche Behandlungsentscheidungen relevant sind, erschließen sich aber – oder gar entstehen – häufig erst in einem Austausch, der durch das gegenseitige Erzählen und Zuhören gekennzeichnet ist. Entscheidend ist die ergebnisoffene, wertschätzende Haltung gegenüber den Präferenzen der vorausplanenden Person. Diese Präferenzen lassen sich durch Techniken wie Rückfragen, Probeinterpretationen und behutsame Einnahme einer möglichen Gegenposition überprüfen und festigen.

Diese Gespräche können eine große emotionale Tiefe und hohe Intensität erreichen, in denen sich die vorausplanende Person weit öffnet. Um diesen Prozess als Gesprächsbegleiter begleiten zu können, erscheint es unabdingbar, ganz authentisch und bei sich selbst zu sein. Wenn sich die vorausplanende Person nicht öffnen kann oder will, sondern nur einen oberflächlichen Blick wagt, wo die Grenzen medizinischer Behandlung verlaufen könnten, werden auch die resultierenden Festlegungen möglicherweise oberflächlich und eventuell nicht in vollem Umfang valide sein im Sinne einer Übereinstimmung der dokumentierten mit den bei idealer Introspektion »wahren« Präferenzen der Person. Wenn der Gesprächsbegleiter nicht bei sich selbst und offen ist, besteht diese Gefahr in gleicher Weise, weil er in entscheidenden Augenblicken des Gesprächs der vorausplanenden Person nicht das empathische, wertschätzende und offene Interesse entgegenbringt, das für diese Vorausplanung entscheidend ist, um mögliche Gedanken und Festlegungen auszusprechen. So können z. B. Ängste und andere emotionale Barrieren einer validen Festlegung im Wege stehen bleiben, weil es dem Gesprächsbegleiter nicht gelingt, sie zu registrieren und/oder behutsam anzusprechen.

Tab. 24.1: Techniken zur Überprüfung der Präferenzen mit Beispielen

Technik	Beispielsätze
Rückfragen/Exploration	»Sie haben gerade gesagt, dass der Gedanke an eine Behandlung auf Intensivstation Ihnen Angst macht. Können Sie mir mehr darüber sagen?«
Probeinterpretation	»...und weil Sie auch so gerne noch lange weiterleben möchten, wäre ein Sterben heute Nacht für Sie viel zu früh, auch wenn das sanfte Einschlafen etwas Verlockendes hätte – habe ich Sie da richtig verstanden?«
Behutsame Einnahme einer möglichen Gegenposition	»Sie haben gerade gesagt, dass Sie unter keinen Umständen lebenserhaltend behandelt werden möchten. Lassen Sie mich sehen, ob ich Sie richtig verstanden habe: Das könnte zur Folge haben, dass Sie an einer Erkrankung versterben, die man mit einfachen Mitteln, geringer Belastung und risikoarm hier vor Ort so hätte behandeln können, dass Ihr Leben erhalten geblieben wäre. Ist es das, was Sie möchten?«

24.2 Einstieg

Der Gesprächseinstieg beginnt mit der Begrüßung und dient – wenn noch nicht erfolgt – dem Kennenlernen und miteinander »warm werden«. Dabei kommt es nicht auf bestimmte Inhalte an, vielmehr kann auf Themen wie z. B. das Wetter, aktuelle Ereignisse oder naheliegende Gegenstände im Raum des Bewohners eines Pflegeheims eingegangen werden, der vorausplanen möchte. Eine freundliche Wertschätzung des individuellen Gegenübers ist hierbei essenziell. Wichtig ist auch die (ggf. nochmalige) Rückversicherung, dass die vorausplanende Person jetzt aktuell gewillt, bereit und in der Lage ist, das geplante Gespräch zu führen.

24.2.1 Fokussierung

Dann geht es darum, auf das eigentliche Thema und Anliegen zu fokussieren: die Vorausplanung möglicher Behandlungen für den künftigen hypothetischen Fall, dass die betreffende Person krankheitsbedingt selbst nicht entscheidungsfähig ist. Mit Blick auf die Aufmerksamkeitsspanne vieler Gesprächspartner und die Komplexität der Aufgabe gilt: so viel Einleitung wie nötig, so wenig wie möglich (»keep it short and simple!«). Das Thema sollte klar adressiert werden, damit allen Beteiligten klar ist, was Inhalt und vor allem Ziel des Gesprächs ist. Ein möglicher Einstieg könnte sein: »*Wenn Ihr Arzt Ihnen vorschlägt, ins Krankenhaus zu gehen oder ein bestimmtes Medikament einzunehmen, können Sie sich das erklären lassen und selbst entscheiden, wenn es soweit ist: Dafür braucht es keine Vorausplanung. Heute biete ich Ihnen an, mit Ihnen über Ihre Behandlungswünsche in möglichen künftigen Situationen zu sprechen, in denen Sie krankheitsbedingt nicht mehr selbst entscheiden können.*« Oder: »*Unser Anliegen ist es, Sie medizinisch so zu behandeln, wie Sie das wünschen – auch dann, wenn Sie einmal nicht mehr selbst entscheiden können.*« Wenn das Thema noch nicht ganz klar geworden zu sein scheint, kann es hilfreich sein, das Stichwort *Patientenverfügung* einzubringen, da dies den meisten geläufig und bekannt ist.

24.2.2 Überblick

Zu Beginn des Gesprächs sollte ein nicht zu kleinteiliger Überblick über das geplante Gespräch mit Inhalten und Ablauf gegeben werden. Hilfreich ist es, den Zeitrahmen anzugeben (»*Unser Gespräch heute wird ca. eine Stunde dauern...*«) und wesentliche Inhalte zu benennen (»*Zu Beginn wäre es mir wichtig zu verstehen, wie Sie im Allgemeinen über das Leben und auch über das Sterben denken – und was das für das Ziel medizinischer Behandlung in Ihrem Fall bedeutet. Im Anschluss daran können wir drei besonders wichtige medizinische Situationen besprechen und dabei zu konkreten Festlegungen kommen*«).

Zwischen den Abschnitten sollte stets erneut eine kurze Orientierung gegeben werden, wo man gerade steht und was als Nächstes besprochen wird. Pausenoptionen sollten zu Beginn angesprochen, das Gespräch kann jederzeit unterbrochen und an einem anderen Tag fortgesetzt werden. Zu Beginn sollte auch betont werden, dass es sich hierbei um einen mehrzeitigen Gesprächsprozess handelt, in den die Angehörigen und gesetzlichen Vertreter sowie der Hausarzt mit einbezogen werden können.

24.2.3 Auftragsklärung

Am Ende des Gesprächseinstiegs sollte sich der Gesprächsbegleiter kurz vergewissern, ob die vorgeschlagene Vorgehensweise so passt. Mit dem Einverständnis zu Ablauf und Inhalt kann das Gespräch dann und bei Bedarf im Folgenden immer wieder auf das eigentlichen Gesprächsziel fokussiert werden (»*Wir wollten uns ja heute unterhalten, wie Sie behandelt werden möchten, wenn Sie sich einmal nicht mehr selbst dazu äußern können. Darauf würde ich gerne wieder zurückkommen*«).

24.3 Gesprächsführung

Grundsätzlich sollte der Gesprächsbegleiter *langsam sprechen* und *kurze Sätze* formulieren. Es sollten nicht zwei Fragen in einem Satz gestellt und in der Regel nicht mehr als drei Sätze hintereinander folgen. *Pausen* ermöglichen es dem Gegenüber, Raum und Zeit zur Reflektion und zur Bildung einer eigenen Meinung zu gewinnen. Eines der nonverbalen Zeichen, die den Gesprächsbegleiter darüber informieren, wann die vorausplanende

Person schon so weit ist, dass man im Gespräch fortfahren kann, ist der Blickkontakt. Ist der Blick abgewendet, ist der Betroffene meist noch gedanklich mit dem Gehörten oder Gesagten beschäftigt. Im Zweifel sollte (insbesondere vor einem Weitergehen zur nächsten Gesprächssequenz) nachgefragt werden, ob alles Notwendige gesagt wurde oder ob noch etwas offen ist.

Insgesamt ist darauf zu achten, *Suggestion* und *Manipulation* zu vermeiden. Entscheidend für die Frage, ob Suggestion oder Manipulation erfolgen oder nicht, ist die eigene Haltung. Das ACP-Gespräch ist durch eine Haltung des Respekts vor der Patienten-Selbstbestimmung und in der Folge von einer konsequenten *Ergebnisoffenheit* gekennzeichnet, d. h. es gibt keine eigene innere Agenda für die »eigentlich richtige« Festlegung – oder falls es sie unvermeidlich doch gibt, dann wird sie bewusst reflektiert und nötigenfalls transparent adressiert (»*Ich merke, dass es mir persönlich schwerfällt, Ihre Entscheidung für einen Reanimationsversuch bei Herzstillstand zu respektieren, nachdem ich Ihnen die geringen Chancen dieser Behandlung erklärt habe. Möglicherweise hat das mit den Erfahrungen zu tun, die ich selbst bei erfolglosen Reanimationen gemacht habe.*«).

Diese Haltung der Ergebnisoffenheit ist gepaart mit einer *Haltung der Fürsorge* (in der Schmitten und Marckmann 2019): Die vorausplanende Person soll vor Fehleinschätzungen bewahrt und befähigt werden, die für sie richtige Entscheidung zu treffen. Dazu sollen verständliche Informationen vermittelt und Anregungen zum eigenen Nachdenken gegeben werden. Um die unvermeidliche suggestive Wirkung von Informationen zu neutralisieren, können diese z. B. durch die Gesprächstechnik des *Framings* stets von verschiedenen Perspektiven aus angeboten werden im Sinne von »das Glas ist halb voll« versus »... halb leer«. Bei Verdacht auf mögliche suggestive Wirkung einer Äußerung kann anschließend die gegenteilige Seite als *Probeinterpretation* betont werden. »*Eine Intensivstation wirkt häufig sehr technisch und kalt, das ist richtig, und die vielen Schläuche und piependen Maschinen können als Belastung erlebt werden. Auf der anderen Seite stehen viele qualifizierte Fachkräfte für die Betreuung zur Verfügung. Meist ist eine Pflegekraft für nur zwei Patienten zuständig. Das heißt, man kann Ihren kritischen Gesundheitszustand bestmöglich überwachen und wenn nötig schnell Maßnahmen ergreifen, die das Leben weiter erhalten*«. Bei ausgeprägter Ambivalenz auf der Seite des Vorausplanenden kann es manchmal hilfreich sein, die gegenteiligen Sichtweisen so lange zu erproben, bis ein stabiles Gleichgewicht (Equilibrium) erreicht oder aber als vorläufiges Gesprächsergebnis festgehalten wird, dass aktuell keine Festlegung möglich ist.

In der Regel kann bei Beachtung der beschriebenen Haltung und Maßnahmen der Gesprächsprozess als ein langsames Sich-Einpendeln auf einen Festlegungs-Korridor beschrieben werden, den beide Gesprächspartner als verlässlich und tragfähig erleben.

Die Haltung der Ergebnisoffenheit ist nicht mit »Neutralität« zu verwechseln, und schon gar nicht bedeutet sie, dass Äußerungen der vorausplanenden Person kommentar- und widerspruchslos hingenommen werden sollen oder dürfen. Zur Aufgabe des Gesprächsbegleiters gehört es vielmehr, zum einen auf vermeintliche oder tatsächliche Unstimmigkeiten zu achten, wie sie zum Beispiel zwischen den im ▶ Kap. 27 (Therapiezielklärung) gemachten Ausführungen und den in ▶ Kap. 28 (Vorgehen im Notfall) geäußerten Präferenzen auftreten können. Ziel ist, die vorausplanende Person zu einer konsistenten, also widerspruchsfreien und validen Vorausplanung zu befähigen; dazu ist es erforderlich, dass der Gesprächsbegleiter nachfragt und sich erklären lässt, was für ihn noch nicht verständlich, konsistent oder überzeugend scheint.

Hinzu kommt, dass Äußerungen der vorausplanenden Person im ersten Anlauf aus unterschiedlichsten Gründen häufig noch nicht widerspiegeln, was diese tatsächlich denkt und will – zum Beispiel aus Unsicherheit, wegen sozialer Erwünschtheit, wegen emotionaler Barrieren/Störungen oder einfach, weil die Frage so unerwartet kam, dass das innere Urteil des Betreffenden noch mehr Zeit und Raum benötigt, um sich zu entwickeln. Daher sollte seitens des Gesprächsbegleiters dieselbe Frage mehrfach gestellt, die erhaltene Antwort als Anlass zu weiteren Nachfragen und einer vertieften Exploration verstanden und nicht zuletzt versuchsweise eine mögliche *Gegenposition* argumentiert werden, um zu prüfen, wie verlässlich und gut begründet die Festlegung schon ist. Dabei ist auf eine explizite Kommunikation zu achten, die es für den Vorausplanenden jederzeit transparent werden lässt, dass es hierbei nicht darum geht, ihn von etwas abzubringen oder ihm eine bestimmte Festlegung nahezulegen, sondern um die Vergewisserung, dass er die verschiedenen Aspekte der gegebenen Handlungsalternativen wahrgenommen und gewürdigt hat.

Im Ergebnis ist darauf zu achten, dass die Aussagen präzise durchdacht und formuliert sind und dass die Konsequenzen der niedergelegten Entscheidungen der vorausplanenden Person deutlich vor Augen stehen. Es geht z. B. nicht darum, ob bestimmte Zustände infolge Krankheit oder Behandlung »gewollt« oder »nicht gewollt« werden (dies steht nicht zur Wahl und lässt sich daher nicht vorausplanen), sondern darum, ob ein mögliches chronisches funktionales Behandlungsergebnis (z. B. eine dauerhafte Schwerstpflegebedürftigkeit nach einem Schlaganfall) für den Betreffenden so wenig akzeptabel erschiene, dass er lieber zuvor an einer Erkrankung (im Beispiel: an dem Schlaganfall) sterben würde, als dieses Behandlungsergebnis zu erleben.

24.4 Gesprächstechniken

Folgende Gesprächstechniken können es der vorausplanenden Person erleichtern, hinter die Oberfläche sozialer Erwünschtheit oder ängstlichen Zurückweichens zu dringen und gleichzeitig Suggestion oder Manipulation zu vermeiden:

Narrative Stimuli haben zum Ziel, den Gesprächspartner zu ermuntern, weiterzusprechen, Gedanken zu formulieren oder zu konkretisieren, ohne dass der Gesprächsbegleiter den Gedankenstrom des Gegenübers unterbricht oder in eine bestimmte Richtung lenkt. Narrative Stimuli können nonverbal (»aha…, hmhh…, ja…, mhhh…«) sein oder auch verbal *(»Sie haben erwähnt, …. Mögen Sie mir mehr darüber sagen?«).*

Vom Vorausplanenden verwendete Schlagwörter oder Allgemeinplätze können als »Türbegriffe« verstanden und dementsprechend in ihrer Bedeutung hinterfragt werden *(»Was bedeutet es für Sie, wenn sie von ›Pflegebedürftigkeit‹ sprechen, können Sie mehr dazu sagen?«).* Dies fördert die Tiefe der Überlegungen und kann zu klarer formulierten Grenzen führen.

Die Gesprächstechniken »*warten, wiederholen, spiegeln und zusammenfassen*« (WWSZ) sind bewährte Instrumente, das Gespräch weiter zu öffnen, um dem Gegenüber und der Entwicklung seiner Gedanken den nötigen Raum zu geben und dadurch eine größere Tiefe und verlässlichere Fundierung der Aussagen zu ermöglichen (SAMW 2019).

Warten: Pausen lassen.

Wiederholen: den letzten Teilsatz oder das letzte Wort wiederholen, was das Gegenüber häufig ermutigt, den begonnenen Gedanken auszusprechen oder weiter zu entwickeln. »*….die Familie ist wichtig……*«; »*…………zu Hause.*«

Spiegeln: Eine vom Gesprächsbegleiter wahrgenommene Emotion wird behutsam verbalisiert, als Aussage »*Mein Eindruck ist, dass unser Gespräch Sie gerade berührt hat – was ist das für eine Empfindung, wollen Sie mir dazu mehr erzählen?*«

Zusammenfassen: Die zentralen Punkte des Besprochenen werden zusammengefasst, insbesondere beim avisierten Abschluss einer gedanklichen Sequenz oder eines Gesprächsabschnitts sowie am Schluss des Gesprächs:

»*Ich versuche, einmal zusammenzufassen, was ich jetzt verstanden habe. Sie hatten ein so langes, reiches und erfülltes Leben, dass der Tod für Sie keinen Schrecken darstellt, sondern eher kommen darf – habe ich das so richtig verstanden?*«

24.5 Abschließende Gedanken

Das Kernelement von ACP ist das Gespräch. Dieses steht absolut im Vordergrund. Versuche, es durch technische Algorithmen und Computerprogramme zu ersetzen oder einzusparen, wie es von manchen Organisationen zu Patientenverfügungen vorgeschlagen wird, markieren eine gefährliche Entwicklung. Die Anforderungen an die Gesprächsbegleiter sind hoch: authentisch bei sich sein, durch verschiedene Gesprächstechniken das Gespräch weiter öffnen, Pausen aushalten, Emotionen erkennen und diese dann auch noch behutsam ansprechen. Da stellt sich die Frage, ob man dazu nicht eine psychotherapeutische Ausbildung braucht? Nein, braucht man nicht. Diese Haltung und Gesprächstechniken können in Kursen mit Simulationstraining geprobt und im weiteren Verlauf immer wieder in Feedbackschleifen aufgefrischt werden. Dann hat jedes Gespräch die Chance, zu einem Geschenk zu werden, sowohl für die vorausplanende Person als auch für den Gesprächsbegleiter.

Literatur

in der Schmitten J, Marckmann G (2019) Advance Care Planning: Ärztliche Fürsorge im Dienste der Patientenautonomie. In: Höfling, Otten, in der Schmitten (Hrsg.) Advance Care Planning/ Behandlung im Voraus Planen als Instrument einer patientenzentrierten Gesundheitsversorgung: juristische, theologische und medizinethische Perspektiven. Baden-Baden: Nomos Verlag.

Schweizerische Akademie der Medizinischen Wissenschaften (SAMW) (2019) Kommunikation im medizinischen Alltag. Ein Leitfaden für die Praxis. DOI: doi.org/10.5281/zenodo.3576261

25 Emotionen im ACP-Gespräch

Jürgen in der Schmitten

25.1 Drei Fallvignetten

Fall 1

ACP-Gespräch auf Initiative des Hausarztes mit einer von ihm seit Jahren betreuten 85-jährigen Frau, die gemeinsam mit ihrem etwas älteren Mann, der an dem Gespräch teilnimmt, ein Zimmer in einer Seniorenpflegeeinrichtung bewohnt. Sie ist eine kräftige und ungeachtet ihrer chronischen Herzschwäche sowie Hüft- und Kniearthrose noch rüstige Frau, die mit ihrem Rollator, den sie »nur zur Sicherheit« verwendet, zügig und ausdauernd unterwegs ist.

Auf die Frage nach ihrer Lebensfreude und ihrem Lebenswillen plaudert sie, die gerne lacht, munter drauflos. Über die Frage nach ihren Gedanken zu ihrem Tod und ihrem Sterben gleitet sie mit wenigen Worten leicht hinweg. Medizin soll alles tun, um ihr Leben zu erhalten, und in einem möglichen künftigen Notfall soll akutmedizinische Lebenserhaltung ohne Einschränkung, also einschließlich eines Reanimationsversuchs zum Einsatz kommen.

Beim gesprächsführenden Hausarzt wird ein zunehmendes *Störgefühl* spürbar... als ginge all dies ein wenig zu schnell. Die Reflexion, wo das Störgefühl begann, führt ihn zu der Frage zurück, was seiner Patientin in den Sinn kommt, wenn sie an den Tod denkt, und er stellt diese Frage erneut, mit einer vielleicht authentischeren und jedenfalls konzentrierteren Haltung der Empathie und der Zuwendung als beim ersten Mal.

Es kommt zu einer längeren Pause, und in der Folge äußert sich die Patientin erneut leichthin in Floskeln, die der Hausarzt nunmehr jedoch als Versuche der Patientin deutet, herauszufinden, ob sein Gesprächsangebot ernstgemeint ist. Dementsprechend rollt er den Ball mehrfach freundlich, aber bestimmt in das Feld der Patientin zurück, und hält auf diese Weise sein Angebot eines vertrauensvollen und haltgebenden Gesprächsrahmens aufrecht. Schließlich berichtet die Patientin stockend, dass sie mit fünf Jahren in einem kalten Bach ertrunken wäre, wenn ihr Vater nicht intuitiv nach ihr gesucht und sie im letzten Moment aus dem Wasser gezogen hätte. Nach einem wochenlangen Ringen »zwischen Leben und Tod« aufgrund einer Lungenentzündung habe sie schließlich überlebt. Die Patientin ist von ihrer Erinnerung überwältigt, und ihr Ehemann sprachlos – über diesen Vorfall hat seine Frau mit ihm in über 60 Jahren Ehe noch nie gesprochen.

Von einer Fortsetzung des Vorausplanungsgesprächs kann zu diesem Zeitpunkt keine Rede sein. Der Hausarzt würdigt das Erleben der Patientin und unterstützt sie darin, Abstand zu gewinnen und die Vergangenheit von der Gegenwart zu trennen. Zuletzt wird ein Folgegespräch vereinbart.

Fall 2

Eine Teilnehmerin eines Playback-Trainings für ACP-Gesprächsbegleiter berichtet der Gruppe, wie sie im Rahmen eines Projekts ihrer Institution einen an chronisch-obstruktiver Lungenerkrankung schwer erkrankten 75-jährigen Patienten in seiner Hochhauswohnung aufgesucht und ein ACP-Gespräch mit ihm geführt hat. Vor sechs Monaten war der langjährige Partner des Patienten gestorben. Die Gesprächsbegleiterin nahm wahr, dass der Patient sich sehr auf ihren Besuch gefreut hatte; Kaffee und Kuchen waren vorbereitet, und er begann das Gespräch in freudiger Erregung. Das ACP-Gespräch verlief dann vordergründig nach Plan: Der Patient äußerte auf die einschlägigen Fragen Lebensfreude und Lebenswillen, zu sterben nannte er keine Katastrophe, und Medizin solle sein Leben erhalten, aber nicht um jeden Preis. In der konkreten Notfallplanung lehnte er eine Reanimation ab, nicht jedoch eine Beatmung. Bei der Frage nach einer Bezugsperson, die er als künftige Bevollmächtigte zu dem Gespräch hinzuziehen könnte, kam der Patient jedoch ins Stocken. Schließlich habe er sich zögerlich dem Gedanken genähert, die Tochter seines Lebenspartners zu fragen, die sich um diesen zuletzt rührend gekümmert, sich seither jedoch bei ihm, dem Patienten, nicht mehr gemeldet hätte.

Die Gesprächsbegleiterin berichtete der Gruppe, wie sie in dem Gespräch immer mehr das Gefühl verspürt habe, der Patient sei gar nicht unbedingt an einer Vorausplanung interessiert, ohne dass sie das an konkreten Beobachtungen hätte festmachen können. Gleichzeitig habe sie bei sich selbst eine zunehmende Resignation bemerkt und sich gefragt, ob das, was sie da mache, überhaupt irgendeinen Sinn habe. Zunehmend sei ihr auch klargeworden, dass der Patient offenbar über keinerlei weitere Bezugspersonen (Freunde, Verwandte) verfügte. Schließlich habe sie den Patienten mit einer irgendwie fertiggestellten Vorausplanung verlassen und sich dabei leer und miserabel gefühlt.

Playback ist eine für Kommunikationstrainings in der Gruppe nutzbare Technik des Improvisationstheaters, in dem Schauspieler die von einem Gruppenmitglied berichtete Situation anschließend in Szene setzen. Im gegebenen Setting wurde der Patient von einer erfahrenen Schauspielerin (Simulationspatientin) und die Gesprächsbegleiterin von einer anderen an dieser Gruppe teilnehmenden Kollegin gespielt. In einer ersten Spiel- oder Simulationsrunde entstand bei der die Gesprächsbegleiterin spielenden Teilnehmerin eine zunehmende Unsicherheit, bis sie sich schließlich von der Situation überfordert fühlte und abbrach. Ein spürbar kritischer Punkt des Gesprächs war der Moment, als der Patient bei der Überlegung, die Tochter seines verstorbenen Partners anzusprechen, ob sie für ihn die Aufgabe der Bevollmächtigten übernehmen würde, zurückfragte: »Und was, wenn sie ›nein‹ sagt…?!« Die Teilnehmerin, die den Fall berichtet und das Rollenspiel beobachtet hatte, bestätigte der Gruppe, dass sowohl die Rolleninterpretation seitens der Schauspielerin als auch die erlebte Überforderung der Gesprächsbegleiterin ihr Erleben der damaligen realen Situation authentisch auf den Punkt zu bringen schien.

In der anschließenden Gruppenarbeit wurde deutlich, dass der Patient zum damaligen Zeitpunkt möglicherweise vor einem Abgrund der vollständigen sozialen Isolation stand. Diese Überlegung sowie die eigenen Gefühle der Resignation und der Hilflosigkeit – wie vom Moderator (ACP-Trainer) angeregt – im Rollenspiel offen anzusprechen, konnte sich kein Mitglied dieser Gruppe vorstellen, daher übernahm der Moderator und versuchte sich selbst an der Umsetzung seiner Anregung. Dabei geschah – gemäß der anschließenden Gruppenreflexion – dreierlei:

- Zum ersten kam es zu einem intensiven Moment der Begegnung, in welchem die vermutete Einsamkeit des Patienten für alle Beteiligten (also sowohl im Spiel wie auch unter den Beobachtern) in voller Wucht erfahrbar wurde. Es kam zu langen Pausen und zu bedrückender Stille, und der Gesprächsbegleiter versuchte, diese Erfahrung und die damit einhergehenden starken Emotionen kurz zu benennen sowie zu würdigen und für wenige Momente gemeinsam mit dem Patienten auszuhalten, ohne sie durch mehr als nötige Worte abzuschwächen.
- Zum zweiten wurde die Agenda des Vorausplanungsgesprächs durch diese Entwicklung vollständig verlassen und zur Seite gestellt. Das Gespräch blieb von da an bei der sozialen Situation des Patienten.
- Zum dritten kam es im weiteren Verlauf zu einer spürbaren Erleichterung aller Beteiligten. Das Gespräch endete mit einem ersten Versuch, gemeinsam mit dem Patienten mögliche interne und externe Ressourcen zu erarbeiten, die möglicherweise zu einer Veränderung dieser extrem belastenden Situation beitragen könnten.

Fall 3

Eine ACP-Gesprächsbegleiterin in Ausbildung führt das Erstgespräch mit einem 90-jährigen Bewohner einer Pflegeeinrichtung, der nach diabetesbedingter Oberschenkelamputation eines Beins rollstuhlgebunden (aber ansonsten nicht schwer erkrankt) ist, und seiner Tochter, die ihrerseits in derselben Einrichtung als Altenpflegerin angestellt tätig ist. Das Gespräch wird von einer ACP-Trainerin in Ausbildung supervidiert, der Autor nimmt als Trainer-Trainer, also Supervisor der Trainerin teil, was Teil der Qualifizierung von ACP-Trainern nach dem Standard der ACP-Deutschland ist (► Kap. 41).

Das Gespräch mit dem Bewohner verläuft außerordentlich intensiv und bewegend. Der alte Herr macht deutlich, dass er zwar auf den Moment bezogen gerne lebe und auch zu schätzen wisse, wie gut er in der Einrichtung aufgehoben sei. Gleichzeitig sei er aber angesichts zahlreicher persönlicher Verluste und Einschränkungen seines Lebens müde, ein Weiterleben bedeute ihm nichts, und er sehne den Tod zwar nicht herbei, schon gar nicht im Sinne suizidaler Fantasien, sehe ihm aber furchtlos und erwartungsvoll wie dem Kommen eines Freundes entgegen.

Die Gesprächsbegleiterin macht ihre Sache ausgezeichnet. Immer wieder exploriert sie die Äußerungen ihres Gegenübers durch offene Einladungen zu erzählen, und sie erweist sich als der existenziellen Schwere seiner Äußerungen gewachsen, weicht nicht aus, bewertet oder relativiert nicht, sondern wiederholt und würdigt seine Äußerungen.

Dabei ist weder der Gesprächsbegleiterin noch dem von dem intensiven Gespräch gebannten Trainer-Trainer aufgefallen, wie still es um die Tochter geworden ist, die das Gespräch mit keiner verbalen oder nonverbalen Äußerung unterbricht und für die beiden wie unsichtbar geworden zu sein scheint. Es ist die ACP-Trainerin in Ausbildung, welche interveniert und dabei anregt, die Tochter zu fragen, wie es ihr mit dem gehe, was sie von ihrem Vater gehört habe. Es ist, als ob eine Kamera geschwenkt oder der zuvor ganz auf den Vater gerichtete Zoom eines Objektivs zurückgefahren würde: Nun kommt die Tochter ins Bild. Und erst diese volle Zuwendung ermöglicht es der Tochter offenbar, ihre bis dahin zurückgehaltene seelische Bewegung zu artikulieren. Sie beginnt bitterlich zu weinen, und in ihren Worten werden kindliche Liebe, Verlustangst und nicht zuletzt ein Schuldgefühl erkennbar: Sie habe ihn doch nun eigens vor einigen Monaten von Norddeutschland hierher in diese Einrichtung geholt, wo sie sich fast täglich um ihn kümmern könne, und alles in ihren Kräften Stehende für ihn getan; wie er denn nun noch sagen könne und was sie falsch gemacht habe, dass er an seinem Leben nicht mehr hänge und einem potenziell lebensbedrohlichen Ereignis keine medizinische Bemühung mit dem Ziel der Lebenserhaltung mehr entgegenstellen wolle.

In dem nun folgenden, äußerst berührenden Gespräch gelingt es der Gesprächsbegleiterin, durch wenige behutsame Äußerungen einen intimen Dialog zwischen Vater und Tochter zu moderieren. Dabei kommt die liebevolle Verbundenheit zwischen den beiden deutlich spürbar zum Ausdruck. Die Tochter kann sich in ihrem Bemühen von ihrem Vater umfassend gesehen und gewürdigt fühlen und schließlich auch ihrerseits beginnend verstehen, dass sein fast heiteres Bereitsein loszulassen und Den-Tod-als-Freund-willkommen-heißen-Wollen nicht Ausdruck mangelnder Zufriedenheit mit den aktuellen äußeren Bedingungen oder gar mit ihren Bemühungen ist, sondern vielmehr eines Lebens, das gut war und sich gerundet hat, und das im Krankheitsfall medizinisch zu erhalten zu sollen statt mit palliativer Begleitung beschließen zu dürfen sich im Erleben dieses Mannes nicht mehr begründen lässt. Das Vorausplanungsgespräch kann fortgeführt werden und mündet in einer Festlegung für den Notfall, die im Fall einer lebensbedrohlichen Erkrankung – unabhängig von der Indikation und Prognose aus medizinischer Sicht – eine rein palliative Begleitung vorsieht.

25.2 Warum ist beim ACP-Gespräch mit starken Emotionen zu rechnen?

Unzählige Male ist von verschiedenster Seite auf das vermeintliche Paradoxon hingewiesen worden, dass Menschen dazu neigen, am stärksten zu verdrängen, was sie am sichersten wissen können: dass sie sterben werden (vgl. Gawande 2015). Diese sicherlich nicht ausnahmslose, aber doch kollektive Verdrängung rechtfertigt die Feststellung, dass Erkrankung, Sterben und Tod in unserer Gesellschaft wirksam tabuisiert sind – und zwar nicht etwa im Allgemeinen, sondern als aktuell und konkret bewusstes Realisieren des Einzelnen, dass *er selbst* erkranken und sterben wird. Damit ist übrigens nicht gesagt, dass diese Verdrängung und das resultierende Tabu notwendig zu allen Zeiten schlecht sind – Verdrängung ist eine essentielle psychische Kompetenz, ohne die wir vermutlich nicht leben könnten, die aber wie vieles andere ihre Zeit hat, in der sie notwendig und berechtigt ist, und danach zur Last werden kann.

25.2.1 Tabubruch und starke Emotionen beim »Überbringen schlechter Nachrichten«

Wenn Menschen schwer erkranken, stehen sie vor der Herausforderung, sich diesem Tabu gegenüber zu verhalten. Bei manchen Menschen wirkt die Verdrängung dahingehend fort, dass sie ihre Beschwerden und Symptome so lange wie möglich nicht wahrnehmen, nicht als Zeichen einer Erkrankung verstehen oder aber bewusst ignorieren, so dass sie erst spät medizinisch vorstellig werden oder im Extremfall an der Erkrankung sterben, ohne je medizinisch vorstellig gewesen zu sein. Andere Menschen gehen mit mehr oder minder ängstlichen Erwartungen zum Arzt, der ihnen nach abgeschlossener Diagnostik in einem kommunikativen Akt, der in der Medizin als Überbringen schlechter Nachrichten (Breaking Bad

News) beschrieben wird, das Vorliegen einer schweren oder tödlichen Erkrankung mitzuteilen hat. Dieses besondere Gespräch prägt sich vielen Patienten (und ihren Angehörigen) für den Rest ihres Lebens ein, ob das ärztliche Gegenüber nun als freundlich und einfühlsam oder schlimmstenfalls als unmenschlich erfahren wurde, was im letzteren Fall Erinnerungen im Rang einer posttraumatischen Belastungsstörung zur Folge haben kann. Wegen der tiefen Prägungswirkung des Überbringens schlechter Nachrichten hat dieses spezielle Gespräch in den letzten Jahrzehnten als ein Element der ärztlichen Kunst Anerkennung gefunden, das nicht anders als chirurgische Nähte erlernt und trainiert werden muss, wofür heute an deutschen Fakultäten der Medizin regelmäßig trainierte Schauspieler als Simulationspatienten Einsatz finden.

Um das Auftreten von Emotionen beim ACP-Gespräch zu verstehen, lohnt es sich, zunächst beim Überbringen schlechter Nachrichten zu bleiben, von dem sich Parallelen zu ACP-Gesprächen ziehen lassen. Die Herausforderung beim Überbringen schlechter Nachrichten besteht darin, das Tabu konfrontieren und letztlich brechen zu müssen, dass der individuelle Patient selbst schwer erkranken kann und sterben wird. Dieser Tabubruch bewirkt regelmäßig die Freisetzung starker Emotionen: am häufigsten und zu Beginn meist Angst, doch nicht selten auch Wut oder Trauer. Medizinstudenten (und auch Ärzte) können im Simulationstraining mit Schauspielpatienten lernen, diesen Emotionen des Patienten Raum zu geben und ihn dabei zu unterstützen, sie zu kanalisieren bzw. zu bearbeiten.

Die ärztliche Unterstützung einer erfolgreichen Bewältigung der durch die Mitteilung einer »schlechten Nachricht« und der durch den darin liegenden Tabubruch hervorgerufenen starken Emotionen ist zum einen eine ethische Pflicht, da diesen Emotionen ausgeliefert zu sein für den Betroffenen belastend sein oder sogar ohne externe Unterstützung und erfolgreiche Bewältigung in manchen Fällen eigenen Krankheitswert gewinnen kann. Zum anderen ist sie auch ganz pragmatisch gesehen eine Voraussetzung, um mit dem Patienten im Sinne einer gemeinsamen Entscheidungsfindung ins weitere ärztliche Gespräch kommen zu können, d. h. ihm die nunmehr gegebenen Behandlungsoptionen sowie ihre jeweiligen Chancen und Risiken vermitteln und darauf aufbauend gemeinsam mit ihm zu einer Behandlungsentscheidung kommen zu können. Denn Informationen können unter dem Einfluss starker Emotionen vergleichsweise schlechter aufgenommen, verarbeitet und bleibend abgespeichert werden, sodass ein fortgesetzter Informationsfluss vom Arzt zum Patienten ungeachtet der bei letzterem aufgekommenen starken Emotionen nicht nur das Vertrauensverhältnis nachhaltig beschädigen kann, da der Patient sich verständlicherweise nicht gesehen fühlt, sondern auch verlorene Zeit bedeutet, da die erforderlichen Absprachen zur weiteren Behandlung auf dieser Grundlage häufig nicht tragfähig getroffen werden können.

25.2.2 Das ACP-Gespräch als antizipiertes Überbringen schlechter Nachrichten

Das ACP-Gespräch unterscheidet sich vom Überbringen schlechter Nachrichten unter anderem dadurch, dass die schwere Erkrankung nicht tatsächlich vorliegen muss, sondern nur hypothetisch imaginiert werden soll. Auf den ersten Blick ist es dadurch für die vorausplanende Person weniger belastend, da ja alle Beteiligten zu jedem Zeitpunkt wissen, dass es sich nur um eine Imagination handelt, die aktuell keine reale Grundlage hat und die sich auch künftig in dieser Form nicht zu realisieren braucht.

Gleichzeitig weist das ACP-Gespräch – sofern es *inhaltlich* nicht beliebig, sondern gemäß den in den ▶ Kap. 26–33 ausbuchstabierten gemeinsamen Standards der ACP Deutschland und der ACP Suisse geführt wird – eine entscheidende Parallele zum Überbringen schlechter Nachrichten auf, nämlich den Tabubruch, die Konfrontation mit der bis dato erfolgreich verdrängten Tatsache, dass nicht nur alle anderen, sondern auch die vorausplanende Person selbst schwer erkranken kann und sterben wird. Verbunden mit den Elementen einer professionellen Haltung des ACP-Gesprächsbegleiters im Sinne von Carl Rogers (unbedingte Zuwendung, Empathie und Authentizität)[166] sowie eines forschenden Interesses gewinnt diese Konfrontation ungeachtet ihres bloß imaginativen Charakters eine Kraft, die imstande ist, ähnliche Emotionen und psychische Dynamiken der Interaktion auszulösen wie beim Überbringen schlechter Nachrichten. Dabei steht auch beim ACP-Gespräch die Emotion Angst an erster Stelle, die das Gespräch bei der vorausplanenden Person in vielen Fällen zuverlässig auslöst, noch bevor es begonnen wurde.

Dabei sind die Ursachen und Quellen der ausgelösten Emotionen nicht auf den beschriebenen Tabubruch, also auf die Verdrängung von Krankheit und Tod beschränkt. Hinzu kommen vielmehr traumatische Erinnerungen oder ungelöste Konflikte (insbesondere, aber nicht nur in der Beziehung zu den anwesenden oder gerade den nicht anwesenden Angehörigen), die durch die Thematik Krankheit und Tod oder aber durch die Erinnerung an die Endlichkeit des eigenen Lebens aktualisiert werden und starke Emotionen auslösen können, wie es die drei Fallvignetten anschaulich illustrieren. Entsprechendes gilt natürlich auch für das Überbringen schlechter Nachrichten.

Hier geht es nicht darum zu behaupten, dass jedes einzelne ACP-Gespräch starke Emotionen wecken muss, im Gegenteil. Es gibt viele Gründe, warum ACP-Gespräche geradeaus und in vergleichsweise nüchterner Atmosphäre ablaufen können: etwa weil die vorausplanenden Personen auch in diesem Format erfolgreich weiter verdrängen können oder sonst zu nüchtern-sachlicher Betrachtung neigen; weil sie zu denjenigen Individuen zählen, denen es geschenkt ist, das Wissen um die eigene Sterblichkeit auch schon vor Eintritt einer terminalen Erkrankung in ihr aktuelles Bewusstsein zu integrieren; weil ihnen die Erfahrung von Krankheit und die Gewissheit zu sterben schon so nahegekommen und vertraut geworden sind, dass sie keine Angst mehr davor verspüren; weil die Gesprächsbegleiter nicht die Vertrauensbasis herstellen und die Intensität der Atmosphäre zu halten vermögen, die eine lebendige Imagination eigener Erkrankung und des eigenen Sterbens begünstigen; oder aus anderen Gründen. Vielmehr soll hier dafür sensibilisiert werden, dass ACP-Gespräche – vergleichbar mit dem Überbringen schlechter Nachrichten – aufgrund des ihnen immanenten Tabubruchs das *Potenzial* besitzen, bei der vorausplanenden Person starke Emotionen wachzurufen, insbesondere (aber nicht nur) Angst.

25.3 Emotionen haben Vorrang

Wie sollte nun seitens des ACP-Gesprächsbegleiters damit umgegangen werden, wenn beim vorausplanenden Gegenüber Emotionen vermutet oder registriert werden? Die Antwort findet sich bereits in den Ausführungen zum Überbringen schlechter Nachrichten, soll aber ihrer großen Bedeutung für eine professionelle ACP-Gesprächsbegleitung halber hier nochmals hervorgehoben

---

166 https://www.carlrogers.de/grundhaltungen-personenzentrierte-gespraechstherapie.html, Zugriff 10.12.23

werden: Emotionen bei der vorausplanenden Person lassen sich als »Störungen« des vorgezeichneten Ablaufs eines ACP-Gesprächs (▶ Kap. 26) verstehen, auf die einzugehen absoluten Vorrang genießt, weil sie sich (wie es in der Themenzentrierten Interaktion, einer von der Psychoanalyse abgeleiteten Methode der Pädagogik, beschrieben worden ist, vgl. Langmaak 2017), über kurz oder lang sonst ohnehin Vorrang verschaffen werden. Vorsorglich sei hervorgehoben, dass mit »Störung« in dieser Darstellung keine psychische (neurotische) Störung des Patienten gemeint ist – das wäre falsch (denn auch starke Emotionen sind zunächst keine Störungen), sondern eine Störung des vom Gesprächsbegleiter avisierten Gesprächsablaufs.

Wird versäumt, auf die Emotion des Patienten einzugehen, dann ist die Folge ein durch die häufig anhaltende emotionale Bewegung vermindertes Aufnahmevermögen für – im Kontext von ACP – entscheidungsrelevante Informationen sowie eine Einschränkung der Entscheidungsfähigkeit (»Angst ist ein schlechter Ratgeber«), wie es in der Fallvignette 1 anklingt. Eine Vorausplanung, die über durch das Gespräch ausgelöste oder aufgeweckte Emotionen bewusst oder unbewusst hinweggehe, hätte somit (ggf. schriftliche) Festlegungen des betreffenden Individuums zur Folge, deren Übereinstimmung (Konsistenz) mit den tatsächlichen, »wahren« Präferenzen der vorausplanenden Person in Frage stünde bzw. hinter dem erreichbaren Niveau zurückbliebe. Im Kontext von ACP sprechen wir in diesem Zusammenhang von einer Beeinträchtigung der *Validität* der vorausverfügten Festlegungen, welche gegenüber der konventionellen Herangehensweise an Patientenverfügungen zu erhöhen doch gerade das Ziel von ACP ist (▶ Kap. 2).

Dieser Vorrang des Eingehens auf Emotionen gegenüber dem Verfolgen des roten Fadens eines ACP-Gesprächs ist erfahrungsgemäß eine Herausforderung für Gesprächsbegleiter, vermutlich vor allem aus zwei Gründen:

- Zum einen wird dieser »rote Faden« in der Qualifizierung zum ACP-Gesprächsbegleiter mit hohem Aufwand erarbeitet und konsequent zu befolgen trainiert. Dazu gehört auch eine gewisse Robustheit beim Fokussieren und Refokussieren des Gesprächs, etwa gegenüber Personen, die Mühe haben, diesen Fokus klar zu erkennen, oder bei solchen, die dazu neigen, vom Thema abzuschweifen. Vor allem sind es die ACP-Gesprächsbegleiter selbst, denen die Systematik des Gesprächs anfangs noch nicht selbstverständlich ist und die daher Sorge haben, bei Abweichungen den roten Faden selbst unauffindbar zu verlieren. Obwohl es Teil der ACP-Gesprächsbegleiter-Kurse nach den Standards der ACP Deutschland ist, das Prinzip »Störungen haben Vorrang« zu besprechen und auch in eigens hierfür konzipierten Schauspielpatient-gestützten Rollenspielen zu üben, fällt es Gesprächsbegleitern anfänglich erfahrungsgemäß schwer, wahrgenommenen Emotionen Priorität zu geben und den avisierten Gesprächsablauf dafür konsequent zu verlassen.
- Zum anderen setzt das Prinzip, nach dem Emotionen als legitime Störungen des geplanten Ablaufs im ACP-Gespräch Vorrang genießen, voraus, dass der ACP-Gesprächsbegleiter sich im Umgang mit (starken) Emotionen ausreichend sicher fühlt. Die hierfür erforderliche Gesprächskompetenz ist jedoch speziell und herausfordernd und geht im Extremfall nahtlos in regelrechte fach-psychotherapeutische Gesprächskompetenzen über. Aus diesem Grund ist es erforderlich, dass ACP-Gesprächsbegleiter über Basisfertigkeiten einer emotional anspruchsvollen Gesprächsführung verfügen sowie in der Lage sind, Gesprächssituationen zu erkennen, in denen ihre individuell gegebenen Kompetenzen überschritten werden, und durch Weiterleitung an geeignete Fachpersonen zu meistern. Wo diese Fähigkeiten nicht gegeben sind, kann es eine unreflektierte

Angst vor den beim Gegenüber wahrgenommenen Emotionen sein, die Gesprächsbegleiter daran hindert, das aus Expertensicht offensichtlich Notwendige zu tun, wie es die Fallvignette 2 illustriert, wo weder die ursprünglich real agierende Gesprächsbegleiterin noch die Gruppe den Mut aufbringen konnten, eine Emotion von bedrohlicher Stärke durch Ansprache offenzulegen.

25.4 Das Prinzip der Gegenübertragung als Schlüssel zum Verständnis emotionaler Regungen

Bevor auf ein einfaches Modell zum Umgang mit emotionalen Regungen eingegangen wird, soll hier kurz angerissen werden, wie es gelingen kann, sich in der Position des Gesprächsbegleiters einer emotionalen Regung bei der vorausplanenden Person bewusst zu werden und diese richtig einzuordnen.

Voraussetzung ist zunächst die oben schon beschriebene Haltung der unbedingten Zuwendung, Authentizität und Empathie (nach Carl Rogers), welche offene Augen und Ohren für verbale und nonverbale Hinweise auf emotionale Bewegungen beim Gegenüber mit sich bringt sowie die Bereitschaft, letztere unverzüglich aufzugreifen und zu adressieren. Häufig genügt eine solche Aufmerksamkeit, um erkennbare emotionale Regungen zu registrieren und anzusprechen bzw. adäquat darauf zu reagieren. In Fallvignette 1 wird beschrieben, wie ein zunehmendes Störgefühl beim Gesprächsbegleiter zu einer Reflexion führt, die eine innere Rekonstruktion des zurückliegenden Gesprächsablaufs beinhaltet und darauf aufbauend zu einer intuitiven Vermutung führt, an welcher Stelle die Aufmerksamkeit des Gesprächsbegleiters erlahmt gewesen sein und ein nochmaliges Öffnen hilfreich sein könnte. Fallvignette 3 illustriert, wie die aufmerksame Zuwendung nicht nur zur vorausplanenden Person, sondern auch zu den anderen Gesprächsteilnehmern (hier: der Tochter) der Gesprächsbegleiterin ermöglicht, die emotionale Bewegung der Tochter zu berücksichtigen und damit die für eine tragfähige Vorausplanung essentielle Klärung in der Beziehung zwischen ihr und ihrem Vater herbeizuführen.

Ein anderer Fall ist das Auftreten von Emotionen beim Gesprächsbegleiter. Solche Emotionen können unter Umständen primär beim Gesprächsbegleiter entstehen, etwa weil die vorausplanende Person bzw. ihr Verhalten diesen an andere, mit starken Emotionen behaftete Umstände der eigenen Biografie erinnern. Solche eigenen Emotionen zu erkennen und einen kompetenten Umgang damit zu erlernen, damit sie den therapeutischen Gesprächsprozess nicht stören, gilt als eine Grundvoraussetzung für die Qualifikation zum Psychotherapeuten und wird dort durch eine sog. therapeutische Selbsterfahrung geübt. Auch für ACP-Gesprächsbegleiter wäre eine solche Selbsterfahrung wünschenswert, zumindest im Einzelfall, wenn sich eigene emotionale Reaktionen als hinderlich herausstellen, was erfahrene ACP-Trainer in einem mit Schauspielpatient-gestütztem Simulationstraining durchgeführten Qualifizierungskurs erkennen und thematisieren können.

Anders ist es mit Emotionen, die der Gesprächsbegleiter unbewusst von der vorausplanenden Person aufnimmt und – einem Resonanzboden vergleichbar – dann sekundär auch selbst erlebt. Dieses Phänomen lässt sich mit einem Ausdruck aus der Psychoanalyse vereinfacht als *Gegenübertragung* bezeichnen.[167] Typische Gegenübertragungsreaktionen sind zum Beispiel Angst und Hilflosigkeit, etwa wenn Patienten durch den oben beschriebenen Tabubruch der Konfrontation der eigenen Sterblichkeit Angst empfinden (und aus dieser Angst heraus im Rahmen der Vorausplanung Festlegungen treffen) oder wenn sie nicht wissen, wie sie eine unglückliche Situation zum Besseren wenden sollen. Die Gegenübertragung dieser Gefühle auf den Gesprächsbegleiter könnte zur Folge haben, dass dieser seinerseits Angst und Hilflosigkeit empfindet und infolgedessen unbewusst davor zurückschreckt, eine registrierte starke Emotion oder Notlage anzusprechen, wie es etwa in Fallvignette 2 geschildert wird.

Werden eigene Gefühle seitens des Gesprächsbegleiters bewusst und kritisch reflektiert, ob sie möglicherweise als Resonanz auf die Gefühle der vorausplanenden Person verstanden werden können, so kann diese Gegenübertragung als wertvolles Instrument zum Verständnis der Person nutzbar gemacht werden. Dies erfordert eine gewisse Übung. Hat man durch die Reflexion der eigenen Gefühle (etwa »Hilflosigkeit«, zunächst auf den Gesprächsbegleiter bezogen, also z. B. wie jetzt im ACP-Gespräch noch richtig reagiert werden soll) eine Vorstellung davon, was gerade in der vorausplanenden Person vorgehen könnte (z. B. »Hilflosigkeit« angesichts sozialer Isolation), so kann es ein Weg sein, dies vorsichtig zu thematisieren, im Beispiel der Fallvignette 2 durch eine Probe-Interpretation: »Ich verstehe Sie so, dass Sie gerade keinen nahen Menschen mehr haben, und könnte mir vorstellen, dass Sie das ängstigt – und dass Sie gar nicht wissen, wie sich das jemals wieder ändern soll... Könnte da etwas dran sein?«. Die Gegenübertragung wird so zu einem machtvollen Schlüssel, der es erlaubt, eine zunächst als eigen empfundene emotionale Not umzudeuten und dadurch sich selbst davon zu befreien und gleichzeitig einen tiefen, durch Empathie und Verständnis geprägten Zugang zur emotionalen Not des anderen zu finden.

25.5 Das NURSE-Modell für den Umgang mit Emotionen

Die Erfahrung aus dem Unterricht mit Medizinstudenten zum Überbringen schlechter Nachrichten legt nahe, dass Emotionen beim Gesprächs-Gegenüber deshalb so konsequent ignoriert oder abgewehrt werden, weil der Gesprächsführende zum einen die Angst des Gegenübers im Sinne der im vorigen Abschnitt beschriebenen Gegenübertragung verspürt, ohne sich dessen bewusst zu sein und sich infolgedessen durch einen Reflexionsprozess davon befreien zu können, und weil er sich zum anderen nicht kompetent fühlt, (starke) emotionale Regungen angemessen im kommunikativen Prozess moderieren und gemeinsam mit dem Gegenüber bearbeiten zu können. Wenn Medizinstudenten den Mut aufbringen, starke Emotionen beim Gegenüber (= Simulationspatienten) zu registrieren, dann besteht der typische spontane Impuls darin, auf unterschiedlichste Art und Weise »helfen« zu wollen – was zumeist am tatsächlichen Bedürfnis des emotional bewegten Gegenübers vorbeigeht, welches in der Regel primär darin besteht, gesehen, gewür-

---

167 Das Konzept der Gegenübertragung hat in der Psychoanalyse zum einen historisch seit seiner Erstbeschreibung durch Sigmund Freud eine Wandlung erfahren und zum anderen auch heute noch verschiedene, komplexere Bedeutungen – dies soll hier vernachlässigt werden.

digt und (so weit als möglich) verstanden zu werden.

Diese Beobachtungen lassen sich gleicherweise in Qualifizierungskursen für ACP-Gesprächsbegleiter machen. Neben dem notwendigen Erlernen und Trainieren der Gesprächsführung in den verschiedenen Abschnitten des ACP-Gesprächs ist es die anspruchsvolle kommunikative Kompetenz eines angemessenen Umgangs mit (starken) Emotionen einer vorausplanenden Person, die in den Formaten Selbstlernen, Seminar und Teilnehmer-Rollenspiel zwar vorbereitet werden, aber – nicht anders als das Überbringen schlechter Nachrichten – nur im Schauspielpatient-gestützten Simulationstraining verlässlich erlernt und auch geprüft werden kann (▶ Kap. 40). Die drei Fallvignetten verdeutlichen, welche Gefahren drohen, wenn die beschriebenen Emotionen übersehen oder nicht adäquat adressiert worden wären: Solcherart missglückte ACP-Prozesse bergen ein hohes Risiko für mit der »wahren« Verfügungsintention inkonsistente Festlegungen (Fallvignetten 1 und 2), für traumatische oder jedenfalls negative emotionale Gesprächserfahrungen der Beteiligten (Fallvignetten 1–3) sowie für mangelnden Rückhalt bei im Prozess unberücksichtigt gebliebenen Bevollmächtigten (Fallvignette 3). Daher ist ein Schauspielpatient-gestütztes Simulationstraining im Umfang von nahezu einem Drittel der Kurszeit ein essentieller Teil des ACP-Gesprächsbegleiter-Workshops nach den Standards der ACP Deutschland.

Eine praktische Anleitung, wie angemessen auf Emotionen einzugehen ist, gibt das im Unterricht zum Überbringen schlechter Nachrichten für Medizinstudenten etablierte NURSE-Modell,[168] auf das auch im Qualifizierungskurs für ACP-Gesprächsbegleiter Bezug genommen werden sollte. Dem Modell liegt das Verständnis zugrunde, dass eine starke Emotion zunächst und vor allem eines ausreichend großen Raums bedarf, indem sie gesehen und gewürdigt wird. Diesem Raum dienen die im NURSE-Modell benannten Schritte, die Emotion – sofern offensichtlich – zu benennen bzw. in weniger offensichtlichen Fällen vom Patienten benennen zu lassen (**N**aming), soweit für Nicht-Betroffene möglich ein Verständnis dafür zu signalisieren oder wenigstens eine Ahnung dessen, was dies für den Betroffenen bedeuten könnte (**U**nderstanding), etwaige Anstrengungen und Bemühungen des Betroffenen unter den gegebenen Bedingungen zu würdigen (**R**especting), im weiteren Verlauf gemeinsam zu überlegen, was jetzt für ihn hilfreich sein könnte (**S**upporting) und vor allem schon früh für nur angedeutete Emotionen und Gründe den Raum durch Nachfragen noch weiter zu öffnen (**E**xploring). Fallvignette 2 verdeutlicht, wie groß die Angst sein kann, die dem vermeintlich schonungslosen Benennen einer im Raum stehenden Emotion entgegensteht, und wie enorm der Beziehungsprozess an Tiefe gewinnt und lösungsorientiert fortschreitet, wenn diese Angst überwunden und die Emotion benannt und gewürdigt wird. Auf der Grundlage einer solchen Erleichterung und Klärung können ACP-Gesprächsbegleiter mit der vorausplanenden Person in Ruhe und ohne Schaden für den Prozess und seine Beteiligten beraten, wie und durch wen eine weitere Bearbeitung der Emotionen und ihrer Gründe erfolgen könnte, falls sie sich selbst dazu nicht in der Lage sehen.

---

168 Vgl. dazu https://www.aekno.de/wissenswertes/dokumentenarchiv/aerztekammer-nordrhein/kommunikation-im-medizinischen-alltag/2-gespraechstechniken, Zugriff 10.12.23

25.6 Fazit

Störungen gehen vor! Dieser Satz aus der Themenzentrierten Interaktion hat in der ACP-Gesprächsbegleitung eine besondere Berechtigung, wenn die vorausplanenden Personen oder die am Gespräch beteiligten Bezugspersonen (starke) emotionale Regungen empfinden. Der dem ACP-Gespräch immanente Tabubruch, Krankheit, Sterben und Tod der konkreten Person als reale Möglichkeit zu benennen und sogar zu antizipieren, hat zur Folge, dass ACP-Gesprächsbegleiter stets mit dem Auftreten von auch starken Emotionen rechnen müssen. Diese sind nur insoweit eine »Störung«, als dass die gesunde, richtige und berechtigte emotionale Regung den vorgezeichneten Ablauf eines strukturierten ACP-Gesprächs notwendig stört und vorrangig Raum erhalten und gewürdigt werden muss. Andernfalls wird der unvermeidliche Vorrang der Emotionen den Versuch unterminieren, das Vorausplanungsgespräch fortzuführen, und kann zu mit der »wahren« Verfügungsintention nicht konsistenten (nicht validen) Festlegungen im Rahmen der Vorausplanung und zu anhaltenden emotionalen Verwerfungen der Beteiligten führen.

Aus diesem Grund ist die Befähigung von ACP-Gesprächsbegleitern, Emotionen zu registrieren und angemessen darauf zu reagieren, nach den Standards der ACP Deutschland ein konstitutives Element der Qualifizierung von ACP-Gesprächsbegleitern. Das hierfür notwendige didaktische Instrument sowohl für den Erwerb wie auch für die Überprüfung dieser anspruchsvollen kommunikativen Kompetenz ist das Schauspielpatient-gestützte Simulationstraining (▶ Kap. 40).

Die drei eingangs geschilderten Fallvignetten sind aus einer unübersehbaren Menge solcher Beispiele herausgegriffene Fälle, wie sie ACP-Gesprächsbegleiter im Rahmen ihrer Tätigkeit erleben.

- In Fallvignette 1 bringt die Konfrontation mit dem Thema Krankheit, Sterben und Tod die vorausplanende Person mit einem verdrängten Kindheitstrauma in Verbindung, das einer validen Vorausplanung möglicherweise so lange entgegenstehen wird, wie es nicht ausreichend bearbeitet worden ist. Hiermit korrespondiert die Erfahrung aus den ACP-Gesprächsbegleiter-Kursen, dass ein kleiner Anteil der Kursteilnehmer die Qualifizierung beenden muss, weil korrespondierende Erfahrungen aktiviert werden und erst einer Bearbeitung bedürfen. Ohne die Registrierung und Auflösung der emotionalen Interferenzen hätte ein unbeirrt fortgesetztes ACP-Gespräch zu einem diffusen unguten Gefühl bei allen Beteiligten sowie zu Festlegungen geführt, die mit der »wahren« Verfügungsintention der Patientin möglicherweise nicht konsistent gewesen wären, und zwar weil die Patientin aufgrund der unreflektierten emotionalen Barriere gar nicht mit ihren tatsächlichen Intentionen und Präferenzen für den Fall einer medizinischen Krise emotional und somit authentisch hätte in Kontakt kommen können.

- In Fallvignette 2 wird beim Versuch eines ACP-Gesprächs nach einiger Zeit deutlich, dass das Gegenüber aktuell dringlichere psychosoziale Prioritäten hat als die Erörterung der Behandlungspräferenzen für den Fall künftiger gesundheitlicher Krisen. Es ist essentiell, dass ACP-Gesprächsbegleiter lernen, ihren strukturierten Ablauf eines Vorausplanungsgesprächs vorübergehend beiseitezustellen, um emotionale Regungen zu würdigen und zu verstehen, und wo nötig auch das gesamte Vorausplanungsthema zu verlassen, wenn andere Themen aktuell Vorrang beanspruchen. Hierbei kann ihre Aufgabe darin liegen, die Person mit ihren etwaigen

anderen Bedürfnissen an hierfür kompetente Partner ihres Netzwerks weiterzuempfehlen. Wenn diese anderen Prioritäten angemessen kanalisiert worden sind, etwa an den Hausarzt oder unter Umständen an einen Therapeuten, kann ein ACP-Gespräch erneut angeboten werden.
- Fallvignette 3 erinnert daran, dass nicht nur die vorausplanende Person, sondern auch insbesondere nahestehende Bezugspersonen durch die tabuisierten Themen der Vorausplanung, nämlich Krankheit, Sterben und Tod dieser konkreten Person, emotional stark berührt werden können und daher uneingeschränkte Berücksichtigung erfahren müssen. Dies gilt unter Umständen sogar in besonderer Weise für Personen, die am Gespräch nicht teilnehmen konnten, aber hinterher davon erfahren. Wenn die im ACP-Gespräch ausgelösten Emotionen der Bezugspersonen nicht angemessen gewürdigt und bearbeitet werden, kann dies schwere Verwerfungen in den Beziehungen zur Folge haben; zudem steht dann in Frage, ob die betreffenden Bezugspersonen gewillt und in der Lage sein werden, im Krisenfall etwaige Festlegungen auch umzusetzen. Umgekehrt bietet ein kompetenter Umgang mit den Emotionen der Angehörigen die Chance, bestehende Belastungen oder Störungen der Beziehungen im Rahmen des ACP-Gesprächs zu registrieren und durch eine angemessene Bearbeitung nachhaltig zu ihrer Auflösung beizutragen – oder, wo das nicht möglich ist, die Frage der Bevollmächtigung unter diesen Aspekten neu zu stellen. Die Vignette ist zudem ein Beispiel dafür, dass nach einem vorübergehenden Verlassen der Struktur des Vorausplanungsgesprächs zur Bearbeitung vorrangiger Emotionen zu dieser Struktur zurückgefunden und das Gespräch fortgeführt werden kann.

Literatur

Gawande A (2015) Being mortal. Profile Books.

Langmaack B (2017) Einführung in die Themenzentrierte Interaktion (TZI). Julius Beltz Verlag, Weinheim.

26 Systematik des ACP-Gesprächs

Georg Marckmann, Jürgen in der Schmitten

26.1 Einleitung

Im vorliegenden Kapitel wird erläutert, welchen inhaltlichen und formalen Anforderungen das Gespräch zur Vorausplanung von Behandlungsentscheidungen (Advance Care Planning, ACP) genügen sollte. Dabei ist streng genommen der ACP-Gesprächs*prozess* gemeint, da für eine valide Vorausplanung in der Regel mehr als ein Gesprächskontakt erforderlich ist, schon allein, um die getroffenen Aussagen und Festlegungen mit etwas Abstand noch einmal zu überdenken.

Die Frage nach den Anforderungen an das ACP-Gespräch ist nicht zuletzt deshalb von großer Bedeutung, da in der Diskussion nicht selten der Eindruck entsteht, dass das in Deutschland bis zur Verabschiedung des § 132g SGB V im Dezember 2015 kaum bekannte Konzept »Advance Care Planning« mit ganz unterschiedlichen Inhalten gefüllt werden kann, je nach Provenienz und Anliegen des betreffenden Kursanbieters für die Qualifikation von ACP-Gesprächsbegleitern.

Die Anforderungen an das Gespräch ergeben sich aus der übergeordneten Zielsetzung der Vorausplanung von Behandlungsentscheidungen (Advance Care Planning, ACP): ACP soll gewährleisten, dass Patienten auch dann gemäß ihren individuellen wohl informierten und abgewogenen Präferenzen behandelt werden, wenn sie diese selbst nicht (mehr) äußern können (Sudore et al. 2017). ACP leistet damit einen wesentlichen Beitrag zur Achtung der Selbstbestimmung bei Patienten mit fehlender oder eingeschränkter Entscheidungsfähigkeit. Welche Bedingungen müssen nun erfüllt sein, damit dieses übergreifende Ziel der Vorausplanung auch verlässlich erreicht wird? Neben entsprechenden Voraussetzungen im Versorgungssystem (▶ Kap. 34–37) ist hierfür insbesondere ein Gespräch mit der betroffenen Person erforderlich, solange (bzw. sofern) diese noch einwilligungsfähig ist, um zu ermitteln, welche Behandlungen von ihr in möglichen zukünftigen medizinischen Situationen gewünscht sind, in denen sie ihren Behandlungswillen nicht mehr selbst äußern kann. Von größter praktischer Bedeutung sind dabei medizinische Krisen, in denen über den *Einsatz lebenserhaltender Maßnahmen* entschieden werden muss. An diesen orientiert sich auch die folgende Systematik, wobei eine Übertragung auf andere Themen der Vorausplanung wie z. B. psychiatrische Krisen leicht möglich ist.

Das Vorausplanungsgespräch muss im Ergebnis mindestens fünf wesentliche Anforderungen erfüllen, damit es zum Ziel von ACP – der Behandlung eines einwilligungsunfähigen Patienten nach seinen individuellen Präferenzen – beitragen kann:

1. Die vorausplanende Person sollte sich darüber klar werden, wo sie in ihrem Leben steht und welche Bedeutung sie einem möglichen Lebenserhalt beimisst – angesichts möglicherweise eingeschränkter Erfolgsaussichten, Belastungen und Risiken medizinischer Maßnahmen sowie drohender geistiger und körperlicher Einschränkungen. Diese *Standortbestimmung*

zur Therapiezielklärung ist von besonderer Bedeutung, wo aufgrund von chronischer Erkrankung, Gebrechlichkeit oder Alter im Vergleich zu (jüngeren) gesunden Menschen die Erfolgsaussichten in vielen Szenarien geringer und die Risiken höher werden.
2. Da in den meisten Fällen nicht vorhersehbar ist, welche Erkrankungszustände zukünftig eintreten werden, sollte die Vorausplanung Festlegungen enthalten, mit denen sich der Behandlungswille des Patienten in der überwiegenden Mehrzahl möglicher *medizinischer Situationen* mit Einwilligungsunfähigkeit bestimmen lässt.
3. Zudem sollten die Festlegungen Aussagen über den Patientenwillen hinsichtlich wesentlicher, in den jeweiligen Entscheidungssituationen medizinisch sinnvoller *Therapieoptionen* ermöglichen, damit die Vorausplanung für die dann anstehenden Behandlungsentscheidungen wirksam werden kann.
4. Die ermittelten Behandlungspräferenzen sollten wohl informiert und abgewogen sein, da nur so ein *informed consent* gewährleistet werden kann, der die Anforderungen des ethischen Prinzips der Achtung der Patientenselbstbestimmung erfüllt.
5. Es sollte nach Möglichkeit eine Person geben, die in der aktuellen Entscheidungssituation die Wünsche des Betroffenen kennt und – idealerweise als *rechtlicher Vertreter* – gegenüber dem Behandlungsteam angemessen vertreten kann. Das Vorausplanungsgespräch ist deshalb dafür zu nutzen, eine Vertrauensperson zu benennen, in das Gespräch einzubeziehen und ihr damit zu ermöglichen, die Reflektionen und Festlegungen der vorausplanenden Person aus erster Hand zu verstehen.

Im Folgenden wird erläutert, wie diese Anforderungen im Vorausplanungsgespräch umgesetzt werden können. Für die konkrete Ausgestaltung der resultierenden *Gesprächsabschnitte* sei auf die folgenden Kapitel verwiesen (► Kap. 27).

26.2 Inhalte des Vorausplanungsgesprächs

26.2.1 Allgemeine Einstellungen zu Leben, schwerer Erkrankung und Sterben

Im Kern des Vorausplanungsgesprächs geht es darum festzulegen, welche lebenserhaltenden Behandlungsmaßnahmen in potenziell lebensbedrohlichen Situationen aus Sicht des Betroffenen (noch) ergriffen werden sollen. Dem liegt zugrunde, dass viele Menschen nicht (mehr) möchten, dass alles medizinisch Mögliche getan wird, um ihr Leben zu erhalten, wenn die Erfolgsaussichten gering, die Belastungen und Risiken der Maßnahmen hoch und/oder im weiteren Verlauf bleibende geistige bzw. körperliche Einschränkungen zu erwarten sind. Welche lebenserhaltenden Maßnahmen in solchen Situationen noch gewünscht sind, hängt wesentlich davon ab, welche Einstellungen die Betroffenen zu ihrem Leben haben: Leben sie (noch) gerne? Wie wichtig ist es für sie, noch länger weiterzuleben? Welche Belastungen und Risiken medizinischer Maßnahmen wären sie bereit, für eine mögliche Lebensverlängerung in Kauf zu nehmen? Was bedeuten körperliche und geistige Einschränkungen für sie? Welche Haltung haben sie gegenüber dem Sterben? Diese Standortbestimmung ermöglicht die Klärung des allgemeinen Therapieziels und ist damit die Voraussetzung für die dann folgende Auseinandersetzung mit konkreteren medizinischen Entscheidungssituationen. Wem das Weiterleben sehr wichtig ist, wird in lebensbedrohlichen gesundheitlichen Krisen mehr belastende und risikobehaftete lebenserhaltende Maßnahmen in Anspruch nehmen als jemand, der zwar noch gerne lebt, für den das Weiterleben aber weniger Bedeutung hat. In einem ersten Schritt des Gesprächs ist der Vorausplanende deshalb dabei zu unterstützen, die eigenen Einstellungen zu Leben, schwerer Krankheit und Sterben zu entwickeln und zu reflektieren (▶ Kap. 27). Die Festlegungen zu den medizinischen Entscheidungssituationen in den folgenden Gesprächsabschnitten sind dann immer wieder darauf zu prüfen, ob sie mit den anfangs ermittelten Grundorientierungen übereinstimmen.

26.2.2 Festlegungen für medizinische Entscheidungssituationen in Abhängigkeit von der Prognose

Eine große Herausforderung des Vorausplanungsgespräch besteht darin, ein breites Spektrum medizinischer Entscheidungssituationen so praxisnah abzudecken, dass der vorausverfügte Behandlungswille in vielen Krankheitssituationen auch tatsächlich Anwendung finden kann. Auf der einen Seite müssen die Situationsbeschreibungen dafür so konkret sein, dass die Vorausverfügung hinreichend genau auf die vorliegende Behandlungssituation zutrifft. Auf der anderen Seite dürfen die Situationsbeschreibungen nicht zu spezifisch und nicht zu kleinteilig sein, da dann die Anzahl der vorauszuplanenden Situationen zu groß, die Wahrscheinlichkeit ihres Eintretens zu klein und die Anwendung zu kompliziert würde.

Für eine Lösung muss man sich die vorauszuplanenden Entscheidungen genauer ansehen. Im Kern geht es darum, für potenziell lebensbedrohliche Ereignisse bzw. Erkrankungen festzulegen, ob unter bestimmten Umständen das Leben des Betroffenen aufrechterhalten werden soll. Für diese individuelle Entscheidung ist die medizinische *Ursache* der lebensbedrohlichen Situation in der Regel nicht entscheidend. Relevant sind für die Betroffenen vielmehr die zu erwartenden *Folgen* in der jeweiligen Entscheidungssituation. Bei der Vorausplanung geht es deshalb vor allem darum, Festlegungen in Abhängigkeit von der *Prognose*, d. h. dem voraussichtlichen weiteren Verlauf der Erkrankung vorzunehmen.

Medizinische Entscheidungssituationen lassen sich gemäß der jeweils verfügbaren Informationen über die Prognose des Patienten in drei Gruppen kategorisieren: Während man *in einem lebensbedrohlichen Notfall* in der Regel kaum Informationen über den weiteren Verlauf hat, da die Ursache der gesundheitlichen Krise (noch) unbekannt ist, liegen bei einer *Akutbehandlung im Krankenhaus mit unklarer Dauer der Entscheidungsunfähigkeit* meist bereits umfassende Informationen über die Erkrankungsursache vor, sodass sich die Chancen und Risiken für unterschiedliche mögliche Verläufe abschätzen lassen. Bei einer *dauerhaften Entscheidungsunfähigkeit* durch eine Schädigung des Gehirns besteht hingegen Sicherheit hinsichtlich der irreversiblen geistigen und ggf. auch körperlichen Einschränkungen. Das Vorausplanungsgespräch muss folglich nicht einzelne Erkrankungen abdecken, sondern lediglich charakteristische *Kategorien medizinischer Entscheidungssituationen*, die durch die jeweils unterschiedliche Verfügbarkeit von Informationen über den weiteren Verlauf, d. h. die Prognose, gekennzeichnet sind. Einzelne, häufig auftretende und in ihrem Verlauf typische Erkrankungen können exemplarisch genutzt werden, um die jeweiligen Entscheidungssituationen für die Vorausplanenden anschaulich zu erläutern. Dabei ist stets daran zu erinnern, dass nur für diejenigen Behandlungssituationen vorausgeplant werden muss, die mit einem *Verlust der Entscheidungsfähigkeit* einhergehen. Bei fortgeschrittenen Krebserkrankungen beispielsweise können die Betroffenen meist bis zum Eintritt der irreversiblen Finalphase selbst entscheiden, sodass für solche Situationen nicht vorausgeplant werden muss.

Gleichermaßen müssen (und können) nicht zahlreiche einzelne Behandlungsmaßnahmen vorausgeplant werden, sondern Gruppen bzw. charakteristische oder prognostisch besonders bedeutsame Beispiele medizinischer Maßnahmen, die sich zum einen durch das *Behandlungsziel* und zum anderen durch ihre jeweiligen *Belastungen und Risiken* sowie die mit ihrem Einsatz verbundenen *Erfolgsaussichten* unterscheiden. Insgesamt kann mit diesem Vorgehen die Anzahl sowohl der medizinischen Szenarien als auch der möglichen Behandlungsmaßnahmen reduziert und zugleich der Raum möglicher Entscheidungssituationen hinreichend vollständig bei der Vorausplanung abgedeckt werden.

Entsprechend sind mit den Vorausplanenden die – im folgenden Abschnitt näher erläuterten – drei Szenarien durchzusprechen, die sich jeweils durch die Verfügbarkeit prognostischer Informationen und die Dauer der Einwilligungsunfähigkeit unterscheiden (▶ Abb. 26.1) (in der Schmitten et al. 2016). Sollten sich spezielle Entscheidungssituationen ergeben, die von den drei Szenarien nicht abdeckt sind, kann aus der Standortbestimmung zur Therapiezielklärung der mutmaßliche Patientenwille abgeleitet werden. Darüber hinaus kann es im Einzelfall sinnvoll sein zu prüfen, ob es bei dem Vorausplanenden beispielsweise durch eine bereits vorliegende Erkrankung oder besondere Behandlungspräferenzen weitere spezielle Entscheidungssituationen gibt, die im Gespräch zu berücksichtigen sind.

26.2.3 Vorausplanung konkreter Festlegungen für drei separate Szenarien

(1) Behandlungswünsche für den Fall einer akut lebensbedrohlichen Krise mit plötzlichem Verlust der Entscheidungsfähigkeit

Es handelt sich hierbei um typische, mit einer akuten Bewusstseinsstörung einhergehende Notfallsituationen, verursacht beispielsweise durch einen Herz-Kreislauf-Stillstand, einen schweren Schlaganfall, eine starke (Gehirn-)Blutung oder eine schwere Lungenentzündung. Diese Situationen sind meist von einer hohen prognostischen Unsicherheit gekennzeichnet, da Ursache und Ausmaß der akuten gesundheitlichen Krise zunächst unbekannt sind, sodass sich der weitere Verlauf kaum vorhersagen lässt. Zudem handelt es sich um Situationen, in denen innerhalb von kürzester Zeit gehandelt werden muss. Die Vorausplanung der dann gewünschten lebenserhaltenden Notfalltherapie kann folglich nicht vom weiteren Verlauf abhängig gemacht werden, sondern muss klare, prognoseunabhängige (!) Festlegungen darüber enthalten, welche lebenserhaltenden Maßnahmen in der akuten Entscheidungssituation ergriffen werden sollen. Für weitere Details zum Vorausplanungsgespräch über Notfallsituation und die Dokumentation in einer Festlegung für den Notfall (FeNo) vgl. ▶ Kap. 28.

(2) Behandlungswünsche für den Fall einer akuten schweren Erkrankung mit Entscheidungsunfähigkeit unklarer Dauer

Bei diesem Szenario handelt es sich um schwere, mit Einwilligungsunfähigkeit einhergehende Erkrankungen, die im Krankenhaus – und dort häufig auf der Intensivstation – behandelt werden. Als paradigmatisches Beispiel für das ACP-Gespräch bietet sich zum einen ein schwerer Schlaganfall mit Bewusstseins- und Schluckstörung sowie Sprachverlust und Halbseitenlähmung an, bei dem die Betroffenen mit hoher Wahrscheinlichkeit überleben werden, dies aber mit einem erheblichen, in der gegebenen Situation individuell zu bestimmendem Risiko für unterschiedlich stark ausgeprägte körperliche und geistige Einschränkungen.

Zum anderen hat sich das Ansprechen einer schwer (septisch) verlaufenden Lungenentzündung als Beispiel bewährt: Durch das Versagen einer oder mehrerer lebenswichtiger Organfunktionen kann es zu einer intensivmedizinischen Behandlung mit künstlicher Beatmung und weiteren Organersatzmaßnahmen kommen; die Überlebenswahrscheinlichkeit ist unter Umständen erheblich eingeschränkt, ein Weiterleben aber – gegebenenfalls nach längerer Rehabilitation – im besten Fall ohne bleibende Einschränkungen möglich.

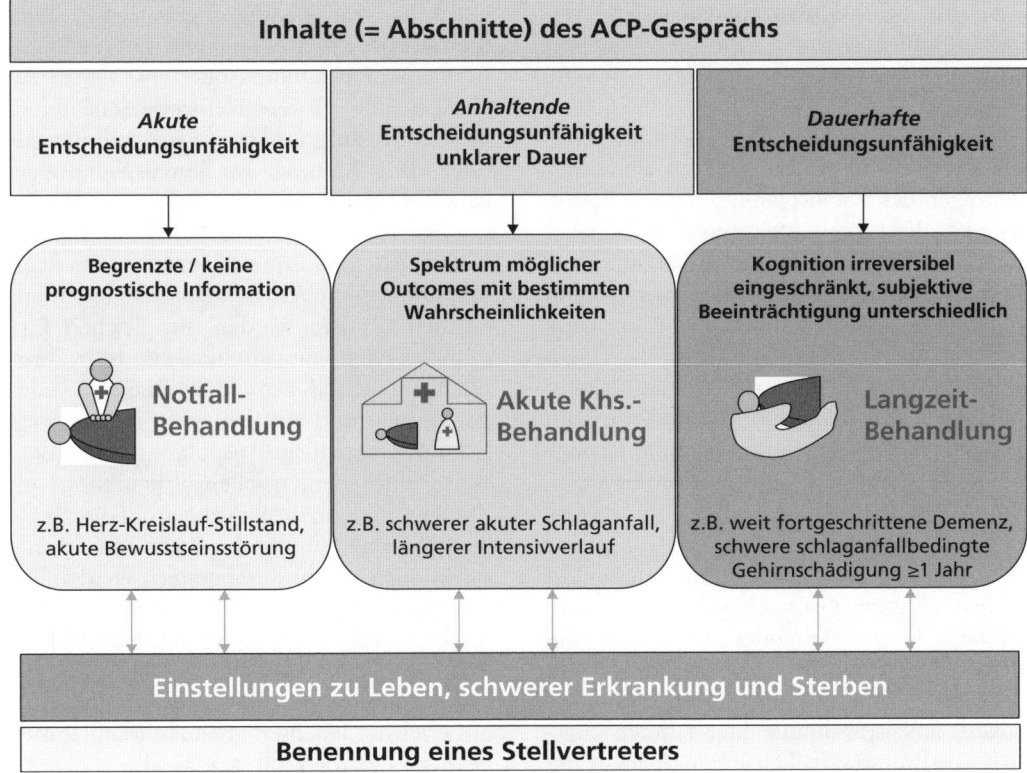

Abb. 26.1: Übersicht über die Inhalte des Vorausplanungsgesprächs (modifiziert nach einer Abbildung von Berend Feddersen)

Bei diesen und ähnlichen Erkrankungen sind durch die klinischen Daten in der Regel diagnostische Informationen vorhanden, die eine fundierte Prognose erlauben; zudem ist genügend Zeit, um das weitere Vorgehen gemeinsam mit dem Vertreter im Sinne des

Betroffenen zu entscheiden. Wenn eine Vorausplanung für diesen Fall erfolgt ist, so bietet sie dem Vertreter Orientierung bei der zu treffenden Entscheidung.

Zwar kann der Ausgang des Einzelfalls in der gegebenen Situation nicht vorhergesagt werden, doch lassen sich die Wahrscheinlichkeiten des Spektrums *möglicher* Behandlungsergebnisse einschätzen, einschließlich des Risikos für bleibende körperliche und kognitive Einschränkungen (und damit für die künftig wieder mögliche soziale Teilhabe). Im Vorausplanungsgespräch kann herausgearbeitet werden, ob und ggf. welche Risikoschwellen der Betroffene für mögliche, von ihm als inakzeptabel angesehene Behandlungsergebnisse infolge lebenserhaltender Maßnahmen festlegen möchte (▶ Kap. 29).

Das Gespräch über diese Behandlungssituationen gehört zu den größten Herausforderungen der Vorausplanung, da der Betroffene vor die Frage gestellt wird, ob er lieber sterben möchte als bestimmte Verläufe bzw. Behandlungsergebnisse zu erleben, und wenn ja: ab welcher Risikoschwelle (= Wahrscheinlichkeit für dieses Ereignis) es zu einem Abbruch oder Verzicht auf (weitere) lebenserhaltende Maßnahmen (und damit zum Verzicht auf die korrespondierende Chance für einen günstigen Verlauf!) kommen soll. Wo Menschen sich mit dieser Festlegung überfordert fühlen oder durch Ambivalenz gehemmt sind, eine Festlegung zu treffen, ist an den mit guten Gründen gültigen Standard (Default) lebenserhaltender Therapie zu erinnern: Ohne Festlegung und im Zweifel gilt der Grundsatz »in dubio pro vita«, und wer zögert, lebenserhaltende Maßnahmen angesichts bestimmter Risiken auszuschließen, der sollte ermutigt werden, es bei diesem Standard zu belassen.

(3) Behandlungswünsche für den Fall einer chronischen Erkrankung mit dauerhafter Entscheidungsunfähigkeit

Bei diesem Szenario handelt es sich um unheilbare Erkrankungen, bei denen die Prognose *hinsichtlich des weiteren Überlebens* offen, *hinsichtlich des Wiedergewinns der sozialen Teilhabe* aufgrund irreversibler geistiger und/oder körperlicher Einschränkungen aber infaust, also keine Verbesserung zu erwarten ist. Typische Beispiele hierfür sind eine fortgeschrittene Demenzerkrankung oder eine länger zurückliegende schwere bleibende Schädigung des Gehirns aufgrund eines Sauerstoffmangels oder einer Blutung. Im Vorausplanungsgespräch ist dabei zu berücksichtigen, dass die geistigen und körperlichen Einschränkungen individuell ganz unterschiedlich ausgeprägt sein und sich im Verlauf weiter verschlechtern können. Zudem werden die gleichen Einschränkungen von verschiedenen Individuen erfahrungsgemäß ganz unterschiedlich wahrgenommen und verarbeitet. Es müssen folglich unterschiedliche Ausprägungen beispielsweise einer demenziellen Erkrankung mit ihren jeweiligen Auswirkungen auf die soziale Teilhabe sowie unterschiedliche individuelle Reaktionen darauf durchgespielt werden, damit die vorausplanende Person für sich herausfinden kann, ob und wenn ja bei welchem Ausmaß der funktionalen Einschränkungen und korrespondierender emotionaler Folgen auf (welche) lebenserhaltenden Maßnahmen verzichtet werden soll (▶ Kap. 30).

26.3 Formale Anforderungen an die Gesprächsführung

Für eine effektive Wahrung der Selbstbestimmung müssen die Festlegungen nicht nur aussagekräftig, sondern auch *valide* sein, d. h. sie müssen den tatsächlichen, wohl informierten und abgewogenen Präferenzen des Betroffenen entsprechen. Um die Verlässlichkeit zu gewährleisten, sollte sich das ACP-Gespräch am Ideal der gemeinsamen Entscheidungsfindung orientieren (▶ Kap. 4). Dies bedeutet: Die Gesprächsbegleitung muss die Vorausplanenden dazu befähigen, gut informierte und wohl abgewogene Festlegungen für mögliche zukünftige medizinische Entscheidungen in Übereinstimmung mit ihren individuellen Lebens- und Wertvorstellungen zu treffen.

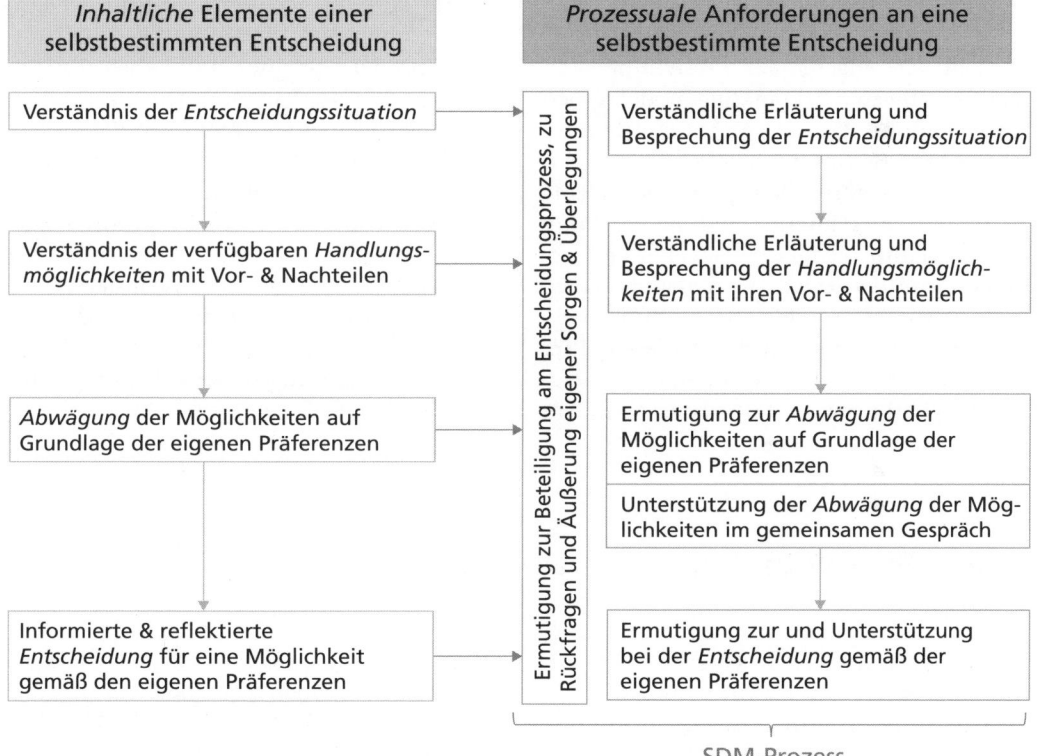

Abb. 26.2: Anforderungen an eine selbstbestimmte Entscheidung nach dem Ideal der gemeinsamen Entscheidungsfindung (»shared decision making«)

Um selbstbestimmte Festlegungen treffen zu können, muss die vorausplanende Person folglich die drei beschriebenen prognostischen Kategorien von Entscheidungssituationen und die jeweils verfügbaren Behandlungsmöglichkeiten mit ihren Vor- und Nachteilen verstehen. Dann kann sie die alternativen Vorgehensmöglichkeiten auf Grundlage ihrer eigenen individuellen Präferenzen abwägen und eine gut reflektierte Festlegung treffen, welche der verfügbaren Behandlungsmaßnahmen mit Blick auf die erreichbaren Behandlungsergebnisse sowie die Belastungen und Risiken der Maßnahmen (noch) durchgeführt werden sollen. Es ist die Aufgabe der ACP-Gesprächsbegleitung, die vorausplanende Person bei jedem dieser Schritte angemessen zu unterstützen (▶ Abb. 26.2).

Zu Beginn steht dabei die Ermutigung der vorausplanenden Person, eine aktive Rolle im Gespräch zu spielen, jederzeit Rückfragen zu stellen und eigene Überlegungen, Hoffnungen und Sorgen offen zu äußern. Anschließend bekommt sie Gelegenheit, ihre allgemeinen Einstellungen zu Leben, schwerer Erkrankung und Sterben zu klären und daraus eine Standortbestimmung zur Bestimmung des allgemeinen Therapieziels abzuleiten. Dann folgt eine verständliche Erläuterung und Besprechung der vorauszuplanenden Entscheidungssituationen und der jeweils verfügbaren potenziell lebenserhaltenden Behandlungsmöglichkeiten mit einer evidenzbasierten Einschätzung ihrer Erfolgsaussichten wie auch ihrer Belastungen und Risiken. Nachdem die vorausplanende Person ein angemessenes Verständnis der Entscheidungssituation gewonnen hat, sollte sie dabei unterstützt werden, die verschiedenen Behandlungsmöglichkeiten vor dem Hintergrund ihre eigenen Wert- und Lebensvorstellungen abzuwägen. Letztlich geht es in dieser Abwägung wesentlich darum zu entscheiden, welche Belastungen und Risiken lebenserhaltender Maßnahmen der Betroffene bereit ist auf sich zu nehmen für die Chance eines Weiterlebens, das möglicherweise mit Einschränkungen der sozialen Teilhabe aufgrund körperlicher und/oder geistiger Einschränkungen verbunden ist. Die Unterstützung bei der Festlegung individueller Grenzen für lebenserhaltende Therapie, sofern vom Betroffenen gewünscht, ist der vorläufig letzte inhaltliche Schritt in einem gemeinsamen Vorausplanungsprozess. Zur Validität von Vorausplanung gehört schließlich, dass dieser Prozess immer wieder aufzunehmen und zu aktualisieren ist, wenn individuelle Umstände oder die verstrichene Zeit dies nahelegen – spätestens, wie eine erfahrungsbasierte Faustregel besagt, nach fünf Jahren.

26.4 Benennung eines Vertreters

Nicht zuletzt hat die Benennung einer Vertrauensperson als Vertreterin eine wichtige Bedeutung für die Erreichung der übergeordneten Zielsetzung der Vorausplanung, da sie wesentlich dazu beitragen kann, dass die sorgfältig ermittelten Behandlungswünsche im Anwendungsfall auch tatsächlich im Sinne des Betroffenen umgesetzt werden können. In Deutschland erfolgt die Benennung eines Vertreters in der Regel über eine Vorsorgevollmacht. Sofern kein Bevollmächtigter benannt ist, kann das Betreuungsgericht einen Betreuer als rechtlichen Vertreter bestimmen. Seit Anfang 2023 können sich in Deutschland auch Ehegatten für einen Zeitraum von maximal sechs Monaten direkt vertreten (§ 1358 BGB) (zur rechtlichen Situation in der Schweiz und in Österreich ▶ Kap. 9, ▶ Kap. 10). Nicht nur aufgrund der zeitlichen Begrenzung dieser Vertretungsbefugnis erscheint eine ausdrückliche Benennung eines Stellvertreters in einer Vorsorgevollmacht dennoch empfehlenswert, da die bevollmächtigte Person gezielt ausgewählt und entsprechend auf die Aufgaben als Vertreterin vorbereitet werden kann. Insbesondere sollte die designierte Vertretungsperson nach Möglichkeit an dem ACP-Gesprächsprozess beteiligt werden, damit sie im Fall einer stellvertretenden Entscheidung auf die Inhalte der Gespräche zurückgreifen kann (▶ Kap. 23).

> **Zur Unterstützung bei der Auswahl einer Vertretungsperson haben sich folgende Fragen bewährt (in der Schmitten et al. 2016):**
> - Zu wem haben Sie eine tiefe und verlässliche Vertrauensbeziehung?
> - Wen erachten Sie für bereit und fähig, gemäß Ihren Wünschen zu entscheiden – ungeachtet eigener Gefühle und Anschauungen?
> - Wem trauen Sie am ehesten zu, Ihren Willen z. B. gegenüber Ärzten durchzusetzen, auch gegen Widerstand?
> - Wer wohnt in der Nähe, würde sich Zeit nehmen und ist bereit, diese Aufgabe zu übernehmen?

26.5 Fazit

Vor dem Beginn eines jeden Vorausplanungsgesprächs ist es wichtig, sich die Zielsetzung des Prozesses zu verdeutlichen: Der Vorausplanende ist dabei zu unterstützen, seine eigene Grundhaltung zu Leben, schwerer Erkrankung und Sterben sowie zum Einsatz lebenserhaltender Behandlungsmaßnahmen zu reflektieren und darauf aufbauend konkrete Festlegungen für mögliche zukünftige lebensbedrohliche Entscheidungssituationen zu treffen und eine Vertrauensperson als Vertreterin zu benennen. Aus dieser übergreifenden Zielsetzung ergeben sich die verschiedenen Abschnitte des Vorausplanungsgesprächs, die in den folgenden Kapiteln jeweils eingehender erläutert werden. Die Umsetzung jedes dieser Gesprächsabschnitte nach dem Standard der gemeinsamen Entscheidungsfindung *(shared decision making)* sichert die *Validität* der resultierenden Vorausverfügung, d. h. die Übereinstimmung der Festlegungen mit den informierten und wohl abgewogenen Präferenzen der betroffenen Person.

Literatur

in der Schmitten J, Nauck F, Marckmann G (2016) Behandlung im Voraus planen (Advance Care Planning): ein neues Konzept zur Realisierung wirksamer Patientenverfügungen. Z Palliativmed 17:177-195.

Sudore RL, Lum HD, You JJ et al. (2017) Defining Advance Care Planning for Adults: A Consensus Definition From a Multidisciplinary Delphi Panel. J Pain Symptom Manage 53(5):821-832 e821.

27 Das Gespräch über Einstellungen zu Leben, schwerer Erkrankung und Sterben (Therapiezielklärung)

Sabine Petri, Theodore Otto-Achenbach, Jürgen in der Schmitten

27.1 Einführung

Die Wünsche der Menschen an Art und Umfang ihrer medizinischen Behandlung sind höchst individuell und werden wesentlich von ihren Einstellungen zum Leben, zu schwerer Erkrankung und zum Sterben beeinflusst. Diese Einstellungen (in der Schweiz auch Standortbestimmung genannt) bilden die Grundlage für die Benennung der Therapieziele und, darauf aufbauend, auch für konkrete Behandlungsentscheidungen. Zu den möglichen Einflussfaktoren auf die Einstellungen gehören die persönliche gesundheitliche Situation, fremde und eigene Krankheitserfahrungen ebenso wie das soziale Umfeld, die Biografie und der aktuelle Lebensentwurf, der kulturelle Hintergrund und religiöse Aspekte. Sie können die Lebensfreude und den Lebenswillen ebenso beeinflussen wie die Bereitschaft, sich Belastungen durch medizinische Behandlungen auszusetzen oder mit gesundheitlichen Einschränkungen weiterzuleben. Im Laufe des Lebens können sich die Einstellungen und damit auch die Präferenzen bezüglich medizinischer Behandlungen aufgrund der verschiedenen Einflüsse immer wieder verändern.

> Herr A., 87 Jahre alt, ist mit seiner schwer an Demenz erkrankten Frau (86) in eine Seniorenresidenz gezogen. Im Gespräch zur Vorausplanung äußert er: »Wenn jetzt etwas mit mir passiert, tut ihr alles, was die Medizin kann, um mich wieder in die Lage zu versetzen, dass ich mich um meine Frau kümmern kann. Wenn meine Frau einmal nicht mehr lebt, ändert sich das, dann müssen wir nochmals reden.«

Diese individuellen Einstellungen und die damit einhergehende prinzipielle Therapiezielklärung sind Grundlage und Orientierung für die weiteren Festlegungen. Ihre Ermittlung ist das unverzichtbare Kernelement, das »Herzstück« der Vorausplanung.

- Im Gespräch über die Einstellungen erhalten Menschen Gelegenheit, ihre Vorstellungen vom eigenen Leben, schwerer Erkrankung und Sterben zu formulieren und zu reflektieren. Mit dem Gedanken, dass nicht nur andere, sondern auch sie selbst schwer erkranken und sterben können, haben sich viele Menschen noch nicht näher auseinandergesetzt. Nicht selten ist das ACP-Gespräch das erste Mal, dass sie sich auf die damit verbundenen Fragen ernstlich einlassen und so überhaupt erst beginnen, sich möglichen Antworten im Sinne einer Vorausplanung zukünftiger medizinischer Behandlungen zu nähern. Würde man diese Menschen nach konkreten Behandlungswünschen fragen (»Wollen Sie, dass bei einem Herzstillstand ein Wiederbelebungsversuch gemacht wird?«), ohne zuvor durch eine Klärung der Einstellungen und des sich daraus ergebenden Therapieziels einen Orientierungsrahmen zu schaffen, bestünde die Gefahr, eine wenig valide Antwort zu erhalten.

- Durch die Kenntnis der Einstellungen kann die Kongruenz mit den in der Patientenverfügung bzw. Vertreterdokumentation (▶ Kap. 33, ▶ Kap. 42) getroffenen Festlegungen geprüft werden. Gegebenenfalls auftretende Unstimmigkeiten können und sollten im Gespräch offengelegt und geklärt werden.
- Beispiel: Frau B. (79) äußert große Lebensfreude und den Wunsch, noch »möglichst 90 Jahre alt« zu werden. Für den Notfall möchte sie »keine Lebensverlängerung«. Das Spannungsverhältnis zwischen diesen Aussagen wird im Gespräch thematisiert.
- Die Kenntnis der Einstellungen hilft den rechtlichen Vertreter*innen bei ihrer Aufgabe, den Behandlungswillen der zu vertretenden Person zu ermitteln und zur Umsetzung zu verhelfen. Besteht die Möglichkeit, die Einstellungen und Wünsche der zu vertretenden Person im ACP-Gespräch direkt von ihr zu hören und sich darüber auszutauschen, können Fragen und die Bereitschaft des Vertreters, diese Wünsche auch umzusetzen, geklärt werden. Dies trägt erfahrungsgemäß erheblich zur psychischen Entlastung der Vertreter*innen und zur konsequenteren Beachtung des Patientenwillens bei.
- Sofern keine auf die Situation zutreffende Patientenverfügung vorliegt, leistet die Kenntnis der Einstellungen einen wichtigen Beitrag zur Ermittlung der Behandlungswünsche bzw. des mutmaßlichen Willens.
- Die individuellen Einstellungen und ihre Verdichtung zu einer Therapiezielklärung können für Ärzt*innen, Behandlungsteams und Berufsbetreuer*innen, die die Menschen oft überhaupt nicht kennen, eine große Unterstützung sein. Sie zeichnen ein Bild der betroffenen Person, ihrer Lebenssituation, Vorstellungen und Wünsche – und der Erwartungen dieser Person an medizinische Behandlungen. So wird es möglich, besser zu verstehen, wo dieser Mensch in seinem Leben steht und warum im konkreten Teil der Patientenverfügung bzw. der Vertreterdokumentation gegebenenfalls bestimmte Festlegungen getroffen wurden.
- Die Dokumentation der Einstellungen bildet zudem eine Erinnerungshilfe für die Vertreter*innen. Auch alle anderen beteiligten Personen haben damit »etwas in der Hand«, auf das sie sich bei Behandlungsentscheidungen stützen können. Dies ist insbesondere für den Fall der Nichterreichbarkeit der Vertreter*innen von Bedeutung.

Im ersten Schritt der Vorausplanung ist es daher unerlässlich, die Einstellungen achtsam und sorgfältig im Gespräch herauszuarbeiten. Erst im zweiten Schritt können darauf aufbauend konkrete Festlegungen für bestimmte Situationen getroffen werden.

Die Ermittlung der Einstellungen ist auch bei zum Zeitpunkt der Vorausplanung nicht (mehr) einwilligungsfähigen Menschen von zentraler Bedeutung. Hier ist es die Aufgabe, unter größtmöglicher aktiver Einbeziehung der zu vertretenden Person bestmöglich zu ermitteln, wie die Person die Fragen beantworten würde, wenn sie es jetzt könnte (s. Vertreterdokumentation ▶ Kap. 33, ▶ Kap. 42).

27.2 Inhalt des Gesprächs

Die »Einstellungen zu Leben, schwerer Erkrankung und Sterben« sind kein beliebiges »tiefgehendes« Gespräch über persönliche Themen. Sie sind eine Weiterentwicklung des in den USA entstandenen Konzepts der »Werteanamnese« (values history; Doukas & McCullough 1991), aber nicht mit dieser gleichzusetzen, und sie sind keine Biografiearbeit. In den »Einstellungen« geht es auch nicht primär darum zu erkunden, was der Person heute Freude bereitet oder ihr wichtig ist. Die Erhebung der »Einstellungen« ist vielmehr ein ganz spezifischer Abschnitt des ACP-Gesprächs, der im Dienst der Therapiezielklärung steht. Ziel ist es, durch eine Annäherung an den bestehenden Lebenswillen und das Verhältnis zu Krankheit, Tod und Sterben die Bereitschaft des Menschen zu ermitteln, medizinische Behandlungen zu nutzen, um sein Leben zu erhalten (oder um ein anderes Therapieziel zu erreichen, etwa bei Vorausplanung für psychiatrische Krisenfälle; ▸ Kap. 51). So kann in dem Gespräch deutlich werden, ob es Lebenssituationen oder Folgen einer Erkrankung bzw. eines Behandlungsversuchs gibt, die für die individuelle Patient*in so inakzeptabel wären, dass sie statt eines Versuchs der Lebenserhaltung lieber mit palliativer Begleitung an einer Erkrankung sterben würde als dies zu erleben. Umgekehrt kann eine Person beschreiben, warum sie bereit ist, alle noch so großen Belastungen von medizinischen Behandlungen in Kauf zu nehmen und/oder mit großen krankheitsbedingten Beeinträchtigungen weiterzuleben.

In der Gesprächspraxis hat sich ein Katalog mit fünf Frageblöcken etabliert. Sie bauen aufeinander auf und unterstützen den strukturierten Gesprächsprozess (▸ Abb. 27.1).

Im ersten Fragenkomplex wird ermittelt, wie gerne die Person aktuell lebt und wie wichtig es für sie ist, noch (lange) weiterzuleben. Auf die erste Frage »Wie gerne leben Sie?« antworten die Befragten vielfach wie folgt: »Sehr gerne«, »Nicht mehr so gerne wie früher« oder »Gar nicht mehr gerne«. Durch aktives Nachfragen und Explorieren kann ein tieferes Verständnis von der aktuellen Lebensfreude und -energie und ihrer Quellen gewonnen werden. Mit der Beantwortung der Nachfrage »Wie wichtig ist es für Sie, noch (lange) weiterzuleben?« richtet sich der Blick auf die Zukunft und auf den Lebenswillen. Dabei ist nicht selten die Erfahrung zu machen, dass Menschen, die auf die erste Frage authentisch und glaubwürdig mitteilen, dass sie gerne leben und ihr gegenwärtiges Leben genießen, die zweite Frage differenziert und anders als nach der ersten Antwort von manchen erwartet beantworten – etwa in dem Sinne, dass ihnen ein Weiterleben nicht mehr viel (oder gar nichts) bedeutet. Gründe hierfür können sein, dass (alle) einst wichtigen Personen aus dem Leben geschieden oder unerreichbar geworden sind, eine (weitere, vielleicht krankheitsbedingt absehbare) Abnahme des funktionellen Status gefürchtet wird oder auch ein nicht weiter zu erklärendes Gefühl der friedlichen Lebenssattheit eingetreten ist. Ebenso gibt es Menschen, die äußern, z. B. aufgrund von Einschränkungen nicht mehr gerne zu leben, aber dennoch weiterleben möchten, um bestimmte Aufgaben wie die Begleitung des Ehepartners weiter wahrnehmen zu können.

Im zweiten Fragenkomplex liegt der Gesprächsfokus auf dem Sterben. Die offene Frage »Wenn Sie an das Sterben denken, was kommt Ihnen da in den Sinn?« stellt eine Einladung an die Person dar, die spontanen Assoziationen und persönlichen Erfahrungen zum Sterben, aber auch Hoffnungen und Ängste zu artikulieren. Hier zeigt die Praxis ebenfalls ein weites Spektrum an Antworten, von »Darüber habe ich noch nicht nachgedacht« bis »Hauptsache, es passiert bald und schnell«.

Die Nachfrage »Wenn ich Ihnen jetzt sagen könnte, dass Sie heute Nacht friedlich einschlafen und morgen nicht mehr aufwachen werden – was würde das jetzt in Ihnen auslösen?« lässt sich als Möglichkeit begreifen, eine bis dato noch nicht in dieser Deutlichkeit benannte (und häufig von den Betroffenen als sozial unerwünscht erachtete oder schambesetzte) Lebenssattheit oder gar einen Todeswunsch zu artikulieren. Auf der anderen Seite

27 Das Gespräch über Einstellungen zu Leben, schwerer Erkrankung und Sterben

ACP Advance Care Planning Deutschland — **Patientenverfügung** — RESET PAGE — © ACP Deutschland e.V. 2023-11 | S. 3

Einstellung zu Leben, Leben, Sterben und schwerer Erkrankung
Standortbestimmung zur Therapiezielfindung

Wie gerne leben Sie?
Welche Bedeutung hat es für Sie, (noch lange) weiter zu leben?

Wenn Sie ans Sterben denken – was kommt Ihnen dann in den Sinn?
Wenn ich Ihnen sagen könnte, dass Sie heute Nacht friedlich einschlafen und morgen nicht mehr aufwachen werden – was würde das **jetzt** in Ihnen auslösen?

Darf eine medizinische Behandlung dazu beitragen, Ihr Leben in einer Krise zu erhalten?
Welche Belastungen und Risiken wären Sie bereit, dafür in Kauf zu nehmen?
Welche Sorgen oder Ängste bewegen Sie, wenn Sie an künftige medizinische Behandlungen denken?
Warum ist das bei Ihnen so?

Gibt es Situationen, in denen Sie nicht mehr lebenserhaltend behandelt werden wollen?
Warum ist das bei Ihnen so? Sind in diesem Zusammenhang Erfahrungen bei Ihnen oder anderen Personen mit konkreten Erkrankungen oder Behandlungen von Bedeutung?

Gibt es religiöse, spirituelle oder persönliche Überzeugungen oder kulturelle Hintergründe, die Ihnen in diesem Zusammenhang wichtig sind?

Datum — Vorname — Name — Handzeichen

Gesprächsbegleiter/in: Vorname Name

Abb. 27.1: Dokumentation des Gesprächsabschnitts zu »Einstellungen zu Leben, Sterben und schwerer Erkrankung (Therapiezielklärung)« nach den Standards der ACP Deutschland e. V.
Bitte beachten: Die ACP Deutschland empfiehlt die ausschließliche Verwendung dieser Formulare durch hierfür spezifisch nach den Standards der ACP Deutschland geschulten ACP-Gesprächsbegleiter (Kursangebote unter www.advancecareplanning.de; für die Schweiz vgl. www.acp-swiss.ch).

kann aber auch deutlich gemacht werden, dass ungeachtet einer vielleicht im ersten Fragenblock geäußerten geringen Lebensfreude dies nicht etwa mit einer inneren Bereitschaft zu sterben gleichzusetzen ist. Die Frage zielt darauf, was es für die Menschen *jetzt* (im Augenblick des ACP-Gesprächs) bedeuten würde, wenn sie Morgen nicht mehr leben würden. Auch die Frage, ob es schon der richtige Zeitpunkt wäre zu versterben, kann hier hilfreich sein. Die Erfahrung zeigt, dass die ersten beiden Fragenkomplexe bei sensibler, kompetenter Gesprächsführung komplementär geeignet sind, durch ihre Öffnung zum Leben und zum Sterben hin verschiedenste Menschen anzusprechen. Sie geben ihnen die Anregung, sich über ihren Lebenswillen zunächst selbst klarzuwerden und dann auch dazu mitzuteilen.

Der dritte Fragenkomplex verdichtet das vorher Durchdachte und Angesprochene zu der Frage, wie die betreffende Person sich zu medizinischer Behandlung im Krisenfall positioniert. Durch die Frage »Darf eine medizinische Behandlung dazu beitragen, Ihr Leben in einer Krise zu erhalten?« wird zunächst das grundlegende Therapieziel angesprochen: Gilt es in einer Krise, das Leben zu erhalten oder eher das Sterben zuzulassen? So entsteht ein Angebot, den akutmedizinischen Standard der Lebenserhaltung für die eigene/die zu vertretende Person zu reflektieren und gegebenenfalls in Frage zu stellen – oder zu bekräftigen. In der Frage wird gewissermaßen synthetisiert und konkretisiert, was in den ersten beiden Frageblöcken zum Lebenswillen an Reflexion angestoßen und in Erfahrung gebracht wurde.

Einzelne Menschen bringen hier zum Ausdruck, dass sie auf dem Boden einer gewachsenen inneren Bereitschaft (oder Sehnsucht), das Leben loszulassen, lebensbedrohlichen Erkrankungen ihren natürlichen Verlauf nehmen lassen und ihnen keine medizinischen Behandlungen mit dem Ziel der Lebenserhaltung entgegensetzen wollen. Erwartungsgemäß kommen diese Antworten am häufigsten (aber keineswegs immer!) von bereits palliativ betreuten Menschen mit stark begrenzter Lebenserwartung. Daneben gibt es auch Menschen, die nicht terminal erkrankt (aber häufig chronisch krank, gebrechlich und/oder hochbetagt) sind, die medizinische Behandlung kategorisch nur noch mit palliativer Zielsetzung wünschen. Häufiger zu hören indes ist in der durch den § 132g SGB V definierten Klientel eine andere Antwort: »Ja, schon... aber nicht um jeden Preis.« Diese Antwort kann nach angemessener Exploration zur Folgefrage überleiten: »Welche Belastungen und Risiken wären Sie bereit, dafür in Kauf zu nehmen?« Damit soll im nächsten Schritt ermittelt werden, inwieweit die vorausplanende Person – Lebenswillen und generelle Bereitschaft zu lebenserhaltender Behandlung vorausgesetzt – bereit ist, für ihr Weiterleben zu kämpfen. Die Frage nach den Ängsten und Sorgen im Zusammenhang mit medizinischer Behandlung gibt den Menschen die Gelegenheit, diesbezügliche Gedanken oder Erfahrungen anzusprechen. Allgemeine Aussagen wie »Ich will nicht an Schläuchen hängen« oder »Ich will kein Pflegefall werden« können durch achtsames Nachfragen vertieft und präzisiert, eventuell vorhandene Fehlvorstellungen über medizinische Szenarien im Gespräch aufgelöst werden.

Im vierten Fragenkomplex wird erörtert, ob es individuelle Grenzen, »rote Linien« für lebenserhaltende Behandlungen gibt. Gibt es Zustände, bei deren (drohendem) Eintritt lebenserhaltende Maßnahmen nicht (erneut) begonnen oder nicht länger fortgesetzt werden sollen? Dabei sollte kein Katalog typischer unerwünschter Krankheits- bzw. Behandlungsfolgen zur Auswahl gestellt werden, da dies eine hohe Suggestivität entfalten könnte. Vielmehr geht es darum zu erkunden, welche diesbezüglichen Vorstellungen die Vorausplanenden von sich aus in das Gespräch einbringen wollen, weil es ihnen ein persönliches Anliegen ist. Im Gespräch wird wiederum durch Rückfragen und sorgsame Exploration ermittelt, ob ein Weiterleben in einem als inakzeptabel bezeichneten Zustand für die vorausplanende Person wirklich so unerträglich wäre, dass ein Wechsel des Therapieziels auf eine ausschließliche Palliation gewünscht wäre, wenn der bezeichnete Zustand droht oder bereits eingetreten ist. Ein Beispiel aus der Praxis ist die Vorstellung, in den Aktivitäten des täglichen Lebens wie z. B. der Körperpflege von anderen Menschen abhängig zu werden oder Angehörige nicht mehr zu erkennen. Natürlich ist das für niemanden eine Wunschvorstellung, doch es sind einzelne Individuen, die dies von sich aus ansprechen. Für sie kann diese Vorstellung aus persönlichen Gründen ein solches Gewicht entfalten, dass sie Maßnahmen mit dem Ziel der Lebenserhaltung kategorisch ablehnen, die ein Leben in diesem Zustand zur Folge haben oder erhalten könnten. Als hilfreich erweisen sich persönliche Erläuterungen zu den Gründen.

Durch die Beantwortung des fünften Fragenkomplexes wird der Einfluss von religiösen, spirituellen oder persönlichen Überzeugungen oder kulturellen Hintergründen auf Behandlungsentscheidungen sichtbar. Ein Beispiel dafür ist die Ablehnung von Bluttransfusionen durch Zeugen Jehovas.

27.3 Dokumentation

Im nächsten Schritt werden die Ergebnisse des Gesprächs dokumentiert (▶ Abb. 27.1). Ziel ist es, die Aussagen so zusammenzufassen, dass ein lebendiges Bild des Menschen entsteht, damit insbesondere diejenigen, die die vorausplanende Person nicht kennen, deren Wertvorstellungen, Therapieziele und allgemeine Behandlungswünsche nachvollziehen können. Es gilt daher, so ausführlich wie nötig, aber auch so konzentriert wie möglich diejenigen Aussagen festzuhalten, die für rechtliche Vertreter*innen und Ärzt*innen hilfreich sind, um Behandlungsentscheidungen, an denen die Betreffenden nicht aktiv mitwirken können, an deren Willen auszurichten. Damit wird eine aussagekräftige Basis für konkrete Festlegungen im weiteren Gesprächsprozess sowie für Entscheidungen in künftigen Behandlungssituationen geschaffen.

Die Dokumentation dieses ausführlichen Gesprächs erfordert eine präzise Verdichtung und Synthese des Gesagten. Dabei ist insbesondere die professionelle Perspektive künftiger Behandlungsteams zu berücksichtigen. Der Formulierungsentwurf ist sorgfältig mit der vorausplanenden Person abzustimmen und schlussendlich von dieser zu autorisieren. Als hilfreich hat es sich erwiesen, die zentralen Aussagen der vorausplanenden Person durch Zitate zu dokumentieren.

27.4 Ausblick

Für Gesprächsbegleiter*innen liegt im Gespräch zu den »Einstellungen« eine Herausforderung darin, immer wieder offen zu fragen und nicht von eigenen Vorannahmen auszugehen, die z. B. durch das Alter oder den Gesundheitszustand des Vorausplanenden naheliegen mögen. Unerlässlich ist es, den Vorausplanenden Raum zum Nachdenken zu geben und durch achtsames Nachfragen Möglichkeiten zur Vertiefung der Überlegungen anzubieten. Besondere Bedeutung kommt dabei einer ergebnisoffenen, von Empathie, Wertschätzung und Respekt getragenen Haltung zu (► Kap. 24). Die individuellen Bedürfnisse der Vorausplanenden wie z. B. die Aufmerksamkeitsspanne, das Sprachniveau und die emotionale Verfassung sind im Gesprächsprozess sorgfältig zu berücksichtigen. Gelingt es, die Lebenssituation zu reflektieren und sich der Bedeutung der individuellen Sorgen, aber auch der Chancen durch lebenserhaltende Behandlungen bewusst zu werden, entsteht eine tragfähige Grundlage für die konkreteren Festlegungen im weiteren Gesprächsprozess.

Literatur

Doukas DJ, McCullough LB (1991) The values history. The evaluation of the patient's values and advance directives. J Fam Pract. 32(2): 145-153.

28 Das Gespräch über Behandlungspräferenzen bei Eintritt einer akuten, mit Entscheidungsunfähigkeit einhergehenden Notfallsituation

Barbara Loupatatzis, Berend Feddersen, Georg Marckmann, Jürgen in der Schmitten

28.1 Einführung

Dieser Gesprächsabschnitt folgt häufig auf das Gespräch über die »Einstellungen zu Leben, schwerer Krankheit und Sterben«. Alternativ kann nach den »Einstellungen« auch zunächst über die Behandlungspräferenzen für den Fall dauerhafter Entscheidungsunfähigkeit gesprochen werden, was in der Systematik der Gesprächsabschnitte (▶ Kap. 26) zwar mit einer gewissen Logik an letzter Stelle steht, aber für viele Gesprächspartner (insbesondere für solche mit starkem Lebenswillen und entsprechendem Therapiewunsch) sowohl eher den Erwartungen entspricht als auch leichter zu entscheiden fällt. In beiden Fällen ist man somit als Gesprächsbegleiter mit den »Einstellungen« des Vorausplanenden bereits vertraut, wenn über den Notfall gesprochen werden soll.

Vorauszuplanen ist dabei eine Notfallsituation in Verbindung mit krankheitsbedingt akuter (oder vorbestehend chronischer) Entscheidungsunfähigkeit, in der das Leben durch eine gesundheitliche Krise direkt, also im Verlauf der nächsten Minuten, Stunden oder Tage bedroht ist. Diese Situation ist abzugrenzen von einer Entscheidungsunfähigkeit längerer, aber noch unklarer Dauer während eines Krankenhausaufenthaltes, mit oder ohne Aufenthalt auf einer Intensivstation, sowie von einer dauerhaften Entscheidungsunfähigkeit (zur Systematik des ACP-Gesprächs ▶ Kap. 26).

Eine solche mit Entscheidungsunfähigkeit einhergehende Notfallsituation kann unterschiedliche Ursachen haben. Beispiele sind schwere Formen eines Schlaganfalls, ein Herz-Kreislauf-Stillstand, schwere Verläufe einer Lungenentzündung oder Sepsis, ein massiver Blutverlust oder eine schwere Entgleisung der Blutsalze (Elektrolyte), aber auch schwere Verletzungen z. B. durch einen Verkehrsunfall oder einen Sturz.

Typische Kennzeichen solcher mit Entscheidungsunfähigkeit einhergehenden Notfallsituationen sind:

- Unvorhersehbarkeit, zumindest was den konkreten Zeitpunkt des Geschehens angeht,
- unklare Prognose (da die medizinische Diagnostik, welche eine belastbare individuelle Prognose ermöglicht, ein Behandlungsgeschehen voraussetzt, über das zunächst und vorgängig zur Diagnostik entschieden werden muss, z. B. eine Einweisung ins Krankenhaus oder eine Verlegung auf Intensivstation),
- dringender Entscheidungs- und gegebenenfalls Handlungsbedarf (Beginn der lebenserhaltenden Therapie vor jeder Diagnostik wie z. B. im Fall der Reanimation oder der Beatmung).

28.2 Voraussetzungen für eine im akuten Notfall anwendbare Vorausverfügung

28.2.1 Spezifisches Notfall-Modul ohne bedingte Verknüpfung mit Prognose oder Behandlungsergebnis

Die bisher gängigen Formulare von Patientenverfügungen benennen häufig zahlreiche Behandlungsmaßnahmen mit dem Ziel der Lebenserhaltung, die gemäß der Verfügung unterlassen werden sollen, sofern eine von mehreren in der Verfügung zuvor aufgeführten, meist mit »Wenn…« beginnenden Bedingungen erfüllt ist. Diese Bedingungen bezeichnen in der Regel chronisch schwerst reduzierte und/oder prognostisch infauste gesundheitliche Zustände wie z. B. das Vorliegen eines irreversiblen (finalen) Sterbeprozesses, einer unheilbaren, in Kürze zum Tode führenden (terminalen) Erkrankung, eines irreversiblen Syndroms reaktionsloser Wachheit (Wachkoma) oder einer Schluckstörung bei einer weit fortgeschrittenen Demenz.

Diese vorstehend genannten und ähnliche Bedingungen schließen die Anwendbarkeit einer Vorausverfügung bei akuten Notfällen aus, die aus dem aktuell gegebenen Gesundheitszustand heraus auftreten und deren weiterer Verlauf nicht überschaubar ist – wodurch die oben genannten Bedingungen eben gerade nicht erfüllt sind. Diese Beschränkung der Reichweite von Patientenverfügungen auf prognostisch (weitgehend) infauste Situationen hat zur Folge, dass Patientenverfügungen bei akuten Notfällen von nicht vorher schon terminal erkrankten Menschen bisher in der Regel keine Rolle spielen und etwa vom Rettungsdienst in der entsprechenden Erwartung auch gar nicht erst konsultiert werden. Eine Ausnahme sind für palliativ betreute, also terminal kranke Menschen entwickelte »Ausweise« wie der Göttinger Palliativkrisenbogen oder das PALMA-Formular, deren Anwendung jedoch wiederum auf diese Patientengruppe beschränkt bleibt.

Dem steht entgegen, dass auch manche Menschen, die noch nicht terminal erkrankt oder schwerst kognitiv geschädigt, aber vielleicht hochbetagt, chronisch krank oder gebrechlich sind, die Anwendung bestimmter medizinisch möglicher, potenziell lebenserhaltender Maßnahmen beschränken oder auch ausschließen wollen – nicht weil diese Maßnahmen (wie in den auf herkömmlichen Patientenverfügungen genannten Bedingungen der Fall) ohnehin weitgehend aussichtslos wären, sondern weil die Betreffenden eine Lebenserhaltung durch diese Maßnahmen nicht wünschen, auch wenn oder obwohl sie unter Umständen prognostisch aussichtsreich wären.

Aus diesem Grund ist es für die Wirksamkeit einer Patientenverfügung im Fall einer gesundheitlichen Krise essenziell, dass das Vorgehen im Szenario »Notfall (aus *heutiger* Gesundheit heraus)« in einem separaten Gesprächsabschnitt adressiert und korrespondierend auf einem separaten Formular dokumentiert wird.

Eine weitere Überlegung kommt hinzu und verdeutlicht, warum auch die separate Erörterung und Dokumentation der beiden anderen in ▶ Kap. 26 vorgestellten medizinischen Szenarien, d. h. Entscheidungsunfähigkeit unklarer Dauer (bei schwerer, im Krankenhaus behandelter Erkrankung) sowie dauerhafte Entscheidungsunfähigkeit, wiederum erforderlich ist, um im Rahmen der Vorausplanung für den Notfall möglichst valide, also dem wahren Patientenwillen nahekommende Festlegungen zu treffen. Denn viele Menschen haben eine weitgehende Bereitschaft, für den Fall einer gesundheitlichen Krisensituation (Notfall-Szenario) erst einmal der Einleitung akutmedizinischer Maßnahmen mit dem Ziel der Lebenserhaltung zuzustimmen, also etwa initial in ein Krankenhaus zu gehen und sich dort behandeln zu lassen, fürchten aber, das Krankenhaus trotz intensiver Behandlung nicht mehr lebend verlassen oder im Verlauf der Behandlung keine für sie akzeptable Lebensqualität mehr erreichen zu können.

Ohne ACP-Gesprächsbegleitung und korrespondierendem abschnittsweisen Aufbau der Patientenverfügung können diese Sorgen zu Behandlungseinschränkungen schon im Notfall führen, obwohl die eigentlichen Grenzen lebenserhaltender Behandlung gemäß den Behandlungswünschen erst für im weiteren (ungünstigen) Verlauf auftretende Situationen gezogen werden sollten. Bietet das ACP-Gespräch nicht die Möglichkeit, neben dem Vorgehen in einer längerdauernden oder dauerhaften schweren Krankheitssituation das Vorgehen im Notfall separat zu erörtern, zu entscheiden und zu dokumentieren, so kann dies zu einer Unterbehandlung der betroffenen Patienten in akuten Krisen führen.

Nur diese separate Klärung der individuellen Präferenzen im Notfallgeschehen ermöglicht eine wirksame Festlegung, und nur das Ineinandergreifen des Notfall-Szenarios mit den anderen beiden o. g. Szenarien ermöglicht es dem Patienten, für den Notfall – in der Hoffnung auf einen schnellen günstigen Verlauf – ein relativ offensives Vorgehen festzulegen und gleichzeitig für die Szenarien einer protrahierten bzw. dauerhaften Entscheidungsunfähigkeit restriktivere Festlegungen zu treffen. So kann eine hochbetagte gebrechliche Person zum Beispiel (in der Hoffnung auf einen günstigen Verlauf) im Rahmen der Vorausplanung für den Notfall dem Beginn einer Tubusbeatmung zustimmen, in der Vorausplanung für das Szenario der Entscheidungsunfähigkeit unklarer Dauer bei im Krankenhaus fortgesetzter Therapie aber festlegen, dass für den Fall, dass eine bestimmte Prognoseschwelle für die Wiederherstellung des Status quo unterschritten wird, die Beatmung mit der Folge des dann eintretenden Todes abgebrochen wird, so dass es nicht zu einer von dieser Person dezidiert nicht gewollten protrahierten Beatmung mit geringen Chancen auf Wiederherstellung des Status quo ante kommt. Des Weiteren könnte diese Person *im Rahmen der Notfallplanung* einer Aufnahme auf eine Stroke Unit prinzipiell zustimmen, weil sie möchte, dass z. B. bei Vorliegen eines ischämischen Schlaganfalls die dortigen Möglichkeiten genutzt werden, um die Durchblutung des Gehirns wiederherzustellen. Gleichzeitig könnte sie aber *für den Fall einer Entscheidungsunfähigkeit unklarer Dauer im Krankenhaus* festlegen, dass eine lebenserhaltende Therapie dort nicht fortgesetzt und stattdessen mit palliativem Therapieziel weiterbehandelt wird, wenn als Folge des Schlaganfalls mit einer bleibenden Schwerstpflegebedürftigkeit zu rechnen ist. *Für den Fall einer dauerhaften Entscheidungsunfähigkeit* könnte sie zusätzlich bestimmen, dass eine bis hierhin fortgesetzte künstliche Ernährung abgebrochen werden soll und auch alle anderen Maßnahmen mit dem Ziel der Lebenserhaltung in dieser Situation künftig unterbleiben sollen.

28.2.2 Schnelle Erfassbarkeit

Der abschnittsweise Aufbau hilft dem Betreuungs- und Rettungsdienstpersonal auch in akuten Krisen, eine Entscheidung gemäß den Präferenzen des Patienten zu treffen, da die für die Notfallbehandlung relevanten Festlegungen auf einem einseitigen, auf einen Blick erfassbaren Formular dokumentiert sind. Dieses Formular muss klar gegliedert sein und einem medizinisch logischen Aufbau folgen. Auch sollte es so aufgebaut sein, dass widersprüchliche oder interpretationsbedürftige Aussagen vermieden werden (beziehungsweise, falls doch der Fall, das Formular ausdrücklich entwerten). Die für den Notfall konzipierten Formulare sollten prinzipiell neben der Unterschrift des Betroffenen und ggf. Vertreters auch durch die Unterschrift eines ACP-Gesprächsbegleiters und möglichst auch eines ACP-qualifizierten Arztes validiert werden. Im

Ergebnis sind die für den Notfall dokumentierten Festlegungen des Patienten für die Ersthelfer und Behandler, die ihrerseits mit einem in der Region einheitlich verwendeten Notfall-Formular vertraut gemacht worden sein sollten, schnell erfassbar und können direkt umgesetzt werden.

28.2.3 Klare Handlungsanweisungen

Es sollte auf einen Blick erkennbar sein, welche Maßnahmen die Person in einer Notfallsituation noch erlaubt und welche sie nicht mehr wünscht. Dazu sind kurze und präzise Formulierungen erforderlich, die klare, eindeutige Anweisungen zum Vorgehen bezüglich der fünf für die Behandlung eines Notfalls kritischen akutmedizinischen Optionen enthalten:

- Herz-Lungen-Wiederbelebung,
- invasive Beatmung,
- Verlegung auf eine Intensivstation,
- Transport ins Krankenhaus mit dem Ziel der Lebenserhaltung,
- ambulante Behandlung mit dem Ziel der Lebenserhaltung

28.2.4 Verfügbarkeit

Damit die Vorausverfügung im Notfall umgesetzt werden kann, muss sie vor Ort sofort verfügbar sein. Dies kann insbesondere bei Bewohnern stationärer Pflegeeinrichtungen dadurch gewährleistet werden, dass in den jeweiligen Einrichtungen die Notfallpläne einheitlich so abgelegt sind, dass auf sie bei einer akuten medizinischen Krise in kürzester Zeit zurückgegriffen werden kann; dies erfordert eine entsprechende institutionelle Organisationsentwicklung und Fortbildung des davon betroffenen Personals (▶ Kap. 35). Falls in der Vorausplanung des Notfalls der Versuch einer Herz-Lungen-Wiederbelebung ausgeschlossen wurde, kann es sinnvoll sein, diese Information im Bewohnerzimmer (z. B. auf dem Namensschild) in geeigneter Form zu dokumentieren. Bei im ambulanten Setting gepflegten Menschen sollten Ablageorte für die Notfall-Vorausplanung möglichst regional einheitlich vereinbart werden. Bei außerhalb des Hauses mobilen Menschen stellt sich eine besondere Herausforderung, da bei einem Notfall in der Öffentlichkeit Laien mit der ersten Hilfe beginnen müssen. Hier kann z. B., wie dies derzeit in der Schweiz praktiziert wird, die Verfügbarkeit durch eine im Geldbeutel mitführbare Vorausverfügungs-Pocket Card gewährleistet werden, nach der vom Rettungsdienst gezielt gesucht wird. Denkbar ist auch eine Erfassung dieser Festlegung auf der elektronischen Patientenakte; mindestens so wichtig erscheint für diesen Fall jedoch die Dokumentation eines designierten Vertreters (und dessen Erreichbarkeit), welcher dann zeitnah auf die Vorausverfügung zugreifen kann.

28 Das Gespräch über Behandlungspräferenzen bei Eintritt ...

ACP Advance Care Planning Deutschland — Patientenverfügung

© ACP Deutschland e.V. 2024-01 | S. 7

Festlegung für den Notfall (FeNo)

Vorname _____ Name _____ Ggf. Einrichtungsstempel
Geb. am _____
Ansprechpartner
Vorname _____ Name _____ Telefon _____

Für eine lebensbedrohliche Notfallsituation, in der ich nicht einwilligungsfähig bin, lege ich fest: Nur _eine_ Antwort möglich (A, B0, B1, B2, B3 oder C) – sonst ungültig!

THERAPIEZIEL = Lebenserhaltung

☐ **A** ●●●●● **Beginn uneingeschränkter Notfall- und Intensivtherapie einschließlich einer Herz-Lungen-Wiederbelebung**

THERAPIEZIEL = Lebenserhaltung, aber mit folgenden Einschränkungen der Mittel

☐ **B0** ●●●●● **Keine Herz-Lungen-Wiederbelebung**
Ansonsten Beginn uneingeschränkter Notfall- und Intensivtherapie

☐ **B1** ●●●●● Keine Herz-Lungen-Wiederbelebung
Keine invasive (Tubus-) Beatmung
Ansonsten Beginn uneingeschränkter Notfall- und Intensivtherapie

☐ **B2** ●●●●● Keine Herz-Lungen-Wiederbelebung
Keine invasive (Tubus-) Beatmung
Keine Behandlung auf Intensivstation
Ansonsten Beginn uneingeschränkter Notfalltherapie (Normalstation)

☐ **B3** ●●●●● Keine Herz-Lungen-Wiederbelebung
Keine invasive (Tubus-) Beatmung
Keine Behandlung auf Intensivstation
Keine Mitnahme ins Krankenhaus
Ansonsten Beginn uneingeschränkter Notfalltherapie (ambulant)

THERAPIEZIEL C = Linderung (Palliation), nicht Lebenserhaltung

☐ **C** ●●●●● **Ausschließlich lindernde Maßnahmen**
Wenn möglich Verbleib im bisherigen heimischen Umfeld

„_Diese Festlegung ist Ausdruck meines Behandlungswillens_ und steht im Einklang mit meinen Einstellungen zu Leben, Sterben und schwerer Erkrankung (s. Rückseite). Die sich daraus ergebenden Folgen habe ich verstanden."
Vorname _____ Name _____
_____ den _____ Unterschrift des Verfassers ✗

„_Die hier getroffene Festlegung gibt den Behandlungswillen der oben genannten Person angemessen wieder._"
Vorname _____ Name _____
✗
Ggf. Unterschrift des Bevollmächtigten/Betreuers

„_Ich habe den Entscheidungsprozess begleitet._"
Vorname _____ Name _____
✗
Unterschrift des (ACP-D-zertifizierten) Gesprächsbegleiters

Ärztliche Stellungnahme

„_Diese Festlegung berücksichtigt die medizinische Situation der o.g. Person und wurde mit ihr erörtert. Ich bestätige ihre Einwilligungsfähigkeit und ihr Verständnis der Implikationen dieser Festlegung._"
☐ Ein Krisenplan wurde erstellt. _____, den _____ ✗
Unterschrift und Stempel des (ACP-D-zertifizierten) Arztes

! Die Vorausplanung ist regelmäßig zu überprüfen und bei veränderter medizinischer Situation oder verändertem Patientenwillen anzupassen (bei Einwilligungsunfähigkeit durch den rechtlichen Vertreter).

Abb. 28.1: »Festlegung für den Notfall (FeNo)« (deutsche Version) zur Dokumentation des Gesprächsabschnitts zu den Behandlungspräferenzen bei Eintritt einer akuten, mit Entscheidungsunfähigkeit einhergehenden gesundheitlichen Krise nach den Standards der ACP Deutschland e. V. Bitte beachten: Die ACP Deutschland empfiehlt die ausschließliche Verwendung ihrer Formulare durch hierfür spezifisch nach den Standards der ACP Deutschland geschulten ACP-Gesprächsbegleiter (Kursangebote unter www.advancecareplanning.de; für die Schweiz vgl. www.acp-swiss.ch).

28.3 Aufbau des Formulars für Notfallsituationen

28.3.1 »Festlegung für den Notfall (FeNo)« (deutsche Version)

Entsprechend der oben beschriebenen Anforderungen ist das FeNo-Formular klar gegliedert (▶ Abb. 28.1) und enthält die im Notfall für das Rettungspersonal relevanten Informationen. Ganz oben auf dem Formular befindet sich ein Feld mit Namen, Geburtsdatum und Adresse der vorausplanenden Person. Ebenso findet sich hier der Name des Ansprechpartners im Notfall mit zugehöriger Notfallnummer. Diese Doppelung zum Gesamtformular ist beabsichtigt, da die FeNo dadurch auch für sich allein verwendet werden kann.

Im darunterliegenden Optionsbereich kann das Therapieziel für den Fall einer lebensbedrohlichen, mit Entscheidungsunfähigkeit einhergehenden Notfallsituation festgelegt werden. Zunächst wird durch die Gliederung in A, B und C klar definiert, ob der Vorausplanende uneingeschränkten Lebenserhalt mit allen medizinisch verfügbaren Möglichkeiten inklusive einer Herz-Lungen-Wiederbelebung wünscht (A) oder ob er sich bewusst gegen jegliche lebenserhaltenden Maßnahmen entscheidet und stattdessen eine rein symptomatische, palliative Therapie wünscht (C). Zwischen diesen beiden Polen kann das Therapieziel des Lebenserhalts mit eingeschränkten Mitteln gewählt werden (B). Das FeNo-Formular bietet hier die Möglichkeit, in medizinisch logischer Reihenfolge aufeinander aufbauend bestimmte Maßnahmen auszuschließen. Dies sind:

1. die Herz-Lungen-Wiederbelebung (B0)
2. die invasive (Tubus-)Beatmung (B1)
3. die Behandlung auf der Intensivstation (B2)
4. die Krankenhauseinweisung (B3)

Der Text zu den einzelnen Behandlungsmöglichkeiten ist kurz und prägnant. Neben den ausgeschlossenen Maßnahmen wird jeweils ausdrücklich erwähnt, dass ansonsten eine uneingeschränkte Notfall- und Intensivtherapie bzw. eine Therapie auf einer Normalstation oder eine ambulante Therapie erfolgen soll. Dadurch ist eine direkte Umsetzung des Patientenwillens vor Ort ohne Verzug möglich. Dies wird durch eine Farbcodierung der unterschiedlichen Behandlungsmöglichkeiten unterstützt, welche das Ausmaß der gewünschten lebenserhaltenden Therapie grafisch verdeutlicht.

Der Aufbau des Formulars soll sicherstellen, dass keine widersprüchlichen Festlegungen entstehen, da mit nur *einem* Kreuz die gewünschte Notfalltherapie ausgewählt wird. Sofern mehr als eine Option ausgewählt wird, ist die FeNo erkennbar falsch ausgefüllt und wird damit ungültig.

Unterhalb der Festlegungen der gewünschten Notfalltherapie folgen die Unterschriften.

1. Durch die datierte Unterschrift des Patienten wird das Formular zu einer in der Notfallsituation aussagekräftigen Patientenverfügung und ist damit rechtlich für alle bindend.
2. Die Unterschrift des rechtlichen Vertreters kann zwei verschiedene Funktionen haben:
   2.1 Wenn die betroffene Person selbst (dauerhaft) nicht mehr einwilligungsfähig ist und der aktualisierte Notfallbogen im Rahmen einer Vorausplanung durch den Vertreter zu verantworten ist (▶ Kap. 33 und ▶ Kap. 42), bestätigt dieser mit seiner Unterschrift, dass die Festlegungen den (mutmaßlichen) Behandlungswillen der Person angemessen wiedergeben.
   2.2 Ist die betroffene Person dagegen zum Verfügungszeitpunkt einwilligungsfähig und hat dementsprechend auch

selbst unterzeichnet, so ist die Unterschrift des rechtlichen Vertreters als eine Bestätigung und Bekräftigung zu verstehen, deren Bedeutung nicht ausdrücklich präzisiert wird. Implizit lässt sich die Unterschrift zum einen als Zeugnis verstehen, dass der Prozess und die getroffenen Festlegungen die Kriterien einer freien Willensbildung erfüllen, und zum anderen als Anerkennung, dass der Vertreter die dokumentierte Festlegung akzeptiert und bereit ist, ihr im Anwendungsfall zur Durchsetzung zu verhelfen.
3. Die Unterschrift des ACP-Gesprächsbegleiters bestätigt, dass der Patientenwille in einem standardisierten Gesprächsprozess ermittelt wurde, der sicherstellt, dass die Festlegungen auch tatsächlich dem wohlinformierten Patientenwillen entsprechen und somit valide sind.
4. Der Arzt bestätigt mit seiner Unterschrift (so heißt es in dem Formular) »Einwilligungsfähigkeit und Verständnis der Implikationen dieser Entscheidung und die medizinische Vertretbarkeit«. »Medizinische Vertretbarkeit« ist dabei in enger Auslegung zu verstehen in dem Sinne, dass die festgelegten Maßnahmen der Lebenserhaltung, insbesondere ein Versuch der Herz-Lungen-Wiederbelebung oder eine Tubusbeatmung, potenziell wirksam sein können, also nicht schon durch den zum Zeitpunkt der Verfügung aktuellen Zustand des Patienten als medizinisch aussichtslos gelten müssen. Die ärztliche Unterschrift vermittelt dem Fachpersonal in Pflegeeinrichtungen und im Rettungsdienst zusätzliche Sicherheit, was für dessen Compliance von Bedeutung sein kann, insbesondere wenn der vorausverfügte Verzicht auf lebenserhaltende Maßnahmen absehbar zum raschen Todeseintritt führen wird, welcher andernfalls leicht hätte abgewendet werden können.

Das Formular sollte nur durch einen entsprechend ausgebildeten ACP-Gesprächsbegleiter ausgefüllt werden. Dies dokumentiert den hohen Qualitätsstandard des zugrundeliegenden Gesprächsprozesses und gewährleistet, dass

a) der Patientenwille für eine Notfallsituation auch korrekt in medizinisches (Be-)Handeln übersetzt wird und
b) das Formular richtig ausgefüllt und damit im Notfall auch umsetzbar wird.

28.3.2 »Notfallbehandlung bei plötzlicher Urteilsunfähigkeit« (schweizerische Version)

Ein entsprechend gestalteter Notfallbogen bildet auch in der Schweiz Grundlage für die Festlegung des Patientenwillens in der Notfallsituation; ACP Swiss (acp-swiss.ch) und ACP Deutschland (www.advancecareplanning.de) sind hierzu in engem Austausch und um eine einheitliche Entwicklung bemüht. Die Schweizer »Ärztliche Anordnung für den Notfall (ÄNO)« wurde im Rahmenkonzept der Schweiz als ein Best-Practice-Beispiel aufgenommen (https://www.bag.admin.ch/bag/de/home/das-bag/aktuell/news/news-02-06-2020.html, abgerufen am 19.03.2024) und findet vielfach Verwendung. Das Formular folgt in Darstellung und Gliederung bezüglich der Behandlungsentscheide der vorstehend beschriebenen Logik (▶ Abb. 28.2).

Notfallbehandlung bei plötzlicher Urteilsunfähigkeit

| Vor-/Nachname | **Helena Muster** | Geburtsdatum | **01.01.1930** |

In einer lebensbedrohlichen Notfallsituation gilt, sofern die Person nicht selbst urteilsfähig ist:
Nur eine Antwort möglich (A, B0, B1, B2, B3, C) - sonst ungültig!

Therapieziel: Lebensverlängerung, soweit medizinisch möglich und vertretbar

A ●●●●● Beginn uneingeschränkter Notfall- und Intensivtherapie einschliesslich Herz-Lungen-Wiederbelebung

Therapieziel: Lebensverlängerung mit Einschränkungen

B0 ●●●●● keine Herz-Lungen-Wiederbelebung
ansonsten uneingeschränkte Notfall- und Intensivbehandlung

B1 ●●●●● keine Herz-Lungen-Wiederbelebung
keine invasive (Tubus)-Beatmung
ansonsten uneingeschränkte Notfall- und Intensivbehandlung

B2 ●●●●● keine Herz-Lungen-Wiederbelebung
keine invasive (Tubus)-Beatmung
keine Behandlung auf einer Intensivstation
ansonsten uneingeschränkte Notfallbehandlung

B3 ●●●●● keine Herz-Lungen-Wiederbelebung
keine invasive (Tubus)-Beatmung
keine Behandlung auf einer Intensivstation
keine Mitnahme ins Spital/auf eine Notfallstation
ansonsten Beginn uneingeschränkte Notfallbehandlung am aktuellen Lebensort
> Notfallplanung erforderlich

Therapieziel: Leidenslinderung, keine Lebensverlängerung

C ●●●●● ausschliesslich lindernde Massnahmen (Palliation)
wenn möglich Verbleib in der bisherigen/häuslichen Umgebung
> Notfallplanung erforderlich

Diese Verfügung ist Ausdruck meines Behandlungswillens

Ort _____ den _____ Unterschrift _____

Diese Verfügung gibt den mutmasslichen/geäusserten Behandlungswillen der o. g. Person angemessen wieder.

Ort _____ den _____ Unterschrift (Vertreter*in) _____

Ich habe den Entscheidungsprozess begleitet.

Ort _____ den _____ Unterschrift (Berater*in) _____

Ärztliche Notfallanordnung (ÄNO)
Aktueller Reanimations - und Notfallstatus

Ich habe mit der oben genannten Person über ihr Therapieziel gesprochen. Ich bestätige ihre Urteilsfähigkeit und ihr Verständnis der Implikationen und ordne dieses Therapieziel ärztlicherseits an.

Ort _____ den _____ Unterschrift (Arzt/Ärztin) _____

 Diese ÄNO gilt auch im Spital, solange dort nicht aus gegebenem Anlass (z.B. Operation, intensivmedizinische Behandlung oder bleibende Urteilsunfähigkeit) und in Übereinstimmung mit dem Patientenwillen eine abweichende Regelung vereinbart wird.

Muster Helena / 01.01.1930   19. März 2024

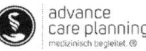

Abb. 28.2: Darstellung des schweizerischen Notfallbogens, der mit der deutschen Version eng korrespondiert

28.4 Der Gesprächsprozess zur Erstellung einer Festlegung für den Notfall

Wie eingangs beschrieben, geht dem Gespräch über Notfallsituationen stets die Ermittlung der Einstellungen zu Leben, Sterben und schwerer Krankheit voraus. Der Gesprächsbegleiter informiert nun den Vorausplanenden zunächst generell darüber, wodurch medizinische Notfallsituationen charakterisiert sind und wie diese entstehen können. Anschließend ist auf Basis und in Fortführung der vom Vorausplanenden vorgängig geäußerten »Einstellungen« zunächst das generelle Therapieziel zu besprechen: Dürfen in einer von Entscheidungsunfähigkeit begleiteten Krise medizinische Maßnahmen mit dem Ziel des Lebenserhalts eingesetzt werden? Oder sollen sich die Maßnahmen auf eine reine Leidenslinderung beschränken mit der Inkaufnahme des dann wahrscheinlich eintretenden Todes?

Sofern für den Betroffenen eine lebenserhaltende Notfalltherapie grundsätzlich in Frage kommt, werden anschließend die einzelnen in einer akuten Krise in Frage kommenden Behandlungsoptionen besprochen, insbesondere hinsichtlich der damit jeweils verbundenen Erfolgsaussichten, Belastungen und Risiken. Der Betroffene kann damit individuell abwägen, was er für eine ungewisse Chance des Lebenserhalts in Kauf zu nehmen bereit ist. Für Menschen, deren Lebenswille (bzw. deren Aussicht, eine gesundheitliche Krise mit medizinischer Hilfe zu überleben) nur noch gering ist, kann ein spezieller Fokus auf die Differenzierung zwischen Option B3 (lebenserhaltende Maßnahmen bei Verbleib in der ambulanten/häuslichen Umgebung) und Option C (palliatives Therapieziel, keine Maßnahmen mit dem Ziel der Lebenserhaltung) gerichtet sein. Hier gilt es zu klären, ob der Vorausplanende überhaupt noch lebenserhaltende Maßnahmen wünscht (B3) oder medizinische Behandlung im Fall einer lebensbedrohlichen Krise auf eine reine palliative Symptomkontrolle beschränken möchte (C).

Während des Gesprächs verwendet der Gesprächsbegleiter immer wieder bestimmte Gesprächstechniken, die dem Vorausplanenden helfen, sich über seine Präferenzen klar zu werden (▶ Kap. 24). Insbesondere wichtig ist im Gespräch über Notfallsituationen das sogenannte »Framing«, das der vorausplanenden Person Zugang zu ihren eigenen Ambivalenzen ermöglichen kann und Räume öffnet, um diese zu besprechen. So sollte zum Beispiel der Nutzen eines Reanimationsversuchs stets aus zwei Perspektiven geschildert werden: als Chance, im Status quo ante zu überleben, und als Risiko, unter Reanimationsbedingen zu versterben (und dabei die Chance auf einen möglicherweise gewünschten »leichten« Tod nicht wahrzunehmen) oder aber mit schwerwiegenden bleibenden neurologischen Einschränkungen zu überleben. Dadurch erhält die vorausplanende Person eine belastbare Entscheidungsgrundlage, was die Validität der Patientenverfügung erhöht. Eine weitere Gesprächstechnik ist die behutsame Einnahme der gegenteiligen Position, um die Fundierung der vom Vorausplanenden eingenommenen Festlegung zu prüfen. Wenn der Vorausplanende z. B. kritisch anmerkt, dass er Intensivstationen als kalt und technisch erlebt, könnte der Gesprächsbegleiter behutsam antworten, dass dort auf der anderen Seite ein besonders guter Betreuungsschlüssel besteht; meist ist dort eine Pflegekraft nur für zwei Patienten zuständig. Zudem hätte sich der Gesprächsbegleiter auf eine solche Äußerung hin zu vergewissern, dass die Vorstellung, auf einer Intensivstation behandelt werden zu müssen, für den Vorausplanenden so unerträglich ist, dass er es vorzöge, lieber nicht dorthin verlegt zu werden und in der Konsequenz einen zu diesem Zeitpunkt potenziell vermeidbaren Tod zu sterben.

Erfahrungsgemäß ist es für viele Menschen möglich, bestimmte sicher gewollte oder ungewollte Eskalationsstufen für das Vorgehen im Notfall relativ rasch und mit großer Sicherheit zu identifizieren, während es andere Maßnahmen gibt, über die sie sich noch keine Meinung gebildet haben. So könnte jemand z. B. einen Reanimationsversuch nachdrücklich ausschließen (und dabei bleiben, auch wenn ihm der mögliche Nutzen nochmal deutlich vor Augen geführt wird), bei der Frage bezüglich einer invasiven Beatmung aber zögern. Hier gilt als Faustregel, dass Vorausplanende im Sinne der in der Medizin verbreiteten Regel »in dubio pro vita« (im Zweifel für das Leben) ermutigt werden sollten, potenziell lebenserhaltende Maßnahmen nur bis zu dem Punkt auszuschließen, wo sie sich diesbezüglich noch ganz sicher sind und keine relevante Ambivalenz verspüren. Für Angehörige und Ärzte würde es sonst schwer, den Festlegungen im Ernstfall zu folgen, da einerseits eine Festlegung dokumentiert ist, aber andererseits mündlich durch Ambivalenz relativiert wurde im Sinne eines für den Vertreter verbleibenden Deutungs- und Handlungsspielraums. Diese Situation sollte unbedingt vermieden werden.

Bei Ambivalenz kann der Hinweis helfen, dass ACP ja ein longitudinales Konzept ist und der Prozess erneut aufgegriffen werden kann und soll, in solchen Fällen vielleicht schon bald (z. B. nach einem halben oder einem Jahr).

Besonders wichtig ist es, mindestens zu einem Gesprächszeitpunkt die Angehörigen bzw. rechtlichen Vertreter mit einzubeziehen. Für diese kann es insbesondere in einer Notfallsituation entlastend sein zu wissen, was der Betroffene gewollt und was er nicht (mehr) gewollt hätte. Die Angehörigen haben damit weniger das Gefühl, in einer Notfallsituation über Leben und Tod entscheiden zu müssen, sondern als »Sprachrohr« des Patienten dessen vorausverfügten Willen umzusetzen.

Im Gespräch mit dem behandelnden (Haus-)Arzt können die Einwilligungsfähigkeit geklärt und spezielle medizinische Aspekte besprochen werden, die im Notfall eine Rolle spielen könnten. Wenn für bestimmte Maßnahmen keine medizinische Indikation mehr besteht, sollten diese der vorausplanenden Person auch nicht mehr angeboten werden. Über eine Ankreuzoption im ärztlichen Unterschriftenfeld ist insbesondere für palliativ betreute Patienten eine Verknüpfung zu einem evtl. schon erstellten Krisenplan möglich.

28.5 Umsetzung in der Notfallsituation, Rolle der institutionellen und regionalen Implementierung

Damit das System der Vorausplanung funktionieren kann, bedarf es nicht nur eines fachlich qualifizierten Gesprächsprozesses auf der Ebene des vorausplanenden Individuums, sondern auch einer institutionellen und regionalen Implementierung (▶ Kap. 34–37). Das beginnt mit der vorstehend schon genannten Einbeziehung der Angehörigen bzw. Vertreter. Diese ist auch schon deshalb so essenziell, weil mit ihnen eine zu den gegebenenfalls festgelegten Grenzen von Behandlungsmaßnahmen mit dem Ziel der Lebenserhaltung komplementäre Strategie zum Vorgehen detailliert besprochen werden muss: Was bedeutet es für den Gatten, das Kind, den Berufsbetreuer etc., wenn die Atmung der vorausplanenden Person plötzlich unerwartet sehr schwer wird (oder aufhört), diese aber verfügt hat, dass nicht mehr intubiert (und reanimiert) werden soll? Wer darf, wer kann in diesem Fall gerufen, was kann, was soll von den Angehörigen dann getan werden? Darüber sollten alle Personen, die im Notfall involviert sein können, unbedingt aufgeklärt sein. Je nach Setting sollten die Behandlungsteams von Pflegestationen, Einrichtungen der Eingliederungshilfe, Rettungsdiensten, Notaufnahmen und Intensivstationen zur Verwendung des konkreten (regional möglichst einheitlichen) Notfallbogens fortgebildet worden sein. Dadurch ist es möglich, auf die Qualität der im Rahmen des ACP-Prozesses gemachten Festlegungen zu vertrauen, so dass sie nicht spätere negative Konsequenzen befürchten oder ihr Handeln selbst anzweifeln müssen. Nur so ist es möglich, dass der Behandlungswille eines Patienten auch im von Entscheidungsunfähigkeit begleiteten Notfall von den Beteiligten unverzüglich und konsequent Berücksichtigung findet und beachtet wird.

29 Das Gespräch über die Behandlungspräferenzen für den Fall einer Krankenhausbehandlung mit Einwilligungsunfähigkeit unklarer Dauer

Kornelia Götze, Isabelle Karzig-Roduner, Berend Feddersen

29.1 Einführung

Die Krankenhausbehandlung (inkl. Intensivbehandlung) einer akuten, schweren Erkrankung bei einer Einwilligungsunfähigkeit von unklarer Dauer vorauszuplanen, stellt eine besondere Herausforderung dar. Dies betrifft die Konzeption, die Gesprächsbegleitung, die Dokumentation und deren Umsetzung. Bei der Vorausplanung sind die Betreffenden mit starken Unsicherheiten und Emotionen konfrontiert. Bedingt ist dies durch die Szenarien lebensbedrohlicher Erkrankungen mit häufig unsicherer Prognose, durch die in diesen Situationen zur Lebenserhaltung erforderlichen, oft invasiven und belastenden Behandlungsmaßnahmen und durch das hiermit verbundene Risiko bleibender körperlicher und/oder geistiger Einschränkungen. Die medizinischen Szenarien sind komplex, und es scheint auf den ersten Blick schwer vorstellbar, dass Laien hierfür eine verlässliche Vorausplanung tätigen können. Für die meisten Menschen wäre dies jedoch ein großes Anliegen und für die Behandlungsteams bei der Anwendung eine Entlastung durch mehr Handlungssicherheit (Reed 2019).

Diese Herausforderungen spiegeln sich möglicherweise auch darin wider, dass es international nur wenige ACP-Programme (z. B. Respecting Choices/»Next Steps«, ACP Swiss, ACP Deutschland), Patientenverfügungen oder medizinische Anordnungen (z. B. POLST-Programm) gibt, die eine Vorausplanung für solche Situationen beinhalten. Vorhandene Programme unterscheiden die Krankenhausbehandlung bzw. Behandlung auf der Intensivstation häufig nicht explizit von der akuten Notfallbehandlung (PolstNational 2020). Die meisten Patientenverfügungen beschreiben mögliche Einschränkungen potenziell lebenserhaltender Therapie nur für Situationen, die mit einer dauerhaften Einwilligungsunfähigkeit verbunden sind. Sie sind daher im Krankenhaus nur bei wenigen Behandlungsentscheidungen aussagekräftig, wenn Erkrankungen schon weit fortgeschritten sind.

Als Ergebnis der Nutzung konventionell, also ohne ACP entstandener Patientenverfügungen hatten zwischen 8–13 % (Europa) bzw. 14–27 % (USA) der intensivmedizinisch behandelten Patient*innen überhaupt Patientenverfügungen (Hartog et al. 2014). Einer auf einer Intensivstation einer deutschen Universitätsklinik durchgeführten Studie zufolge wurden zwar Anordnungen bezüglich der Unterlassung einer Herz-Lungen-Wiederbelebung vermehrt erstellt und auch umgesetzt, andere invasive Behandlungen jedoch entgegen dem schriftlich vorausverfügten Willen nicht eingeschränkt (Hartog et al. 2014). ACP-Prozesse könnten an dieser Stelle hilfreich für Patient*innen, Vertrauenspersonen und Behandlungsteams sein (Hartog et al. 2014; de Heer 2017).

Im Rahmen einer Weiterbehandlung im Krankenhaus nach einer Notfallsituation kann auf dem Boden einer fundierten Diagnostik eine Prognose abgegeben werden. Vor dem Hintergrund der Prognose wird im weiteren Verlauf stets neu abgewogen und entschieden, welche Maßnahmen medizinisch sinnvoll sind und ob diese ggf. lebenserhaltenden Maßnahmen (noch) dem Patientenwillen entsprechen (Hartog et al. 2014; de Heer 2017). Zahlreiche Erfahrungsberichte aus ACP-Gesprächsprozessen (nach den Standards von ACP Deutschland bzw. ACP Swiss) weisen darauf hin, dass die Bereitschaft, im Rahmen der Vorausplanung für den Notfall (▶ Kap. 28) *den Beginn* von Maßnahmen mit dem Ziel der Lebenserhaltung zuzulassen, dadurch größer wird, wenn die Option gegeben ist, eine etwaige Fortsetzung oder Verstärkung solcher Maßnahmen im Rahmen einer fortgesetzten stationären Behandlung *prognoseabhängig* im Voraus zu reflektieren und gegebenenfalls durch eine entsprechende Festlegung in einer Patientenverfügung abzulehnen.

Im ACP-Gesprächsabschnitt über die Behandlungspräferenzen für den Fall einer Krankenhausbehandlung mit Entscheidungsunfähigkeit unklarer Dauer erhalten Vorausplanende die Wahl, ob sie lebenserhaltende Therapien ohne individuelle Einschränkung im Rahmen der medizinischen Indikation zulassen wollen. Dies entspricht dem akutmedizinischen Standard (Dokumentation: Option A). Umgekehrt können sie auch ein rein palliatives Therapieziel favorisieren (Dokumentation: Option C). Oder aber sie beauftragen ihre Vertretenden damit, basierend auf den Einstellungen zu Leben, Sterben und schwerer Erkrankung und der sich daraus ergebenden Standortbestimmung zur Therapiezielfindung (▶ Kap. 27) zu entscheiden (Dokumentation: Option B). Bei der Option B besteht zudem die Möglichkeit, eine individuelle Entscheidung anhand von individuellen Risikoschwellen in Verbindung mit konkreten ungewollten Ereignissen (Outcomes) festzulegen (▶ Abb. 29.1).

Der Gesprächsabschnitt umfasst nicht die spezifische Vorausplanung für Komplikationen im Rahmen geplanter Hochrisiko-Eingriffe. Hierfür ist eine separate periinterventionelle Vorausplanung angezeigt (▶ Kap. 48).

IV Advance Care Planning: Das begleitete Vorausplanungsgespräch

Patientenverfügung

© ACP Deutschland e.V. 2024-01 | S. 9

Krankenhausbehandlung bei Einwilligungsunfähigkeit unklarer Dauer

Bei stationärer Behandlung aufgrund einer lebensbedrohlichen Erkrankung und unklarer Dauer der Einwilligungsunfähigkeit soll gelten:

THERAPIEZIEL = Lebenserhaltung

☐ **A** Uneingeschränkte Notfall- und Intensivtherapie einschließlich einer Herz-Lungen-Wiederbelebung

THERAPIEZIEL = abhängig von der Ermittlung des Patientenwillens durch den Vertreter

☐ **B** Begrenzung lebenserhaltender Behandlung durch meinen Vertreter auf Grundlage der „Einstellungen" (S. 3) und gegebenenfalls der weiteren hier getroffenen Festlegungen.

! Die Einschränkungen der Maßnahmen, die in der FeNo (S. 7) festgelegt sind, gelten solange fort, bis mein Vertreter diese ggf. ändert, um meinen Willen in dieser Situation bestmöglich zu vertreten.

Auch wenn der Eintritt folgender Ereignisse oder Behandlungsergebnisse **mit an Sicherheit grenzender Wahrscheinlichkeit (nahe 100%)** zu erwarten ist, sollen lebenserhaltende Maßnahmen dessen ungeachtet fortgesetzt / durchgeführt werden:

JA	Vertreter soll entscheiden	NEIN	NEIN, und ich verlange die Unterlassung / den Abbruch lebenserhaltender Maßnahmen sogar schon ab einer Eintrittswahrscheinlichkeit von:	
			Ereignisse / Behandlungsergebnisse:	**in %:**
☐	☐	☐	Bleibende schwerste körperliche Behinderung: Bettlägerigkeit, Inkontinenz und ständiger pflegerischer Hilfsbedarf	≥20 ≥30 ≥40 ≥50 ≥60 ≥70 ≥80 ≥90 ○ ○ ○ ○ ○ ○ ○ ○
☐	☐	☐	Braucht im Alltag fremde Hilfe, vergisst Namen naher Angehöriger, zeitlich und örtlich desorientiert	≥20 ≥30 ≥40 ≥50 ≥60 ≥70 ≥80 ≥90 ○ ○ ○ ○ ○ ○ ○ ○
☐	☐	☐	Monatelanger stationärer Verlauf (ggf. inklusive Rehabilitation) bis zur Wiedererlangung des bisherigen Zustands	≥20 ≥30 ≥40 ≥50 ≥60 ≥70 ≥80 ≥90 ○ ○ ○ ○ ○ ○ ○ ○
☐	☐	☐	Versterben an (Komplikationen) der aktuellen Erkrankung im Verlauf, ungeachtet aller ärztlicher Bemühungen	≥20 ≥30 ≥40 ≥50 ≥60 ≥70 ≥80 ≥90 ○ ○ ○ ○ ○ ○ ○ ○
☐	☐	☐		≥20 ≥30 ≥40 ≥50 ≥60 ≥70 ≥80 ≥90 ○ ○ ○ ○ ○ ○ ○ ○

! Die Folge des dann voraussichtlich eintretenden Todes nehme ich in Kauf.

THERAPIEZIEL = Linderung (Palliation), nicht Lebenserhaltung

☐ **C** Ausschließlich lindernde Maßnahmen. Eine bestehende lebenserhaltende Behandlung soll ungeachtet der Prognose unter Inkaufnahme des dann möglicherweise eintretenden Todes abgebrochen werden!

Datum — Vorname — Name — Handzeichen

Abb. 29.1: »Krankenhausbehandlung bei Einwilligungsunfähigkeit unklarer Dauer« zur Dokumentation des entsprechenden Gesprächsabschnitts nach den Standards der ACP Deutschland e. V. Bitte beachten: Die ACP Deutschland empfiehlt die Verwendung ihrer Formulare ausschließlich durch hierfür spezifisch nach den Standards der ACP Deutschland geschulten ACP-Gesprächsbegleiter*innen (Kursangebote unter www.advancecareplanning.de; für die Schweiz vgl. www.acp-swiss.ch).

29.2 Beschreibung der vorauszuplanenden Situation

Bei der Heranführung der vorausplanenden Person an das hypothetische Szenario »einer akuten schweren, von Entscheidungsunfähigkeit begleiteten Erkrankung« (z. B. einer schweren, septisch verlaufenden Lungenentzündung oder einem schweren Schlaganfall) wird wo immer möglich auf Vorerfahrungen der vorausplanenden Person zurückgegriffen. Diese werden gewürdigt und in das Gespräch einbezogen. Gleichzeitig wird im Gespräch die gesamte Spannbreite der möglichen Zustände und Ausprägungen erweitert und ggf. erläutert, um eine Verzerrung der Vorausplanung durch einseitige Vorerfahrungen zu vermeiden. Den Vorausplanenden wird so deutlich, dass es ganz unterschiedliche Verläufe geben kann: von kurzen Krankheitsverläufen mit der Möglichkeit, ihren jetzigen Zustand wiederzuerlangen, bis hin zu langen Verläufen, bei denen sie trotz intensiver Therapieanstrengungen versterben oder nur mit schwersten Beeinträchtigungen weiterleben können.

Die weitergehenden Möglichkeiten der Diagnostik und Prognosestellung unterscheiden sich im Krankenhaus maßgeblich von den Möglichkeiten in einer Notfallsituation, in welcher auf der Basis von sehr wenig Informationen gehandelt werden muss. Solange die Diagnostik im Krankenhaus also noch nicht abgeschlossen ist, gelten die Festlegungen für den Notfall weiter und werden erst mit einer Diagnose und damit verbundener Prognosestellung um die Vorausplanung für akute Krankenhausbehandlungen ergänzt und präzisiert, aber nicht aufgehoben.

Sobald Diagnose und Prognose gestellt werden können, folgen weitere Behandlungsentscheidungen, bei denen nach der hiesigen Rechtsprechung der Patientenwille zu beachten ist. Wenn die Patient*innen zu diesem Zeitpunkt einwilligungsunfähig sind, greifen Patientenverfügungen, sofern sie eindeutig formuliert sind und auf die aktuelle Lebens- und Behandlungssituation zutreffen. Sind sie es nicht, ist im Gespräch mit den Vertretenden der (mutmaßliche) Wille zu ermitteln. Dabei ist zu prüfen, ob die vom Behandlungsteam vorgeschlagenen Behandlungen in dieser Situation dem mutmaßlichen Willen entsprechen würden.

Die beiden Krankheitsbilder »Pneumonie mit septischem Verlauf« und »schwerer Schlaganfall« eignen sich gut, um in der Vorausplanung exemplarisch mögliche Krankheitsverläufe und die Intensivierung der Therapien im Krankenhaus durchzusprechen. Die relevanten Zusammenhänge können Laien mit einfachen Worten medizinisch präzise verständlich gemacht werden:

- Bei einer im Krankenhaus behandelten Pneumonie kann das Risiko zu sterben immer größer werden und schließlich ungeachtet aller Bemühungen der Tod eintreten. Ein weiteres Risiko besteht darin, dass es zu einer wochen- oder sogar monatelangen Dauer von Intensivaufenthalt und Beatmung kommen kann, was z. B. eine ausgeprägte Schwächung und unter Umständen auch Lähmung der gesamten Muskulatur zur Folge haben kann. Zur Wiederherstellung von Kraft und Mobilität ist dann oft eine monatelange Rehabilitation erforderlich (▶ Kap. 53). Es besteht jedoch die Chance, sich davon komplett wieder zu erholen. Diese beiden Risiken ermöglichen zu besprechen, wie viel Wille besteht, für ein Weiterleben noch Strapazen auf sich zu nehmen, wenn der funktionale Ausgangszustand potenziell wieder erreicht werden kann. Für beide Fälle kann eine konkrete Risikoschwelle besprochen und festgelegt werden, bei deren eindeutiger Überschreitung die Patient*in einen Verzicht auf weitere bzw. den Abbruch der lebenserhaltenden Maßnahmen wünscht.

- Beim schweren Schlaganfall wird der Verlauf für die Vorausplanung vor allem dort relevant, wo nach einer (für den Notfall konsentierten) stationären Aufnahme die Wiederherstellung der Hirndurchblutung nicht gelingt und eine ausgeprägte Symptomatik (Koma, Halbseitenlähmung, Sprach- und Schluckstörung) zunächst bestehen bleibt (▶ Kap. 53). Neben die Belastung durch die stationäre Therapie und das Risiko, zu versterben, tritt das Risiko, mit *bleibenden* ausgeprägten kognitiven und/oder körperlichen Einschränkungen, also z. B. umfassend pflegebedürftig (oder mit einem anderen individuell relevanten ungewollten Behandlungsergebnis) zu überleben. Es besteht auch hier wiederum die Möglichkeit, mit der vorausplanenden Person eine Risikoschwelle für die ungewollten Ereignisse festzulegen, bei deren eindeutiger Überschreitung die Person eine Therapiezieländerung in Richtung Palliation und entsprechend dem Verzicht auf jegliche weiteren lebenserhaltenden Maßnahmen wünscht. Auch hier gilt, dass die erarbeitete Vorausplanung auf andere Erkrankungen zu übertragen ist.

Im Kontext der Beratung von jüngeren oder vorerkrankten Personen können auch weitere Krankheitsverläufe verwendet werden, wenn diese näher am Erleben der Person liegen. Hierzu gehört z. B. ein schweres Schädel-Hirn-Trauma nach Unfall.

29.3 Weiterer Inhalt und Ablauf des Gesprächsabschnitts

Nach gemeinsamer sorgfältiger Erarbeitung der vorauszuplanenden Situation reflektieren die Vorausplanenden, ob sie im Fall, dass diese eintritt, prinzipiell mit dem Ziel der Lebenserhaltung oder aber der Palliation behandelt werden wollen. In jedem Fall werden sie dabei unterstützt, ihre Entscheidung in ihre persönlichen Einstellungen und der Festlegungen im Notfall einzubetten. So wird den vorausplanenden Personen selbst wie auch den Vertretenden die Begründung der Entscheidungen verständlich. Diese Prozesse sind häufig emotional, da sie den Lebenswillen und die Haltung zum Leben betreffen und Gefühle des »Loslassen-Müssens« bereits durchlebt werden.

29.3.1 Therapieziel: Ausschließliche Palliation (Option C)

Sollte eine rein palliative Therapie in dieser Situation gewünscht werden, ist dies nur dann mit der separat besprochenen Festlegung für den Notfall (▶ Kap. 28) übereinstimmend, wenn dort eine Krankenhausbehandlung abgelehnt und/oder rein palliative Behandlungen gewählt wurden. Es erschiene also nicht schlüssig, dass jemand z. B. im Rahmen der Festlegung für den Notfall einer Herz-Lungen-Wiederbelebung zustimmt und infolgedessen auch einwilligt, beatmet auf eine Intensivstation zu kommen, dann jedoch ein sofortiger Abbruch aller Maßnahmen vollzogen werden müsste. Dennoch können im Gesprächsverlauf entsprechende Äußerungen gemacht werden, da es zu Missverständnissen oder im Rahmen der Entwicklung eines zunehmenden Verständnisses bei weitergehender Reflektion zu Änderungen der geäußerten Präferenzen kommen kann. Die für den ACP-Gesprächsprozess grundlegende und fortlaufende Konsistenzprüfung der aktuellen Überlegungen im Verhältnis zu den schon besprochenen und evtl. dokumentierten Festlegungen ermöglicht, das Verständnis der vorausplanenden Person zu vertiefen und die Festlegungen als Ganzes verlässlicher werden zu lassen. Dabei kommt es vor, dass nach dem aktuellen Gesprächsabschnitt (zur Entscheidungsunfähigkeit unklarer Dauer) nochmals die »Einstellungen« oder die Festlegungen für das Vorgehen im Notfall angepasst werden müssen. Es ist eine zentrale Aufgabe der ACP-Gesprächsbegleitung, zu erkennen und anzusprechen, wenn Aussagen und Festlegungen nicht übereinstimmen.

29.3.2 Therapieziel: Lebenserhalt – soweit medizinisch vertretbar (Option A)

Wird eine lebenserhaltende Therapie prinzipiell gewünscht, erfolgt im nächsten Schritt eine weitere Differenzierung:

Soll das Therapieziel des Lebenserhalts mit uneingeschränkter Notfall- und Intensivtherapie verfolgt werden, soweit medizinisch vertretbar, weitestgehend unabhängig von den erwarteten Behandlungsergebnissen (Option A)? Oder soll sich der Einsatz lebenserhaltender Maßnahmen an der Ermittlung des Patientenwillens durch die Vertretenden orientieren, wenn die Situation eingetreten ist (siehe Option B).

Insbesondere Menschen, die einen starken Lebenswillen haben, wünschen in dieser noch unsicheren Situation häufig die Zugriffsmöglichkeit auf das uneingeschränkte Spektrum lebenserhaltender Behandlungsmöglichkeiten, um jede Chance auf ein Weiterleben zu nutzen wie es für alle Menschen, die keine Patientenverfügung haben, als Standard gilt. Für den Fall, dass sich im weiteren Verlauf herausstellt, dass die Einwilligungsunfähigkeit doch dauerhaft ist, können im folgenden Gesprächsabschnitt »Dauerhafte Einwilligungsunfähigkeit« entsprechende Festlegungen getroffen werden (▶ Kap. 30). Wie schon vorab für die Abgrenzung zum Vorgehen im Notfall beschrieben, erleichtert auch diese Differenzierung eines separaten Gesprächsabschnitts die Vorausplanung. Für manche Personen ist es so möglich, sich für einen offensiveren Behandlungsumfang bei einer akuten Erkrankung auszusprechen (z. B. durch Option A), wenn die Möglichkeit besteht, diese Festlegung mit klaren Therapiebegrenzungen für den Fall dauerhafter Einwilligungsunfähigkeit zu verbinden.

Die Festlegung der Option A bedeutet für das stationäre Behandlungsteam, dass dieses innerhalb des Rahmens der medizinischen Indikation agieren und die Vertretenden darauf vertrauen können, dass dies im Sinne des Betroffenen ist. Wenn die Prognose so schlecht wird, dass eine lebenserhaltende Therapie medizinisch nicht mehr sinnvoll ist, wäre die lebenserhaltende Behandlung nach dem sensibel zu gestaltenden Gespräch mit den Vertretenden (und anderen relevanten Vertrauenspersonen) mangels Indikation einzustellen.

29.3.3 Therapieziel: Lebenserhalt – abhängig von der Ermittlung des Patientenwillens durch Vertretende (Option B)

Falls die Vertretenden beauftragt werden, über Behandlungen im Zustand der Entscheidungsfähigkeit unklarer Dauer basierend auf den »Einstellungen zu Leben, Sterben und schwerer Erkrankung« und den Festlegungen in der Notfallverfügung im Sinne der vorausplanenden Person zu entscheiden, können sie sich an den dort formulierten Grenzen orientieren. Dadurch wird den Vertretenden an dieser Stelle einerseits mehr Spielraum in der Entscheidung, andererseits aber auch mehr Verantwortung gegeben.

Wenn der Wunsch besteht, können die Grenzen in Bezug auf mögliche Behandlungsergebnisse (Outcomes) besprochen werden. Dabei kann die vorausplanende Person ein

Risiko für ein ungewünschtes Ereignis (Outcome) benennen (prognoseabhängige Grenze), ab welchem sie keine lebenserhaltenden Maßnahmen mehr wünscht (Zeitpunkt der Therapiezieländerung von Lebenserhalt zu Palliation). Diese Art des Denkens und Entscheidens auf der Basis von Risiken wird im Alltag vielfach mehr oder minder bewusst verwendet (z. B. Mitnahme eines Regenschirms bei einer Regenwahrscheinlichkeit von 80 % oder entsprechende Auswahl eines Verkehrsmittels) und fällt dort relativ leicht. Trotzdem ist es im ACP-Gesprächsprozess häufig eine Herausforderung, Risiken in konkrete Therapiezieländerungen umzusetzen.

Um es den Vorausplanenden zu erleichtern, die Eintrittswahrscheinlichkeit für ein ungewolltes Behandlungsergebnis in ihrer Entscheidung zu berücksichtigen, wird für die ACP-Gesprächsbegleitung ein 2-stufiges Vorgehen empfohlen, durch welches im ersten Schritt zunächst die individuelle Relevanz des Behandlungsergebnisses (Outcome) und im zweiten Schritt die für dieses Ergebnis als inakzeptabel angesehene Eintrittswahrscheinlichkeit (Risiko) geklärt werden. Dabei orientiert sich die prognoseabhängige Vorausplanung für das Krankenhausszenario an exemplarischen patientenrelevanten Behandlungsergebnissen, die durch unterschiedliche Belastungen sowie Einschränkungen der Teilhabe gekennzeichnet sind. Die Gesprächsbegleitenden beziehen sich im Gespräch insbesondere auf die Aussagen der vorausplanenden Person in den »Einstellungen/Standortgespräch«, um die für die Person besonders relevanten Outcomes auf jeden Fall vorauszuplanen.

I: **Therapiezieländerung in Abhängigkeit von einem *mit an Sicherheit grenzender Wahrscheinlichkeit eintretenden* Behandlungsergebnis**

Die Vorausplanenden werden also im ersten Schritt befähigt zu überlegen, ob lebenserhaltende Maßnahmen bei einem nahezu sicheren Eintritt bestimmter bleibender gesundheitlicher Einschränkungen fortgesetzt werden sollen oder nicht. Hierbei ist herauszuarbeiten, ob die vorausplanende Person lieber an der akuten schweren Erkrankung (infolge Beendigung/Unterlassung lebenserhaltender Maßnahmen) sterben möchte, als mit einer definierten, nahezu sicher absehbaren Einschränkung zu überleben. Für die einzelnen aufgeführten Outcomes kann dann entschieden werden, ob bei nahezu sicherem Eintreten lebenserhaltende Maßnahmen fortgesetzt werden sollen. Dies kann mit »Ja« (weiterhin lebenserhaltende Therapien bei Eintreten), »Nein« (Therapiezieländerung = Abbruch/Unterlassung lebenserhaltender Therapien bei Eintreten) oder »Vertreter soll entscheiden« (Vertreter entscheidet nach (mutmaßlichem) Willen der vorausplanenden Person) beantwortet werden. Letztere Option lässt den Vertretenden mehr Entscheidungsspielraum, erhöht aber auch unter Umständen die emotionale Belastung in der konkreten Situation, da sie dann zu entscheiden haben, ab welcher Prognose eine Therapiezieländerung erfolgen soll.

Die individuell als relevant erachteten Einschränkungen können selbst formuliert werden (Dokument: Freitextfeld); zudem werden seitens der ACP-Gesprächsbegleitung die vier im Dokument aufgeführten Ereignisse (Outcomes) angesprochen:

- bleibende schwerste körperliche Behinderung,
- bleibende schwere kognitive Einschränkungen,
- ein monatelanger stationärer Verlauf und
- ein Versterben an der aktuellen Erkrankung im Krankenhaus ungeachtet aller medizinischen Bemühungen.

Dies kann ein emotionaler und herausfordernder Prozess sein, der die Vorausplanenden mit ihren Lebens- und Sterbewünschen sowie mit ihren Ängsten vor Abhängigkeit und Ausgeliefertsein konfrontiert. Die Entscheidungen lassen sich dann als verlässlich und »sicher« erfahren, wenn sie in den persönlichen »Einstellungen« begründet und damit konsistent sind. Hierfür wird die Entscheidung behutsam in alle Richtungen abgewogen, bis die Vorausplanenden Klarheit über die Bedeutung des jeweiligen Behandlungsergebnisses gewonnen haben.

II: Therapiezieländerung in Abhängigkeit von der Eintrittswahrscheinlichkeit bestimmter Behandlungsergebnisse

Wenn die Vorausplanenden für sich geklärt haben, dass sie bei *sicher* absehbarem Eintreten eines ungewollten Behandlungsergebnisses eine Therapiezieländerung hin zur reinen Palliation und im Zuge dessen eine Beendigung oder Unterlassung jeglicher lebenserhaltenden Maßnahmen wünschen, kann in einem nächsten Schritt besprochen werden, ob auch bereits eine *geringere Eintrittswahrscheinlichkeit* dazu führen soll, diese Therapiezieländerung vorzunehmen. Also etwa, wenn das ungewollte Behandlungsergebnis (z. B. eine bleibende Schwerstpflegebedürftigkeit nach einem überlebten schweren Schlaganfall) nicht bei mehr als 95 von 100, sondern gemäß der im Voraus absehbaren Prognose z. B. bei mindestens 75, 50 oder 25 von 100 durch diesen Schlaganfall betroffenen Personen auftreten wird (oder, in Worten ausgedrückt: nicht erst bei einem hohen, sondern schon bei einem mittleren oder bei einem geringen Eintrittsrisiko).

29.3.4 Krankheitsspezifische Vorausplanung

Bei bestimmten Erkrankungen sind typischerweise auftretende Ereignisse (z. B. Atemmuskelschwäche bei amyotropher Lateralsklerose (ALS) oder erneute respiratorische Insuffizienz bei einem in der Vergangenheit schon mehrfach beatmeten Patient*innen mit COPD) und die dann zur Verfügung stehenden lebenserhaltenden Maßnahmen (z. B. invasive Beatmung) mit erhöhter Wahrscheinlichkeit vorhersehbar, und die korrespondierenden Entscheidungen können spezifisch vorausgeplant werden.

29.4 Ausblick, Chancen, Risiken

Eine Unterlassung oder Beendigung lebenserhaltender Maßnahmen aufgrund des explizit vorausverfügten Patient*innenwillens, ungeachtet einer bestehenden medizinischen Indikation, kommt in Deutschland bisher nur selten vor. Solche Entscheidungen stellen für die Krankenhäuser bzw. die dort arbeitenden Behandlungsteams weiterhin eine Belastungsprobe dar. Beispiele sind der Abbruch einer invasiven Beatmung bei einer septischen Pneumonie bei Überschreitung einer von den Patient*innen im Voraus festgelegten Risikoschwelle für das Versterben im Krankenhaus oder die Verlegung komatöser Patient*innen mit akutem Schlaganfall auf die Palliativstation und der sofortige Verzicht auf lebenserhaltende Infusionen bei einer von den Patient*innen im Voraus festgelegten Risikoschwelle für ein Überleben mit bleibender schwerster Pflegebedürftigkeit.

Die einzige Möglichkeit, in den genannten Krankenhausszenarien eine belastbare Grundlage für die Unterlassung oder den Abbruch potenziell lebenserhaltender Behandlungen zu schaffen, besteht darin, dass die Betreffenden in ihren Patientenverfügungen ein konkretes Behandlungsergebnis benennen, dessen sicher absehbarer Eintritt für sie ein Grund wäre, die weitere Behandlung auf ein rein palliatives Therapieziel umzustellen und in der Folge ihr Versterben zuzulassen, und/oder dieses Ereignis mit der Angabe einer Schwelle für das Eintrittsrisiko zu verknüpfen, deren Überschreiten sie als inakzeptabel bewerteen. Die Konsistenz der Festlegung einer solchen konkreten Risikoschwelle mit der Dokumentation der individuellen »Einstellungen« macht die Vorgabe nicht nur für die Vorausplanenden und ihre Vertretenden auch im Nachgang verständlich, sondern unterstützt auch die Gesundheitsfachpersonen, diesen Willen umzusetzen. Das ist ein ungewohnter und durchaus anspruchsvoller Gedanke, der vorausplanenden Personen jedoch nach den Erfahrungen der letzten Jahre durchaus gut und verlässlich verständlich gemacht werden kann. Für ACP-Gesprächsbegleitende und ihre Trainer*innen ist die Qualifizierung für diesen Gesprächsabschnitt jedenfalls der herausforderndste Teil ihrer Qualifizierung.

Erschwerend kommt hinzu, dass die Kultur und die Kunst einer expliziten Risikokommunikation angesichts lebensbedrohlicher Erkrankungen namentlich im Krankenhaus noch in ihren Kinderschuhen steckt (Holloway 2013). Daher wird es für Ärzt*innen zunächst nicht selten eine Herausforderung sein zu bestimmen, ob eine bestimmte, im Vorfeld von Patient*innen festgelegten Risikoschwelle für ein definiertes Ereignis bereits überschritten ist. Dabei ist jedoch zu beachten, dass es für die Anwender*innen (also Behandlungsteams) in keiner Weise darauf ankommt, die gegebene Prognose punktgenau zu stellen und den Moment ihrer präzisen Übereinstimmung mit der im Voraus festgelegten Risikoschwelle bestimmen zu können – das wäre auch nicht leistbar. Da eine Therapiezieländerung bei kritisch kranken Patient*innen oft unumkehrbar ist, sollte bei prognostischen Unsicherheiten vielmehr abgewartet und erst dann auf lebenserhaltende Maßnahmen verzichtet werden, wenn das Behandlungsteam mit ausreichender Sicherheit angeben kann, dass die Eintrittswahrscheinlichkeit für das ungewollte Ereignis (mittlerweile) jedenfalls *höher* ist als von den Patient*innen im Voraus festgelegt. Gegebenenfalls kann ein zeitlich begrenzter Therapieversuch hilfreich sein, um größere Klarheit über die Prognose zu gewinnen.

Gleichzeitig wird durch diese Vorausplanung nicht nur der Patientenwille gestärkt, sondern auch die Rolle der Vertretenden. Sie erhalten durch den (idealerweise miterlebten) Gesprächsprozess und die darauf basierende Dokumentation im Gespräch mit den Behandlungsteams eine stärkere Position im Sinne eines Shared Decision Making (▶ Kap. 4) als bisher gewohnt. Umso wichtiger ist in der Vorausplanung ein allseits klares Verständnis, welch weitreichende Entscheidungen mit diesem Instrument getroffen werden können. Es bleibt eine Aufgabe der Forschung und der Implementierungsentwicklung herauszufinden, wie ACP-Gesprächsbegleitende für diese Aufgabe optimal vorbereitet werden können.

Literatur

de Heer G, Saugel B, Sensen B et al. (2017) Patientenverfügungen und Vorsorgevollmachten bei Intensivpatienten. Dtsch Arztebl International 114: 363-70.

Hartog CS, Peschel I, Schwarzkopf D et al. (2014) Are written advance directives helpful to guide end-of-life therapy in the intensive care unit? A retrospective matched-cohort study. Journal of Critical Care 29: 128-33.

Holloway RG, Gramling R, Kelly AG (2013) Estimating and communicating prognosis in advanced neurologic disease. Neurology 80: 764-72.

PolstNational (2020) Nation POLST (https://polst.org, Zugriff am 01.04.2023).

Reed H (2019) Advance directive forms don't help in the ICU. Jaapa 32: 13-14.

30 Das Gespräch über die Behandlungspräferenzen für den Fall dauerhafter Einwilligungsunfähigkeit

Isabelle Karzig-Roduner, Kornelia Götze

30.1 Einführung

Den Zustand einer dauerhaften Einwilligungsunfähigkeit/bleibenden Urteilsunfähigkeit vorauszuplanen, ist bereits seit vielen Jahren gängige Praxis und von bedeutender Wichtigkeit für die meisten Personen, die mit einer Patientenverfügung lebenserhaltende Behandlungen einschränken möchten. Sie fühlen sich damit geschützt für künftige hypothetische Zustände, namentlich einer fortgeschrittenen Demenzerkrankung, nach deren Eintreten sie keine Therapien mit dem Ziel der Lebenserhaltung mehr wünschen. Dennoch wird bei herkömmlichen Vorlagen von Patientenverfügungen immer wieder deutlich, dass die Formulierungen letztendlich nicht das beschreiben, was die verfügenden Personen eigentlich festlegen wollten. Ursächlich hierfür ist, dass viele Personen die Formulierungen nicht verstehen oder die Widersprüchlichkeiten in ihren Festlegungen nicht erkennen. Zum Beispiel werden durch »Und-Verknüpfungen« Bedingungen aneinandergekoppelt, die eventuell einzeln (also alternativ) gelten sollten. In vielen Beratungsgesprächen wird deutlich, dass die Verfügenden davon überzeugt sind, dass sie eine aussagekräftige Patientenverfügung erstellt haben, obwohl diese widersprüchlich ist. Ebenso konnte in einer Studie gezeigt werden, dass Festlegungen bezüglich einer dauerhaften Entscheidungsunfähigkeit in der Praxis nicht umgesetzt wurden, wenn die betroffene Person körperlich noch agil war und auf die Angehörigen und das Behandlungsteam ausgeglichen, vielleicht sogar glücklich wirkte (Schöne-Seifert 2016).

Eine kompetente ACP-Begleitung verfolgt in diesem Gesprächsabschnitt das übergreifende Ziel, die Festlegungen für den Zustand einer dauerhaften Einwilligungsunfähigkeit mit den zuvor ermittelten allgemeinen Einstellungen zu Leben, schwerer Krankheit und Sterben/Standortbestimmung zur Therapiezielfindung abzugleichen und die verfügende Person zu befähigen, ihren diesbezüglichen Behandlungswillen für die Vertretungspersonen nachvollziehbar und für die Behandlungsteams medizinisch umsetzbar abzubilden.

30.2 Beschreibung der vorauszuplanenden Situation

Im Formularbogen zur Dokumentation von Therapieziel und -begrenzungen für den Fall einer dauerhaften Einwilligungsunfähigkeit (ACP Deutschland 2023; ACP Swiss 2023) werden Behandlungswünsche festgelegt, die erst im Zustand einer mit den verfügbaren Behandlungen nicht mehr behebbaren und irreversiblen Beeinträchtigung der einwilligungsrelevanten kognitiven Fähigkeiten zur Geltung kommen sollen. In diesem Zustand ist es einer Person nicht mehr möglich, zu medizinischen Behandlungen eine informierte selbstbestimmte Entscheidung zu treffen. Gleichwohl kann es ihr je nach Situation aber noch möglich sein, im Alltag zu verschiedenen Optionen wie Kleidung oder Mahlzeiten selbst eine Wahl zu treffen. In vielen Fällen führen erworbene kognitive Beeinträchtigungen zu einem erhöhten Bedarf an Alltagsassistenz und einer unterschiedlich ausgeprägten Pflegebedürftigkeit. Je nach Ursache kann dieser Zustand statisch oder voranschreitend sein, nur kurz oder Jahre bis Jahrzehnte dauern, zu unterschiedlichen Verhaltensauffälligkeiten führen, eventuell aber trotzdem als zufriedenes Leben wahrgenommen werden. Die Spanne der möglichen Ausprägungen ist folglich immens und bedarf besonderer Aufmerksamkeit in der ACP-Gesprächsbegleitung.

30.2.1 Bedeutung der Ursachen

ACP ermöglicht einer verfügenden Person, das Therapieziel für die hypothetische Situation einer dauerhaften Einwilligungsunfähigkeit festzulegen. Für die Person, die einen Zustand einer dauerhaften Einwilligungsunfähigkeit erlebt, scheint es letztendlich unerheblich zu sein, was dazu führte, dass sie in der Behandlungssituation nicht mehr selbstbestimmt entscheiden kann. Daher stehen nicht die Ursachen im Fokus der ACP-Gesprächsbegleitung, sondern mögliche funktionale Einschränkungen sowie daraus resultierende objektive Abhängigkeiten und Bedarfe und/oder der für Dritte in der gegebenen Situation wahrnehmbare seelische oder körperliche Zustand der betroffenen Person. In Abhängigkeit von der Ausprägung solcher Zustände wird die verfügende Person dazu befähigt, nach ihren individuellen Vorstellungen Grenzen für eine medizinische Behandlung mit dem Ziel der Lebenserhaltung festzulegen.

Ungeachtet dessen kann es hilfreich sein, Ursachen oder Diagnosen in der Gesprächsbegleitung anzusprechen, da die verfügende Person damit leichter an Vorerfahrungen anknüpfen kann und Vorurteile oder Missverständnisse geklärt werden können. Eine dauerhafte Entscheidungsunfähigkeit kann entweder durch akute Ereignisse wie einen schweren Schlaganfall, ein schweres Schädel-Hirn-Trauma oder einen schweren hypoxischen Hirnschaden oder durch langsam progrediente Erkrankungen wie insbesondere eine fortgeschrittene Demenzerkrankung verursacht sein. Bei einer plötzlich auftretenden Einwilligungsunfähigkeit ist es meist erst nach Wochen oder Monaten möglich, das Faktum der Dauerhaftigkeit, also der Irreversibilität und damit Chronizität mit hinreichender Sicherheit festzustellen. Bei sich langsam entwickelnden Erkrankungen kommen die Festlegungen für das Vorliegen einer dauerhaften Einwilligungsunfähigkeit erst dann zur Geltung, wenn die Betroffenen auch mit bestmöglicher Unterstützung wie einfacher Sprache, Hör- und Lesehilfen oder durch das Abwarten einer geeigneten Situation nicht mehr selbst über die Behandlung entscheiden können. Viele Symptome einer leicht- oder mittelgradigen Demenz wie z. B. auch ausgeprägte Störungen des Kurzzeitgedächtnisses oder der räumlichen Orientierung können durchaus mit einer noch erhaltenen Einwilligungsfähigkeit verbunden sein. Hierfür wird also in diesem Gesprächsabschnitt folglich nicht vorausgeplant, sondern die Entscheidungen würden in dem Moment durch die Person selbst getroffen.

Die Komplexität möglicher Zustände der Einwilligungsunfähigkeit ist im ACP-Gespräch neutral zu vermitteln, damit die verfügende Person diese Szenarien möglichst präzise und vorbehaltlos verstehen und ihren diesbezüglichen Willen mitteilen kann. Hierfür ist es wichtig, sich als Gesprächsbegleitende sowohl der eigenen Bilder und Erfahrungen bewusst zu sein, als auch offen und neugierig für diejenigen der verfügenden Person.

30.2.2 Bedeutung von eigenen Bildern

In einer wissenschaftlichen Umfrage bei 20 Pflegefachpersonen in Schweden wurde Pflegebedürftigkeit als »erbärmlicher Verlust an Selbstbestimmung und Selbstwert« dargestellt (Strandberg & Janssen 2003). Sie sei mit »belastender Verantwortung für das Wohlergehen dieser Menschen« verbunden, die sich in »Form von Schuldgefühlen, Unzulänglichkeit und ständiger Sorge und Besorgnis« zeigen würde. Die Pflegefachpersonen schienen durch das schwierige Leben der Pflegebedürftigen bewegt zu sein und wollten daher alle möglichen Maßnahmen ergreifen, um deren Situation erträglicher zu gestalten.

Häufig sind Ängste vor einem Kontrollverlust oder davor, den Angehörigen zur Last zu fallen, der Anlass, eine Patientenverfügung zu erstellen. Von verfügenden Personen werden häufig Bilder von schwer kranken Menschen auf Intensivstationen »an Schläuchen hängend« oder von schwer pflegebedürftigen Menschen in Pflegeheimen beschrieben. Die verfügenden Personen geben typischerweise an, lieber tot sein zu wollen, als in einem solchen für sie würdelosen Zustand weiterleben zu müssen.

Diese negativen Bilder können eine gut reflektierte Festlegung erschweren, da unter Umständen übersehen wird, dass Menschen auch trotz weitgehender Abhängigkeit und Einwilligungsunfähigkeit – nach allem, was Dritte aus der unmittelbaren Anschauung und dem Erleben heraus hierüber urteilen können – zufrieden sein können.

Es ist daher die Aufgabe der ACP-Gesprächsbegleitung, die individuellen Bilder, Ängste und Erfahrungen der Vorausplanenden zu thematisieren. Für einen jungen, gesunden Menschen sind eine Hirnverletzung infolge eines schweren Unfalls oder einer Hirnblutung ein naheliegenderes und daher leichter vorstellbares Szenario als eine Demenzerkrankung; dies sollte bei der Beschreibung Berücksichtigung finden. Ist hingegen ein degenerativer Gehirnabbauprozess, also eine Demenzerkrankung, bereits diagnostiziert worden, so sollte der mögliche bzw. prognostizierte Verlauf durch die ACP-Begleitung aufgegriffen werden, was ein hohes Maß an Sensibilität und Feingefühl erfordert und voraussetzt, dass die betroffene Person ihr Einverständnis für dieses Gespräch geäußert hat und dieses auch jederzeit unterbrechen kann.

30.3 Weitere Inhalte und Ablauf des Gesprächsabschnitts

Basierend auf den Aussagen im Gesprächsabschnitt Einstellungen/Standortbestimmung reflektiert die ACP-Gesprächsbegleitung zusammen mit der verfügenden Person deren Gedanken und Empfindungen bei der Vorstellung eines Zustands der dauerhaften Einwilligungsunfähigkeit und bespricht das gewünschte Therapieziel sowie den Umfang der medizinischen Behandlungen (▶ Abb. 30.1): Wünscht sie in dem beschriebenen Zustand Maßnahmen mit dem Ziel der Lebenserhaltung (Optionen A oder B) oder ausschließlich Maßnahmen mit dem Ziel der Leidenslinderung – auch dann, wenn lebenserhaltende Maßnahmen möglich und erfolgversprechend wären (Option C)? Will sie spezifische medizinische Behandlungen bei einer dauerhaften Einwilligungsunfähigkeit einschränken?

Die Festlegungen kommen zum einen dann zur Anwendung, wenn lebenserhaltende Maßnahmen (z. B. eine künstliche Ernährung oder ein Nierenersatzverfahren) im Rahmen einer primär potenziell reversiblen Erkrankung (z. B. Schlaganfall oder Schädel-Hirn-Trauma) begonnen wurden und im Verlauf eine dauerhafte Einwilligungsunfähigkeit diagnostiziert wird. Zum anderen bieten sie Orientierung für die medizinische Behandlung in zusätzlichen Krisensituationen bei bereits länger bestehender Einwilligungsunfähigkeit (bspw. Aspirationspneumonie bei fortgeschrittener Demenzerkrankung).

Die ACP-Gesprächsbegleitung achtet darauf, dass die von der verfügenden Person angedachten Festlegungen mit den Aussagen in den Einstellungen/Standortbestimmung konsistent sind. Andernfalls sollte überlegt werden, ob eine Anpassung oder Vertiefung der Überlegungen erforderlich ist. Um die verfügende Person für mögliche Festlegungen für die Situation einer dauerhaften Einwilligungsunfähigkeit zu befähigen, können in der ACP-Gesprächsbegleitung evidenzbasierte Entscheidungshilfen eingesetzt werden. Das Ziel ist eine gemeinsame Entscheidungsfindung im Sinne eines Shared Decision Making (▶ Kap. 4).

30.3.1 Behandlung mit dem Ziel der Lebenserhaltung soweit medizinisch sinnvoll: Option A

Für den Zustand einer dauerhaften Einwilligungsunfähigkeit kann festgelegt werden, dass alle medizinisch sinnvollen (potenziell wirksamen, nicht aussichtslosen) lebenserhaltenden Therapien ohne Einschränkung zur Anwendung kommen (Option A). Die Erfahrung zeigt, dass manche Menschen diese Option für sich als richtig erachten: Sie beurteilen auch eine solche funktional schwer eingeschränkte Lebensphase als für sich und vielleicht auch für andere wertvoll und möchten unabhängig von etwaigen Belastungen alles daransetzen, möglichst lange zu leben. Differenzierte Ausführungen oder Erklärungen in den Einstellungen/Standortbestimmung können – wie bei den anderen Festlegungen auch – dabei helfen, diese Festlegung für die Behandlungsteams im Anwendungsfall nachvollziehbar zu machen.

Wenn eine verfügende Person sich für die Option A ausspricht, kann dies im Einzelfall aber auch Ausdruck davon sein, dass die Auseinandersetzung mit einer Pflegebedürftigkeit oder dem Lebensende bei ihr Angst auslöst, die einer tieferen Auseinandersetzung mit den eigenen Präferenzen entgegensteht. Daran kann zum Beispiel gedacht werden, wenn die Person in den Einstellungen/im Standortgespräch entgegengesetzte Überzeugungen zum Ausdruck gebracht hat. Es zählt zu den besonders anspruchsvollen Aufgaben einer ACP-Gesprächsbegleitung, eine solche Wahrnehmung zu thematisieren und ein Gesprächsangebot zur Bearbeitung dieser ängstlichen Emotion zu machen, ohne die verfügende Person suggestiv zu bedrängen bzw. die von ihr gewünschte Festlegung in Frage zu stellen.

30.3.2 Behandlung mit dem Ziel der ausschließlichen Leidenslinderung/ Palliation: Option C

Tendiert die verfügende Person zu einem rein palliativen Therapieziel im Falle einer dauerhaften Einwilligungsunfähigkeit, so wird sie seitens der ACP-Gesprächsbegleitung dabei unterstützt, die Konsequenzen dieser Festlegung für sich und auch für ihre Angehörigen sowie andere Vertretungspersonen abzuwägen. Es würden dann ausschließlich palliative Behandlungen eingesetzt zur Linderung von Symptomen wie Schmerzen, Atemnot, Übelkeit oder Muskelkrämpfen. Bereits begonnene lebenserhaltende Behandlungen wie z. B. eine künstliche Beatmung, künstliche Flüssigkeits- und Nahrungszufuhr, Dialyse oder bestimmte Medikamente würden nach der sicheren Feststellung des Vorliegens einer dauerhaften Entscheidungsunfähigkeit beendet. Die Person wird weiterhin medizinisch behandelt, begleitet und gepflegt.

IV Advance Care Planning: Das begleitete Vorausplanungsgespräch

Patientenverfügung © ACP Deutschland e.V. 2024-01 | S. 13

Behandlung bei dauerhafter Einwilligungsunfähigkeit

Bei einem aller Wahrscheinlichkeit nach unwiederbringlichen Verlust der Einwilligungsfähigkeit soll für medizinische Behandlungen gelten:

☐ Die folgenden Festlegungen sollen auch für den Fall des sog. **Syndroms reaktionsloser Wachheit** gelten, auch wenn es hier in seltenen Einzelfällen noch nach Jahren zu Verbesserungen kommen kann.

THERAPIEZIEL = Lebenserhaltung

☐ **A** ●●●●● Uneingeschränkte Notfall- und Intensivtherapie einschließlich einer Herz-Lungen-Wiederbelebung

THERAPIEZIEL = abhängig von der Ermittlung des Patientenwillens durch den Vertreter

☐ **B** ●●●●● Begrenzung lebenserhaltender Behandlung durch meinen Vertreter auf Grundlage der „Einstellungen" (S. 3) und gegebenenfalls der weiteren hier getroffenen Festlegungen.

☐ Lebenserhaltende Behandlung nur, wenn ich nach Einschätzung des Vertreters noch überwiegend **Freude am Leben** empfinde.

☐ Bei Eintreten folgender Zustände sollen keine lebenserhaltenden Maßnahmen mehr durchgeführt werden (gemäß Option C: Therapieziel = Linderung):

☐ **In einer lebensbedrohlichen Situation soll gelten:**

Nur 1 Kreuz!
- ☐ **Keine Herz-Lungen-Wiederbelebung** (→ *FeNo dementsprechend höchstens B0*)
- ☐ **Keine Herz-Lungen-Wiederbelebung Keine invasive (Tubus-) Beatmung** (→ *FeNo dementsprechend höchstens B1*)
- ☐ **Keine Herz-Lungen-Wiederbelebung Keine invasive (Tubus-) Beatmung Keine Behandlung auf Intensivstation** (→ *FeNo dementsprechend höchstens B2*)

☐ Keine Nierenersatztherapie (Dialyse)
☐ Keine künstliche Ernährung über z.B. Magensonde („PEG") oder die Vene
☐ Keine

⚠ **Es ist Aufgabe meines Vertreters, die aktuell gültige FeNo (S. 7) und ggf. laufende Behandlungen mit dem Ziel der Lebenserhaltung im zeitlichen Verlauf entsprechend meinen vorstehenden Festlegungen anzupassen!**

THERAPIEZIEL = Linderung (Palliation), nicht Lebenserhaltung

☐ **C** ●●●●● Ausschließlich lindernde Maßnahmen.

Dies soll auch gelten, wenn ich in den Augen anderer noch Freude am Leben habe!

Laufende Behandlungen mit dem Ziel der Lebenserhaltung sollen unter Inkaufnahme des dann möglicherweise eintretenden Todes abgebrochen werden, insbesondere auch die künstliche Zufuhr von Nahrung und Flüssigkeit.

Datum — Vorname — Name — Handzeichen

Abb. 30.1: »Behandlung bei dauerhafter Einwilligungsunfähigkeit« zur Dokumentation dieses Gesprächsabschnitts nach den Standards der ACP Deutschland e. V. (ACP Deutschland, mit freundlicher Genehmigung)
Bitte beachten: Die ACP Deutschland empfiehlt die ausschließliche Verwendung ihrer Formulare durch hierfür spezifisch nach den Standards der ACP Deutschland geschulten ACP-Gesprächsbegleiter*innen (Kursangebote unter www.advancecareplanning.de; für die Schweiz vgl. www.acp-swiss.ch).

Die Entscheidung für Option C hat zur Folge, und dies ist mit der verfügenden Person und ggf. ihren Angehörigen ausdrücklich zu besprechen, dass der Einsatz potenziell lebenserhaltender Maßnahmen im Extremfall auch dann unterbleiben würde, wenn die dauerhafte Entscheidungsunfähigkeit – was nicht selten der Fall ist – mit guter körperlicher Funktionalität und/oder zufriedener seelischer Stimmungslage einhergehen würde und wenn die medizinischen Erfolgsaussichten für eine Überwindung der jeweiligen akuten Krise (mit der Folge, dass der stabile Zustand der dauerhaften Entscheidungsunfähigkeit wiederhergestellt werden kann) sehr gut wären. Die Festlegung von Option C bedeutet demnach (in, wenn man so will, radikaler Abkehr vom Prinzip der »Reichweitenbeschränkung« von Patientenverfügungen), dass die Tatsache des irreversiblen Autonomieverlusts Grund für den Verzicht auf jegliche Behandlung mit dem Ziel der Lebenserhaltung sein soll, ungeachtet der unter Umständen sehr guten Aussichten dieser Behandlung, einen von Dritten vielleicht als objektiv passabel und subjektiv soweit erkennbar mit Zufriedenheit einhergehenden Zustand wiederherzustellen. Diese Implikationen, die in dem in Option C enthaltenen Satz »Dies soll auch gelten, wenn ich in den Augen anderer noch Freude am Leben habe« ausgedrückt werden, sind der verfügenden Person anschaulich vor Augen zu führen – auch unter Berücksichtigung der Auswirkung, die eine solche Entscheidung möglicherweise auf Angehörige haben kann. Letztere sollten auch und gerade bei diesem Gesprächsabschnitt – gleich welche Festlegung getroffen wird – wo irgend möglich und gewünscht aktiv beteiligt werden.

Vor einer Festlegung auf Option C ist es im Sinne einer umfassenden Befähigung der vorausplanenden Person erforderlich, als mögliche Alternative die Option B zu beschreiben, die erfahrungsgemäß von vielen Menschen als eine für sie am ehesten tragfähige Lösung wahrgenommen wird. Ähnlich wie eine spontan geäußerte Präferenz für Option A Ausdruck einer unreflektierten Angst vor Abhängigkeit oder vor dem Sterben sein kann, kann manchmal auch umgekehrt der Eindruck entstehen, dass der Präferenz für Option C eine ebensolche Angst vor Kontrollverlust zugrunde liegt. Wie dort ist es auch hier die anspruchsvolle Aufgabe der ACP-Gesprächsbegleitung, die vermutete Emotion einfühlsam anzusprechen und gegebenenfalls das Angebot einer Bearbeitung zu machen, um die Person zu befähigen, soweit als irgend möglich eine nicht angstgeleitete, sondern ihr entsprechende und für sie richtige Entscheidung zu treffen. Die Begründung der Therapiezielwahl wird in der ACP-Gesprächsbegleitung genau herausgearbeitet und dokumentiert, um die Entscheidung im Nachhinein für die Beteiligten und Betroffenen möglichst nachvollziehbar zu machen.

30.3.3 Lebenserhaltende Behandlung mit Einschränkungen: Option B

Option B ermöglicht festzulegen, dass lebenserhaltende Maßnahmen im Zustand der dauerhaften Einwilligungsunfähigkeit zwar prinzipiell noch erwünscht sind, jedoch in Abhängigkeit von zusätzlichen Bedingungen, deren Vorliegen nach dem Willen der verfügenden Person situativ von der vertretenden Person ermittelt werden soll, eingeschränkt werden können. Das bedeutet, dass lebenserhaltende Maßnahmen global in ihrem Umfang eingeschränkt und/oder von einem bestimmten Zustand abhängig gemacht werden können. Angesichts einer potenziell lebensbedrohlichen Krise hat die vertretende Person dann die Aufgabe, den aktuellen Zustand hinsichtlich der im Voraus festgelegten Kriterien zu prüfen und dementsprechend das Therapieziel zu vertreten und gegebenenfalls den Umfang lebenserhaltender Maßnahmen sowie den Wechsel des Therapieziels auf Palliation gemeinsam mit dem Behandlungsteam festzulegen.

Die ACP-Gesprächsbegleitung hat daher zum Ziel, die verfügende Person zu befähigen, innerhalb der Option B Festlegungen auf zwei Ebenen zu treffen:

Therapieziel abhängig von vorab definierten Kriterien

Die Option B bietet die Möglichkeit festzulegen, das Therapieziel in Abhängigkeit von vorab definierten Kriterien festzulegen. Wird das Therapieziel davon abhängig gemacht, ob die betroffene Person aus Sicht des Vertreters zum Zeitpunkt der Therapieentscheidung beispielsweise noch (überwiegend) »Freude am Leben« empfindet (was erfahrungsgemäß von vielen Menschen als passendes Kriterium wahrgenommen wird) oder ob sie »die eigenen Kinder noch erkennt«, so ist es die Aufgabe der vertretungsberechtigten Person, bei der Anwendung der Patientenverfügung das zum Zeitpunkt der Entscheidung vordefinierte Kriterium einzuschätzen und dabei so gut als möglich die Perspektive des Betroffenen einzunehmen. Das »Nicht-mehr-Erkennen« naher Angehöriger wird von der vorausplanenden Person nicht selten als Kriterium für eine Änderung des Therapieziels gewählt. Aufgabe der ACP-Gesprächsbegleitung ist es dann, daran zu erinnern, dass solche funktionalen Meilensteine durchaus verlorengehen können, ohne dass damit notwendig »Freude am Leben« oder »Zufriedenheit« – soweit Dritte das in der Situation empfinden und beurteilen können – eingeschränkt werden.

Die verfügenden Personen werden daher im ACP-Gespräch unterstützt, sich (wo immer möglich gemeinsam mit den vertretenden Personen) zur Frage auszutauschen, welche Zeichen am ehesten darauf hindeuten würden, dass die verfügende Person keine Maßnahmen der Lebenserhaltung mehr wollen würde und dementsprechend die Kriterien für eine Therapiezieländerung festzuhalten. Die entsprechende Frage könnte zum Beispiel lauten: »Was meinen Sie – woran würde Ihr Sohn wohl merken, dass Sie keine Lebensfreude mehr empfinden?« Die Umsetzung der Therapiezieländerung erfolgt dann bei Eintritt des beschriebenen Zustandes.

Lebenserhaltende Behandlung mit Einschränkungen der medizinischen Maßnahmen

Das Formular der dauerhaften Einwilligungsunfähigkeit bietet in Option B zudem die Möglichkeit, über diese situationsabhängig zu bewertenden Kriterien hinaus bestimmte, empirisch als besonders belastend und/oder wenig erfolgreich einzuschätzende Maßnahmen mit dem Ziel der Lebenserhaltung global, also unabhängig vom dann gegebenen Zustand, im Voraus auszuschließen: den Versuch einer Herz-Lungen-Wiederbelebung, eine invasive Beatmung, eine Verlegung auf eine Intensivstation, eine künstliche Ernährung bzw. Flüssigkeitsgabe sowie eine dauerhafte Nierenersatztherapie (Dialyse). Die verfügende Person wird im Rahmen des ACP-Gesprächs in der Entscheidung unterstützt. Auch hier können evidenzbasierte Entscheidungshilfen herangezogen werden. Dabei ist es Aufgabe der ACP-Gesprächsbegleitung, darauf zu achten, dass diese Festlegungen mit den für eine Notfallsituation (▶ Kap. 28) und für den Zustand der länger andauernden Einwilligungsunfähigkeit (▶ Kap. 29) getroffenen Festlegungen konsistent sind.

Dies kann im Ergebnis beispielsweise bedeuten, dass eine Person im Zustand einer dauerhaften Einwilligungsunfähigkeit zwar, soweit dies medizinisch indiziert ist, mit dem Ziel der Lebenserhaltung behandelt werden möchte, solange sie nach Einschätzung der vertretenden Person »Freude am Leben hat«, dass sie aber zum Beispiel sowohl eine Herz-Lungen-Wiederbelebung als auch eine invasive Beatmung kategorisch ausschließt, d. h. die Entscheidung über diese beiden Maßnahmen schon jetzt trifft und nicht der sie vertretenden Person überlässt. In einer Krisensituation würden folglich zwar lebenserhaltende Maßnahmen ergriffen, im Fall einer Ateminsuffizienz aber nicht mit einer künstlichen Beatmung begonnen, sondern die Atemnot mit sedierenden Medikamenten symptomatisch (lindernd) behandelt.

30.3.4 Sonderfall »Wachkoma«

Der neurologisch attestierte Zustand einer dauerhaften Bewusstlosigkeit, d. h. eines Syndroms reaktionsloser Wachheit (»Wachkoma«), kann mit der minimalen Aussicht verbunden sein, dass es auch nach Jahren wieder zu relativen Verbesserungen kommen könnte. Um Klarheit darüber zu erlangen, wie sich die verfügende Person zu einem solchen Syndrom mit minimaler prognostischer Restunsicherheit positioniert, wird dieser Sonderfall explizit besprochen und die Antwort dokumentiert.

30.4 Dokumentation der Festlegungen

Die gemeinsam besprochenen Festlegungen werden zusammengefasst, erläutert, die Ausführungen der Einstellungen/Standortbestimmung nötigenfalls ergänzt und die Dokumentation mit der verfügenden Person vervollständigt. Im ACP-Webtool, wie es in der Schweiz verwendet wird, werden die Festlegungen mit einer individuellen Begründung ergänzt. Durch die individuellen Ausführungen werden die konkreten Festlegungen für die Angehörigen, die vertretungsberechtigten Personen und das Gesundheitsfachpersonal leichter nachvollziehbar. Besondere Sorgfalt sollte auf die Beschreibung der Zustände gelegt werden, bei denen eine Therapiezieländerung gewünscht ist. Vertretende sollten in der Dokumentation darüber informiert werden, dass bei Eintreten der dauerhaften Einwilligungsunfähigkeit die Notfallanordnung »FeNo« (▶ Kap. 28) an die hier gemachten Festlegungen anzupassen ist.

30.5 Ausblick, Chancen, Risiken

Wie für alle anderen Abschnitte des hier vorgestellten ACP-Gesprächs gilt auch für diesen Abschnitt zur Frage der Behandlung bei dauerhafter Einwilligungsunfähigkeit, dass dieses Formular nie von der verfügenden Person allein, d. h. ohne die Unterstützung einer hierfür qualifizierten ACP-Gesprächsbegleitung ausgefüllt werden sollte. Die dieser Dokumentation zugrundeliegenden Konzepte sind noch wenig verbreitet, und zum Thema Patientenverfügung existieren zahlreiche tief verankerte Missverständnisse und andersartige Vorverständnisse. Es ist die Aufgabe der qualifizierten ACP-Gesprächsbegleitung, eine möglichst hohe Aussagekraft und Validität der Festhaltungen zu ermöglichen, indem gerade extreme Festlegungen stets sehr gut besprochen, abgewogen und begründet werden. Ungeachtet dessen bleibt auch hier ein Restrisiko, dass eine Voreingenommenheit oder ein Missverständnis bei der Planung nicht identifiziert und geklärt werden konnte.

Daher ist die Erhebung der Einstellungen/die Standortbestimmung zur Therapiezielklärung essentiell, um individuelle Erklärungen, Ängste und Präferenzen anzusprechen und damit die verfügende Person zu einer bestmöglichen Entscheidung zu befähigen.

Literatur

ACP Deutschland e. V. (2023) ACP-Dokumentation. https://www.advancecareplanning.de (Zugriff 06.04.2023)

ACP Swiss (2023) Dokumente. https://www.acp-swiss.ch/was-ist-acp/dokumente (Zugriff 06.04.2023)

Schöne-Seifert et al. (2016) Advance (Meta-) Directive for Patients with Dementia who appear content: Learning from a nationwide survey. JAMDA 17, 294-299

Strandberg G, Jansson L (2003) Meaning of dependency on care as narrated by nurses. Scandinavian Journal of Caring Science; 17; 84–91

31 Pflegerische und psychosoziale Behandlungspräferenzen im ACP-Konzept

Henrikje Stanze, Friedemann Nauck

Das internationale Konzept des Advance Care Planning (ACP) wurde in den 1990er-Jahren im angloamerikanischen Raum entwickelt. Es verfolgt einen freiwilligen und stetigen Gesprächsprozess zwischen professionell dafür qualifizierten Fachkräften (facilitator/Gesprächsbegleiter*in) und Menschen mit einem Interesse daran, ihre Behandlung im Voraus zu planen. Bei diesen Gesprächen sollten die benannten Bevollmächtigten bzw. möglichen Betreuer*innen sowie die in die Behandlung involvierten Personen (z. B. Ärzt*innen, Pflegefachkräfte usw.) mit eingebunden werden. ACP greift das Prinzip der partizipativen Entscheidungsfindung auf und erweitert dieses für den Fall, dass eine Person nicht (mehr) selbst gefragt werden und somit entscheiden kann. So werden mögliche Behandlungen für gesundheitliche Krisen mit Entscheidungsunfähigkeit besprochen. Auf Grundlage der geäußerten Einstellungen zu Leben, schwerer Krankheit und Sterben werden die Personen mit Verfügungsinteresse darin unterstützt, Entscheidungen für sich zu durchdenken, anzusprechen und zu diskutieren (Stanze & Nauck 2018). Dieser Wille kann dann – wenn gewünscht – niedergeschrieben werden, beispielsweise in einer Patientenverfügung. Durch die stetige Gesprächsbereitschaft und einen dazugehörigen Wiederholungszeitraum kann der vorausverfügte Wille regelmäßig der aktuellen Lebenssituation angepasst werden (Rietjens et al. 2017).

Behandlungsentscheidungen in Bezug auf mögliche Therapieverläufe und -prozesse im medizinischen Bereich sind in Deutschland z. B. durch Gespräche zu einer Patientenverfügung in der Gesellschaft bekannt und finden zunehmend Anerkennung. Die Vorausplanung und Festlegung von Behandlungspräferenzen (wie pflegerischen, psychosozialen usw.) wird bislang kaum praktiziert, vor allem dann nicht, wenn die Personen noch keine pflegerischen oder anderweitigen gesundheitstherapeutischen Bedarfe haben. So kann es sein, dass viele Gespräche über Präferenzen – z. B. im Rahmen von Biografiearbeit – erst dann geführt werden, wenn die betroffene Person darüber selbst nicht mehr entscheiden kann. Dies ist dann vor allem von Nachteil, wenn die Person Wahrnehmungsstörungen mit einhergehender Einwilligungsunfähigkeit hat. Dass Menschen in einem Zustand der Einwilligungsunfähigkeit unklarer Dauer (wie z. B. nach einem schweren Schlaganfall oder komatösen Zuständen weiterer vorausgegangener Krisen) oder in einem Zustand der dauerhaften Einwilligungsunfähigkeit (wie z. B. bei einer fortgeschrittenen Demenzerkrankung oder einer anderen kognitiven Einschränkung) individuelle wahrnehmungsfördernde oder -schonende Behandlungsmaßnahmen benötigen, zeigt seit vielen Jahren das Konzept der Basalen Stimulation (Bienstein & Fröhlich 2012). Darüber hinaus zeigen Studien, dass wahrnehmungsbeeinträchtigte Menschen von auditiven, visuellen und haptischen Reizen profitieren können und dadurch stückweise wacher und orientierter werden (Salmani et al. 2017). Als besonders effektive Stimuli dieser Art haben sich der Einsatz individueller Vorlieben (wie Geschmäcker, Gerüche, Musik), aber auch die Stimmen von bzw. Gespräche mit Angehörigen erwiesen: Diese können einerseits das Erinnerungsvermögen der betroffenen Person individuell anregen, andererseits aber auch beruhigend und symptomlindernd wirken, wodurch es zu einer deutlichen »Einsparung« sedierender und analgetischer Medikamente kommen kann.

Die wenigsten Menschen dokumentieren im Voraus, welche Erinnerungen sie mit gewissen Gerüchen, Geschmäckern o. Ä. assoziieren, die womöglich ihre Wahrnehmungsbeeinträchtigung verstärken oder positiv beeinflussen würden. Aber auch gewisse traumatische Erlebnisse wurden mit den eigenen Kindern oder potenziellen Vorsorgebevollmächtigten womöglich nie kommuniziert und können in einem wahrnehmungsbeeinträchtigten Zustand von Pflegefachkräften, Physiotherapeut*innen, Sozialarbeiter*innen usw. im Rahmen des multiprofessionellen Behandlungskonzeptes nicht beachtet werden. Ein ACP-Gespräch bietet die Chance, nicht nur über medizinische Behandlungspräferenzen zu sprechen, sondern auch Themen zu fokussieren, die in jeglichen Zuständen der Einwilligungsunfähigkeit (ob unklarer und ggf. vorübergehender Dauer, aber auch dauerhaft) die Wahrnehmung positiv oder negativ beeinflussen können. In der Heilerziehungspflege ist es seit Jahrzehnten üblich, bei Menschen mit kognitiven Beeinträchtigungen die Wahrnehmung durch Anwendung des Konzepts der Basalen Stimulation zu fördern (Fröhlich 2015). Auch in ambulanten und stationären Pflegesituationen sowie in der Palliativversorgung hat sich dieses Konzept zunehmend etabliert und sollte aufgrund der guten Erfahrungen bereits im Rahmen der Vorausplanung mit angesprochen werden. Eine Vermittlung von Informationen und ein Anregen von Gesprächen hierzu in der Familie ist hilfreich und erforderlich, um vor allem pflegerische, aber auch physiotherapeutische und psychosoziale Maßnahmen einleiten zu können, die einen einwilligungsunfähigen und somit wahrnehmungsbeeinträchtigten Menschen ganzheitlich fördern und unterstützen. Darüber hinaus können auch spirituelle Bedürfnisse mit aufgenommen werden.

In besonderer Weise ist diese umfassende Information in einer Behandlungs- und Versorgungssituation von Relevanz, in der der Schwerpunkt der Behandlung und Begleitung auf der Palliativversorgung liegt. Ziel ist es, auf einen Menschen und seine Angehörigen bei schwerer Krankheit und im Sterben so eingehen zu können, dass die individuellen Bedarfe, Bedürfnisse und Ressourcen voll genutzt werden können, um gerade bei kognitiv eingeschränkten Menschen eine möglichst hohe Lebensqualität zu erlangen. Insofern sollte jedem schwerkranken und sterbenden Menschen, ob mit oder ohne Bedarf an spezialisierter oder allgemeiner Palliativversorgung, frühzeitig ein Gespräch über pflegerische, spirituelle und andere nichtmedizinische Behandlungspräferenzen zuteilwerden. Dabei gilt es, im Hinblick auf eine schwere, progrediente Erkrankung über die Vielzahl möglicher belastender Symptome und die Bedürfnisse der Patient*in und ihrer Familie (z. B. den Wunsch nach Selbstständigkeit) zu sprechen, um ein individuelles pflegerisches Ziel unter Berücksichtigung aller Faktoren zu erarbeiten.

Ein weiterer Aspekt ist bei der Ausrichtung der ACP-Gespräche über pflegerische sowie psychosoziale Behandlungspräferenzen zu beachten. Pflegerische Maßnahmen, die ohne ärztliche Anordnung, z. B. im Rahmen von Prophylaxen, durchgeführt werden, können einen lebenserhaltenden Effekt haben. So kann die Umsetzung der Pflegeprophylaxen bei professioneller und regelmäßiger Durchführung einen positiven Effekt auf die Lebenszeit haben. Eine Pneumonieprophylaxe kann beispielsweise einer schweren, krisenhaften Lungenentzündung entgegenwirken und somit ansonsten erforderliche medizinische und damit indizierte lebenserhaltende Maßnahmen verhindern. Sollten solche indizierten medizinischen Maßnahmen für eine bestimmte Lebenssituation und eintretende Krankheitssituation im vorausverfügten Willen begrenzt worden sein, kann die prophylaktische Durchführung von Pflegemaßnahmen dem entgegenwirken.

Liegt kein entsprechend vorausverfügter Wille vor, wird Pflegefachkräften zudem durch die Vorgaben des Medizinischen Dienstes (MD) ein Abwägen darüber, welche Maßnahmen tatsächlich im Sinne der Patient*in durchgeführt werden sollen, erschwert – vor allem dann, wenn die Patient*in bzw. Bewohner*in noch nicht im Sterben liegt, aber einwilligungsunfähig ist (Stanze 2019).

Exemplarisch sei dies an der Dekubitusprophylaxe erläutert (DNQP 2017). Es ist pflegerischer Standard und wissenschaftlich untersucht, dass durch die regelmäßige Lagerung ein Dekubitus vermieden werden kann. Damit wird das Auftreten eines Dekubitus oft mit fachlicher Inkompetenz, unterlassener Hilfeleistung oder Bequemlichkeit der Pflegenden verknüpft. Bei weit fortgeschrittenen Erkrankungen oder in der Sterbephase kann es Argumente geben, die gegen eine konsequente Anwendung prophylaktischer Maßnahmen sprechen, womit der Tod schneller eintreten kann. Eine einwilligungsunfähige Person kann einer solchen pflegerischen Maßnahme ggf. nicht mehr zustimmen oder diese ablehnen. Dies gilt nicht nur für die Dekubitusprophylaxe, sondern auch für weitere Prophylaxen, wie die Pneumonieprophylaxe. Insofern ist es hilfreich, wenn mit Menschen bereits frühzeitig über eine mögliche Unterlassung der Durchführung prophylaktischer pflegerischer oder physiotherapeutischer Maßnahmen gesprochen wird. So kann eine Patient*in die Pneumonieprophylaxe ebenso wie die antibiotische Therapie der Pneumonie für sich ablehnen, um sein Leben nicht unnötig zu verlängern oder ein Sterben zuzulassen. Dann ist jedoch eine ausreichende Linderung einer mit der Pneumonie einhergehenden Luftnot als palliative Maßnahme anzubieten. Menschen sollten die Chance haben, auch über bestimmte pflegerische Maßnahmen, die einen Effekt auf die Lebenszeit haben können, aufgeklärt zu werden. Gespräche im Rahmen von ACP eignen sich hierfür, doch ist dies explizit in den bislang vorliegenden Konzepten in Deutschland nicht ausreichend mitgedacht. Studien sollten zukünftig hierbei dazu beitragen aufzuklären, inwiefern solche Gespräche von Bewohner*innen und Patient*innen gewünscht werden und wie diese Wünsche der Patient*innen in einheitlichen Bögen so dokumentiert werden könnten, dass diese im Fall der Nichteinwilligungsfähigkeit nachvollziehbar umgesetzt werden können.

Literatur

Bienstein C, Fröhlich A (2012) Basale Stimulation® in der Pflege: Die Grundlagen. 7., korr., überarb. u. erg. Edition. Bern: Hogrefe AG.

Deutsches Netzwerk für Qualitätsentwicklung in der Pflege (DNQP) (Hrsg.) (2017) Expertenstandard Dekubitusprophylaxe in der Pflege – 2. Aktualisierung 2017; Schriftenreihe des Deutschen Netzwerks für Qualitätsentwicklung in der Pflege. Osnabrück.

Fröhlich A (2015) Basale Stimulation: Ein Konzept zur Arbeit mit schwer beeinträchtigten Menschen. Düsseldorf: Bundesverband f. körper- u. mehrfachbehinderte Menschen.

Rietjens JAC, Sudore RL, Connolly M et al. (2017) Definition and recommendations for advance care planning: an international consensus supported by the European Association for Palliative Care. Lancet Oncol 18(9): e543–e551.

Salmani F, Mohammadi E, Rezvani M et al. (2017) The effects of family-centered affective stimulation on brain-injured comatose patients' level of consciousness: A randomized controlled trial. International Journal of Nursing Studies 74: 44–52.

Stanze H, Nauck F (2018) »Advance Care Planning« in der Onkologie. Behandlungswünsche Immer wieder besprechen. Im Focus Onkologie 21: 59–62.

Stanze H (2019) Versorgungsplanung im Spannungsfeld – »Pflegequalität versus Selbstbestimmung«. Zeitschrift für Palliativmedizin 20(04): 175–179.

32 Vorausplanung und Organspende

Georg Marckmann, Jürgen in der Schmitten

32.1 Einleitung

Viele Menschen möchten nicht nur im Rahmen eines Advance-Care-Planning-Prozesses Vorsorge für Behandlungsentscheidungen bei Verlust der Einwilligungsfähigkeit treffen, sondern darüber hinaus erklären, ob sie bei Eintritt eines unumkehrbaren Ausfalls der Gehirnfunktionen ihre Organe spenden wollen oder nicht (Wagner et al. 2019). Der vorliegende Beitrag erläutert, welche Fragen sich beim Zusammenspiel zwischen der Vorausplanung lebenserhaltender Maßnahmen mittels einer Patientenverfügung und einer Erklärung zur Organspendebereitschaft bspw. mittels eines Organspendeausweises ergeben. Insbesondere bietet er Hinweise, wie mögliche Konflikte zwischen einer gewünschten Begrenzung lebenserhaltender Maßnahmen einerseits und einer Bereitschaft zur Organspende andererseits im Rahmen des Vorausplanungsgesprächs identifiziert, angesprochen und geklärt sowie der resultierende Patientenwille handlungsleitend dokumentiert werden kann.

32.2 Der irreversible Hirnfunktionsausfall als Voraussetzung der Organspende

Eine akute schwerste Schädigung des Gehirns (z. B. durch eine Hirnblutung oder ein Schädel-Hirn-Trauma) kann einen unumkehrbaren Ausfall der Hirnfunktionen des Betroffenen zur Folge haben. Diese Patienten können dann für eine Organspende in Frage kommen, da der irreversible Hirnfunktionsausfall bei entsprechend fortgesetzter intensivmedizinischer Behandlung mit einer Aufrechterhaltung des Blutkreislaufs und infolgedessen mit einer Durchblutung und somit Erhaltung transplantierbarer Organe vereinbar ist.

In Deutschland ist die Entnahme von Organen nur dann zulässig, wenn der Organspender oder eine diesem besonders nahestehende Person in die Entnahme eingewilligt hat (sog. erweiterte Zustimmungslösung, vgl. Transplantationsgesetz (TPG) § 3 & § 4). Darüber hinaus muss der Tod des Organspenders »nach Regeln, die dem Stand der Erkenntnisse der medizinischen Wissenschaft entsprechen, festgestellt« werden (TPG § 3 Abs. 1 Nr. 2). Vor der Organentnahme muss »der endgültige, nicht behebbare Ausfall der Gesamtfunktion des Großhirns, des Kleinhirns und des Hirnstamms« diagnostiziert sein (TPG § 3 Abs. 2 Nr. 2). Dieser Zustand, der auch als »Hirntod« bezeichnet wird, wurde 1968 von einem Ad-Hoc-Komitee der Harvard Medical School als Tod des Menschen definiert, um damit, wie die Autoren selbst ausführten, zwei damals anders nicht überwindbar erscheinende Probleme zu lösen: Zum einen sollte für Intensivpatienten mit einer schwersten irreversiblen Gehirnschädigung ein Kriterium für den Verzicht auf lebenserhaltende Maximaltherapie gewonnen werden. Zum anderen sollte das Hirntod-Konzept ermöglichen, bei einem – nunmehr für tot erklärten – Menschen mit intensivmedizinisch fortgesetzter Beatmung und Herz-Kreislauf-Unterstützung qualitativ hochwertige Organe für die Transplantation zu entnehmen.

In Deutschland ist die Gleichsetzung des sog. Hirntods mit dem Tod des Menschen nicht (explizit) durch das TPG vorgegeben, sondern durch eine Richtlinie der Bundesärztekammer, die gemäß TPG die Regeln zur Feststellung des Todes und des irreversiblen Hirnfunktionsausfalls festlegt: »Mit der Feststellung des endgültigen, nicht behebbaren Ausfalls der Gesamtfunktion des Großhirns, des Kleinhirns und des Hirnstamms (irreversibler Hirnfunktionsausfall) ist naturwissenschaftlich-medizinisch der Tod des Menschen festgestellt« (Bundesärztekammer 2022). Der früher gebräuchliche Begriff »Hirntod« wird durch die Bezeichnung »irreversibler Hirnfunktionsausfall« (IHA) ersetzt. Die Richtlinie macht detaillierte Vorgaben, unter welchen Voraussetzungen »sicher und unzweifelhaft« von einem IHA ausgegangen werden kann und mit welchen Untersuchungsmethoden dieser nachgewiesen werden kann. Um die IHA-Diagnostik durchzuführen, die auch eine gewisse Wartezeit für den Nachweis der Irreversibilität des IHA vorsieht, müssen bei den betroffenen Patienten Beatmung und Kreislaufunterstützung intensivmedizinisch aufrechterhalten werden, bis nach der sicheren Feststellung des IHA die Organe entnommen werden können. Die anhaltende Diskussion, wie umfassend der irreversible Hirnfunktionsausfall ist bzw. welche Hirnfunktionen ungeachtet eines Ausfalls der »Gesamthirnfunktion« noch erhalten sein können sowie Kontroversen zur Diagnostik des irreversiblen Hirnfunktionsausfalls lassen wir hier außen vor.

32.3 Exkurs: Der irreversible Hirnfunktionsausfall als Tod des Menschen

Ob der irreversible Hirnfunktionsausfall mit dem Tod des Menschen gleichgesetzt werden kann, wie dies der geltenden Rechtslage und den Richtlinien der Bundesärztekammer entspricht, wurde von Anfang an kontrovers diskutiert (vgl. z. B. Jonas 1974; Hoff & in der Schmitten 1995; Deutscher Ethikrat 2015). Die Debatte flammte vor einigen Jahren erneut auf, als die Bioethikkommission des US-Präsidenten die gängige medizinisch-naturwissenschaftliche Begründung für die Gleichsetzung des Hirntods mit dem Tod des Menschen für nicht mehr haltbar erklärte (President's Council on Bioethics 2008): Das Gehirn besitze nicht die zentrale, unverzichtbare Integrationsfunktion für den Organismus, da viele integrierte Prozesse im Körper auch bei »hirntoten« Patienten weiter ablaufen (u. a. Regulation der Körpertemperatur, Wundheilung, Infektionsbekämpfung, bis hin zum Austragen einer Schwangerschaft). Neben dieser biologischen Kritik ist die dem Hirntod-Kriterium immanente Reduktion menschlichen Lebens auf kognitive Leistungen umstritten (Höfling 1995). Hinzu kommen pragmatische Bedenken gegenüber der Hirntod-Konzeption, da diese in verschiedener Hinsicht nicht unserem lebensweltlichen und kulturellen Todesverständnis entspricht: »Hirntote« Patienten weisen viele komplexe

»Lebenszeichen« auf (z. B. warme, durchblutete Haut, Stoffwechsel und Körperausscheidungen, Immunreaktionen), die auf einen intakten Organismus schließen lassen, sie sind äußerlich nicht von anderen beatmeten Intensivpatienten zu unterscheiden und werden anders behandelt, als dies bei einem Leichnam sonst üblich ist (u. a. Ansprache durch das Pflegepersonal, Gabe von Schmerzmedikamenten). Das führt zu einer kognitiven Dissonanz, die sprachlich mitunter kaum zu überbrücken ist (so können Patienten mit IHA erfolgreich »reanimiert« werden, und sie »sterben«, wenn die intensivmedizinische Behandlung beendet wird und der Blutkreislauf zum Stillstand kommt), und in manchen Rechtsbereichen zu Widersprüchen führt (wie in der Entscheidung des Amtsgerichts Würzburg, für eine schwangere Frau mit IHA eine Betreuung einzurichten, weil diese ausweislich ihrer intakten Schwangerschaft – die überdies nach 145 Tagen intensivmedizinischer Behandlung in der 31. Schwangerschaftswoche mit der Spontangeburt eines gesunden Kindes endete – »keine Leiche« sei) (zitiert nach Beckmann 2023). Vor dem Hintergrund dieser vielfältigen Einwände ist auch in Deutschland die Kritik an der Gleichsetzung des IHA mit dem Tod des Menschen von ethischer und rechtlicher Seite bis heute nicht verstummt (Deutscher Ethikrat 2015; Beckmann 2023).

Weithin unumstritten ist hingegen der IHA als Voraussetzung für die Entnahme von Organen und Gewebe zu Transplantationszwecken.[169] Während die Frage, ob der Mensch mit einem IHA als tot anzusehen ist oder nicht, für den Einzelnen bei der Entscheidung über die Organspende durchaus eine Bedeutung haben kann, ist sie für die hier vorliegende Frage nach dem Verhältnis zwischen Patientenverfügung und Organspendeerklärung nur insofern relevant, als die anhaltende »Hirntod«-Kontroverse und somit der umstrittene Status eines »hirntoten« Patienten im Sinne einer Transparenz und Befähigung zur selbstbestimmten Entscheidung Teil der Aufklärung zur Organspende sein sollte. Gänzlich unstrittig ist dagegen, dass vielfach schon lange *vor*, spätestens aber *bei* Eintritt des IHA mit Blick auf die betroffene Person eine Aufrechterhaltung der kreislauf- und somit lebenserhaltenden Maßnahmen nicht mehr indiziert, sondern es vielmehr als ethische und rechtliche Verpflichtung anzusehen ist, diese Maßnahmen in Ermangelung jeglicher Aussicht auf Wiedererlangung jedweder kognitiver Funktionen zu beenden – es sei denn, es liegt eine erklärte Bereitschaft zur Organspende vor.

32.3 Zum Verhältnis von Patientenverfügung und Organspende

Auf den ersten Blick liegt es nahe, Patientenverfügung (PV) und Organspendeausweis (OSA) miteinander in Verbindung zu bringen: Bei beiden handelt es sich um eine Vorausplanung für den Fall schwer(st)er Erkrankung. Bei näherem Hinsehen wird aber deutlich, dass die Anliegen, die Menschen mit PV und OSA jeweils verfolgen, nicht ohne Weiteres kongruent sind oder sich sogar entgegenstehen können.

Eine PV wird von den meisten Menschen ausgefüllt, um den Einsatz lebenserhaltender

---

169 Diskutiert wird allerdings, ob zusätzlich auch eine Organentnahme nach einem Herzstillstand *(non heart beating donors)* möglich sein sollte, wie dies u. a. in der Schweiz, in Spanien, England, den Niederlanden und den USA der Fall ist – ohne dass in diesem Fall der »Hirntod« nachweislich eingetreten zu sein braucht.

Maßnahmen gegenüber dem medizinisch Möglichen bzw. Vertretbaren unter definierten Umständen *zu begrenzen*.[170] Der Tod tritt dann bei Vorliegen der definierten Umstände infolge der PV voraussichtlich *früher* ein, als dies bei unvermindertem Einsatz der lebenserhaltenden Maßnahmen zu erwarten gewesen wäre. Die Zielsetzung der Vorausverfügung besteht somit darin zu verhindern, in einem für den Betroffenen nicht mehr akzeptablen Zustand weiter am Leben gehalten zu werden.

Mit der Erklärung der Bereitschaft zu einer Organspende in einem OSA geht typischerweise der Auftrag einher, bei einer schwersten Schädigung des Gehirns die intensivmedizinischen Maßnahmen *länger fortzusetzen*, als dies ohne die Aussicht auf eine mögliche Organspende angezeigt wäre, nämlich bis der erwartet irreversible Hirnfunktionsausfall nach den Richtlinien der Bundesärztekammer formal festgestellt werden konnte. Ohne das Vorliegen eines OSA erlaubt in vielen Fällen schon die Diagnose einer schwersten Hirnschädigung – also noch bevor ein IHA eingetreten ist – die sichere Feststellung, dass diese Hirnschädigung unweigerlich zu einem zunehmenden und zuletzt totalen Ausfall der Hirnfunktionen fortschreiten wird, und die darauf gegründete Beendigung lebenserhaltender Maßnahmen. Die Feststellung des IHA ist nach heutigen medizinethischen und -rechtlichen Standards also nicht erforderlich, um bei einer schweren Hirnschädigung die Entscheidung zur Beendigung lebenserhaltender Maßnahmen aufgrund prognostischer Aussichtslosigkeit zu treffen.

Bei Vorliegen eines OSA tritt der Tod infolge der darin getätigten Festlegung in der Regel daher *später* ein, als dies bei Beendigung des Einsatzes lebenserhaltender Maßnahmen gemäß erklärten oder mutmaßlichen Patientenwillen der Fall gewesen wäre: Atmung und Kreislauf werden bei einer schwersten, irreversiblen Gehirnschädigung weiter aufrechterhalten, nicht weil die Prognose unsicher ist und der betroffene Patient daher unter Umständen davon direkt profitieren könnte, sondern allein um seine Organe solange bestmöglich zu erhalten, bis die Hirntoddiagnostik durchgeführt und die Organe transplantiert werden können. Ohne das Vorliegen eines OSA wären dagegen aber mit Blick auf die medizinische Indikation und den vorausverfügten Patientenwillen bereits zuvor eine Änderung des Therapieziels erfolgt, die lebenserhaltenden Maßnahmen dementsprechend beendet und damit der Eintritt des Todes zugelassen worden.

Damit wird deutlich, dass die erklärte Bereitschaft zur Organspende und die in einer Patientenverfügung festgelegte Begrenzung lebenserhaltender Maßnahmen in bestimmten Situationen erheblich konfligieren können (vgl. hierzu ausführlicher Schöne-Seifert et al. 2011). Es ist deshalb sinnvoll, bei Patienten, die einer Organspende zustimmen wollen, im Prozess der Vorausplanung diese möglichen Konfliktkonstellationen zwischen der Begrenzung lebenserhaltender Maßnahmen bei einer schwersten Gehirnschädigung und dem Wunsch der Organspende anzusprechen und explizit festzulegen, wie dieser mögliche Konflikt geregelt werden soll.

---

170 Selbstverständlich kann man in einer PV auch dokumentieren, dass der akutmedizinische Standard uneingeschränkt gelten soll. Die resultierende Behandlung ist dann im Ergebnis so, als wenn keine PV vorgelegen hätte, woraufhin in der Regel der akutmedizinische Standard »in dubio pro vita« zur Anwendung kommt.

32.4 Therapiezieländerung und Organspende in der Vorausplanung

Sofern die vorausplanende Person in einer Patientenverfügung nicht nur Festlegungen zum Einsatz lebenserhaltender Maßnahmen beim Verlust der Entscheidungsfähigkeit treffen, sondern darüber hinaus im Falle eines irreversiblen Hirnfunktionsausfalls Organe spenden möchte, sollte sie – neben einer transparenten Aufklärung über den Status von Patienten mit IHA – über die damit verbundenen möglichen Konfliktkonstellationen informiert werden. Insbesondere sollte sie darauf hingewiesen werden, dass im Vorfeld der Organentnahme (vor und auch noch nach der Feststellung des IHA) organprotektive Maßnahmen beim Spender durchgeführt werden (u. a. suffiziente Beatmung, Regelung von Blutdruck und Elektrolythaushalt), um die Funktionsfähigkeit der Organe zu erhalten. Diese Maßnahmen dienen nicht mehr dem Wohlergehen des Patienten (*patientenzentrierte* Behandlung), sondern sollen die Erfolgsaussichten der Organtransplantation verbessern (*spenderzentrierte* Behandlung) (Schöne-Seifert et al. 2011).

Bei einem Patienten mit einer schwersten irreversiblen Gehirnschädigung, bei dem der Eintritt des irreversiblen Hirnfunktionsausfalls (IHA) vermutet oder in absehbarer Zeit erwartet wird, müssen diese organprotektiven Maßnahmen fortgesetzt werden, bis die Diagnostik des IHA nach den Richtlinien der Bundesärztekammer abgeschlossen ist, einschließlich der dafür erforderlichen Wartezeiten, und darüber hinaus noch so lange, bis ein passender Spender identifiziert, vor Ort gebracht und vorbereitet werden konnte.

Diese Fortsetzung der intensivmedizinischen Maßnahmen zur Aufrechterhaltung des Kreislaufs und der Funktion transplantierbarer Organe steht im Gegensatz zum sonst üblichen maximalen akutmedizinischen Vorgehen, das schon deutlich früher seine Grenze findet, und umso mehr zu etwaigen Begrenzungen potenziell lebenserhaltender, aber individuell nicht mehr gewünschter Therapie in einer Patientenverfügung. Viele Menschen legen in einer Patientenverfügung die Beendigung lebenserhaltender intensivmedizinischer Maßnahmen schon für den Fall fest, dass eine Gehirnschädigung dauerhafte Bewusstlosigkeit oder schwerste körperliche und/oder kognitive Einschränkungen absehbar (mit einem individuell als inakzeptabel erscheinenden Risiko, ▶ Kap. 29) zur Folge haben wird. Eine solche Festlegung wäre mit einer Organspende nicht vereinbar bzw. müsste für den (seltenen) Fall, dass aufgrund von Art und Verlauf der Hirnverletzung eine Organspende in Betracht kommt, explizit eine entsprechende Einschränkung erfahren, wenn die Bereitschaft zur Organspende nach dem Willen der betreffenden Person Vorrang haben soll.

Sofern die Betroffenen also Organe spenden möchten, müssen sie konsequenterweise für den Fall eines vermuteten oder in Kürze erwarteten IHA der Fortsetzung von organprotektiven intensivmedizinischen Maßnahmen zustimmen, die sie unter Umständen in ihrer Patientenverfügung ausgeschlossen haben. Die Bereitschaft zur Organspende muss also im Konfliktfall mit den Festlegungen der Patientenverfügung ausdrücklich Vorrang erhalten, wenn eine Organspende ermöglicht werden soll. Für den Vorausplanungsprozess bedeutet dies, dass ACP-Gesprächsbegleiter diesbezüglich spezifisch qualifiziert und entsprechend kompetent sein müssen, um vorausplanende Personen zu befähigen, das komplexe Zusammenspiel dieser beiden Vorausplanungsthemen zu durchdringen und für sich gut zu entscheiden. Dabei ist zu beachten, dass ACP bisher aus guten Gründen vor allem chronisch kranken oder gebrechlichen Menschen angeboten wird, während Aufrufe zur Organspende sich vorrangig an jüngere gesunde Menschen richten. Es gibt bisher noch wenig Erkenntnisse darüber, ob und in welchem Umfang ACP für jüngere gesunde Menschen regelmäßig empfehlenswert wäre und ob in diesen Fällen elektronische Informationen, in die das Thema Organspende ggf. zu integrieren wäre, ergänzend oder alternativ zu einer persönlichen Gesprächsbegleitung hilfreich sein könnten.

Das Ergebnis der Überlegungen zur Organspende im Kontext von ACP sollte dann entsprechend in der Patientenverfügung dokumentiert werden, beispielsweise wie folgt in einem eigenen Abschnitt zur Organspende (vgl. Bundesministerium der Justiz 2023):

Festlegung zur Organentnahme bei (absehbarem) unumkehrbarem Verlust der Gehirnfunktion

Bitte nur eine der beiden nachstehenden Alternativen ankreuzen, sonst ungültig!

☐ Ich stimme einer Entnahme meiner Organe nach Feststellung des irreversiblen Ausfalls meiner Gehirnfunktion zu Transplantationszwecken zu (siehe meinen separaten Organspendeausweis). *Die Bereitschaft zur Organspende soll in einem möglichen Konfliktfall mit den Festlegungen meiner Patientenverfügung Vorrang erhalten.* Dies bedeutet: Komme ich nach ärztlicher Einschätzung bei einem sich abzeichnenden irreversiblen Hirnfunktionsausfall als Organspender/in in Betracht und müssen dafür intensivmedizinische Maßnahmen für einen begrenzten Zeitraum fortgesetzt werden, die ich in meiner Patientenverfügung möglicherweise ausgeschlossen habe, so geht die von mir erklärte Bereitschaft zur Organspende vor, d. h. die intensivmedizinischen Maßnahmen sollen dann ungeachtet etwaiger Festlegungen in meiner Patientenverfügung durchgeführt und die Organentnahme zugunsten eines Empfängers dadurch ermöglicht werden.

oder

☐ Ich lehne eine Entnahme meiner Organe zu Transplantationszwecken ab. Bei (absehbarem) Eintritt eines irreversiblen Hirnfunktionsausfalls soll von einer intensivmedizinischen Aufrechterhaltung dieses Zustands abgesehen und mein Sterben zugelassen werden.

32.5 Zusammenfassung

Patientenverfügung und Organspendeerklärung stellen jeweils schriftliche Dokumentationen von Prozessen der Vorausplanung dar, verfolgen aber ganz unterschiedliche Zielsetzungen:

- Vorausplanende Personen legen in einer Patientenverfügung typischerweise individuelle Grenzen zum Einsatz lebenserhaltender Behandlungsmaßnahmen bei zu erwartenden schweren kognitiven und/oder körperlichen Einschränkungen fest, welche zur Folge haben, dass sie unter Umständen *früher* sterben als bei der Anwendung der akutmedizinischen Standards.
- Demgegenüber zielt eine Organspendeerklärung darauf ab, anderen Menschen

durch die Spende lebenswichtiger Organe zu helfen – mit der Folge, dass die Betroffenen gegebenenfalls zugunsten eines Organempfängers spezifisch behandelt und *länger* intensivmedizinisch am Leben erhalten werden, als dies der akutmedizinische Standard (oder gar eine diesbezüglich defensive, also der lebenserhaltenden Behandlung noch engere Grenzen ziehende Patientenverfügung) vorgesehen hätte.

Wenn bei einer schwersten Gehirnschädigung organprotektive, intensivmedizinische Maßnahmen fortgesetzt werden müssen bis der vermutete oder in Kürze erwartete irreversible Hirnfunktionsausfall eingetreten und nach den vorgegebenen Standards sicher diagnostiziert (sowie bis ein geeigneter Empfänger gefunden und vorbereitet) ist, kann dies etwaigen restriktiven Festlegungen in der Patientenverfügung widersprechen. Personen, die ihre Organe für den Fall des IHA spenden, gleichzeitig aber in ihrer Patientenverfügung individuelle Grenzen lebenserhaltender Therapie festlegen möchten, sollten im Rahmen des Vorausplanungsgesprächs über die dann mögliche Konfliktsituation informiert und bei der Entscheidung unterstützt werden, ob ihre Bereitschaft zur Organspende Vorrang vor den Festlegungen ihrer Patientenverfügung erhalten soll. Diese Entscheidung sollte dann entsprechend in der Patientenverfügung dokumentiert werden.

Literatur

Beckmann R (2023) Das unbegründete Hirntod-Konzept JouristenZeitung 78(21):947-957.

Bundesärztekammer (2022) Richtlinie gemäß § 16 Abs. 1 S. 1 Nr. 1 TPG für die Regeln zur Feststellung des Todes nach § 3 Abs. 1 S. 1 Nr. 2 TPG und die Verfahrensregeln zur Feststellung des endgültigen, nichtbehebbaren Ausfalls der Gesamtfunktion des Großhirns, des Kleinhirns und des Hirnstamms nach § 3 Abs. 2 Nr. 2 TPG. Fünfte Fortschreibung. Deutsches Ärzteblatt: DOI: 10.3238/arztebl.2022.rl_hirnfunktionsausfall_3202.

Bundesministerium der Justiz (2023) Patientenverfügung. Wie sichere ich meine Selbstbestimmung in gesundheitlichen Angelegenheiten? Berlin.

Deutscher Ethikrat (2015) Hirntod und Entscheidung zur Organspende. Stellungnahme. Berlin: Deutscher Ethikrat.

Hoff J, in der Schmitten J (Hrsg.) (1995) Wann ist der Mensch tot? Organverpflanzung und Hirntodkriterium. Reinbek bei Hamburg: Rowohlt Verlag.

Höfling W (1995) Um Leben und Tod – Transplantationsgesetzgebung und Grundrecht auf Leben. JuristenZeitung 50(1):26-33.

Jonas H (1974) Against the stream: comments on the definition and redefinition of death. In: Jonas, H. (Hrsg.) Philosophical Essays: From Ancient Creed to Technological Man. Chicago: University of Chicago Press. S. 132-140.

President's Council on Bioethics (2008) Contoversies in the Determination of Death. A White Paper of the President's Council on Bioethics. Washington, DC, President's Council on Bioethics.

Schöne-Seifert B, Prien T, Rellensmann G et al. (2011) Behandlung potenzieller Organspender im Präfinalstadium. Deutsches Ärzteblatt 108 (40):A2080-2086.

Wagner E, Marckmann G, Jox RJ (2019) Koinzidenz von Patientenverfügung und Zustimmung zur Organspende: was wünschen die Betroffenen? Eine Befragung deutscher Senioren. Gesundheitswesen.

33 Das Gespräch mit Vertreter*innen einer einwilligungsunfähigen Person

Sabine Petri, Theodore Otto-Achenbach

33.1 Einführung

Die Vorausplanung für zukünftige Behandlungsentscheidungen mit und für nicht einwilligungsfähige Menschen ist ein relativ neues Konzept, um die Selbstbestimmung hinsichtlich möglicher zukünftiger Behandlungssituationen auch für bereits nicht (mehr) einwilligungsfähige Menschen zu ermöglichen. Viele dieser Menschen können das Instrument der Patientenverfügung zur Vorausplanung nicht (mehr) selbst nutzen, da sie durch angeborene oder später erworbene kognitive Beeinträchtigungen (z. B. schwere Demenz) nicht über die dafür erforderliche Einwilligungsfähigkeit verfügen. Sofern keine aussagekräftige Patientenverfügung vorliegt oder eine entsprechende Kommunikation über die Wünsche der Betroffenen stattgefunden hat, ist der Behandlungswille nicht einwilligungsfähiger Menschen heute in vielen (Notfall-)Situationen nicht zuverlässig bekannt und findet daher keine Berücksichtigung (Sommer et al. 2012). Die Vorausplanung zukünftiger medizinischer Behandlungen für nicht einwilligungsfähige Personen kann daher ethisch und rechtlich geboten sein (Lipp 2020; Zentrale Ethikkommission 2019).

Eine Vorausplanung schafft den Rahmen für die rechtzeitige, sorgfältige Ermittlung der Präferenzen nicht einwilligungsfähiger Menschen für zukünftige medizinische Behandlungen. Insbesondere mögliche Notfallsituationen, die unter Zeitdruck eine unmittelbare Entscheidung erfordern, können im Vorfeld in Ruhe durchdacht und vorbereitet werden. Unklare oder lückenhaft formulierte Patientenverfügungen können ohne unmittelbaren Handlungsdruck ausgelegt und bei Bedarf durch eine Vertreterdokumentation ergänzt werden. Die nicht einwilligungsfähigen Menschen selbst sind, soweit von ihnen gewollt und möglich, entsprechend den Grundsätzen von ACP und § 12 Behindertenrechtskonvention, aktiv im Sinne der unterstützen Kommunikation an der Vorausplanung zu beteiligen.

Die bereits aus rechtlichen Gründen unverzichtbar einzubindenden rechtlichen Vertreter*innen (Lipp 2020) werden frühzeitig in ihre Aufgabe eingeführt, den Willen der zu Vertretenden zu ermitteln und zur Umsetzung zu verhelfen (§ 1827 Abs. 1 Bürgerliches Gesetzbuch (BGB)). Durch den ACP-Gesprächsprozess erhalten sie nicht nur Unterstützung bei der Wahrnehmung dieser Aufgabe, sondern auch Entlastung im Hinblick auf die damit häufig verbundenen psychischen Herausforderungen. Die Einbeziehung weiterer relevanter Personen, wie z. B. von An- und Zugehörigen, Ärzt*innen und Pflegekräften bei der Ermittlung des (mutmaßlichen) Willens wiederum fördert die Validität der Festlegungen, da sie auf verschiedenen Beobachtungen beruhen. Sollten Differenzen in der Einschätzung des (mutmaßlichen) Behandlungswillens erkennbar sein, können diese unmittelbar diskutiert (evtl. in einer ethischen Fallbesprechung) und geklärt werden. Dieses breit abgestützte Vorgehen trägt daneben zur zuverlässigeren *Umsetzung* der Vorausplanung bei, da alle relevanten Personen partizipieren und die Festlegungen besser nachvollziehen können.

Den Kern der Vorausplanung bildet ein strukturierter, mehrschichtiger, kommunikativer Prozess zur Ermittlung des Behandlungswillens der nicht einwilligungsfähigen Menschen für ihre zukünftigen medizinischen Behandlungen (in der Schmitten et al. 2015).

33.2 Vorgehensweise bei der Vorausplanung mit der Vertreter*in

33.2.1 Klärung der Einwilligungsfähigkeit

Eine Vorausplanung im Rahmen einer Vertreterdokumentation kommt nur in Betracht, wenn der Betroffene selbst nicht (mehr) über die für die Erstellung einer Patientenverfügung erforderliche Einwilligungsfähigkeit verfügt *und* keine Patientenverfügung vorliegt, die bereits eindeutige Festlegungen für die vorauszuplanenden Situationen enthält (Lipp 2020). Zunächst ist daher festzustellen, ob die betroffene Person tatsächlich nicht einwilligungsfähig ist. Unter »Einwilligungsfähigkeit« wird die Fähigkeit des Menschen verstanden, Tragweite, Bedeutung und Risiken der konkret anstehenden Entscheidung für sich zu erfassen (»Einsichtsfähigkeit«), ein Urteil zu bilden und danach zu handeln (»Steuerungsfähigkeit«) (BT-Drucks. 17/10488). Sofern keine Hinweise vorliegen, die Zweifel an der Einwilligungsfähigkeit auslösen, darf bei volljährigen Menschen von der Einwilligungsfähigkeit ausgegangen werden (Bundesärztekammer 2019).

Bestehen schwerste kognitive Einschränkungen, z. B. im Rahmen eines schweren Schlaganfalls oder eines »Wachkomas«, ist die Einwilligungsfähigkeit eindeutig verloren. Neben solchen eindeutigen Situationen gibt es zahlreiche Graubereiche, z. B. bei Demenzerkrankungen oder angeborenen kognitiven Beeinträchtigungen, in denen unklar ist, ob Steuerungs- und Einsichtsfähigkeit vorhanden ist. Hier ist zu versuchen, ob die Betroffenen durch unterstützte Kommunikation (z. B. die Verwendung leichter Sprache) die »Schwelle zur Einwilligungsfähigkeit« (Bundesärztekammer 2019) noch überschreiten und damit unmittelbar selbst entscheiden und Vorsorge durch eine Patientenverfügung treffen können. Den rechtlichen Vertreter*innen kommt dann die Aufgabe zu, die von ihnen Vertretenen auf die Möglichkeit der Vorsorge durch eine Patientenverfügung hinzuweisen und sie, sofern vom zu Vertretenden gewollt, dabei zu unterstützen (§ 1827 Abs. 4 BGB).

Im Zweifel gehört es zum Aufgabenbereich der Ärzt*innen, die Einwilligungsfähigkeit abzuklären (Bundesärztekammer 2019).

Sollte die Einwilligungsfähigkeit fehlen, ist im nächsten Schritt zu prüfen, ob bereits eine rechtsgültige Patientenverfügung vorliegt und welche Bereiche durch sie abgedeckt sind. Raum für Festlegungen in einer Vertreterdokumentation besteht nur, *soweit die vorauszuplanenden Entscheidungen nicht bereits in einer Patientenverfügung getroffen wurden* (§ 630d Abs. 1 S. 2 BGB).

33.2.2 Beteiligte und Klärung der Aufgaben

Zu Beginn des Gesprächsprozesses ist die Klärung der Aufgaben der zu beteiligenden Personen wichtig.

Die Wünsche und Vorstellungen des nicht einwilligungsfähigen Menschen stehen im Mittelpunkt der Vorausplanung. Daher sind die Betroffenen selbst, soweit möglich und von ihnen gewollt, in einer ihren Bedürfnissen und Fähigkeiten entsprechenden Weise aktiv einzubeziehen (Zentrale Ethikkommission 2019). Häufig können nicht einwilligungsfähige Menschen, insbesondere zu den Fragen in den »Einstellungen«, wertvolle Beiträge leisten. Voraussetzung dafür ist eine den Bedürfnissen des Betroffenen angepasste, unterstützende Gesprächsführung (▶ Kap. 46). Die Bandbreite der Einschränkungen, die den Verlust der Einwilligungsfähigkeit verursachen, ist groß. Sie reicht von leichten kognitiven Beeinträchtigungen bis hin zum (fast) völligen Verlust der verbalen oder nonverbalen Kommunikationsmöglichkeiten. Entsprechend anspruchsvoll und unterschiedlich ist die Ausgestaltung der Teilhabe an der Vorausplanung und der jeweiligen Unterstützungsformen.

Eine rechtswirksame Vorausplanung für nicht einwilligungsfähige Menschen ist ohne deren rechtliche Vertreter*innen nicht möglich (§§ 1827, 1828 BGB) (Lipp 2020). Aufgabe der Vertreter*innen ist es, den Behandlungswillen *des zu Vertretenden* im Hinblick auf seine medizinische Behandlung zu ermitteln und ihm zur Umsetzung zu verhelfen (§ 1827 Abs. 1 BGB). Dazu kann auch eine Vorausplanung für zukünftige medizinische Entscheidungssituationen gehören (Lipp 2020, Zentrale Ethikkommission 2019). Daher sind die Vertreter*innen frühzeitig an dem Prozess zu beteiligen (Bühler und Stolz 2016). Hat die nicht einwilligungsfähige Person noch keine rechtliche Vertretung in Gesundheitsfragen, sollte das Betreuungsgericht informiert und eine Betreuung angeregt werden (Bundesärztekammer 2019). Weitere relevante Vertrauenspersonen, wie z. B. Hausarzt, Hausärztin, Angehörige und Pflegekräfte sind ebenfalls grundsätzlich in die Ermittlung des Behandlungswillens einzubeziehen (§ 1828 Abs. 2 BGB) (Lipp 2020).

Die Gespräche mit den Vertreter*innen und anderen Vertrauens- und Bezugspersonen konzentrieren sich auf den Patientenwillen, dessen Präferenzen und Wünsche. Quellen zur Ermittlung der Einstellungen und des Behandlungswillens können aktuelle (verbale oder nonverbale) Äußerungen, Aussagen in einer Patientenverfügung, Behandlungswünsche oder der (mutmaßliche) Wille der Betroffenen sein (Lipp 2020). Bei der Ermittlung des mutmaßlichen Willens ist darauf zu achten, dass dieser auf konkreten Anhaltspunkten wie z. B. Äußerungen, Wertvorstellungen und Überzeugungen der Betroffenen basiert. Beobachtungen der individuellen Lebensgestaltung und der biografischen Entwicklung können ebenfalls wichtige Hinweise liefern. Die Kernfrage lautet: »Wie würde die betroffene Person selbst antworten bzw. entscheiden, wenn sie es jetzt könnte?«. Die Fragen »Und worauf stützen Sie diese Einschätzung? Welche konkreten Anhaltspunkte haben Sie für Ihre Aussage?« sollen bei der Rückbindung der Einschätzungen der beteiligten Personen an den Willen des Betroffenen unterstützen.

33.3 Inhalte des Gespräches

33.3.1 Einstellungen

Auch bei nicht einwilligungsfähigen Menschen bilden deren Einstellungen zum Leben, zu schwerer Krankheit und zum Sterben das Fundament der Vorausplanung (▶ Kap. 27). Dieses Fundament ermöglicht die Formulierung des individuellen Therapieziels, von dem sich wiederum Behandlungsentscheidungen sowohl für Notfallsituationen als auch für weitere medizinische Behandlungen ableiten lassen. Die ersten vier Fragenkomplexe aus den »Einstellungen« können auch bei der Vorausplanung mit und für nicht einwilligungsfähige Menschen entsprechend angewendet werden.

Unverzichtbar für den soeben beschriebenen Prozess ist es, sämtliche Überlegungen immer wieder an den (mutmaßlichen) Willen des Betroffenen rückzubinden, um eine Vorausplanung auf der Basis von Spekulationen oder Werten Dritter zu vermeiden (s. o.). Um an diese Rückbindung zu erinnern, aber auch um Transparenz zu schaffen, kann auf dem Dokument jeweils die Quelle für die Aussagen durch ein Kreuz zugeordnet werden.

Ein fünfter Fragenkomplex regt an, ergänzende, für Behandlungsentscheidungen relevante Beobachtungen und Überlegungen oder auch offene Fragen, Ambivalenzen oder Widersprüchlichkeiten festzuhalten. Diese Informationen können sowohl in der späteren konkreten Entscheidungssituation als auch bei einer zukünftigen Aktualisierung der Vertreterdokumentation hilfreich sein.

Die Dokumentation der Einstellungen stellt das *für zukünftige Behandlungsentscheidungen relevante Kondensat* der Gespräche dar, das Menschen, die den Betroffenen nicht kennen (z. B. Notärzte), einen schnellen, aussagekräftigen Überblick ermöglichen soll. Es bleibt den Gesprächspartnern unbenommen, ergänzend eine umfangreichere Gesprächsdokumentation zu erstellen und aufzubewahren.

33.3.2 Festlegung für den Notfall (FeNo)

Nachdem die Einstellungen des Betroffenen ermittelt wurden, kann die Notfallsituation besprochen werden. Menschen, die nicht einwilligungsfähig sind, leben nicht selten mit einer Kombination aus körperlichen und kognitiven Beeinträchtigungen. Diese können sich auf die Indikation für medizinische Behandlungen, wie z. B. Reanimationen und künstliche Beatmung, auswirken. Daher ist mit dem Arzt zu klären, ob Notfallmaßnahmen aus medizinischer Sicht vertretbar sind (z. B. Reanimation bei schwerer Osteoporose oder Herzerkrankung). Es gehört zu den ärztlichen Pflichten aus dem Behandlungsvertrag im Rahmen der Vorausplanung, über die aktuelle medizinische Situation, die Indikation und die Erfolgsaussichten und Belastungen bestimmter medizinischer (Notfall-)Maßnahmen aufzuklären (Lipp 2020). Dabei sind grundsätzlich sowohl die nicht einwilligungsfähigen Betroffenen selbst als auch deren rechtlichen Vertreter*innen adressatengerecht, d. h. in einer ihnen verständlichen Art und Weise, aufzuklären (§§ 630d, 630e BGB). Durch die Aufklärung kann vermieden werden, dass die medizinische Situation bei der Vorausplanung außer Acht gelassen wird, und unrealistische Erwartungen entstehen. Sollten bestimmte Maßnahmen medizinisch nicht (mehr) indiziert sein, trägt eine entsprechende Dokumentation in der FeNo zur Vermeidung der Durchführung dieser Maßnahmen und damit nicht (mehr) angezeigter Belastungen des Betroffenen (und der Angehörigen und Pflegekräfte) bei. Im Übrigen wird der Notfall analog der Vorgehensweise bei der Patientenverfügung besprochen (▶ Kap. 28). Auch dabei ist stets auf die Rückbindung an den (mutmaßlichen) Willen des Betroffenen zu achten.

33.3.3 Zukünftige chronische Zustandsverschlechterung

In einem weiteren Gesprächsabschnitt kann das Therapieziel für den Fall einer zukünftigen chronischen Zustandsverschlechterung erarbeitet werden. Der Gesundheitszustand nicht einwilligungsfähiger Menschen kann sehr verschieden sein: Vielfach ist z. B. die Mobilität zunächst noch vorhanden, eine gewisse Selbstständigkeit, Kommunikation und Interaktion mit anderen sind möglich. Durch einen beschleunigten Alterungsprozess, eine fortschreitende Grunderkrankung (z. B. Demenz) oder das Hinzutreten neuer Erkrankungen (z. B. Schluckstörungen, Herzschwäche, Schlaganfälle) verändert sich dieser Zustand deutlich und nicht selten auch sehr schnell. Damit können sich auch die Vorstellungen der Betroffenen an die Behandlung insbesondere im Notfall ändern. Im Rahmen der Vorausplanung kann in Ruhe ermittelt und dokumentiert werden, was heute über den Behandlungswillen des Betroffenen für derartige zukünftige Zustandsveränderungen bekannt ist. Dabei wird herausgearbeitet, welche der folgenden Optionen dem Willen des Betroffenen entspricht:

- Option A: Alle medizinisch vertretbaren Maßnahmen mit dem Ziel der Lebenserhaltung sollen durchgeführt werden.
- Option B: Unter bestimmten, hier konkret beschriebenen Umständen soll eine Therapiezieländerung hin zu ausschließlich lindernder (palliativer) Behandlung vorgenommen werden.
- Option C: Da die Person sich bereits jetzt in einem Zustand befindet, in dem sie ausschließlich palliativ behandelt wird, wird dieses Therapieziel auch in Zukunft beibehalten.

Bei Option B ist auf dem Formular ergänzend und beispielhaft eine dauerhafte Schluckstörung als Anlass für eine Therapiezieländerung genannt. Daneben besteht die Möglichkeit, individuell chronische Zustandsverschlechterungen zu beschreiben, die zur Umstellung auf eine ausschließlich palliative Therapie führen sollen. Beispiele hierfür sind eine dauerhafte Bettlägerigkeit oder das Nichterkennen von Angehörigen. Tritt eine der in Option B benannten Situationen ein, ist die Behandlung auf Palliation umzustellen und lebenserhaltende Maßnahmen sind zu beenden. Die FeNo muss in diesem Fall entsprechend angepasst werden (Option C).

Gibt es keine Hinweise auf den (mutmaßlichen) Behandlungswillen für zukünftige Zustandsverschlechterungen, fehlen die Grundlagen für eine derartige Vorausplanung. Dann kann und muss, sofern sich nicht zwischenzeitlich Hinweise dafür finden, der Behandlungswille erst in der konkreten Entscheidungssituation ermittelt werden.

33.3.4 Persönliche Hinweise

Abschließend können »Persönliche Hinweise« gesammelt werden. Hinweise für persönliche Vorlieben oder Abneigungen (z. B. Musik, Essen, Gerüche) sowie Wünsche an die Begleitung bei schwerer Erkrankung (z. B. Seelsorge, Hospizdienst) bilden eine »Schatzkiste« an Informationen für die an der Versorgung des Betroffenen beteiligten Menschen. Von besonderer Bedeutung sind daneben Hinweise auf Unterstützungsmöglichkeiten, die es dem Betroffenen erleichtern, medizinische Maßnahmen zuzulassen oder sie zu ertragen (z. B. Anwesenheit bestimmter Menschen). Häufig gibt es in den Einrichtungen bereits entsprechende Instrumente zur Erfassung der Bedürfnisse der Betroffenen.

33.4 Dokumentation

Durch die Vertreterdokumentation wird das sorgsam ermittelte Wissen um die Einstellungen und den (mutmaßlichen) Behandlungswillen der Betroffenen zusammengefasst, abgebildet und gesichert. Dieses Fundament ist insbesondere bei einem Wechsel der Vertreter, wenn z. B. der Ehepartner oder die Eltern versterben, von großer Bedeutung. Gleichzeitig enthält sie, sofern sie von beiden unterschrieben ist, die Dokumentation der Absprache zwischen Ärzt*in und Patientenvertreter*in über die weitere Behandlung. Sie kommt zur Anwendung, wenn der Betroffene selbst nicht einwilligungsfähig ist, keine wirksame, aussagekräftige Patientenverfügung vorliegt und der Vertreter nicht rechtzeitig erreichbar ist (Zentrale Ethikkommission 2019). Gegebenenfalls belegen die Dokumente das durch Ärzt*in und Vertreter*in erzielte Einvernehmen über den (mutmaßlichen) Willen der nicht einwilligungsfähigen Person im Hinblick auf die Durchführung, den Abbruch oder die Nichtaufnahme indizierter lebenserhaltender Maßnahmen gem. § 1829 Abs. 4 BGB zum Zeitpunkt der Erstellung der Vorausplanung.

33.5 Aktualisierung

Die *regelmäßige Überprüfung* der Vertreterdokumentation auf ihre Aktualität ist ein unverzichtbarer Bestandteil der Vorausplanung. Sie muss stets dem aktuellen (mutmaßlichen) Willen des Betroffenen entsprechen. Daher ist jedenfalls bei Veränderungen der Lebens- oder Gesundheitssituation, aber auch des sozialen Umfelds (z. B. Versterben des Lebenspartners) zu prüfen, ob damit Auswirkungen auf den Behandlungswillen einhergehen, und die Vorausplanung angepasst werden muss.

33.6 Ausblick

Die Vorausplanung mit und für nicht einwilligungsfähige Menschen im Rahmen einer Vertreterdokumentation leistet einen wesentlichen Beitrag dazu, dass auch Menschen, die dieser vulnerablen Personengruppe angehören, so behandelt werden, wie sie es sich wünschen. Eine der Herausforderungen liegt dabei in der großen Bandbreite der kognitiven und kommunikativen Fähigkeiten nicht einwilligungsfähiger Menschen. Hier ist die Weiterentwicklung von Materialien und Konzepten zur unterstützen Kommunikation wünschenswert.

Literatur

Bühler E, Stolz K (2016) Gesundheitliche Versorgungsplanung im Pflegeheim – Bedeutung für das Selbstbestimmungsrecht schwer erkrankter Menschen und ihrer rechtlichen Betreuer. Bt Prax 4: 133-136

Bundesärztekammer (2019) Hinweise und Empfehlungen zum Umgang mit Zweifeln an der Einwilligungsfähigkeit bei erwachsenen Patienten. Deutsches Ärzteblatt 22: A1133-1134 in der Schmitten et al. (2015) Vorausplanung für nicht einwilligungsfähige Personen. In: Coors et al. (Hrsg.) Advance Care Planning: Von der Patientenverfügung zur gesundheitlichen Vorausplanung. Stuttgart: Kohlhammer. S. 119–140

Lipp V (2020) Vorausplanung und Patientenvertreter. MedR 38: 259-263

Nauck F, Becker M, King C et al. (2014) To what extent are the wishes of a signatory reflected in their advance directive: a qualitative analysis. BMC Med Ethics 15: 52

Petri S, Marckmann G (2016) Beratung zur Patientenverfügung. Dtsch Med Wochenschr 2016; 141 DOI.org/10.1055/s-0041-108100

Sommer S et al. (2012) Patientenverfügungen in stationären Einrichtungen der Seniorenpflege: Vorkommen, Validität, Aussagekraft und Beachtung durch das Pflegepersonal. Dtsch Arztebl Int 109: 577–583

Zentrale Ethikkommission der Bundesärztekammer (2019) Stellungnahme »Advance Care Planning«. Deutsches Ärzteblatt DOI: 10.3238/arztebl.2019.zeko_sn_acp_01: A1–9

V   Advance Care Planning in der Region

34 Regionale Implementierung von Advance Care Planning

Jürgen in der Schmitten, Kornelia Götze, Georg Marckmann

34.1 Einleitung

Zu Advance Care Planning (ACP) gehört nicht nur, dass Behandlungspräferenzen im Rahmen eines hierfür erforderlichen Gesprächsprozesses valide eruiert und aussagekräftig dokumentiert, sondern auch, dass sie zuverlässig beachtet werden. Dabei wird es als Verantwortung nicht mehr des Einzelnen, sondern des (Gesundheits-)Systems verstanden, definierten Zielgruppen regelmäßig qua aktiver Einladung Gelegenheit zu einer qualifiziert begleiteten Vorausplanung zu geben, darauf zu achten, dass diese regelmäßig und nach Bedarf aktualisiert wird, und zu gewährleisten, dass die so entstandenen Vorausplanungen bei Bedarf zur Stelle sind, von den handelnden Akteuren – gleich an welcher Schnittstelle oder in welchem Versorgungssektor bzw. welchem Setting – verstanden und schließlich auch befolgt werden. Hierfür ist es erforderlich, ACP als ein Geschehen auf drei Ebenen zu verstehen (Götze et al. 2022):

1. der *individuellen Ebene* der Gesprächsbegleitung durch einen ACP-spezifisch qualifizierten Gesprächsbegleiter in Kooperation mit dem ebenfalls ACP-spezifisch qualifizierten behandelnden Arzt (▶ Kap. 23–33),
2. der Ebene der Implementierung in allen für die Versorgung der definierten Zielgruppe relevanten *Institutionen* und Diensten, namentlich der stationären Pflegeeinrichtungen sowie der Rettungsdienste und der Einzugskrankenhäuser sowie
3. der Ebene der *regionalen Implementierung mit Vernetzung* der beteiligten Akteure, welche die Entwicklungen auf Ebene der Individuen, Institutionen und Dienste koordiniert und auf einheitliche, nachhaltig verankerte Qualitäts- und Dokumentationsstandards hinwirkt sowie Maßnahmen der Qualitätssicherung plant und durchführt (Marckmann et al. 2018).

Das vorliegende Kapitel widmet sich vorrangig der dritten Ebene und erläutert wesentliche Elemente einer regionalen Implementierung. Diese ist nicht nur eine unverzichtbare Voraussetzung für die Wirksamkeit der Vorausplanung, sondern kann darüber hinaus dazu beitragen, dass das Angebot einer qualifizierten Gesprächsbegleitung nicht nur die Bewohner in stationären Pflegeeinrichtungen und Einrichtungen der Eingliederungshilfe erreicht (vgl. die Finanzierung durch den § 132g SGB V, ▶ Kap. 13), sondern auch anderen vulnerablen Zielgruppen einer Region zugänglich gemacht wird. Ein Praxisbericht zur regionalen Implementierung findet sich in ▶ Kap. 37, und für die vorausgehende Ebene der *institutionellen* Implementierung verweisen wir auf das ▶ Kap. 35.

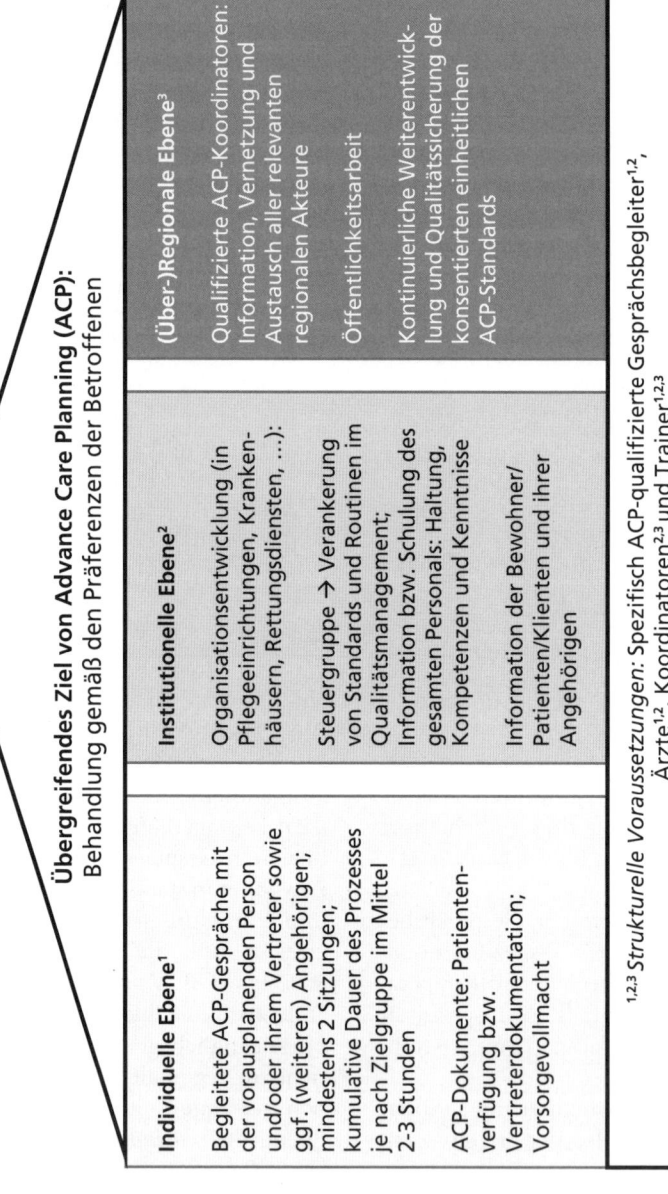

Abb. 34.1: Übersicht über die Elemente einer regionalen ACP-Implementierung auf individueller, institutioneller und regionaler Ebene (modifiziert nach Götze et al. 2022).

34.2 Regionale Implementierung der ACP-Gesprächsbegleitung

34.2.1 Rahmenbedingungen der Vereinbarung zur Umsetzung des § 132g SGB V

Die aktuelle wissenschaftliche Kontroverse um die Wirkungen von Advance Care Planning zeigt, dass das Konzept kein Selbstläufer ist (Morrison et al. 2021). Zahlreiche Studien, in denen nur einzelne Elemente des komplexen Ganzen getestet wurden, haben die Erwartungen ihrer Autoren enttäuscht (vgl. z. B. Overbeek et al. 2018; Korfage et al. 2020). Auch in Deutschland besteht ein Risiko, dass der Fortbestand des § 132g SGB V aufgrund der Schwächen, die in der Umsetzung schon heute erkennbar sind, prinzipiell in Frage gestellt wird. Dabei hat das Konzept so lange keine faire Chance, sich zu beweisen, wie Konstruktionsfehler der Gesetzgebung, aber auch mangelndes Engagement der regionalen Schlüsselakteure eine erfolgreiche regionale Implementierung verhindern.

Der GKV-Spitzenverband (2017) hat die konkrete Umsetzung des § 132g SGB V mit den Trägerverbänden der Einrichtungen in der Vereinbarung nach § 132g Abs. 3 SGB V über Inhalt und Anforderungen der gesundheitlichen Versorgungsplanung für die letzte Lebensphase vom 13.12.2017 festgelegt. Diese Vereinbarung regelt unter anderem die Vergütung, die Anforderungen an die Qualifikation der Gesprächsbegleiter sowie die Durchführung und Dokumentation der Gespräche. Aufgabe der Gesprächsbegleiter soll neben der Beratung der Bewohner sowie deren An- und Zugehörigen und rechtlichen Vertretern (Vorsorgebevollmächtigten und/oder Betreuern) laut §§ 11 und 12 der Vereinbarung auch die »interne« bzw. »externe Vernetzung« sein. Damit wird von den Gesprächsbegleitern teils ausdrücklich, teils implizit[171] erwartet, neben der Kernaufgabe der Gesprächsbegleitung nicht nur die Koordinierungsaufgaben innerhalb der teilnehmenden Einrichtungen zu übernehmen, sondern auch diejenigen gegenüber allen weiteren betroffenen Institutionen und Akteuren, wie den betreuenden Hausärzten und ambulanten Spezialisten, dem Kassenärztlichen Notdienst, dem Personal von Rettungsdienst und Krankenhäusern der Region sowie den Mitarbeitern der ambulanten Hospiz- und Palliativdienste.

Die Leistungen der ACP-Gesprächsbegleiter können nach § 7 Abs. 2 der Vereinbarung in drei unterschiedlichen Varianten erbracht werden:

a. durch das qualifizierte eigene Personal der Einrichtung,
b. durch das qualifizierte Personal des Einrichtungsträgers oder
c. in Kooperation mit externen regionalen Anbietern.

Die erfolgreiche Etablierung patientenzentrierter Behandlungsentscheidungen wird wesentlich davon abhängen, welches dieser drei Umsetzungsmodelle in einer Region gewählt wird. Die Beachtung und Befolgung der aus den Gesprächsprozessen resultierenden Willenserklärungen (auch und gerade für den Krisenfall) machen einen Kulturwandel im

---

171 In § 11, Abs. 1 und Abs. 3 werden sie ausdrücklich benannt, und wenn in § 10 sowie in § 11, Abs. 2 mehrfach von den Aufgaben »der Einrichtung« in Sachen ACP-Information, -Edukation und -Koordination die Rede ist, so liegt auf der Hand, dass hiermit konkret nur die ACP-Gesprächsbegleiter (»Berater«) gemeint sein können, da bei allen anderen Einrichtungsmitarbeitern nicht einmal ein ACP-Basiswissen vorausgesetzt werden darf.

Umgang mit Patientenverfügungen und damit einen regionalen Systemwandel erforderlich.

34.2.2 Herausforderungen einer einrichtungsbezogenen Implementierung der Gesprächsbegleitung

In den letzten Jahren ist vielfach davon ausgegangen worden, dass die Einrichtungen oder Träger das neue Angebot durch die Qualifikation eigener Mitarbeiter erbringen sollen, da der § 132g SGB V in jedem Fall (auch beim regionalen Kooperationsmodell) eine Vergütung über die Einrichtungen vorsieht. Bei näherem Hinsehen ergeben sich bei der einrichtungszentrierten Umsetzung jedoch zahlreiche Nachteile und Schwierigkeiten (Marckmann et al. 2018):

- *Überforderung der Einrichtungsmitarbeiter:* Von Gesprächsbegleitern wird erwartet, dass sie die Bewohner befähigen, eine valide Vorausplanung zu erstellen, auf die man sich im Krisenfall bei einer Entscheidung über Leben und Tod stützen kann. Für diese sehr anspruchs- und verantwortungsvolle Aufgabe fehlt vielen Einrichtungsmitarbeitern die erforderliche Vorqualifikation. Hinzukommt, dass von den Mitarbeitern erwartet wird, die neue Aufgabe in einem geringen Teilzeitäquivalent neben ihren anderen Aufgaben in der Einrichtung zu bewältigen. Angesichts der notorischen Unterbesetzung in den Einrichtungen sind die qualifizierten Mitarbeiter häufig überlastet, und die zusätzliche Aufgabe ACP bleibt unerledigt.
- *Widrige Bedingungen für eine erfolgreiche Qualifizierung:* In der Regel sind Gesprächsbegleiter in stationären Pflegeeinrichtungen auf sich allein gestellt. Der Austausch mit Kollegen fehlt und damit die Möglichkeit, einerseits von anderen zu lernen und in ihre neue Rolle hineinzuwachsen und andererseits sich im Sinne einer Peer-Intervision über herausfordernde Situationen austauschen zu können. Hinzu kommt der geringe Stellenumfang bei Einrichtungen, die vielfach (deutlich) weniger als 100 Plätze haben, was eine geringe Übungspraxis und somit eine flache Lernkurve zur Folge hat.
- *Fehlende Kompetenz und Ressourcen für die Koordination der internen und externen Vernetzung:* Als Einzelperson und ohne die spezifische Qualifikation eines Koordinators (Organisationsentwicklung, Change Management) lassen sich die umfangreichen Koordinationsaufgaben und die Implementierung dieses neuen Konzeptes nicht umsetzen. Als Voraussetzung dafür, dass die dokumentierten Vorausplanungen im Anwendungsfall beachtet, verstanden und befolgt werden, müssen nicht nur die Mitarbeiter der eigenen Einrichtung mit dem neuen Konzept der Gesundheitlichen Versorgungsplanung vertraut gemacht werden, sondern insbesondere die Haus- und Fachärzte, das (nicht-)ärztliche Personal der Rettungsdienste, Krankenhäuser sowie weitere Netzwerkpartner, wie die Hospiz- und Palliativdienste in einer ganzen Region und das Betreuungswesen, die Teil der Kooperation sein müssen. Von der Überforderung abgesehen wäre es zudem widersinnig, wenn den zentralen Akteuren einer Region (Rettungsdienst, Einzugskrankenhaus, Ärztenetz etc.) mit z. B. 50 Einrichtungen im Sinne des § 132g nicht ein hierfür qualifizierter und von allen mandatierter ACP-Koordinator (mit einem ausreichenden Stellenanteil), sondern 50 ACP-Gesprächsbegleiter gegenüberstünden.
- *Mangelnde Wirtschaftlichkeit der Qualifizierung von Teilzeitstellen:* Die im § 12 der Vereinbarung festgelegte Qualifizierung von mindestens 60 Unterrichtseinheiten ist kostenintensiv, da u. a. komplexe Gesprächskompetenzen erworben werden

müssen, was aufwendigen Kleingruppenunterricht erforderlich macht. Fachkräfte entsprechend der Bettenzahl ihrer Einrichtungen auf Viertel-, Achtel- oder sogar Sechzehntelstellen zu qualifizieren, ist auf Dauer unwirtschaftlich.
- *Keine strukturelle Synergie bei Ausweitungen von ACP auf andere Personenkreise:* Perspektivisch wird es zukünftig zu einer Ausweitung der Leistungsberechtigten auf weitere Personenkreise im ambulanten Bereich (in Hausarztpraxen, Krankenhausambulanzen etc.) kommen. Hierfür könnte eine frühzeitige Kooperation mit anderen regionalen Anbietern eine gute Voraussetzung für die weitere Implementierung darstellen, da so zukünftig keine neuen Strukturen geschaffen werden müssen.

34.2.3 Perspektiven für eine regionale Strategie der Implementierung des § 132g SGB V

Aus Sicht der Autoren haben vor allem folgende drei Änderungen das Potenzial, die regionale ACP-Implementierung zu einem Erfolg werden zu lassen:

1. **Tragfähige Ausgestaltung der Kooperationslösung (Gesprächsbegleiter-Pool) gemäß § 7 c der Vereinbarung**

Zum Zeitpunkt von Gesetzgebung und Vereinbarung gab es noch kein praxisbewährtes Modell einer Kooperationslösung. Zudem haben die Träger der Einrichtungen erkennen lassen, dass sie die einrichtungsinterne Anstellungslösung bevorzugen, was möglicherweise auch Interessenkonflikten geschuldet sein könnte. Mittlerweile sind in verschiedenen Regionen Bestrebungen im Gange, die Implementierung von Advance Care Planning als regionale Aufgabe und Entwicklungschance anzusehen und dementsprechend die sektorunabängige Kooperationslösung zu favorisieren.

Dabei hat sich gezeigt, dass die Kooperationslösung in der gegenwärtigen Form handwerkliche Mängel aufweist, die eine Umsetzung ohne eine unterstützende Förderung von außen fast unmöglich machen. Zunächst ist der vorgesehene Overhead von 15 % zu gering, wenn nicht – wie im Fall der einrichtungszentrierten Lösung – auf eine schon bestehende und ungleich größere räumliche und administrative Struktur zurückgegriffen werden kann. Zum Zweiten entstehen Doppelstrukturen und Reibungsverluste dadurch, dass die Mittel nur von den Einrichtungen abgerufen und von diesen an den Kooperationspartner weitergeleitet werden können. Auf diese Weise haben beide Parteien (administrative) Overheadkosten, und es bleibt unklar, welcher der beiden Partner bei verzögerten Zahlungen in Vorleistung gehen muss. Eine Abtretungsoption wäre eine einfache und wirksame Lösung hierfür. Zum Dritten gibt es bisher keinen Stellenmarkt für ACP-Gesprächsbegleiter, sodass zentrale Anstellungsträger vor der kaum lösbaren Aufgabe stehen, bereits zertifizierte Bewerber zu finden. Derzeit müssen Bewerber zunächst oft auf eigene Kosten beim alten Arbeitgeber die mehrmonatige Zertifizierung durchlaufen, ehe sie für die Refinanzierung in Frage kommen. Aber selbst, wenn die Gesprächsbegleiter zertifiziert sind, ist aufgrund der Bearbeitungszeiten eine mehrmonatige Vorfinanzierung nötig, die sich viele Einrichtungen nicht leisten können. Wünschenswert ist hier zumindest in einer Übergangsphase ein Förderprogramm zur Anschubfinanzierung für regionale Kooperationspartner (Anstellungsträger), zum Beispiel in Kooperation mit ebenfalls förderbereiten Kommunen, bis ein regionaler Gesprächsbegleiter-Pool aufgebaut und die Zahlungsflüsse gesichert sind.

Entsprechende zeitnahe gesetzliche Nachbesserungen bzw. Förderprogramme des Bundes wären dringlich, damit es zu regionalen ACP-Implementierungen kommen kann, in denen das Potenzial von Advance Care Planning erst ausgeschöpft und eine Weiterentwicklung für andere Zielgruppen pilotiert werden kann.

2. Ressourcen für spezifisch qualifizierte regionale Advance-Care-Planning-Koordinatoren

Die im vorigen Abschnitt beschriebenen Aufgaben der regionalen Implementierung können am ehesten von einem regionalen ACP-Koordinator bewältigt werden, der die dafür erforderliche Expertise mitbringt. Diese Erkenntnis ist dem Grunde nach nicht neu, wie die Netzwerkkoordinatoren im Hospiz- und Palliativbereich (§ 39d SGB V) beispielhaft belegen. Für rund 150.000 Einwohner (das ist die mediane Bevölkerungszahl deutscher Kommunen) sind für die ACP-Koordination nach den Erfahrungen der letzten Jahre 25–50 % Stellenanteil einzuplanen.

Für die Initialphase einer regionalen ACP-Implementierung, für welche 5–10 Jahre zu veranschlagen sind, ist es dringend wünschenswert, dass hierfür zusätzliche Ressourcen bereitgestellt werden. Diese sind als Brückenförderung etwa der Kommune oder auch einer Stiftung vorstellbar, wie es exemplarisch im Rhein-Kreis Neuss geschehen ist.[172] Längerfristig erscheint es nach dieser Implementierungsphase bei Vorhandensein eines größeren zentralen ACP-Gesprächsbegleiter-Pools wie oben beschrieben vorstellbar, den Aufwand für die Aufrechterhaltung, Qualitätssicherung und Weiterentwicklung von ACP in der Region zumindest anteilig aus den Mitteln des § 132g SGB V zu finanzieren, indem einer der hierüber finanzierten ACP-Gesprächsbegleiter so ausgewählt wird, dass er für die Aufgabe der ACP-Koordination die nötigen Voraussetzungen (u. a. Vorkenntnisse in Projektmanagement und Change Management) mitbringt, sowie spezifisch weiterqualifiziert und mit dem erforderlichen Stellenumfang hierfür freigestellt wird.

3. Erweiterung des Anspruchs auf kassenfinanziertes Advance Care Planning auf weitere vulnerable Zielgruppen

Die ethische Verpflichtung, welcher der § 132g SGB V nachkommt, endet nicht an den in diesem Gesetz gezogenen sektoralen Grenzen. Sie bezieht sich vielmehr insbesondere auch auf diejenigen, die aufgrund hohen Alters, Gebrechlichkeit und/oder chronischer Erkrankung im ambulanten Sektor pflegerisch betreut werden. Für diese Menschen bietet der geltende akutmedizinische Standard nachweislich weniger Nutzen, geringere Chancen und höheren Schaden als für robustere Personen (operationalisierbar etwa mit einem geringeren Grad auf der Clinical Frailty Scale), und er stößt bei ihnen empirisch dementsprechend weniger selbstverständlich auf Zustimmung – wenn man ihnen denn Gelegenheit gibt, sich dazu zu äußern.

Der Gesetzgeber ist daher aufgerufen, den Anspruch des § 132g SGB V auf ein kassenfinanziertes Angebot der qualifizierten ACP-Gesprächsbegleitung auf alle (schwerer) pflegebedürftigen Menschen auszuweiten. In der Zwischenzeit steht es engagierten Kommunen offen, gemeinsam mit geeigneten Partnern Brückenfinanzierungen zur Förderung regionaler ACP-Gesprächsbegleiter-Pools und ACP-Koordinatoren in Verbindung mit kreativen Refinanzierungsmodellen für ACP-Gesprächsbegleitungen auch außerhalb des § 132g SGB V zu realisieren und die in wissenschaftlichen Evaluationen solcher Pi-

---

172 https://www.rhein-kreis-neuss.de/de/verwaltung-politik/nachrichten/2020/die-technologiezentrum-glehn/ sowie https://bvp-rkn.de/ [Zugriff am 03.05.22]

lotprojekte gewonnenen Erkenntnisse wiederum an Krankenkassen und Gesundheitspolitik zu spielen.

34.2.4 Vorteile einer regionalen Strategie der Implementierung

Eine regionale Strategie zur Implementierung von ACP im Sinne eines Gesprächsbegleiter-Pools gemäß § 7, Buchstabe c der Umsetzungsvereinbarung weist verschiedene Vorteile auf:

- *Eignung:* Als Gesprächsbegleiter können die am besten qualifizierten Bewerber mit bereits einschlägiger Gesprächskompetenz ausgewählt werden.
- *Umfeld:* Die Gesprächsbegleiter einer Region bilden ein professionelles Team und können durch den Austausch untereinander sowie durch strukturierte Fortbildungsroutinen ihre Kompetenzen weiterentwickeln.
- *Koordination:* Bei einem ausreichend starken regionalen Team kann einer der qualifizierten Gesprächsbegleiter mit weitergehender Qualifikation die Aufgaben eines in der Region tätigen regionalen Koordinators übernehmen, der dann auch von allen Netzwerkpartnern gekannt und akzeptiert wird.
- *Nachhaltigkeit der Investition:* Bei der regionalen Implementierung gewährleisten die ACP-Gesprächsbegleiter als Profis die Umsetzung und tragen zu einer hohen Qualität bei.
- *Wirtschaftlichkeit:* Für die Qualifizierung (und regelmäßige Fortbildung/Rezertifizierung) regionaler Gesprächsbegleiter, die in Halb- oder Vollzeit für mehrere Einrichtungen tätig sind, entstehen deutlich weniger Kosten.
- *Zukunftsfähigkeit:* Ein zentrales regionales und gut vernetztes Team von professionellen Gesprächsbegleitern, das von einem hauptamtlichen Koordinator unterstützt wird, kann jederzeit vergrößert werden, wenn die gesundheitliche Versorgungsplanung weiteren Bevölkerungsgruppen angeboten werden soll. Regionen können auch dafür gewonnen werden, eine solche zukunftsfähige Entwicklung durch die Bereitstellung z. B. einer Stelle für einen Koordinator für die ersten fünf Jahre der Implementierung anzuschieben.
- *Einwände und Erfordernisse:* Die Strategie der regionalen ACP-Implementierung sieht sich zwei Einwänden ausgesetzt, die jedoch leicht zu entkräften sind, und muss ein wesentliches Erfordernis beachten, das eine gewisse zusätzliche zeitliche und personelle Investition der Einrichtungen erfordert.

Der erste Einwand lautet, dass »von außen« kommende Gesprächsbegleiter mit der vorausplanenden Person weniger vertraut seien. Allerdings hat diese Vertrautheit auch eine Kehrseite: Aus der Praxis wird berichtet, dass es Einrichtungsmitarbeitern zuweilen schwerfällt, ihnen gut bekannten Bewohnern eine vorurteilsfreie, ergebnisoffene Gesprächsbegleitung anzubieten. Vor allem aber finden die ACP-Gesprächsbegleitungen in der Phase der Aufrechterhaltung (nachdem die Einführungsphase bewältigt wurde) mehrheitlich mit neu eingezogenen Bewohnern statt, die auch dem Einrichtungspersonal noch nicht gut bekannt sind. Hinzu kommt, dass die professionellen ACP-Gesprächsbegleiter der ihnen zugeordneten Einrichtung über Jahre treu bleiben und dadurch länger lebende Bewohner ebenfalls gut kennenlernen können.

Der zweite Einwand besteht darin, dass »von außen« kommende ACP-Gesprächsbegleiter Einsicht in sensible Betriebsinterna erhalten und weitergeben könnten. Für Einwände dieser Art sollten und können Lösungen vor Ort gefunden werden. Zum einen gibt es viele Fachpersonen, die mehrere Heime besuchen und Interna weitergeben könnten, ohne dass dies nach Kenntnis der Autoren bisher als Problem beschrieben worden ist – Hausärzte, Psychiater und andere ärztliche Spezialisten, aber auch Wundmanager etc. Zum anderen könnten die zentral angestellten Gesprächsbegleiter feste institutionelle und unter Umständen sogar trägergebundene Zuständigkeiten erhalten. Auch Spezialisierungen sind möglich, was insbesondere bei den Einrichtungen der Eingliederungshilfe ins Gewicht fallen dürfte, wo nur einschlägig vorerfahrene und von den Einrichtungen mit ausgewählte Gesprächsbegleiter tätig werden sollten.

ACP kann in einer Einrichtung nur implementiert werden, wenn die Leitung das Konzept rückhaltlos befürwortet und wenn einflussreiche Mitarbeiter das Konzept als Promotoren mittragen. Die gesamte Belegschaft muss wissen, was ACP bedeutet, und sich der Patientenorientierung kritischer Entscheidungen verpflichtet fühlen, damit die Validität der aktuell vorliegenden Vorausplanung bestmöglich gesichert ist. Daher rührt das Erfordernis, auch innerhalb der Institution für eine Qualifizierung von Leitungspersonal und Mitarbeitern zu sorgen: nicht auf dem hohen Niveau der ACP-Gesprächsbegleiter, aber doch so nachhaltig, dass eine klare Vorstellung von dem besteht, was hinsichtlich ACP im Haus geschieht. Diese edukative Investition ist von Seiten der Einrichtung unbedingt zu leisten, wenn ACP gelingen soll, und zwar unabhängig davon, ob die ACP-Gesprächsbegleitung durch Einrichtungsmitarbeiter oder durch die Kooperation mit einem regionalen Gesprächsbegleiter-Pool erfolgt. Die Fortbildungen für die Einrichtungsmitarbeiter liegen initial beim hierfür kompetenten regionalen ACP-Koordinator, der wiederum die ACP-Gesprächsbegleiter seines Pools nach und nach darin einbeziehen und auf diese Weise »on the job« qualifizieren kann, zumindest die erforderlichen Nachschulungen in der Phase der Aufrechterhaltung in ihrer jeweiligen Einrichtung zu übernehmen.

Zahlreiche Gründe sprechen demnach dafür, Advance Care Planning im Rahmen einer regionalen Strategie zu implementieren, bei der ein Team professioneller, mit möglichst hohem Stellenanteil arbeitender Gesprächsbegleiter bei einem regionalen Arbeitgeber angestellt ist. Dazu bedarf es der engen regionalen Vernetzung zunächst der stationären Pflegeeinrichtungen und der Eingliederungshilfe untereinander. Dieses Netzwerk sollte sich auf einen zentralen Anstellungsträger für die Rolle eines regionalen Kooperationspartners einigen, wie z. B. eine kommunale Unternehmenstochter, die für die Einrichtungen bereits einschlägige Fortbildungen in der Region anbietet. Denkbar wären auch Hospizvereine, Palliativnetze oder ein in der Region besonders stark engagierter und allseits akzeptierter Einrichtungsträger. Aus dieser regionalen Struktur können sich dann ACP-Angebote für alle relevanten Zielgruppen der Region entwickeln.

34.3 ACP-Implementierung im regionalen Versorgungssystem

Neben der Etablierung eines regionalen Pools an Gesprächsbegleitern ist die Verankerung von ACP in den regionalen Versorgungsstrukturen von herausragender Bedeutung. Für eine effektive Umsetzung sind ein regionaler ACP-Koordinator und eine regionale Steuergruppe erforderlich (Götze et al. 2022).

34.3.1 ACP-Koordinator

Um ein effektives ACP-System zu etablieren und am Laufen zu halten, sollte ein regionaler ACP-Koordinator verschiedene Aufgaben wahrnehmen:

- *Führung*: Ein regionales ACP-System benötigt eine Führungspersönlichkeit, die insbesondere die regionale ACP-Steuergruppe, das regionale ACP-Netzwerk und den regionalen ACP-Gesprächsbegleiter-Pool leitet bzw. moderiert. Zu den hierfür erforderlichen Kompetenzen gehören insbesondere kommunikative und soziale Kompetenzen, Bereitschaft und Fähigkeit zur Übernahme von Führungsverantwortung, strategisches Planen, Eigeninitiative und Verhandlungsgeschick.
- *Systementwicklung*: Zu den zentralen Aufgaben eines ACP-Koordinators gehört es, die regionale ACP-Implementierung zu initiieren, anzuleiten und zu unterstützen. Hierzu gehören u. a. der Aufbau des Gesprächsbegleiter-Pools, die Unterstützung der institutionellen Implementierung von ACP in den einzelnen Einrichtungen, die Erarbeitung von Workflows für die Umsetzung von ACP in der Region, die Optimierung von Schnittstellen und der Aufbau einer Steuergruppe. Zu den erforderlichen Kompetenzen gehören insbesondere Fähigkeiten im Bereich Projektmanagement, Organisationsentwicklung, Qualitätsentwicklung und Aufbau von strategischen Partnerschaften.
- *Management des regionalen ACP-Systems:* Im weiteren Verlauf ist es Aufgabe des ACP-Koordinators, das regionale ACP-System funktionsfähig zu erhalten und weiterzuentwickeln. Hierzu gehören u. a. die Evaluation und Maßnahmen zur Qualitätssicherung des ACP-Systems, die Entwicklung von Verfahrensanweisungen, die Etablierung einer Kommunikationsplattform und die Unterstützung beim Lösen komplexer Fälle (Troubleshooting).
- *ACP-Schulungen:* Eine weitere wesentliche Aufgabe des ACP-Koordinators besteht darin, die beteiligten professionellen Akteure im ACP-System kontinuierlich fortzubilden, u. a. die Gesprächsbegleiter, die beteiligten Hausärzte, die Mitarbeitenden in den relevanten Einrichtungen der Region (Rettungsdienst, Krankenhaus, Pflegeeinrichtungen etc.) sowie die Berufsbetreuer. Hierbei bietet sich eine Kooperation mit regionalen Akademien und Bildungseinrichtungen an. Für diese Aufgaben sollte der ACP-Koordinator nicht nur selbst als ACP-Gesprächsbegleiter, sondern auch als ACP-Gesprächsbegleiter-Trainer qualifiziert sein und über entsprechende didaktische Fähigkeiten verfügen.
- *Öffentlichkeitsarbeit:* Nicht zuletzt sollte der ACP-Koordinator eine effektive Öffentlichkeitsarbeit betreiben, damit das ACP-Angebot bei den relevanten Zielgruppen der Region auch bekannt und zugänglich ist. Neben der Erstellung von entsprechenden Informationsmaterialien und -angeboten in den verschiedenen Medien erscheint dabei eine Kooperation mit bereits bestehenden regionalen Institutionen bis hin zur lokalen Politik sinnvoll. Gefordert sind hierbei wieder soziale und kommunikative Fähigkeiten, Kreativität und Begeisterungsfähigkeit für ACP.

34.3.2 Regionale Steuergruppe

Um die verschiedenen ACP-relevanten Akteure in der Region gut zu koordinieren, bietet sich die Einrichtung einer regionalen Steuergruppe an. Diese kann zum »Motor« der ACP-Implementierung werden, Vorschläge für die (Weiter-)Entwicklung des ACP-Netzwerks erarbeiten, als Kommunikations-Plattform dienen und Empfehlungen zur ACP-Implementierung erarbeiten.

Zu Beginn gilt es, die für die ACP-Implementierung relevanten regionalen Akteure zu identifizieren und für die Ansprache zu priorisieren. Zu den relevanten Akteuren gehören typischerweise neben den Hausärzten Vertreter des Rettungsdienstes, der Krankenhäuser sowie der Einrichtungen der stationären Seniorenhilfe und Eingliederungshilfe. Je nach regionalen Gegebenheiten kann es sinnvoll sein, auch kommunale Strukturen (wie bspw. die Heimaufsicht und den Ärztlichen Leiter Rettungsdienst), den ärztlichen Bereitschaftsdienst, Hospiz- und Palliativdienste sowie das Betreuungswesen in die ACP-Implementierung einzubeziehen. Dabei sollten sich 4–8 geeignete Personen zusammentun, welche die relevanten Akteure und Institutionen ausreichend repräsentieren können, Einfluss im regionalen Versorgungssystem haben, die entsprechenden ACP-relevanten Kompetenzen mitbringen und die Vision eines regionalen ACP-Systems teilen. Die zentrale Aufgabe der etablierten Steuergruppe besteht dann darin, ein funktionsfähiges ACP-Netzwerk zu etablieren, zu pflegen und die Schnittstellen der Patientenversorgung hinsichtlich ACP in Kooperation mit den jeweiligen Institutionen zu gestalten.

34.3.3 Regionales Netzwerk

Als Gremium für die breite regionale Akzeptanz und Implementierung von ACP ist das regionale Netzwerk zu verstehen. Hierfür gilt es Einzelpersonen und Vertreter von Institutionen zu gewinnen, die über die regionalen ACP-Bestrebungen informiert sein wollen, ein Interesse an der Förderung der Ziele von ACP haben und sich ggf. auch in der ACP-Implementierung engagieren möchten.

Das Netzwerk kann die Steuergruppe für ihre Aufgaben legitimieren sowie in Teilbereichen unterstützen und so in die Region kommunizieren, welche Relevanz ACP für die Akteure hat. Der Konsens über das gemeinsame Ziel, nicht einwilligungsfähige Personen bestmöglich gemäß ihren wohlinformierten Präferenzen zu behandeln, bietet die Chance, die ACP-Aktivitäten fortlaufend auf die Erreichung des Ziels zu prüfen und ggf. Anpassungen vorzunehmen. Hieraus können sich Projektarbeitsgruppen und auch über den § 132g SGB V hinausgehende Initiativen gründen, weitere Ressourcen mobilisiert und Stakeholder gewonnen werden.

Literatur

GKV-Spitzenverband, Verbände der Träger (2017) Vereinbarung nach 132g Abs. 3 SGB V über Inhalte und Anforderungen der gesundheitlichen Versorgungsplanung für die letzte Lebensphase vom 13.12.2017.

Götze K, Bausewein C, Feddersen B et al. (2022) Effectiveness of a complex regional advance care planning intervention to improve care consistency with care preferences: study protocol for a multi-center, cluster-randomized controlled trial focusing on nursing home residents (BEVOR trial). *Trials* 23 (1):770.

Korfage IJ, Carreras G, Arnfeldt Christensen CM et al. (2020) Advance care planning in patients with advanced cancer: A 6-country, cluster-randomised clinical trial. *PLoS Med* 17(11): e1003422.

Marckmann G, in der Schmitten J, Feddersen B et al. (2018) Plädoyer für eine regionale Implementierung. Behandlung im Voraus Planen für stationäre Einrichtungen gemäß § 132g SGB V *Dr. med. Mabuse* 236:25-28.

Morrison RS, Meier DE, Arnold RM (2021) What's Wrong With Advance Care Planning? *JAMA* 326 (16):1575-1576.

Overbeek A, Korfage IJ, Jabbarian LJ et al. (2018) Advance Care Planning in Frail Older Adults: A Cluster Randomized Controlled Trial. *J Am Geriatr Soc* 66(6):1089-1095.

35 Institutionelle Implementierung von Advance Care Planning in der Altenhilfe

Sabine Petri

Einführung

Viele Einrichtungen der stationären Altenhilfe wollen ihren Bewohner*innen, finanziert durch die gesetzlichen Krankenkassen über § 132g SGB V, eine gesundheitliche Versorgungsplanung anbieten. Nach der Vereinbarung über Inhalte und Anforderungen des § 132g SGB V (Vereinbarung) lehnt sich die gesundheitliche Versorgungsplanung an das internationale Konzept des Advance Care Planning (ACP) an. Sie verweist dabei ausdrücklich auf die erforderliche »Interne Vernetzung« (§ 10 Vereinbarung) in den Einrichtungen als Voraussetzung für die effektive Umsetzung der Versorgungsplanung. Der vorliegende Beitrag möchte dazu beitragen, die Einführung und Umsetzung von ACP in einer Einrichtung bestmöglich vorzubereiten. Er bezieht die aktuelle Rechtslage zur Umsetzung des § 132g SGB V sowie die in Modellprojekten (Petri 2017, Cellitinnen 2020) und Schulungen gewonnenen Erfahrungen mit ein.

Hauptziel der Einführung von ACP ist, dass die Bewohner*innen auch dann entsprechend ihrer individuellen Wünsche und Wertvorstellungen behandelt werden, wenn sie selbst nicht (mehr) über ihre Behandlung und Versorgung entscheiden können. Dazu setzt das Konzept zunächst auf der Ebene der *Ermittlung* der Bewohnerwünsche an: Im Rahmen von qualifiziert begleiteten Gesprächsprozessen kann der Bewohnerwille ermittelt und dokumentiert werden. Für die *Umsetzung* der Wünsche ist es darüber hinaus erforderlich, dass nicht nur die Bewohner*innen ihre Wünsche kennen, sondern diese auch allen an ihrer Behandlung, Versorgung und Begleitung Beteiligten bekannt sind, und Maßnahmen zur Sicherung der Umsetzung der Behandlungswünsche getroffen werden. Daher bezieht das ACP-Konzept neben der individuellen auch die institutionelle und die regionale Ebene mit ein. Um die institutionelle Implementierung von ACP erfolgreich durchzuführen, bedarf es eines Organisationsentwicklungsprozesses in den Einrichtungen (Vereinbarung, Präambel). Im Folgenden werden erste Schritte dazu aufgezeigt. Sie sollen eine Orientierung für die institutionelle Implementierung bieten, die selbstverständlich an die jeweiligen Gegebenheiten in den Einrichtungen und Regionen anzupassen und dort weiterzuentwickeln sind.

35.1 Voraussetzungen für die Implementierung

Bevor mit der Implementierung von ACP in der Einrichtung begonnen wird, ist es hilfreich, folgende Fragen zu klären:

35.1.1 Ist der Zeitpunkt für die Implementierung von ACP in der Einrichtung gut gewählt?

Die Implementierung von ACP beschränkt sich nicht auf den isolierten Einsatz von Gesprächsbegleiter*innen für die Gespräche zur Ermittlung des Bewohnerwillens. Wesentliche Bestandteile des Konzepts sind daneben die fortlaufende Aktualisierung der Dokumentationen und die zuverlässige Umsetzung des ermittelten Willens. Dazu wird die Kenntnis der Bedeutung von ACP und Unterstützung durch alle Mitarbeitenden der Einrichtung ebenso benötigt wie eine gute hospizlich-palliative Kompetenz und Kultur. Eine hohe Fluktuation im Mitarbeiterstamm oder ein hoher Anteil an Zeitarbeitskräften kann die Verankerung der erforderlichen Haltungen und Kenntnisse erschweren.

Ebenfalls als herausfordernd hat es sich in der Praxis gezeigt, wenn gleichzeitig an vielen anderen Projekten gearbeitet wird oder ein Wechsel in der Leitung stattfindet. Daher ist vor der Implementierung von ACP gut zu überlegen, ob der Zeitpunkt richtig gewählt ist.

35.1.2 Gibt es einen Auftrag durch den Träger und die Einrichtungsleitung?

Die Initiative zur Implementierung von ACP in den Einrichtungen geht nicht selten von einzelnen engagierten Mitarbeiter*innen aus. Da eine nachhaltige Einführung von ACP jedoch einen Organisationsentwicklungsprozess mit entsprechenden Ressourcen voraussetzt, ist z. B. die Schulung einzelner Personen ohne ein klares Bekenntnis und einen klaren Auftrag des Trägers sowie der Einrichtungsleitung zur Umsetzung des Konzeptes nicht sinnvoll.

35.1.3 Sind Träger und Einrichtungsleitung ausreichend über Inhalt und Ressourcenbedarf von ACP informiert?

Nach den Erfahrungen aus den bisherigen Schulungen haben etliche Einrichtungsleitungen wenig Vorinformationen über das Anforderungsprofil des Gesprächsbegleiters, den Umfang der zukünftigen Aufgaben sowie die Auswirkungen von ACP auf den Einrichtungsalltag. Dies kann zu verschiedenen Erschwernissen bei der Einführung führen. Hier sind insbesondere die Auswahl wenig geeigneter Mitarbeiter*innen für die Rolle der Gesprächsbegleitung, fehlende Freistellungen für Übungsgespräche während der Schulung und anschließend im Einrichtungsalltag zu nennen. Daher ist dringend zu empfehlen, dass sich die Leitungen vorab gut über das Konzept, den Ressourcenbedarf und die Herausforderungen bei der Umsetzung informieren.

Eine gute Kenntnis des Konzepts durch die Einrichtungsleitung bildet zudem die Basis, um z. B. Bewohner*innen, deren Angehörigen und der Heimaufsicht bei Rückfragen kompetent antworten zu können.

35.1.4 Stehen die erforderlichen finanziellen Ressourcen zur Verfügung?

Eine wesentliche Voraussetzung für die Einführung von ACP ist eine ausreichende finanzielle Ausstattung des Projekts. § 132g SGB V ermöglicht die Refinanzierung einer Vollzeitstelle für 400 Bewohner sowie 15 % Sach-, Overhead- und Regiekosten (§ 15 Abs. 4 Vereinbarung). Nicht finanziert werden Schulungskosten. Diese müssen durch die Einrichtung selbst aufgebracht werden. Neben den direkten Kosten der Schulung sollten auch die Finanzierung der Freistellungen für die Schulung, die erforderlichen Übungsgespräche, die begleiteten Gespräche in der Einrichtung und die Zeiten für die Vernetzung und »Auffrischung« mit eingerechnet werden. Wünschenswert wäre die Unterstützung der Gesprächsbegleiter*innen bei den nicht selten herausfordernden Gesprächen z. B. durch Supervisionen. Nicht zu vergessen sind die Aufwendungen, die für die Bereitstellung eines Raumes für die Vor- und Nachbereitung sowie die Durchführung der Gespräche anfallen. Daneben werden Computer (und Kenntnisse in Word und Excel), Telefon, Zugang zum Internet mit E-Mail-Anschluss sowie Informationsmaterial für die Bewohner*innen und Angehörigen benötigt.

35.1.5 Steht eine geeignete Gesprächsbegleiter*in zur Verfügung?

Kern von ACP ist der Gesprächsprozess, der die Ermittlung und Dokumentation des Bewohnerwillens ermöglichen soll. Mit der Qualität der Gesprächsbegleitung steht und fällt die Qualität, die Aussagekraft und die Verlässlichkeit der Vorausplanung. Wird hier nicht mit der gebotenen Kompetenz, Achtsamkeit und Sorgfalt vorgegangen, kann das zu gravierenden Auswirkungen auf die Festlegungen über Therapieziele führen und das ganze Projekt scheitern. Daher kommt der Auswahl und Qualifikation der Gesprächsbegleiter*innen eine zentrale Bedeutung zu. Es ist von kaum zu überschätzender Relevanz, gut zu überlegen, wer diese verantwortungsvolle Aufgabe übernehmen kann. Im Zentrum stehen die Qualität der Gesprächsbegleitung und damit das Wohl der Bewohner*innen, aber auch das Wohl der Gesprächsbegleiter*innen.

Die Gesprächsbegleiter*innen müssen in der Lage sein, selbstständig Gesprächsprozesse mit mehreren teils sehr vulnerablen Beteiligten zu initiieren und aus einer nicht-direktiven Haltung heraus mit hoher fachlicher Kompetenz zu moderieren. Sie benötigen die Fähigkeit, die Ergebnisse präzise mündlich und schriftlich zu erfassen und in der Einrichtung zu kommunizieren. Daneben haben sie den Auftrag zur Organisationsentwicklung, da sie die Umsetzung der ermittelten Wünsche in der Einrichtung sichern sollen. Zusätzlich ist die Vernetzungsarbeit mit den weiteren an der Versorgungskette beteiligten Einrichtungen und Institutionen zu leisten, sofern hierfür nicht eine weitere Person beauftragt wird.

Die für die Abrechnung erforderlichen Voraussetzungen an die Gesprächsbegleiter*innen sind den gesetzlichen Vorgaben und der Vereinbarung zum § 132g SGB V (§ 12 Abs. 4 Vereinbarung) zu entnehmen.

Aus den bisherigen Erfahrungen in den Modellprojekten und Schulungen kann der gesetzliche Katalog um einige *Hinweise zur Auswahl der Gesprächsbegleiter*innen ergänzt werden:

Persönliches Interesse an der Qualifikation und an der Gesprächsbegleitung: Die Tätigkeit als Gesprächsbegleiter*in erfordert ein achtsames, empathisches Interesse am Gesprächspartner, Freude an Kommunikation und die Bereitschaft, sich intensiv mit den Themen Leben, schwere Erkrankung, Sterben und Tod auseinanderzusetzen. Daneben sind eine hohe Bereitschaft und Fähigkeit zur Selbstreflexion unerlässlich. Nur so wird gewährleistet, dass immer darauf geachtet wird, nicht direktiv oder manipulativ zu werden. Diese Bereitschaft lässt sich nicht anordnen, sondern muss von der Person mitgebracht werden.

Fähigkeit, strukturiert und eigenverantwortlich zu handeln: Zu den Aufgaben der Gesprächsbegleiter*innen gehört die eigenständige Organisation des gesamten kommunikativen Prozesses, in den viele Personen einzubeziehen sind (Vertreter, Angehörige, Hausarzt, Pflegekräfte u. a.). Daneben sind die erstellten Dokumente zu verwalten und insbesondere auch deren Aktualisierung systematisch im Blick zu behalten.

Vorkenntnisse in Kommunikation: Es besteht ein Unterschied zwischen einer empathischen Alltagskommunikation im bisherigen Berufsfeld und der Aufgabe, ein klar strukturiertes, fachlich fundiertes Gespräch zur Vorausplanung unter Einsatz bestimmter Gesprächstechniken zu führen. Sind bereits Vorkenntnisse, z. B. über Kommunikationstechniken, vorhanden, erleichtert dies die Einarbeitung erheblich.

Sprachkompetenz auf muttersprachlichem Niveau: Zur Gesprächsführung gehört ein sorgfältiges Hinhören auch auf kleine Andeutungen und Hinweise ebenso wie die präzise, für den Gesprächspartner verständliche Erläuterung von Faktenwissen (z. B. der Reanimation) und das exakte mündliche und schriftliche Zusammenfassen des Bewohnerwillens. Dazu sind hohe sprachliche Sensibilität und Präzision unerlässlich.

Vertiefte eigene Auseinandersetzung mit den Themen Leben, schwerer Erkrankung, Sterben und Tod: In der Auseinandersetzung mit diesen Themen stehen Menschen an unterschiedlichen Positionen. Für manche ist sie sehr belastend, da sie z. B. eigene Ängste berührt. Diese Ängste können sich im Gespräch vom Gesprächsbegleiter auf das Gegenüber übertragen und damit Einfluss auf dessen Festlegungen nehmen. Aus der Erfahrung zeigt sich, dass es nicht immer der richtige Zeitpunkt ist, die Arbeit als Gesprächsbegleiter*in aufzunehmen: Bei Mitarbeitenden, die selbst oder im nahen Umfeld von existenziellen Krisen betroffen sind (z. B. eigene Erkrankung oder Todesfälle im familiären Umfeld, Trennungen), sollte gut überlegt werden, ob sie über die für die Gesprächsführung erforderliche emotionale Stabilität verfügen und nicht selbst psychisch überlastet werden. Auch sind nicht alle Mitarbeitenden bereit und/oder in der Lage, die hohe Verantwortung zu tragen, die Gesprächsbegleiter*innen durch die Begleitung im Vorausplanungsprozess der Bewohner*innen mit übernehmen.

Fähigkeit zum Erkennen, Benennen und Umgang mit Emotionen im Gespräch: Unerkannte Ängste und emotionale Barrieren der Bewohner*innen können zu Festlegungen führen, die nicht ihrem wahren Willen entsprechen (»Das erwarten doch meine Kinder von mir.«). Daher ist eine hohe Sensibilität der Gesprächsbegleiter*innen für Emotionen erforderlich.

Leitungserfahrung und eine akademische Aus- bzw. Weiterbildung sind nach bisherigen Erfahrungen sehr hilfreich. Eine unterstützende berufliche Grundqualifikation bietet vielfach auch der Bereich der sozialen Arbeit.

Die vorstehenden Ausführungen zeigen: Die Anforderungen an die fachliche und personale Kompetenz der Gesprächsbegleiter*innen sind hoch. Ein Auswahlgespräch vor Kursbeginn mit der schulenden Akademie oder einer von der Akademie benannten Person (die selbst die ACP-Ausbildung abgeschlossen hat) kann dabei unterstützen, die Eignung für die Tätigkeit als Gesprächsbegleiter*in bereits vorab besser einzuschätzen.

Nach Aussagen von aktiven Gesprächsbegleiter*innen wird die Tätigkeit als Gesprächsbegleiter*in trotz aller An- und Herausforderungen vielfach als wesentlicher Beitrag zur Weiterentwicklung der Persönlichkeit und beruflichen Erfüllung erlebt.

35.1.6 Wie soll die Anbindung der Gesprächsbegleiter*innen an die Einrichtung gestaltet werden?

§ 132g SGB V sieht verschiedene Möglichkeiten zur Sicherstellung der Versorgungsplanung vor (§ 7 Vereinbarung):

- Durchführung durch das eigene Personal der Einrichtung
- Durchführung durch das qualifizierte Personal des Trägers
- Durchführung in Kooperation mit externen regionalen Anbietern

Wird über die Durchführung durch das eigene Personal der Einrichtung nachgedacht, sind folgende Fragen zu klären:

- Können geeignete Mitarbeiter*innen (▶ Kap. 35.1.5) gefunden und tatsächlich sowohl für die Schulungszeiten, die Übungshase, Teilnahme an Plenartreffen und vor allem die zu führenden Gespräche von deren anderen Aufgaben freigestellt werden?
- Wer übernimmt gegebenenfalls deren bisherigen Aufgaben?
- Ist der Stellenanteil (1 Vollzeitstelle auf 400 Bewohner) für die konkrete Einrichtung groß genug, um eine ausreichende Gesprächspraxis zu ermöglichen, die erlaubt, qualitativ hochwertige Gespräche zu führen (Empfehlung: mindestens > 50 % Stelle)?
- Wie wird die Vertretung (Urlaub, Krankheitsphasen) geregelt?

Die Erfahrungen in ersten Modellprojekten und Kursen haben gezeigt, dass es herausfordernd sein kann, in den jeweiligen Einrichtungen Personen zu finden, die persönlich und fachlich als Gesprächsbegleiter*innen geeignet sind und zugleich von ihren bisherigen Aufgaben freigestellt werden können (»Die Mitarbeiter, die geeignet wären, sind schon zu 125 % mit ihren bisherigen Aufgaben beschäftigt«). Häufig können die Gespräche im Arbeitsalltag nicht geführt werden, da konkurrierende Aufgaben dringender sind. Damit kann es schwierig sein, die entsprechende Kompetenz zu entwickeln und beizubehalten. Zudem müssen, um die Vertretung z. B. bei Krankheit oder Urlaub gewährleisten zu können, mehrere geschulte Gesprächsbegleiter*innen zur Verfügung stehen. Daneben ist zu berücksichtigen, dass die Schulungskosten (die nicht durch § 132g SGB V erstattet werden) sowie der Aufwand für die geforderten Vernetzungstätigkeiten verhältnismäßig hoch sind und damit, betriebswirtschaftlich betrachtet, herausfordernd. Dies gilt insbesondere für kleinere Einrichtungen mit entsprechend geringem Stellenanteil.

Eine auch betriebswirtschaftlich sinnvolle Alternative bietet eine regionale (Pflegestützpunkte, regionale Netzwerke, Kommune) oder zumindest trägerbezogene Anstellung von einer Gruppe von Gesprächsbegleiter*innen, die ausschließlich für die Vorausplanung tätig sind (▶ Kap. 34). So können sehr gut ausgebildete Gesprächsbegleiter*innen in den ihnen zugeordneten Einrichtungen ACP-Gespräche führen und rasch eine hohe Expertise gewinnen. Auch Vertretungen und die erforderliche Vernetzungsarbeit in der Region (§ 4 der Vereinbarung) wären leichter möglich. Um die Schnittstellen in den Einrichtungen zu gestalten, braucht es bei dieser Form der Anbindung der Gesprächsbegleiter*innen dort feste Ansprechpartner*innen (ACP-Beauftragte) und eine verbindliche Einbindung in das Konzept der Einrichtung. Bereits heute ist das Interesse von ambulanten Diensten an ACP-Gesprächen hoch, und es gibt erste Modellprojekte hierzu. Durch eine regionale Struktur könnte die Gesprächsbegleitung auch diesen Bereich mit abdecken. Die Entwicklung eines regional einheitlichen Konzepts würde so einen wesentlichen Beitrag zu Förderung die Ermittlung und Umsetzung des Bewohnerwillens leisten.

35.1.7 Werden Palliative Care und Hospizkultur in der Einrichtung umgesetzt?

Durch die Einführung von ACP werden die Wünsche der Bewohner*innen an ihre weitere Behandlung und Versorgung besser bekannt. In vielen Gesprächen kommt zum Ausdruck, dass die Menschen den Wunsch haben, unter bestimmten Umständen nicht mehr lebenserhaltend behandelt zu werden und möglichst nicht im Krankenhaus, sondern in der Einrichtung zu versterben. Um diesen Wunsch gut umsetzen zu können, ist fachliche Kompetenz im Bereich Palliative Care und Unterstützung durch eine gelebte Hospizkultur in der Einrichtung unerlässlich. Verfügt die Einrichtung nicht über ausreichende Ressourcen in diesem Bereich, ist daher zunächst oder zumindest parallel zur Einführung von ACP die palliativ-hospizliche Kompetenz zu schaffen bzw. auszubauen. Sonst kann es zu dazu kommen, dass der Wunsch der Bewohner*innen (nach palliativer Versorgung in der Einrichtung) zwar sorgsam ermittelt wird, den Mitarbeitenden aber klar ist, dass dieser Wunsch mangels Ressourcen vermutlich nicht umsetzbar sein wird. Damit würden Versorgungsoptionen angeboten, die nicht zu realisieren sind.

35.1.8 Ist ein Kulturwandel gewollt?

Die Einführung und Umsetzung von ACP erfordert in vielen Einrichtungen einen Kulturwandel. Die Auswirkungen der konsequenten Ermittlung und Beachtung des Bewohnerwillens auch auf die fachlichen und persönlichen Anforderungen an die Mitarbeitenden müssen der Geschäftsführung bewusst sein und von ihr mitgetragen werden.

35.2 Einführung von ACP

Wenn die vorstehend aufgeführten Fragen bearbeitet und beantwortet sind, können die ersten, im Folgenden beispielhaft aufgeführten Schritte zur konkreten Einführung von ACP gegangen werden.

35.2.1 Braucht die Einführung von ACP eine Struktur?

Da es sich bei der Implementierung von ACP um eine neue Aufgabe handelt, die letztlich alle Mitarbeitenden mit einbezieht, kostenintensiv ist und einen kreativen Organisationsentwicklungsprozess erfordert, ist zu empfehlen, die Einführung in Form eines Projektes zu gestalten. So können die Perspektiven der verschiedenen Bereiche der Versorgung geordnet einbezogen und Abläufe entsprechend den Gegebenheiten in der Einrichtung gestaltet werden.

Im ersten Schritt ist dazu zunächst die Zusage der Finanzierung der Einführung von ACP in Form eines Projekts durch die Leitung einzuholen. Bei der anschließenden Zusammenstellung der Projekt-Steuerungsteams hat es sich bewährt, die Einrichtungsleitung, die Pflegedienstleitung, zumindest eine Wohnbereichsleitung, Mitarbeitende aus der sozialen Arbeit, QM-Beauftrage, lokale Hausärzt*innen und die Seelsorge einzubeziehen. Die (zukünftigen) Gesprächsbegleiter*innen werden, wenn sie in der Einrichtung angestellt sind, ebenfalls feste Mitglieder des Projektteams. Falls die Umsetzung durch externe Gesprächsbegleiter*innen in Kooperation mit einem anderen Dienst (z. B. Hospizverein, Palliativnetzwerk o. ä.) erfolgen soll und dieser Dienst die Gesprächsbegleitung zur Verfügung stellt, ist es sinnvoll eine Mitarbeiter*in der Einrichtung als »ACP-Beauftragte« zu benennen. Dieser Person kommt die Aufgabe zu, sich kontinuierlich um die Umsetzung von ACP in der Einrichtung und die Gestaltung der Schnittstellen zu den externen Gesprächsbegleiter*innen zu kümmern. Durch die Teilnahme (zumindest) am Modul 1 der Weiterbildung zum Gesprächsbegleiter kann das dafür erforderliche vertiefte Verständnis von ACP erworben werden.

Die Mitglieder des Projektteams oder aber die Einrichtungsleitung klären des Weiteren, wer die Projektleitung übernimmt. Die Projektleitung hat die Aufgabe, Termine zu koordinieren, die Einhaltung des gemeinsam festzulegenden Zeitplans im Auge zu behalten, die Zwischenergebnisse zusammenzufassen und die Kommunikation mit allen relevanten Personen und Institutionen sicherzustellen. Hier ist neben der Einrichtungsleitung und dem Träger auch an andere an der Versorgung beteiligte Dienste wie z. B. SAPV-Teams oder Hospizvereine zu denken.

35.2.2 Wie soll der Ablauf der Gesprächsprozesse gestaltet werden?

Um eine strukturierte, funktionierende und ressourcenschonende Einführung von ACP zu ermöglichen, sollte bereits frühzeitig überlegt werden, wie der Ablauf der Gespräche gestaltet werden soll. Eine detaillierte Rollen- und Aufgabenklärung trägt dazu bei, die Verantwortlichkeiten zu klären und Irritationen zu vermeiden.

Dabei kann die Bearbeitung der folgenden Fragen unterstützen:

Wann und durch wen werden die neu einziehenden Bewohner*innen erstmals über das Angebot informiert?

Hier ist beispielsweise eine Erstinformation durch einen Flyer oder eine Broschüre beim Einzug denkbar. Zudem kann ein Zeitraum benannt werden, innerhalb dessen eine zu benennende Person (z. B. Einzugskoordinator, Wohnbereichsleitung, ACP-Beauftragte, Gesprächsbegleiter) den neu eingezogenen Bewohner*innen in der Regel das Angebot vorstellt. Selbstverständlich sind dabei die individuellen Gegebenheiten wichtiger als die Einhaltung eines Zeitplans. Wichtig ist es, gut über das aktuelle Befinden und den gesundheitlichen Zustand der jeweiligen Bewohner*in informiert zu sein, um das Angebot zu einer möglichst passenden Zeit zu erläutern. Keinesfalls darf der Eindruck entstehen, es würde Druck auf die Bewohner*innen zur Kenntnis- oder Annahme des Angebotes ausgeübt werden.

Wie werden die bereits in der Einrichtung lebenden Bewohner*innen, ihre Angehörigen und rechtlichen Vertreter*innen über das Angebot informiert?

Neben Flyern und Informationsveranstaltungen können z. B. offene Informationsnachmittage/Sprechstunden zur Verfügung gestellt werden, in denen die Bewohner*innen/Angehörige oder rechtliche Vertreter*innen sich über das Angebot und dessen Inhalt im persönlichen Gespräch mit den Gesprächsbegleiter*innen informieren können.

Welche Bewohner*innen sollen zuerst aktiv angesprochen werden?

Zunächst ist sicherlich an diejenigen zu denken, deren gesundheitlicher Zustand den Eintritt einer Krise befürchten lässt. Aus der Praxis heraus empfiehlt es sich, im zweiten Schritt denjenigen ein Gespräch anzubieten, die bereits ein Interesse an der Vorausplanung erkennen lassen. Dieses Interesse wird nicht selten z. B. nach dem Erhalt des Flyers, dem Besuch der Informationsveranstaltung oder aufgrund von »Mund-zu-Mund-Propaganda« geäußert. Auch Menschen, die bereits eine

Patientenverfügung haben, zeigen vielfach ein Interesse an der Vorausplanung durch ACP (»Ich habe ja schon eine Patientenverfügung. Brauche ich das noch?«). Hier ist es Aufgabe der Mitarbeitenden in der Einrichtung, zu erklären, warum eine Ergänzung bzw. Vertiefung durch ACP sinnvoll sein kann.

Liegt das Einverständnis der Bewohner*innen zur Einsicht in die individuellen Unterlagen und den Informationsaustausch mit am Gesprächsprozess beteiligten Personen wie Pflegekräften und Ärzt*innen durch die Gesprächsbegleitung vor?

Zur Vorbereitung der Gespräche kann es hilfreich sein, z. B. eine bereits vorhandene Patientenverfügung einzusehen und eine erste Vorstellung über den Gesundheitszustand der Person und ihre Bedürfnisse zu erhalten. Nicht selten tragen auch Ärzt*innen und Pflegekräfte auch zur Ermittlung des mutmaßlichen Willens des Bewohners bei. Zudem müssen sie über die Festlegungen informiert werden, um deren Umsetzung zu ermöglichen. Damit bedarf es der datenschutzrechtlich korrekten Klärung des Einverständnisses der Bewohner*innen zu dem entsprechenden Informationsaustausch.

Wer ist verantwortlich für die Informationsweitergabe über den Gesprächsbedarf an die Gesprächsbegleiter*innen?

Für die Bewohner*innen bzw. ihre Vertreter*innen sollte eine Ansprechperson zu ACP benannt werden. Zu klären ist, ob die Mitarbeitenden, die vom Interesse an der Vorausplanung bzw. dem Aktualisierungsbedarf erfahren, sich direkt an die Gesprächsbegleiter*innen, ACP-Beauftragte oder z. B. die Wohnbereichsleitung wenden sollen.

Wer koordiniert die Termine mit den an der Vorausplanung Beteiligten?

Die Koordination der an den ACP-Prozessen Beteiligten stellt eine besondere Herausforderung dar. Daher sollte vorab festgelegt werden, wie die Zusammenarbeit insbesondere zwischen Gesprächsbegleiter*innen, ACP-Beauftragten und Wohnbereichsleitung gestaltet werden soll.

Wie werden die Dokumentationen bedarfsgerecht aktualisiert?

Der bedarfsgerechten Aktualisierung der Dokumente, insbesondere des Notfallbogens, kommt höchste Priorität zu. Vor allem bei Veränderungen des Gesundheitszustandes (z. B. erhebliche Funktionseinbußen nach schwerem Schlaganfall, Fortschreiten einer Krebserkrankung) oder des sozialen Umfelds (z. B. Versterben des Ehepartners) können sich die Wünsche insbesondere an die Behandlung im Notfall ändern. Hat bereits ein Gesprächsprozess stattgefunden, sollte den Dokumenten daher ein Informationsblatt beigefügt werden. In diesem wird darauf hingewiesen, dass sich unter anderem bei einer Änderung des Gesundheitszustandes oder der Lebensumstände häufig auch die Wünsche an die medizinische Behandlung ändern und daher erneut das Gespräch gesucht und die Dokumentation angepasst werden muss. Hier liegt es in der Verantwortung der Bewohner*innen bzw. Vertreter*innen, sich mit der Gesprächsbegleitung in Verbindung zu setzen, um eine Aktualisierung zu ermöglichen. Daneben werden auch die Gesprächsbegleiter*innen ein System der Wiedervorlage entwickeln, um die bedarfsgerechte Aktualisierung im Blick zu haben. Unterstützend sind alle in der Einrichtung Mitarbeitenden, insbesondere aber die Wohnbereichsleitung dafür zu sensibilisieren, dass Veränderungen einen Aktualisierungsbedarf auslösen können, der der Gesprächsbegleitung mitgeteilt werden muss.

Alle im Haus Tätigen müssen wissen, wer für die Gesprächsbegleitung zuständig ist und wie diese Person erreicht werden kann.

35.2.3 Welche Personen, Einrichtungen und Dienste sollten über die Einführung von ACP in der Einrichtung informiert und dabei einbezogen werden?

Bevor ACP in der Einrichtung zur Umsetzung kommt, ist es wichtig, alle relevanten Personen, Einrichtungen und Dienste über das Konzept zu informieren und auch kritische Diskussionen zuzulassen. Dabei sind insbesondere die haupt- und ehrenamtlichen Mitarbeitenden, die Seelsorge, der Heimbeirat, die Heimaufsicht und die Ehrenamtlichen einzubeziehen.

Um eine verlässliche Ermittlung und Umsetzung der Bewohnerwünsche zu gewährleisten, müssen alle Mitarbeitenden in der Einrichtung um Inhalt und Bedeutung der Vorausplanung wissen und ihre Aufgabe dabei kennen. Durch kontinuierliche Schulungen lernen die Mitarbeitenden ihre Aufgabe kennen, können in die Auseinandersetzung damit gehen und gegebenenfalls offene Fragen klären. Häufig ist es nicht direkt die Gesprächsbegleitung, die von der Auseinandersetzung oder Sorge der Bewohner*innen mit dem Thema schwere Erkrankung und Sterben erfährt. Vielfach werden Gespräche über diese Themen zunächst mit der Pflegekraft im Wohnbereich, Seelsorgenden, Ehrenamtlichen oder auch der Reinigungskraft geführt. Dann ist es deren Aufgabe, bei Bedarf auf das Angebot zur Vorausplanung hinzuweisen und, sofern von den Bewohner*innen gewünscht, die Gesprächsbegleitung zu informieren. Nach dem Gespräch zur Vorausplanung haben Bewohner*innen nicht selten das Bedürfnis, sich dazu noch mit anderen Menschen auszutauschen (»Da ist mir heute Nacht noch so einiges durch den Kopf gegangen...«). Um mit diesen Themen und den damit verbundenen Emotionen sensibel und offen umzugehen, ist gute Auseinandersetzung der Mitarbeitenden selbst mit schwerer Erkrankung und Lebensende Voraussetzung. Schulungen und Supervisionen können dabei Unterstützung bieten. Gleichzeitig ist es unerlässlich, parallel zur Implementierung von ACP kontinuierlich an einer stabilen hospizlich-palliativen Kompetenz und Kultur im Haus zu arbeiten.

Große Bedeutung kommt einer guten Einbindung der in der Einrichtung tätigen Ärzt*innen zu. Ihre Aufgabe ist es, zur Klärung offener medizinischer Fragen zur Verfügung zu stehen und das Ergebnis der Willensermittlung nach dem Vier-Augen-Prinzip mit ihrer Kenntnis der Wünsche der Person abzugleichen. Daneben bestätigen sie, sofern möglich, die Einwilligungsfähigkeit der Bewohner*innen. Um Irritationen vorzubeugen, sollten die Ärzt*innen jedenfalls frühzeitig, d. h. insbesondere vor der Information der Bewohner*innen und Angehörigen und der Durchführung der ersten Gespräche, in den Prozess der Implementierung von ACP einbezogen werden. Als hilfreich hat es sich gezeigt, wenn die Ärzt*innen das spezifisch auf Ärzt*innen zugeschnittene Schulungsangebot zu ACP nutzen. In der Praxis wird deutlich, wie eine zunächst bestehende Zurückhaltung gegenüber dem Konzept (»Wann sollen wir denn das auch noch machen? Wer bezahlt das?«) im Laufe der Zeit schwinden kann. Zum Start ist es wichtig, zunächst im persönlichen Gespräch einige engagierte Ärzt*innen zu gewinnen, mit denen die Umsetzung begonnen werden kann. Im weiteren Verlauf schließen sich erfahrungsgemäß andere Ärzt*innen nach dem »Schneeballsystem« an. Erste Erfahrungen belegen, dass durch die frühzeitige, in Ruhe geplante und durchgeführte Besprechung möglicher zukünftiger Szenarien die Mitarbeitenden, insbesondere aber auch die

Angehörigen besser auf Krisensituationen vorbereitet sind, und so eine Krise nicht unbedingt zu einem Notfall werden muss. Davon profitieren auch die beteiligten Ärzt*innen.

35.2.4 Wie kann die Umsetzung des Bewohner*innenwillens gesichert werden?

Ein weiterer Aufgabenkomplex liegt in der Sicherung der *Umsetzung* des Bewohner*innenwillens.

Wie erfahren die Mitarbeitenden vom aktuellen Stand der Vorausplanung?

Nachdem der Gesprächsprozess zu einem (vorläufigen) Ergebnis gekommen ist, ist es von großer Bedeutung, die Mitarbeitenden im Wohnbereich über die Wünsche der Bewohner*innen zu informieren. Dazu empfiehlt es sich, eine Zusammenfassung des Ergebnisses zum Beispiel in der Übergabe zwischen zwei Schichten zu erläutern. So kann zum einen der ermittelte Wille der Bewohner*innen bekannt gemacht werden. Zusätzlich haben die Mitarbeitenden die Gelegenheit, auf Aspekte oder Inkongruenzen aufmerksam zu machen, die sie aus ihrer Kenntnis der Person sehen. Damit stellt die Rückbindung an den Wohnbereich auch eine Maßnahme zur Qualitätssicherung der Vorausplanung dar.

Wie wird der Zugriff auf die Dokumentation gesichert?

Die ACP-Dokumente sind zunächst in das jeweilige System der Dokumentenverwaltung unter Beachtung der datenschutzrechtlichen Vorgaben einzupflegen. Gerade ein Notfall führt zu großem zeitlichem und psychischem Druck, in dem wenig Zeit bleibt, den Computer hochzufahren und Dateien auszudrucken. Ein Ausdruck der Dokumentation, abgelegt an einem definierten, immer zugänglichen Ort im Wohnbereich, kann daher sinnvoll sein. Auch die behandelnden Ärzt*innen und die rechtlichen Vertreter*innen sollten jeweils eine aktuelle Kopie der Dokumente erhalten. Eine Liste über die Verteilung der Dokumente ermöglicht sicherzustellen, dass im Falle einer Aktualisierung auch überall das neueste Exemplar vorhanden ist. Zu prüfen ist ferner, ob die Mitgabe einer Kopie der Dokumente bei einer Verlegung ins Krankenhaus im Verfahrensablauf hinterlegt ist.

Was wird noch benötigt, um die Umsetzung des Bewohner*innenwillens zu fördern?

Um die Umsetzung des Bewohner*innenwillens zu fördern, ist insbesondere an die Erstellung von Krisenplänen, die unter anderem eine Bedarfsmedikation enthalten, Verfahrensanweisungen für die Mitarbeitenden im Notfall sowie die Kooperation mit SAPV und Rettungsdiensten zu denken.

35.3 Qualitätssicherung

Zur Qualitätssicherung sollten der Vorausplanungsprozess und die Maßnahmen zur Sicherung der Umsetzung des Bewohner*innenwillens im Qualitätshandbuch der Einrichtung beschrieben und damit im Konzept der Einrichtung verankert werden. Eine regelmäßige Evaluation trägt zur Weiterentwicklung und Qualitätssicherung bei.

35.4 Ausblick

Die Implementierung von ACP ist eine nicht zu unterschätzende Herausforderung für die Einrichtungen. Nach den bisherigen Erfahrungen trägt die dadurch verbesserte Handlungssicherheit jedoch erheblich zur konsequenteren Beachtung des Bewohner*innenwillens, der Zufriedenheit der Bewohner*innen und ihrer Angehörigen sowie zur Entlastung der Mitarbeitenden in den Einrichtungen und Diensten bei.

Literatur

Petri S (2017) Projekt zur Schulung von Vorsorgebegleitern zur Durchführung gesundheitlicher Vorausplanung in Einrichtungen der stationären Altenhilfe und der Eingliederungshilfe. München: Caritasverband der Erzdiözese München und Freising e. V. https://der-caritasverband.caritas-nah-am-naechsten.de/portal-der-caritasverband/dokumente/dicv_muenchen_acp_projekt_abschlussbericht_2017.pdf (geladen 18.04.2023)

Seniorenhaus GmbH der Cellitinnen zur hl. Maria (2020) Projektbericht zur einrichtungsinternen und regionalen Implementierung gesundheitlicher Versorgungsplanung (§ 132g SGB V) – Behandlung im Voraus planen. Köln. https://www.acp-d.org/wp-content/uploads/2021/06/BVP-Projektbericht.pdf (geladen 19.04.2023)

Vereinbarung nach § 132g Abs. 3 SGB V über Inhalte und Anforderungen der gesundheitlichen Versorgungsplanung für die letzte Lebensphase vom 13.12.2017 zwischen dem GKV-Spitzenverband und Trägerverbänden der Einrichtungen. GKV-Spitzenverband. https://www.gkv-spitzenverband.de/media/dokumente/krankenversicherung_1/hospiz_palliativversorgung/versorgungsplanung/Vereinbarung_nach_132g_Abs_3_SGBV_ueber_Inhalte_und_Anforderungen_der_gesundheitlichen_Versorgungsplanung.pdf (geladen 09.04.2023)

36 Die Berücksichtigung der »Festlegung für den Notfall« (FeNo) im Rettungsdienst sowie in der Notfall- und Intensivmedizin

Jürgen in der Schmitten, Andreas Günther, Stephan Rixen, Georg Marckmann

Eine 83-jährige Frau, bisher Selbstversorgerin in eigener Wohnung, wird zur Abklärung von Durchfällen stationär eingewiesen. Dort zeigt sich in der Bildgebung ein vermutlich vom Eierstock ausgehender Tumor, der bereits an vielen Stellen in den Darm eingewachsen ist. Zur geweblichen Sicherung der Diagnose wird die Patientin operiert; die Diagnose wird intraoperativ bestätigt und es wird ein künstlicher Darmausgang angelegt, um den drohenden Darmverschluss abzuwenden: Es handelt sich augenfällig um eine unheilbare Erkrankung, die nach ärztlichem Ermessen innerhalb weniger Wochen oder Monate zum Tode führen wird. Postoperativ erleidet die Patientin im Aufwachraum einen Herzstillstand – sie wird reanimiert und überlebt. Am folgenden Tag erleidet sie einen Gefäßverschluss eines Beins in Höhe der Leiste, der durch eine Bypass-Operation erfolgreich versorgt wird. Gleichzeitig kollabiert eine Lunge, hierfür wird eine Thoraxdrainage angelegt. Eine Lungenentzündung wird intravenös antibiotisch behandelt. Eine Woche nach der Operation wird die Patientin auf die hauseigene Palliativstation, von dort nach einer weiteren Woche ins nahegelegene Hospiz verlegt, wo sie eine Woche später verstirbt.

Ein 93-jähriger Mann lebt seit 15 Jahren in einer Pflegeeinrichtung. Durch mehrere Schlaganfälle ist er vollständig immobil und schwerst pflegebedürftig, zudem kann er nicht mehr sprechen, nur noch rufen. Seine Tochter besucht ihn täglich und steht auch neben seinem Bett, als er einen Herzstillstand erleidet. Sie alarmiert das Pflegepersonal, dieses den Rettungsdienst, und der Sterbende wird von den Beteiligten 45 Minuten lang erfolglos reanimiert.

Eine 78-jährige Frau lebt an der Seite ihres Mannes ein gesellschaftlich aktives, selbstbestimmtes Leben, bis sie einen schweren Schlaganfall erleidet, mit halbseitiger Lähmung sowie kompletter Schluck- und Sprachstörung. Der Rettungsdienst wird gerufen. Im Krankenhaus bestätigt sich beim sofort durchgeführten CT ein ausgedehnter Hirninfarkt, eine Notfalltherapie (Lyse) ist nicht erfolgreich. In der Hoffnung auf eine zwar unwahrscheinliche, aber mögliche neurologische Verbesserung wird die Patientin durch künstliche Ernährung über eine Magensonde am Leben erhalten. Doch auch die neurologische Frührehabilitation zeigt nicht die erhoffte Wirkung. Nach sechswöchiger stationärer Therapie wird die nunmehr dauerhaft schwerstpflegebedürftige Patientin in eine Pflegeeinrichtung entlassen, wo sie bald wieder selbst schlucken kann und noch jahrelang lebt, ohne sich je wieder im herkömmlichen Sinne mitteilen oder fortbewegen zu können. Ihre Familie ist erschüttert und davon überzeugt: Das hätte unsere Ehefrau/Mutter/Schwester nie gewollt, sie wäre lieber damals an ihrem Schlaganfall verstorben.

Diese drei Fallbeispiele aus der hausärztlichen Praxis des Erstautors stehen für unzählige andere. Ähnliche Fälle wiederholen sich Tag für Tag – fast alle, die in medizinischen Berufen tätig sind, können davon berichten, und kaum jemand ermisst das Leid der Betroffenen, aber auch der Angehörigen, die von solchen Erlebnissen oft für Jahre traumatisiert sind. Die ersten beiden Beispiele zeigen nur die – freilich besonders absurde – Spitze des Eisbergs, nämlich die Durchführung medizinisch aussichtsloser (»nicht indizierter«) Behandlungen aufgrund von akutmedizinischen Handlungsroutinen, die nicht rechtzeitig hinterfragt wurden. Das dritte Beispiel deutet dagegen auf den noch um ein Vielfaches größeren (und komplexeren) Problemkreis, der sich öffnet, wenn man auch mit ausreichender Wahrscheinlichkeit medizinisch Erfolg versprechende (»indizierte«), aber von den Patienten angesichts der gegebenen Risiken im Voraus nicht (mehr) gewollte Behandlungen betrachtet.

Weder die in den letzten 30 Jahren erreichte Etablierung der Palliativmedizin in der ambulanten und stationären Versorgung noch die seit über 50 Jahren propagierte und im Jahr 2009 gesetzlich gestärkte Patientenverfügung bisheriger Machart scheinen dem in den Fallvignetten zum Ausdruck kommenden Missstand etwas anhaben zu können. Eine Studie aus der Intensivmedizin konstatiert, dass Patientenverfügungen von den dort tätigen Ärzten »[f]ür anstehende Therapieentscheidungen [...] als wenig hilfreich bewertet« wurden (Leder et al. 2015).

Doch das in diesem Buch thematisierte, in den vergangenen 30 Jahren entwickelte Konzept des Advance Care Planning (ACP) hält auch für die Rettungs-, Notfall- und Intensivmedizin einschließlich des Rettungsdienstes Mittel und Wege bereit, den Status quo ganz wesentlich zu verbessern (vgl. hierzu auch schon in der Schmitten et al. 2011a und 2011b). Im Folgenden wird kurz auf die gerade in diesem Bereich auch von Experten oft falsch verstandene Rechtslage eingegangen (▶ Kap. 36.1). ▶ Kap. 36.2 präsentiert den Vorschlag der Fachgesellschaft ACP Deutschland e. V. für einen (über-)regional einheitlichen Notfallbogen; ein Fazit (▶ Kap. 36.3) fasst die wesentlichen Punkte zusammen.

36.1 Rechtsverbindlichkeit von Patientenverfügungen in der Rettungs-, Notfall- und Intensivmedizin

Die allgemeinen rechtlichen Grundlagen von Patientenverfügungen im Kontext von Advance Care Planning werden an anderer Stelle erörtert (▶ Kap. 11). Im Folgenden soll auf spezielle Rechtsfragen von Patientenverfügungen (PV) in medizinischen Notfallsituationen eingegangen werden.

36.1.1 Befolgung von Patientenverfügungen im Notfall, wenn kein Vertreter verfügbar ist

Grundsätzlich sind die in einer PV vorausverfügten Behandlungswünsche eines Patienten auch in einer medizinischen Notfallsituation zu respektieren. Rettungsdiensteinsätze und notfallmedizinische Behandlungen bei akut gefährdeten, nicht einwilligungsfähigen Patienten sind meist dadurch gekennzeichnet, dass

- der vom Gesetz vorgesehene Vertreter nicht verfügbar ist oder unter dem emotionalen Eindruck der Notfallsituation zu einer wohlinformierten Entscheidung gemäß dem (mutmaßlichen) Willen des Betroffenen nicht befähigt werden kann,
- unabhängig davon die Zeit für eine Erörterung und gemeinsame Entscheidungsfindung nicht immer verfügbar ist,
- der vom Gesetz vorgesehene dialogische Abwägungsprozess zwischen Arzt und

Vertreter zur Interpretation einer PV (§ 1828 BGB) daher im Ergebnis häufig situativ nicht oder allenfalls rudimentär möglich ist und dass
- sie oft von Fachpersonal ohne den verantwortlichen Arzt begonnen und eine gewisse Zeit fortgeführt werden, sodass die ärztliche Beurteilung und das ärztliche Gespräch dann erst mit zeitlicher Verzögerung oder erst nach Transport ins Krankenhaus möglich sind.

Für die Notfallmedizin und insbesondere für den Rettungsdienst ist daher von entscheidender Bedeutung, ob einer Patientenverfügung auch ohne aktive Beteiligung des Vertreters seitens der handelnden Ärzte und/oder anderen Fachpersonen gefolgt werden darf, wenn darin – bezogen auf die konkret zu treffende Notfallentscheidung – eine eindeutige, nicht interpretationsbedürftige Festlegung erkennbar ist. Diese Frage ist im Gesetzestext nicht ausdrücklich beantwortet, in der anschließenden Fachdiskussion nach kurzer Irritation jedoch von maßgeblicher Seite bejaht worden (vgl. Wiese et al. 2009; Kutzer 2010; Bundesärztekammer 2011).

Auch das geltende Recht stellt das inzwischen unmissverständlich klar. § 630d BGB, der durch das »Gesetz zur Verbesserung der Rechte von Patientinnen und Patienten« (sog. Patientenrechtegesetz) 2013 eingeführt wurde, schreibt vor, dass vor jeder medizinischen Maßnahme die Einwilligung des Patienten einzuholen ist. Sodann heißt es (in Abs. 1 Satz 2): »Ist der Patient einwilligungsunfähig, ist die Einwilligung eines hierzu Berechtigten einzuholen, soweit nicht eine Patientenverfügung nach § 1827 Absatz 1 Satz 1 die Maßnahme gestattet oder untersagt.« Die Gesetzesbegründung (Deutscher Bundestag 2012, S. 23) erläutert dies folgendermaßen: »Hat der Patient für den Fall seiner Einwilligungsunfähigkeit Festlegungen zu seiner Einwilligung oder Untersagung bestimmter Behandlungen in einer Patientenverfügung [...] getroffen, so gelten diese« – und eben nichts anderes. Das Gesetz statuiert somit den Vorrang der Patientenverfügung und verlangt dann gerade nicht zwingend die Bestellung bzw. die Betätigung eines Vertreters. Unabhängig von § 630d BGB hat der Bundesgerichtshof dies bereits aus der Norm des § 1827 BGB (früher: § 1901a BGB) hergeleitet: »Enthält die schriftliche Patientenverfügung eine Entscheidung über die Einwilligung oder Nichteinwilligung in bestimmte ärztliche Maßnahmen, die auf die konkret eingetretene Lebens- und Behandlungssituation zutrifft, ist eine Einwilligung des Betreuers, die dem betreuungsgerichtlichen Genehmigungserfordernis unterfällt, in die Maßnahme nicht erforderlich, da der Betroffene diese Entscheidung selbst in einer alle Beteiligten bindenden Weise getroffen hat« (Bundesgerichtshof 2014, S. 3574). Um diese Rechtslage auch in der rettungsdienstlichen Praxis zu verankern und die gefühlte Rechtssicherheit der dort Beteiligten zu stärken, ist eine entsprechende Anpassung auch im Notfallsanitätergesetz angeregt worden (Wachter 2021).

36.1.2 Anwendbarkeit von Patientenverfügungen auf Notfallsituationen

Nachdem klargestellt ist, dass eine eindeutige PV auch dann zu befolgen ist, wenn der Vertreter in der verfügbaren Zeit für eine Erörterung nicht hinzugezogen werden kann, verbleibt die praktische Schwierigkeit für die Akteure vor Ort, innerhalb kürzester Zeit zu prüfen, ob die PV auf die vorliegende Situation zutrifft. Diese Schwierigkeit hat zwei Dimensionen:

- Zum einen gilt, dass die in Deutschland bisher verbreiteten PV in typischen Notfallsituationen regelmäßig nicht anwendbar sind, da die in den PV verwendeten Textbausteine bis heute nicht genügend *aussagekräftig* sind, insofern sie terminale (todesnahe) Zustände oder schwerste irreversible kognitive Schäden beschreiben, die in einem Notfall typischerweise nicht (gesichert) vorliegen (in der Schmitten et al. 2019). Selbst wenn PV durch individuelle Formulierungen weitergehend gefasst sind, knüpfen die verwendeten Formulierungen Handlungsanweisungen meist an prognostische Einschätzungen (*wenn* gesicherter Zustand X mit Prognose Y, *dann* Handlung Z). In einer Notfallsituation sind jedoch die zur Stellung einer gesicherten Diagnose sowie Prognoseeinschätzung nötigen Informationen meist nicht verfügbar.

- Zum anderen kommt hinzu, dass es für das Personal von Rettungsdienst und Notfallmedizin herausfordernd oder auch schlicht eine Überforderung sein kann, in einer Notfallsituation unter Zeitdruck einen ausführlichen Verfügungstext auf der Suche nach einem situativ relevanten Passus zu studieren bzw. ihr folgenreiches Handeln von der Interpretation eines komplexen, voraussetzungsreichen Textes abhängig zu machen – mit anderen Worten: Das *Format* vieler PV ist nicht notfalltauglich.

Um auch im Notfall wirksam werden zu können, müssen PV demzufolge Abschnitte enthalten, die verschiedenste Notfallsituationen zusammenfassend so antizipieren, dass sie situativ offenkundig anwendbar sind, und für diesen Fall auf Anhieb klar ersichtliche, eindeutige Handlungsanweisungen beinhalten. Ein Notfallbogen, der das leistet, wird weiter unten vorgestellt.

36.1.3 Validität: Kongruenz zwischen Patientenwille und -verfügung

Um Missverständnisse zu vermeiden, sei vorab klargestellt: PV sind rechtlich unabhängig davon gültig, d. h. bindend für ärztliches Handeln, ob ihre *Validität* zum Zeitpunkt der Anwendung für die handelnden Akteure (zum Beispiel durch eine Unterschrift des beratenden Arztes) positiv nachvollziehbar ist oder nicht. Aus medizinethischer und ärztlicher Perspektive muss jedoch hinzugefügt werden: Das Instrument der Patientenverfügung steht und fällt mit ihrer Validität, d. h. mit der Übereinstimmung dessen, was geschrieben steht (genauer: was ihre Adressaten aus ihr herauslesen), mit der tatsächlichen Verfügungsabsicht des Betreffenden für den entsprechenden Fall. Das Konzept des Advance Care Planning basiert auf der Erkenntnis, dass diese Kongruenz von »wahrer« Verfügungsintention und schriftlicher Dokumentation in der Regel eine qualifizierte Gesprächsbegleitung zur Befähigung für die Erstellung einer PV voraussetzt.

Der Gesetzgeber hat davon abgesehen, eine solche qualifizierte und auf der PV entsprechend dokumentierte Beratung zur Pflicht zu machen: PV erlangen vielmehr durch die einfache Unterschrift des Betroffenen Gültigkeit und müssen de jure – solange keine Hinweise auf einen Widerruf oder auf Manipulation vorliegen – befolgt werden, häufig ohne dass die Möglichkeit besteht, ihre Validität zu überprüfen. Gerade für das ärztliche und nichtärztliche Fachpersonal des Rettungsdienstes kann es eine extreme psychische Belastung und einen im Grunde unlösbaren Konflikt darstellen, mit einer PV konfrontiert zu sein, die bei vital bedrohlicher Krise ein Eingreifen trotz guter Prognose nicht erlaubt, ohne dass über die bloße (und überdies vielleicht schon lange zurückliegende) Unterschrift des Betroffenen hinausgehende Hinweise dafür vorliegen, ob dies tatsächlich ist, was der Patient gemeint hatte. Dringlich wünschenswert, wenn auch rechtsformal nicht geboten, ist es daher, Patientenverfügungen und speziell Notfallbögen so abzufassen, dass für den Anwender auf einen Blick eine stattgehabte qualifizierte Gesprächsbegleitung erkennbar wird, und darauf zu achten, dass sie regelmäßig aktualisiert werden.

36.1.4 Notarzt, Notfallsanitäter (Rettungsassistent), Nachtwache ... an wen richten sich Patientenverfügungen?

Nicht ausreichend, jedenfalls nicht abschließend geregelt ist auch der Adressat einer PV. In § 1828 BGB ist nur vom »Arzt« die Rede, dessen Stellung durch den Auftrag, die medizinische Indikation zu beurteilen und unter Berücksichtigung des verfügten oder mutmaßlichen Willens mit dem Vertreter zu diskutieren, zusätzlich bekräftigt wird. Dabei bleibt jedoch unberücksichtigt, dass es häufig nichtärztliches Fachpersonal ist, sowohl der Pflege (gerade in Institutionen wie Krankenhaus oder Pflegeeinrichtung) als auch des Rettungsdienstes, welches – ebenso wie Laien, insbesondere Angehörige – neben einer (Verdachts-)Diagnose auch die Entscheidung für die Einleitung lebensrettender Behandlungsmaßnahmen zu treffen hat und ggf. vor dem Eintreffen des Arztes damit beginnen muss. Gerade die (Nicht-)Einwilligung in diese Maßnahmen, namentlich den Reanimationsversuch, ist jedoch fast regelmäßig Gegenstand von PV. Ferner wird die Mehrzahl der Krankenhauseinweisungen durch nichtärztliches Fachpersonal verantwortet. Dieser Aspekt hat besonders für Bewohner einer Pflegeeinrichtung große Relevanz. Derartige Krankenhauseinweisungen sind nicht immer medizinisch indiziert und können mit einer Verschlechterung des Gesundheitszustands einhergehen (Günther et al. 2023). Zudem entsprechen sie teilweise nicht dem vorausverfügten Willen der Bewohner, und wo dies der Fall ist, muss sich die entsprechende PV nicht nur an Ärzte, sondern auch an Fachpersonal richten, um wirksam werden zu können.

Nun ist diese gesetzliche Regelung in §§ 1827, 1828 BGB nicht abschließend, d. h. sie thematisiert nicht erschöpfend alle mit der Ausübung der Patientenselbstbestimmung berührten Fragen. Im Gegenteil: Bei der Gesetzesentstehung war unbestritten, dass die allgemeinen verfassungsrechtlichen Legitimationsgrundlagen und ihre strafrechtliche Absicherung weiterhin unverändert gelten (vgl. Bundestags-Drucksache 16/8442, S. 7–9). Das bedeutet, dass jeder Mensch auch außerhalb einer Arzt-Patienten-Beziehung von Verfassung wegen (Art. 2 Abs. 1 und Abs. 2 Satz 1 GG) befugt bleibt, darüber zu entscheiden, ob jemand, z. B. ein Notfallsanitäter (früher: Rettungsassistent) oder eine Pflegekraft, auf seinen Gesundheitszustand einwirken darf oder nicht. Die Bindung des Arztes an den Willen des Patienten, die insbesondere in § 1827 BGB zum Ausdruck kommt, ist nur ein – wenn auch für das medizinische Geschehen sehr wichtiger – exemplarischer Fall autonomer Entscheidung des Einzelnen darüber, wer auf seinen Körper zugreifen und seinen Gesundheitszustand beeinflussen darf.

Aus dem Fehlen einer dies berücksichtigenden gesetzlichen Klarstellung darf nun nicht geschlossen werden, dass lebensrettende Maßnahmen von nichtärztlichem Fachpersonal unter Missachtung eindeutig anderslautender PV, also wider besseres Wissen, begonnen und bis zum Eintreffen des Arztes fortgesetzt werden müssten. Dass eine eindeutig zutreffende PV für den Arzt beachtlich ist, gilt daher der Sache nach generell auch für nichtärztliches Fachpersonal, ohne dass dies gesetzlich geregelt wäre oder auch nur geregelt sein müsste (oder im Notfallsanitätergesetz – bzw. im früheren, inzwischen außer Kraft getretenen Rettungsassistentengesetz, auf das Wiese et al. sich berufen – wirksam abweichend geregelt sein könnte). Was verfassungsrechtlich u. a. im Verhältnis Patient–Notfallsanitäter (Rettungsassistent) garantiert ist, kann in Gesetzen, die unterhalb der Verfassung angesiedelt sind, nur klarstellend nachvollzogen werden, ohne dass es auf eine solche gesetzliche Klarstellung konstitutiv ankäme. Aus Gründen der Rechtssicherheit wäre es zwar zu begrüßen, wenn die Bindung von nichtärztlichem Fachpersonal an den vorausverfügten Patientenwillen durch eine gesetzliche Bestimmung explizit angeordnet würde (Wachter 2021). Das Notfallsanitätergesetz hebt zu Recht in einer nicht abschließenden Aufzählung eigenverantwortlich auszuführende Aufgaben des Notfallsanitäters hervor (vgl. § 4 Abs. 2 Nr. 1 Notfallsanitätergesetz), zu denen richtigerweise auch die Beachtung einer Patientenverfügung gehört. Allerdings ist eine solche wünschenswerte, ausdrückliche gesetzliche Anordnung keine notwendige Voraussetzung für die allseitige rechtliche Bindungswirkung von Patientenverfügungen, weil diese Bindungswirkung bereits von Verfassung wegen besteht.

Dies wird auch in dem bereits zitierten Urteil des Bundesgerichtshofs zur Bindungswirkung der Patientenverfügung unmissverständlich deutlich: »…, da der Betroffene diese Entscheidung selbst in einer alle Beteiligten bindenden Weise getroffen hat« (Bundesgerichtshof 2014, S. 3574). In einer »*alle* Beteiligten *bindenden* Weise« – auch die Pflegekraft einer Pflegeeinrichtung, auch den Notfallsanitäter.

Pflegefachkräfte einer Pflegeeinrichtung und Notfallsanitäter, die einem – soweit für sie erkennbar – korrekt ausgefüllten Notfallbogen (siehe unten) folgend von einer Reanimation bei Herzstillstand absehen, handeln somit rechtmäßig. Würden sie sich hingegen über diese Verfügung hinwegsetzen und wider besseres Wissen dennoch eine Reanimation versuchen, müssten sie – nicht anders als Notärzte im gleichen Fall – damit rechnen, wegen Körperverletzung zur Rechenschaft gezogen zu werden. Entsprechendes gilt auch für die Entscheidung, in einer lebensbedrohlichen Krise von einer laut PV nicht (mehr) gewollten Zuweisung ins Krankenhaus mit dem Ziel der Lebenserhaltung abzusehen.

Benachbarte Problemfelder in der Versorgung von in Einrichtungen lebenden Menschen sind hiervon zu unterscheiden. So werden nicht oder fragwürdig indizierte Transporte ins Krankenhaus, wie z. B. »zum Röntgen« bei Schmerzen nach Sturz ohne vorherige ärztliche Einbindung, durch ACP meist nicht adressiert, da Maßnahmen zur symptom-orientierten Behandlung nicht sinnvoll per Vorausplanung ausgeschlossen werden können. Sie beinhalten aber – neben der Fehlallokation von Ressourcen – erhebliche Belastungen und Risiken für die betroffenen Patienten. Zur Vermeidung solcher Transporte sollten die Kompetenzen der Altenpflege gestärkt und strukturelle Verbesserungen im Zusammenspiel zwischen den Einrichtungen und dem ambulanten Sektor angestrebt werden (vgl. Günther et al. 2023).

36.2 Das Formular »Festlegung für den Notfall (FeNo)« der ACP Deutschland e. V.

Angesichts der im vorigen Abschnitt geschilderten typischen Besonderheiten der Notfall- und Intensivmedizin – Zeitnot, Stress, Entscheidungen auf Leben und Tod, Ausfall der Angehörigen, Entscheidungsnot auch für nichtärztliches Fachpersonal – stellt sich die Frage, was geschehen muss, damit PV auch in diesem Bereich die von ihnen erhoffte Wirkung entfalten können. Die Antwort liegt auf der Hand: Die PV benötigt einen separaten notfall-relevanten Abschnitt, und dieser sollte

1. aussagekräftig sein, d. h. typische notfall- und intensivmedizinische Entscheidungssituationen antizipieren und eindeutig entscheiden,

2. erkennbar valide sein, d. h. *für den Anwender nachvollziehbar* größtmögliche Sicherheit bieten, dass in der Verfügung festgelegte Therapiegrenzen, deren Beachtung unter Umständen in kürzester Zeit einen sonst potenziell vermeidbaren Todeseintritt zur Folge hat, auch tatsächlich dem Willen des Betroffenen entsprechen, sowie
3. einfach und klar formuliert sein, d. h. sich in der intendierten Bedeutung dem Anwender auch unter Zeitdruck auf Anhieb und unmissverständlich erschließen.

Die Idee eines *separaten Notfallbogens,* der diese Kriterien erfüllt, wurde in den 1990er Jahren in den USA entwickelt; dort sind die »Portable Medical Orders«[173], also transportable schriftliche Festlegungen hinsichtlich lebenserhaltender Behandlung, vielerorts bundesstaatliche amtliche Formulare (diesbezüglich formal dem deutschen Totenschein vergleichbar) und haben in empirischen Untersuchungen ihre prinzipielle Eignung bewiesen (Hickman et al. 2011; Hammes et al. 2012). In Deutschland ist das Konzept des Notfallbogens erstmals im Rahmen des Münsteraner Pilotprojekts LIMITS vorgestellt und dabei differenziert erörtert worden (Kretschmer 2002). In den Folgejahren gab es seitens der Palliativmedizin Bestrebungen, regionale Notfallbögen einzuführen, deren Reichweite jedoch konzeptionell meist ausdrücklich oder implizit auf palliativmedizinische Situationen beschränkt blieb und deren Zustandekommen nicht in regionale ACP-Programme (insbesondere nicht in ACP-Gesprächsbegleitungen) eingebettet wurde (Wiese et al. 2008; Gerth et al. 2011).

Ein für die einheitliche (über)regionale Verwendung konzipierter Notfallbogen ist die »Festlegung für den Notfall (FeNo)« der ACP Deutschland e. V. (▶ Abb. 28.1), die historisch im Wesentlichen aus dem in ▶ Kap. 14 skizzierten Modellprojekt *beizeiten begleiten* hervorgegangen ist (in der Schmitten et al. 2014; eSuppl. S. 6) und seitens der ACP Deutschland in Kooperation mit der ACP Suisse kontinuierlich weiterentwickelt wird. Im Fall einer idealtypischen regionalen Implementierung von ACP entsteht die FeNo (zusammen mit den anderen Abschnitten der Patientenverfügung) in der Regel als Ergebnis eines ACP-Gesprächsprozesses, der mehrere, im Mittel insgesamt meist (je nach Zielgruppe) ein bis drei Stunden dauernde Gespräche umfasst, durch einen ACP Deutschland-zertifizierten Begleiter moderiert wurde und an dessen Abschluss der ebenfalls ACP Deutschland-zertifizierte Hausarzt prüfend und ggf. ergänzend oder revidierend beteiligt war; beide unterschreiben die FeNo neben dem Patienten und/oder dessen Vertreter. Das Ankreuzen einer Behandlungsoption auf der FeNo repräsentiert also eine im Voraus und hypothetisch ausgesprochene (Nicht-)Einwilligung, die dem Standard des Informed Consent so nahe kommt wie möglich. Anwender in Pflege, Rettungsdienst und Krankenhaus dieser Region können sich auf diesen Gesprächsqualitätsstandard der Entstehung einer FeNo (und der weiteren zugehörigen Abschnitte der PV) verlassen. Darüber hinaus ist dieses Personal im Rahmen der Implementierung von Advance Care Planning darin geschult worden, das Formular FeNo einheitlich zu verstehen, adäquat zu archivieren, bei Patiententransfers mitzugeben und, last but not least, zu befolgen. Eine Einführung in den Abschnitt der ACP-Gesprächsbegleitung, welcher einer validen Dokumentation individueller Behandlungspräferenzen in der FeNo zugrundeliegen sollte, findet sich in ▶ Kap. 28.

Diese oben als idealtypisch bezeichnete Form der regionalen Implementierung von ACP einschließlich eines qualifizierten Gesprächsprozesses als Grundlage einer FeNo ist bisher in Deutschland zwar noch nicht weit verbreitet. Doch eine solche regionale Imple-

---

173 Der Begriff lautete für mehr als 20 Jahre »Physicians' Order for Life-Sustaining Treatment (POLST)«; die etablierte Abkürzung POLST ist aktuell (noch) beibehalten worden, obwohl sie seit der Änderung zu »Portable Medical Order« kein Akronym mehr ist (www.polst.org; Zugriff 26.09.23).

mentierung von ACP (▶ Kap. 34–37) ist ungeachtet des erheblichen damit verbundenen Aufwands bei entsprechendem politischen Willen machbar – und vor allem ist sie der einzige praktikable Weg, auf dem die Einführung eines solchen Notfallbogens gelingen kann, ohne dass dieser durch unsachgemäße Anwendung *mehr Schaden anrichtet als Nutzen*. *Daher wird an dieser Stelle auch ausdrücklich davor gewarnt, Nachahmungen des abgebildeten Musterformulars ohne die Vermittlung durch ACP Deutschland-qualifizierte ACP-Gesprächsbegleiter zu verwenden*, da andernfalls mit Missverständnissen und Fehlern gerechnet werden muss, die unabsehbare, deletäre Folgen haben können.

Der Notfallbogen wird durch die Unterschrift des Betroffenen (bzw. Bevollmächtigten/Betreuers) zu einer Patientenverfügung (bzw. Festlegung des Vertreters gemäß dem (mutmaßlichen) Patientenwillen = »Vertreterdokumentation«) im Sinne des BGB.

Für die *Validität* der FeNo, also die kritische Übereinstimmung zwischen dem, was auf der FeNo für den Notfall festgelegt wird, und dem, was die betreffende Person für einen Notfall tatsächlich festlegen will, ist es erfahrungsgemäß entscheidend, zunächst in einem ersten Gesprächsabschnitt die Einstellungen des Betroffenen zu Leben, Sterben und schwerer Erkrankung und damit sein Therapieziel zu klären. Diese Klärung bildet einen Rahmen, welcher erlaubt, im nachfolgenden Gesprächsabschnitt mögliche Behandlungen oder Maßnahmen zu identifizieren, die in einem lebensbedrohlichen Notfall nach dem Willen des Betroffenen nicht mehr erfolgen bzw. ergriffen werden sollen. Für die FeNo selbst gilt, dass neben der Unterschrift des Patienten diejenige des ACP-Gesprächsbegleiters sowie des nach Möglichkeit ACP-qualifizierten Arztes für die in der Krisensituation handelnde Fachperson Einwilligungsfähigkeit und Verständnis der Implikationen seitens des Patienten und somit die Validität der Verfügung für Anwender erkennbar attestiert.

Exkurs: Kurzversion des Notfallbogens der ACP Deutschland

Die ACP Deutschland (www.acp-d.org) hat unter dem Eindruck der COVID-19-Pandemie im Jahr 2020 gemeinsam mit vier weiteren medizinischen Fachgesellschaften eine Kurzform ihrer PV entwickelt, die neben erklärenden Texten nur die damalige Version des Notfallbogens in Verbindung mit der Dokumentation der »Einstellungen zu Leben, Sterben und schwerer Erkrankung (Therapiezielklärung«) umfasste (Feddersen et al. 2020). Seit 2024 ist eine nochmals kondensierte, auf ein doppelseitig bedrucktes Blatt (»Einstellungen« vorne, »FeNo« hinten) reduzierte Version dieser Kurz-PV verfügbar (vgl. www.advancecareplanning.de, Zugriff 11.10.23). Diese Kurzversion eignet sich in erster Linie für die Dokumentation der Behandlungspräferenzen von Menschen mit erheblich fortgeschrittener (oder terminaler) Erkrankung oder Gebrechlichkeit, für welche invasive akutmedizinische Maßnahmen wie ein Reanimationsversuch oder der Beginn einer künstlichen Beatmung *entweder* nach ärztlicher Einschätzung *medizinisch nicht mehr in Betracht kommen*, da sie mehr Schaden als Nutzen verursachen würden, *oder* aber aufgrund der persönlichen Präferenzen der Betroffenen wie zum Beispiel einem konsequent palliativmedizinischen Therapieziel – ungeachtet der medizinischen Prognose – nicht mehr in Betracht kommen *sollen*. Diese Kurzversion bedeutet für ACP-Gesprächsbegleiter und Ärzte einen geringeren Schulungs- und Dokumentationsaufwand und bietet die Chance, als regional oder idealerweise bundesweit *einheitliches* Formular zumindest für das Vorgehen im Notfall etabliert zu werden, das dann auch die in vielen Städten verfügbaren »Palliativausweise« ersetzen könnte, für die bisher kein qualifizierter Dokumentations- und Gesprächsstandard existiert.

Aus Sicht der ACP Deutschland ist es – insbesondere wenn der Beginn intensivmedizinischer Maßnahmen prognostisch vertretbar erschiene und von den Betroffenen in Erwägung gezogen wird – darüber hinaus sinnvoll, im Rahmen des ACP-Gesprächs Festlegungen für zwei weitere Szenarien zu ermöglichen und auf den hierfür konzipierten weiteren Abschnitten der PV zu dokumentieren, nämlich für den Fall der *Entscheidungsunfähigkeit unklarer Dauer bei Krankenhausbehandlungen* sowie für den Fall einer *dauerhaften Entscheidungsunfähigkeit* (▶ Kap. 29 f.).

Die FeNo kommt (wie auch die übrigen PV-Abschnitte) nur zur Anwendung, wenn der Betroffene aktuell nicht selbst entscheiden kann, und sie regelt explizit nur das notfallmäßige Vorgehen im Fall einer lebensbedrohlichen Krise. Für elektive Entscheidungen sind die ausführliche PV und zu deren Interpretation ggf. der Vertreter (Bevollmächtigte bzw. Betreuer) heranzuziehen. Aus diesem Grund wird in der FeNo – anders als in den POLST-Formularen mehrerer US-Staaten – u. a. weder die Frage einer PEG-Sonde noch die der Gabe von Antibiotika behandelt. Vielmehr bietet die FeNo die Möglichkeit, Notfall- und Intensivbehandlung mit dem Ziel der Lebenserhaltung uneingeschränkt zu bejahen (Option A), mit kumulativer Einschränkung der Mittel zu bejahen (Optionen B0–B3) oder aber bei rein palliativem Therapieziel kategorisch abzulehnen (Option C). Für eine Abbildung sowie detaillierte Beschreibung des Aufbaus der FeNo und der darin enthaltenen Optionen wird hier nochmals auf ▶ Kap. 28 verwiesen.

ACP ist mit einer Reichweitenbeschränkung von PV (▶ Kap. 2) nicht vereinbar; der Notfallbogen ist ein wichtiges Instrument, um seitens des Patienten in Ausübung seines Selbstbestimmungsrechts medizinisch indizierte, aber individuell nicht mehr gewünschte Behandlungsmaßnahmen mit dem Ziel der Lebenserhaltung wirksam abzulehnen. Daneben kann er genutzt werden, um ärztlicherseits die Dokumentation einer Therapielimitation anzustoßen, die sich aufgrund von fehlender medizinischer Indikation ergibt.

Es ist dringend zu empfehlen, diesen Notfallbogen im Zusammenhang mit einer umfassenden Implementierung von ACP in einer Region einzuführen. Eine solche regionale ACP-Implementierung bedeutet einen tiefen Eingriff in die medizinische Versorgungskultur (»cultural change«), der über kurz oder lang unweigerlich Anregungen zu Veränderungen auch in benachbarten Versorgungsbereichen nach sich ziehen wird.

Hier ist in erster Linie an Strukturen der ambulanten palliativmedizinischen Versorgung zu denken, denn die bisherige Praxis der stationären Einweisung mancher schwerkranken Menschen kann auch unter dem Aspekt eines strukturellen Defizits in diesem Bereich betrachtet werden. Zu den hierdurch aufgeworfenen Fragen zählen neben der Erreichbarkeit palliativmedizinisch qualifizierter Hausärzte außerhalb der Sprechstunde und der Qualifikation sowie fallbezogenen Informiertheit von Bereitschaftsärzten nicht zuletzt ein palliativmedizinisches Konzept für den Rettungsdienst, wie es bereits Gegenstand der Forschung ist (Wiese et al. 2011; Roessler et al 2018), sowie dessen Würdigung im Rahmen der bisher meist einseitig auf das Therapieziel der Lebensrettung fokussierten Rettungsdienstgesetze der Länder (Wachter 2021).

Für Notfälle in Pflegeeinrichtungen sind Algorithmen erforderlich und eine dementsprechende Schulung der Pflegekräfte, welche die Umsetzung des Patientenwillens und damit auch die Beachtung einer vorliegenden FeNo befördern (Poeck et al. 2021; ▶ Kap. 35). Entsprechende Algorithmen sind auch für den Rettungsdienst zu entwickeln, etwa für den Fall, dass für Menschen, die einen Transport in ein Krankenhaus ablehnen, der Notruf gewählt wurde (Günther et al. 2023).

Abschließend ist darauf hinzuweisen, dass auch ein Notfallbogen wie die FeNo nicht jeden (konstruierten) Anwendungsfall vollständig abdeckt – das ist auch nicht der

Anspruch. Zudem ist dringend zu beachten, dass selbst dieser vermeintlich eindeutig gestaltete Bogen nicht »selbsterklärend« ist, sondern (über)regional eingeführt und allen Beteiligten vorab bekannt gemacht werden muss, wenn ein reibungsloser Ablauf gewährleistet sein soll. Ein Notfallbogen kann folglich nur so gut bzw. erfolgreich sein wie die regionale Implementierung des ACP-Programms, dessen Teil er ist, und das bedeutet: wie die Schulung und Mitwirkung aller beteiligten Akteure, von den ACP-Gesprächsbegleitern über das Personal der betreffenden Einrichtungen und die beruflichen Betreuer bis zum Personal von Rettungsdienst und Krankenhaus. Auch lässt das Formular, das naturgemäß einen Mittelweg zwischen Prägnanz und Vollständigkeit zu suchen hat, manche Lücken, für deren Diskussion hier kein Raum gegeben ist (▶ Kap. 6). Exemplarisch sei an dieser Stelle das hoch sensible, in der Literatur zu Patientenverfügungen praktisch noch nicht berührte Thema einer iatrogenen (d. h. ärztlich oder auch pflegerisch verursachten) Komplikation genannt, deren notfallmäßige Behebung mit der Festlegung in der FeNo (oder allgemeiner: in der PV) zu konfligieren scheint. Mit Blick auf das stationäre Setting, wo die FeNo als für den Fall der Entscheidungsunfähigkeit dokumentierter Behandlungswille prinzipiell ebenso gilt und strikt beachtlich ist, liegt zudem auf der Hand, dass für die einvernehmliche Durchführung elektiver Eingriffe wie Herzkatheter oder Cholezystektomie gesonderte Absprachen für die peri-interventionelle bzw. -operative Phase getroffen werden müssen (▶ Kap. 47). Grundsätzlich gilt: Patienten haben ein Recht darauf, die Grenzen ihrer Behandlungen selbst zu bestimmen – auch für den Fall künftiger gesundheitlicher Krisen. Extremfälle oder spezielle Situationen können Anreiz sein, bestehende Regelungen zu verbessern und Lücken zu schließen, dürfen jedoch nicht dazu missbraucht werden, praktikable Regelungen zu verhindern, mit denen die Beachtung des Patientenwillens im Regelfall deutlich besser als bisher ermöglicht werden kann.

36.3 Fazit

PV sind auch in der Notfall- und Intensivmedizin sowie im Rettungsdienst normativ verbindlich und jedenfalls dann relevant, wenn sie eine konkrete, auf die Situation zutreffende Behandlungspräferenz formulieren. Dies gilt für Therapieentscheidungen gleichermaßen wie für Entscheidungen über Transporte mit dem Ziel der Lebenserhaltung. Dringlich wünschenswert ist darüber hinaus eine unter Notfallbedingungen nachvollziehbare Validität durch ärztliche Unterschrift und eine dokumentierte qualifizierte ACP-Gesprächsbegleitung. Internationale Erfahrungen und erste Ansätze in Deutschland zeigen, dass ACP-Programme realisierbar sind und unter anderem ärztlich verantwortete Notfallbögen wie die FeNo ermöglichen, welche die für Krisensituationen gebotenen Anforderungen an Eindeutigkeit, Aussagekraft und Verlässlichkeit erfüllen. Es liegt in der Hand der regionalen Akteure des Gesundheitswesens, durch Einführung solcher regionaler ACP-Programme zur Etablierung eines (möglichst überregional) einheitlichen Notfallbogens Voraussetzungen für eine wirksame vorausschauende Behandlungsplanung zu schaffen, die sich auch im Krisenfall bewährt – und dazu führt, dass auch im Bereich der Notfall- und Intensivmedizin Patientenorientierung zur Regel und Fallbeispiele wie eingangs geschildert zur Ausnahme werden.

Literatur

Bundesärztekammer (2011) Grundsätze der Bundesärztekammer zur ärztlichen Sterbebegleitung. Deutsches Ärzteblatt (3): 2.

Bundesgerichtshof (2014) Beschluss vom 17.09.2014, Aktenzeichen XII ZB 202/13. Neue Juristische Wochenschrift 67(49): 3572–3577.

Deutscher Bundestag (2012) Entwurf eines Gesetzes zur Verbesserung der Rechte von Patientinnen und Patienten. Drucksache 17/10488 vom 15.08.12.

Feddersen B, Petri S, Marckmann G, in der Schmitten J (2020) Advance Care Planning – eine Chance für ambulant tätige Ärzte. MMW Fortschr Med.; 162 (9), 45-48

Gerth MAM, Mohr M, Paul NW, Werner C (2011) Präklinische Notfall-Patientenverfügung – eine Evaluation aus der Sicht des Hausarztes. Zeitschrift für Allgemeinmedizin 87: 72–77.

Günther A, Weidlich-Wichmann U, Czaputa E et al. (2023) Notfallmedizinische Elemente von Handlungsempfehlungen für die pflegefachliche Einbindung von Hausarztpraxis, ärztlichem Bereitschaftsdienst oder Rettungsdienst bei Notfällen von Pflegeheimbewohnern – ein Ergebnis aus dem Innovationsfondsprojekt NOVELLE. Notfall Rettungsmed. doi: 10.1007/s10049-023-01162-9.

Hammes BJ, Rooney BL, Gundrum JD et al. (2012) The POLST program: a retrospective review of the demographics of use and outcomes in one community where advance directives are prevalent. J Palliat Med 15(1): 77–85.

Hickman SE, Nelson CA, Moss AH et al. (2011) The consistency between treatments provided to nursing facility residents and orders on the physician orders for life-sustaining treatment form. J Am Geriatr Soc 59(11): 2091–2099.

in der Schmitten J, Rixen S, Marckmann G (2011a) Patientenverfügungen im Rettungsdienst (Teil 1). Geklärte und offene Fragen nach Verabschiedung des Patientenverfügungsgesetzes. Notfall Rettungsmed (6): 448–458.

in der Schmitten J, Rothärmel S, Rixen S et al. (2011b) Patientenverfügungen im Rettungsdienst (Teil 2). Neue Perspektiven durch Advance Care Planning und die Hausärztliche Anordnung für den Notfall. Notfall Rettungsmed (6): 465–474.

in der Schmitten J, Lex K, Mellert C et al (2014) Patientenverfügungsprogramm – Implementierung in Senioreneinrichtungen. Dtsch. Ärztebl., 111(4): 50-57

in der Schmitten J, Nauck F, Marckmann G (2019) »Behandlung im Voraus Planen«. MMW Fortschr Med; 161: 38–43. DOI: 10.1007/ s15006-019-0620-7

Kretschmer B (2002) Der »rote Umschlag« für den Notarzt. Möglichkeiten und Chancen eines Notfallbogens als komprimierter Patientenverfügung im Rettungseinsatz. In: May AT, Geißendörfer SE, Simon A, Strätling M (Hrsg.) Passive Sterbehilfe: Besteht gesetzlicher Regelungsbedarf? Münster: Lit Verlag. S. 141–172.

Kutzer K (2010) Ärztliche Pflicht zur Lebenserhaltung unter besonderer Berücksichtigung des neuen Patientenverfügungsgesetzes. MedR 28: 531–533.

Leder N, Schwarzkopf D, Reinhart K et al. (2015) Aussagekraft von Patientenverfügungen in Akutsituationen. Dtsch Arztebl Int; 112: 723-9; DOI: 10.3238/arztebl.2015.0723

Poeck J, Bretschneider C, Freihoff S et al. (2021) »… darum rufe ich jetzt den Rettungsdienst!« Eine qualitative Studie zu Notfallszenarien in Pflegeheimen. Pflege 34: 141–150. doi: 10.1024/1012-5302/a000804

Regierungskommission für eine moderne und bedarfsgerechte Krankenhausversorgung (2023) Vierte Stellungnahme und Empfehlung. Reform der Notfall- und Akutversorgung in Deutschland. BMG, Berlin

Roessler M, Eulitz N (2018) Notarzt und Palliativmedizin. Anästh Intensivmed; 59:430-438. DOI: 10.19224/ai2018.430

Wachter M (2021) Wahrung der Patientenautonomie in akuten Notfallsituationen. Zeitschrift für Medizinstrafrecht 2021:30–33.

Wiese CHR, Bartels U, Geyer A et al. (2008) Göttinger Palliativkrisenbogen: Verbesserung der notfallmedizinischen Versorgung von ambulanten Palliativpatienten. »Die Gelbe Karte für den Rettungsdienst«. Dtsch Med Wochenschr. 133: 972–976.

Wiese CHR, Duttge G, Weber AK et al. (2009) Notfallmedizinische Betreuung von Palliativpatienten am Lebensende. Juristische Beurteilung notfallmedizinischer Handlungsweisen – retrospektive Fallbetrachtung zur medizinischen Indikation und zum Patientenwillen. Anaesthesist 58: 1097–1106.

Wiese CHR, Ittner KP, Graf BM, Lassen CL (2011) Palliative Notfälle – Definition, Besonderheiten und therapeutische Entscheidungen. Der Notarzt 27: 223–226.

37 Change Management – Regionale Koordinierung von Advance Care Planning

Birgitta Behringer, Paul Hüster

Im ersten Teil des vorliegenden Beitrags berichtet Birgitta Behringer über die Implementierung der Initiative Advance Care Planning (ACP) in Bochum durch das ambulante Ethikkomitee Bochum e. V. (AEB), dessen Vorsitzende sie ist. Das AEB startete die Initiative ehrenamtlich ohne gesicherte Finanzierung und ohne ein offizielles Mandat. Durch Kräfte wie persönliche Überzeugungen seiner Mitglieder, ihre Einsatzbereitschaft und Professionalität, Freude an der Weiterentwicklung, Netzwerkarbeit und die Erkenntnis, dass Veränderungen im regionalen Gesundheitswesen am besten durch ein strukturiertes Change-Management gelingen, konnten wichtige Meilensteine der Implementierung erreicht werden.

Im zweiten Teil gibt Paul Hüster als externer Begleiter der Bochumer Initiative einen systematischen Überblick über die nötigen Prozessschritte einer regionalen Implementierung; er markiert die Erfolgsfaktoren einer partizipativen Netzwerkarbeit und einer gelingenden Implementierung von ACP. Dabei orientiert er sich an dem Konzept von Advance Care Planning Deutschland (ACP-D, vormals Deutsche interprofessionelle Vereinigung Behandlung im Voraus planen, DiV-BVP) zur Ausbildung der Koordinatoren für die regionale Implementierung.

Der Beitrag bietet Hinweise zur Strukturierung vergleichbarer Prozesse regionaler Implementierung und zur Selbstüberprüfung des jeweiligen Prozessverlaufs.

37.1 Regionale Implementierung von ACP in Bochum durch ein ambulantes Ethikkomitee

37.1.1 Ermöglichung von Patientenautonomie mit strukturierten Kommunikationsmethoden

Das ambulante Ethikkomitee Bochum e. V. (AEB 2023) bietet dem regionalen ambulanten Gesundheitssystem der Stadt sowie Bürger*innen und Patient*innen Kommunikationshilfen an, um gemeinsam mit Behandlungsteams, Erkrankten sowie ihren An- und Zugehörigen Therapieziele zu entwickeln, die auf den Grundlagen von Würde und Autonomie beruhen (Behringer & Behringer 2022). Ethische Fallgespräche finden häufig statt, wenn es zu Konflikten bei der Behandlungsplanung gekommen ist. Die gesundheitliche Vorausplanung soll die Behandlungsplanung erleichtern, insbesondere wenn es im Krankheitsverlauf zu einer Einwilligungsunfähigkeit gekommen ist. Das AEB hat die Einführung von ACP nach den Grundlagen von ACP-D in der Region befördert, da der Vorstand ein regional einheitliches Vorgehen mit hohen Standards und der Unterstützung durch eine wissenschaftliche Fachgesellschaft für wichtig hält.

Zu den Aufgaben des AEB gehört es, vor Ort Gesprächsbegleiter-Workshops für regionale Gesundheitsfachkräfte anzubieten. Dies soll die regionale gesundheitliche Vernetzung fördern und zu einem Kulturwandel der Patientenversorgung führen, in deren Mittelpunkt der interprofessionelle Austausch und die gemeinsame Entscheidungsfindung mit den Patient*innen stehen.

Für eine bürgerschaftliche Initiative ist es schwierig, gesellschaftliche Veränderungen der angestrebten Reichweite zu bewerkstelligen. Sie benötigt einflussreiche Mitstreitende, die den Kulturwandel unterstützen und mitgestalten. Das Change-Management (Gilissen et al. 2018) fördert ein planvolles Vorgehen. Paul Hüster wurde engagiert, um die weiteren Schritte zu begleiten.

37.1.2 Professionelle Vorbereitung und Change-Management: der Verein

Die zunehmende Komplexität und Verantwortung der Arbeit des AEB machte seine Neustrukturierung notwendig. Ein erster Schritt war die Einführung eines Qualitätsmanagements mit Balanced Score Cards. Hierdurch wurden Arbeitsfelder transparent und konnten bestimmten Personen zugeordnet werden. Es wurden die Tätigkeitsfelder Ausbildung, Seniorenheim, Eingliederungshilfe, Ärzt*innen, Medizinethik und Krankenhaus identifiziert.

37.1.3 Professionelle Vorbereitung und Change-Management: Netzwerkbildung

Ein erstes Projekt war die Organisation von Netzwerktreffen, bei denen leitende Persönlichkeiten des Gesundheitswesens zusammenkommen sollten, um das gemeinsame Bemühen, ACP in Bochum zu implementieren, zu bündeln. Den Teilnehmenden sollten verschiedene Partizipationsangebote gemacht werden.

37.1.4 Partizipationsangebote

Die Teilnehmenden der Netzwerktreffen sollten ihre Partizipationsmöglichkeiten unter den fünf folgenden Kriterien selbst definieren:

1. Partner (z. B. Hochschulinstitute, Betreuungsgerichte und Pfarreien) arbeiten im Netzwerk mit, um sich über ACP und die Projektentwicklung in Bochum zu informieren und die Implementierung beratend zu begleiten.
2. Partner (z. B. Wohlfahrtsverbände, Krankenhäuser und Betreuungsvereine) arbeiten mit, um die Standards von ACP kennenzulernen und gemeinsam zu vereinbaren.
3. Partner (z. B. Einrichtungsleitungen und Seniorenbüros) arbeiten mit, um geeigneten Mitarbeitern die Ausbildung zu qualifizierten Gesprächsbegleitern nach den Standards von ACP zu ermöglichen.
4. Partner arbeiten mit, um den zukünftig in ihren Einrichtungen tätigen Gesprächsbegleitern die Mitarbeit in einem Qualitätszirkel zu ermöglichen.
5. Partner (z. B. kleinere Einrichtungsträger) arbeiten mit, um den Verein AEB oder einen gemeinsamen Trägerverein als Anstellungsträger und Dienstleister für aner-

kannt ausgebildete und vollzeitbeschäftigte Gesprächsbegleiter zu nutzen.

Es sollten Interessenslagen abgestimmt werden und Arbeitsgruppen gebildet werden für die Organisation der nächsten Workshops und zur Strategieplanung der einzelnen Institutionen.

37.1.5 Netzwerktreffen

Seit 2019 gab es fünf Netzwerktreffen, an denen sich 30–40 Personen aus dem öffentlichen Gesundheitswesen beteiligten, darunter Geschäftsführer und Pflegedienstleitende verschiedener Einrichtungen der stationären Pflege und Eingliederungshilfe, Vertreter des ärztlichen Rettungsdienstes, die Heimaufsicht, der Abteilungsleiter der Betreuungsabteilung des Amtsgerichts, Vertreter der örtlichen Hochschulen, der Geschäftsführer eines Krankenhauses, Vertreter der Kirche, Seelsorger, und Mitglieder des Palliativnetzes u. a. Die Netzwerktreffen dienten nicht nur der Information, sondern gaben den Teilnehmenden die Möglichkeit zur persönlichen Reflexion. Hier zeichnete sich der hohe Veränderungsdruck ab sowie die Bereitschaft zu einem Kulturwandel für mehr Patientenautonomie in allen Bereichen des Bochumer Gesundheitswesens. ACP nach den Standards von ACP-D erschien allen als eine sinnvolle Strategie. Bereits vorhandene ACP-Patientenverfügungen hätten den Mitarbeitenden von stationären Einrichtungen der Pflege viel Sicherheit gegeben. Es bestand die Hoffnung, durch die Implementierung von ACP-Krankenhauseinweisungen zu vermeiden, traumatisierende Verunsicherung und Schuldgefühle bei den Angehörigen und Trauernden zu vermindern und dem Rettungsdienst größere Handlungssicherheit zu geben. Das AEB erhielt das Mandat, das Netzwerk ACP für Bochum zu koordinieren.

37.1.6 Bildung von Arbeitsgruppen im Netzwerk

Es konnten Arbeitsaufträge formuliert werden, an denen weiterzuarbeiten sich die Teilnehmenden bereit erklärten. Es wurden die Arbeitsgruppen *Ausbildung von Gesprächsbegleitenden, Ausbildung des ärztlichen Rettungsdienstes* und *Finanzen und Verhandlungen mit den Krankenkassen* gebildet.

37.1.7 Kooperationsvereinbarungen

Um eine Verbindlichkeit für die gemeinsamen Zielen des Netzwerks zu schaffen, wurde eine Kooperationsvereinbarung entwickelt. Die Hürden zur Vereinbarung sollten nicht zu hoch sein, damit unterschiedliche Trägervereine am Netzwerk partizipieren könnten. Die Vereinbarung war erst unterschriftsfähig, als die Finanzierung des Netzwerks geklärt war und eine juristische Prüfung stattgefunden hatte.

37.1.8 Finanzierung einer Koordinationskraft

Die Beschäftigung einer vom Netzwerk finanzierten Koordinationskraft war ein wichtiges Ziel. Die Organisation von Workshops zur Ausbildung von Gesprächsbegleitenden, die Öffentlichkeitsarbeit und die regionale Vernetzung wären ehrenamtlich nicht möglich. Die Geschäftsführer der Diakonie, Lebenshilfe, der Heime des katholischen Klinikums und der städtischen Seniorenheime erklärten sich bereit, durch Spenden die Anstellung einer Koordinationskraft zu ermöglichen. Hinzu kommt eine Förderung durch das Amt für Soziales der Stadt Bochum für den gleichen Zeitraum.

37.1.9 Resümee seit 2016

In Bochum arbeiten vier ACP-Trainer*innen. Seit 2016 hat das AEB sieben Gesprächsbegleiter-Workshops organisiert. Der achte Workshop beginnt im August 2024. In über 50 % der Bochumer Einrichtungen der stationären Pflege wird ACP durch Gesprächsbegleitende implementiert. In der Eingliederungshilfe für Menschen mit schweren kognitiven Einschränkungen haben zwei Bochumer Institutionen bereits mehrere Gesprächsbegleiter*innen ausgebildet. Eine Besonderheit ist die Beschäftigung von Gesprächsbegleiter*innen in einer städtischen Klinik, die nicht in die Regelung des § 132g SGB V fällt. »Früher über später reden« ist auch hier ein wichtiges Anliegen und es werden Workshops angeboten, die sich mit Themen der Gesprächsführung insbesondere mit Patient*innen in der akuten gesundheitlichen Krise beschäftigen. Ebenso wurden nun Gesprächsbegleiter*innen ausgebildet, die im ambulanten Bereich in der Alzheimer-Hilfe und in einem Seniorenbüro arbeiten. Nach der Netzwerkkonferenz im Februar 2024 hat sich eine Arbeitsgruppe gebildet, die sich mit der Beschäftigung von Gesprächsbegleiter*innen in ambulanten Institutionen beschäftigt, deren Finanzierung bisher gesetzlich nicht vorgesehen ist. Hier geht es um die Bedarfsplanung, Kosten, Finanzierung und Eigenbeteiligung.

Die Beschäftigung einer Koordinatorin im AEB seit über drei Jahren war ein Meilenstein. Balanced Score Cards, Protokolle, Adressdatenbanken, Öffentlichkeitsarbeit, Homepage und Flyer wurden professionalisiert und es wurden Kontakte zu den vielen Institutionen im Netzwerk geknüpft. Der ärztliche und der nicht ärztliche Rettungsdienst der Stadt werden regelmäßig geschult, um mit dem Notfallbogen zu arbeiten. Es gab die Rückmeldung, dass das Notfalldokument sehr gut angenommen wird und alle dankbar sind dafür. Es gab zwei Schulungen für Hausärzt*innen. Das AEB ist nun Mitglied in der Konferenz für Alter und Pflege der Stadt und hat die Möglichkeit, das Thema ACP regelmäßig vorzustellen. Weitere Vorträge wurden in der Gesundheitskonferenz und beim Betreuungsgerichtstag gehalten. Gesprächsbegleiter*innen werden vom AEB weiterbetreut und es gibt einen starken Zusammenhalt. Die fünf Plenartreffen im Jahr werden gut besucht und neben einer Lehreinheit zu den Vorsorgedokumenten gibt es immer einen regen Austausch.

37.1.10 Diskussion

ACP wird zunehmend professionalisiert. Trainer*innen, Gesprächsbegleiter*innen und die Koordination werden bezahlt. Die Verantwortung jedoch bleibt beim ehrenamtlichen Vorstand. Im Vordergrund stehen die Führung, Weiterentwicklung und Sinnstiftung der Arbeit im Netz. Hinzu kommt der Abgleich mit Entwicklungen der Fachgesellschaft. Das Netzwerk ACP-Bochum wird allein durch den Vorstand des AEB mit der Koordination gesteuert. Deren Finanzierung ist nicht gesichert und das System bleibt anfällig durch Krankheit und Stellenwechsel. Die Kompensation gelingt nur durch den Einsatz der Ehrenamtlichen. Das Palliativnetz ebenso wie Ärztevereinigungen zählen ACP nicht zu ihren Aufgaben. Einige Verbände und Institutionen lassen Mitarbeitende beim AEB ausbilden, kooperieren jedoch nicht mit dem AEB.

Die Möglichkeiten des AEB müssen reevaluiert werden. Die Implementierung von ACP-Bochum kann nur gelingen, wenn die Leitungen der Institutionen neben der bürgerschaftlichen Bewegung notwendige Veränderung veranlassen.

37.2 Risiken und Chancen einer regionalen Verankerung von ACP durch eine bürgerschaftliche Bewegung mit ehrenamtlichem Engagement

Allgemeine Prozessschritte und Erfolgsfaktoren: aus diesen Praxiserfahrungen der regionalen Implementierung lassen sich Prozessschritte und Erfolgsfaktoren verallgemeinern. Auf diesem Weg möchten die Autoren Erfahrungen zur Diskussion stellen sowie eine Strukturierungshilfe für vergleichbare Prozesse und Anregungen zur Selbstüberprüfung des jeweiligen Prozessverlaufs anbieten.

Schritt 1: Veränderungswille: Das Bisherige in Frage stellen können

Bisher haben viele Akteure des Gesundheitswesens das Ziel der Stärkung der Patientenautonomie unter anderem mit ihrem Einsatz für die Erstellung von Patientenverfügungen verfolgt.

Rückblickend sind die Wege der Patientenverfügungen nur bedingt zielführend: Das Deutsche Ärzteblatt veröffentlichte 2015 Studienergebnisse zur Akzeptanz und Wirksamkeit von Patientenverfügungen (PV) in Akutsituationen: »Häufig bezeichneten Ärzte die Formulierungen in der PV als unklar, widersprüchlich und nicht anwendbar auf die tatsächliche medizinische Situation. Die schriftlichen Inhalte der PV waren meist vorformulierte Textbausteine, die ungenau oder widersprüchlich und in den kritischen Fällen nicht ausreichend waren, um die Gültigkeit angesichts der komplexen klinischen Situation und der unsicheren Prognose des Intensivpatienten unzweideutig festzulegen« (Leder et al. 2015). Als eine Lösung empfiehlt die Studie »Advance Care Planning« (ACP) für eine höhere Handlungssicherheit zur Umsetzung des Patientenwillens.

Der Vorstand beschloss, ACP zu einem Schwerpunkt der Vereinsarbeit auszuweiten.

Diese Beobachtungen lassen sich in der These zusammenfassen: *Ein ausreichender Veränderungswille und eine regionale Veränderungsbereitschaft entsteht nur dort, wo sich ausreichend viele Akteure im Gesundheitswesen einer Region zusammenfinden und ein Milieu bilden, in dem man sich freimütig eingestehen kann, dass die Achtung der Patientenautonomie trotz vielfältigen (eigenen) Bemühens noch nicht ausreichend zur Geltung gebracht wird.*

Schritt 2: Die Langfristigkeit und Widerständigkeit von notwendigen Kulturveränderungen in beteiligten Berufsgruppen und Institutionen einplanen

Die gesundheitliche Vorausplanung ermittelt den differenzierten Patientenwillen. Die absolute Orientierung an diesem Patientenwillen setzt Haltungen und Organisationsroutinen voraus, die von einem hohen Respekt vor der Selbstbestimmung der Patienten geprägt sind. Wo dies noch nicht ausreichend gegeben ist, muss die Implementierung von ACP mit der kritischen Analyse der vorgefundenen Haltungen und Kulturen einhergehen und mit passenden Interventionen und Veranstaltungsformaten auch bestehende Kulturen hinterfragen und verändern wollen.

Mit dem Schlüsselbegriff der *Kultur* lässt sich eine entscheidende Implementierungsdimension beschreiben: Die Frage, welche medizinische und pflegerische Versorgung und welche menschliche Zuwendung den Patienten in schwerer Krankheit oder am Lebensende zuteilwerden, beantwortet sich im Kontext der jeweiligen Institutionen, in der diese

Menschen willentlich oder unwillentlich eingebunden sind. Pflegekräfte im Nachtdienst der Senioreneinrichtungen und Rettungssanitäter und Ärzte der Notaufnahme verhalten sich in Arbeitsroutinen. Dieses Handeln der Menschen in vorgefundenen Routinen wird wesentlich von der jeweiligen Unternehmenskultur bestimmt.

Diese Einsicht stützt sich durch die ernüchternde Erkenntnis von Edgar Schein, den Begründer der Organisationspsychologie. Schein formuliert gegen die Selbstüberschätzung von Reformern, dass die Unternehmenskultur die Menschen stärker kontrolliere als sie selbst die Kultur zu prägen glauben, da sich im Prozess der Kulturentwicklung viele Annahmen und Überzeugungen in den Tiefen des Unbewussten verankert haben und von dort aus das Verhalten und Entscheidungen in einer Organisation steuern (Schein 2010).

Langfristiger Kulturwandel

Es kann also kein allgemeingültiges Konzept der Implementierung von ACP in einer Institution geben. Zunächst muss vielmehr in einer Art Kulturanalyse die bestehende Praxis, das meint die Versorgungsroutinen und die grundlegenden Einstellungen der beteiligten institutionellen Akteure, erhoben werden. Wer ist Verbündeter vor Ort für ACP? Wer wehrt sich gegen veränderte Routinen? Wer fühlt sich in der bisherigen Praxis hinterfragt oder auch persönlich angegriffen? Welche eher paternalistischen Berufsauffassungen sind bisher (noch) prägend?

Ein nachhaltiges Implementierungskonzept zielt gleichermaßen auf die Entwicklung der Grundannahmen und Haltungen des *Einzelnen* zur Patientenautonomie wie auf veränderte Routinen und Arbeitsstrukturen der *Organisation*.

Die Bochumer Initiative lässt sich von der Einsicht leiten, dass der ethische Ansatz der relationalen Autonomie einen *Kulturwandel* impliziert, der bis in die Ausgestaltung der Arzt-Patienten-Beziehung reicht. Mit dieser Einsicht wird dort die regionale Implementierung als ein langfristiger Veränderungsprozess initiiert und gesteuert. Der Vorstand des AEB in Bochum setzt sich deshalb nicht unter kurzfristigen Erfolgsdruck.

Mit Widerständen rechnen

Veränderungsprozesse provozieren bekanntlich *Widerstände*. Das Change-Management sagt: *Widerstand ist die kleine Schwester der Veränderung*. Ein Erfolgsfaktor kluger Veränderung ist, mit Widerständen zu rechnen und sie strategisch einzuplanen, ohne sie unnötig zu provozieren.

Die Bochumer Initiative hat einen deutlichen Startvorteil: Wichtige Protagonisten kommen selbst aus der Berufsgruppe der Ärzt*innen. Wenn der geforderte Kulturwandel im Arzt-Patienten-Verhältnis als eine Kritik des mangelnden Respekts vor der Patientenautonomie von außen an die Ärzteschaft herangetragen wird, ist sicher mit höheren Widerständen zu rechnen, als wenn die Notwendigkeit des Kulturwandels aus den eigenen Reihen anerkannter und engagierter Ärzt*innen vorgetragen wird. Deshalb sollten unbedingt Vertreter der Berufsgruppe der Ärzt*innen als Promotoren des Implementierungsprozesses gewonnen werden!

Schritt 3: Gemeinsame Wertebasis begründen

Eine starke neue Kultur entsteht in der Theorie von Edgar Schein, wenn die beteiligten Menschen über ihre oft unbewussten und unausgesprochenen Grundannahmen, zum Beispiel zur Patientenautonomie, übereinstimmen. Und der Sozialwissenschaftler Reis weist im Rahmen der Netzwerkforschung nach: »Gemeinsam entwickelte Ziele und ein Konsens oder zumindest Kompromiss im Hinblick auf grundlegende Werte und Überzeugungen bilden die Basis für Herausbildung von Produktionsnetzwerken« (Reis, S. 3).

Mit den festgeschriebenen Vereinszielen und dem gemeinsam erarbeiteten Verständnis einer *relationalen Autonomie* haben sich die Akteure in Bochum eine gemeinsame *Werteplattform* erarbeitet. Damit sind sie in der Lage, auch aus dem Stand im Rahmen der Netzwerkbildung den nötigen *Wertediskurs* zu führen, um auch hier die unausgesprochenen Grundannahmen der Beteiligten aufzudecken, zur Klärung zu bringen und kontinuierlich an einer gemeinsamen Werteplattform zu arbeiten, die einer regionalen Implementierung Dauer und Belastbarkeit verleihen.

So wurde als Beispiel im Rahmen der Gründung des Netzwerkes trotz des begrenzten Zeitrahmens ein Zeitfenster vorgesehen, damit die Teilnehmenden in teils sehr persönlichen Statements und Testimonials ihre handlungsleitenden Motive vorstellen und Übereinstimmung mit anderen entdecken konnten.

Damit ist die *Fähigkeit zum Wertediskurs* ein Erfolgsfaktor, wenn dazu im Rahmen des Implementierungsprozesses bei neuen Prozessschritten auch neue Kommunikationsanlässe geschaffen und Zeitfenster offengehalten werden, um dieses *Reformermilieu* zu erhalten und auszubauen.

Schritt 4: Sich von der »Group of inspired people« zu einer professionell arbeitenden Steuerungsgruppe eines Implementierungsprozesses entwickeln

»Group of inspired people« – mit diesem aus der nordamerikanischen Ethikarbeit in Krankenhäusern entliehenen Begriff lassen sich auch viele Initiativkreise für die Implementierung von BVP beschreiben: Hier finden oft berufsübergreifend Akteure des Gesundheitswesens zusammen, die sich ihrem inneren Leitbild entsprechend, oft über das allgemein zu erwartende berufliche Maß hinaus, mit und für die Patienten engagieren. Sie formieren sich als Arbeitsgruppe, als Initiative oder als Verein.

Wenn diese Gruppe sich die Aufgabe stellt, ACP regional zu implementieren, benötigt sie eine Arbeitsstruktur, die der wachsenden Komplexität dieser Aufgabe entspricht und die Arbeitsfelder *Ausbildung, lokale Implementierung, Netzwerkbildung, Öffentlichkeitsarbeit, gestalteter Kulturwandel, Qualitätssicherung und Finanzierungsfragen* effizient bearbeiten kann.

Der Entwicklungsschritt von einer »group of inspired people«, in der sich starke Initiatoren für alles verantwortlich fühlen, hin zu delegierten Zuständigkeiten einer fachlich ausgewogen besetzten *Steuerungsgruppe* geht einher mit dem Rollenwechsel und veränderten Positionszuschreibungen der in der Startphase beteiligten Personen. Dieser Prozess braucht (Aus-)zeiten und gegebenenfalls auch Impulse und Begleitung von außen. Er gelingt nur schwerlich, wenn der Arbeitsdruck komplexer werdender Herausforderungen die Zeit- und Motivationsressourcen der einzelnen schon bis zum Rande erschöpft hat.

In dieser Situation hat die Bochumer Initiative konsequent eine *Beratung von außen* einbezogen und den Prozess der Professionalisierung als Lernprozess über mehrere Vorstandssitzungen verteilt: die Vorsitzende hat im offenen Dialog mit dem Team ihre *Rolle* und ihr Selbstverständnis geklärt. In einem noch zu erstellenden *Arbeitsstatut* sollen interne Regeln und Vereinbarungen transparent fixiert werden. Einzelne Arbeitsfelder wurden in der Durchführung und *Verantwortung delegiert*. Die dort gefällten Entscheidungen werden an den Vorstand zurückgebunden. Die Vorstandsmitglieder haben durch eine Selbsteinschätzung ihrer *Kompetenzen und Ressourcen* eine realistische Arbeitsplanung ermöglicht und Grenzen aufgezeigt und gesetzt.

In dieser Neuorientierung zeichnet sich ab, dass arbeitsaufwändige Bereiche wie das Ausbildungsmanagement, die Sekretariatsaufgaben und die Öffentlichkeitsarbeit auch außerhalb der Steuerungsgruppe durch die Anbindung an ein bestehendes Sekretariat und durch die Gewinnung eines verantwortlichen Referenten für Öffentlichkeitsarbeit angesiedelt werden kann. Das Ziel bleibt die Anstellung einer Koordinatorin des regionalen Netzwerkes.

Als *Planungsinstrument* für die komplexen Aufgaben hat sich der Vorstand mit dem Managementtool einer Balanced Scorecard (BSC) vertraut gemacht. Die Balanced Scorecard (für »ausgewogener Berichtsbogen«) ist ein Konzept zur Messung, Dokumentation und Steuerung der Aktivitäten eines Unternehmens oder einer Organisation im Hinblick auf seine Vision und Strategie.

Damit soll gewährleistet werden, dass eine Organisation sich langfristig an ihren Werten und Zielen ausrichtet und transparent gesteuert wird. Die BSC wird kontinuierlich fortgeschrieben. Sie kann damit auf veränderte Außenanforderungen, veränderte Rahmenbedingungen und erfolgreich abgeschlossener Prozessschritte reagieren und das gesamte Projekt jeweils neu formieren.

Die einzelnen Lösungen aus Bochum sind nicht direkt übertragbar. Nach einer Startphase einer Initiative ist die Professionalisierung der Arbeit als Steuerungsgruppe regionaler Implementierung auch an anderen Orten ein notwendiger Entwicklungsschritt.

Schritt 5: Sich auf das Mögliche beschränken

Aus der bewussten und realistischen Einschätzung der Ressourcen der Beteiligten und den meist begrenzten Finanzierungsmöglichkeiten kann aus Selbstschutz nur die Konsequenz gezogen werden, sich zunächst zu beschränken: *Klein anfangen!* In diesem Slogan ist auch die Erfahrung der Implementierung von *Advance Care Planning* in anderen Ländern eingefangen.

Dazu ein Beispiel aus Bochum: Seit der Phase der Netzwerkbildung konzentriert sich der Verein auf die Region Bochum und weist deshalb Ausbildungsanfragen für Gesprächsbegleiter und Implementierungsanfragen von Altenhilfeeinrichtungen außerhalb der Region zurück.

Ein anderer Weg der Begrenzung ist die Entschleunigung des Entwicklungstempos der Implementierung, um auch realistisch Zeiten für die Bearbeitung von Widerständen einzuplanen und um möglichst viele Entscheider und Akteure des Gesundheitswesens vor Ort einbinden zu können.

Schritt 6: Netzwerkbildung mit echter Beteiligung moderieren

Die nachhaltige Implementierung von ACP erfordert den Aufbau eines regionalen Netzwerkes der Gesundheitsversorgung mit ihren jeweiligen Akteuren, die für die gewachsenen Strukturen und Kulturen (ein-)stehen. Die Task Force ACP zählt in der Empfehlung zur Umsetzung des § 132g SGB V folgende Netzwerkpartner auf:(Götze 2018)

»Koordinationspartner sind (sowohl vor der Implementierung als auch dauerhaft zur Vermeidung von strukturellen Fehlern und Missverständnissen in der Zuständigkeit):

- die Träger und Leitungen der avisierten Senioreneinrichtungen
- die kooperierenden Hausärzte, die einen Großteil der Einrichtungsbewohner betreuen
- Leiter ärztlicher Qualitätszirkel, Landesärztekammer
- die Teams der regionalen allgemeinen und/oder spezialisierten ambulanten Palliativversorgung (AAPV, SAPV), Hospizdienste
- die regionale Verwaltung (insbesondere die Heimaufsicht)
- der Rettungsdienst einschließlich des regionalen Leitenden Notarztes

- die wichtigsten Einzugskrankenhäuser (Ärztliche Leitung und insbesondere die Leitung der medizinischen, ggf. der geriatrischen/palliativmedizinischen Klinik)
- das regionale Betreuungsgericht, (Berufs-)Betreuer und Betreuungsvereine
- ggfls. Gesundheitsämter etc. (Planen 2016)

Diese Akteure des Gesundheitswesens sollten in einem zu gründenden Netzwerk beteiligt werden und zusammenwirken.

Die Netzwerkforschung verweist uns auf hilfreiche Erfolgsfaktoren dauerhafter Netzwerkarbeit: Die Netzwerkpartner sind nicht »Wasserträger« für die Initiatoren. Sie wollen durch echte Mitwirkung und mit Entscheidung eingebunden werden. Die Netzwerkpartner geben gegenseitig zu erkennen, welche eigene Interessen sie verfolgen, welchen Benefit sie von der Netzwerkarbeit erwarten, welchen gemeinnützigen Beitrag sie leisten und in welcher (gestuften) Verbindlichkeit sie mitarbeiten.

Sofern ein Initiativkreis zur regionalen Implementierung in Eigeninitiative (Selbstmandatierung) gestartet ist, sollte sie sich im Rahmen der Netzwerkgründung ein Mandat für den Implementierungsprozess geben lassen und gegebenenfalls weitere Personen aus dem Netzwerk in die Steuerungsgruppe einbinden.

Im Rahmen der Netzwerktreffen werden Zeiten für den Wertediskurs eingeplant, da eine gemeinsame Werteplattform ein Nachhaltigkeitsfaktor ist.

Schritt 7: Begleitende und unterstützende Öffentlichkeitsarbeit veranlassen

Die Kommunikationsarbeit im Implementierungsprozess ist ebenfalls sehr herausfordernd: Effektive und effiziente Kommunikation in und für die Region erfordert die Planung von Konferenzstrukturen und Kommunikationsanlässen, die zielgruppenorientierte Formulierung der Grundanliegen von ACP in verständlichen Kernbotschaften sowie die handwerkliche Erstellung von Medien wie ein Internetauftritt, ein Flyer und Informationsmappen. Der erforderliche Aufbau und die Pflege einer Adressdatenbank bedeuten ebenfalls einen nicht zu unterschätzenden zeitlichen Aufwand.

Erfahrungsgemäß fällt es den Initiatoren von Projekten eher schwer, ihre komplexen Anliegen in Kernbotschaften sprachlich so zu verdichten und verantwortlich zu vereinfachen, dass sie anlass- und zielgruppenorientiert vermittelbar sind. Sie laufen eher Gefahr, sich mit sehr viel zeitlichem Aufwand und begrenztem Erfolg in diesen Aufgaben zu verlieren.

Die Steuerungsgruppe von ACP wird PR-Fachleute oder Mediengestalter einbinden, um ihrer eigenen Arbeit die nötige Außenwirkung zu sichern.

Schritt 8: Über den eigenen Tellerrand schauen

Die Bochumer Akteure sind Gründungsmitglieder der DiV-BVP (jetzt ACP-D). Damit gestalten sie einen überregionalen Kontext des Austausches, der Unterstützung, der Beratung und der Qualitätssicherung mit. Der Wert einer Vernetzung mit anderen vergleichbaren regionalen Implementierungsinitiativen versteht sich von selbst.

Schritt 9: Qualitätssicherung der Gesprächsbegleitungen vorausdenken

Der Bochumer Verein hatte schon bisher die dauerhafte Qualität der ethischen Fallbesprechung durch regelmäßige Treffen eines Qualitätszirkels gesichert. Um die Qualität der Gesprächsbegleitung und die tatsächliche Berücksichtigung des Patientenwillens nachhalten zu können, muss bereits zu in einer frühen Phase der Implementierung überlegt werden, welche Daten von Beginn an erhoben werden, um eine Auswertungsgrundlage zu haben. Damit ist das Qualitätsmanagement ein Arbeitsfeld der Steuerungsgruppe. Die Bochumer Initiative pflegt Kontakte, um eine lokale Hochschule für ein begleitendes Forschungsprojekt zu gewinnen.

Schritt 10: Neue auftretende Themen markieren und bearbeiten

Der Verlauf des regionalen Implementierungsprozesses variiert trotz vergleichbarer Aufgaben und Herausforderungen entsprechend der lokalen Voraussetzungen und der Kompetenzen und Ressourcen der beteiligten Akteure. Deshalb können im Verlauf des Prozesses Randthemen oder neu entdeckte Themen einen vorrangigen Stellenwert erhalten. Die Bochumer Initiative hat unter dem Stichwort der *Einbindung der Hausärzte* ein solches Thema markiert, um dazu ein eigenes Konzept zu entwickeln. Diese notwendige Flexibilität in der jeweiligen Prozessgestaltung und die erneute Bewertung einzelner Prozessschritte im Verlauf der Implementierung ist ebenfalls ein *Erfolgsfaktor*.

Schritt 11: Finanzierungen sichern

Der vorstehend geforderte und begründete Professionalitätsanspruch bricht sich bisher noch an der Klippe der fehlenden regelhaften Refinanzierung der regionalen Implementierung, die das Gesetz bisher nicht vorsieht. Die Bochumer Initiative müht sich in dieser Situation um Spenden und Stiftungsgelder. Die Ausbildungen der Gesprächsbegleiter werden von den Einrichtungsträgern und deren spätere Arbeit nach erfolgreichen Abschlüssen von den Krankenkassen (re-)finanziert.

Hier sind die Interessenvertreter wie Advance Care Planning Deutschland (www.advancecareplanning.de) oder andere Zusammenschlüsse innerhalb der pluralen Trägerlandschaft gefordert: Sie müssen weiterhin Lobbyarbeit betreiben, um das Aufgabenprofil der professionell arbeitenden Steuerungsgruppe und deren Koordination der regionalen Implementierung darzustellen und eine angemessene Finanzierung der Arbeit zu sichern.

Literatur

Ambulantes Ethikkomitee Bochum e. V. (2023) www.ethikkomitee-bochum.de, Zugriff am 07.05.2023.

Behringer B, Behringer D (2022) Zukunftsdialog und Advance Care Planning in der Gastroenterologie. *Der Gastroenterologe* 3:152-156.

Gilissen J, Pivodic L, Gastmans C et al. (2018) How to achieve the desired outcomes of advance care planning in nursing homes: a theory of change. *BMC Geriatr* 18(1):47.

Götze K, in der Schmitten J (2018) Förderung der Umsetzung des 132g SGB V gemäß HPG. https://www.bundesgesundheitsministerium.de/fileadmin/Dateien/5_Publikationen/Gesundheit/Berichte/Kurzbericht_132g_SGB_V_gemaess_HPG.pdf, Zugriff am 07.05.2023).

Leder N, Schwarzkopf D, Reinhart K et al. (2015) Aussagekraft von Patientenverfügungen in Akutsituationen. *Dtsch Arztebl International* 112(43):723-729.

Götze K, in der Schmitten J (2016) Förderung der Umsetzung des § 132g SGB V gemäß HPG. Fkz. ZMVI1-2516FSB801. Online: https://www.bundesgesundheitsministerium.de/fileadmin/Dateien/5_Publikationen/Gesundheit/Berichte/Sach bericht_Fkz._ZMVI1-2516FSB801_06-2016_-_10-2018_Umsetzung___132g_2020-02-03.pdf

Reis C, Bedeutung und Funktion organisationaler Netzwerke, Vortrag. (https://docplayer.org/343 32164-Bedeutung-und-funktion-organisationaler-netzwerke-prof-dr-claus-reis-fachhochschule-frankfurt.html, Zugriff am 02.05.2023)

Schein EH (2010) *Organisationskultur*. Bergisch Gladbach: EHP Edition Humanistische Psychologie.

VI   Advance Care Planning lehren und lernen

38 Anforderungen an ein professionelles System des Lehrens und Lernens im Advance Care Planning

Henrikje Stanze, Friedemann Nauck

38.1 Bedeutung der Qualifizierung von Gesprächsbegleitern für eine gute Vorausplanung

Im Bürgerlichem Gesetzbuch (BGB) § 1827 (1) ist gesetzlich festgelegt, dass bei medizinischen Behandlungen der in einer Patientenverfügung vorformulierte Wille von einwilligungsunfähigen Patient*innen zu beachten ist. In der Berufspraxis bestehen zahlreiche Herausforderungen bei der Erstellung einer Patientenverfügung sowie bei ihrer konkreten Umsetzung. Oft bleibt unklar, ob sie für die aktuell vorliegende Krankheitssituation gedacht sind, da sie häufig sehr allgemein verfasst sind bzw. bestimmte medizinische Situationen, wie z. B. Gültigkeit in Notfall- oder Krisensituationen, nicht explizit beinhalten. Darüber hinaus stellt sich die Frage, ob Menschen zum Zeitpunkt der Erstellung überhaupt die entscheidungsrelevanten Informationen vorlagen, insbesondere bei Patientenverfügungen, die ohne Beratung erstellt wurden. Für diejenigen, die den Willen der Patient*innen später beurteilen oder interpretieren sollen, bleibt deshalb häufig unklar, was die Verfügende wirklich von dem, was sie notiert oder angekreuzt hat, versteht oder verstanden hat, und was sie damit für die nun vorliegende Situation wünscht oder wünschen würde.

In vielen Ländern, so auch in Deutschland, hat sich gezeigt, dass das Konzept von Advance Care Planning (ACP), das als wesentlichen Inhalt eine professionelle Gesprächsbegleitung durch speziell dafür geschultes Fachpersonal ermöglicht, Menschen, die eine Patientenverfügung und/oder Vorsorgevollmacht erstellen wollen die Gelegenheit bietet, über eine Gesundheitliche Versorgungsplanung für die letzte Lebensphase zu sprechen.

Die Anforderung ist dabei, einer Person in ihrer individuellen Situation alle Informationen zukommen zu lassen, um für sich eine Entscheidung im Rahmen einer Vorausverfügung für medizinische, pflegerische und psychosoziale Krisen treffen zu können. Dies setzt eine Gesprächsbegleitung voraus, durch die Patient*innen sowie ihre Bevollmächtigten oder gesetzlichen Betreuer*innen im Rahmen des Entscheidungsprozesses umfassend begleitet, informiert und im Rahmen der komplexen Entscheidungsprozesse über mögliche Optionen, Grenzen und Konsequenzen professionell beraten werden. Dafür werden neben fachlichen, auch kommunikative, soziale, personale und methodische Kompetenzen auf Seiten der Gesprächsbegleitung benötigt. Dies wiederum stellt eine Herausforderung für Lehrende und somit an ein professionelles System des Lehrens und Lernens dar (Stanze und Nauck 2019).

Die Vorausplanung im Rahmen eines Advance-Care-Planning-Konzepts ist jedoch nicht nur mit den einzelnen Gesprächen, die in Deutschland durch den § 132g SGB V finanziert werden (▶ Kap. 13), abgegolten, sondern zieht eine komplexe Implementierung nach sich (Boockvar und Meier 2006). Studien zeigen auf, dass regionale Implementierungsvorhaben zu einer verbesserten Einhaltung der vorformulierten Wünsche bei einwilligungsunfähigen Patient*innen (Detering et al. 2010; Kirchhoff et al. 2012), zu einer höheren Zufriedenheit bei den Patient*innen bzw. Bewohner*innen und ihren Angehörigen bezüglich der erhaltenen Behandlung und Versorgung (Detering et al. 2010) sowie zu einer gesteigerten Qualität bei der Begleitung am Lebensende führen (Bischoff et al. 2013). Trotz wachsender Evidenz aus randomisierten kontrollierten Studien in Bezug auf die Wirksamkeit von Interventionen im Rahmen der im Voraus geplanten Behandlung für den Fall einer eintretenden Einwilligungsunfähigkeit (Detering et al. 2010; Gilissen et al. 2019, Vandervoort et al. 2014) wird die dringend erforderliche Implementierung in der Bundesrepublik bislang nicht finanziert.

Das Verstehen und Abbilden der rechtlichen, medizinischen, pflegerischen und psychosozialen Inhalte, das Einüben der verschiedenen Kommunikationstechniken sowie das Erfassen der wichtigsten Elemente der Implementierung sind Grundvoraussetzung für eine wirksame Vorsorgeplanung. Diese Komplexität stellt eine Herausforderung für die Qualifizierung dar. In erster Linie muss eine Sensibilität bei den Lernenden geschaffen werden, damit das Lernen nicht mit dem Erhalt des Zertifikates nach Beendigung der Weiterbildung abgeschlossen ist, sondern stetig weitergeht, aber auch weitergehen muss.

38.2 Lehren und Lernen verstehen lernen

Lehren ist eine anspruchsvolle Tätigkeit, die dazu beiträgt, dass der Mensch *intentional*, *inzidentell* und *implizit* lernt. Was dies im Rahmen von Lehre und Lernen des ACP-Konzepts bedeutet, soll in diesem Kapitel unter anderem geklärt werden. Wie sich die Qualifizierung der Trainer gestaltet, wird in ▶ Kap. 41 beschrieben.

Lernen dient dazu, Wissen und Fertigkeiten zu erwerben, aber auch sich Verhaltensweisen (Haltung) anzueignen oder diese zu ändern. Der Lernprozess kann entweder bewusst, z. B. durch Auswendiglernen (*intentional*), oder unbewusst sowie unterbewusst, z. B. durch das Sammeln und Reflektieren von Erfahrungen (*inzidentell* und *implizit*), stattfinden. Das Lernergebnis beeinflusst demzufolge das menschliche Denken, Fühlen und Handeln (Dubs 2009). Für Trainer*innen[174] ist es eine Herausforderung, diese Komplexität bei den Lernenden zu erreichen, auch im Hinblick auf die ACP-Gesprächsbegleitung und regionale Implementierung des Konzepts. In der Literatur findet sich ein umfangreicher wissenschaftlicher Diskurs über Standards in der (Aus-)Bildung zu Trainer*innen bzw. Lehrenden und das Bilden des dazugehörigen Verhaltens. Somit ist die Ausbildung der Lehrenden von unterschiedlichen Lernbereichen geprägt und geht von einer Vermittlung eines wissenschaftlichen Verständnisses der Pädagogik über die lernmethodische Umsetzung in der Praxis bis hin zu sozialisatorischer Interaktion zwischen

---

[174] Bewusst wird hier die Formulierung »Trainer*innen« verwendet, damit sind jedoch alle Personen, die in einer Lehrtätigkeit der Weiterbildungen nach § 132g SGB V involviert sind, gemeint (z. B. Dozent*innen).

Lehrenden und Lernenden (Baumert und Kunter 2006; Oevermann 1996). Das wissenschaftliche Verständnis von Pädagogik und die damit einhergehenden lernmethodischen Umsetzungen sind beeinflusst von Grundannahmen, ob Lehrende überwiegend die Auffassung des Objektivismus oder des Konstruktivismus in der Wissensvermittlung und Erfahrungsbildung hat. Die Anforderungen an ein professionelles System des Lehrens und Lernens werden durch Einstellungen der Trainer geprägt und führen zu einer entsprechenden Lernstrategie bei den einzelnen Teilnehmer*innen in den ACP-Weiterbildungen und auf dem Weg zu professionellen Gesprächsbegleiter*innen.

38.2.1 Objektivismus

Die Befürworter des Objektivismus gehen von einer wahrzunehmenden objektiven Realität aus, d. h., Wissen lässt sich weitestgehend verallgemeinern und sich somit gut für die Vermittlung strukturieren. Lehrende der objektivistischen Auffassung vermitteln demnach genau diese Strukturen angepasst an die Denkstrukturen der Lernenden. Sie schaffen dadurch die Aufnahme von Wissen und die Verinnerlichung der Realität. Es ist ein Zusammenspiel von rein aktiver Wissensweitergabe und überwiegend passiver Wissensaufnahme. Eine typische Lehrweise wäre hierbei der Frontalunterricht, bei dem die Lernenden das vom Lehrenden vorstrukturierte Wissen aufnehmen und auf ihre alltäglichen Arbeitsweisen umsetzen (Dubs 2009). Sehr häufig findet diese Lehrform im hochschulischen Bereich statt, da Lehrende zum einen die Sorge haben, dass ein erforderlicher Wissensinput bisher nicht vor den Lernenden angesprochen wurde, und zum anderen die Lehre und Übermittlung von Wissensanteilen weniger zeitaufwendig ist. Lernen wird hierbei überwiegend *intentional* betrachtet, das mit wenigen *inzidentellen* und *impliziten* Anteilen verknüpft wird.

38.2.2 Konstruktivismus

Anhänger des Konstruktivismus nehmen in ihren Annahmen die gegenteilige Position zum Objektivisten ein, indem sie vom Subjektivismus ausgehen. Demnach erlangt der Mensch sein eigenes Wissen auf der Grundlage von Erfahrungen und Interpretationen und konstruiert sich so seine subjektive Wirklichkeit. Ein objektives Wissen und eine damit einhergehende objektive Realität gibt es in der Annahme von Konstruktivisten eher nicht. In Bezug auf das Lernen bedeutet das, dass die Lehre so zu konzipieren ist, dass Lernende ihr Wissen selbst aktiv gestalten können. Lehrmethoden wären hier, Erlebnisse zu schaffen und Probleme aufzudecken, ähnlich wie es das Problembasierte oder Problemorientierte Lernen (PBL/POL) anstrebt (Dubs 2009). Der Wissenserwerb bei den Lernenden ist dann ein aktiver Prozess mit der Chance auf mehr Sensibilisierung für die Thematik und Nachhaltigkeit des Inhalts geprägt von *inzidentellen* und *impliziten* Anteilen. PBL/POL ist jedoch zeitaufwendig und bedeutet ein gewisses Verständnis und somit eine zugrunde liegende Bereitschaft in Bezug auf diese Lehrform bei den Lernenden. Auch besteht hierbei gelegentlich die Sorge bei Lehrenden, dass Wissensanteile durch das Fehlen eines forcierten und gar gesteuerten *intentionalen* Lernens nicht erworben werden.

Demnach gibt es unterschiedliche Lehr- und Lernansätze, nach denen sich eine Weiterbildung bzw. Qualifizierung ausrichten kann und die ein Lehrender planen und umsetzen muss (z. B. die objektivistischen, wie behavioristischen und wie kognitivistischen Ansätze oder auch gemäßigte sowie radikale konstruktivistische Ansätze, nachzulesen u. a. bei Dubs, 2009). In der Lehre vom ACP-Konzept geht es immer um die Differenzierung von Wissen, Fähigkeiten, Fertigkeiten und praktischen Kompetenzen. Somit werden im Rahmen der ACP-Qualifizierung für ein umfassendes Verständnis sowohl objektivistische als auch konstruktivistische Lehr-

und Lernanteile benötigt. Das zeigt sich u. a. in den Bereichen Wissensvermittlung und schauspielergestützter Unterricht als auch in der Begleitung der Gesprächsbegleiter in der Praxis durch die Trainer*innen.

38.2.3 Unterschiedlichkeit von Lehrenden und Lernenden im Lehr-Lernprozess

Die lern-lehr-theoretischen Perspektiven, wie Straka und Macke (2003) diese bezeichnen, zu menschlichem Lernen sind letztlich abhängig »[...] vom *Verhalten* der Lernenden, den *internen Bedingungen* dieses Verhaltens und den *Umgebungsbedingungen*, die der Lernende vorfindet und gegebenenfalls verändert [...].« Das Verhalten ist immer gebunden an eine akut ausgeführte Aktivität und kann auf das Individuum selbst (nach innen) oder auf die unmittelbare Umgebung (nach außen) gerichtet sein. D. h., es umschreibt die Reaktion eines Individuums, wie z. B. das Schütteln einer Hand zur Begrüßung, das Studieren von Sekundärliteratur oder das Antworten in einem Gesprächskontext. Die entsprechenden Verhaltensmöglichkeiten oder auch -dispositionen entspringen gewissen internen Bedingungen einer individuellen Person. Die Bedingungen bzw. Indikatoren zu einem bestimmten Verhalten in einer Situation sind für Außenstehende nicht nachvollziehbar, sondern können nur anteilig aus Beobachtungen und ggf. durch einzelne Gespräche erschlossen werden. Die Reaktionen, also das Verhalten, einer Person resultiert aus den internen Bedingungen, die von Individuum zu Individuum stark variieren (können). Es verdeutlicht die Unterschiedlichkeit von Lernenden (und auch Lehrenden) im Lehr-Lernprozess. Die Umweltbedingungen sind immer außerhalb eines Individuums, die dann zum Lernverhalten beitragen. Es können somit Gruppen (mit den sich zusammensetzenden Individuen und sozialen Beziehungen) sein, in denen gelernt wird, politische und gesellschaftliche Diskussionen über eine Thematik, aber auch physikalische Gegenstände (z. B. die Stühle, auf denen gesessen wird, vorhandene oder fehlende Tische im Seminarraum usw.), die den Umweltbedingungen zuzuordnen sind (Straka und Macke 2003).

Diese Faktoren leiten dazu über, das Lehren und Lernen als ein Zusammenspiel zwischen Trainern, angehenden Gesprächsbegleiter*innen und regionalen Akteuren anzusehen. Im Rahmen dessen ist die sozialisatorische Interaktion ein relevanter Aspekt (Oevermann 1996).

Oevermann erklärt die sozialisatorische Interaktion als ein freiwilliges Arbeitsbündnis, das Lernende mit den Lehrenden eingehen. In diesem Arbeitsbündnis bringen die Lernenden aus ihrem persönlichen Wissen heraus eine Neugier auf die aktuelle Situation sowie Erkenntnislage mit. Die Lehrenden nehmen in dieser Interaktion im Rahmen der Wissensvermittlung jede lernende Person in ihrer Subjektivität und Ganzheitlichkeit wahr und sorgen für ein lebensgeschichtliches Fallverstehen in der Lehr-Lernsituation. Die sozialisatorische Interaktion führt nach der Theorie von Oevermann neben einer puren Wissensvermittlung zur Erfüllung der Vorgaben von Rahmenrichtlinien und Curricula hin zum professionellen Handeln von Lehrenden (Baumert und Kunter 2006; Oevermann 1996).

Für die ACP-Weiterbildung ist dies insofern relevant, da das Lernverhalten geprägt wird durch die Trainer. Die Trainer müssen sich individuell auf die heterogenen Teilnehmer*innen einlassen können, um ihnen bestmöglich die dominierenden Faktoren der Gesprächsführung, Moderation im Rahmen von berufsgruppenübergreifenden Fallbesprechungen sowie strategischen Zusammenführung regionaler Akteure beizubringen, damit die Motivation der Lernenden aufrechterhalten wird, auch über die Zeit der Weiterbildungsdauer hinaus.

38.2.4 ACP-Qualifizierung

International hat sich die Qualifizierung im Rahmen von ACP über viele Jahre entwickelt. Schwerpunkt ist die Qualifizierung der Gesprächsbegleiter*innen. Dabei hat sich gezeigt, dass neben der reinen Wissensvermittlung gerade die Fertigkeiten der Gesprächsführung intensiv eingeübt werden müssen, wenn sich an dem evidenzbasierten Ursprungsmodell von Respecting Choices® orientiert wird, das darauf abzielt, eine Kultur der personenzentrierten Sorge zu entwickeln (▶ Kap. 20).

In Deutschland hat der GKV-Spitzenverband (GKV-SV) zusammen mit den Trägerverbänden der Einrichtungen im Dezember 2017 in einer Vereinbarung zum § 132g die vorauszusetzenden beruflichen Qualifikationen zur Weiterbildung für Gesprächsbegleiter*innen und zu den Rahmenrichtlinien der Weiterbildung festgelegt (GKV-SV 2017). Die Voraussetzungen auf Seiten der Teilnehmenden sorgen dafür, dass in den ACP-Weiterbildungen heterogene Teilnehmergruppen entstehen, die diverse und teilweise voneinander divergierende Qualifikationen und so auch (Lern-)Erfahrungen mitbringen.

In der Vereinbarung werden 48 Unterrichtseinheiten (UE) zu unterschiedlichen theoretischen Inhalten und 12 UE für zwei praktische Beratungsprozesse mit insgesamt vier begleiteten Gesprächen der angehenden Gesprächsbegleiter*innen unter Supervision eines Trainers mit anschließender Reflexion festgesetzt (GKV-SV 2017, § 12 Abs. 6). Damit soll gewährleistet werden, dass sich, neben der reinen Präsenz in der Theorieeinheit, die Trainer in dem separaten Performanz-Format – wie es das reale Gespräch mit anschließendem Feedback darstellt – vergewissern können, dass die Teilnehmenden an den Weiterbildungen zu Gesprächsbegleiter*innen später ihrer verantwortungsvollen Aufgabe gewachsen sind (Stanze und Nauck 2019).

Herausforderung für die Trainer ist es, den angehenden Gesprächsbegleiter*innen, die teilweise umfangreiche aber teilweise auch gar keine Gesprächserfahrungen zu Patientenverfügungen und Vorausverfügungen mitbringen, in ihrer Weiterbildung in einem ein- bis eineinhalbjährigen Bildungszeitraum diese Inhalte nahezubringen. In dieser Zeit müssen die angehenden Gesprächsbegleiter*innen lernen, wie sie die inhaltsreichen und teilweise emotionalen ACP-Gespräche führen, Wünsche der Bewohner*innen verständlich und ohne Widersprüche dokumentieren und diese Wünsche zur Einhaltung sowohl im Rahmen einer internen als auch externen Vernetzung an die richtigen Akteure transportieren (GKV-SV 2017).

Demnach muss die Weiterbildung der ACP-Gesprächsbegleiter*innen im Rahmen der Vermittlung medizinischer, pflegerischer und psychosozialer Möglichkeiten einer Vorausverfügung verallgemeinertes Wissen vermitteln (nach objektivistischem Ansatz) als auch im lernmethodischen Vorgehen Erlebnisse schaffen und Probleme aufdecken (nach konstruktivistischem Ansatz). Dazu muss neben dem *intentionalen*, der Fokus vor allem auf dem *inzidentellen* und *impliziten* Wissenserwerb liegen, damit im aktiven Prozess für die ACP-Thematik sensibilisiert wird und zudem für regionale Nachhaltigkeit des ACP-Konzepts gesorgt werden kann. Wichtig dabei ist vor allem, dass die angehenden Gesprächsbegleiter*innen verstehen, dass ACP mit dem Gesprächsprozess beginnt und darauf eine weitreichende und intensive Zusammenarbeit regionaler Akteure folgen muss. Die Gesprächsbegleitung endet nicht nach zwei Gesprächen mit einem Bewohner im Beisein seiner Angehörigen, so wie es die Vergütung des § 132g SGB V vermuten lassen könnte, sondern ist geprägt von der regionalen Implementierung mit stetigen Neuerungen und Anpassungen.

Bisher werden aufgrund fehlender Erfahrungen in den vielen Lehr-Lernkonzepten im Rahmen der Weiterbildung zum § 132g SGB V häufig die Implementierungsstrategien weniger intensiv mitgedacht.

Die Sensibilisierung der sozialisatorischen Interaktion zwischen Lehrenden und Lernenden in der Weiterbildung ist entscheidend für den Lernerfolg. Das bloße »Schicken« von Mitarbeiter*innen in die Weiterbildung, als durchgedrückter Akt der Einrichtungsleitung bzw. Geschäftsführung, führt in der Regel zu Widerständen bei den Lernenden und ist somit kontraproduktiv, um das dringend benötigte Verständnis der ACP-Prozesse und den damit einhergehenden stetigen Lernprozess, auch nach Beendigung der Weiterbildung, zu erzielen. Des Weiteren ist die sozialisatorische Intervention auch für die Trainer von großer Bedeutung, denn auch die Professionalität ist geprägt von dem freiwilligen Bündnis und dem bestehenden Verständnis für die Lage und Lernwelt, um die tiefgreifenden und weitreichenden ACP-Prozesse vermitteln zu können. Eine Akademieleitung, die den Trainern aufträgt, ACP-Weiterbildungen anzubieten, ohne dass es der Wunsch der Trainer*innen selbst ist, dieses Thema zu lehren, führt letztlich zu einem erheblichen Qualitätsverlust in der Lehr-Lernsituation.

38.3 Das ACP-Weiterbildungskonzept – eine (Heraus-)Forderung für Lehre und Lernen

Seit über zehn Jahren wird in Deutschland bereits ACP als Konzept für Einrichtungen angeboten (siehe beizeiten begleiten®). Mit der Veröffentlichung der Vereinbarung zum § 132g des GKV-SV existieren seit 2017/2018 zahlreiche Anbieter, die die Weiterbildungen zur Gesprächsbegleiter*in durchführen. Dabei wird deutlich, dass ein zum Teil sehr unterschiedliches Verständnis des Konzeptes von ACP besteht und es zu Lehr-Lernkonzepten führt, die mit variierenden Inhalten und Schwerpunkten, und damit unterschiedlicher Intensität, die curricular vorgegebenen Lerninhalte – teilweise ohne die Vermittlung und Überlassung von strukturierten, juristisch geprüften Dokumentationsmöglichkeiten – vermitteln. Auch die Vermittlungsformen sind sehr unterschiedlich. Das Zusammenspiel von *intentionalem*, *inzidentellem* und *impliziten* Lernen bei den Weiterbildungsteilnehmer*innen ist ausschlaggebend, um den Gesprächsbegleiter*innen das ACP-Konzept erfolgreich zu vermitteln und letztlich Gesprächsbegleiter*innen dazu zu befähigen, dieses strukturierte Konzept mithilfe von anderen Akteuren regional umsetzen zu können. Der reine Wissenserwerb in Bezug auf medizinische, pflegerische, psychosoziale sowie rechtliche Hintergründen ist nicht ausreichend und muss u. a. ergänzt werden um das Verstehen und Begreifen als auch das korrekte Anwenden von Gesprächstechniken in bestimmten Gesprächssituationen, empathisches Vorgehen sowie professionelle Moderation in prekären familiären Prozessen der Vorausplanung und individuelles Anpassen der Sprache auf sich stetig wechselnde Gesprächspartner. Dazu müssen die angehenden Gesprächsbegleiter*innen durch intensive Prozesse individuell begleitet werden, was ein hohes Maß an Aufmerksamkeit, Sensibilität und Professionalität bei Trainer*innen voraussetzt, weswegen laut der Fachgesellschaft Advance Care Planning Deutschland e. V. (ACP-D 2023) eine standardisierte Qualifizierung zur Trainer*in sowie ein einheitliches Verständnis des Konzeptes von ACP, einschließlich der Verwendung von verständlichen und nachvollziehbaren Dokumentationsbögen inklusive einer Festlegung für den Notfall (FeNo), dringend erforderlich ist.

Im Rahmen der erfolgreichen regionalen Implementierung von ACP, die dazu führt, dass der Behandlungswunsch einer Person im Falle einer eintretenden Einwilligungsunfähigkeit auch von allen involvierten Berufsgruppen beachtet wird und die Behandlungen danach umgesetzt werden, muss ein Weiterlernen nach einer erfolgreich abgeschlossenen Weiterbildung zur ACP-Gesprächsbegleiter*in gewährleistet werden. Das Involvieren regionaler Akteure fordert neben fachlicher Begleitung – um bei spezifischen Fragestellungen zu unterstützen – auch eine hohe Motivation und Bereitschaft der an der Implementierung beteiligten Personen. Gesprächsbegleiter*innen müssen dafür selbstständig recherchieren, welche Personen in ihrer Region relevant sind, und müssen diese eigenständig kontaktieren.

Da die Weiterbildung nach § 132g SGB V curricular, im Vergleich zu anderen Weiterbildungen, anteilig eine eher geringe Anzahl an Theorie- und Praxisstunden vorsieht, und darüber hinaus neben Ärzten und Pflegefachkräften auch Berufsgruppen anderer Fachrichtungen wie z. B. Erzieher*innen zusammenkommen (siehe weiteres hierzu GKV-SV 2017), müssen die Fähigkeiten der Lernenden sowohl im theoretischen Wissen als auch in der praktischen Umsetzung der Gesprächsbegleitungen und regionalen Implementierung durch die Trainer*innen im Rahmen der Qualifizierung gewährleistet und verantwortet werden. Die Orientierung an einer einheitlichen Kompetenzeinschätzung, wie beispielsweise in der Pflegeausbildung vorgesehen, ist ein zu empfehlendes Qualitätsmerkmal, um der Umsetzung des ACP-Konzepts mit dessen immenser Tragweite gerecht werden zu können (Stanze und Nauck 2019). Die Fach-, Personal- und Sozialkompetenzen sollten dabei besonders fokussiert werden (Schewior-Popp et al. 2017). Da erfahrungsgemäß bei der Umsetzung von ACP, sowohl in den ACP-Gesprächsprozessen als auch in der Gewinnung regionaler Akteure für das Konzept, die Beziehungsebene mehr als die Sachebene in der Kommunikation (Watzlawick et al. 1974) eine große Rolle spielt, müssen die zukünftigen Gesprächsbegleiter*innen hier speziell sensibilisiert werden, damit eine nachhaltige Personal- und Sozialkompetenz neben der Fachkompetenz gestärkt wird (Stanze und Nauck 2019).

Um zukünftig eine qualitativ hochwertige Weiterbildung für alle Gesprächsbegleiter*innen gewährleisten zu können, die in der Umsetzung des § 132g SGB V gemeinsam einen Kulturwandel bezüglich des Umgangs mit Patientenverfügungen erreichen können, müssen die Anforderungen an ein professionelles System des Lehrens und Lernens erfüllt werden und einheitliche Qualitätsstandards festgelegt werden. Nicht zuletzt sind alle Lehrenden und Trainer*innen dies den Menschen schuldig, die im Rahmen der Gesprächsbegleitung ihre Wünsche für Behandlungen im Voraus planen und auch schriftlich fixieren für den Fall, dass sie selber nicht (mehr) in der Lage sind, ihre Behandlungswünsche zu vermitteln.

Literatur

Advance Care Planning Deutschland (ACP-D) e. V. (http://www.advancecareplanning.de/, Zugriff am 07.05.2023).

Baumert J, Kunter M (2006) Stichwort: Professionelle Kompetenz von Lehrkräften. Zeitschrift für Erziehungswissenschaft, 9. Jahrg., Heft 4, S. 469–520.

Bischoff KE, Sudore R, Miao Y et al. (2013) Advance care planning and the quality of end-of-Life care in older adults. J. Am. Geriatr. Soc. 61 (2), 209–214.

Boockvar KS, Meier DE (2006) Palliative care for frail older adults: there are things I can't do anymore that I wish I could. JAMA 296 (18), 2245–2253.

Bürgerliches Gesetzbuch (BGB), § 1901a Patientenverfügung, In: Drittes Gesetz zur Änderung des Betreuungsrechts, Bundesgesetzblatt Jahrgang 2009, Teil I Nr. 48, ausgegeben zu Bonn am 31. Juli 2009.

Detering KM, Hancock AD, Reade MC et al. (2010) The impact of advance care planning on end of life care in elderly patients: randomised controlled trial. BMJ; 340:c1345. doi: 10.1136/bmj.c1345.

Dubs R (2009) Lehrerverhalten. Ein Beitrag zur Interaktion von Lehrenden und Lernenden im Unterricht. Franz Steiner Verlag: Stuttgart.

Gilissen J, Pivodic L, Wendrich-van Dael A et al. (2019) Implementing advance care planning in routine nursing home care: the development of the theory-based ACP+ program. PLoS ONE 14 (10): e0223586.

GKV-Spitzenverband (GKV-SV) (2017) Vereinbarung nach § 132g Abs. 3 SGB V über Inhalte und Anforderungen der gesundheitlichen Versorgungsplanung für die letzte Lebensphase vom 13.12.2017, Berlin. (https://www.gkv-spitzenverband.de/media/dokumente/krankenversicherung_1/hospiz_palliativversorgung/versorgungsplanung/Vereinbarung_nach_132g_Abs_3_SGBV_ueber_Inhalte_und_Anforderungen_der_gesundheitlichen_Versorgungsplanung.pdf, Zugriff am 22.10.2020.

Kirchhoff KT, Hammes BJ, Kehl KA et al. (2012) Effect of a disease-specific advance care planning intervention on end-of-Life care. J. Am. Geriatr. Soc. 60 (5), 946–950.

Oevermann U (1996) Theoretische Skizze einer revidierten Theorie professionalisierten Handelns. In: Combe A, Helsper W (Hrsg.) Pädagogische Professionalität. Suhrkamp: Frankfurt a. M., S. 70–82.

Schewior-Popp S, Sitzmann F, Ullrich L (2017) Das Lehrbuch für Pflegende in der Ausbildung. 13. aktualisierte und erweiterte Auflage, Stuttgart: Georg Thieme Verlag KG.

SGB V, § 132g in der Fassung des Hospiz- und Palliativgesetzes vom 01.12.2015. Bundesgesetzblatt Jahrgang 2015 Teil I Nr. 48, ausgegeben zu Bonn am 7. Dezember 2015.

Stanze H, Nauck F (2019) Weiterbildung für Advance Care Planning. Weiterbildungsangebot zur Gesprächsbegleiterin, zum Gesprächsbegleiter ohne Trainerqualifikation? PADUA; 14 (3).

Straka GA, Macke G (2003) Lern-Lehr-Theoretische Didaktik. Lernen, organisierte und selbstgesteuerte Forschung – Lehre – Praxis. 2. Auflage. Waxmann Verlag, GmbH: Münster.

Vandervoort A, Houttekier D, Vander Stichele R et al. (2014) Quality of dying in nursing home residents dying with dementia: does advanced care planning matter? a nationwide postmortem study. PLoS One 9 (3), e91130.

Watzlawick P, Beavin JH, Jackson DJ (1974) Menschliche Kommunikation – Formen, Störungen Paradoxien. Bern: Hans Huber Verlag.

39 Qualifizierung von ACP-Gesprächsbegleiter*innen

Kornelia Götze, Berend Feddersen, Barbara Loupatatzis, Jürgen in der Schmitten

39.1 Einführung

Advance Care Planning (ACP) wurde in den 1990er-Jahren mit dem Ziel entwickelt, dass durchgeführte medizinisch-pflegerische Behandlungen mit den individuellen Präferenzen, (z. B. Ziele und Grenzen solcher Behandlungen) und Wertvorstellungen der Betroffenen auch dann übereinstimmen, wenn sie selbst keine Entscheidungen (mehr) treffen können (Sudore et al. 2017; Rietjens et al. 2017). Die qualifizierte ACP-Gesprächsbegleitung ist das Herzstück regionaler ACP-Programme.

Mit der Zielsetzung und Qualität der ACP-Gesprächsbegleitung stehen und fallen Reichweite, Aussagekraft und Verlässlichkeit der resultierenden Vorausplanung und indirekt auch die Akzeptanz bei ihrer Umsetzung. Die schriftliche Dokumentation der Präferenzen und Festlegungen (z. B. in Form von Notfallfestlegungen, Patientenverfügungen oder sogenannten Vertreterdokumentationen) für medizinische Krisen, in denen die Patient*innen selbst nicht (mehr) entscheidungsfähig sind (Hickman et al. 2020), muss dem Patientenwillen entsprechen. Diese Entscheidungen sind häufig von besonderer Tragweite, da sie lebensverändernde Folgen, wie z. B. lebenslange Bettlägerigkeit oder andauernden kognitiven Funktionsverlust, haben können oder es gar um Weiterleben oder Sterben geht.

Um die Behandlung in solchen Situationen gemäß dem Patientenwillen durchzuführen, brauchen die Behandlungsteams Vertrauen in die Gesprächsprozesse und die hieraus entstandenen Festlegungen. Ein solches Vertrauen kann entstehen, wenn es einen allgemein akzeptierten Qualitätsstandard gibt, welcher den Behandlungsteams bekannt ist, auf dessen Einhaltung sie sich verlassen können und mit dem sie in der Praxis gute Erfahrungen machen.

Treffen die Behandlungsteams auf verunsicherte Vertreter*innen, die die Inhalte von Patientenverfügungen nur vage kennen, diesen widersprechen oder andeuten, dass sie mit den Betroffenen bisher nicht darüber gesprochen haben, kann ein solches Vertrauen nicht entstehen (Hickman et al. 2021). Daraus folgt, dass die Einbeziehung etwaiger Vertreter*innen in die Vorausplanung sowie die Erörterung der Konsequenzen, die die individuelle Vorausplanung im Anwendungsfall für ihr Handeln als Vertreter*innen hat, dringend wünschenswert ist, damit die Chancen für eine Umsetzung der Vorausplanung im Sinne der Betroffenen erhöht werden.

Qualifiziert begleitete ACP-Gespräche sollten geeigneten Zielgruppen früh genug angeboten werden, damit sie die Selbstbestimmung stärken können. Wenn bereits kognitive Einschränkungen eingetreten sind und Dritte den (mutmaßlichen) Willen der Betroffenen rekonstruieren müssen (z. B. bei einer akuten Lungenentzündung, nach einem Autounfall mit Schädelhirntrauma oder einer hochgradigen Demenzerkrankung), ist eine Entscheidung im Sinne der Betroffenen ungleich schwieriger. Spätestens wenn chronische Erkrankungen, fortgeschrittene Gebrechlichkeit (frailty) und/oder hohes Alter dazu geführt haben, dass lebenserhaltende Maßnahmen nicht mehr die gleichen Erfolgswahrscheinlichkeiten haben, wie dies bei jüngeren, gesunden Menschen der Fall ist, sollten qualifiziert begleitete ACP-Gespräche angeboten werden.

39.2 Qualifizierung von ACP-Gesprächsbegleiter*innen nach den Standards von ACP Deutschland und ACP Swiss

Im deutschsprachigen Raum gibt es bislang jenseits der Vereinbarung nach § 132g SGB V vom 13.12.2017 keine einheitlichen Standards für die Anbieter*innen einer Qualifizierung für ACP-Gesprächsbegleiter*innen über Ziele, Voraussetzungen, Inhalte, Qualitätskriterien und Methoden. Im Folgenden werden die Prämissen, Inhalte und wesentlichen didaktischen sowie methodischen Überlegungen der Qualifizierung von ACP-Gesprächsbegleiter*innen nach den aktuellen Standards der Fachgesellschaften ACP Deutschland e. V. und ACP Swiss e. V. dargestellt.

Diese Qualifizierungen wurden im Rahmen zweier Forschungsprojekte, der RE-SPEKT-Studie (Deutschland 2009–2012 (in der Schmitten et al. 2014)) und dem MAPS Trial (Schweiz 2012–2016 (Krones et al. 2019)), von andernorts bereits etablierten ACP-Programmen (Respecting Choices (USA) (Hammes 2003) bzw. Respecting Patient Choices (Australien) (Detering et al. 2010)) für den deutschen bzw. Schweizer Kontext zwischen 2008 und 2017 weiterentwickelt (► Kap. 14). In den Jahren seit 2015 erfolgte eine weitere Entwicklung dieser Standards, zunächst durch eine interprofessionelle Task Force »Advance Care Planning – Behandlung im Voraus Planen (BVP)« (05/2016 bis 02/2017) der Deutschen Gesellschaft für Palliativmedizin sowie in der Folge durch die neu gegründeten Fachgesellschaften Advance Care Planning Deutschland e. V. und ACP Swiss.

Die ACP-Gesprächsbegleitung nach den Standards dieser beiden Fachgesellschaften ist nicht auf Einrichtungen der vollstationären Pflege und der Eingliederungshilfe im Sinne des § 132g SGB V beschränkt, sondern kann ebenso in anderen Bereichen, wie z. B. in unabhängigen Beratungsstellen für gesunde Menschen, im Krankenhaus, der Hausarztpraxis oder anderen ambulanten sowie palliativ/hospizlichen Versorgungsstrukturen durchgeführt werden. In den Einrichtungen der vollstationären Pflege und der Eingliederungshilfe ist in Deutschland jedoch eine Refinanzierung der qualifizierten ACP-Gesprächsbegleitung über den § 132g SGB V möglich (► Kap. 13).

Dem § 132g SGB V sowie der Vereinbarung hierzu vom 13.12.2017 wird ein eigener Abschnitt gewidmet, um ihn in Bezug auf die ACP-Gesprächsbegleiter*innen-Qualifizierungen zu reflektieren. Die ACP-Gesprächsbegleiter*innen-Qualifizierungen anderer Länder sind in den jeweiligen Kapiteln dieses Buches dargestellt.

39.2.1 Ziele der Qualifizierung von ACP-Gesprächsbegleiter*innen[175]

Die Weiterbildung befähigt dazu, in Frage kommenden Personen proaktiv ACP-Gespräche anzubieten und diese im Fall eines Einverständnisses durchzuführen. Mit Blick auf Menschen mit eingeschränkter Einwilligungsfähigkeit werden die ACP-Gesprächsbegleiter*innen befähigt, das Konzept der assistierten Autonomie im Sinne von Entscheidungsassistenz als weitestmögliche Einbeziehung des nicht voll einwilligungsfähigen Menschen anzuwenden. ACP-Gesprächsbegleiter*innen ermöglichen es der vorausplanenden Person, Behandlungspräferenzen zu entwickeln und in aussagekräftiger und valider Form zu dokumentieren. Dabei beziehen sie Vertrauenspersonen und/oder Bevollmächtigte bzw. gesetzliche Betreuer*innen (im Folgenden gemeinsam als »Vertreter*innen« bezeichnet) mit ein. Im Falle nicht einwilligungsfähiger Personen wird das Gespräch mit den Vertreter*innen geführt und bezieht ggf. weitere Personen gezielt ein, die für die Feststellung des mutmaßlichen Behandlungswillens hilfreich sein könnten.

Durch die theoretisch und praktisch erworbenen Kompetenzen kann die dazu qualifizierte Person ACP als aufsuchendes Gesprächsangebot gestalten, als einen zugewandten und am Gegenüber orientierten Gesprächsprozess, der aufgrund seiner inhaltlichen Qualität und Aktualität, ggf. kondensiert durch eine strukturierte Dokumentation im Sinne einer schriftlichen Vorausverfügung, im Krisenfall die konsequente Berücksichtigung der vorausverfügten Wünsche durch das behandelnde Gesundheitsfachpersonal ermöglicht.

Die ACP-Gesprächsbegleitung bedarf einer ausgeprägten Kompetenz der inhaltlichen Erfassung und Strukturierung sowie einer hohen kommunikativen Kompetenz und Moderationsfähigkeit. Die Weiterbildung zur Gesprächsbegleiter*in befähigt die Teilnehmer*innen zur Koordination und gewissenhaften, fachlich und juristisch korrekten Dokumentation der Gespräche und Vorausplanungen. Relevante Formulare werden zielgerichtet ausgewählt, korrekt vorbereitet und ausgefüllt sowie an wichtige andere weitergeleitet. Als Teil des interprofessionellen Teams verstehen sich die Teilnehmer*innen zudem als Moderator*innen, die bei entsprechenden Bedarfen an weitere kompetente Fachpersonen vermitteln, z. B. Palliativ-Pflegefachkräfte, Ärzt*innen oder Seelsorger*innen.

Das Curriculum qualifiziert die Teilnehmer*innen zu ACP-Gesprächsbegleiter*innen. Zusammenfassend lassen sich die für die ACP-Gesprächsbegleitung erforderlichen Kompetenzen in Struktur-, Prozess- und Ergebniskriterien gliedern, deren Erwerb das Ziel dieser Weiterbildung ist:

1. Struktur-Kriterien: Die Gesprächsbegleiter*in
   – bereitet die ACP-Gespräche eigenständig vor.
   – begegnet den Vorausplanenden in einer Haltung der Empathie, Offenheit und forschenden Neugierde. Sie ist geleitet von dem Wunsch und Interesse, den Vorausplanenden dazu zu verhelfen, Missverständnisse, Unsicherheiten und Barrieren der Unkenntnis wie auch der sozialen Erwünschtheit zu überwinden, um so die für sie subjektiv richtigen Therapieziele, Entscheidungen und Festlegungen herauszufinden.

---

175 Mit geringen redaktionellen Änderungen übernommen aus dem Abschlussbericht der oben schon erwähnten Task Force »Advance Care Planning – Behandlung im Voraus Planen« der Deutschen Gesellschaft für Palliativmedizin 01/2017 (unveröffentlicht). Durchgehend wurde »BVP« durch »ACP« ersetzt, da sich »BVP« in Deutschland seither nicht als Übersetzung für »ACP« etabliert hat.

- setzt die Instrumente der Gesprächsbegleitung sensibel und verantwortungsvoll ein, und sie dokumentiert die Gesprächsergebnisse aussagekräftig und eindeutig.
- gewährleistet die geeignete Ablage und jederzeitige Verfügbarkeit der Dokumente im Bedarfsfall.

2. Prozess-Kriterien: Die Gesprächsbegleiter*in
   - richtet den Gesprächsverlauf vertrauensvoll, sensibel und empathisch am Gegenüber aus und begleitet den Gesprächsprozess ergebnisoffen unter konsequenter Fokussierung und Akzentuierung der im Verlauf erfassten Einstellungen, Wünsche, Bedürfnisse und Präferenzen.
   - gewährleistet durch eine präzise, für die Vorausplanenden gut verständliche Sprache, dass die zu besprechenden Themen und klinischen Szenarien punktgenau umschrieben und für das Gegenüber transparent werden. So wird erreicht, dass den Vorausplanenden exakt das vor Augen steht, was hinterher in den schriftlichen Unterlagen – aber in Fachsprache – dokumentiert wird.
   - ist sensibel für diskrepante oder ambivalente Präferenzen, identifiziert und thematisiert Widersprüchlichkeiten sowie fehlende inhaltliche Kongruenzen zu einzelnen Äußerungen im Gesprächsverlauf. Sie öffnet einen geschützten Beziehungsraum, in dem die vorausplanende Person sich im Austausch mit der Gesprächsbegleiter*in über die für sie richtigen Ziele und Festlegungen klar wird.
   - konkretisiert die jeweils an den Bedürfnissen und Wünschen des Gegenübers orientierten individuellen Ergänzungen schriftlich und bindet sie in die Vorausverfügung schlüssig ein.
   - formuliert die Gesprächsergebnisse der Vorausplanung handlungsleitend und adressatengerecht.

3. Ergebnis-Kriterien:
   - Die Gesprächsbegleiter*in dokumentiert die im Gesprächsverlauf verdichteten Äußerungen, Präferenzen und Wünsche auch für am Gespräch nicht beteiligte Personen klar, aussagekräftig und handlungsleitend.
   - Die im Voraus geplanten zukünftigen Behandlungswünsche und -präferenzen sind seitens der Gesprächsbegleiter*in so dokumentiert, dass diese die Grundlage für künftige Aktualisierungen darstellen und in ihrer Validität und Aussagekraft im Krisenfall in Verbindung mit Einwilligungsunfähigkeit Beachtung finden können.

39.2.2 Zugangsvoraussetzungen

Die Qualifizierung bietet in Anbetracht der Kürze nur die Möglichkeit, ACP-Spezifika des benötigten Wissens, der Kompetenzen und der Haltung zu erlangen. Voraussetzungen im Sinne einer weitgehenden Basisqualifikation (insbesondere bezüglich kommunikativer Kompetenzen, Haltung und medizinischen Vorwissens) sowie die Fähigkeit zu Selbstreflexion und -kritik müssen die Kursteilnehmer*innen mitbringen.

Da die ACP-Gesprächsbegleitung komplex und herausfordernd für die ACP-Gesprächsbegleiter*innen ist, darf die Bedeutung der Auswahl geeigneter Kandidat*innen für die Qualifizierung nicht unterschätzt werden. Die Erfahrungen zeigen jedoch, dass diese Voraussetzungen von den Verantwortlichen, also von den Leitungen von Einrichtungen der vollstationären Pflege wie auch der Eingliederungshilfe, häufig (sofern überhaupt bekannt) nicht beachtet werden. In der Folge kommt es zu frustrierenden Erlebnissen im Verlauf der Qualifizierung, zu Enttäuschung, Abbrüchen oder auch anbieterseitig nicht erteilten Leistungsnachweisen. Es ist daher empfehlenswert, dass Anbieter*innen und interessierte

Personen sich zuvor hierzu austauschen und dass idealerweise ein Assessment unter den möglichen Kandidaten durchgeführt wird.

Soll eine Refinanzierung der ACP-Gesprächsbegleitung gemäß § 132g SGB V erfolgen, sind zudem die formalen Zugangsvoraussetzungen gemäß § 12 Abs. 4 f der Vereinbarung vom 13.12.2017 zu beachten (GKV-Spitzenverband 2017). Auf diese wird im Folgenden nicht weiter eingegangen.

Als Zugangsvoraussetzungen sind insbesondere anzusehen:

- Nachweislich fortgeschrittene kommunikative Kompetenzen: Vermeidung von Suggestion und Manipulation, empathische Kommunikation, nicht direktive Gesprächsführung, offene versus geschlossene Fragen, sensible Ansprache tabuisierter Themen, Arbeiten mit narrativen Stimuli, Aufgreifen versteckter verbaler und nonverbaler Signale und Gesprächsangebote, Wahrnehmung und Aufgreifen von Kanaldiskrepanzen (verbale vs. nonverbale Kommunikation)
- Feedbackfähigkeit
- Deutsch auf dem Niveau von Muttersprachler*innen
- Erfahrungsgestützte Kenntnisse typischer Krankheitsbilder, gesundheitlicher Krisen und deren Behandlungsoptionen (inkl. Prognosen, Vor- und Nachteilen)
- Erfahrungen in der klinischen Dokumentation und Kompetenz in der strukturierten und präzisen verdichteten Erfassung von Narrativen
- Selbsterfahrung, speziell: fortgeschrittene Selbstreflexion zu Themen des Sterbens und schwerer Erkrankung sowie zu potenziell lebensverlängernder Behandlung wie auch zu den eigenen diesbezüglichen Einstellungen
- Sicheres, wertschätzendes Auftreten gegenüber Kolleg*innen und anderen ACP-relevanten Berufsgruppen wie Ärzt*innen und Mitarbeiter*innen des Rettungsdienstes

- Respektvolle Haltung gegenüber verschiedenen (insbesondere: selbst nicht geteilten) Ansichten und Meinungen
- Ausbildung oder Hochschulabschluss in einem gesundheitssystem-assoziierten Fach sowie mindestens drei Jahre Berufserfahrung im direkten Umgang mit Patient*innen, Klient*innen oder Bewohner*innen

39.2.3 Zielgruppen

Vertreter*innen von Gesundheitsberufen, wie Heilerziehungspflege/-pädagogik, Pflegefachpersonen (inkl. Alten-, Gesundheits-, Kinderkranken-, und Krankenpflege), Notfallsanitäter*innen, Klinikseelsorge, Ärzt*innen, Gesundheitswissenschaftler*innen, Psycholog*innen oder im Bereich der Sozialpädagogik/Sozialen Arbeit Tätige mit abgeschlossener Berufsausbildung und mindestens drei Jahren Berufserfahrung mit direktem Umgang mit Patient*innen, Klient*innen oder Bewohner*innen.

Anmerkungen: Ärzt*innen sind eine mögliche, aber nicht die primäre Zielgruppe für die ACP-Gesprächsbegleitung. Vielmehr wird eine Arbeitsteilung zwischen nichtärztlichen ACP-Gesprächsbegleiter*innen und Ärzt*innen angestrebt. Dies entspricht der internationalen Erfahrung in diesem Bereich. Personen mit anderen Berufen als vorstehend aufgezählt, sollten bezüglich ihrer persönlichen Eignung und eventuellen Herausforderungen im Rahmen der Gesprächsbegleitung Kontakt zu den Schulungszentren aufnehmen, so dass eine Einzelfallabwägung stattfinden kann.

39.2.4 Organisation/Umfang/Dauer

Um im Rahmen der Qualifizierung einen hinreichenden Kompetenzgewinn und Transfer in die Praxis zu ermöglichen, wurde der

Qualifizierungsumfang von fünf Vormittagen mit insgesamt 20 Unterrichtseinheiten (UE) im Jahr 2009 über erst drei und dann vier Tage (24 bzw. 32 UE) in den Jahren 2015–2017 auf acht bis neun Tage (72–81 UE) (Standard seit 12/2017) in drei separaten Kursblöcken erhöht. Die Verlängerung erfolgte zugunsten einer größeren Interaktion im Plenarunterricht, Trainer-supervidierten Teilnehmer*innen-Rollenspielen sowie insbesondere supervidiertem Schauspielperson-gestützten Simulationstrainings. Hinzu kommen mindestens 12 UE für Coachings von Übungsgesprächen, die (teils in Präsenz, teils retrospektiv anhand von Dokumentationen oder Audio-/Video-Mitschnitten) zwischen den Unterrichtsblöcken im eigenen Arbeitsumfeld durchgeführt werden (▶ Abb. 39.1). Weitere Unterrichtseinheiten fallen für das Studium online zur Verfügung gestellter Materialien an (Blended Learning).

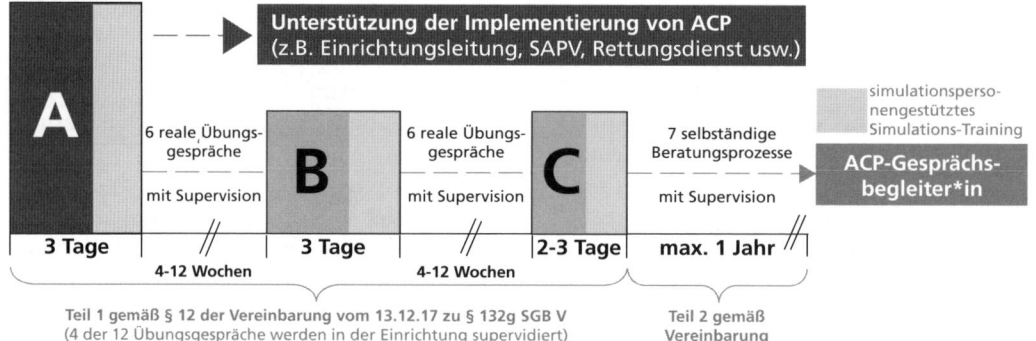

Abb. 39.1: Details der ACP-Gesprächsbegleiter*innen-Qualifizierung gemäß den Standards von ACP Deutschland (Stand 01/2023; erstmals publiziert in Götze et al. 2022). ACP Swiss hat einen anderen modularen Aufbau.

Block A (27 UE in 3 Tagen): Basiskurs

- Formale Voraussetzungen: keine, offen für interessierte Personen
- **Kursziel:** vertieftes Verständnis von ACP und – je nach gegebener Vorqualifikation und Rolle – Unterstützung der institutionellen und / oder regionalen Implementierung von ACP; erfolgreicher Abschluss Voraussetzung für weitere ACP-Gesprächsbegleiter*innen-Qualifikation

Blöcke B & C (45 UE in 3+2 Tagen): Aufbaukurse zur Qualifikation als ACP-Gesprächsbegleiter*innen (Zulassung durch Trainer-Team)

- Formale Voraussetzungen: erfolgreicher Abschluss Block A inkl. 6 erfolgreichen Übungsgesprächen; für Abrechnung § 132g: siehe dort und Zertifizierung nur bei erfolgreichem Abschluss (standardisierte, kumulative Bewertung durch gesamtes Trainer-Team)
- **Kursziel:** ACP-Gesprächsbegleiter*innen (auch gemäß Vereinbarung vom 13.12.17 zu § 132g SGB V)

Zeit und Aufwand Teil 1: 72 (27+45) UE Präsenzunterricht + 20 (12+8) UE Supervision / Coaching = 92 UE
Zeit und Aufwand Teil 2: 12 UE Plenartreffen + mind. 7*0,5 UE Coaching

39.2.5 Lehr- und Lernform

Im Selbststudium werden einschlägige Aufsätze und ein ACP-Gesprächsbegleiter*innen-Manual sowie Leittexte bearbeitet, die Inhalte der Präsenzlehre vorbereiten, darauf aufbauen und diese nachhaltig verfestigen.

Die Lehr- und Lernformen der Kursveranstaltungen sind sowohl durch kollektives Lernen (z. B. Lehrvortrag oder Plenumsarbeit) als auch durch individuelle und gruppenbezogene Lernphasen geprägt (z. B. Einzelarbeit, Kleingruppenarbeit, Übungen, Fallbearbeitungen oder (Demo-) Rollenspiele). Die Kurse zur Gesprächsbegleiter*innen-Qualifizierung finden in der Regel in Präsenz statt; während der Covid19-Pandemie haben sich jedoch auch Videokonferenzen (mit Kleingruppenunterricht in Breakout-Sessions) als ausreichend effektiv erwiesen. Das Simulationstraining in Kleingruppen ist mit einem Verhältnis von 1:1:4 (Trainer*in, Simulationsperson und Teilnehmer*innen) Ressourcen-intensiv, da der erforderliche Kompetenzerwerb sich am ehesten durch das in diesem Setting mögliche supervidierte Training als machbar erwiesen hat.

Im Rahmen eines 1:1-Coachings von mindestens zwölf real durchgeführten Gesprächen werden verschiedene Formen der Selbst- und Fremdreflexion ermöglicht. Diese Übungsgespräche und das Coaching finden zu möglichst gleichen Teilen zwischen den Blöcken A und B bzw. B und C statt. Mindestens vier dieser Coachings erfolgen live, also durch Mitverfolgen realer Gesprächsbegleitungen durch die Trainer*innen. Die verbleibenden Coachings werden retrospektiv durchgeführt anhand der strukturierten Gesprächsdokumentationen oder von Mitschnitten der Gespräche. Der zeitliche Aufwand pro Coaching variiert je nach Art der Durchführung sowie Unterstützungsbedarfs des Trainees zwischen einer und vier UE. Die Coachings ergänzen die Präsenzveranstaltungen durch ein an den Kompetenzen und Bedarfen der Lernenden orientiertes Bildungsangebot.

Die im Kursverlauf mehrfach wiederholte strukturierte Kompetenz- und Performanzbewertung (siehe unten) ermöglicht den Teilnehmer*innen und Trainer*innen, den Stand und Fortschritt der Qualifizierung zu überblicken und die nächsten Schritte zu planen.

Peer-Intervisionen (gegenseitige Hospitation und strukturiertes Feedback in Tandems oder Gruppen) empfehlen sich im Rahmen der Praxistrainings für die gesamte Dauer der Qualifizierung und darüber hinaus als ein Mittel, die häufig beobachtete Schwellenangst zu senken, mögliche Schwierigkeiten und Hindernisse bei den Gesprächen zu reflektieren, Fragen zu sammeln und gemeinsam an Erfahrungen zu lernen.

Rollenspiele mit Simulationspersonen

Hervorzuheben ist die extensive Arbeit mit standardisierten Simulationspersonen, welche über die Anforderungen nach § 132 g SGB V hinausgeht (▶ Kap. 40). Die Rollen der Simulationspersonen wurden auf der Basis programmatischer Herausforderungen in erlebten ACP-Gesprächsbegleitungen gemeinsam mit einer Theaterregisseurin und Expertin für Simulationspersonen entworfen und in ausführlichen Rollen-Skripten festgehalten. Die Simulationspersonen sind professionelle oder Laien-Schauspieler*innen und haben mehrstündige Schulungen zur Standardisierung der Rollen, der Arbeit im Setting der ACP-Gesprächsbegleiter*innen-Qualifizierung und zum Geben von Feedback erhalten. In den Rollen, die in einem zunehmenden Schwierigkeitsgrad angeordnet sind, sind unterschiedliche Herausforderungen angelegt, worin zentrale Facetten der ACP-Gesprächsbegleitung abgebildet werden.

Die Simulationspersonen-gestützten Gesprächstrainings werden in Form eines Mikro-Teachings durchgeführt. Dies bedeutet, dass die supervidierenden ACP-Trainer*innen (aber auch die Teilnehmer*innen selbst) auch schon nach kürzester Spielzeit unterbrechen können, um auf Störungen hinzuweisen, Rückfragen zu stellen, Herausforderungen oder Best-Practice-Optionen zu adressieren, alternative Vorgehensweisen (auch aus der Peer-Gruppe) zu entwickeln und/oder Feedback aus der Rolle der vorausplanenden Person zu erhalten, um die eigenen Gesprächskompetenzen einordnen zu lernen und ändern zu können. Das Simulationstraining wird dann typischerweise genutzt, um das Gespräch nach einer Unterbrechung am selben Punkt wiederaufzunehmen und die besprochenen Alternativen zu versuchen.

39.2.6 Inhalte der Qualifizierung[176]

Die Inhalte der Qualifizierungen lassen sich in sechs theoretischen Modulen und einem Praxis-Modul abbilden, welche die Inhalte gemäß § 132 g SGB V beinhalten und darüber hinausgehen:

- Modul A: ACP als neues Konzept im deutschen Gesundheitssystem
- Modul B: Spezifische kommunikative Grundlagen der ACP-Gesprächsbegleitung
- Modul C: ACP-Gesprächsbegleitung: Zeitpunkt, Vorbereitung, Erstkontakt
- Modul D: Themen und Prozesse der ACP-Gesprächsbegleitung
- Modul E: Erfassung, Strukturierung und Dokumentation des ACP-Gesprächsprozesses
- Modul F: Koordination und interprofessionelle Kommunikation im Rahmen von ACP

- Modul Praxis: Übungsphase bis zur Zertifizierung

Modul A

Patientenautonomie und autonome Entscheidungsfindung durch qualifizierte Befähigung; Konzept der relationalen Autonomie: Verwirklichung von Autonomie im Rahmen zwischenmenschlicher Beziehung; Einverständnis durch Zustimmung (Informed Consent) und gemeinsame Entscheidungsfindung (Shared Decision Making) als Operationalisierungen der essenziellen Befähigung zu autonomer Entscheidung von Patient*innen; Definition und Ziele von ACP und Skizzierung der gemeinsamen Schnittmengen und Abgrenzung von weiteren Angeboten der Vorsorge und Vorausplanung; Wirkungen, Vorteile, Hürden und Risiken/Missbrauchsgefahr in der Umsetzung von ACP; juristische Rahmenbedingungen von Vertretung (Bevollmächtigung/Betreuung), Patientenverfügung/Vertreterdokumentation und regionaler ACP-Implementierung; Aufgabenbereiche; Handlungs- und Entscheidungsautonomie und Durchführungsverantwortung der ACP-Gesprächsbegleiter*innen; adressatengerechte Vermittlung des Auftrags von ACP.

Modul B

Innere Haltung der Gesprächsbegleiter*innen: Empathie, Offenheit, Interesse, forschende Neugierde; klientenzentrierte Gesprächsführung: grundlegende und erweiterte (ACP-spezifische) Gesprächselemente und -techniken; Charakteristika sowie Vor- und Nachteile nondirektiver versus direktiver Gesprächsführungsstile; Gespräche abwechslungsreich gestalten und Perspektivenwechsel ermöglichen; manipulative/suggestive Gesprächstechniken sowie Suggestionseinladungen seitens Vorausplanender identifizieren, ihnen vorbeugen sowie entgegensteuern; Identifikation und Kom-

---

176 Auch dieser Abschnitt folgt überwiegend wörtlich – mit wenigen, meist redaktionellen Änderungen – dem unveröffentlichten Mustercurriculum der Task Force »Advance Care Planning« der Deutschen Gesellschaft für Palliativmedizin (01/2017).

pensation von Fehlern in der Gesprächsführung; allgemeine Empfehlungen zur Gestaltung von Gesprächen mit unterschiedlichen Zielgruppen, z. B. Bewohner*innen von Pflegeeinrichtungen, geriatrisch multimorbide Patient*innen, Menschen mit Beeinträchtigungen, Kinder und ihre Eltern, psychiatrisch Erkrankte und deren Vertrauenspersonen bzw. Vertreter*innen.

Modul C

Ein- und Ausschlusskriterien von ACP; Gestaltung des Erstkontaktes: Rahmenbedingungen und Herangehensweise; inhaltliche und organisatorische Vorbereitung der Gesprächsbegleitung; Vorbereitung der Dokumentationsunterlagen für die Gesprächsbegleitung; Zeitmanagement; adressatengerechte Vermittlung der Ziele von ACP-Gesprächen; sichere thematische Fokussierung zu Beginn und ggf. wiederholt im Gesprächsverlauf; sichere Überleitung zwischen den thematischen Abschnitten des ACP-Gesprächs; Balance von Nähe und Distanz in Empathiegetragenen, vertrauensvollen und gleichzeitig professionellen Gesprächen (▶ Kap. 24).

Modul D

Die Abschnitte der ACP-Gesprächsbegleitung: Einstellungen zum (Weiter-)Leben, Sterben und zu schwerer Erkrankung (▶ Kap. 27) sowie Vorausplanung spezifischer Krankheitsszenarien: 1. akute Krisensituation (▶ Kap. 28), 2. Behandlung im Krankenhaus mit Einwilligungsunfähigkeit unklarer Dauer (▶ Kap. 29), 3. dauerhafte Entscheidungsunfähigkeit (▶ Kap. 30), 4. persönliche Hinweise, Bedürfnisse und Wünsche (▶ Kap. 31), 5. Auswahl, Benennung und Befähigung von Vertreter*innen in Gesundheitsfragen sowie Besonderheiten der ACP-Gesprächsbegleitung mit Vertreter*innen bei dauerhaft nicht einwilligungsfähigen Personen (▶ Kap. 33).

Modul E

Allgemeines zur Dokumentation von Vorausplanung; spezifische Dokumentation für die in Modul D beschriebenen Abschnitte des ACP-Gesprächs.

Modul F

Handlungsprofil und berufliches Selbstverständnis von ACP-Gesprächsbegleiter*innen; intra- und interprofessionelle Zusammenarbeit im Kontext von ACP; das therapeutische und interprofessionelle Team in den jeweiligen Einrichtungen und die Einbettung in regionale ambulante und klinische Strukturen; Koordination, Vorbereitung und Unterstützung ärztlicher Gespräche zu ACP; Ansprache von unvollständigen/fehlerhaften Dokumentationen im Rahmen von ACP gegenüber ärztlichen Kolleg*innen.

Praxis-Modul (integriert in die Präsenz-Workshops)

Rollenspiele mit Teilnehmer*innen und Simulationspersonen zum Kompetenzerwerb und zur Vertiefung der theoretisch erworbenen Kenntnisse in Gruppen von vier Personen, supervidiert durch von Einheit zu Einheit wechselnde ACP-Trainer*innen (um ein 360°-Feedback zu ermöglichen);

Coaching-Modul (zwischen den Präsenz-Workshops)

Selbstständig durchgeführte ACP-Gesprächsbegleitungen zwischen Block A und B bzw. Block B und C sowie nach Block C bis zur Zertifizierung; Dokumentationen der Gespräche; Reflexionen der Gespräche und Dokumentationen mit einer ACP-Trainer*in; ggf. erneutes Gespräch mit der vorausplanenden Person; ggf. Überarbeitung der Dokumentation; live durch ACP-Trainer*innen supervidierte Gespräche mit Personen in den Einrichtungen, in denen die Gesprächsbegleiter*in ihr Haupttätigkeitsfeld haben wird.

Dieses Coaching-Modul unterstützt den Transfer in die Praxis und den Arbeitskontext, motiviert dazu, zwischen den Kursblöcken zu üben, und ermöglicht so einen höheren Lernerfolg.

39.2.7 Kompetenz und Performanz: Selbst- und Fremdwahrnehmung

Gesprächsbegleiter*innen haben eine verantwortungs- und anspruchsvolle Aufgabe, da sie bei der Entscheidungsfindung für Fragen von weitreichender Bedeutung unterstützen. Dies realisieren die meisten Teilnehmer*innen erst im Rahmen der praktisch orientierten Qualifizierung und können vielfach erst dann für sich selbst ihre zukünftige Rolle und ihr Aufgabenfeld zuverlässig einschätzen. Den Teilnehmer*innen sollte deshalb niedrigschwellig die Möglichkeit gegeben werden, im Gespräch mit den ACP-Trainer*innen ihre eigene Eignung einzuschätzen, nach Lösungen für Herausforderungen zu suchen und falls gewünscht die Kursteilnahme zu beenden.

Von Seiten der ACP-Trainer*innen für Gesprächsbegleiter*innen ist sicherzustellen, dass die Aushändigung des Zertifikats als Bescheinigung dafür gelten kann, dass die ACP-Gesprächsbegleiter*innen über ein Mindestmaß des ACP-relevanten Wissens, der Haltung und der Kompetenzen verfügen. Hierfür hat es sich als hilfreich erwiesen, eine kontinuierliche Kompetenzbewertung anhand eines gemeinsamen Bewertungsrahmens in den Teilnehmer*innen- und Simulationspersonen-Rollenspielen durchzuführen und diese mit der Performanzbewertung im Rahmen der Vorort-Supervisionen zu ergänzen (▶ Abb. 39.2). Hierbei liegt der Fokus auf dem Potenzial und der Entwicklung der Teilnehmer*innen, um den weiteren Qualifizierungsverlauf und auch -aufwand von Seiten der Trainer*innen und Teilnehmer*innen einschätzen zu können.

Ein Rotationsverfahren gewährleistet, dass alle Kursteilnehmer*innen während jeder der drei Kurs-Blöcke von allen beteiligten ACP-Trainer*innen im Rollenspiel erlebt wurden. Am Ende eines jeden Qualifizierungsabschnitts werden im Rahmen einer ACP-Trainer*innen-Besprechung die verschiedenen Eindrücke zusammengetragen und die Eignung der Teilnehmer*innen für die Rolle der ACP-Gesprächsbegleiter*in erörtert. Im Anschluss findet ein vertraulicher Austausch der ACP-Trainer*innen und Teilnehmer*innen über Eigen- und Fremdeinschätzungen statt. In diesem Rahmen werden auch die nächsten Schritte und/oder der zu erwartende Aufwand für einen erfolgreichen Abschluss der Qualifizierung geklärt – aber auch die Frage, ob ein solcher für die jeweilige Teilnehmer*in überhaupt machbar erscheint. Da die Vorgesetzten der Teilnehmer*innen häufig die Erwartung haben, dass die Qualifizierung erfolgreich abgeschlossen wird, ist zu empfehlen, dies im Vorhinein explizit mit den Vorgesetzten und den Teilnehmer*innen zu besprechen und ggf. die Zwischenevaluation auch mit den Vorgesetzen zu erörtern.

39.2.8 Qualifikation der Lehrenden

Umfassende Kenntnisse über die ACP-Gesprächsbegleitung waren bis zur Verabschiedung des § 132g SGB V im Dezember 2015 auf wenige Personen in Deutschland beschränkt. Die Studienleitungen der RESPEKT-Studie (Deutschland) und des MAPS-Trials (Schweiz) haben sich in den USA bzw. Australien formal nach deren jeweiligem ACP-Programm (Respecting Choices bzw. Respecting Patient Choices) als ACP-Gesprächsbegleiter*innen sowie ACP-Gesprächsbegleiter*innen-Trainer*innen qualifiziert. Auf dieser Basis sowie unter

39 Qualifizierung von ACP-Gesprächsbegleiter*innen

Die Bewertungsbögen in die Trainer-Abschluss-Konferenz mitbringen!

Bewertung der ACP-Gesprächsperformanz | Block A / B (PV)

GB:		Trainer:	Datum:	Ort:	Tag: 1 2 3	TN / SP / bgl	Rolle:

PV=Patientenverfügung; GB=Gesprächsbegleiter; TN=Teilnehmer-Rollenspiele (-RS); SP=Schauspielpatient-RS; bgl=begleitetes Gespräch (Vor-Ort-Coaching); Rolle=Rolle des SP

rot 1	orange 2	gelb 3	hellgrün 4	grün 5	na	nicht anwendbar

Relevante Emotionen („Störungen") GLOBAL:
- Relevante Emotionen erkannt
- Relevante Emotionen benannt und ausgehalten
- Emotionale „Störung" ausgeräumt und Gespräch gut fortgeführt

Allgemeine Gesprächstechniken GLOBAL:
- Personenzentrierung (nach C. Rogers): Authentizität | Empathie | Zuwendung
- Verständliche Information, angemessene Differenzierung
- Vertiefung durch Exploration (narrative Stimuli)
- Roter Faden, Vorrang für Störungen, Re-Fokussierung
- Ergebnisoffenheit, Minimierung von Suggestion / Manipulation (Haltung u. Technik)

PV-Abschnitt Einstellungen GLOBAL
- Einstieg, Erwartungen, Fokussierung, gemeinsame Plattform
- Eruieren der individuellen Einstellungen der Person
  - Wie gerne lebt die Person, welche Bedeutung hat Weiterleben für sie?
  - Was ist bekannt über Gedanken ans Sterben? „Heute sterben"?
  - Darf eine medizinische Behandlung dazu beitragen, das Leben zu verlängern?
  - Gibt es Situationen, in denen die Person nicht mehr ...?

PV-Abschnitt ÄNo GLOBAL
- Situation / Szenario klären, gelungene thematische Fokussierung
- Therapieziel klären (AB vs. C) unter Beachtung der Einstellungen
- „Zieloptionen" / Maßnahmen unter Beachtung der Einstellungen abwägen und festlegen
- A/B/C: favorisierte Option gegenüber benachbarter Option
- B: als akzeptabel bewertete Risiken und Belastungen
- B: medizinisch korrekte Erörterung Risiken vs. Chancen
- Teil-Zusammenfassung für diesen Abschnitt inkl. Hinweis auf Doku

PV-Entscheidungsunfähigkeit unklarer Dauer GLOBAL:
- Situation / Szenario klären, gelungene thematische Fokussierung
- Therapieziel klären (AB vs. C) unter Beachtung der Einstellungen
- „Zieloptionen" / Zustände unter Beachtung der Einstellungen abwägen und festlegen
- A/C: Abgrenzung zu B
- B: Wille der Person bei sicherem Eintritt eines unerwünschten Zustands
- B: Korrekte Erörterung von Risiken vs. Chancen
- Teil-Zusammenfassung für diesen Abschnitt inkl. Hinweis auf Doku

PV-Dauerhafte Entscheidungsunfähigkeit GLOBAL:
- Situation / Szenario klären, gelungene thematische Fokussierung
- Therapieziel klären (AB vs. C) unter Beachtung der Einstellungen
- „Zieloptionen" / Zustände und Maßnahmen unter Beachtung der Einstellungen abwägen und festlegen
- A/C Abgrenzung zu B (Vorverständnis erweitern, z.B. der „Gesichter der Demenz")
- B: Kriterien für eine Therapiezieländerung
- B: Weitere Ausschlüsse konkreter Maßnahmen
- Teil-Zusammenfassung für diesen Abschnitt inkl. Hinweis auf Doku

Feedback verstanden und angenommen

Globale Bewertung dieser Einheit: (kein Summenscore) 1 2 3 4 5 X

Take Home Message: (evtl. Rückseite benutzen)

Abb. 39.2: Kompetenz- und Performanzbewertung der Potenziale und Entwicklung der Teilnehmer*innen in der Durchführung von Gesprächsprozessen zur Erstellung von Patientenverfügungen für die kontinuierliche Anwendung in der ACP-Gesprächsbegleiter*innen-Qualifizierung.

Berücksichtigung der in der eigenen praktischen Durchführung von Gesprächsbegleitungen gesammelten Erfahrungen und akademisch erworbener Lehrkompetenzen wurde 2017 eine ACP-Trainer*innen-Qualifizierung von ACP Deutschland und ACP swiss gemeinsam ent- und seitdem weiterentwickelt (▶ Kap. 41).

39.2.9 Qualitätssicherung

Die Qualitätssicherung der ACP-Gesprächsbegleiter*innen-Qualifizierung und der ACP-Gesprächsbegleitung der deutschen und Schweizer ACP-Fachgesellschaften werden derzeit durch folgende Maßnahmen unterstützt:

- länderübergreifende ACP-Trainer*innen-Qualifizierungen
- schulungszentren- und länderübergreifender Austausch der ACP-Trainer*innen sowie Re-Zertifizierungen
- fortwährende Ansprechbarkeit der ACP-Trainer*innen für ACP-Gesprächsbegleiter*innen
- regionale und überregionale ACP-Plenartreffen und -Foren für die ACP-Gesprächsbegleiter*innen
- Re-Zertifizierungen der ACP-Gesprächsbegleiter*innen (in Erarbeitung)

39.3 ACP-Gesprächsbegleiter*innen-Qualifizierung im Kontext des § 132g SGB V

Der § 132g SGB V »Gesundheitliche Versorgungsplanung für die letzte Lebensphase« und die Vereinbarung vom 13.12.2017 nach § 132g SGB V (GKV-Spitzenverband 2017) bieten die Chance, nach den vorstehend beschriebenen Standards qualifizierte ACP-Gesprächsbegleiter*innen zu Lasten der gesetzlichen Krankenkassen in den Einrichtungen der vollstationären Pflege und Eingliederungshilfe zu etablieren. Hiermit gibt es in Regionen Deutschlands einen Startpunkt, welcher genutzt werden kann, um besonders vulnerable Personengruppen in diesen relevanten Fragen der zukünftigen Behandlungsplanung zu unterstützen (in der Schmitten et al. 2019).

Dennoch birgt die Vereinbarung nach § 132g SGB V in ihrer derzeitigen Form auch die Gefahr, dass in den Regionen und sogar innerhalb einer Einrichtung verschiedene Gesprächsstandards mit unterschiedlichen Schwerpunktsetzungen und Inhalten etabliert werden. Die Vereinbarung macht bezüglich der Inhalte der ACP-Gesprächsbegleiter*innen-Qualifizierung inkl. der Dokumentation der Festlegungen nur wenig Vorgaben. Die Folge ist eine wachsende Heterogenität der Dokumente und der Gesprächsstandards, welche vielfach nicht über die reichweitenbeschränkte, im Ergebnis häufig unwirksame Vorausplanung hinausführt. ACP-Gesprächsbegleiter*innen mancher Kursanbieter*innen greifen, wie in Fußnote 8 auf Seite 13 der Vereinbarung ausdrücklich ermöglicht, auf herkömmliche Patientenverfügungen oder Notfallbögen für Palliativpatient*innen zurück, welche jedoch eine deutlich eingeschränkte Reichweite haben und somit in der Regel wirkungslos bleiben.

Einrichtungsleitungen bzw. an den Qualifizierungen interessierten Personen ist oft nicht bewusst, dass sich die Qualifizierungen hinsichtlich inhaltlicher Schwerpunktsetzungen, den vermittelten Kompetenzen und dem Standard eines Gesprächsprozesses unterscheiden. In der Folge entwickelt sich regional und/oder institutionell kein gemeinsamer Standard, und die Anwender*innen (Mitarbeitende der Einrichtung, Rettungsdienste und Krankenhäuser, Hausärzt*innen etc.) werden erneut bzw. weiterhin mit einer Vielzahl von Dokumenten und unterschiedlichen Gesprächsstandards konfrontiert. Unterschiedliche Interpretationen oder Realisierungen der Qualifizierung gemäß § 132g SGB V rücken so das Ziel des Konzepts ACP wieder in die Ferne. Auch eine gemeinsame Evaluation der Programme und Auswirkungen ist nicht sinnvoll möglich, da sie unterschiedliche Endpunkte auf Grund der differierenden Zielsetzung für sich definieren müssten.

39.4 Zusammenfassung

Die ACP-Gesprächsbegleitung befähigt und unterstützt vorausplanende Personen, sich über die individuellen Vorausplanungs-relevanten Einstellungen zu Leben, Sterben und schwerer Erkrankung klar zu werden, um darauf aufbauend Behandlungsziele und präferenzen für zukünftige medizinisch-pflegerische Behandlungen festzulegen und aussagekräftig zu dokumentieren. Darüber hinaus werden die Angehörigen und Vertreter*innen der vorausplanenden Personen in die Gespräche involviert, so dass diese im Fall der Fälle die Präferenzen kennen, mittragen und sich für deren Einhaltung einsetzen können.

Für diese weitreichende und verantwortungsvolle Aufgabe müssen die zukünftigen Gesprächsbegleiter*innen schon vieles an Voraussetzung mitbringen. In der Qualifizierung selbst sollten ihnen zudem ACP-spezifisches Wissen, Kompetenzen und Haltungen vermittelt werden, um der Verantwortung und Tragweite dieser neuen Aufgabe gerecht zu werden und diese auch erfüllen zu können. Wenn dies gelingt, kann die ACP-Gesprächsbegleitung als ein erfüllendes Aufgabenfeld erlebt werden, bei dem sich ACP-Gesprächsbegleiter*innen und ihre Klient*innen auf Augenhöhe authentisch begegnen.

Literatur

Detering KM, Hancock AD, Reade MC et al. (2010) ›The impact of advance care planning on end of life care in elderly patients: randomised controlled trial‹, BMJ, 340: c1345.

GKV-Spitzenverband (2017) »Vereinbarung nach § 132g Abs. 3 SGB V über Inhalte und Anforderungen der gesundheitlichen Versorgungsplanung für die letzte Lebensphase vom 13.12.2017.« https://www.gkv-spitzenverband.de/krankenversicherung/hospiz_und_palliativversorgung/letzte_lebensphase/gesundheitliche_versorgungsplanung.jsp, Zugriff am 03.10.2023.

Götze K, Bausewein C, Feddersen B et al. (2022) ›Effectiveness of a complex regional advance care planning intervention to improve care consistency with care preferences: study protocol for a multi-center, cluster-randomized controlled trial focusing on nursing home residents (BEVOR trial)‹. Trials 2022, 23(1), 770. doi:10.1186/s13063-022-06576-3

Hammes BJ (2003) ›Update on Respecting Choices four years on‹, Innovations in End-of-Life Care. 5, 18 ff.

Hickman SE, Torke AM, Smith NH et al. (2021) ›Reasons for discordance and concordance between POLST orders and current treatment preferences‹, J Am Geriatr Soc, 69: 1933–40.

Hickman SE, Torke AM, Sachs GA et al. (2020) ›Do Life-sustaining Treatment Orders Match Patient and Surrogate Preferences? The Role of POLST‹, J Gen Intern Med. doi: 10.1007/s11606-020-06292-1

in der Schmitten J, Lex K, Mellert C et al. (2014) ›Patientenverfügungsprogramm – Implementierung in Senioreneinrichtungen‹, 111: 50-7.

in der Schmitten J, Nauck F, Marckmann G (2019) ›»Behandlung im Voraus Planen«‹, MMW – Fortschritte der Medizin, 161: 38–43.

Krones T, Budilivschi A, Karzig I et al. (2019) ›Advance care planning for the severely ill in the hospital: a randomized trial‹, BMJ Support Palliat Care. doi: 10.1136/bmjspcare-2017-001489

Rietjens JAC, Sudore RL, Connolly M (2017) ›Definition and recommendations for advance care planning: an international consensus supported by the European Association for Palliative Care‹, Lancet Oncol, 18: e543-e51.

Sudore RL, Lum HD, You JJ et al. (2017) ›Defining Advance Care Planning for Adults: A Consensus Definition From a Multidisciplinary Delphi Panel‹, J Pain Symptom Manage, 53: 821-32.e1.

40 Entwicklung komplexer Gesprächskompetenzen für Advance Care Planning durch Simulationspersonen-gestütztes Training[177]

Kornelia Götze, Stefanie Otten-Marré, Barbara Loupatatzis, Jürgen in der Schmitten

40.1 Einführung

Die Qualifizierungen im Rahmen von Advance Care Planning (ACP)[178] werden berufsbegleitend durchgeführt und sollten auf Grund der allseits begrenzten Ressourcen möglichst effizient die jeweiligen Qualifizierungsziele erreichen.

ACP-Gesprächsprozesse berühren sensible und existentielle Fragen und bedürfen einer Kombination aus einem besonders feinfühligen, ergebnisoffenen Vorgehen auf der einen Seite und einer gewissen Führung auf der anderen Seite, damit die vorausplanenden Personen die wesentlichen Themen für sich klären können. Das einfühlsame Vorgehen kann unter anderem beinhalten, individuell und/oder gesellschaftlich tabuisierte Themen zu berühren und hiermit einhergehende starke Emotionen (des Gegenübers und die eigenen) auszuhalten sowie behutsam zu kanalisieren.

Ebenso müssen sich die Anwender*innen, also die im medizinischen Krisenfall behandelnden Teams, auf die Validität der dokumentierten Behandlungspräferenzen verlassen können, also auf eine ausreichende Übereinstimmung zwischen der »wahren« Verfügungsintention auf Seiten der betroffenen Person und den im Voraus dokumentierten Festlegungen. Das bedeutet im Umkehrschluss, dass eine Zertifizierung der ACP-Gesprächsbegleiter*innen erst und nur dann erfolgen sollte, wenn die erforderlichen Kompetenzen nachweislich vorhanden sind. Für diesen Nachweis ist eine geeignete und belastbare Kompetenz- und Performanzbewertung im Rahmen der Qualifizierung erforderlich. Dies gilt nicht zuletzt im Rahmen der Qualifizierungen nach § 132g SGB V, da seitens der Einrichtungen erfahrungsgemäß (meist in Ermangelung eines vertieften Verständnisses von ACP) nicht selten Personen zur Qualifizierung gesendet werden, welche die erweiterten Zugangsbedingungen (▶ Kap. 39) nicht erfüllen.

Für die Vertiefung kommunikativer Kompetenzen bietet sich zunächst ganz allgemein gesprochen das Rollenspiel an, da insbesondere kommunikative Kompetenzen durch bloßes Zuhören oder auch interaktives Lernen nicht verlässlich aufgebaut werden können. Aus diesem Grund hat das ACP-Programm »beizeiten begleiten« (▶ Kap. 14) in Orientierung am US-amerikanischen Vorbild »Respecting Choices« auf Teilnehmer*innen-Rollenspiele gesetzt. Jedoch war die Erfahrung bei einer zuneh-

---

177 Dieser Beitrag erscheint parallel in einer leicht adaptierten Version (mit weiteren Abbildungen, Tabellen und Anhängen) in: Götze, Otten-Marré, Loupatatzis, in der Schmitten. Simulationspersonen-gestütztes Training für die Entwicklung spezifischer Gesprächskompetenzen für Advance Care Planning. GMS J Med Educ (GMS Journal for Medical Education 2025, Vol. 42(1)).

178 Aktuell sind dies (nach den Standards der ACP Deutschland e. V.) die Qualifizierung für ACP-Gesprächsbegleiter*innen (GB) sowie die Qualifizierung für mit diesen kooperierende Ärzt*innen und diejenige für ACP-GB-Trainer*innen. Eine Qualifizierung für ACP-Koordinator*innen befindet sich in der Entwicklung.

menden Zahl von ACP-Gesprächsbegleiter*innen-Qualifizierungen nach 2015, dass ein zu hoher Anteil der Teilnehmenden auch nach dem initial drei- und später viertägigen Kurs die nötigen Kompetenzen nicht aufgebaut hatte.

Die Stärke von Teilnehmer*innen-Rollenspielen liegt darin, die Erfahrung des Gegenübers (also für die ACP-Gesprächsbegleitenden: die Erfahrung der Vorausplanenden) selbst zu erleben. Deshalb wurde dieses Format auch als Teil der ACP-Gesprächsbegleiter*innen-Qualifizierung nach den Standards von ACP Deutschland und ACP Swiss beibehalten. Simulationspersonen-gestützte Rollenspiele haben dagegen eigene Stärken, die für die ACP-Gesprächsbegleiter*innen-Qualifizierung wie auch für die Kompetenzbewertung erforderlich sind. Hierzu gehört die Möglichkeit, Standardsituationen der ACP-Gesprächsbegleitung (insbesondere Herausforderungen) zuverlässig im Unterricht zu verankern. Diese Standardsituationen und typischen Herausforderungen lassen sich aus Erfahrungen im Rahmen zahlreicher ACP-Gesprächsbegleitungen extrahieren. Dazu kommt die Möglichkeit eines punktgenauen Zurückgehens (»Zurückspulens«) an eine bestimmte Gesprächsstelle, um besonders herausfordernde Aspekte der Gesprächsführung wiederholt zu üben und den Teilnehmenden ein Erfolgserlebnis zu ermöglichen, um die Erfahrung und nicht nur die Theorie einer Best-Practice-Performanz im Gedächtnis zu verankern. Dies ist insbesondere bei der Bewältigung emotionaler Herausforderungen bedeutsam. Weder mit Teilnehmenden in der Rolle der vorausplanenden Person noch in den Vor-Ort-Gesprächen mit realen vorausplanenden Personen ist dies in gleicher Weise und mit gleicher Reproduzierbarkeit möglich.

Nicht zuletzt bietet das Simulationspersonen-gestützte Training eine Möglichkeit der Kompetenzbewertung anhand von Rollenspielen, deren Schwierigkeitsgrad aufgrund der Standardisierung der professionellen Simulationspersonen für die Teilnehmenden im Wesentlichen konstant ist.

Ausgangsbasis für die Entwicklung der Simulationspersonen-gestützten Trainings im Rahmen der ACP-Gesprächsbegleiter*innen-Qualifizierung waren Erfahrungen, die in über einem Jahrzehnt der Lehre des Überbringens schlechter Nachrichten im Rahmen des Medizinstudiums gesammelt wurden.

40.2 Simulationspatient*innen in der medizinischen Lehre

Der Einsatz von Simulationspatient*innen[179] (SP) als didaktisches Mittel in der medizinischen Aus- und Weiterbildung ist in den letzten Jahren immer häufiger geworden. Dabei unterscheiden wir SP zum Trainieren von praktischen Fertigkeiten, auch Modellpatienten genannt (Peters und Thrien 2018), von SP zum Trainieren von kommunikativen Kompetenzen (z. B. Überbringen schlechter Nachrichten) bzw. Kommunikationsabläufen (z. B. strukturierter Anamnese).

Beim Training kommunikativer Fertigkeiten in der medizinischen Lehre stellen SP Patient*innen oder Angehörige in den unterschiedlichsten Gesprächsszenarien dar: von kurzen Anamnesen, in denen es vor allem auf die Wiedergabe klinischer Informationen oder die Darstellung einer Symptomatik ankommt, bis hin zu komplexen emotional

---

179 Hier Simulationspersonen, da vorausplanende Personen nicht zwangsläufig Patient*innen sind.

aufgeladenen Gesprächssituationen, in denen sich Haltung, Wünsche, Biografie und Schicksal der gespielten Patient*innenrolle zeigen sollen. »*The [...] SP is a person who has been carefully coached to simulate an actual patient so accurately that the simulation cannot be detected by a skilled clinician. In performing the simulation, the SP presents the gestalt of the patient being simulated; not just the history, but the body language, the physical findings, and the emotional and personality characteristics as well*« (Barrows (1987), zitiert nach Peters (2018), S. 13–14).

So unterschiedlich die Simulationsgespräche sind, so variiert auch die darstellerische Herausforderung für die SP. Während es in den einfacheren Gesprächen auf eine möglichst genaue Rekapitulation der Krankengeschichte der Rolle ankommt sowie eine flexible Interaktion mit und spontane Reaktionen auf das Gegenüber, erfordern längere und komplexere Gesprächssituationen ein größeres Maß an schauspielerischer Leistung, z. B. das wahrhaftige Darstellen von Emotionen, eine glaubwürdige Körpersprache, aber auch Wiederholbarkeit und Standardisierung.

Dementsprechend inhaltlich unterschiedlich ausgestaltet müssen die Skripte für die Einstudierung der jeweiligen Rolle und die jeweiligen Schulungen der SP sein. Medizinische Symptome treten bei den komplexeren Gesprächssituationen hinter die Lebensgeschichte, Gedanken und Emotionen der Rolle zurück (Batson 2017). Wenig hilfreich für die Rollenkonzeption ist generell ein großes Maß medizinischer Fachsprache; innere Bilder und Erinnerungen von Patient*innen bezüglich ihrer Symptome und Erkrankungen, Herausforderungen und Auswirkungen im Alltag geben hingegen Informationen, wie sie auch reale Patient*innen haben.

Eine weitere große Stärke gut trainierter SP ist – neben dem klassischen Schauspiel – das Geben eines professionellen Feedbacks aus der Perspektive der Rolle. Für die an der Simulation Teilnehmenden (also z. B. Medizinstudierende) ist es hilfreich, aus dem Erleben der Patient*innenrolle eine Schilderung zu erhalten, wie die Patient*in das Gespräch wahrgenommen hat, was also von ihren Bemühungen bei der SP in der Rolle angekommen ist und was die SP in der Rolle sich gewünscht hätte.

40.3 Simulationspersonen in internationalen ACP-Gesprächsbegleiter*innen-Qualifizierungen

Viele internationale und auch nationale ACP-Gesprächsbegleiter*innen-Qualifizierungen sind nicht im Detail veröffentlicht, und dementsprechend gibt es bisher keine systematische Aufarbeitung. Im Folgenden wird exemplarisch von zwei Qualifizierungen berichtet.

»Respecting Choices«, das ACP-Programm aus Wisconsin (USA) verfügt über die (nach Kenntnis der Autor*innen) international erste und am weitesten verbreitete standardisierte ACP-Gesprächsbegleiter*innen-Qualifizierung, welche auf Teilnehmer*innen-Rollenspielen basiert, nicht jedoch auf SP-gestützten Rollenspielen. Um auch in Anbetracht der Kürze der Qualifizierung (ein Tag für das Level »First Steps«) einen einheitlichen Gesprächsstandard garantieren zu können, arbeiten sie mit vorformulierten, strikt einzuhaltenden Gesprächsleitfäden, welche Kursteilnehmenden vorbehalten sind und nicht veröffentlicht werden.

Das neuseeländische ACP-Programm »To Tatou Reo – Our Voice« arbeitet in einem zweitägigen Aufbaumodul für ACP-Gesprächsbegleiter*innen mit professionellen Schauspieler*innen, jedoch ohne dass diese zuvor eine standardisierte Rolle erlernen. Die Teilnehmenden selbst wählen vielmehr eine für sie herausfordernde Gesprächssituation und umschreiben diese bestmöglich. Im Anschluss überlegt die ACP-Trainer*in kurz gemeinsam mit der SP, wie sie diese Rolle ausfüllen kann. In der Trainingssequenz werden dann einem Mikro-Teaching (▶ Kap. 40.4.4) ähnliche didaktische Elemente verwendet.

40.4 Simulationspersonen in ACP-Qualifizierungen von ACP Deutschland und ACP Swiss

Das Simulationstraining für ACP-Qualifizierungen wurde – ebenso wie eine neue Version der Abschnitte des ACP-Gesprächs und ihrer Dokumentation – in den Jahren 2017–2018 in einer deutsch-schweizerischen Arbeitsgruppe[180] gemeinsam entwickelt.

40.4.1 Konzeption der Rollen

Für die Konzeption der Rollen wurde eine Systematik häufiger Phänomene in realen ACP-Gesprächsbegleitungen erarbeitet, um Standardsituationen zu nutzen, in denen gut bestehen zu können den ACP-Gesprächsbegleiter*innen hilft, die unzähligen neuen und abgewandelten Situationen des Alltags bewältigen zu können. Diese Standardsituationen umfassen sowohl Personen, welche für sich selbst vorausplanen können, als auch solche, die in der Rolle der Vertreter*innen für eine nicht einwilligungsfähige Person vorausplanen.

Aus dieser Systematik wurden zehn Rollen abgeleitet, welche sich an realen vorausplanenden Personen orientierten. Für diese zehn Figuren wurden von ACP-Trainer*innen in Zusammenarbeit mit einer SP-Trainerin Rollenskripte mit jeweils über 10.000 Wörtern entwickelt.

Der Aufbau des Skripts orientierte sich am Verlauf der standardisierten ACP-Gesprächsbegleitung. In den Rollenskripten wurden die Biografie, die Gefühls-, Lebens-, und Gedankenwelt der zu simulierenden Person im Allgemeinen formuliert sowie Haltungen, Einstellungen, Vorerfahrungen, Gedanken und Gefühle, die für die Themen des jeweiligen ACP-Gesprächs von besonderer Bedeutung sind.

Um den Zugang zur Rolle zu erleichtern, wurden verschiedene schauspieltechnische Hilfestellungen in die Rollenskripte aufgenommen. Diese umfassen zum Beispiel innere Monologe oder nonverbale und verbale Hinweise wie Körperhaltung oder Stimm-Modulation. Im Rahmen der ersten Schulungen und Einsätze der SP wurden die Rollenskripte in einem iterativen Prozess verfeinert, um auch bei der Einarbeitung zukünftiger SP die Standardisierung zu gewährleisten.

Beispiel eines inneren Monologs/Gedankenstroms einer Figur, die mit der Erkenntnis ringt, dass sie stärker am Leben hängt, als sie sich bisher eingestanden hat, was sie als Verrat an ihrem verstorbenen Partner erlebt:

»Wenn ich nun weiterleben will ... Ist das nicht wie ein Verrat an meiner Liebe zu Leo? – Aber ich hatte ihm doch in den letzten Tagen versprochen, dass ich hinter ihm herkommen würde, wann immer meine Zeit kommen würde.«

---

180 Mit Isabelle Karzig, Barbara Loupatatzis, Theodore Otto-Achenbach und Tanja Krones von der ACP-Arbeitsgruppe des Universitätsspitals Zürich sowie Berend Feddersen, Kornelia Götze, Georg Marckmann, Sabine Petri und Jürgen in der Schmitten von der AG Bildung der ACP Deutschland e. V.

Beispiel eines Stilmittels zur Körpersprache/Stimme in einer emotional herausfordernden Situation, wenn bestimmte ACP-relevante Themen angesprochen werden:

> »Dann könnten Sie einen etwas starren Blick bekommen, oder auch etwas hilflos zu Ihrem Kind hinüberschauen. Vielleicht entdecken Sie aber auch einen Fleck auf der Tischdecke oder einen schönen Baum draußen vorm Fenster, der dann Ihre gesamte Aufmerksamkeit bekommt.«

Die vorausplanungsrelevanten Fakten (z. B. erlebte Krankheiten naher Menschen) oder medizinische Fakten wie eigene Erkrankungen wurden regelmäßig mit der subjektiven Bedeutung dieser Fakten für die jeweilige Rolle kombiniert, um unterschiedliche Interpretationen durch die SP zu minimieren.

Beispiel fiktiver biografischer Details einer Figur mit Demenz:

> »Es war auch schon mal vorgekommen, dass Sie sich im Urlaub mit Ihrem Mann in einer Ihnen unbekannten Stadt alleine umschauen wollten und zum verabredeten Zeitpunkt einfach den Weg nicht mehr fanden, bis Sie durch Zufall auf Ihren Mann trafen, der Sie schon überall suchte.«

Diese detaillierte Rollendarstellung ermöglichte einen hohen Grad der Standardisierung der Rollen auch über einen langen Zeitraum hinweg.

40.4.2 Training der Simulationspersonen

Für die ACP-Gesprächsbegleiter*innen-Qualifizierungen wurden anfänglich nur in Düsseldorf zehn SP aus dem für die Lehre etablierten SP-Pool der Universitätsklinik (CoMeD) geschult. Alle Schauspieler*innen waren bereits in anderen Zusammenhängen bei CoMeD als SP tätig und wurden in diesem Kontext regelmäßig ein- bis zweimal jährlich in der Technik des Feedback-Gebens geschult. Die SP waren zwischen Ende 40 und Ende 60 Jahre alt, sieben waren weiblich und drei männlich. Vorab wurden sie umfangreich über das Projekt und die zu bewältigende Aufgabe informiert. Es gab mehrere Einzelgespräche, um das sensible Thema Tod und Sterben in einem geschützten Rahmen vorbesprechen zu können. Rechtzeitig vor Probenbeginn bekamen die SP das jeweilige Rollenskript zugesendet. Pro Rolle wurde ein halber Probentag für solch vorgeschulte SP veranschlagt. Bei diesen Probentagen waren die SP, SP-Trainerin und mind. eine ACP-Trainer*in anwesend.

In den Proben erfolgten ein Austausch und eine Reflexion zu der jeweiligen Rolle. Dabei wurde eine Identity Card zu den vorausplanenden Personen erstellt, auf der die wichtigsten Charaktermerkmale festgehalten wurden sowie Möglichkeiten der Übersetzung in Körpersprache und Ausdruck. Kernbestandteil der Proben war das Ausprobieren der Rolle im Gespräch. Hierfür standen ein bis mehrere qualifizierte ACP-Trainer*innen zur Verfügung, die den SP als Gesprächspartner*innen zur Seite standen. Im Anschluss daran wurde die Darstellung gemeinsam reflektiert. Es wurden Ergänzungen und Korrekturen besprochen und schriftlich festgehalten. Zudem wurden schauspielerische Hilfestellungen zur Darstellung oder zum Ein- und Aussteigen aus der Rolle gegeben.

Auch das Geben von Feedback nach dem Gespräch wurde erneut trainiert. Das gemeinsame Erarbeiten und Proben der Rollen verbesserte die Standardisierung, da die SP-Kolleg*innen als Orientierung dienten. Drei der zehn SP-Kandidat*innen beendeten die Mitarbeit am Projekt im Rahmen der Probenzeit aufgrund einer zu großen persönlichen Nähe zu dem Thema und/oder einer Rolle.

Neben dem SP-Ensemble in Düsseldorf entstanden weitere in München, Frankfurt, Göttingen und Marburg. Das Einstudieren der Rollen wurde in allseitiger Absprache mit der Düsseldorfer SP-Trainerin mit dem Ziel durchgeführt, eine deutschlandweite Standardisierung des Trainings der SP zu realisieren.

Die Koordination und das Monitoring der Einsätze vor Ort im Rahmen der ACP-Gesprächsbegleiter*innen-Qualifizierung liegt bei den jeweiligen regionalen SP-Trainer*innen. Diese übernehmen mittlerweile größtenteils auch die Proben/Refresher-Trainings mit den SP.

Die Ensembles bestehen aus professionellen Schauspieler*innen sowie qualifizierten Laien. Einige sind bereits seit mehreren Jahren als Simulationspatient*innen tätig, für andere wiederum war es die erste Erfahrung in diesem Tätigkeitsbereich.

Hinweise darauf, dass die Profischauspieler*innen die Anforderung besser bewältigen können als die Amateur*innen gab es wider Erwarten nicht. Manchmal konnten die Berufsschauspieler*innen leichter auf Emotionen und Körpersprache zurückgreifen und die Rolle schneller entwickeln. Für eine gute Performanz als SP ist neben dem klassischen Schauspiel aber vor allem die spontane Interaktion mit dem Gegenüber von Bedeutung, das in Film und Theater eine geringere Rolle spielt. Hierbei wird jedoch nicht die zu simulierende Rolle, sondern einzig der Dialog improvisiert. Für dieses Improvisieren wie auch das Feedback-Geben haben sich neben Schauspiel-typischen Fähigkeiten Offenheit, die Berührung der tabuisierten Themen Tod und Sterben zulassen, aushalten und reflektieren zu können als zentral erwiesen. Diese Offenheit fand sich am ehesten bei bestimmten Persönlichkeiten, unabhängig von ihrer Expertise als Schauspieler*in.

40.4.3 Organisation vor und während der ACP-Workshops mit SP

Bei der Planung der ACP-Gesprächsbegleiter*innen-Qualifizierung sind bei Hinzunahme von SP weitere, auch zeitintensive Punkte zu beachten, für die Ressourcen durch die Anbieter*innen einzuplanen sind. So sind SP anzufragen und ggf. zu koordinieren, damit zu den entsprechenden Zeiten für jede Kleingruppe von vier Teilnehmenden jeweils eine SP und eine ACP-Trainer*in zur Verfügung stehen. Darüber hinaus sollte den SP während der Einsätze in den Kursen eine SP-Trainer*in für Fragen zu den Skripten und für das Debriefing zur Verfügung stehen, was von den Schulungszentren einzukalkulieren ist.

Durch vorab erstellte Rotationspläne lässt sich gewährleisten, dass die Teilnehmenden idealerweise im Verlauf der Qualifizierung immer die gleichen SP in den gleichen Rollen erleben, da die Rollen im Verlauf des Kurses durch mehrere Gesprächsabschnitte begleitet werden. Ebenso steigt der Schwierigkeitsgrad von Rolle zu Rolle je zu trainierendem ACP-Gesprächsabschnitt sukzessive an. In diesen Rotationsplänen sind die SP den Räumen und Teilnehmer*innen eindeutig zuzuordnen, um die Abläufe im Kurs reibungsfrei zu gestalten.

Die SP erhalten (wie auch die Kursteilnehmer*innen und Trainer*innen) vor dem Kurs ein Anschreiben, das alle relevanten Informationen zu Zeiten und Orten und auch zu den Rotationen enthält.

Vor Ort sollte den SP möglichst ein separater Raum für Vorbereitung, Requisiten und Pausen zur Verfügung stehen. Dies dient einerseits dem Schutz der SP (z. B. wegen der Notwendigkeit, sich vorzubereiten oder auch aus den Rollen ein- bzw. auszusteigen) und andererseits der Trennung der realen Personen (SP) von den Rollen gegenüber den Teilnehmer*innen. Es ist zu bedenken, dass Rollenspiele für viele Teilnehmer*innen insbesondere anfangs eine Herausforderung darstellen. Diese Herausforderungen in der ACP-Gesprächsbegleitung werden dann mitunter auf die SP projiziert, was konflikthafte Situationen zur Folge haben kann. Hierfür ist die Aufmerksamkeit der Kursleitungen und anwesenden SP-Trainer*innen notwendig, um eine Aufarbeitung dieser Situationen zu ermöglichen. Es hat sich bewährt, direkt im Anschluss an die SP-Einsätze ein Debriefing anzubieten, möglichst im Beisein der SP-Trainer*in.

Eine kontinuierliche Qualitätssicherung durch die Begleitung eines ACP-Gesprächsbegleiter*-innen-Workshops durch die SP-Trainer*in ist, wenn nicht jedes Mal, dann doch mindestens nach zwei bis drei Einsätzen, immer an neuen Schulungszentren oder bei Einarbeitung neuer SP oder Rollen einzuplanen.

40.4.4 Mikro-Teaching

Um die begrenzte Zeit des Simulationstrainings optimal zu nutzen und den Teilnehmenden sowohl das Gefühl der Selbstwirksamkeit durch gelungene Wiederholungen als auch eine möglichst steile Lernkurve zu ermöglichen, hat sich die Technik des Mikro-Teachings bewährt. Ebenso ermöglicht das Mikro-Teaching, im Rahmen der Kompetenzbewertung und Selbstreflexion Teilnehmer*-innen zu identifizieren, welche die Aufgabe der ACP-Gesprächsbegleitung als zu herausfordernd erleben bzw. für die diese nicht passend ist (▶ Kap 39).

Mikro-Teaching (auch »interaktives SP-Training«, englisch: »Rapid Cycle Deliberate Practice«) in dem hier verwendeten Sinn bedeutet, dass eng an dem Gesprächsverlauf, Gesagten und Wahrgenommenen gearbeitet wird; es wird häufiger unterbrochen, statt den Gesprächsfluss in den Vordergrund zu stellen (Taras und Everett 2017). Dies hilft zu vermeiden, dass (gerade bei Ungeübten) eine lange Liste von Detail-Rückmeldungen entsteht, die die Teilnehmenden nach einer Spieldauer von mehr als wenigen Minuten im Feedback kaum mehr im Einzelnen aufnehmen und erinnern können. Vor allem fehlt im klassischen zweigeteilten Format (längere Spielphase gefolgt von kritischer Diskussion) die Möglichkeit, alternatives Verhalten für eine konkrete Detail-Situation direkt versuchen und ggf. dabei ein Erfolgserlebnis (mit entsprechendem Selbstwirksamkeitserleben) verbuchen zu können. Durch das Mikro-Teaching hingegen können erfolgreich bearbeitete Gesprächsstellen häufig auch auf andere Situationen übertragen und/oder in den ACP-Gesprächsbegleitungen im Alltag erinnert und abgerufen werden.

Neben diesen starken Vorteilen hat das Mikro-Teaching den Nachteil, dass der Gesprächsfluss wiederholt unterbrochen wird und gerade sehr aufgeregte Teilnehmende dadurch nachhaltig irritiert werden können – unter Umständen so stark, dass sie nicht wieder in das Spiel zurückfinden. Es ist Aufgabe der Trainer*innen, eine solche Irritation möglichst früh zu registrieren bzw. vorherzusehen und den Einsatz des didaktischen Instruments des Mikro-Teachings in Abhängigkeit von den Möglichkeiten der individuellen Teilnehmenden zu dosieren.

40.4.5 Durchführung

Die SP-Rollenspiele finden in Kleingruppen von maximal vier Teilnehmenden statt, welche von einer ACP-Trainer*in angeleitet werden.

Vor dem Beginn des SP-gestützten Trainings werden die Sitzpositionen gestaltet. Hierfür ist es wesentlich, dass die Teilnehmende von der Trainer*in aktiv ermutigt wird, die eigene und die Sitzposition der simulierten vorausplanenden Person(en) nach eigenem Ermessen zu adjustieren und gemäß ihren Präferenzen auch die ACP-Trainer*in zu platzieren. Durch diesen Freiraum und die damit verbundene Verantwortung lernt die Teilnehmende, ein Gefühl für die Bedeutung des Settings und eine Achtsamkeit für die diesbezüglichen eigenen Bedürfnisse und die der ihr im ACP-Prozess anvertrauten Personen zu entwickeln. Erst danach setzt sich die ACP-Trainer*in und vergewissert sich, dass Abstände und Sitzpositionen für die Teilnehmende angenehm sind. Die anderen Teilnehmenden erhalten Beobachtungsaufgaben (z. B. auf verbale und nonverbale Kommunikation zu achten).

Nach Klärung offener Fragen der Teilnehmenden, die nun die ACP-Gesprächsbegleitung durchführt, der zur Verfügung stehenden Zeit und der Regeln des Mikro-Teachings beginnt die Simulation. Mit einem klaren, vorab verabredeten Zeichen haben Trainer*in und Teilnehmende die Möglichkeit, das Gespräch für eine Mikro-Teaching-Einheit zu unterbrechen. In Zeiten der Unterbrechung haben die SP die Aufgabe, ihre emotionalen Zustände der zurückliegenden Gesprächsminuten so weit als möglich zugänglich zu erhalten, so dass die Simulation ggf. nahtlos an einer von Trainer*in und Teilnehmer*in festgelegten Stelle erneut aufgenommen werden kann.

Vor der Fortführung der Simulation versichert sich die ACP-Trainer*in bei der SP, dass diese den (neuen) Einsatzpunkt kennt und bereit ist. Auf ein klares Zeichen der Trainer*in hin wird die Simulation fortgesetzt.

Am Ende einer Simulationseinheit stehen ein Debriefing der Teilnehmer*innen sowie ein Feedback der SP und der Trainer*in für die Teilnehmer*in. Die Beobachtungen der anderen Teilnehmer*innen werden in das Feedback einbezogen.

40.4.6 Techniken

Für die Gestaltung des Mikro-Teachings haben sich folgende Techniken etabliert. Nach einem »Freeze« (Einfrieren der Situation, insbesondere der SP) durch die ACP-Trainer*in (oder die Teilnehmende selbst in der Rolle der ACP-Gesprächsbegleiter*in) kann …

- … eine kurze Klärung zwischen Trainer*in und Teilnehmer*in stattfinden, um die Gesprächssituationen durchdenken und weiterentwickeln zu können, an theoretische Hintergründe anzuschließen oder auch Emotionen zu reflektieren;
- … ein Feedback der SP bezüglich ihrer Emotionen und Bedürfnisse in dem Gesprächsmoment eingeholt werden, um Emotionen besser deuten zu lernen und neue Ideen für den Umgang mit Emotionen zu erhalten;
- … der sogenannte »Blumenstrauß« in der Runde aller Teilnehmenden eingeholt werden. Hierfür wird eine klare, prägnante Frage mit direktem Bezug auf die Gesprächssituation von der ACP-Trainer*in formuliert, um das Gruppenwissen zu nutzen, Alternativen aufzuzeigen und der Teilnehmenden in der Rolle der ACP-Gesprächsbegleiter*in die Möglichkeit zu geben, neue Herangehensweisen zu erlernen. Die Teilnehmenden in den Beobachtungsrollen antworten in 1–2 Sätzen ebenso kurz und prägnant. Hierbei geht es nicht darum, eine kognitive (kritische) Rückmeldungen zu geben, sondern das emotionale Erleben oder gemutmaßte Bedürfnisse der Gesprächspartner*innen aus den letzten Minuten des unterbrochenen Gesprächs wie auch eigene Ideen, wie weitergemacht werden könnte (z. B. Formulieren konkreter Sätze, die sich an die Unterbrechung anschließen könnten), zu artikulieren. Im Anschluss hieran steigen die hierdurch kreativ angeregten Teilnehmer*innen in der Rolle der ACP-Gesprächsbegleiter*in wieder an der gleichen Stelle ins Gespräch ein und wählen selbst, wie sie das Gespräch fortführen wollen.

Eine weitere Technik ist, einen »Körper-Freeze« der SP und/oder der Teilnehmer*innen in der Rolle der ACP-Gesprächsbegleiter*in zu veranlassen, um auf nonverbale Hinweise hinzudeuten oder den Teilnehmer*innen zu ermöglichen, in sich hineinzuspüren, um die Wirkung ihrer körperlichen Haltung auf sich, das Gegenüber und die Gesprächssituation zu erkunden und ggf. zu verändern.

Nach diesen Unterbrechungen kann genau dort weitergemacht werden, wo das Gespräch unterbrochen wurde, oder aber es kann anhand genauer Beschreibung der Gesprächssituation an eine andere Situation zurück- oder vor-»gespult« werden. Eine vertrauensvolle Zusammenarbeit mit erfahrenen SP und die explizite Rückversicherung bei der SP und der Teilnehmenden ist für einen gelungenen

Wiedereinstieg entscheidend, ebenso die Klärung, wer von den beiden in der Simulation zu sprechen beginnt.

Mit besonderem Feingefühl der ACP-Trainer*innen kann auch versucht werden, das Gespräch für kurze Zeit zu übernehmen, um eine Best-Practice-Option zu demonstrieren oder auch um über in der gegebenen Situation schwer überwindbare Hindernisse in der ACP-Gesprächsbegleitung hinwegzuhelfen, damit die folgenden Gesprächsabschnitte erkundet und geübt werden können. Hierfür wird vor dem Beginn des Simulationsgespräches ein Zeichen vereinbart. Ebenso ist darauf zu achten, das Gespräch in der Regel schnellstmöglich wieder an die Teilnehmer*in in der Rolle der ACP-Gesprächsbegleiter*in zurückzugeben. Im Ausnahmefall entsteht die Situation, dass die Teilnehmer*in nach mehreren Unterbrechungen nicht mehr in das Spiel zurückfindet; hier besteht für die Trainer*in die Möglichkeit, entweder eine der anderen Teilnehmer*innen zu bitten, das Spiel fortzusetzen, oder den anspruchsvollen Umgang mit einer kritischen Spielhürde selbst zu demonstrieren.

40.5 Zusammenfassung

Simulationspersonen-gestützte Trainings sind für die Erlernung und Bewertung der hochkomplexen ACP-Gesprächsbegleiter*innen-Kompetenzen und ihrer Haltung ein entscheidender Zugewinn und nach den jahrelangen Erfahrungen der von ACP Deutschland bzw. ACP Swiss zertifizierten Trainer*innen für diese besondere Qualifizierung bislang durch kein anderes didaktisches Format zu ersetzen. Die Erarbeitung der Rollen, die Auswahl und Schulung der Simulationspersonen, die Organisation der Einsätze und die Durchführung der Simulationstrainings in Kleingruppen stellen hohe Anforderungen nicht nur an die SP, sondern insbesondere auch an die ACP-Trainer*innen, die daher diesbezüglich einer eigenen spezifischen Qualifikation bedürfen (► Kap. 41).

Literatur

Barrows H S (1987) *Simulated (standardized) Patients and Other Human Simulations*. 1987: Health Sciences Consortium.
Batson S (2017) *TRUTH Wahrhaftigkeit im Schauspiel – Ein Lehrbuch*. Berlin: Alexander Verlag.
Peters T, Thrien C (Hrsg.) (2018) *Simulationspatienten – Handbuch für die Aus- und Weiterbildung in medizinischen und Gesundheitsberufen*. Bern: Hogrefe Verlag.
Taras J, Everett T (2017) *Rapid Cycle Deliberate Practice in Medical Education – a Systematic Review*. Cureus, 2017. 9(4): p. e1180.

41 Mustercurriculum für die Qualifizierung von Trainer*innen für ACP-Gesprächsbegleiter*innen (ACP-Trainer*innen)

Kornelia Götze, Berend Feddersen, Isabelle Karzig-Roduner, Esther Liem, Barbara Loupatatzis, Nicole Poletti, Jürgen in der Schmitten, Christiane Luderer

41.1 Hintergrund

Advance Care Planning, also die vorausschauende Planung künftiger Behandlung, ermöglicht eine präferenzorientierte Auswahl und Umsetzung medizinischer, pflegerischer und begleitender Angebote in gesundheitlichen Krisensituationen (Sudore et al. 2017; Rietjens et al. 2017). Um der Entwicklung von Bedürfnissen und Präferenzen für zukünftige Situationen mit Entscheidungsunfähigkeit den nötigen Raum und Halt zu geben, das Reflexionsergebnis mit Blick auf seine Aussagekraft in Krisensituationen zu präzisieren und nicht zuletzt konsistent und umsetzungssensitiv zu dokumentieren, sind spezifische inhaltliche, kommunikative und methodische Kompetenzen von ACP-Gesprächsbegleiter*innen (GB) erforderlich, die auf einem anwendungsbereiten Wissen zur vorausschauenden Planung der Behandlung aufbauen.

Da diese Kompetenzen und Wissensbestände nicht in grundständigen gesundheitsberuflichen Ausbildungsgängen erworben und in Weiterbildungen für Gesundheitsberufe nur zum Teil vermittelt werden, muss eine spezifische Weiterbildung für die ACP-Gesprächsbegleitung qualifizieren. Um eine flächendeckend qualitativ hochwertige Qualifikation von Personen für die Gesprächsbegleitung sicherzustellen, ist nicht zuletzt eine strukturierte und an den aktuellen Standards orientierte Qualifikation und Evaluation der Lehrenden erforderlich, die im Folgenden als »ACP-Trainer*innen« bezeichnet werden.

Das vorliegende Curriculum umfasst Ziele, Inhalte und Hinweise zur Gestaltung einer Qualifikation für ACP-Trainer*innen und stellt exemplarische Kursverläufe sowie didaktische Materialien zur Verfügung.

Die Autor*innen des hier publizierten Entwurfs sind Mitglieder der gemeinsamen binationalen Arbeitsgruppe »Trainer-Curriculum« der Fachgesellschaften Advance Care Planning Deutschland (www.advancecareplanning.de) und ACP Swiss (www.acp-swiss.ch) und verfügen über Erfahrungen als ACP-Gesprächsbegleiter*innen, ACP-Trainer*innen sowie als ACP-Trainer-Trainer*innen (BF, BL, EL, IKR, JidS, KG). Die Autor*innengruppe hat die Erfahrungen aus den bisherigen Kursen für ACP-Trainer*innen der ACP Deutschland (in den Jahren 2017, 2018, 2019 und 2021) analysiert und im Rahmen eines fachwissenschaftlich-fachdidaktischen Austausches als Expert*innenpanel unter methodischer Anleitung der Letztautorin (CL) eine kompetenzorientierte Entwicklung des vorliegenden Curriculumentwurfes vorgenommen. Der Entwurf basiert auf dem ACP-Gesprächsbegleiter*innen-Curriculum der Task Force ACP der Deutschen Gesellschaft für Palliativmedizin (2017, einsehbar unter www.advancecareplanning.de) sowie auf den seither in Gesprächsbegleiter*innen-Kursen und Trainer*innen-Trainings gewonnenen Erfahrungen. Er ist seitens der beiden o. g. Fachgesellschaften noch nicht konsentiert, somit auch nicht als deren Standard, sondern in der aktuellen Version als wissenschaftlicher Beitrag der Autor*innen zu verstehen.

41.2 Ziele der Weiterbildung

Die Weiterbildung befähigt dazu, Lerneinheiten im Rahmen der Qualifikation von ACP-Gesprächsbegleiter*innen nach den aktuellen Standards zu konzipieren, durchzuführen und zu evaluieren. Die Weiterbildung gemäß dem vorliegenden Curriculum qualifiziert die Teilnehmenden zu *Trainer*innen für ACP-Gesprächsbegleiter*innen* (im Folgenden als ACP-Trainer*innen bezeichnet).

Zusammenfassend lassen sich die für die ACP-Trainer*innen erforderlichen Kompetenzen den folgenden Qualitätsdimensionen zuordnen:

1. Strukturkriterien

Die ACP-Trainer*in…

- bereitet die Lehre im Rahmen der Qualifikationen zur ACP-Gesprächsbegleitung eigenständig vor, indem sie sich an dem geltenden Mustercurriculum/Lehrplan orientiert.
- verfügt über die entsprechenden Materialien zur Gestaltung von Lehrsituationen.
- gestaltet die räumliche Situation lernförderlich.
- wendet die verschiedenen Medien zur Unterrichtsgestaltung sicher an.
- verfügt über ein Repertoire an Instrumenten zur Unterrichtsgestaltung, Leistungsbeurteilung und zum Übermitteln von Feedback, das es ihr erlaubt, in der jeweiligen Situation das passende Instrument auszuwählen und sicher anzuwenden.

2. Prozess-Kriterien

Die ACP-Trainer*in…

- gestaltet die Lehre entsprechend der abgebildeten Pläne und berücksichtigt Pausen- und Erholungszeiten.
- berücksichtigt das Ausgangswissen der Lernenden ebenso wie deren Progression im Kompetenzaufbau.
- gewährleistet durch eine didaktisch gekonnte Gestaltung der Lehrsituation einen maximalen Wissenstransfer.
- gestaltet ihre Lehre als Rollenvorbild im Wissen, dass die GB-Trainees zukünftig auch als Multiplikator*innen aktiv sein werden.
- wählt die jeweils zur Gestaltung von Lehrsituationen unterstützenden Materialien aus und reflektiert deren Verwendung mit den GB-Trainees.
- wählt aus verschiedenen didaktischen Methoden die jeweils geeigneten aus, wendet sie an und reflektiert sie.
- gestaltet die Lehre abwechslungsreich und adressatenorientiert und reflektiert in Lernsituationen auftretende »Störungen« mit den GB-Trainees.
- reagiert auf die Bedürfnisse der GB-Trainees, indem sie Lernsituationen didaktisch modifiziert oder Lernhilfen anbietet. Sie reflektiert die Modifikationen, um den GB-Trainees Hinweise für die Gestaltung eigener Gesprächsbegleitungen zu geben.
- gibt begleitendes Feedback zu den Übungen der GB-Trainees. Sie wendet im Feedback Metakommunikation an, um die GB-Trainees ihrerseits zu befähigen, ihre eigene kommunikative Kompetenz zu reflektieren.
- formuliert Feedback sachlich und entwicklungsfördernd und reflektiert sich selbst als Feedback-Geber*in.
- unterstützt die GB-Trainees bei der Selbstreflexion und fokussiert konstruktives, wo nötig auch kritisches Feedback, dessen Notwendigkeit sowie Vor- und Nachteile und Gestaltungsoptionen. Sie unterstützt die GB-Trainees dabei, sowohl positives als auch kritisches Feedback zu geben.

3. Ergebniskriterien

- Die ACP-Trainer*in dokumentiert den Unterrichtsprozess und den Lernfortschritt der GB-Trainees.
- Der Leistungsstand der Teilnehmenden wird dokumentiert und erlaubt die Leistungsbeurteilung.
- Die ACP-Trainer*in beurteilt die GB-Trainees in Bezug auf ihre fachlichen Kompetenzen nachvollziehbar und kriteriengeleitet.
- Die Lehrveranstaltungen, die von der ACP-Trainer*in angeboten werden, werden einer Evaluation unterzogen. Die Evaluationsergebnisse werden bei der Gestaltung zukünftiger Lehrveranstaltungen berücksichtigt.

41.3 Zielgruppen und Zugangsvoraussetzungen

Zielgruppe für die Qualifikation zur ACP-Trainer*in sind erfahrene ACP-Gesprächsbegleiter*innen mit pädagogisch-didaktischer Eignung.

Formale Zugangsvoraussetzungen sind die abgeschlossene Qualifizierung zur ACP-Gesprächsbegleitung nach den Standards der beiden Fachgesellschaften ACP Deutschland und ACP Swiss, eine Mindestanzahl durchgeführter ACP-Gesprächsprozesse, mindestens eine Einzelsupervision einer ACP-Gesprächsbegleitung durch eine erfahrene ACP-Trainer*in sowie mindestens eine Teilnahme an einem ACP-Gesprächsbegleiter*innenkurs in der Rolle der Hospitant*in/supervidierten Ko-Trainer*in bei Simulationstrainings. Diese Voraussetzungen sind durch die schriftliche Bestätigung einer zertifizierten ACP–Trainer*in nachzuweisen. Im begründeten Einzelfall können ACP-Trainer*innen auch ACP-Gesprächsbegleiter*innen, welche diese Voraussetzungen nicht im vollen Umfang erfüllen, für die Teilnahme am Trainer*innen-Kurs empfehlen.

41.4 Struktur

Der Ablaufplan gliedert sich in folgende Elemente:

- Vorbereitung (Blended Learning)
- Präsenztage
- Nachbereitung (Transferfeld)

Die Weiterbildung setzt sich aus sechs Pflichtmodulen (▶ Tab. 41.1) zusammen, deren Workload (Lernzeit) sowohl die Präsenzveranstaltungen als auch das E-Learning und die Praxiseinheiten einbezieht (Blended Learning System).

Tab. 41.1: Modulübersicht
GB = Gesprächsbegleiter*in, SP = Simulationspersonen, GBWS = Gesprächsbegleiter*innen-Workshop

Modul	Unterrichtseinheiten	Überschrift
Vorbereitung	24 (verteilt auf 6 Module)	Vorbereitungsaufgaben (Inverted Classroom)
A	4	Rolle und Haltung der ACP-Trainer*in
B	6	Fachdidaktik (GB-Curriculum, Masterfolien, SP-gestützte-Trainings gestalten)
C	8	Methodenkoffer für Lehre und Coaching (Gestaltung, Präsentation, Moderation, Lernzirkel)
D	5	Performanz- und Eignungsbeurteilung (theor. Hintergrund, Instrumente, Feedback)
E	6	Unterrichtspraxis ACP – Fokus: interaktives Seminar (ACP-Lehre gestalten: GBWS (Lehrproben – »Harte Nüsse«, Seminar))
F	11	Unterrichtspraxis ACP – Fokus: SP-gestütztes Simulationstraining (Coaching mit SP, Kleingruppe)
Nachbereitung	80	Trainingspraxis (Ko-Trainer*in in Qualifikation zur GB (vor Ort und mit SP), Ko-Trainer*in 1:1-Supervision realer GB)
Gesamt	**144**	bis zur Zertifizierung

41.5 Lehr- und Lernformen

Die Lehr- und Lernformen der Präsenzveranstaltungen sind sowohl durch kollektives Lernen (z. B. Lehrvortrag oder Plenumsarbeit) als auch durch individuelle und gruppenbezogene Lernphasen geprägt (z. B. Einzelarbeit, Kleingruppenarbeit, Übungen, Fallbearbeitungen oder Simulationstrainings und Rollenspiele).

41.6 Kompetenznachweis und Abschluss

Der Kompetenznachweis gestaltet sich zweistufig. Die Kompetenzen der zukünftigen ACP-Trainer*innen werden zunächst in den Präsenzeinheiten durch die Lehrenden im Rahmen einer standardisierten Kompetenzbewertung durch alle Lehrpersonen evaluiert. Am Ende der Präsenzwoche wird der Teilnehmer*in das formative Ergebnis dargelegt und ihr mitgeteilt, ob dieser Abschnitt der Qualifizierung erfolgreich war.

Im Rahmen der Nachbereitung erfolgt die zweite Stufe des Kompetenznachweises der ACP-Gesprächsbegleiter*innen-Qualifikation. Diese erfolgt einerseits durch drei Lehrproben zu verschiedenen Theorieeinheiten sowie durch die supervidierte Übernahme der Moderation von Simulationspersonen-gestütztem Gesprächstraining und andererseits durch das supervidierte Einzelcoaching eines ACP-Gesprächsbegleiter*innen-Trainees vor Ort bzw. nach einer ACP-Gesprächsbegleitung.

Bei erfolgreichem Abschluss der Qualifikation wird ein Zertifikat ausgehändigt.

41.7 Modulkatalog

Im Folgenden werden die Unterthemen der sechs Module des ACP-Trainer*innen Curriculums (A bis F; ▶ Tab. 41.1 Modulübersicht) benannt, die kompetenzorientierten Ziele innerhalb der verschiedenen Unterthemen aufgezeigt und abschließend die wichtigsten Inhalte aufgeführt.

41.7.1 Modul A: Rolle und Haltung der ACP-Trainer*innen

Dieses Modul gliedert sich in die Unterthemen:

A1: Rollenbild und Haltung der ACP-Trainer*innen
A2: Kommunikation und Verortung der ACP-Trainer*innen im ACP-Netzwerk

Ziele

A1:   Rollenbild und Haltung der ACP-Trainer*innen

Die Teilnehmer*innen …

- verstehen ACP als ein Konzept, das Menschen in Respekt vor ihrem Selbstbestimmungsrecht dazu befähigen will, die für sie richtigen Behandlungsentscheidungen für zukünftige Situationen der Entscheidungsunfähigkeit zu treffen.
- verstehen sich als ACP-Rollenvorbilder.
- demonstrieren die Werte und Normen von ACP (namentlich den Respekt vor der Autonomie der vorausplanenden Person) in ihrer Haltung als Lehrende (in der Rolle als zukünftige ACP-Trainer*innen).
- differenzieren motivationale Faktoren zur Aufnahme einer Qualifikation zu ACP-Gesprächsbegleiter*innen von der Qualifikation zu ACP-Trainer*innen.
- reflektieren die eigene Tätigkeit als ACP-Gesprächsbegleiter*innen und die Erfahrung als ehemalige Lernende.
- reflektieren die eigene Berufs- und Bildungsbiografie vor dem Hintergrund der aktuellen Qualifikation und des Konzepts des lebenslangen Lernens.
- benennen Inhalte der Tätigkeit von ACP-Trainer*innen.
- benennen Kompetenzen von ACP-Trainer*innen.
- reflektieren die eigenen Kompetenzen und Erfahrungen als Voraussetzungen für die Qualifikation von ACP-Trainer*innen.
- beschreiben die Rollen, innerhalb derer ACP-Trainer*innen wirksam werden.

A2:   Kommunikation und Verortung der ACP-Trainer*innen im ACP-Netzwerk

Die Teilnehmer*innen ...

- benennen Akteure im ACP-Netzwerk.
- differenzieren zwischen formellen und informellen Netzwerkstrukturen.
- benennen Implementierungsstrategien für ACP.
- differenzieren die Zuständigkeitsbereiche der ACP-Gesprächsbegleiter*innen, der ACP-Trainer*innen und der ACP-Koordinator*innen einschließlich Handlungsprofil und Verantwortungsfokus.

Inhalte

- die Bedeutung der Haltung der ACP-Trainer*innen
- Rollen der ACP-Trainer*innen
- Aufgaben und Tätigkeitsbereiche
- das Netzwerk um die ACP-Trainer*innen

41.7.2 Modul B: Fachdidaktik

Dieses Modul gliedert sich in die Unterthemen:

B1: ACP-Gesprächsbegleitung als fachdidaktisches Konzept
B2: Fachdidaktische Impulse und Gestaltungshinweise 1: Masterfolien
B3: Fachdidaktische Impulse und Gestaltungshinweise 2: Simulationspersonen-gestützte Trainings gestalten

Ziele

B1:   ACP-Gesprächsbegleitung als fachdidaktisches Konzept

Die Teilnehmer*innen ...

- identifizieren die ACP-Gesprächsbegleitung als fachwissenschaftlich relevantes Themengebiet, das einer adäquaten fachdidaktischen Herangehensweise bedarf.
- reflektieren die besonderen Lehr- und Lernbedingungen in Qualifikationen zur Gesprächsbegleitung.
- analysieren die Bedingungen der Lehre in Bezug auf Rahmenbedingungen, Lernendengruppe und eigene (Lehr-)Biografie.

B2:   Fachdidaktische Impulse und Gestaltungshinweise 1: Masterfolien

Die Teilnehmer*innen ...

- identifizieren die Masterfolien als wesentlichen Basisdatensatz zur Vermittlung der Inhalte.
- sind sicher in der Orientierung in den Masterfolien und in deren Themen.
- wählen sowohl inhaltlich als auch progressiv-chronologisch situativ die korrekten Bausteine aus und setzen sie gezielt ein.
- vermitteln die Inhalte der Masterfolien verständlich unter Verwendung angemessener fachdidaktischer Methoden.
- melden inhaltlichen Überarbeitungsbedarf an die ACP-Fachgesellschaft zurück.

B3:   Fachdidaktische Impulse und Gestaltungshinweise 2: Simulationspersonen-gestützte Trainings gestalten

Die Teilnehmer*innen ...

- definieren Ziel und Funktion standardisierter Simulationspersonen (SP).
- identifizieren den didaktischen Wert von SP-Trainings zum Aufbau spezifischer Gesprächskompetenzen.
- reflektieren die Besonderheiten der professionellen Rolle der SP.
- benennen Potentiale sowie Herausforderungen von SP-Trainings.

- setzen sich mit den Skripten auseinander und setzen sie gemäß den Lernzielen in einem logischen, chronologischen und inhaltlichen Aufbau ein.
- geben den SP beim Abweichen vom Rollenskript ggf. Hinweise zur Rollengestaltung, um die Erreichung des Lernziels sicherzustellen, und nehmen Kontakt zu den SP-Trainer*innen auf.
- leiten Lernende im SP-Training als Lernbegleitung an und berücksichtigen gruppendynamische Prozesse, indem diese zielgerichtet in einzelnen Phasen des SP-Trainings (zum Beispiel Debriefing/Feedback) einbezogen werden.
- reflektieren die Bedeutung des strukturierten Feedback-Prozesses im Rahmen von SP-Trainings.
- melden relevante Abweichungen von der SP-Rolle an die Verantwortlichen des SP-Trainings zurück.

Inhalte

- fachwissenschaftliche Verortung der ACP-Gesprächsbegleitung
- Bedingungs- und Sachstruktur-Analyse (Darstellung des Fachwissens und dessen Zugänglichkeit für die GB-Trainees einschließlich passender didaktischer Reduktion) der ACP-Gesprächsbegleitung
- Auswahl und Umgang mit den Masterfolien, Umgang mit Veränderungsvorschlägen
- Gestaltung von SP-Trainings einschließlich der Anleitung von Simulationspersonen und Auswahl der Rollenskripte
- Ablaufstruktur von SP-Trainings
- Bedeutung des Debriefings/Feedbacks

41.7.3 Modul C: Methodenkoffer für Lehre und Coaching

Dieses Modul gliedert sich in die Unterthemen:

C1: Methoden zur Gestaltung der Lehre
C2: Einzel- und Kleingruppencoaching
C3: Methoden der Präsentation
C4: Moderationsmethoden

Ziele

C1: Methoden zur Gestaltung der Lehre

Die Teilnehmer*innen ...

- benennen exemplarische didaktische Methoden für eine Qualifizierung zur Gesprächsbegleitung.
- differenzieren didaktische Methoden nach deren Zielebenen und Anwendungsbereichen.
- differenzieren didaktische Methoden nach deren Format und Zeitkorridoren.
- charakterisieren die vorgegebenen didaktischen Methoden in Bezug auf die Eignung für die seminaristische Lehre.
- wenden die vorgegebenen didaktischen Methoden an und reflektieren deren Umsetzung.
- adaptieren die methodische Ablaufplanung bzw. Methodennutzung ggf. an die Erfordernisse der aktuellen Lehrsituation.

C2: Einzel- und Kleingruppencoaching

Die Teilnehmer*innen ...

- definieren Coaching als Lernform und Entwicklungshilfe für Gesprächsbegleiter*innen.
- benennen Kriterien eines gelungenen Coachings und Anforderungen an ACP-Trainer*innen.
- leiten die GB-Trainees an, eine Gesprächsbegleitung aufzuzeichnen/zu protokollieren, und gestalten darauf basierend ein Coaching in Einzel- oder Kleingruppenform.

- regen die Selbstreflexion und -analyse der GB-Trainees an und beziehen sie gezielt in das Coaching ein.

C3:   Methoden der Präsentation

Die Teilnehmer*innen ...

- benennen die Kriterien einer lernfreundlichen Gestaltung von Präsentationen.
- gestalten Präsentationen informativ und abwechslungsreich unter Berücksichtigung der aktuellen Erkenntnisse der Lernpsychologie.
- demonstrieren die zielgruppengerechte Erstellung und Anwendung einer Präsentation.
- unterstützen das Lernen durch zielgerichtete Nutzung von analogen und digitalen Medien.
- begleiten Moderationen visualisierend durch Nutzung von Flipchart, Pinnwand und/oder Whiteboard.

C4:   Moderationsmethoden

Die Teilnehmer*innen ...

- benennen Regeln zur Moderation für die seminaristische Lehre sowie die Lehre in Kleingruppen.
- differenzieren zwischen Lehrvortrag und Moderation.
- identifizieren die Bedeutung der Moderation im Rahmen einer Lernbegleitung und deren Wert für das selbstgesteuerte Lernen.
- moderieren Gruppen mittlerer und kleiner Größe in den unterschiedlichen Settings (Vortragsdiskussion, Seminar, Kleingruppenübung, Feedbackrunde etc.).

Inhalte

- Klassifizierung der Methoden (Methoden der Unterrichtsgestaltung in den Phasen Einstieg, Vermittlung, Ausstieg; Methoden für das selbstgesteuerte Lernen; große Methoden (z. B. World-Café), kleine Methoden (z. B. Blitzlicht); Methoden zur Erfassung von Stimmungen, Meinungen und Haltungen; Methoden zur Förderung von Empathie, Methoden zur Förderung des Wissenserwerbs, Methoden zur Förderung des Austauschs etc.)
- Coaching in Einzel- oder Kleingruppenform
- Auswahl von Methoden
- Gestaltung von Präsentationen, Nutzung von analogen und digitalen Medien, arbeiten mit Flipchart, Pinnwand und Whiteboard
- Moderationsregeln, Kriterien gelungener Moderation, Moderationsfehler
- die Moderation ausgewählter Lernformate in der Qualifikation zur Gesprächsbegleitung

41.7.4 Modul D: Performanz und Eignungsbeurteilung

Dieses Modul gliedert sich in die Unterthemen:

D1: Theoretischer Hintergrund zur Performanz- und Eignungsbeurteilung
D2: Instrumente zur Beurteilung der Performanz und Eignung
D3: Feedback

Ziele

D1:   Theoretischer Hintergrund zur Performanz- und Eignungsbeurteilung

Die Teilnehmer*innen ...

- definieren die Performanz als demonstrierte Kompetenz der Gesprächsbegleitung.
- reflektieren die Bedeutung der Performanz-Beurteilung.

- benennen die spezifischen und globalen Kategorien der Bewertung der Performanz und reflektieren deren Bedeutung für die ACP-Gesprächsbegleitung.
- reflektieren die Fähigkeit, Feedback der GB-Trainees zu erhalten und zu geben, als eine zentrale Ebene der Performanz.

D2: Instrumente zur Beurteilung der Performanz und Eignung

Die Teilnehmer*innen …

- reflektieren die Notwendigkeit von Instrumenten zur Kompetenz- und Performanzbeurteilung im Rahmen der ACP-Gesprächsbegleitung
- beschreiben die Ziele, Anwendungsbereiche und den Aufbau des Instrumentes zur Kompetenz- und Performanzbeurteilung im Rahmen der ACP-Gesprächsbegleitung.
- identifizieren die verschiedenen Kategorien und Blöcke des Instrumentes zur Kompetenz- und Performanzbeurteilung und erfassen die unterschiedliche Hinterlegung und Ausrichtung der (farblich unterstützten) Skalen.
- demonstrieren die sichere und korrekte Anwendung des Instrumentes zur Kompetenz- und Performanzbeurteilung und reflektieren das eigene Beurteilungsverhalten.
- führen die personenbezogenen Dokumente der Kompetenz- und Performanzbeurteilung im zentralen Register zusammen, um das Lernportfolio zu vervollständigen.

D3: Feedback

Die Teilnehmer*innen …

- reflektieren die Bedeutung eines gelungenen Feedbackgesprächs für den Kompetenzaufbau und die Reflexivität der GB-Trainees.
- benennen Feedbackverfahren und differenzieren sie nach Einsatzbereich bzw. Eignung für die Beurteilung der Performanz.
- führen Feedbackgespräche auf Basis beobachteter Gesprächsbegleitungen.
- führen Feedbackgespräche im Rahmen direkter Lehr- und Lernsituationen der Qualifizierung zur Gesprächsbegleitung.
- empfangen und geben Feedback in der Interaktion mit ihren Co-Trainer*innen.
- führen Feedbackgespräche zu eingereichten Dokumentationen von Patientenverfügungen und Vertreterdokumentationen (siehe Coaching unter C2).
- nutzen die Kompetenz- und Performanz-Skalen für die Gestaltung des Feedbacks.
- übertragen die Kompetenz- und Performanzbeurteilung aus mehreren Einzelgesprächen in eine Eignungsempfehlung.
- demonstrieren die begründete Formulierung einer gegebenen sowie einer nicht gegebenen Eignungsempfehlung mit der Konsequenz, dass der Kurs (nicht) bestanden wurde.
- reflektieren sich selbst in diesem Gespräch, insbesondere während des Überbringens der Mitteilung des Nichtbestehens.

Inhalte

- Kompetenz und Performanz: Definition, Charakterisierung, Klassifizierung
- Leistungsbeurteilung im Allgemeinen und speziell im Kontext der Qualifizierung zur ACP-Gesprächsbegleitung
- Kriterien der gelungenen Performanz
- Kriterien zur ganzheitlichen und möglichst objektiven Erfassung der Eignung einer Person als ACP-Gesprächsbegleiter*-in
- Instrumente zur Beurteilung der Kompetenz- und Performanzbeurteilung in ACP-Gesprächsbegleitungen
- Feedbackverfahren: Definition, Charakterisierung, Klassifizierung

- Bedeutung von Feedbackverfahren für Lernerfolg und Reflexivität (personale und kommunikative Kompetenz)
- Feedbackkultur und Feedbacktechniken
- Entwicklungsgespräche
- Eignungsbeurteilungen formulieren und vertreten

41.7.5 Modul E: Unterrichtspraxis ACP - Fokus: interaktives Seminar

Dieses Modul gliedert sich in die Unterthemen:

E1: ACP-Lehre gestalten
E2: Einschlägige, herausfordernde und komplexe Themen
E3: Lehrproben

Ziele

E1: ACP-Lehre gestalten

Die Teilnehmer*innen …

- wenden Methoden der Teilnehmendenorientierung und Interaktivitätsförderung in der Qualifizierung zu ACP-Gesprächsbegleiter*innen an.
- identifizieren Teilnehmendenorientierung als ein wichtiges didaktisches Element zur Gestaltung der Qualifizierung zu ACP-Gesprächsbegleiter*innen und begründen deren Einsatz.
- bringen interaktionsfördernde und -lenkende Elemente in die Unterrichtsgestaltung ein.
- reflektieren die Chancen und Risiken von Interaktivität in der ACP-Lehre.

E2: Einschlägige, herausfordernde und komplexe Themen

Die Teilnehmer*innen …

- benennen einschlägige herausfordernde/komplexe Themen und Situationen im Rahmen der Qualifizierung zur ACP-Gesprächsbegleitung (»harte Nüsse«).
- leiten Lernende im Rahmen der Qualifizierung zur ACP-Gesprächsbegleitung an, herausfordernde/komplexe Themen und Situationen im Rahmen der Gesprächsbegleitung erfolgreich zu bewältigen.
- fördern die Reflexionsfähigkeit der GB-Trainees in der Qualifizierung zur ACP-Gesprächsbegleitung durch die Bearbeitung herausfordernder/komplexer Themen und Situationen im Rahmen der Gesprächsbegleitung.
- reflektieren sich als Trainer*innen in der Vermittlung herausfordernder/komplexer Themen und Situationen im Rahmen der Qualifizierung zur ACP-Gesprächsbegleitung.

E3: Lehrproben

Die Teilnehmer*innen …

- demonstrieren ihre fachwissenschaftliche und Lehrkompetenz.
- reflektieren ihre persönliche Kompetenz als Lehrende im Rahmen der Qualifizierung zur ACP-Trainer*in für ACP-Gesprächsbegleiter*innen und darüber hinaus im Rahmen des lebenslangen Lernens.
- reflektieren die fachwissenschaftliche und Lehrkompetenz Dritter im Rahmen des lebenslangen Lernens.
- ermöglichen kollegiale Hospitationen einschließlich Vor- und Nachbesprechung von ACP-Trainer*innen und Trainer*innen-Trainees in ihrer Lehre.
- hospitieren bei ACP-Trainer*innen und Trainer*innen-Trainees.

Inhalte

- Teilnehmerorientierung und Interaktivität in der ACP-Lehre

- Interaktionsförderung und -lenkung in der ACP-Lehre
- »Harte Nüsse«: didaktische Begründung, Ziele, Ablauf, Gestaltungsoptionen und Lernbegleitung
- Lehrproben: didaktische Begründung, Ziele, Ablauf, Gestaltungsoptionen und Lernbegleitung

41.7.6 Modul F: Unterrichtspraxis ACP – Fokus: Simulationsperson (SP)-gestütztes Simulationstraining

Dieses Modul gliedert sich in die Unterthemen:

F1: Die Phasen des SP-gestützten Simulationstrainings
F2: Debriefing/Feedback für die GB-Trainees unter Einbezug der Peers und SP gestalten

Ziele

F1: Die Phasen des SP-gestützten Simulationstrainings

Die Teilnehmer*innen …

- benennen die Phasen des SP-gestützten Simulationstrainings sowie deren Dauer.
- begleiten Planungs- und Koordinationsprozesse von SP-gestützten Simulationstrainings.
- benennen relevante Ansprechpartner*innen im Rahmen der Koordination und Planung SP-gestützter Simulationstrainings.
- gestalten die SP-gestützten Trainings in einer angemessenen Progression.
- bereiten ein SP-gestütztes Simulationstraining unter Nutzung der zur Verfügung gestellten Materialien eigenständig vor.
- gestalten den Rahmen in allen Phasen des SP-Einsatzes für die SP förderlich, damit diese ihren Handlungsauftrag optimal umsetzen können.
- unterstützen die SP beim (Wieder-)Einstieg in Simulation und Feedback.
- ermöglichen ein angemessenes Debriefing der SP, um deren Beibehaltung und Ausbau der professionellen Rolle zu unterstützen.
- führen die GB-Trainees in den Ablauf des SP-gestütztes Simulationstrainings ein.
- instruieren die GB-Trainees zur Beteiligung und Gestaltung SP-gestützter Simulationstrainings.
- gestalten die Lernbegleitung innerhalb der SP-gestützten Simulationstrainings unter Berücksichtigung der Individualität der GB-Trainees.
- moderieren kompetent krisenhafte Zuspitzungen im Rahmen des Simulationstrainings.
- dokumentieren die demonstrierten Kompetenzen/den Kompetenzzuwachs mit den zur Verfügung gestellten Beurteilungsinstrumenten.
- reflektieren die SP-gestützten Simulationstrainings im Nachgang mit den GB-Trainees im Plenum.

F2: Debriefing/Feedback für die GB-Trainees unter Einbezug der Peers und SP gestalten

Die Teilnehmer*innen …

- skizzieren verschiedene Durchführungsvarianten eines strukturierten Feedbacks (z. B. lernbegleitungsgesteuertes oder verstehensorientiertes Feedback).
- gestalten ein strukturiertes Feedback im SP-gestützten Simulationstraining.
- binden die Peers in das strukturierte Feedback ein und ermutigen sie zu einer entwicklungsfördernden Reflexion der beobachteten Interaktion.

41 Mustercurriculum für die Qualifizierung von Trainer*innen

Montag		Dienstag		Mittwoch		Donnerstag		Freitag	
Beginn	Was	Beginn	Was	Beginn	Was	Beginn	Was	Beginn	Was
			Moderation des ges. Tages		Moderation des ges. Tages		Moderation des ges. Tages		Moderation des ges. Tages
	Selbststudium: Übermittelung der „Harten Nüsse" und letzte Vorbereitungen dieser.	08:30	Blitzlicht, Nachträge, Impuls Tagesüberblick	08:30	Blitzlicht, Nachträge, Impuls Tagesüberblick	08:30	Blitzlicht, Nachträge, Impuls Tagesüberblick	08:30	Blitzlicht, Nachträge, Impuls Tagesüberblick
		09:00	Lernzirkel I	09:00	Gesprächsbegleiterlnnen Workshop GB WS II	09:00	Praxisübung zum Coaching mit SP V Rolle 3	09:00	Gesprächsbegleiterlnnen Workshop GB WS III
		09:30	Gesprächsbegleiterlnnen Workshop GB WS I	10:00	Pause			10:00	Pause
									Impulsvortrag VII „Coaching zwischen den Blöcken Hausaufgaben"
		10:30	Pause	10:30	Impulsvortrag V „Kompetenzbewertung Performanz"	10:45	Pause	10:30	Impulsvortrag VIII Erfahrungen: digitale GB-Kurse
		11:00	Impulsvortrag IV „Tools zum Coachen II"			11:15	Praxisübung zum Coaching mit SP VI Rolle 3		
		11:45	Mittagessen	11:30	Mittagessen			11:45	Mittagessen
				12:30	Spiel Koordination u. Wahrnehmung			12:30	Fazit / Künftige Qualifizierung Evaluation
		12:45	Spiel Koordination u. Wahrnehmung	12:45	Praxisübung zum Coaching mit SP III Rolle 2				
		13:00	Praxisübung zum Coaching mit SP I Rolle 1			13:00	Mittagessen	13:00	Spiel Koordination u. Wahrnehmung Feedback und Abschied
								13:45	Individuelles Feedback
14:00	Begrüßung Wochen- und Tagesüberblick Vorstellungsrunde					14:00	Spiel Koordination u. Wahrnehmung		
						14:15	Nachlese Rollenspiele		
		14:45	Pause	14:30	Pause	14:45	Impulsvortrag VI „Umgang nicht geeigneter GB"		
15:00	Impulsvortrag I „Rolle BVP-Trainer" Kursrahmen	15:15	Praxisübung zum Coaching mit SP II Rolle 1	15:00	Praxisübung zum Coaching mit SP IV Rolle 2	15:30	Pause	15:30	Seminarende
15:45	Pause								
16:00	Impulsvortrag II „Tools zum Coachen I"					16:00	Lernzirkel II		
						16:30	Strukturierte Reflexion		
		17:00	Nachlese Rollenspiele	16:45	Nachlese Rollenspiele	16:45	Tagesende		
				17:15	Strukturierte Reflexion				
17:30	Strukturierte Reflexion	17:30	Strukturierte Reflexion	17:30	Tagesende				
18:00	Tagesende	17:45	Tagesende						

Abb. 41.1: Exemplarischer Ablaufplan

- unterstützen die SP dabei, entwicklungsförderndes Feedback zu geben und dabei die eigenen Gefühle und Wahrnehmungen aufgrund der (beobachtbaren) Verhaltensweisen der GB-Trainees einzubeziehen.
- schließen ein SP-gestütztes Simulationstraining durch ein geeignetes Feedback/Resümee und/oder eine Take-Home-Message ab.
- ein Simulationstraining planen, koordinieren und vorbereiten
- ein Simulationstraining (an-)moderieren und die GB-Trainees instruieren
- SPs in das Simulationstraining einbinden und deren Perspektive im Simulationstraining berücksichtigen
- Peers im Simulationstraining einbinden
- verschiedene Formen des Debriefing/Feedback umsetzen

Inhalte

- Phasen von SP-gestützten Simulationstrainings

Literatur

Rietjens JAC, Sudore RL, Connolly M et al. (2017) Definition and recommendations for advance care planning: an international consensus supported by the European Association for Palliative Care. The Lancet Oncology 18(9): e543-e51.

Sudore RL, Lum HD, You JJ et al. (2017) Defining Advance Care Planning for Adults: A Consensus Definition From a Multidisciplinary Delphi Panel. Journal of pain and symptom management 53(5): 821-32.e1.

Die hier vorgestellte Curriculumsarbeit berücksichtigt insbesondere die nachstehenden methodischen Arbeiten:

Brendel S, Hanke U, Macke G (2019) Kompetenzorientiert lehren an der Hochschule. utb GmbH.

Fabry G (2022) Medizindidaktik: Für eine kompetenzorientierte, praxisrelevante und wissenschaftlich fundierte Ausbildung. Hogrefe AG.

Kumar A, Krishnamurthi R, Bhatia S et al. (2021) Blended learning tools and practices: A comprehensive analysis. Ieee Access 9: 85151-85197.

Lausberg I, Fischer M., Labrenz TF et al. (2022) Prüfen in studierendenzentrierten Lehr-/Lernformaten. In: Vöing N, Reisas S, Arnold M. (Hrsg.) Scholarship of Teaching and Learning, S. 153–173.

Moon JA (2001) Reflection in Higher Education Learning. PDP Working Paper 4. Heslington: LTSN Generic Centre. Verfügbar unter: https://www.researchgate.net/publication/255648945_PDP_Working_Paper_4_Reflection_in_Higher_Education_Learning (05.11.2023).

Schüßler I. (2008) Reflexives Lernen in der Erwachsenenbildung – zwischen Irritation und Kohärenz. In: Bildungsforschung, H. 2. Verfügbar unter: https://bildungsforschung.org/ojs/index.php/bildungsforschung/article/download/75/78/ (05.11.2023).

Singer-Brodowski M (2016) Transformative Bildung durch transformatives Lernen. Zur Notwendigkeit der erziehungswissenschaftlichen Fundierung einer neuen Idee. In: ZEP: Zeitschrift für Internationale Bildungsforschung und Entwicklungspädagogik 39 (1), S. 13–17.

Vöing N, Reisas S, Arnold M (2022) Scholarship of Teaching and Learning. Technische Hochschule Köln. DOI: 10.57684/COS-986. Verfügbar unter: https://cos.bibl.th-koeln.de/home (05.11.2023).

VII Advance Care Planning mit/für Menschen mit eingeschränkter oder fehlender Entscheidungsfähigkeit

42 Advance Care Planning für nicht einwilligungsfähige Personen und Vertreterdokumentationen

Jürgen in der Schmitten, Ralf J. Jox, Stephan Rixen, Georg Marckmann

Advance Care Planning (ACP) wurde primär zur Stärkung der Patienten-Selbstbestimmung und somit für einen Prozess mit aktuell einwilligungs*fähigen* Menschen konzipiert. Diese werden durch eine qualifizierte Gesprächsbegleitung befähigt, ihre Behandlungspräferenz für künftige gesundheitliche Krisen zu entwickeln, zu reflektieren (möglichst im Spiegel der Äußerungen ihrer am Gespräch beteiligten Angehörigen) und nach sorgfältiger Prüfung im Rahmen einer Patientenverfügung differenziert zu dokumentieren – und das in einem lebenslangen Prozess.

Dessen ungeachtet gibt es auch einen nicht minder wichtigen Raum für ACP bezogen auf *nicht* einwilligungsfähige Personen. Vorausverfügungen *stellvertretend für andere* zu erstellen, die nicht mehr selbst dazu in der Lage sind, also für sie im Voraus festzulegen, bis zu welcher Grenze sie unter hypothetischen Bedingungen noch lebensverlängernd behandelt werden sollen und ab wann nicht mehr, diese Vorstellung erscheint vielen Menschen auf den ersten Blick ungewohnt. Die Gesetze zu Patientenverfügungen in Deutschland, Österreich und der Schweiz sehen solche Vorausverfügungen durch befugte Vertretungspersonen (ob von Gesetz wegen, vom Gericht oder von der Person selbst autorisiert) nicht ausdrücklich vor.

Bis heute gibt es auch in der wissenschaftlichen Literatur wenige Studien und Erörterungen zu dieser Thematik. Zuweilen finden sich beiläufige oder indirekte Hinweise auf die tatsächliche Verwendung von Vertreterdokumentationen, ohne diese indes begrifflich abzugrenzen oder hervorzuheben. So wird etwa in der Publikation einer kanadischen Studie zur Implementierung eines ACP-Programms in Altenheimen erwähnt, dass 49 % der einwilligungsfähigen Bewohner und 78 % der Familien von nicht einwilligungsfähigen Bewohner Patientenverfügungen abgefasst hätten (Molloy et al. 2000). Den etwas anders gearteten, aber nicht minder relevanten Sonderfall von Vertreterdokumentationen für Menschen, die noch nie einwilligungsfähig waren, insbesondere Elternverfügungen (Jox et al. 2009), klammern wir für die folgende Betrachtung aus.

Diese Sprachlosigkeit steht in frappierendem Gegensatz zu der offenkundigen Dringlichkeit des Gegenstands (Bosisio et al. 2018; Jox et al. 2018). Denn bekanntlich ist die Zahl insbesondere demenzkranker Menschen bereits heute sehr hoch und wird in den nächsten Jahrzehnten exponentiell ansteigen. Gleichzeitig sind Patientenverfügungen immer noch nicht so weit verbreitet, und insbesondere gibt es nach wie vor Menschen, die ihre Einwilligungsfähigkeit verlieren, ohne zuvor jemals über die Möglichkeit einer Patientenverfügung informiert worden zu sein. Selbst wenn Patientenverfügungen vorliegen, lassen sie häufig Lücken, die vom Vertreter ausgefüllt werden müssen, etwa wenn neue Krankheiten mit unvorhergesehenen Komplikationen hinzutreten. Viele Menschen können den Verlust ihrer Entscheidungsfähigkeit (etwa durch Demenz oder Schlaganfall) um Jahre überleben. In dieser Zeit sind sie aber meist fragil und erleiden immer wieder gesundheitliche Krisen, in denen schwierige Entscheidungen getroffen werden müssen. Viele der betroffenen Menschen leben in Institutionen der Seniorenpflege und werden nach akutmedizinischen Standards hospitalisiert, sofern nichts Gegenteiliges ausdrücklich festgelegt worden ist. Aktuell anstehende Behandlungsentscheidungen für diese Menschen werden grundsätzlich von ihren Vertretern getroffen. Doch gesundheitliche Krisen treten nicht selten zur Unzeit auf, wenn der zuständige Vertreter (und der Hausarzt) unerreichbar ist, und kritische Behandlungsentscheidungen müssen nicht selten innerhalb von Stunden, Minuten oder sogar Sekunden getroffen werden, setzen gleichzeitig aber auf Seiten des Vertreters das Verständnis bisher fremder medizinischer Zusammenhänge, gründliche Abwägungen und unter Umständen Diskussionen im Familienkreis voraus. In der Praxis gibt es daher oft Absprachen zwischen Pflegepersonal bzw. Hausarzt und den Vertretern der betroffenen Patienten.

Diesem Gedankengang folgend untersuchen wir zunächst, ob und inwiefern Verfügungen von Vertreterhand für nicht einwilligungsfähige Betroffene in der Praxis empirisch belegt sind (▶ Kap. 42.1). Anschließend präsentieren wir die Argumente, warum jegliches Konzept von *Advance Care Planning* ohne Modelle für *Vertreterentscheidung und -dokumentation (Advance Care Planning by proxy)* unvollständig bleiben muss und weshalb eine Vorausplanung durch den Vertreter aus ethischen Gründen unter bestimmten Umständen zwingend geboten ist (▶ Kap. 42.2). Nach einer Skizze der rechtlichen Grundlagen von Vertreterdokumentationen (▶ Kap. 42.3) folgt abschließend eine Reflexion der Rahmenbedingungen, die gegeben sein sollten, damit Form, Inhalt und Verlässlichkeit von Vertreterdokumentationen nicht länger beliebig sind, sondern im Sinne von ACP bestmöglich zu einer patientenzentrierten Versorgung beitragen (▶ Kap. 42.4).

42.1 Indizien für die Praxis von *Advance Care Planning by proxy* und Vertreterdokumentationen

Vertreterdokumentationen sind in stationären Pflegeeinrichtungen eine empirische Realität. In einer Erhebung aus dem Jahr 2007 fand sich in allen elf Pflegeheimen einer deutschen Großstadt bei 135 der 1089 Bewohner (12,4 %) eine schriftliche Vorausverfügung über künftige medizinische Behandlungen (Sommer et al. 2012). Von 119 Bewohnern bzw. ihren Vertretern lag die Einwilligung vor, eine Kopie der Verfügung zu analysieren; dabei zeigte sich, dass 13 (11 %), also mehr als jede zehnte dieser Verfügungen, nicht vom Betroffenen selbst, sondern von einem Vertreter unterschrieben waren. Hochgerechnet auf die Gesamtgruppe entspricht dies einem Vorkommen (Häufigkeit) von Vertreterdokumentationen von 1,4 %. In einer kontrollierten Studie der Jahre 2009–2011, welche die Effekte der Einführung von ACP in vier Pflegeeinrichtungen mit einer Kontrollgruppe von zehn weiteren Einrichtungen verglich, fanden sich zu Beginn in der Gesamtgruppe bei 16,5 % der 575 Bewohner Patientenverfügungen sowie bei 4,4 % Vertreterdokumentationen. Nach Studienende war der Anteil der Vertreterdokumentationen in der Kontrollgruppe geringfügig (auf 7,5 %) angestiegen, in der ACP-Interventionsgruppe dagegen auf 24,3 % (in der Schmitten et al. 2014).

Die Zahlen weisen darauf hin, dass die Häufigkeit von Vertreterdokumentationen zuzunehmen scheint (wobei einschränkend zu sagen ist, dass die Daten von 2007 aus einer anderen Stadt stammen, also nicht direkt vergleichbar sind, und dass daher auch keine Signifikanzprüfung erfolgt ist). Zum anderen wird ersichtlich, dass die Zahl der Vertreterdokumentationen infolge des ACP-Programms *beizeiten begleiten* (erwartungsgemäß) noch deutlich stärker anstieg als die Zahl der Patientenverfügungen.

Eine mit Einverständnis der Bewohner vorgenommene detaillierte Analyse von 46 Vertreterdokumentationen nach formalen und inhaltlichen Kriterien zeigte, dass bereits die formalen Aspekte dieser Dokumentationen heterogen waren; vielfach wurden schlichtweg Formulare von Patientenverfügungen dafür genutzt, die aber vom Vertreter unterzeichnet waren (in der Schmitten et al. 2021). Inhaltlich ging es meist um die Ablehnung einer Klinikeinweisung oder allgemein lebensverlängernder medizinischer Maßnahmen, wobei nicht selten vage, widersprüchliche bzw. nicht anwendbare Formulierungen anzutreffen waren.

Nur in weniger als 1 von 20 Vertreterdokumentationen wurde eine stattgehabte ärztliche Beratung dokumentiert, sodass die *Validität* dieser Verfügungen gänzlich im Unklaren bleibt: Sind die festgelegten Behandlungsgrenzen tatsächlich das Ergebnis rationaler Abwägungen unter realistischer Berücksichtigung typischer medizinischer Szenarien? Hat der Unterzeichner bedacht, dass eine stationäre Behandlung nicht immer die gefürchtete »wochenlange Apparatemedizin« bedeuten muss, sondern mitunter auch eine dreitägige Behandlung mit Flüssigkeit und Antibiotika genügen kann, um einen vermeidbaren Todeseintritt abzuwenden? Wie ist etwa bezüglich eines Reanimationsversuchs zu verfahren, wenn der Fokus der Vertreterdokumentation (wie häufig der Fall) auf einem anderen Thema liegt, etwa der Sondenernährung, und die Reanimation unerwähnt bleibt?

Ein weiterer Aspekt der Validität ist bei Vertreterdokumentationen die Legitimation der getroffenen Festlegungen. Hat der Unterzeichner versucht, die Behandlungswünsche oder den mutmaßlichen Willen gemäß § 1827, Abs. 2 BGB *aus der Perspektive des Betroffenen* zu rekonstruieren, wie dies ethisch und rechtlich geboten ist, oder will er eher dem Betroffenen »ersparen«, was er selbst für eine inakzeptable »Beeinträchtigung« hält? Wie wird der mutmaßliche Wille begründet, wenn in Ermangelung von nahen Angehörigen keine Hinweise eruierbar sind (oder der Betroffene gar nie mitteilungsfähig war)? Da keine qualifizierte Gesprächsbegleitung dokumentiert ist, muss davon ausgegangen werden, dass vielen Unterzeichnern gar nicht bewusst war, dass eine nachvollziehbare Begründung (ethische Legitimation) der Festlegung wünschenswert wäre. Mehr als ein Drittel der analysierten Verfügungen ließ den Grund der Festlegungen ganz im Unklaren, 37 % der Begründungen waren aus der Perspektive des Unterzeichners formuliert.

Schließlich ist die Validität auch dadurch infrage gestellt, dass aus einem Drittel der Vertreterdokumentationen nicht hervorgeht, ob der Unterzeichner überhaupt als Vertreter legitimiert ist. Zwar findet sich in den Heimakten häufig ein Nachweis der entsprechenden Vertreterlegitimation, doch sollte gerade im Notfall nicht extra danach gesucht werden müssen. Wie sollen Pflegende und Ärzte gerade in einer Notfallsituation, in der die vorausverfügte Unterlassung lebensrettender Therapie vermutlich den vermeidbaren Tod nach sich ziehen wird, ihr Handeln guten Gewissens auf eine solche, in vielfacher Hinsicht mangelhaft valide Vertreterdokumentation abstellen können?

Empirische Hinweise auf Vertreterdokumentationen gibt es auch aus den USA. Hier sind es insbesondere die sogenannten Portable Medical Orders (POLST), die je nach Bundesstaat verschiedene Bezeichnungen tragen (www.polst.org). Diese ärztlichen Notfallanordnungen werden gerade auch im Kontext von Pflegeheimen für nicht mehr einwilligungsfähige Menschen durch den Arzt erstellt, wobei sie neben der ärztlichen Indikation oder Nichtindikation für notfallmedizinische Maßnahmen nicht selten auch die Unterschrift der Vertretungsperson, nicht aber des betroffenen (nicht einwilligungsfähigen) Patienten selbst enthalten (Cohen & DeMartino 2021).

In Lausanne in der Schweiz wurden in den letzten Jahren verschiedene Pilotprojekte initiiert (Voumard et al. 2018), welche ACP bei Demenz wissenschaftlich untersuchen und implementieren wollen, sowohl klassisches ACP in der Frühphase der Erkrankung, solange der Betroffene noch einwilligungsfähig ist (Bosisio et al. 2021), als auch *Advance Care Planning by proxy* für Menschen mit fortgeschrittener Demenz, die ihre Einwilligungsfähigkeit eingebüßt haben (Jones et al. 2023). Eine Cluster-randomisierte klinische Studie in Pflegeheimen in England und Nordirland zeigte, dass ACP by proxy die Entscheidungsunsicherheit von Vertretungspersonen signifikant reduzierte (Brazil et al. 2018). Kürzlich hat eine Task Force der European Association for Palliative Care (EAPC) ein Konsenspapier zur Vorausplanung mit und für Menschen mit Demenzen vorgelegt (van der Steen et al. 2024).

42.2 Vertreterdokumentationen: ein Gebot der Patientenzentrierung

Vieles spricht dafür, dass man die im vorigen Abschnitt beschriebenen Entwicklungen generalisieren und davon ausgehen darf, dass Vertreterdokumentationen – auch ohne dass sie so genannt oder öffentlich diskutiert werden – schon längst zur Normalität in vielen Senioreneinrichtungen gehören und künftig weiter an Bedeutung gewinnen werden. Ferner wird man mutmaßen dürfen, dass es z. B. in Behinderteneinrichtungen, Reha-Kliniken und im Bereich der ambulanten Pflege sowie in Kinderkliniken ebenfalls eine Vielzahl von Vertreterdokumentationen gibt. Doch wie ist dieser empirische Befund zu bewerten? Sollte dieser Entwicklung entgegengesteuert oder sollte sie vielmehr gezielt gefördert werden?

US-amerikanische Autoren haben vor über zehn Jahren eine sorgfältige Analyse des Themas Vertreterdokumentation vorgelegt (und dabei auch einen englischen Begriff geprägt: *Advance Care Planning By Proxy*), die bis heute nichts von ihrer Stichhaltigkeit verloren hat und in die folgenden Überlegungen eingehen wird (Volicer et al. 2002). Bemerkenswerterweise ist es nach Recherche der Autoren bis heute in der internationalen Literatur die einzige andere Arbeitsgruppe, die die Thematik ausführlich behandelt hat. Doch zuvor wollen wir die Problematik, die ACP in Verbindung mit Vertreterdokumentationen erforderlich macht, durch eine Fallgeschichte illustrieren.

> **Frau L. »muss« ins Krankenhaus – über die Patientenzentrierung in der Akutmedizin**
>
> Notruf einer Senioreneinrichtung an einem Sonntagmorgen beim betreuenden Hausarzt: Die 92-jährige Frau L. sei im Sitzen kollabiert, war sekundenlang bewusstlos, spricht seither nicht mehr und kann nicht mehr schlucken. Nach einem kurzen Blutdruckabfall seien alle Vitalparameter aktuell im Normbereich. Soweit erkennbar sei die Patientin während der gesamten Zeit subjektiv beschwerdefrei gewesen, sie wirke jetzt etwas abwesend. Doch für ihn, den Hausarzt, sei es nun ohnehin schon zu spät: Denn weil der Hausarzt kurz zuvor noch nicht

erreichbar war, sei der Bereitschaftsarzt informiert worden. Diensthabend war ein Chirurg, der nach Schilderung des Kollapsereignisses telefonisch die stationäre Einweisung per Rettungswagen verfügt habe. Das Pflegepersonal, das sich der Problematik einer Einweisung dieser hochbetagten, immobilen, schwerst demenzkranken und auf Veränderungen sehr empfindlich reagierenden Patientin wohl bewusst ist, sich eigentlich »nur absichern« wollte und daher lieber mit dem (zunächst nicht erreichbaren) Hausarzt konferiert hätte, habe daraufhin den Sohn (und Bevollmächtigten) der Patientin angerufen; dieser habe jedoch – erkennbar überfordert – geantwortet, wenn der Bereitschaftsarzt die Einweisung empfohlen habe, dann sei so zu verfahren. Nun werde der Rettungswagen jeden Moment eintreffen. Die Leitstelle habe sogar angekündigt, den Notarzt mitzuschicken, da kein Arzt vor Ort sei.

Der Hausarzt ruft daraufhin die Leitstelle an, um den Einsatz zu stornieren, diese bedeutet ihm, dass sie von einem Arzt, der nicht vor Ort ist, keine Weisungen entgegennehme. Der Hausarzt ruft wieder im Altenheim an, wo mittlerweile der Rettungswagen (glücklicherweise doch ohne Notarzt) eingetroffen ist, erwirkt einige Minuten Aufschub des Abtransports für eine Rücksprache mit dem Sohn und bespricht mit diesem etwas holzschnittartig folgende Überlegungen: Für den Fall, dass der Kollaps Ausdruck einer lebensbedrohlichen Erkrankung war, wie z. B. eines Schlaganfalls, und in den nächsten 24 Stunden weitere Komplikationen zu erwarten sind: Wäre es dann *im Sinne der Patientin*, ab sofort stationär überwacht und – das wäre wohl der Sinn einer Überwachung – im Fall einer Verschlechterung lebensrettend behandelt zu werden? Für den Fall, dass in den nächsten 24 Stunden *kein* akut lebensbedrohliches Ereignis zu erwarten ist, gibt es eine andere Rechtfertigung für eine notfallmäßige stationäre Einweisung im Sinne der Patientin?

Der Hausarzt kennt die Patientin nach einem Jahr recht gut und hat eine Vorstellung davon, wie ihr Sohn ihre Lage beurteilen wird. Ihr kognitiver Zustand hat sich in den letzten sechs Monaten exponentiell verschlechtert, sie erkennt ihre Angehörigen nicht mehr, wirkt teilnahmslos und indifferent. Erwartungsgemäß äußert sich der Sohn in dem Telefonat davon überzeugt, dass seine Mutter, wenn sie gefragt werden könnte, lebensrettende intensivmedizinische Eingriffe und insbesondere eine stationäre Einweisung in ihrer Lage ablehnen würde. Bei dem ersten Telefonat sei es ihm nur darum gegangen, der Patientin subjektives Leiden zu ersparen. Als er erfährt, dass dafür zu keinem Zeitpunkt Anzeichen beobachtet wurden, spricht er sich nachdrücklich gegen eine stationäre Einweisung aus. Auf Bitten des Hausarztes teilt er dies der Pflegekraft im Altenheim persönlich mit. Daraufhin melden sich jedoch die Rettungsassistenten beim Hausarzt: Sie wähnen sich jetzt in der rechtlichen Verantwortung, die Patientin ungeachtet der ablehnenden Äußerung des Bevollmächtigten (!) ins Krankenhaus mitzunehmen, da sie andernfalls »ärztlich nicht versorgt« sei. In einem längeren Gespräch gelingt es dem Hausarzt, dem Rettungsdienstpersonal zu erklären, dass das Therapieziel bei dieser Patientin nicht länger die Lebensrettung ist und dass sie so lange keinen Arzt benötigt, wie durch die qualifizierten Pflegefachkräfte vor Ort gewährleistet werden kann, dass sie subjektiv beschwerdefrei ist; andernfalls werde der Hausarzt schon Mittel und Wege für eine palliativmedizinische Notfallbetreuung vor Ort finden.

Der Rettungsdienst rückt endlich unverrichteter Dinge (und, nebenbei, ohne dass für diesen langwierigen Einsatz eine Kostenerstattung der Krankenkassen erfolgen wird!) ab. Einige Stunden später trifft sich der Hausarzt mit dem Sohn bei der Patientin, deren früherer Zustand mittlerweile wiederhergestellt ist. Als Verdachtsdiagnose notiert der Hausarzt eine kurze, temporäre Durchblutungsstörung im Gehirn, alternativ kommen u. a. ein epileptisches Geschehen oder eine neurologische Begleitsymptomatik bei kardiovaskulärer Synkope in Betracht. Gemeinsam wird – wie dies schon längst hätte geschehen sollen – nach einem knapp einstündigen ACP-Gespräch, in dem alle verfügbaren Hinweise auf den mutmaßlichen Willen der Patientin zusammengetragen werden und das bis zum Tod ihres Ehemanns vor zehn Jahren zurückführt, eine Vertreterdokumentation einschließlich eines ärztlich verantworteten Notfallbogens ausgefüllt, aus dem ein rein palliatives Therapieziel und der konsekutive Verzicht auf jegliche lebensverlängernden Maßnahmen hervorgehen.

Der Fall beleuchtet das entscheidende Problem des gesamten an der Versorgung von Altenheimpatienten beteiligten Systems, nämlich die *mangelnde Patientenzentrierung* (möglicherweise in Verbindung mit einem zunehmend »defensiven«, also forensisch orientierten Verhalten der Akteure): Das Pflegepersonal »musste« sich absichern; der chirurgische Bereitschaftsarzt fühlte sich von der komplexen und verantwortungsvollen Abwägung, die das Pflegepersonal von ihm erwartete, fachlich überfordert (und wollte vermutlich auch seine Ruhe); die Leitstelle und das Rettungsdienstpersonal fühlten sich akutmedizinischen Standards verpflichtet, die für Patienten wie diese nicht gemacht worden und häufig nicht geeignet sind; der Sohn fühlte sich im ersten Telefonat überfordert, vermutlich auch verärgert, weil ihm ohne adäquate Gesprächsbegleitung eine Verantwortung aufgebürdet werden sollte, welche die beiden vorgeschalteten professionellen Instanzen (die Pflegekräfte und der Bereitschaftsarzt) zu umgehen suchten.

Alle diese Akteure handelten aus – wenn man ihre Perspektive einnimmt – nachvollziehbaren Motiven, doch keiner stellte oder beantwortete gar die Frage, welches Vorgehen *von dieser Patientin* in diesem Moment mutmaßlich gewollt und bevorzugt würde. Es ist tatsächlich einzig die als ACP bezeichnete Herangehensweise, welche die Problematik um die Patientin zu zentrieren erlaubte und dadurch innerhalb kürzester Zeit zu einer tragfähigen Lösung führte. In diesem Fall erwies sich diese Lösung retrospektiv rasch als richtig, da die vermeintliche schwere Gesundheitskrise sich schon zum Zeitpunkt der nachmittäglichen Visite als undramatisch herausstellte. Sie wäre aber auch – jedenfalls im Erleben der damals Beteiligten, also Sohn, Pflegepersonal und Hausarzt – richtig gewesen, wenn die Patientin innerhalb der nächsten Stunden im Altenheim an einer kardialen Komplikation oder innerhalb der nächsten Tage an einer schlaganfallbedingten Schluckstörung verstorben wäre.

42.2.1 Vorausplanung des Vertreters für den Notfall

Der Fall leitet zudem unmittelbar über zur Begründung von Vertreterdokumentationen. Um zu verstehen, warum Vertreterdokumentationen ein wichtiges Instrument sind, um dem Vertreter die ihm übertragene Aufgabe und Verpflichtung zu ermöglichen, muss man sich zunächst den Imperativ des medizinisch Machbaren vergegenwärtigen: Akutmedizinische Standards laufen in der Regel (sofern ein Verlauf – was selten vorkommt – nicht ganz augenfällig aussichtslos ist) ohne Ansehen der Person ab und entfalten, wenn die Rettungskette erst einmal initiiert ist, eine Eigendynamik, die zwar vielfach bewährt ist und aus einer Reihe von Gründen nicht geändert werden kann, die aber gerade dauerhaft nicht einwilligungsfähigen (meist außerdem hochbetagten, gebrechlichen oder chronisch kranken) Menschen vielfach nicht gerecht wird:

- *Unklare Indikation:* Entweder ist die nach Standard gebotene Maßnahme (z. B. »Reanimationsversuch bei Herzstillstand«) bei nüchterner Betrachtung nicht mehr erfolgversprechend – wie es bei der in der Vignette beschriebenen 92-jährigen schwerst demenzkranken Einrichtungsbewohnerin der Fall gewesen wäre. Der Standard erlaubt es in der Regel nicht (oder nur sehr spät im Verlauf, wenn der

Schaden durch eine nicht mehr indizierte Maßnahme schon groß ist), *im Augenblick des Geschehens* die alles andere als triviale Bewertung der medizinischen Aussichtslosigkeit zu leisten und in die Entscheidung einfließen zu lassen; auch fühlen sich gerade Angehörige nichtärztlicher Berufe mit der Beurteilung von Aussichtslosigkeit – gegenwärtig teilweise sicherlich zu Recht – fachlich überfordert.

- *Unklarer Patientenwille:* Oder aber die betreffende Maßnahme ist medizinisch zwar prinzipiell erfolgversprechend (was speziell im Fall der Reanimation von Altenheimbewohnern zwar stets relativ kleine, aber immerhin von Null erkennbar unterschiedene Erfolgswahrscheinlichkeiten meint), würde aber dem mutmaßlichen Willen der betroffenen Person widersprechen. Dieser lässt sich jedoch im Bedarfsfall häufig nicht rechtzeitig von den Angehörigen eruieren: Dies verlangt viel Zeit, nach Möglichkeit auch Abgeklärtheit und Ruhe; dagegen genügen die wenigen Sekunden, die etwa vor einer Reanimation abgewogen werden dürfen, häufig nicht einmal, um die arztseitige Frage der medizinischen Indikation bzw. Aussichtslosigkeit zu klären.

Im Rahmen von ACP-Prozessen, also durch sorgfältige, qualifiziert begleitete Vorausplanung entstandene Vertreterdokumentationen sind insofern ein Gebot der Patientenzentrierung, weil nur durch sie gewährleistet werden kann, dass dauerhaft nicht einwilligungsfähige Menschen, für die keine diesbezüglich aussagekräftige Patientenverfügung vorliegt, in künftigen hypothetischen Notfällen 1. medizinisch sinnvoll und 2. ihren individuellen Bedürfnissen und Behandlungswünschen entsprechend behandelt und nicht zum Objekt eines notgedrungen an der Machbarkeit orientierten akutmedizinischen Standards werden. Die im Rahmen eines ACP-by-proxy-Gesprächsprozesses konsentierten Festlegungen sollten in Form einer Vertreterdokumentation schriftlich fixiert werden, da Absprachen insbesondere nach längerer Zeit unter Umständen nicht mehr einheitlich erinnert werden und damit sie auch in Abwesenheit der Gesprächspartner von außenstehenden Personen, wie der Patientin nicht bekannten Pflegekräften oder dem Rettungsteam, befolgt werden können.

42.2.2 Vorausplanung des Vertreters für nicht notfallmäßig zu entscheidende Krisen

Auf den ersten Blick erscheint es überflüssig und unpassend, Vertreter zu ermutigen, über die im vorausgehenden Abschnitt abgehandelte Notfallplanung hinaus umfassende Vorausverfügungen für die von ihnen betreute Person abzufassen. Denn anstatt sich im Voraus mit hypothetisch möglichen gesundheitlichen Krisen und den darin gegebenen Behandlungsoptionen auseinandersetzen zu müssen, scheint der Vertreter in der komfortablen Position zu sein, über die Behandlung gesundheitlicher Krisen dann entscheiden zu können, wenn diese tatsächlich auftreten.

Bei näherer Betrachtung finden sich jedoch einige gute Gründe, warum Vertreter – natürlich mit Unterstützung einer qualifizierten ACP-Gesprächsbegleitung – zumindest unter bestimmten Umständen im Voraus Orientierungspunkte auch für solche Behandlungsentscheidungen festlegen sollten, die nicht unter ärgster Zeitnot getroffen werden müssen.

1. **Vertreter sind häufig nahe Angehörige, die über wichtige Erinnerungen verfügen, auf welche im Lauf der Jahre unter Umständen nicht mehr zugegriffen werden kann.**

Wenn Betroffene dauerhaft einwilligungsunfähig werden, sei es durch ein plötzliches Ereignis wie einen Schlaganfall oder durch

Schübe einer demenziellen Erkrankung, dann sind die Erinnerungen der Angehörigen an etwaige frühere Äußerungen, die für die Begrenzung künftiger Behandlungen im neu eingetretenen Zustand relevant sein könnten, noch relativ frisch. Nicht wenige dauerhaft nicht einwilligungsfähige Menschen bleiben in der Folge über viele Jahre, zuweilen sogar Jahrzehnte gesundheitlich stabil, bis sich Situationen einstellen, in denen es auf frühere Behandlungswünsche oder den mutmaßlichen Willen ankommt.

Nicht immer sind den Angehörigen, die hierzu Auskunft geben könnten, die relevanten Aussagen dann noch präsent. Wenn die Erinnerung der Angehörigen nicht frühzeitig genutzt wurde für die – von einer qualifizierten ACP-Gesprächsbegleitung unterstützte – Erstellung einer Vertreterdokumentation, dann geht deren Wissen über die Wünsche und Präferenzen des Betroffenen möglicherweise verloren.

Hinzu kommt, dass die Kinder (oder gar Geschwister) hochbetagter, dauerhaft nicht einwilligungsfähiger Eltern häufig selbst über 60 oder gar 70 Jahre alt sind und nicht selten vor ihren Eltern sterben (oder ihrerseits demenziell erkranken). In manchen familiären Konstellationen ist dann niemand mehr da, der – in Ermangelung einer belastbaren schriftlichen Vorausplanung – im Bedarfsfall den mutmaßlichen Willen des Betroffenen rekonstruieren kann, obwohl es unter Umständen in der Vergangenheit klare mündliche Äußerungen oder sogar Absprachen dazu gegeben hat. Nicht einmal Ableitungen des mutmaßlichen Willens auf dem Boden der guten (früheren) Kenntnis der Person sind dann noch möglich. Die Vertretung geht dann unter Umständen auf einen Berufsbetreuer über, der den Betroffenen zum ersten Mal sieht und keine Möglichkeit hat, jemals von dessen früheren Äußerungen zu erfahren.

Anders dagegen, wenn die Angehörigen-Vertreter ihre aus Erinnerungen, Kenntnissen und Einschätzungen zusammengesetzte Rekonstruktion des mutmaßlichen Willens im Rahmen eines moderierten ACP-Prozesses frühzeitig in einer ausführlichen Vertreterdokumentation niedergelegt haben. Dann haben sie selbst (bzw. der ihnen nachfolgende Vertreter) auch zu einem erheblich späteren Zeitpunkt eine klare Richtschnur, von der sie sich bei ihren Behandlungsentscheidungen leiten oder (je nach Konkretionsgrad) zumindest inspirieren lassen können.

2. **Vertreter sind häufig nahe Angehörige, für die eine gesundheitliche Krise des Betroffenen unter Umständen eine emotionale Belastung darstellt.**

Innerhalb von Minuten, Stunden oder Tagen unvorbereitet eine Entscheidung »über Leben und Tod« im Sinne des Betroffenen herbeiführen zu sollen, etwa über den Beginn einer Reanimation, Beatmung oder Antibiose, über eine Krankenhauseinweisung oder über die Anlage einer PEG-Sonde, kann für Vertreter eine emotionale Überforderung bedeuten. Unter dem Eindruck eines möglicherweise unerwartet drohenden Verlusts der geliebten Person kann es mitunter schwer sein, entscheidungsrelevante Informationen aufzunehmen und die erforderliche Abwägung ganz im Sinne des Betroffenen durchzuführen. In der Folge drohen Behandlungsentscheidungen mit irreversiblen Folgen, welche – von den Betroffenen einmal abgesehen – für die Angehörigen (Vertreter) jahrelange Belastungen bedeuten können.

Ein qualifizierter ACP-Prozess ermöglicht es dem Vertreter dagegen, sich auf solche schwierigen Situationen vorzubereiten, und zwar sowohl hinsichtlich des medizinischen Hintergrunds als auch der dann zu bewältigenden emotionalen Gemengelage. Im Zweifel kann die Rücksprache mit anderen Angehörigen unter solchen »Laborbedingungen« helfen, die im antizipierten Fall gegebenen mutmaßlichen Präferenzen des Betroffenen zu klären. So wird mit Unterstützung des Gesprächsbegleiters eine gründliche Abwägung ermöglicht, an deren schriftliche Fixierung (also die Vertreterdokumentation) der Vertreter – wenn der Ernstfall tatsächlich eintritt – zwar selbstverständlich formal nicht gebunden ist, die ihm aber in der dann aktuellen Entscheidung Orientierung und Hilfe sein kann. Von der wunschgemäßen Behandlung des Betroffenen abgesehen kann eine ACP-Gesprächsbegleitung auch eine wichtige, einem seelischen Trauma vorbeugende emotionale Vorbereitung für den Vertreter (Angehörigen) sein auf den Fall einer plötzlichen gesundheitlichen Krise des Betroffenen und auf das, was er als Vertreter dann zu leisten hat.

Solche Befragungen sind anspruchsvoll, sowohl inhaltlich als auch zeitlich, und dürften in der Regel eher im Rahmen eines Vorausplanungsprozesses mit Unterstützung eines qualifizierten Gesprächsbegleiters zu leisten sein als unter dem Druck einer kurzfristig anstehenden Entscheidung. Anekdotische Erfahrungen aus den o. g. ACP-Projekten *beizeiten begleiten* und BEVOR deuten darauf hin, dass in der Wahrnehmung des Personals der Senioreneinrichtungen dank der Einführung von ACP und der in der Folge deutlich häufiger als bisher vorliegenden Vertreterdokumentationen die Perspektive dauerhaft nicht einwilligungsfähiger Bewohner, die professionelle Betreuer haben, in kritischen Behandlungsentscheidungen vermehrt Berücksichtigung gefunden haben.

3. Vertreter sind nicht selten unbeteiligte Personen wie Berufsbetreuer, die den Betroffenen nicht persönlich gekannt haben, als er sich noch klar äußern konnte.

Dies ist der umgekehrte Fall zu (1). Die hausärztliche Erfahrung – sowie speziell die anekdotische Erfahrung in den Projekten *beizeiten begleiten* (in der Schmitten et al. 2014) und BEVOR (Götze et al. 2022) – lehrt in Übereinstimmung mit der Literatur (Jox et al. 2012), dass dem Betroffenen nicht nahestehende (Berufs-)Betreuer eher als Angehörige dazu neigen, im Krisenfall der ärztlichen Empfehlung, also dem Imperativ des Machbaren, zu folgen – ohne dass auch nur ein Versuch gemacht wurde, die Behandlungswünsche oder den mutmaßlichen Willen des Betroffenen gemäß § 1827 Abs. 2 BGB zu eruieren. Mögliche Quellen für dessen Erschließung wären die Befragung naher Angehöriger (z. B. ebenfalls hochbetagter und daher nicht als Vertreter tätiger Geschwister) sowie eine strukturierte Befragung des betreuenden Pflegepersonals, wie sie für das Projekt *beizeiten begleiten* entwickelt worden ist.

4. Vertreter können – zum Beispiel krankheits- oder urlaubsbedingt – selbst einmal vorübergehend nicht erreichbar sein.

Für diesen Fall sollte zum einen ein Ersatzvertreter benannt werden (häufig benennen Kinder wiederum ihre Kinder, also die Enkel der Betroffenen – sofern die Vollmacht das Erlassen von Untervollmachten ausdrücklich erlaubt); ein solcher aber bedarf seinerseits dringend neben einer mündlichen auch einer schriftlichen Orientierung, wenn er wirklich in die Lage versetzt werden soll, Entscheidungen im Sinne des Betroffenen zu treffen und im Konfliktfall auch durchzusetzen.

42.2.3 Die Vertreterdokumentation als »Fortsetzung« einer Patientenverfügung

Bislang ist der Bedarf nach Vertreterdokumentationen nicht zuletzt deshalb so hoch, weil bis dato noch so wenige Menschen über eine (aussagekräftige und valide) Patientenverfügung verfügen. Doch auch wenn infolge der Etablierung regionaler ACP-Programme Patientenverfügungen zur Regel werden, würden Vertreterdokumentationen damit noch nicht überflüssig. Im Gegenteil: Die Erfahrung zeigt, dass Patientenverfügungen nicht selten so abgefasst sind, dass sie im Verlauf der Erkrankung eine Art Fortschreibung durch den Vertreter erforderlich machen; die Vertreterdokumentation ist dann die konsequente und logische Fortsetzung einer qualifizierten Patientenverfügung und Ausdruck des Maßes an Entscheidungshoheit, welches der Betroffene seinem Vertreter zuerkannt hat.

Dies kann zum Ersten dadurch begründet sein, dass die Patientenverfügung lückenhaft war, also das jetzt tatsächlich eingetretene Szenario entweder nicht ausreichend scharf abgebildet hat oder aber just an dieser Stelle von dem Betroffenen nicht genutzt wurde, zum Beispiel weil er sich damit überfordert fühlte (was auch bei einer qualifizierten Gesprächsbegleitung vorkommen kann). Der Vertreter hat dann die Aufgabe, den mutmaßlichen Willen hinsichtlich der Behandlung in diesem Szenario bei hypothetischen künftigen zusätzlichen Komplikationen aus anderen verfügbaren Informationen zu extrapolieren; die Niederlegung seiner Überlegungen und Schlussfolgerungen in einer Vertreterdokumentation empfiehlt sich aus den im vorigen Abschnitt erarbeiteten Gründen.

Beim Umgang mit konventionell, also zu einem früheren Zeitpunkt ohne ACP-Gesprächsbegleitung entstandenen Patientenverfügungen ist dieses Vorgehen in Senioreneinrichtungen, die ACP eingeführt haben, geradezu die Regel. Die vorliegende (alte) Patientenverfügung, etwa in Form eines der bisher verbreiteten Formulare, ist meist auf relevante kritische Entscheidungen nicht anwendbar (Sommer et al. 2012; vgl. auch ▶ Kap. 2) und kann vom Vertreter nur als Ausgangspunkt genommen werden, von dem aus die wünschenswerte Konkretisierung der Vorausplanung insbesondere für den Notfall, aber auch für Fragen wie die einer lebenserhaltenden versus palliativen Therapie angesichts eines schweren Schlaganfalls anhand anderer Anhaltspunkte (wie mündlicher Äußerungen oder Kenntnis der Person) in Form einer Vertreterdokumentation zu extrapolieren ist.

Zum Zweiten kann der Betroffene den Vertreter in der Patientenverfügung ausdrücklich autorisiert haben, den Zeitpunkt der Änderung des Therapieziels (und damit den Ausschluss lebensverlängernder Maßnahmen bei künftigen gesundheitlichen Krisen) für den Eintritt bestimmter Umstände festzulegen, z. B. wenn der Vertreter bei vorliegender Demenz den Eindruck gewinnt, dass der Betroffene keine Freude mehr am Leben hat (▶ Kap. 30).

Zur Verdeutlichung sei hier ein exemplarischer Fall geschildert: Der von einer zunehmend schweren Demenz Betroffene hat mehrere Jahre – soweit für den Vertreter beurteilbar – zufrieden in einer Pflegeeinrichtung gelebt und die dort erfahrene Zuwendung sowie das Leben in der Gemeinschaft genossen; die in dieser Zeit empfohlenen medizinischen Interventionen mit dem Ziel der Lebensverlängerung wie z. B. eine ambulante antibiotische Behandlung bei Pneumonie wurden vom Vertreter autorisiert, da dies nach seiner Überzeugung im Sinne des Betroffenen war. Nun kommt es zu einer schubweisen Verschlechterung der Demenz, der Bewohner wird weinerlich und phasenweise delirant, verliert seine Mobilität, erkennt seine Angehörigen nicht mehr, wirkt teilnahmslos und stumpf und benötigt tagsüber längere Ruhephasen; organische/behandelbare Ursachen für diese anhaltende Verschlechterung finden sich nicht. Im Urteil des Vertreters ist jetzt der Zeitpunkt gekommen, wo jegliche Lebensverlängerung durch medizinische Interventionen nicht mehr im Sinne des Betroffenen wäre, d. h., es findet eine Therapiezieländerung statt, der Notfallbogen muss in diesem, vom Betroffenen selbst in seiner Patientenverfügung antizipierten Sinne geändert – und vom Vertreter unterschrieben werden.

Man kann darüber streiten, ob hier von einer Vertreterdokumentation zu sprechen ist oder nicht: Insofern der neue Notfallbogen nur vom Vertreter, nicht aber vom (dauerhaft nicht einwilligungsfähigen) Betroffenen unterschrieben wird, ist es jedenfalls de jure eine Vertreterdokumentation; insofern der Vertreter nur umsetzt, was ihm von der Patientenverfügung vorgegeben wird, ist es in der Sache eine Verlängerung dieser Patientenverfügung, nur rein formal unterschieden von dem Fall, dass der Patient für diese Situation einen entsprechenden Notfallbogen schon selbst vorbereitet und unterschrieben hätte, den der Vertreter dann nur noch zum richtigen Zeitpunkt *auszutauschen* bräuchte – Letzteres wurde im Züricher MAPS-Trial praktiziert, um das (vermeintliche) Problem der Vertreterdokumentation zu umgehen (Krones et al. 2019).

Schließlich ist noch vorstellbar, dass der Betroffene dem Vertreter gegenüber seine Patientenverfügung (partiell) mündlich widerrufen oder sie in wichtigen Punkten modifiziert/präzisiert hat, solange er noch einwilligungsfähig war. Wenn keine Gelegenheit bestand oder versäumt wurde, die schriftliche Patientenverfügung rechtzeitig entsprechend zu ändern, so ist es prinzipiell der Auftrag des Vertreters, dem Willen des Betroffenen Geltung zu verschaffen, indem er die Patientenverfügung (partiell) widerruft und die abweichenden, mündlich geäußerten Behandlungswünsche in einer Vertreterdokumentation dokumentiert. In solchen Fällen dürfte freilich der Kontrollfunktion des Umfeldes sowie namentlich des behandelnden Arztes gemäß § 1829 Abs. 4 BGB ein besonderes Gewicht zukommen.

42.3 Rechtliche Grundlagen der Vertreterdokumentation

Ergänzend zur Erörterung der zivilrechtlichen Rahmenbedingungen von Vertreterverfügungen (▶ Kap. 12) sollen hier – im Lichte der maßgeblichen verfassungsrechtlichen Wertungen – die relevanten gesundheitsrechtlichen Aspekte der Legitimation von Vertreterdokumentationen für dauerhaft nicht einwilligungsfähige Personen in Erinnerung gerufen werden (vgl. dazu auch ▶ Kap. 11).

Das deutsche Patientenverfügungsgesetz sieht eine schriftliche Vorausplanung durch den Vertreter (»Vertreterdokumentation«) nicht ausdrücklich vor. Jedoch ist das sog. Patientenverfügungsgesetz (früher §§ 1901a ff. BGB, nunmehr §§ 1827 ff. BGB) nicht als abschließende Regelung zu verstehen. Dass ein expliziter Hinweis auf Vertreterdokumentationen fehlt, lässt für sich genommen daher keineswegs den Schluss zu, dass Vertreterdokumentationen nicht rechtens seien.

Es kommt für die rechtliche Bewertung vielmehr darauf an, ob Vertreterdokumentationen geeignet sind, den Vertreter in der Erfüllung des ihm zugewiesenen Auftrags, nämlich der Entscheidung über medizinische Eingriffe im Sinne eines dauerhaft nicht einwilligungsfähigen Betroffenen, zu unterstützen. Daneben ist zu prüfen, ob eine schriftliche Vorausplanung durch den Vertreter eine der beteiligten Parteien mit den gegebenen gesetzlichen Bestimmungen des Betreuungsrechts in Konflikt bringt.

Vertreterdokumentationen haben zusammengefasst folgende Funktionen:

1. Sie sollen eine möglichst hohe Validität der Vertreterentscheidung im Sinne des Betroffenen ermöglichen, indem die notwendige Identifikation, Würdigung und Reflexion relevanter Hinweise auf den Patientenwillen, unterstützt durch eine

qualifizierte Gesprächsbegleitung sowie unter Umständen durch Hinzuziehung anderer Quellen (Angehörige), ohne den zeitlichen Druck und emotionalen Stress einer unmittelbar anstehenden, womöglich folgenschweren Entscheidung erfolgt.

2. Sie helfen, die vom Gesetz ausdrücklich vorgesehene Beteiligung des Vertreters am Entscheidungsprozess überhaupt zu ermöglichen, indem der Vertreter das Vorgehen unter Notfallbedingungen, unter denen er vermutlich nicht erreichbar und, falls doch, mit einer Entscheidung innerhalb von Sekunden oder Minuten überfordert wäre, im Voraus mit Unterstützung durch eine qualifizierte Gesprächsbegleitung reflektiert und festlegt.

3. Sie sollen die vom Gesetz gewünschte Patientenzentrierung künftiger Behandlungsentscheidungen mit Unterstützung eines qualifizierten Gesprächsbegleiters dadurch gewährleisten, dass der Vertreter
   – entweder, *im Fall eines nahen Angehörigen als Vertreter*, die (nur) ihm mögliche Einschätzung des (mutmaßlichen) Willens des Betroffenen für die Zukunft fixiert und somit auch für den Fall, dass er, der Vertreter, einmal vorübergehend oder dauerhaft ausfällt, seine Kenntnisse und Einschätzungen für mögliche Nachfolger verfügbar macht,
   – oder aber, *im Fall eines dem Betroffenen bisher nicht bekannten (Berufs-)Betreuers als Vertreter*, den mutmaßlichen Willen des Betroffenen so gut als möglich rekonstruiert (aus Äußerungen erreichbarer Angehöriger sowie in jedem Fall unter Anhörung des interdisziplinären Behandlungsteams, das hierfür um eine gezielte Beobachtung und Stellungnahme gebeten werden kann).

Dass das geltende Recht Vertreterdokumentationen nicht im Wege steht, wird deutlich, wenn man, vom verfassungsrechtlichen Schutz der autonomen Gestaltung der Bedingungen des Lebensendes abgesehen, neben den spezifischen Regelungen zur Patientenverfügung (§§ 1827 ff. BGB) auch die allgemeinen betreuungsrechtlichen Vorschriften über die Aufgaben des Vertreters – sei es des Lebenspartners nach Ehegattennotvertretungsrecht (§ 1358 BGB), sei es des gerichtlich bestellten Betreuers, sei es des Bevollmächtigten (§ 1827 Abs. 6 BGB) – zur Kenntnis nimmt. Diese Bestimmungen bilden den übergreifenden rechtssystematischen Horizont, in den die Regelungen zur Patientenverfügung einzustellen sind. Das gesamte Betreuungsrecht ist den Wünschen des Betroffenen verpflichtet (§ 1821 Abs. 2 Satz 1 BGB); seine Wünsche definieren das »individuelle subjektive Wohl«[181]. Um das Missverständnis zu vermeiden, der Begriff »Wohl« könnte einen objektiven, von den Präferenzen des Betroffenen losgelösten Sinn haben, verzichtet das geltende Betreuungsrecht auf das Wort »Wohl« und setzt an seine Stelle den Verweis auf die »Wünsche« des Betreuten.[182] Damit korreliert eine regelmäßige Pflicht des Vertreters, den Wünschen des Betreuten zu entsprechen (§ 1821 Abs. 2 Satz 3 BGB), und zwar auch solchen »Wünsche[n], die der Betreute vor der Bestellung des Betreuers geäußert hat« (§ 1821 Abs. 2 Satz 4 BGB). Die menschliche Existenz vollzieht sich in der Zeit, weshalb der Betroffene für Ereignisse, die sich in seiner Lebenszeit möglicherweise noch ereignen werden, grundrechtlich geschützt vorsorgen darf, und zwar auch für einen Zeitpunkt, zu dem er nicht mehr einwilligungsfähig ist.

Im Falle der fehlenden Einwilligungsfähigkeit tritt der Vertreter an die Stelle des Betroffenen. Damit rückt er auch in dessen Befugnis zu rechtzeitiger zukunftsgerichteter Lebensgestaltung ein, wenn und weil der

---

181 BT-Drucks. 19/24445, S. 249.
182 BT-Drucks. 19/24445, S. 249; die maßgeblichen Regelungen (§§ 1827 ff. BGB) sind am 01.01.2023 in Kraft getreten, Gesetz zur Reform des Vormundschafts- und Betreuungsrechts v. 04.05.2021 (BGBl. I S. 882), zum Inkrafttreten Art. 16 Abs. 1 des Gesetzes.

Betroffene dies so will. Wie der Betroffene kann an seiner statt auch der Vertreter vorsorgen, freilich verpflichtet auf die (mutmaßlichen) Wünsche des Betroffenen; der Vertreter hat eine dienende Funktion bei der Realisierung der zukunftsgerichteten Wünsche des Betroffenen. Er muss jederzeit prüfen, ob bzw. inwieweit zukunftsgerichtete vorbereitende Maßnahmen aus der Perspektive des Betroffenen geboten sind. Dahinter steht die Annahme, dass am ehesten eine rechtzeitige Vorbereitung auf künftige Geschehnisse – insbesondere durch die verlässliche Gewinnung, Sammlung und Sicherung von Informationen, z. B. über frühere mündliche oder schriftliche Äußerungen, ethische oder religiöse Überzeugungen und sonstige persönliche Wertvorstellungen (vgl. § 1827 Abs. 2 Satz 3 BGB) – gewährleistet, dass das Leben des Betroffenen gemäß seinen Wünschen gestaltet werden kann. Die Möglichkeit einer Vorausplanung speziell von Notfällen durch den Vertreter ist auch schon von anderer Seite vorgeschlagen worden (Bühler & Stolz 2009).

Die Vertreterdokumentation erweist sich als zwar in § 1827 Abs. 1 BGB nicht explizit geregelte, aber grundrechtlich geschützte Variante der Patientenverfügung: Auch diese dient der rechtzeitigen patientenzentrierten Vorbereitung auf ein künftiges Ereignis, das konform zum eigenen Willen gestaltet werden soll. Dies geschieht im Wissen darum, dass ohne rechtzeitige bindende Anordnungen die Gefahr wächst, dass die Rahmenbedingungen des Lebensendes nicht willenskonform gestaltet werden. Der Effekt, den eine valide Patientenverfügung erreichen würde, kann folglich für bestimmte Situationen, in denen eine zeitaktuelle, wohlüberlegte Willensbildung des Vertreters im Sinne des Betroffenen nicht oder nur eingeschränkt möglich wäre, nur durch rechtzeitige, durch eine ACP-Gesprächsbegleitung soweit als möglich validierte Anordnungen des Vertreters erreicht werden. Der Vertreter schafft damit – strikt verpflichtet auf die Wünsche des Betroffenen – eine patientenverfügungsäquivalente Lage. Die den Wünschen des Betroffenen entsprechende Vorausgestaltung der Rahmenbedingungen des Lebensendes ist demnach, sofern der Betroffene keine Patientenverfügung verfasst hat, eine (Pflicht-)Aufgabe des Bevollmächtigten bzw. des Betreuers. Sie folgt aus dem allgemeinen Rechtsstatus als Bevollmächtigter oder Betreuer und ergänzt die besonderen, nicht abschließenden Bestimmungen über die Patientenverfügung.

Hervorzuheben ist aus rechtlicher Sicht, dass der Vertreter mit seiner Verfügung stets nur andere bindet, nie sich selbst, ähnlich wie die explizit geregelte Patientenverfügung vom Betroffenen jederzeit widerrufen werden kann (vgl. § 1827 Abs. 1 Satz 3 BGB): Auf diese Besonderheit muss in einer ACP-Gesprächsbegleitung unbedingt hingewiesen werden, um Missverständnisse zu vermeiden. Sie sollte auch auf den entsprechenden Formularen vermerkt und nicht zuletzt den Behandelnden im Rahmen der regionalen Implementierung eines ACP-Programms bekanntgemacht worden sein.

Ist der Vertreter zum Beispiel in einem Notfall zugegen und davon überzeugt, dass die jetzt erforderliche Entscheidung im Sinne des Betroffenen anders lauten muss als seinerzeit im Prozess der Vorausplanung im Notfallbogen der Vertreterdokumentation festgelegt, so muss er sich, um den Wünschen des Betroffenen gerecht zu werden, über die damalige, von ihm unterzeichnete Festlegung hinwegsetzen. Umso mehr gilt dies für Festlegungen, die von ihm vorab für zeitlich weniger dringliche hypothetische Entscheidungsszenarien getroffen wurden. Die Vertreterdokumentation dient dazu, dem Vertreter Einfluss auf Behandlungsentscheidungen zu ermöglichen, an denen er andernfalls aus zeitlichen oder logistischen Gründen nicht beteiligt werden könnte; sie gewährleistet durch die Vorverlegung der Erörterung von Entscheidungsgründen einen bestmöglichen Reflexionsprozess. Auch ein im eingetretenen Fall akut geändertes Votum des anwesenden Vertreters wird, wenn es im Sinne des Betroffenen begründet ist, von dieser Vorab-Reflexion profitieren.

42.4 Anforderungen an valide und aussagekräftige Vertreterdokumentationen im Sinne von ACP

Das Instrument der Vertreterdokumentation erscheint also geeignet und unter Umständen sogar ethisch und rechtlich geboten, um die Patientenzentrierung stellvertretender Behandlungsentscheidungen für dauerhaft nicht einwilligungsfähige Menschen zu verbessern – jedoch nur dann, wenn bei seiner Verwendung, analog zur Patientenverfügung, gewisse Standards eingehalten werden, wie sie die Einbettung in ACP-Prozesse gewährleistet. Der anfangs gegebene Einblick in die empirische Realität von Vertreterdokumentationen in deutschen Senioreneinrichtungen lässt jedoch vermuten, dass solche Standards bisher in weiter Ferne liegen und es somit weitgehend unklar ist, wie und durch wen die bisher existierenden Vertreterdokumentationen zustande kommen und inwieweit sie tatsächlich zu einer besseren Patientenzentrierung beitragen. Analog zu konventionell (ohne ACP) entstandenen Patientenverfügungen bisherigen Inhalts gibt dieser empirische Befund zu erheblichen ethischen und rechtlichen Bedenken Anlass, die im Fall der Vertreterdokumentation noch schwerer wiegen als in dem der Patientenverfügung, weil nicht einwilligungsfähige Menschen eines besonderen Schutzes bedürfen.

Die Schlussfolgerung daraus sollten Anforderungen an den Entstehungsprozess von Vertreterdokumentationen sein, die sich teils mit den Anforderungen an den Entstehungsprozess von Patientenverfügungen decken, teils spezifisch für Vertreterdokumentationen sind. Eine Einführung in die Vertreterdokumentation nach den Standards der ACP Deutschland e. V. findet sich in ▶ Kap. 33. Im Folgenden werden die von der oben zitierten Arbeitsgruppe (Volicer et al. 2002) in diesem Sinne formulierten elf Anforderungen an Vertreterdokumentationen in freier Übersetzung wiedergegeben und in einzelnen Fällen von uns kommentiert oder ergänzt (in der Schmitten et al. 2021):

1. Der ACP-Prozess für eine Vertreterdokumentation sollte mindestens ein (möglichst persönliches) Treffen zwischen dem Vertreter und den Mitgliedern des interdisziplinären Teams der betreffenden Einrichtung enthalten (Anm. d. Autoren: Entsprechendes gilt für mit ambulanter Betreuung lebende Menschen). Dieses Treffen sollte bald nach der Aufnahme, aber erst nach der gründlichen Einschätzung des Bewohners durch das Personal erfolgen.

2. Der Vertreter und die anderen Teilnehmer an diesem Treffen, die den Bewohner kennen, sollten die von dem Bewohner früher zum Ausdruck gebrachten Ziele, Werte und Präferenzen sorgfältig bedenken und artikulieren, soweit sie bekannt sind.

3. Falls der Patient eine Patientenverfügung erstellt hat, als er noch einwilligungsfähig war, sollte diese geprüft und so weit als möglich verwendet werden, um die aktuell relevanten Behandlungswünsche des Patienten zu rekonstruieren. Die Vertreterdokumentation sollte mit allen spezifischen Festlegungen aus der vorliegenden Patientenverfügung übereinstimmen. Falls die Patientenverfügung keine spezifischen Festlegungen enthält, soll die Vertreterdokumentation auf den Zielen und Werten des Patienten beruhen, die der Vertreter mit Unterstützung des Behandlungsteams der Einrichtung der Patientenverfügung sowie anderen Quellen entnimmt.

4. Der behandelnde Arzt sollte sowohl ein standardisiertes Vertreterdokumentationsformular ausfüllen als auch einen

entsprechenden Eintrag in die Bewohnerakte machen. Ein entsprechender ärztlich verantworteter Notfallbogen, beruhend auf den Festlegungen der Vertreterdokumentation, sollte separat erstellt werden.

5. Formulare für Vertreterdokumentationen sollen die Diskussion lenken, zu klaren Entscheidungen anregen und eine schriftliche Fixierung der Vorausplanung ermöglichen. Sie ersetzen nicht die fortgesetzte Erörterung zwischen dem Vertreter und dem behandelnden Team. Auch nach Unterzeichnung einer Vertreterdokumentation sollten die Behandler in regelmäßigem Austausch mit dem Vertreter stehen, um Veränderungen des Zustands des Patienten mitzuteilen und, wo erforderlich, ein wohlinformiertes Einverständnis zu geplanten Eingriffen (oder Unterlassungen) zu erhalten.

6. Vertreterdokumentationen sollten auffällig und einheitlich im Bewohnerordner abgelegt werden. Sie sollten den Bewohnern im Fall von Verlegungen stets mitgegeben werden. (Anm. d. Autoren: Bei ambulant betreuten Personen gilt Entsprechendes, also die Ablage an einem auffälligen, u. a. für Rettungsdienstpersonal gut bemerkbaren Ort).

7. Der Vertreter unterzeichnet die Vertreterdokumentation und erhält eine Kopie.

8. Der Vertreter hat die Möglichkeit, die Vorausplanung (Vertreterdokumentation) zu jeder Zeit zu verändern oder zu widerrufen. Überdies sollte die Verfügung jährlich überprüft und aktualisiert werden oder auch früher als jährlich, wenn eines der folgenden Ereignisse auftritt: Der Patient wird verlegt; der Zustand des Patienten verändert sich wesentlich; es gibt erfolgversprechende neue Behandlungen für die Erkrankungen des Patienten. Jegliche Änderungen der Vertreterdokumentationen müssen sowohl in der Bewohnerakte als auch auf dem Formular selbst vorgenommen werden.

9. Wenn ein Vertreter stirbt, seinerseits seine Einwilligungsfähigkeit verliert oder nicht mehr verfügbar ist, sollte der daraufhin bestellte Vertreter unter Berücksichtigung der bisherigen Überlegungen und Festlegungen eine neue Vertreterdokumentation erstellen (Ergänzung der Autoren: ... oder die bestehende Vertreterdokumentation durch seine Unterschrift aktualisieren und autorisieren).

10. Bei Konflikten zwischen dem Vertreter, (anderen) Familienangehörigen und dem betreuenden Personal, die die Art oder den Umfang der Behandlung des Bewohners betreffen und die nicht durch eine Fallkonferenz aller Beteiligten gelöst werden können, sollte eine Ethikberatung hinzugezogen werden. (Anm. d. Autoren: In Deutschland ist im Fall eines unlösbaren Konflikts gemäß § 1829, Abs. 4 BGB das Betreuungsgericht anzurufen.)

11. Um die Qualität des Vorausplanungsprozesses einer Vertreterdokumentation aufrechtzuerhalten, sollte dieser Prozess aus der Perspektive der daran Beteiligten regelmäßig evaluiert werden. Nach dem Tode des Betroffenen sollten Familienangehörige – mit angemessener Sensibilität für ihren Verlust – diesbezüglich befragt werden.

Literatur

Bosisio F, Jox RJ, Jones L et al. (2018) Planning ahead with dementia: what role can advance care planning play? A review on opportunities and challenges. Swiss Med Wkly 148:w14706.

Bosisio F, Sterie AC, Rubli Truchard E et al. (2021) Implementing advance care planning in early dementia care: results and insights from a pilot interventional trial. BMC Geriatr 21(1):573.

Brazil K, Carter G, Cardwell C et al. (2018) Effectiveness of advance care planning with family carers in dementia nursing homes: A paired cluster randomized controlled trial. Palliat Med 32(3):603-612.

Bühler E, Stolz K. (2009) Das neue Gesetz zu Patientenverfügungen in der Praxis. BtPrax (6):261-266.

Cohen AB, DeMartino ES (2021) How should advance care planning be done when a surrogate is making decisions? J Am Geriatr Soc 69(8):2103-2105.

Götze K, Bausewein C, Feddersen B et al. (2022) Effectiveness of a complex regional advance care planning intervention to improve care consistency with care preferences: study protocol for a multi-center, cluster-randomized controlled trial focusing on nursing home residents (BEVOR trial). Trials 23(1):770.

in der Schmitten J, Jox RJ, Pentzek M et al. (2021) Advance care planning by proxy in German nursing homes: Descriptive analysis and policy implications. J Am Geriatr Soc 69(8):2122-2131.

in der Schmitten J, Lex K, Mellert C et al. (2014) Patientenverfügungsprogramm - Implementierung in Senioreneinrichtungen: Eine inter-regional kontrollierte Interventionsstudie. Deutsches Ärzteblatt 111(4):50-57.

Jones L, Rhyner Y, Rubli Truchard E et al. (2023) Health care proxy experiences of ACP by proxy on behalf of people without decision-making capacity: pilot study results. BMJ Support Palliat Care 13(Suppl. 4):A1–A58.

Jox RJ, Bosisio F, Rubli Truchard E (2018) Demenz aus palliativmedizinischer Perspektive: warum ein krankheitsspezifisches Advance Care Planning wichtig ist. Ther Umschau 75(2):105-111.

Jox RJ, Denke E, Hamann J et al. (2012) Surrogate decision making for patients with end-stage dementia. Int J Geriatr Psychiatry 27(10):1045-1052.

Jox RJ, Führer M, Borasio GD (2009) Patientenverfügung und Elternverfügung. »Advance care planning« in der Pädiatrie. Monatsschr Kinderheilk 157:26-32.

Krones T, Budilivschi A, Karzig I et al. (2019) Advance care planning for the severely ill in the hospital: a randomized trial. BMJ Support Palliat Care 12(e3):e411-423.

Molloy DW, Guyatt GH, Russo R et al. (2000) Systematic implementation of an advance directive program in nursing homes: a randomized controlled trial. JAMA 283(11):1437-1444.

Sommer S, Marckmann G, Pentzek M et al. (2012) Patientenverfügungen in stationären Einrichtungen der Seniorenpflege: Vorkommen, Validität, Aussagekraft und Beachtung durch das Pflegepersonal. Dtsch Ärztebl 109(37):577-583.

van der Steen JT, Nakanishi M, van den Block L et al. (2023) Consensus Definition of Advance Care Planning in Dementia: A 33-country Delphi study. Alzheimer's & Dementia 2024; 20:1309-1320.

Volicer L, Cantor MD, Derse AR et al. (2002) Advance care planning by proxy for residents of long-term care facilities who lack decision-making capacity. J Am Geriatr Soc 50(4):761-767.

Voumard R, Rubli Truchard E, Benaroyo L et al. (2018) Geriatric palliative care: a view of its concept, challenges and strategies. BMC Geriatr 18(1):220.

43 Advance Care Planning bei Kindern und Jugendlichen

Julia D. Gramm, Kathrin Knochel, Monika Führer

Bei Kindern und Jugendlichen mit schweren unheilbaren Erkrankungen können immer wieder akute gesundheitliche Krisen auftreten. In diesen Situationen und in der letzten Lebensphase kann es für alle Beteiligten hilfreich sein, wenn die Behandlungsoptionen und individuellen Wünsche im Voraus besprochen, formuliert, dokumentiert und an die Beteiligten kommuniziert wurden (Lotz et al. 2017; Lotz et al. 2015; Lyon et al. 2018; Mitchell & Dale 2015; Wiener et al. 2012).

Die Entwicklung von pädiatrischem Advance Care Planning (pädACP) erfolgte deutlich später als im Erwachsenenbereich. Dieses Kapitel fasst den wissenschaftlichen Stand zu pädACP zusammen und stellt internationale Projekte sowie die Entwicklung spezifischer pädiatrischer Modelle in Deutschland vor.

43.1 Grundlagen von ACP in der Pädiatrie

43.1.1 Ethische Grundlagen

Die Durchführung medizinischer Maßnahmen bedarf der Einwilligung von Patient*innen nach entsprechender Aufklärung. Dazu gehört, sich über Ziele und Möglichkeiten auszutauschen sowie die Erfordernisse, den Nutzen und die Risiken von Behandlungen gemeinsam zu bewerten. Der professionell begleitete pädACP-Gesprächsprozess kann eine vorausverfügte Einwilligung oder Ablehnung einer medizinischen Maßnahme *(informed consent)* ermöglichen sowie eine Vorbereitung für zukünftige Entscheidungen sein.

Wenn junge Patient*innen nicht einwilligungsfähig sind, ist es das Recht, aber auch die Pflicht der Sorgeberechtigten, für ihr Kind und zu seinem Wohl zu entscheiden. Das Kindeswohl umfasst das körperliche, psychische, spirituelle und soziale Wohlergehen des Kindes sowie seine Förderung und die familiären Beziehungen, die die Entwicklung und Entfaltung des Kindes unterstützen. Mehrheitlich besteht heute in vielen Ländern die Auffassung, Kinder ihrem kognitiven und emotionalen Entwicklungsstand entsprechend in den Entscheidungsprozess miteinzubeziehen (Marckmann & Wiesing 2012). Der Respekt der graduellen Autonomie ist als Teil des Kindeswohls anzuerkennen. Die UN-Kinderrechtskonvention verpflichtet die Vertragsstaaten, dem »Kind, das fähig ist, sich eine eigene Meinung zu bilden, das Recht zu [sichern], diese Meinung in allen das Kind berührenden Angelegenheiten frei zu äußern, und [...] die Meinung des Kindes angemessen und entsprechend seinem Alter und seiner Reife [zu berücksichtigen]« (Art. 12 Abs. 1 UN-Kinderrechtskonvention 1990).

Für die Einschätzung der Selbstbestimmungsfähigkeit sind die kognitiven Fähigkeiten, die emotionale Reife und die Fähigkeit, eine Außenperspektive zu sich und zu eigenen Erfahrungen einzunehmen, zu berücksichtigen (Wiesemann 2015). Es ist zu betonen, dass Kinder als vulnerable Gruppe kinderfreundlicher Strukturen und Angebote bedürfen, um sich an Entscheidungen zu beteiligen. Das schließt auch die Notwendigkeit ein, ein spezifisches pädACP-Konzept zu entwickeln.

43.1.2 Juristische Grundlagen

Die individuellen Behandlungswünsche von Minderjährigen sind stets zu ermitteln und können abhängig von der Einwilligungsfähigkeit und dem Bedürfnis des Minderjährigen auch stellvertretend von den Eltern eingebracht werden. Für Einwilligungsfähigkeit gibt es anders als bei Strafmündigkeit und Geschäftsfähigkeit keine Altersgrenze, sodass auch Kinder jünger als 14 Jahre einwilligungsfähig sein können. Die Einwilligungsfähigkeit setzt eine Einsichts- und Urteilsfähigkeit voraus, die aus juristischer Sicht ärztlich eingeschätzt werden soll. Zu empfehlen ist eine interprofessionelle Zusammenarbeit mit Kinderpsycholog*innen und bei Grenzfällen das Hinzuziehen kinder- oder jugendpsychiatrischer Expertise.

Folgende Situationen sind in der Pädiatrie zu unterscheiden:

1. *Einwilligungsfähige Minderjährige* können Wünsche für künftige medizinische Behandlungen festhalten. Diese schriftlichen Willenserklärungen *(Behandlungswünsche)* müssen bei späterem Verlust der Einwilligungsfähigkeit berücksichtigt werden.
2. Für *nicht einwilligungsfähige Minderjährige* können die Sorgeberechtigten, d. h. in der Regel die Eltern, stellvertretend eine Vorausverfügung erstellen, bisher häufig *Elternverfügung oder Elterndokument* genannt.

Ad 1) pädACP für einwilligungsfähige Minderjährige

Minderjährige sind einwilligungsfähig und können selbst über ihre medizinische Behandlung entscheiden, wenn sie die Art, Bedeutung und Tragweite einer medizinischen Maßnahme erfassen, ihren eigenen Willen danach bestimmen und diesen äußern können (sog. Einwilligungsfähigkeit (Bundesgerichtshof (BGH) 1958)). Das sogenannte Patientenverfügungsgesetz (seit 2023 im § 1827 Abs. 1 BGB, zuvor § 1901a) regelt Patientenverfügungen bei einwilligungsfähigen Volljährigen.

Der Umgang mit der Willenserklärung eines einwilligungsfähigen Minderjährigen folgt den allgemeinen rechtlichen Grundsätzen. Wenn ein einwilligungsfähiger Minderjähriger seinen Willen in Bezug auf eine künftige medizinische Maßnahme schriftlich verfasst, ist dies zwar keine Patientenverfügung im Sinne der Legaldefinition nach § 1827 Abs. 1 BGB, entspricht aber einem geäußerten Behandlungswunsch gemäß § 1827 Abs. 2 BGB. Dieser Behandlungswunsch ist als solcher zu respektieren, wenn er auf die aktuelle Lebens- und Behandlungssituation zutrifft. Bei der Erstellung und Umsetzung der Vorausverfügung eines Minderjährigen soll nach Möglichkeit das Einvernehmen mit den Sorgeberechtigten, d. h. im Regelfall mit den Eltern, angestrebt werden.

Ad 2) pädACP für eingeschränkt oder nicht einwilligungsfähige Minderjährige

Die Vorausplanung der Eltern für ihr nicht einwilligungsfähiges Kind ist wie die Vorausplanung mit rechtlichen Vertretenden (Bevollmächtigte oder Betreuer*innen) für einen nicht einwilligungsfähigen Erwachsenen gesetzlich nicht explizit geregelt (in der Schmitten et al. 2015). Dennoch ist die Vorausplanung besonders relevant für Notfallsituationen, in denen die Sorgeberechtigten nicht anwesend sind. Dem Artikel 6 des Grundgesetzes entsprechend haben die Eltern bzw. Sorgeberechtigten das Recht und die Pflicht, für das Kind zu entscheiden und diese Entscheidungen am Kindeswohl auszurichten

(Art. 6 GG). Als Stellvertretende des Kindes ist es für Sorgeberechtigte damit nicht nur rechtlich zulässig, sondern geboten, für die Situationen vorzusorgen, in denen sie nicht unmittelbar verfügbar sind oder in denen eine sorgfältige Entscheidungsfindung erschwert oder unmöglich ist. In diesen Vorausplanungsprozess sind nicht einwilligungsfähige Kinder durch die Eltern ihrer Entwicklung entsprechend einzubeziehen (§ 1626 Abs. 2 BGB).

43.2 Merkmale, Besonderheiten und Herausforderungen von ACP in der Pädiatrie

43.2.1 Allgemeine Aspekte

Für alle Beteiligten stellen Behandlungsentscheidungen bei schwer lebensverkürzend erkrankten Kindern und Jugendlichen eine besondere Herausforderung dar (Lotz et al. 2017; Lotz et al. 2015). Das Konzept pädACP ermöglicht, Entscheidungsoptionen ohne akuten Handlungsdruck auf Basis ausreichender Informationen abzuwägen. Dennoch wird nach wie vor oft unzureichend oder zu spät über Prognose und Behandlungsoptionen aufgeklärt, z. B. nach einer Akutsituation oder erst in der Sterbephase (Beernaert et al. 2019; Durall et al. 2012; Edwards et al. 2012). In den letzten Jahren hat sich gezeigt, dass pädACP zunehmend mit Eltern besprochen wird (Fahner et al. 2020). Jedoch ist das Konzept eher wenig verbreitet und mit Vorbehalten, Unsicherheiten und Herausforderungen verbunden (Durall et al. 2012; Hein et al. 2020; Liberman et al. 2014; Lotz et al. 2017; Lotz et al. 2015; Mitchell & Dale 2015; Needle et al. 2019).

Die im Folgenden berichteten Charakteristika basieren auf internationalen Studien und eigener qualitativer Forschung sowie der klinischen Erfahrung der Autoren (Hein et al. 2020; Lotz et al. 2017; Lotz et al. 2015).

43.2.2 Benefit von pädACP

Erste Ergebnisse weisen auf den Nutzen von pädACP hin (siehe Infokasten »Nutzen und Vorteile von pädACP aus Sicht von Fachkräften und Eltern«).

Folgende Aspekte werden von allen Beteiligten als hilfreich genannt (Lotz et al. 2017; Lotz et al. 2015; Lyon et al. 2018; Daxer et al. 2022; Lusney et al. 2023):

- Förderung von Therapieentscheidungen, die die Wünsche von Kind und Eltern berücksichtigen
- Verbesserung des Verständnisses stellvertretender Sorgeberechtigter für die Präferenzen der Kinder/Jugendlichen
- Verbesserung der Symptomkontrolle und
- Frühzeitige Vorbereitung auf akute Notfallsituationen
- Entlastung durch frühzeitigen Dialog

Die Behandelnden erhalten durch Absprachen und Notfallpläne Handlungssicherheit. Den Eltern helfen die Gespräche für die Entscheidungsfindung. Sie schätzen die Anerkennung ihrer Elternrolle und nehmen die Gespräche als Hilfe wahr, sich mit den Themen auseinanderzusetzen (Lotz et al. 2017).

> **Nutzen und Vorteile von pädACP aus Sicht von Fachkräften und Eltern (Lotz et al. 2015; Lotz et al. 2017)**
>
> **Vorteile aus Sicht der Fachkräfte und Eltern**
>
> - Beteiligung von Eltern und Kind (Shared Decision Making)
> - Dialog zu Therapieentscheidungen– und -begrenzungen
> - Vermeidung unerwünschter Intensivbehandlungen
> - Vorbereitung der Eltern auf schwierige Situationen
> - Sicherheits- und Kontrollerleben
>
> **Vorteile aus Sicht der Fachkräfte**
>
> Klare Absprachen und schriftliche Notfallpläne schaffen:
>
> - verlässliche Beachtung der Wünsche der betroffenen Kinder und ihrer Eltern
> - erleichterte Kommunikation in der Akutsituation durch Dokumente und Rückbezug auf die Gespräche
> - Entscheidungs- und Handlungssicherheit
>
> **Vorteile aus Sicht der Eltern**
>
> Vorbereitende Gespräche ermöglichen:
>
> - mehr Partizipation und erleichterte Kommunikation mit Fachkräften
> - Zeit für Informationen und die Auseinandersetzung mit schwierigen Entscheidungen
> - Unterstützung dabei, »gute« Eltern zu sein und gute Entscheidungen zu treffen
> - Vorbereitet-Sein auf kritische Situationen

43.2.3 Zentrale Elemente und Herausforderungen von pädACP

Eine Übersicht zu Herausforderungen aus Sicht von Fachkräften und Eltern findet sich im folgendem Infokasten. Die zentralen Elemente, deren Anforderungen sowie erste Empfehlungen werden im Text dargestellt.

> **Herausforderungen für pädACP aus Sicht von Fachkräften und Eltern (Lotz et al. 2015; Lotz et al. 2017)**
>
> **Herausforderungen aus Sicht der Fachkräfte und Eltern**
>
> - Prognostische Unsicherheit, schwere Vorhersehbarkeit
> - Emotionale Hürden, insbesondere Ängste und Vermeidungsverhalten aller Beteiligten
> - Unterschiedliche Sichtweisen und Einschätzungen der Beteiligten

- Unterschiedliche Bereitschaft der Eltern und Unsicherheit über den geeigneten Zeitpunkt
- Koordination der großen Versorgungsnetzwerke
- Strukturelle Hürden, etwa mangelnde Ressourcen, Standardisierung vs. Individualisierung

Herausforderungen aus Sicht der Fachkräfte

- Beteiligung der Kinder/Jugendlichen, Beachtung des Kindeswillens
- Unbehagen und Zweifel bzgl. konkreter Handhabung der Dokumente, Rechtsgrundlage
- Angst vor Fehlentscheidungen
- Angst, Eltern zu belasten
- Erfordernis von Ausbildung und Training
- Therapiebegrenzung/»Nicht-handeln-Können« schwer auszuhalten
- Akzeptanzproblem bei mitbetreuenden Fachkräften sowie bei Rettungsdienst und Notfallversorgung

Herausforderungen aus Sicht der Eltern

- Zurückhaltung gegenüber Festlegung von Behandlungsentscheidungen im Voraus
- Erfordernis besonders sensibler Kommunikation von Seiten der Fachkräfte

Das Timing von pädACP

Eine große Unsicherheit herrscht unter Fachkräften darüber, wann ein geeigneter Zeitpunkt für den Beginn von pädACP ist und wie sie einschätzen können, wann Kinder, Jugendliche und Eltern für Gespräche bereit sind (Durall et al. 2012; Hein et al. 2020; Lotz et al. 2017; Lotz et al. 2015). Der »richtige« Zeitpunkt für die Initiierung von pädACP ist individuell und schwer zu bestimmen, denn Eltern brauchen unterschiedlich viel Zeit (Lord et al. 2020; Lotz et al. 2017). Eltern sehen die Aufgabe, ACP zu initiieren, beim medizinischen Personal (Carr et al. 2022). Sie wünschen sich, auch wiederholt auf das Angebot von pädACP angesprochen zu werden.

Eltern geben unterschiedliche Gründe an, warum sie sich ACP wünschen. Dazu gehören der Wunsch nach Information, nach Austausch mit dem betreuenden medizinischen Team sowie Klarheit für Entscheidungen, aber auch sogenanntes *paralleles Planen,* das es ihnen unter Aufrechterhaltung der Hoffnung erlaubt, auch auf einen ungünstigen Verlauf vorbereitet zu sein. Weitere Motive sind zudem das Vorbeugen, Entscheidungen erst in einer akuten Krise treffen und ständig immer wieder neu Auskunft geben zu müssen (Carr et al. 2022).

Die Sorge, dass Gespräche zu lebenserhaltenden Maßnahmen Familien belasten, die Hoffnung nehmen oder die Arzt-Eltern-Beziehung beeinträchtigen könnten, hindert Ärzt*innen oft daran, eine ungünstige Prognose anzusprechen. Es fällt teilweise auch Fachkräften schwer, die Unheilbarkeit einer Erkrankung anzuerkennen und sich damit auseinanderzusetzen (Lotz et al. 2017; Lotz et al. 2015; Mitchell & Dale 2015). Eltern benennen als große Schwierigkeit unsensible Kommunikation und Unerfahrenheit von Fachkräften (Hein et al. 2020). Eine weitere Hürde sind unterschiedliche Perspektiven von Eltern und Fachkräften (Durall et al. 2012; Hein et al. 2020).

In einer Studie beschreiben Eltern den individuellen Wendepunkt, an dem sie die Unheilbarkeit der Erkrankung begreifen und an dem sie bereit sind für pädACP (Hein et al. 2020). Als besonders ungünstige Zeitpunkte wurden folgende identifiziert: kurz nach einer schlechten Nachricht, unmittelbar nach einer überwundenen Krise oder unter Zeitdruck (Hein et al. 2020). Eine amerikanische Studie gibt Hinweise, dass Eltern Gespräche zu Notfallsituationen als Teil der Aufnahmeroutine im Krankenhaus befürworten. Sie betonen als wichtig eine vertrauensvolle Atmosphäre und die Möglichkeit der Anpassung von Dokumenten (Lusney et al. 2023; Knochel et al. 2022; Boss et al. 2015).

Empfehlungen zum Timing von pädACP

- Fachkräfte sollten frühzeitig und offen pädACP-Gespräche anbieten, die Bereitschaft von Eltern wahrnehmen und das Angebot ggfs. zu einem späteren Zeitpunkt wiederholen.
- Die Gespräche können durch vertrauensvollen Beziehungsaufbau vorbereitet werden.
- Der Prozess soll dynamisch in die laufende Versorgung integriert werden, iterativ ablaufen und bedarfsangepasst werden.
- Die Verantwortung dafür, auch für die Initiierung, liegt aus Sicht der Eltern in der Hand der Fachkräfte (Hein et al. 2020; Lotz et al. 2017; Orkin et al. 2020).

Der pädACP-Gesprächsprozess

Der Kommunikationsprozess sollte mehrere Gespräche umfassen und ohne Zeitdruck erfolgen. Eltern wünschen sich ein individualisiertes, schrittweises Vorgehen, angepasst an die Bereitschaft, die Situation und Bedürfnisse der Familie (Carr et al. 2022; Knochel et al.). Wichtig für Eltern sind eine vertrauensvolle Beziehung zu der gesprächsführenden Fachkraft, eine feinfühlige Kommunikation auf Augenhöhe, Anteilnahme ohne Mitleid und ein kompetenter Umgang mit Emotionen (Daxer et al. 2022; Hein et al. 2020; Lord et al. 2020; Lotz et al. 2017). Eltern und Fachkräfte empfehlen, dass die Gespräche von einem Arzt zusammen mit einer psychosozialen Fachkraft geführt werden (Daxer et al. 2022; Hein et al. 2020). Eltern wertschätzen grundsätzlich ihre Einbeziehung, aber der Grad ihrer Partizipation und ihre gewünschte Rolle im Entscheidungsprozess unterscheiden sich individuell (Orkin et al. 2020).

Aus elterlicher Perspektive steht das Kind im Mittelpunkt. Ein ganzheitlicher Ansatz soll die Eltern ermutigen, den Blick auf die aktiven Gestaltungsmöglichkeiten des Alltags und die verbleibende Lebenszeit des Kindes zu lenken (Daxer et al. 2022; Knochel et al. 2022; Lotz et al. 2017; Orkin et al. 2020). Dies ist psychologisch wichtig und wird unterstützt von Kindern und Jugendlichen, die die Aspekte Lebensqualität und Lebensfreude in den Gesprächen ebenfalls betonen (Fahner et al. 2020; Needle et al. 2020). Inhaltlich wollen die Eltern Therapieziele, ihre Überzeugungen, ihre Hoffnungen und ihre Wünsche für das Kind sowie mögliche medizinische Szenarien besprechen (Daxer et al. 2022; Hein et al. 2020; Hill et al. 2018). Darüber hinaus haben sie weitere Anliegen, die individuell sehr unterschiedlich sind, z. B. Unterstützung im Alltag, Förderung von Teilhabe und Lebensqualität sowie Abschiednehmen (Hein et al. 2020; Lotz et al. 2017; Lotz et al. 2015; Orkin et al. 2020). Ärzt*innen und Pflegekräfte, v. a. aus dem stationären Bereich, setzen den Fokus hingegen auf die medizinische Notfallplanung (Vermuri et al. 2022; Lotz et al. 2015). Ein Risiko entsteht, wenn der Wunsch von Fachpersonen nach einer schriftlichen Vorausplanung die Offenheit des Gesprächsprozesses beeinträchtigt. ACP-Gesprächsprozesse sollen ergebnisoffen geführt werden und ausreichend Zeit für Informieren, Austauschen und Abwägen bieten (Knochel et al. 2022). Manchmal dienen sie mehr dem Vorbereiten einer Entscheidung als dem Im-Voraus-Entscheiden (Sudore et al. 2010).

> **Empfehlungen zum pädACP-Gesprächsprozess**
>
> - Der Gesprächsprozess soll ergebnisoffen sein und kontinuierlich an sich verändernde Bedürfnisse und Themen der Familie angepasst werden.
> - Auch sich verändernde Hoffnungen sollen Thema der Gespräche sein.
> - Der Fokus auf Bedürfnisse und Lebensqualität des Kindes ist für Eltern und Fachkräfte von zentraler Bedeutung.

Die Partizipation von Minderjährigen

In der Praxis bestehen Unsicherheiten in Bezug auf die Frage, wie und in welchem Ausmaß Kinder und Jugendlichen in pädACP einbezogen werden sollten (Brunetta et al. 2022; Hein et al. 2020; Lotz et al. 2017; Lotz et al. 2015). Einerseits beschreiben Fachkräfte es als herausfordernd, den Willen des Kindes zu identifizieren, da viele Kinder und Jugendliche mit lebenslimitierenden Erkrankungen sich nicht verbal äußern können (Lotz et al. 2015). Andererseits sind insbesondere bei jüngeren Kindern auch Eltern teilweise skeptisch und fürchten mangelnde Sensibilität der Fachkräfte (Hein et al. 2020).

Erste Ergebnisse und Erfahrungen zeigen, dass Kinder und Jugendliche einbezogen werden wollen. Dabei sind dem Entwicklungsstand entsprechend verständliche Kommunikation, Methoden und Materialien wichtig (Brunetta et al. 2022; Jalmsell et al. 2016; Wiener et al. 2012; Zadeh et al. 2015). Es ist zu beachten, dass auch Kinder in ihrer Meinungsbildung beeinflussbar sind und diese auch an den Bedürfnissen ihrer Familien ausrichten können.

Die positiven Effekte von ACP konnten bei Jugendlichen in ersten Studien ohne Anstieg psychischer Belastung belegt werden (Lyon et al. 2009; Lyon et al. 2018; Lyon et al. 2009; Lyon et al. 2014). Auch Eltern und Fachkräfte befürworten die Beteiligung von Jugendlichen (Hein et al. 2020; Lotz et al. 2017; Lotz et al. 2015; Wiener et al. 2012). Dabei ist zu beachten, dass auch für Jugendliche die familiären Beziehungen und Bedürfnisse für Entscheidungen eine große Rolle spielen und daher thematisiert werden sollten (Needle et al. 2020). Es gibt Hinweise darauf, dass Jugendliche möglicherweise früher über pädACP-Themen sprechen wollen und andere Wünsche haben, als ihre Familien annehmen (Friebert et al. 2020; Lyon et al. 2019).

> **Empfehlungen zur Partizipation von Kindern und Jugendlichen**
>
> - Die Teilnahme von Kindern sollte der kognitiven Entwicklung und der emotionalen Reife sowie dem Bedürfnis des Kindes entsprechend individuell mit Sorgeberechtigten und dem Kind abgestimmt werden.
> - Auch nicht einwilligungsfähige Kinder haben das Recht darauf, dass ihre Wünsche gehört werden.
> - Zu empfehlen ist ein interprofessioneller Ansatz.
> - Kinder- und jugendpsychologische Expertise soll ermöglichen, Einwilligungsfähigkeit, Bereitschaft und Bedürfnis der Minderjährigen professionell einzuschätzen. Es sollten gemeinsame und getrennte Termine angeboten werden.
> - Fachkräfte wünschen sich Unterstützung, wie sie mit den Eltern über die Beteiligung ihres Kindes sprechen und wie sie das Kind einbeziehen können (Hein et al. 2020).
> - Eltern wünschen sich Hilfestellung für Gespräche mit ihrem Kind und mit den Geschwistern über Krankheit, Sterben und Tod (Hein et al. 2020).

Schriftliche Dokumentation und Materialien

Fachkräfte betonen häufig die Bedeutung schriftlicher Vorausplanungsdokumente als Handlungsleitlinie und gleichzeitig ihre Unsicherheit in Hinblick auf die fehlende gesetzliche Verankerung von Stellvertreterdokumenten.

Der Schwerpunkt von Eltern hingegen ist häufig der Gesprächsprozess und die Vorbereitung von Entscheidungen. Manche Eltern lehnen eine schriftliche Dokumentation ab aus Sorge, sich zu früh zu entscheiden (Lotz et al. 2017). Wichtig sind daher eine sorgfältige Aufklärung über den Inhalt, die regelmäßige Überprüfung und die dynamische Anpassung sowie die Möglichkeit, die Dokumente jederzeit widerrufen zu können (Hein et al. 2020; Lotz et al. 2017; Lotz et al. 2015).

> **Übersicht pädACP-Dokumente**
>
> - Ärztlicher Notfallbogen mit Informationen zu den Festlegungen bezüglich lebenserhaltender Maßnahmen und den Notfallkontakten
> - Stellvertreter-(Eltern-)Dokument, das Hintergrundinformationen zum Kind, zu Diagnose und Prognose, Therapiezielen, Krankheitsverlauf sowie zum Gesprächsprozess und den Behandlungsentscheidungen enthält
> - Dokument mit Behandlungswünschen des einwilligungsfähigen Minderjährigen
> - Behandlungsplan mit Maßnahmen zur Symptomkontrolle, um Fachkräften und Sorgeberechtigten Handlungssicherheit zu geben

Es wird mehrheitlich empfohlen, dass der Notfallbogen und das Stellvertreterdokument von Fachkräften und Eltern unterschrieben werden, um die Akzeptanz bei den Fachkräften zu verbessern (Rellensmann et al. 2023). Auch bei Vorliegen von Vorausplanungsdokumenten soll immer versucht werden, die Behandlung in einer akuten Krise aktuell mit den Sorgeberechtigten zu besprechen.

Neben den genannten Dokumenten werden begleitende Gesprächsprotokolle und Informationsmaterialien diskutiert, z. B. Informationsflyer für Eltern, Leitfaden für Fachkräfte und Gesprächshilfen für Familien (Knochel et al. 2022; Hein et al. 2020; Lotz et al. 2017; Lotz et al. 2015). Schriftliches Material kann als »Türöffner« sinnvoll sein, darf aber keinesfalls das persönliche Gesprächsangebot ersetzen.

Implementierungsstrategien

Eine Herausforderung betrifft den Austausch mit den Versorgungspartnern, weil die Versorgungsnetzwerke und die Anzahl der unmittelbar betroffenen Personen bei schwerkranken Kindern häufig deutlich größer sind als bei Erwachsenen (Knochel et al. 2022; Groh et al. 2014). Sie umfassen die Familienmitglieder, das außerfamiliäre Umfeld (z. B. enge Freunde, Mitschüler*innen) sowie Institutionen und Helfer (z. B. Kinderärzt*innen, ambulante Kinderkrankenpflegedienste, Betreuungseinrichtungen, Schulen, Kliniken). Die nichtärztlichen Mitarbeitenden weisen oft auf fehlende gesetzliche Regelungen und die medizinische Verantwortlichkeit hin.

Ambulante Pflegekräfte und nichtmedizinisches Betreuungspersonal (z. B. in heilpädagogischen Einrichtungen) wünschen sich, dass ihre Perspektive in die Gespräche einbezogen wird und dass sie in Notfallsituationen bei der Umsetzung von vorausverfügten Entscheidungen unterstützt werden (Hein et al. 2020; Lotz et al. 2015). Besonders ist zu betonen, dass die üblichen Abläufe für Notfälle in Einrichtungen, von Pflegediensten und im Rettungsdienst im Widerspruch zu den getroffenen Festlegungen der Familie stehen können. Teilweise werden entgegen schriftlichen Behandlungswünschen lebensrettende Maßnahmen eingeleitet (Hammes et al. 2005; Lotz et al. 2015). Die Fachkräfte berichten juristische Unsicherheit, Angst vor Fehlentscheidungen und davon, sich zur Lebensrettung verpflichtet zu fühlen. Pädagogische Fachpersonen berichten über die Unsicherheit von »Nicht-handeln-Können« sowie die emotionale Belastung, das Sterben eines Kindes in einer Akutsituation zu begleiten. Auf diese Situation fühlen sich viele nicht ausreichend vorbereitet und wünschen sich Ansprechpersonen und Unterstützung.

Deshalb sind Maßnahmen notwendig, die Austausch und Ausbildung im Versorgernetzwerk fördern.

Empfehlungen zur Umsetzung von pädACP

- Regelmäßiger Austausch mit relevanten Personen im Versorgernetzwerk, z. B. Kinderärzt*in, ambulanter Krankenpflegedienst, Pädagog*innen, um sie in den pädACP-Prozess einzubeziehen und potenziellen Konflikten vorzubeugen, diese zu erkennen und zu klären.
- Die Umsetzung von Entscheidungen sollte möglichst in persönlichen Gesprächen vorbereitet werden, um das konkrete Vorgehen zu besprechen, Fragen zu klären und den Austausch zu möglichen Konflikten mit institutionellen Vorgaben oder persönlichen Einstellungen zu ermöglichen.
- Begleitend sollten Versorgungspartner untereinander durch Runde Tische vernetzt werden.
- Fachpersonen im Rettungsdienst, in Kliniken, in Krankenpflegediensten sowie in pädagogischen Einrichtungen und Einrichtungen der Eingliederungshilfe sollten regelmäßig zu pädACP geschult werden.

In Interviewstudien wurde wiederholt die Notwendigkeit einer hauptverantwortlichen Fachkraft/Fachstelle zur Koordination genannt. Dies könnte z. B. ein Kinderpalliativteam sein, das die Kinder und Familien oft über lange Zeiträume und institutionsübergreifend betreut, Koordinationsaufgaben übernimmt, rund um die Uhr erreichbar und in sensibler Kommunikation geschult ist (Lord et al. 2020; Lotz et al. 2017; Lotz et al. 2015).

Für eine erfolgreiche Anwendung von pädACP sind standardisierte Abläufe und Materialien notwendig, die an die individuellen Bedürfnisse angepasst werden.

Für die Implementierung sind Programme zur Qualifizierung der Fachkräfte sowie Informations- und Ausbildungsmaßnahmen zur Schulung der örtlichen Versorgungspartner und Handlungsleitlinien für die Fachkräfte erforderlich (Knochel et al. 2022; Hein et al. 2020; Lotz et al. 2017; Lotz et al. 2015).

43.3 Erste Programme für pädiatrisches ACP

43.3.1 Internationale Programme

In den letzten Jahren wurden international erste pädACP-Programme entwickelt (Fahner et al. 2020; Lyon et al. 2009; Zadeh et al. 2015; Knochel et al. 2022). Die meisten Pilotprojekte und Initiativen stellen umfangreiche Online-Materialien frei zur Verfügung. Eine begleitende Strategie zur regionalen Implementierung inklusive Maßnahmen zur Qualifizierung und Qualitätskontrolle fehlt allerdings häufig oder beschränkt sich auf Leitfäden und freiwillige Schulungsangebote.

Im Folgenden wird das Programm *Family/Adolescent-Centered (FACE) Advance Care Planning Intervention* des Children's National Medical Center in Washington D.C. (USA) kurz vorgestellt, welches gut evaluiert ist. Das Programm basiert auf dem *Respecting Choices*®-Programm für Erwachsene (Hammes et al. 2010). In 3–4 Sitzungen werden mit den Jugendlichen und/oder den Sorgeberechtigten Einstellungen, Wünsche und Ängste ermittelt und in einheitlichen Dokumenten schriftlich festgehalten. Die Gespräche werden durch Moderatoren begleitet, die nach dem *Respecting Choices*®-Curriculum geschult wurden und pädiatrisch adaptierte Fragenkataloge einsetzen. Optional können weitere Personen (z. B. Familienmitglieder, Fachkräfte aus Seelsorge, Psychotherapie, Ethik) einbezogen werden. In kontrolliert-randomisierten Studien wurde die Intervention als hilfreich beurteilt und hatte positive Effekte auf das emotionale und körperliche Befinden der Jugendlichen, ihre Entscheidungssicherheit sowie die Übereinstimmung zwischen Jugendlichen und Eltern bzgl. der Behandlungswünsche (Lyon et al. 2017; Lyon et al. 2019; Lyon et al. 2010; Lyon et al. 2009; Lyon et al. 2018; Lyon et al. 2009; Lyon et al. 2013; Lyon et al. 2019). Bemerkenswert war die Haltung der Jugendlichen, die entgegen der Einschätzung ihrer Stellvertretenden mehrheitlich einen frühen Zeitpunkt für Gespräche über Behandlungswünsche am Lebensende wünschten (Lyon et al. 2019).

Als Beispiel für pädACP unterstützende Instrumente seien die Broschüren der US-amerikanischen Organisation *Aging with Dignity* für unterschiedliche Altersgruppen genannt: *My Wishes*SM für Kinder sowie *Voicing My CHOiCES*TM für Jugendliche und junge Erwachsene (Aging with Dignity 2020). Einige umfassen medizinische Aspekte und alltagsbezogene Themen, z. B. Informationen, was dem Kind guttut, spirituelle Wünsche und wie es beerdigt und erinnert werden möchte. *Voicing My CHOiCES*TM wurde auf der Grundlage empirischer Untersuchungen entwickelt und an die speziellen Bedürfnisse von Jugendlichen angepasst (Wiener et al. 2008; Wiener et al. 2012). Hilfestellungen zur Anwendung und Gesprächsführung wurden ebenfalls veröffentlicht (Zadeh et al. 2015).

Von den internationalen Internetangeboten sind zwei Plattformen zu erwähnen, die auch Schulungen für Fachkräfte anbieten:

- Die Webseite des Royal Children's Hospital Melbourne unterscheidet zwischen: Planung für das Leben (»Wishes during life«), für Krisen und das Lebensende (»Plans as child deteriorates«) sowie für das Sterben und die Zeit danach (»Wishes for after death«) (The Royal Children's Hospital Melbourne 2020).
- In den Niederlanden wurde mit IMPACT *(Implementing Pediatric Advance Care Planning Toolkit)* ein »Werkzeugkasten« mit Materialien entwickelt, darunter Gesprächsleitfäden für Fachkräfte sowie Instrumente zur Gesprächsvorbereitung für Kinder und Eltern. Die Materialien wurden auf der Basis einer systematischen Literaturstudie und empirischer Studien entwickelt und in einer Pilotstudie als hilfreiches Instrument für ein kind- und familienzentriertes pädACP bewertet (Fahner et al. 2020).

43.3.2 Aktueller Stand in Deutschland

In dem vom Bundesministerium für Bildung und Forschung geförderten Projekt PREPARE wurde das erste deutschsprachige pädACP-Programm entwickelt und pilotiert (Bundesministerium für Bildung und Forschung (BMBF 2017–2021). In die Konzeption von MAPPS (**M**odulares **P**ädiatrisches **A**dvance **C**are **P**lanning **P**rogramm) waren verwaiste

Eltern und Fachpersonen aus unterschiedlichen Berufsgruppen, Fachdisziplinen und dem Versorgungsnetzwerk eingebunden (Knochel et al. 2022). Diese Zusammenarbeit ermöglichte es erstmals, dass die spezifischen Bedürfnisse im Kinder- und Jugendbereich direkt in einer Programmentwicklung berücksichtigt wurden. Das pädiatrische ACP-Programm MAPPS ist modular aufgebaut und kann damit zwei Aspekte berücksichtigen: die individuelle, flexible Anpassung an die Bedürfnisse und die Bereitschaft von Familien sowie die Strukturierung der vorbereitenden Schritte, des Gesprächsprozesses und der Implementierung der Ergebnisse des pädACP-Prozesses in den individuellen Versorgungskontext. Diese Gliederung des sich wiederholenden (iterativen) ACP-Prozesses bietet Übersicht und Orientierung für Familien und für Fachpersonen. Die MAPPS-Projekt-Homepage informiert über Advance Care Planning für Kinder und Jugendliche, über den Aufbau des ACP-Programms (▶ Abb. 43.1) sowie über die verfügbaren Informationsmaterialien und das dazugehörige Schulungsangebot.[183]

Die ersten vorläufigen Ergebnisse der PREPARE-Pilotstudie zeigen eine gute Anwendbarkeit und positive Wirkung des pädACP-Programms auf die Entscheidungssicherheit von Eltern (Azhar et al. 2023).

Für die Dokumentation von Notfallsituationen wurden Vorlagen als Vorausverfügungen weiterentwickelt und veröffentlicht (Rellensmann et al. 2023; Rellensmann & Hasan 2009; Waske et al. 2019).

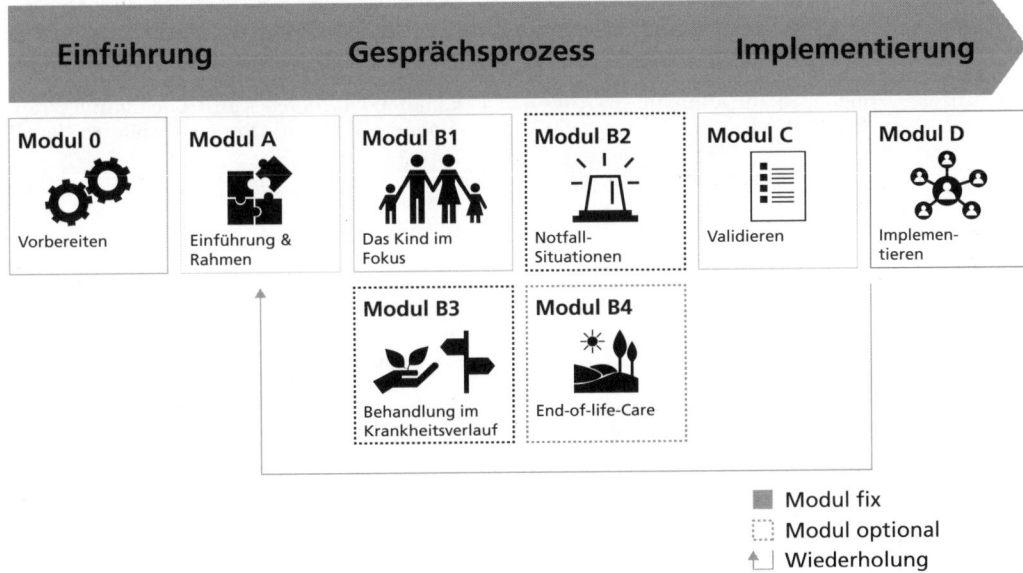

Abb. 43.1: MAPPS – Modulares Pädiatrisches Advance Care Planning Programm, entwickelt in Zusammenarbeit mit verwaisten Eltern sowie interdisziplinären und interprofessionellen Fachpersonen aus dem Versorgungsnetzwerk im BMBF-Projekt PREPARE (Knochel et al. 2022)

---

183 https://www.advance-care-planning.de/mapps [Zugriff 17.10.23]

43.4 Ausblick

Advance Care Planning kann in der Pädiatrie dazu beitragen, dass künftige Behandlungsentscheidungen für Kinder und Jugendliche mit ihren Sorgeberechtigten und, soweit möglich, auch mit den Kindern und Jugendlichen selbst vorbereitet und, wenn gewünscht, geplant und dokumentiert werden. Damit können sie und ihre Familien in Krisen, im Notfall, bei Krankheitsprogression und am Lebensende ihren Wünschen und Bedürfnissen entsprechend behandelt und versorgt werden.

Für ein nachhaltiges pädACP-Konzept sollten zusammen mit einem strukturierten Programm einschließlich eines entsprechendem Schulungskonzeptes, national einheitliche Vorsorgedokumente und eine überregionale Implementierungsstrategie entwickelt werden.

Literatur

Aging with Dignity (2020) Five Wishes®- Pediatrics, Adolescents & Young Adults. (https://fivewishes.org/five-wishes/individuals-families/individuals-and-families/children-and-adolescents, Zugriff am 16.10.2020).

AK Patientenverfügungen am Klinikum der Universität München (2013) Leitlinie zur Frage der Therapiezieländerung bei schwerstkranken Patienten und zum Umgang mit Patientenverfügungen. München: Klinikum der Universität München. (https://docplayer.org/34161447-Leitlinie-zur-frage-der-therapieziel-aenderung-bei-schwerstkranken-patienten-und-zum-umgang-mit-patientenverfuegungen.html, Zugriff am 16.10.2020).

Azhar S, Gramm J, Monz A, Knochel K, Hein K, Borasio GD, Führer M (2023) Feasibility, Acceptability and Potential Effects on Parents of a Modular Pediatric ACP Program (MAPPS) Palliat Med 37(1S):6037

Bayerisches Staatsministerium für Umwelt und Gesundheit (StMUG) (2009) Palliativversorgung von Kindern und Jugendlichen in Bayern. München: StMUG. (https://www.palliativ-portal.de/images/pdf/palkinder.pdf, Zugriff am 16.10.2020).

Beernaert K, Lövgren M, Jeppesen J et al. (2019) Parents' Experiences of Information and Decision Making in the Care of Their Child With Severe Spinal Muscular Atrophy: A Population Survey. J Child Neurol 34(4): 210-215.

Boss RD, Hutton N, Griffin PL et al. (2015) Novel legislation for pediatric advance directives: surveys and focus groups capture parent and clinician perspectives. Palliat Med 29(4): 346–353.

Brunetta J, Fahner J, Legemaat M et al. (2022). »Age-Appropriate Advance Care Planning in Children Diagnosed with a Life-Limiting Condition: A Systematic Review.« Children (Basel) 9(6).

Bundesgerichtshof (BGH) (1958) Urteil v. 05.12.1958 - VI ZR 266/57. BGHZ 29, 33.

Bundesministerium für Bildung und Forschung (BMBF) (2017-2021) PREPARE – Advance Care Planning in der Kinderpalliativmedizin: Eine Pilotstudie. (https://www.gesundheitsforschung-bmbf.de/de/prepare-advance-care-planning-in-der-kinderpalliativmedizin-eine-pilotstudie-6744.php Zugriff am 16.02.2021).

Bürgerliches Gesetzbuch (BGB). § 1626 Abs. 2

Bürgerliches Gesetzbuch (BGB). § 1827

Carr K, Hasson F, McIlfatrick S et al. (2022). »Parents' experiences of initiation of paediatric advance care planning discussions: a qualitative study.« European Journal of Pediatrics 181(3): 1185–1196.

Daxer M, Monz A, Hein K et al. (2022) How to Open the Door: A Qualitative, Observational Study on Initiating Advance Care Discussions with Parents in Pediatric Palliative Care. J. Palliat. Med. 25(4): 562–569.

Durall A, Zurakowski D, Wolfe J (2012) Barriers to conducting advance care discussions for children with life-threatening conditions. Pediatrics 129(4): e975–982.

Edwards J, Kun S, Graham R et al. (2012) End-of-Life discussions and Advance Care Planning for children on long-term assisted ventilation with life-limiting conditions. J Palliat Care 28(1): 21–27.

Fahner JC, Rietjens JAC, van der Heide A et al. (2020) Evaluation showed that stakeholders valued the support provided by the Implementing Pediatric Advance Care Planning Toolkit. Acta Paediatr 00: 1–9.

Fahner JC, Rietjens JAC, van der Heide A et al. (2020) Survey of paediatricians caring for children with life-limiting conditions found that they were involved in advance care planning. Acta Paediatr 109(5): 1011–1018.

Friebert S, Grossoehme DH, Baker JN et al. (2020) Congruence Gaps Between Adolescents With Cancer and Their Families Regarding Values, Goals, and Beliefs About End-of-Life Care. JAMA Netw Open 3(5): e205424.

Groh G, Feddersen B, Führer M et al. (2014) Specialized home palliative care for adults children and adults: Differences and Similarities. J Palliat Med 17(7): 803–810.

Grundgesetz (GG). Art. 6

Hammes B, Klevan J, Kempf M et al. (2005) Pediatric advance care planning. J Palliat Med 8 (4): 766–773.

Hammes BJ, Rooney BL, Gundrum JD (2010) A comparative, retrospective, observational study of the prevalence, availability, and specificity of advance care plans in a county that implemented an advance care planning microsystem. J Am Geriatr Soc 58(7): 1249–1255.

Hein K, Knochel K, Zaimovic V et al. (2020) Identifying key elements for paediatric advance care planning with parents, healthcare providers and stakeholders: A qualitative study. Palliat Med 34(3): 300–308.

Hill DL, Nathanson PG, Carroll KW et al. (2018) Changes in Parental Hopes for Seriously Ill Children. Pediatrics 141(4): e20173549.

in der Schmitten J, Jox R, Rixen S et al. (2015) Vorausplanung für nicht-einwilligungsfähige Personen - »Vertreterverfügungen«. In: Coors M, Jox R, in der Schmitten J (Hrsg.) Advance Care Planning. Von der Patientenverfügungen zur gesundheitlichen Vorausplanung. Stuttgart: Kohlhammer. S. 119–140.

Jalmsell L, Lövgren M, Kreicbergs U et al. (2016) Children with cancer share their views: tell the truth but leave room for hope. Acta Paediatr 105 (9): 1094–1099.

Knochel, K., Zaimovic V, Gatzweiler G et al. (2022). »Participatory Development of a Modular Advance Care Planning Program in Pediatric Palliative Care (MAPPS).« Journal of Pain and Symptom Management 63(2): 189–198.

Liberman DB, Pham PK, Nager AL (2014) Pediatric advance directives: parents' knowledge, experience, and preferences. Pediatrics 134(2): e436–443.

Lord S, Moore C, Beatty M et al. (2020) Assessment of Bereaved Caregiver Experiences of Advance Care Planning for Children With Medical Complexity. JAMA Netw Open 3(7): e2010337.

Lotz JD, Daxer M, Jox RJ et al. (2017) »Hope for the best, prepare for the worst«: A qualitative interview study on parents' needs and fears in pediatric advance care planning. Palliat Med 31(8): 764–771.

Lotz JD, Jox RJ, Borasio GD et al. (2015) Pediatric advance care planning from the perspective of health care professionals: A qualitative interview study. Palliat Med 29(3): 212–222.

Lusney, N.; van Breemen, C.; Lim, E.; Pawliuk, C.; Hussein, Z. Pediatric Advance Care Planning: A Scoping Review. Children 2023, 10, 1179. https://doi.org/10.3390/

Lyon ME, Dallas RH, Garvie PA et al. (2019) Paediatric advance care planning survey: a cross-sectional examination of congruence and discordance between adolescents with HIV/AIDS and their families. BMJ Support Palliat Care 9(1): e22.

Lyon ME, D'Angelo LJ, Dallas RH et al. (2017) A randomized clinical trial of adolescents with HIV/AIDS: pediatric advance care planning. AIDS Care 29(10): 1287–1296.

Lyon ME, Garvie PA, Briggs L et al. (2009) Development, Feasibility, and Acceptability of the Family/Adolescent-Centered (FACE) Advance Care Planning Intervention for Adolescents with HIV. J Palliat Med 12(4): 362–372.

Lyon ME, Garvie PA, Briggs L et al. (2010) Is it safe? Talking to teens with HIV/AIDS about death and dying: a 3-month evaluation of Family Centered Advance care (FACE) planning - anxiety, depression, quality of life. HIV/AIDS - Research and Palliative Care 2: 27–37.

Lyon ME, Garvie PA, D'Angelo LJ et al. (2018) Advance Care Planning and HIV Symptoms in Adolescence. Pediatrics 142(5): e20173869.

Lyon ME, Garvie PA, McCarter R et al. (2009) Who will speak for me? Improving end-of-life decision-making for adolescents with HIV and their families. Pediatrics 123(2): e199–206.

Lyon ME, Jacobs S, Briggs L et al. (2013) Family-centered advance care planning for teens with cancer. JAMA Pediatr 167(5): 460–467.

Lyon ME, Jacobs S, Briggs L et al. (2014) A longitudinal, randomized, controlled trial of advance care planning for teens with cancer: anxiety, depression, quality of life, advance directives, spirituality. J Adolesc Health 54(6): 710–717.

Lyon ME, Thompkins JD, Fratantoni K et al. (2019) Family caregivers of children and adolescents with rare diseases: a novel palliative care intervention. BMJ Support Palliat Care: bmjspcare-2019-001766. Online ahead of print.

Marckmann G, Wiesing U (2012) Kinderheilkunde und Jugendmedizin. Einführung. In: Wiesing U (Hrsg.) Ethik in der Medizin. Ein Studienbuch. Stuttgart: Philipp Reclam jun. S. 452-458.

Mitchell S, Dale J (2015) Advance Care Planning in palliative care: a qualitative investigation into the perspective of Paediatric Intensive Care Unit staff. Palliat Med 29(4): 371-379.

Needle JS, Peden-McAlpine C, Liaschenko J et al. (2020) »Can you tell me why you made that choice?«: A qualitative study of the influences on treatment decisions in advance care planning among adolescents and young adults undergoing bone marrow transplant. Palliat Med 34(3): 281-290.

Needle JS, Peden-McAlpine C, Liaschenko J (2019) Physicians' Perspectives on Adolescent and Young Adult Advance Care Planning The Fallacy of Informed Decision Making. J Clin Ethics 30(2): 131-142.

Orkin J, Beaune L, Moore C et al. (2020) Toward an Understanding of Advance Care Planning in Children With Medical Complexity. Pediatrics 145(3): e20192241.

Rellensmann G, Hasan C (2009) Empfehlungen zum Vorgehen in Notfallsituationen. Monatsschr Kinderheilkd 157: 38-42.

Rellensmann, G., Hasan, C., Beissenhirtz, A. et al. (2023) Vorausverfügungen in der Pädiatrie. Monatsschr Kinderheilkd 171, 726–732.

Sudore, R. L. (2010). »Redefining the »Planning« in Advance Care Planning: Preparing for End-of-Life Decision Making.« Annals of Internal Medicine 153(4): 256.

The Royal Children's Hospital Melbourne (2020) Advance Care Planning. (https://www.rch.org.au/rch_palliative/for_health_professionals/Advance_Care_Planning/, Zugriff am 16.10.2020).

UN-Kinderrechtskonvention (1990). Art. 12 Abs. 1

Vemuri, S., Hynson J, Williams K et al. (2022). »Conceptualising paediatric advance care planning: a qualitative phenomenological study of paediatricians caring for children with life-limiting conditions in Australia.« BMJ Open 12(5): e060077.

Waske A, Kuhnol CD, Kramm CM (2019) The use of Do-Not-Resuscitate-Order equivalents in pediatric palliative care medicine in Germany. Ann Palliat Med 8(2): 112-120.

Wiener L, Ballard E, Brennan T et al. (2008) How I wish to be remembered: the use of an advance care planning document in adolescent and young adult populations. J Palliat Med 11(10): 1309-1313.

Wiener L, Zadeh S, Battles H et al. (2012) Allowing Adolescents and Young Adults to Plan Their End-of-Life Care. Pediatrics 130(5): 897-905.

Wiesemann C (2015) Ethik in der Kinderheilkunde und Jugendmedizin. In: Marckmann G (Hrsg.) Praxisbuch Ethik in der Medizin. Berlin: Medizinisch Wissenschaftliche Verlagsgesellschaft. S. 313-326.

Zadeh S, Pao M, Wiener L (2015) Opening end-of-life discussions: how to introduce Voicing My CHOiCES, an advance care planning guide for adolescents and young adults. Palliat Support Care 13(3): 591-599.

44 Advance Care Planning in der Perinatologie – Vorausplanung einer palliativen Geburt

Lars Garten, Kerstin von der Hude, Thomas Strahleck

44.1 Definition

Eine palliative Geburt ist die Geburt eines Kindes, bei dem erwartet wird oder mit einer gewissen Wahrscheinlichkeit die Möglichkeit besteht, dass es bei der Geburt oder kurze Zeit nach der Geburt verstirbt. Das Kind und die betroffene Familie sollten vor, bei und nach dieser Geburt durch ein in Palliativversorgung erfahrenes, interprofessionelles Team begleitet werden (Garten et al. 2018).

44.2 Hintergrund

Advance Care Planning (ACP) verfolgt das Ziel, »mögliche künftige medizinische Entscheidungen so vorauszuplanen, dass Patienten auch dann zuverlässig nach ihren individuellen Wertvorstellungen und Wünschen behandelt werden, wenn sie diese krankheitsbedingt nicht mehr selbst äußern können« (in der Schmitten et al. 2016, S. 180). Für den Bereich der Kinderheilkunde muss die Definition von ACP adaptiert werden. Hier steht der ansonsten im Vordergrund stehende Patientenwille als maßgebliche Richtschnur in den meisten Fällen nicht zur Verfügung. Vorausschauende Behandlungswünsche können v. a. bei jüngeren Kindern dementsprechend nicht selbstbestimmt formuliert werden. Hier kommt den sorgeberechtigten Eltern auf Grund ihrer Beziehung zu ihrem Kind das Entscheidungsrecht zu. Sie sind dabei aber daran gebunden, im Sinne des Wohlergehens ihres Kindes zu entscheiden (▶ Kap. 43).

Noch etwas komplexer stellt sich die Situation im Kontext von Schwangerschaft und Geburt dar. Während der Schwangerschaft liegt die rechtliche Entscheidungsbefugnis über Durchführung oder Unterlassung einer medizinischen Behandlung des ungeborenen Kindes primär *bei der Schwangeren*. Dies gilt vor allem im Kontext medizinischer Entscheidungen, deren Konsequenzen die Gesundheit der Schwangeren und des ungeborenen Kindes betreffen. Therapieentscheidungen erfolgen daher stets im Kontext der Güterabwägung zwischen dem Schutz des ungeborenen Lebens einerseits und den Interessen der Schwangeren, insbesondere im Hinblick auf ihre (reproduktive) Selbstbestimmung. Ab dem Zeitpunkt der Geburt kommt den sorgeberechtigten Eltern das *gemeinsame Entscheidungsrecht* zu.

Eine einfach zugängliche und hochtechnisierte Schwangerenvorsorge hat in den letzten Jahren die Anzahl von feindiagnostischen Maßnahmen deutlich zunehmen lassen. Dies hat dazu geführt, dass lebensverkürzende Erkrankungen immer häufiger schon in der Fetalzeit diagnostiziert werden. Oder es finden sich sonographische oder genetische Auffälligkeiten, die lebensbedrohliche Probleme vor, bei, oder direkt nach der Geburt erwarten lassen. In Folge dieser Entwicklung steigt die Notwendigkeit, ganzheitliche und fächerübergreifende Konzepte zur vorausschauenden Behandlungsplanung auch in den Bereich von Pränataldiagnostik und Perinatologie zu integrieren.

Eine weitere Besonderheit des pränatalen ACP muss im Rahmen vorgeburtlicher Beratung berücksichtigt werden. Mit der Geburt und der Anpassung an das extrauterine Leben ändern sich grundlegende physiologische Körperfunktionen und -vorgänge (z. B. Herz-Kreislaufumstellung, Einsetzen der Lungenatmung …). Die unmittelbare, individuelle Auswirkung von pränatal erhobenen, »auffälligen« Befunden in Bezug auf nachgeburtlich lebensnotwendige Körperfunktionen kann daher in vielen Fällen erst nach der Geburt beurteilt werden. Es wird aus diesem Grund empfohlen, Begriffe wie beispielsweise »letale Fehlbildungen«, »Lebensunfähigkeit« oder »Aussichtslosigkeit« in diesem speziellen (vorgeburtlichen) Zusammenhang zu vermeiden.

44.3 Der Gesprächsprozess

Beim pränatalen ACP werden zukünftige (Be-)Handlungsschritte mit der Schwangeren bzw. den werdenden Eltern bereits vor der Geburt unter Berücksichtigung sowohl medizinischer als auch nichtmedizinischer Aspekte individuell für verschiedene Phasen der Schwangerschaft, der Geburt und des kindlichen Krankheitsverlaufes geplant. Voraussetzung ist ein frühzeitig beginnender interprofessioneller Gesprächsprozess (Flaig et al. 2019). Durch Erfassung der elterlichen Werte und Bedürfnisse sowie eine professionelle, verständliche Aufklärung und Beratung soll die elterliche Autonomie gefördert werden. Der Gesprächsprozess hat die Entscheidungsfindung im Rahmen eines Shared Decision Making zum Ziel, die das Gesamtwohl des Kindes innerhalb des rechtlich und ethisch gegebenen Rahmens achtet. In einem großen Teil der Fälle sind mehrere Gespräche und Beratungen nötig. Den Eltern wird durch die grundlegende Beteiligung an Entscheidungsprozessen die Möglichkeit eröffnet, bereits vorgeburtlich in ihre Elternrolle hineinzuwachsen und Verantwortung für ihr Kind zu übernehmen.

Aufgrund der raschen Krankheitsdynamik neonataler lebensverkürzender Erkrankungen ist betroffenen Kindern meist nur eine sehr kurze Lebenszeit [im Median 3 Tage nach der Geburt des Kindes (Garten et al. 2018)] gegeben. Dies hat bei mehr als 90 % der Kinder eine sehr kurze (nachgeburtliche) Familienzeit zur Folge und lässt daher nur einen zeitlich geringen Gestaltungsraum für die Eltern zu. Umso wichtiger ist es, dass Eltern ermutigt werden, die kurze (vor- und nachgeburtliche) Lebenszeit mit ihrem Kind aktiv zu gestalten.

Hier ist es wichtig, den Patienten und die Familie ganzheitlich zu sehen und nicht nur medizinische Ziele und Maßnahmen in das Advance Care Planning einzubeziehen. Es ist in diesem Zusammenhang sicher von Vorteil, dass in der Neonatologie und Pädiatrie die ganzheitliche Sicht im Rahmen der individuellen entwicklungsfördernden und familienzentrierten Versorgung weit verbreitet ist und sowohl der Bindungsaufbau als auch die salutogenetische Wirkung der Eltern und Familie auf das Kind eine wesentliche Rolle spielen (Sabnis et al. 2019).

Im Rahmen des pränatalen ACP müssen neben der vorausschauenden Behandlungsplanung für das betroffenen Kind die Belange der Schwangeren im Fokus der medizinischen und psychosozialen Begleitung stehen. Die Autonomie und das Selbstbestimmungsrecht der Schwangeren haben im Rahmen der (vor-)geburtlichen medizinischen Betreuung von Mutter und Kind dabei grundsätzlich Priorität. Im Falle einer Mehrlingsschwangerschaft müssen zudem die medizinischen Belange des (gesunden oder ebenfalls erkrankten) ungeborenen Geschwisters berücksichtigt werden. Aufgrund dessen bedarf pränatales ACP besonderer Sorgfalt, damit eben auch für die o. g. im weiteren Sinne ebenfalls Betroffenen Behandlungsziele gesucht und benannt und in ihrer Bedeutung abgewogen werden. In diesem Fall existiert eine *Zielpluralität*, die oftmals eine Priorisierung erfordert, v. a. wenn Ziele unter Umständen nicht zusammen erreicht werden können. Behandlungsziele werden in ihrer Wichtigkeit von den betroffenen Akteuren (der Schwangeren, dem Vater, weiteren Familienmitgliedern, Mitgliedern des geburtshilflichen und kinderärztlichen Behandlungsteams etc.) u. U. sehr unterschiedlich bewertet. Hier sollte im Rahmen des pränatalen ACP ein Konsens zwischen den Eltern, aber auch möglichst den anderen Beteiligten angestrebt werden (Garten et al. 2020).

Weil mindestens zwei Menschen (Schwangere und Kind) mit ihren individuellen medizinischem bzw. psychosozialen Therapiezielen berücksichtigt werden müssen, sind immer mehrere Disziplinen und Professionen am Prozess des pränatalen ACP beteiligt. Transparente Kommunikation unter den Beteiligten ist essenziell und erst diese ermöglicht es, dass im Prozess des pränatalen ACP alle relevanten Aspekte in das Shared Decision Making mit den Eltern einbezogen werden können. So wird dann ermöglicht, dass Ziele und Handlungsoptionen für mögliche Situationen und Szenarien herausgearbeitet und besprochen werden können, die u. U. zuvor noch nicht wahrgenommen wurden. Auch hier zeigt sich, wie wichtig es ist, pränatales ACP als kontinuierlich fortlaufenden Prozess – und nicht als einzeitiges Erstellen eines Therapieplanes – zu gestalten. Es ist die primäre Aufgabe der vorgeburtlich Beratenden, die betroffenen Eltern zu befähigen, eine gut informierte, gestützt-autonome Entscheidung im Einklang mit ihrer Hoffnung, ihrem Glauben, ihren Wertvorstellungen und ihrer individuellen Lebenssituation zu treffen.

44.4 Die Unsicherheit von Diagnose und Prognose

In der Perinatologie gelingt es leider in einem Teil der Fälle nicht, eine definitive Diagnose zu stellen, sei es aufgrund der Unsicherheit der diagnostischen Möglichkeiten oder auch weil die Schwangere bzw. die Eltern in ihrem Recht auf Nichtwissen die diagnostischen Möglichkeiten nicht ausschöpfen wollen. Gerade bei prognostischer Unsicherheit ist es nötig, das Risiko von Leiden und die Chance auf ein weniger beeinträchtigtes Leben so weit wie möglich zu antizipieren, um daraus Therapie- und Handlungsoptionen für die verschiedenen vorstellbaren perinatalen und postnatalen Szenarien so gut begründet wie möglich abzuleiten. So kann mit den werdenden Eltern durchdacht und vorausschauend festgelegt werden, was in den jeweiligen, potenziellen Szenarien im besten Interesse des Kindes zu tun ist oder was unterlassen werden soll.

Oftmals ermöglicht eine spätere, sichere Diagnosestellung eine bessere Prognoseeinschätzung. Oder die initiale Prognoseeinschätzung muss aufgrund von unerwarteten

Krankheitsverläufen korrigiert werden. Unter Umständen ist dann eine kurzfristige wiederholte Modifizierung des Therapiezieles im Rahmen eines *longitudinalen Shared Decision Making* notwendig (Garten et al. 2020). Gerade Familien mit einem Kind mit unklarer Diagnose und Prognose profitieren von einem Advance Care Planning.

44.5 Entscheidungsfindung nach pränataler Diagnose einer lebensverkürzenden Erkrankung

Die vorgeburtliche Beratung bei diagnostizierter oder potenziell lebensverkürzender oder -bedrohlicher Erkrankung sollte aus perinatologisch-palliativmedizinischer Sicht idealerweise interdisziplinär und interprofessionell erfolgen. Es sollte sichergestellt sein, dass auf die Expertise von mindestens *Pränataldiagnostikern, Geburtshelfern, Neonatologen, pädiatrischen Palliativmedizinern und psychosozialen Mitarbeitern* zurückgegriffen werden kann. Bei speziellen Erkrankungen ist es oft sinnvoll, das beratende Team um *zusätzliche Spezialisten* zu erweitern. Hierfür müssen jeweils individuelle Strukturen geschaffen werden, die sich an den lokal vorhandenen personellen und institutionellen Ressourcen orientieren. Bei der Auswahl der Beratenden muss bedacht werden, dass die betroffenen Eltern viele Fragen bewegen, die deutlich über medizinische Fragen hinausgehen und möglicherweise die Entscheidungsfindung beeinflussen. Obligat sollte neben der medizinischen daher auch eine *psychosoziale Beratung* erfolgen.

Besondere Beachtung sollte zudem stets der Schnittstellenoptimierung zwischen ambulanten, prästationären und stationären Versorgungsstrukturen sowie der inhaltlichen Abstimmung aller beteiligten Akteure zuteilwerden. Die Terminierung, Koordinierung und Vorbereitung von Beratungsgesprächen aus eigener Kraft sowie die Gespräche selbst werden von den Eltern immer wieder als sehr anstrengend und kräftezehrend beschrieben. Im Sinne einer ressourcenorientierten Beratung ist es unbedingt empfehlenswert, dass eine oder zwei Personen aus dem interdisziplinären Behandlungsteam folgende Aufgaben übernehmen: (1) Koordination der Absprachen zwischen den betroffenen Eltern und einzelnen Mitgliedern des Behandlungsteams, (2) Koordination der Absprachen innerhalb des multiprofessionellen und interdisziplinären Behandlungsteams (unter Einschluss aller ambulant und stationär tätigen Mitglieder bzw. Institutionen).

Eltern empfinden es als enorm hilfreich, wenn jemand gemeinsam mit ihnen etwas Ordnung in das vorhandene Organisations-, Fragen- und Gefühlschaos bringt. Obligat sollten ein oder zwei einfach erreichbare Hauptansprechpartner aus jeweils einer medizinischen und einer psychosozialen Profession für die betroffenen Eltern benannt werden.

Es ist hilfreich, wenn folgende Ziele im Rahmen dieser Phase der vorgeburtlichen Beratung erreicht werden können (Carter 2017):

- Die Eltern haben die Erkrankung ihres Kindes verstanden und wissen um deren antizipierte Prognose und die ggf. vorhandene prognostische Unsicherheit.
- Die Eltern haben alle vor- und nachgeburtlichen Therapiewege, die im Sinne des Kindes durchgeführt werden könnten, mit deren potenziellen Auswirkungen auf Kind und Familie verstanden.
- Die Beratenden konnten sich ein Bild von Wünschen, Hoffnungen, Bedürfnissen,

Wertvorstellungen und Ängsten der Betroffenen machen.
- Die Beratenden konnten einen Eindruck von der elterlichen Grundeinstellung in Bezug auf die Informationsvermittlung gewinnen (z. B. »Detail-orientiert« vs. »das große Ganze betrachtend«)
- Eltern und Beratende haben gemeinsam über Risiken, potenzielle Schädigungen (z. B. Schmerz) und Belastungen durch den Einsatz potenziell lebensverlängernder Maßnahmen (z. B. Beginn einer Atemunterstützung nach der Geburt) gesprochen.

44.6 Vorausplanung einer palliativen Geburt

Entscheiden sich Eltern nach ausführlicher interprofessioneller Beratung für die Fortführung der Schwangerschaft trotz lebensverkürzender Erkrankung, sollte in enger interdisziplinärer Absprache die Planung der Geburt und damit die peripartale bzw. perinatale Betreuung von Mutter und Kind erfolgen. Eltern sind in dieser Phase der Beratung erfahrungsgemäß noch sehr verunsichert, sie benötigen in Vorbereitung auf die Geburt ihres Kindes verständlich vermittelte Informationen, die alle für sie nun individuell relevanten medizinischen und nichtmedizinischen Fragen so weit wie möglich beantworten. Trotz »infauster« Prognose sollten die Beratenden in den Gesprächen auch elterliche Hoffnung zulassen können.

Die Betreuung der Schwangeren bis zur Geburt und vor allem die Geburtsplanung bedürfen einer besonderen Sorgfalt. Es muss daher zum Schutz der Schwangeren stets auf die Notwendigkeit regelmäßiger vorgeburtlicher Untersuchungen nach den Mutterschaftsrichtlinien hingewiesen werden.

In Vorbereitung auf die Geburt des Kindes sollten auch die Eltern von Kindern mit lebensverkürzender Erkrankung dahingehend beraten werden, sich rechtzeitig eine Hebamme zu suchen. Unter Umständen kann im Rahmen einer Hebammenbetreuung sowohl eine individuelle Geburtsvorbereitung jenseits regulärer Geburtsvorbereitungskurse als auch eine individuell abgestimmte Wochenbettbetreuung mit anschließender Rückbildungsgymnastik und Nachsorge erfolgen.

44.6.1 Geburtsmodus und peripartale Betreuung der Mutter

Im Regelfall sollte, wenn ein Versterben des Kindes bei oder direkt nach Geburt zu erwarten ist, aus medizinischer Sicht primär eine vaginale Spontangeburt ohne Monitoring des Kindes unter der Geburt empfohlen werden. Postnatal erfolgt dann – u. U. nach Bestätigung der pränatalen »infausten« Prognoseeinschätzung – die geplante primäre Palliativversorgung des Neugeborenen. Das führende Argument für eine Spontangeburt ist hier der Verzicht auf einen potenziell risikobehafteten operativen Eingriff bei der Mutter. Dennoch kann im Einzelfall auch die Sectio eine sinnvolle Variante sein.

Bei perinatal zu erwartendem Tod des Kindes sollte in der geburtshilflichen Betreuung der werdenden Mutter auf folgende Punkte besonders Wert gelegt werden:

- Der Geburtsverlauf sollte vorab genau besprochen werden.
- Eine kostenfreie stationäre Mitaufnahme einer unterstützenden Person sollte angeboten werden.

- Solange nichts Dringendes dagegenspricht, sollte eine vaginale Geburt angestrebt werden.
- Eine frühe Schmerzlinderung bei der Mutter, meist durch Periduralanästhesie, wird empfohlen.
- Die Geburt sollte im Geburtsraum mit Betreuung durch eine besonders erfahrene bzw. einfühlsame Hebamme stattfinden.
- Individuelle Wünsche sollten, wo immer möglich, erfüllt werden.

In der Regel wird eine palliative Geburt in einer Klinik erfolgen. Im Rahmen dieses Beitrags soll lediglich darauf hingewiesen werden, dass in Einzelfällen und bei Erfüllung bestimmter Voraussetzungen die Möglichkeit einer palliativen Hausgeburt besteht. Diese sollte dann z. B. unter Begleitung eines Teams der spezialisierten ambulanten pädiatrischen Palliativversorgung (SAPV) sowie einer erfahrenen Hebamme stattfinden.

44.6.2 Perinataler Palliativplan

Auch wenn im Rahmen des pränatalen ACP der Gesprächsprozess im Fokus steht, so kommt auch der schriftlichen Dokumentation erhebliche praktische Bedeutung zu. Der Inhalt jedes pränatalen Beratungsgespräches sollte daher sorgfältig dokumentiert werden. Im Falle einer geplanten postnatalen primären Palliativversorgung setzen manche Kliniken einheitliche, aussagekräftige Formulare ein. Mögliche Komponenten, die ein derartiger *perinataler Palliativplan* aufgreifen könnte, sind an anderer Stelle ausführlich beschrieben (Boss et al. 2011; Garten & von der Hude 2019).

Auch wenn ein Palliativplan festgelegt ist, muss eine postnatale kinderärztliche Evaluation sicherstellen, dass die pränatale Diagnose und Prognoseeinschätzung sich nicht als falsch herausstellt und zur *self-fullfiling prophecy* wird.

Entscheidungen, die um den Tod des Kindes herum getroffen werden, sind für Eltern besonders belastend. Dennoch ist es bei der Erstellung eines Advance-Care-Planes von Bedeutung, nicht nur die konkret zu ergreifenden oder zu unterlassenden medizinischen und nichtmedizinischen Maßnahmen auszuformulieren, sondern auch allgemein die gewünschten Ziele und Wertvorstellungen zu erfassen, damit es einfacher ist, in unvorhergesehenen und unbesprochenen Situationen eine Handlungsstrategie zu entwickeln, die dem Kind und der Familie gerecht werden kann (Garten et al. 2020). Für die Eltern ist das Durchdenken unterschiedlicher Szenarien einerseits sehr anstrengend, weil sie sich mit den vielfältigen Optionen auseinandersetzen müssen. Andererseits erleben es die meisten Eltern im Nachhinein als entlastend, einmal alle aus der aktuellen Situation heraus denkbaren Möglichkeiten besprochen und die damit verbundenen Ängste und Fantasien ausgesprochen und geteilt zu haben.

Nach dem häufig anstrengenden Entscheidungsprozess gilt es nun, die folgende Zeit der Schwangerschaft bis zur Geburt individuell zu gestalten. Betroffene Eltern erleben diese Zeit und die damit verbundenen Erwartungen, Wünsche und Bedürfnisse häufig sehr unterschiedlich. Dies kann mit voranschreitender Zeit zu stärkeren Belastungen bei jedem Einzelnen, aber auch innerhalb der Beziehung beziehungsweise innerfamiliär (z. B. bei bereits vorhandenen Kindern) führen.

Betroffene Eltern werden in vielen Situationen ihres alltäglichen Lebens mit hohen Belastungen und besonderen Herausforderungen konfrontiert, die sie häufig nicht steuern können. Ein besonderer Belastungsfaktor kann sich aus den sehr unterschiedlichen und oft nicht vorhersehbaren Reaktionen des familiären und sozialen Umfeldes ergeben. Dennoch wünschen sich die meisten Eltern, trotz aller Trauer, wiederkehrender Zweifel und Belastung auch Momente der Freude in der Zeit der aufrechterhaltenen Schwangerschaft. Im Rahmen einer kontinuierlichen ressourcenorientierten psychosozialen Beratung (von der Hude 2021) eröffnet sich u. a. die Möglichkeit, die Eltern darin zu ermutigen, das noch ungeborene Kind bereits als Familienmitglied anzuerkennen, um bewusst gemeinsame schöne und liebevolle Erinnerungen an eine, wenn auch kurze gemeinsame Familienzeit schon während der Schwangerschaft zu sammeln. Der Schwangerschaft kommt ein besonderer Stellenwert zu, da sie zum einen eine sehr frühzeitige intensive Bindung zum Kind bedeutungsvoll werden lässt. Zum anderen sorgt sie aber auch mit zunehmendem Voranschreiten für eine steigende mütterliche Belastung infolge der stärker werdenden Auseinandersetzung mit der begrenzten Lebenszeit ihres Kindes nach der Geburt. Hier kann psychosoziale Beratung stützend wirken und Übergänge begleiten. Die psychosoziale Prozessbegleitung unterstützt die Eltern darin, ehemals getroffene Entscheidungen in ihrer gesamten Komplexität auch noch nach Jahren als nachvollziehbar und begründbar zu erleben (Wool & Catlin 2019).

Wird ein Advance-Care-Plan gemeinsam mit den Eltern erstellt, so sollte dieser Plan allen potenziell in die weitere Betreuung der Schwangeren und des Kindes Involvierten zur Verfügung gestellt werden. Es hat sich als günstig erwiesen, wenn eine Kopie des Planes obligat im Mutterpass der Schwangeren hinterlegt ist. Alle an der Betreuung Beteiligten sollten darin geschult werden, den gemeinsam mit den Eltern erarbeiteten Plan zu beachten und im Bedarfsfall angemessen umzusetzen.

Wichtiges Ziel des pränatalen ACP ist es, Sicherheit zu schaffen. Eltern sollen sich sicher sein, dass die Bedürfnisse ihres Kindes und ihrer Familie entsprechend der gemeinsamen Vorausplanung erfüllt werden. Durch ACP entsteht ebenso eine Handlungssicherheit für die professionell begleitenden Personen, auch wenn diese die betroffene Familie im Vorfeld nicht persönlich kennengelernt haben. Ein detailliert ausformulierter und von jedem rasch und ohne Hürden zugänglicher perinataler Palliativplan kann als Basis für ein akutes Teambriefing (z. B. im Geburtsraum) dienen. Insbesondere die Verschriftlichung der übergeordneten Behandlungsziele und der daraus folgenden detailliert besprochenen Handlungsmaßnahmen in einem Dokument ist für die spätere Umsetzbarkeit durch die jeweiligen Behandlungsteams wichtig.

Auch im Bereich der Perinatologie gibt es Situationen, die nicht vorhersehbar sind. Eine akute und vielleicht unerwartete kindliche Zustandsänderung kann jederzeit auftreten. Oftmals verstirbt das Kind vor oder unmittelbar unter der Geburt und wird dann still geboren. Auch mögliche unerwartete maternale Komplikationen vor, unter oder nach der Geburt sollten entsprechend der vorliegenden Risikokonstellation antizipiert und im Vorfeld besprochen werden. Wichtig ist, hier die Prioritäten der jeweiligen Ziele festzulegen und verschiedene alternative Optionen für die Begleitung der Schwangeren/Gebärenden und des Kindes durchzuspielen. Wie eingangs bereits erwähnt ist aus geburtshilflicher Sicht stets das vorrangige Ziel, Leben und Gesundheit der Mutter zu erhalten. Diesem Ziel werden sich in der Regel alle anderen Behandlungsziele unterzuordnen haben. Das kann z. B. bedeuten, dass sich im Falle einer indizierten Vollnarkose die Mutter direkt nach der Geburt nicht selbst um ihr sterbendes Kind kümmern kann. Auch solche ungünstigen Szenarien sollten bei der Erstellung des ACP besprochen werden.

44.7 Klinischer Fall

Das erste Kind einer Familie musste nach seiner Geburt per Notkaiserschnitt reanimiert und im Anschluss auf der Neugeborenenintensivstation betreut werden. Das Kind entwickelte eine schwerste neurologische Beeinträchtigung mit epileptischen Anfällen, die zu einem komplikationsreichen und im Weiteren häufig leidvollen Verlauf führte. Nach Entlassung nach Hause wurde das Kind noch einige Wochen unter Intensivpflegebedingungen betreut, bevor es im Alter von zehn Monaten verstarb. Als Ursache der Erkrankung wurde eine genetisch bedingte schwere Stoffwechselerkrankung diagnostiziert.

Nun erwartete das betroffene Paar erneut ein Kind. Im Rahmen der durchgeführten Pränataldiagnostik wurde bei dem ungeborenen Kind dieselbe ›letale‹ Stoffwechselerkrankung diagnostiziert. Beide Eltern wollten dem jetzigen Kind den zu erwartenden leidvollen Verlauf, den sie bei ihrem ersten Kind erlebt hatten, ersparen. Eine Schwangerschaftsbeendigung war von beiden nicht gewünscht, das Kind sollte ausgetragen werden und dann nach der Geburt unter palliativer Begleitung versterben dürfen. Für die Mutter war es wichtig, die wertvolle Zeit nach der Geburt wach und mit ihrem Kind zu verbringen, ohne Trennung von ihm und unter Verzicht auf jegliche lebensverlängernden Maßnahmen. Der Vater wünschte sich, dass trotz geringer längerer Überlebenschance des Kindes begrenzt lebensverlängernde Maßnahmen ergriffen würden. Es wurden die möglichen Handlungsoptionen unter Berücksichtigung der jeweils von den Eltern gewünschten Therapieziele diskutiert und folgender Konsens erreicht:

- Die Geburt des Kindes sollte per geplanter Kaiserschnittentbindung (aus mütterlicher Indikation) in lokaler Rückenmarksnarkose geschehen.
- Es wurde beschlossen, einen auf zehn Minuten zeitlich begrenzten »nachgeburtlichen Stabilisierungsversuch« vorzunehmen, falls das Kind unmittelbar nach der Geburt unzureichend atmen würde.
- Im Rahmen dieses Stabilisierungsversuches sollte ggf. ausschließlich eine nicht-invasive Atemunterstützung zur Anwendung kommen, jedoch keine kardiale Reanimation. Primäres Ziel dieser zeitlich limitierten Stabilisierung war die Ermöglichung einer Abschiednahme der Familie von ihrem Kind (intensiver Haut-zu-Haut-Kontakt mit den Eltern, Taufe des Kindes, Großeltern sollten das Kind einmal lebend sehen können).
- Für den Fall des Überlebens der unmittelbaren nachgeburtlichen Phase sollten sowohl das Kind als auch die Eltern in eine Rooming-in-Einheit in der Klinik für Neonatologie aufgenommen werden.
- Die medizinische Betreuung der Mutter selbst als frischoperierte Patientin sollte kontinuierlich durch die Kolleginnen der Geburtsmedizin auf der neonatologischen Station erfolgen.
- Den Eltern wurde versichert, dass sowohl bei raschem Versterben des Kindes im Geburtsraum als auch bei längerem Überleben für eine adäquate und lückenlose Symptomkontrolle gesorgt sei. Als Basis der Symptomkontrolle wurden benannt: ungestörter Körperkontakt zu den Eltern, Stillen von Hunger und Durst, Zufuhr von Wärme sowie konsequenter Verzicht auf invasive Diagnostik und Therapie. Ergänzend sollte bei entsprechender Indikation u. a. eine pharmakologische Schmerztherapie/Sedierung zur Anwendung kommen.
- Eine psychosoziale Begleitung der Eltern war bereits vorgeburtlich durch eine Psychologin des Perinatalzentrums erfolgt. Deren lückenlose Fortsetzung war sowohl

für die Zeit des stationären Aufenthaltes der Familie als auch für die erste Zeit nach dem zu erwartenden Versterben des Kindes gewährleistet.

44.8 Zusammenfassung

In der Perinatologie hat ein angemessenes und rechtzeitiges pränatales Advance Care Planning das Potential, (1) eine Verbesserung der Versorgung von ungeborenen bzw. neugeborenen Kindern mit lebensverkürzenden Erkrankungen und ihren Familien zu erreichen, (2) unnötige und belastende Maßnahmen zu vermeiden und (3) den Fokus auf Ziele zu legen, die für das Kind und die Familie wertvoll und bedeutsam sind. Beim perinatalen ACP ist im Besonderen zu berücksichtigen, dass die gesundheitlichen Belange der Mutter und/oder etwaiger Mehrlingsgeschwister unmittelbar von der vorausschauenden Behandlungsplanung für das erkrankte Kind betroffen sein können und daher einer besonderen Beachtung bedürfen.

Literatur

Boss R, Kavanaugh K, Kobler K (2011) Textbook of Interdisciplinary Pediatric Palliative Care. Saunders, Philadelphia, USA: Elsevier; S. 392.

Carter BS (2017) Advance care planning: outpatient antenatal palliative care consultation. Arch Dis Child Fetal Neonatal Ed. 102(1): F3–4.

Flaig F, Lotz JD, Knochel K et al. (2019) Perinatal Palliative Care: A qualitative study evaluating the perspectives of pregnancy counselors. Palliat Med 33(6): 704–711.

Garten L, Globisch M, von der Hude K et al. (2018) Leitsätze für Palliativversorgung und Trauerbegleitung in der Peri- und Neonatologie. Bundesverband »Das frühgeborene Kind« e. V.: Frankfurt am Main.

Garten L, Ohlig S, Metze B, et al. (2018) Prevalence and Characteristics of Neonatal Comfort Care Patients: A Single-Center, 5-Year, Retrospective, Observational Study. Front Pediatr 6: 221.

Garten L, von der Hude K. (2019) Perinatale Palliativversorgung. In: Garten L und von der Hude K (Hrsg.) Palliativversorgung und Trauerbegleitung in der Neonatologie. 2. Aufl. Berlin Heidelberg: Springer Verlag. S. 34–51.

Garten L, Globisch M, von der Hude K et al. (2020) Palliative Care and Grief Counseling in Peri- and Neonatology: Recommendations From the German PaluTiN Group. Front Pediatr 8: 67.

Garten L, von der Hude K, Strahleck T et al. (2020) Extending the Concept of Advance Care Planning to the Perinatal Period. Klin Padiatr 232(5): 249–56.

in der Schmitten J, Nauck F, Marckmann G (2016). Behandlung im Voraus planen (Advance Care Planning): ein neues Konzept zur Realisierung wirksamer Patientenverfügungen. Z für Palliativmedizin 17: 177–95.

Sabnis A, Fojo S, Nayak SS et al. (2019) Reducing parental trauma and stress in neonatal intensive care: systematic review and meta-analysis of hospital interventions. J Perinatol Off J Calif Perinat Assoc. 39(3): 375–86.

von der Hude K (2021) Psychosoziale Begleitung im Kontext perinataler Palliativversorgung. Z für Palliativmedizin 22: 155–69.

Wool C, Catlin A (2019) Perinatal bereavement and palliative care offered throughout the healthcare system. Ann Palliat Med. 8(Suppl 1): S22–S29.

45 Advance Care Planning bei demenziellen Erkrankungen

Ralf J. Jox

45.1 Einleitung

In diesem Kapitel soll Advance Care Planning (ACP) in Bezug auf demenzielle Erkrankungen erörtert werden. Die Demenz dürfte eine der häufigsten Situationen sein, an die Menschen denken, wenn sie sich mit dem Gedanken befassen, mittels Patientenverfügung bzw. ACP für eine künftige Behandlung vorzusorgen. Die Weltgesundheitsorganisation (WHO) schätzt, dass weltweit aktuell bereits mehr als 55 Millionen Menschen eine Demenz haben und dass jedes Jahr 10 Mio. Menschen neu daran erkranken (World Health Organization 2023). Ebenfalls gemäß den Berechnungen der WHO rangieren demenzielle Erkrankungen unter den führenden zehn Todesursachen weltweit (World Health Organization 2020).

Aus medizinischer Sicht ist die Demenz keine Erkrankung, sondern ein Syndrom, d. h. eine Ansammlung von Symptomen, die häufiger miteinander auftreten. Eine Demenz kann durch unterschiedliche Krankheiten hervorgerufen werden. Am bekanntesten sind die Demenz im Rahmen einer Alzheimer-Krankheit, die vaskuläre Demenz, die frontotemporale Demenz, die Lewy-Körperchen-Demenz, die Demenz bei Morbus Parkinson und Mischformen (Arbeitsgemeinschaft Wissenschaftlicher Medizinischer Fachgesellschaften 2016). Auch innerhalb dieser Krankheitsbilder gibt es noch verschiedene Unterformen. Selten gibt es heilbare Ursachen von Demenz, die allermeisten zugrundeliegenden Krankheiten sind chronischer Natur und unheilbar. Die zu einer Demenz führenden Erkrankungen, kurz demenzielle Erkrankungen genannt, verlaufen im Allgemeinen chronisch-fortschreitend. Die Dauer des Krankheitsverlaufs, die Geschwindigkeit des Krankheitsfortschritts und die Behandelbarkeit variieren jedoch stark.

Die chronisch-fortschreitenden Formen demenzieller Erkrankungen verlaufen tödlich. Sie rufen den Tod durch Komplikationen der Demenz hervor, am häufigsten durch Infektionen (z. B. eine Pneumonie), welche sich durch eine Immunschwäche, eine zunehmende Immobilisierung und die Aspiration bei neurogener Schluckstörung erklären (Förstl et al. 2010). Die letzte Lebensphase ist bei Demenz meist durch ein niedriges Funktionsniveau und große Abhängigkeit in den Aktivitäten des täglichen Lebens gekennzeichnet, oft durch Bettlägerigkeit, Schluckstörungen und Sprachstörungen (Lunney et al. 2003; Pinzon et al. 2013; Mitchell et al. 2009). Hinzu kommen zahlreiche somatische und psychische Symptome, die einer palliativen Betreuung bedürfen, vor allem Schwäche, Müdigkeit, Appetitlosigkeit, Schmerzen, Atemnot, Delir und Ängste (Pinzon et al. 2013; Mitchell 2015). Im Vergleich mit Menschen ohne Demenz sterben demenziell erkrankte Menschen gemäß einer deutschen Studie etwas häufiger zu Hause und seltener im Krankenhaus, aber mehr als doppelt so oft in einer stationären Pflegeeinrichtung (Pinzon et al. 2013). Ein geriatrisch-palliativer Zugang zur Betreuung, Pflege und Behandlung ist essenziell, um den Betroffenen bestmögliche Lebensqualität bis zum Schluss zu ermöglichen (Voumard et al. 2018; Kojer 2021).

In diesem Kontext stellt ACP ein ganz wesentliches Element im Umgang mit Demenz dar, wie in diesem Kapitel begründet und erläutert werden soll. In einem ersten Teil werde ich zunächst die Gründe anführen, weshalb sich ACP ganz besonders für Menschen mit Demenz und ihr Umfeld eignet. In einem zweiten Teil erläutere ich Prinzipien und Erfahrungen in Bezug auf den ACP-Gesprächsprozess bei demenziellen Erkrankungen, wobei ich hier zwischen ACP mit entscheidungsfähigen Personen und ACP *by proxy* für entscheidungsunfähige Personen differenziere. In einem dritten, abschließenden Teil gehe ich auch auf die spezifischen Inhalte, Entscheidungssituationen und ethischen Herausforderungen ein, welche ACP mit Blick auf Demenz thematisieren sollte.

45.2 Welche Gründe sprechen für ACP bei demenziellen Erkrankungen?

Man mag sich fragen, wieso es bei demenziellen Erkrankungen ein ACP braucht. In der internationalen Literatur wird hin und wieder auch die Meinung vertreten, Vorausverfügungen im Sinne von Patientenverfügung bzw. ACP seien bei Demenz nicht möglich oder nicht geeignet, da die Krankheit mit einer Transformation der Persönlichkeit verbunden sei (Walsh 2020). Ein klassisches Argument gegen Patientenverfügungen kann ebenfalls ganz besonders auf die Demenz angewandt werden: Das Leben mit Demenz sei aus subjektiver Perspektive so anders als ein Leben ohne Demenz, dass man es sich nicht vorstellen und daher auch nicht Behandlungsentscheidungen für die Zukunft vorausverfügen könne. Andererseits gibt es auch Stimmen, welche bei der Demenz eine ganz besondere Notwendigkeit für ACP sehen, ja sogar für ein krankheitsspezifisches ACP (Gaster et al. 2017). Ich möchte in diesem Teil zunächst theoretisch-konzeptionelle Gründe anführen, weshalb sich aus meiner Sicht ACP ganz besonders für Situationen der Demenz eignet. Anschließend werde ich in knapper Weise die empirische Forschung zu ACP bei Demenz zusammenfassen und insbesondere auf den Nutzen von ACP bei Demenz eingehen.

45.2.1 Theoretisch-konzeptionelle Gründe für ACP bei Demenz

Demenzielle Erkrankungen haben insgesamt fünf Besonderheiten, welche sie für ACP ganz besonders geeignet machen:

Voraussehbarer und dauerhafter Verlust der Entscheidungsfähigkeit

Demenzielle Erkrankungen gehen in der Regel mit dem dauerhaften Verlust der Entscheidungsfähigkeit einher. Gemeint ist hierbei das ethisch-rechtliche Konzept, das in Deutschland und Österreich Einwilligungsfähigkeit und in der Schweiz Urteilsfähigkeit genannt wird: eine basale Fähigkeit zur Selbstbestimmung, die dadurch gekennzeichnet ist, dass man in der Lage ist, entscheidungsbezogene Informationen zu verstehen, sie auf die eigene Situation anzuwenden, die Argumente für und gegen bestimmte Entscheidungsoptionen im Licht eigener Werthaltungen abzuwägen und schließlich auf dieser Basis eine persönliche Entscheidung zu treffen und diese mitzuteilen (Appelbaum & Grisso 1988). Bereits im Zustand des *Mild Cognitive Impairment* (MCI) können einzelne Elemente der Entscheidungsfähigkeit gestört sein (Parmigiani et al. 2022), aber regelhaft ist dies der Fall im Verlauf der symptomatischen Demenz (van Duinkerken et al. 2018). Bei den meisten Betroffenen ist die erste Einbuße, welche für die Frage der Entscheidungsfähigkeit relevant ist, das Verständnis sprachlich vermittelter Informationen und das Speichern dieser Informationen im Kurzzeitgedächtnis, um für Entscheidungen genutzt werden zu können (Hamann et al. 2011). Da der Sinn von ACP ganz allgemein der ist, für Zustände künftiger Entscheidungsunfähigkeit vorauszuplanen, eignet sich ACP ganz besonders für Menschen mit Demenz, da die Demenz bei allen Betroffenen irgendwann zum Verlust dieser Fähigkeit führt.

Diagnose bei noch erhaltener Entscheidungsfähigkeit

Zugleich verlangt die klassische Idee des ACP, dass der Betroffene zum Zeitpunkt der Vorausplanung entscheidungsfähig ist. Ob dies bei Menschen mit Demenz der Fall ist, hängt gewiss vom individuellen Verlauf und dem Zeitpunkt der Diagnosestellung ab. In den letzten Jahren hat sich die Diagnostik demenzieller Erkrankungen indessen so stark verbessert, dass sie immer früher erfolgen kann und immer früher Gewissheit bringt (u. a durch sogenannte Memory Clinics). Vor 20 Jahren wurde das MCI als Vorläufer einer Demenz beschrieben (De-Carli 2003) und wird inzwischen breit diagnostiziert (Behrman et al. 2017). Durch die Identifikation verlässlicher Biomarker in der zerebralen Bildgebung und im Liquor cerebrospinalis (ja sogar im Blut) ist die Diagnose etwa der Alzheimer-Erkrankung inzwischen sogar weit vor Beginn der ersten Symptome möglich (Jack et al. 2018). Durch die frühere Diagnose erweitert sich aber auch das Zeitfenster, während dessen die Betroffenen noch entscheidungsfähig sind und ACP nutzen können.

Voraussehbarer Verlauf und Komplikationen

Obgleich der Verlauf demenzieller Erkrankungen variabel ist, kann er inzwischen aufgrund gut bekannter Determinanten im Einzelfall recht präzise prognostiziert werden (Ramsey & Arnold 2022). Markante, individuell und sozial oft relevante Änderungen im Verlauf der Erkrankung können etwa der Verlust der Lesefähigkeit, der Einzug in eine stationäre Pflegeeinrichtung, das Nichtmehrerkennen enger Angehöriger, die Dysphagie, die Unfähigkeit zur verbalen Kommunikation oder die Bettlägerigkeit sein (Jox et al. 2018). Insbesondere die Komplikationen der letzten Krankheitsphase gegen Ende des Lebens sind quer durch die verschiedenen demenziellen Erkrankungen ähnlich (Mitchell 2015; Mitchell et al. 2009; Livingston et al. 2017). Es ist also gut möglich, für die jeweiligen Stadien der Demenz zu den jeweils wahrscheinlichen Komplikationen im Vorhinein Therapieziele zu besprechen.

Schwierigkeit der Entscheidungen

Im Lauf einer Demenz stellen sich oftmals ethisch komplexe Therapieentscheidungen. Die Frage nach der künstlichen Ernährung und Hydrierung über eine PEG-Sonde bei demenzbedingter Dysphagie im fortgeschrittenen Stadium ist noch eine der weniger kontroversen, da hier die empirische Evidenzlage klar gegen eine medizinische Indikation spricht (Borasio & Jox 2016; Davies et al. 2021). Schwieriger wird es oft dann, wenn eine medizinische Indikation, zumindest fraglich, besteht, aber der mutmaßliche Patientenwille nicht klar ist. In solchen Situationen kann ein ACP die Entscheidungsfindung deutlich erleichtern. Das kann auch dann der Fall sein, wenn das aktuelle Verhalten des Demenzkranken seinen früheren Willensbekundungen zu widersprechen scheint, denn in solchen Situationen können Meta-Verfügungen genau solche Widersprüche antizipieren und sie entschärfen (Schöne-Seifert et al. 2016).

Besondere Last für Angehörige

Eine wesentliche Funktion und ein großer Nutzen des ACP sind auch in der Unterstützung Angehöriger zu finden. Nun ist aber gerade die Demenz eine Situation, die wie kaum eine andere mit extremen psychischen und physischen Belastungen für Angehörige einhergeht. Diese sind im Vergleich mit anderen Erkrankungen nicht nur besonders intensiv, sondern aufgrund der Dauer demenzieller Verläufe auch besonders anhaltend und zermürbend (Connors et al. 2020). Da eine stellvertretende Entscheidungsfindung Angehörige besonders belastet, wenn keine Vorausverfügungen vorliegen (Wendler & Rid 2011), sollten gerade Angehörige Demenzkranker von ACP profitieren (Cresp et al. 2020).

45.2.2 Empirisch belegter Nutzen von ACP im Kontext von Demenz

Es gibt inzwischen eine breite Literatur zu den Effekten von ACP im Kontext von Demenz. Systematische Übersichtsarbeiten legen nahe, dass ACP nicht nur die Häufigkeit von Vorsorgedokumenten und Therapiezielgesprächen erhöht, sondern auch die Konkordanz der Behandlung mit den Behandlungswünschen der Patienten verbessert (Walsh et al. 2021; Kelly et al. 2019). Eine Studie hat berichtet, dass der Einsatz von ACP in einem Pflegeheim die Transfers in die Notaufnahmen signifikant reduzierte (Litzelman et al. 2017) und zwei Studien berichteten über geringere Hospitalisierungsraten durch ACP (Robinson et al. 2012). Der Zugang zu palliativen und hospizlichen Versorgungsstrukturen scheint durch ACP gefördert zu werden (Robinson et al. 2012). Auch finden sich Hinweise darauf, dass ACP in der Demenzversorgung einen wirtschaftlichen Nutzen hat, der über den sinnvollen Einsatz begrenzter Ressourcen auch ethisch relevant ist (Dixon et al. 2015). Zu wenig bekannt ist hingegen, welche Bestandteile der ACP-Programme besonders wirksam und daher unerlässlich sind.

45.3 Der Gesprächsprozess bei ACP im Kontext von Demenz

Der ACP-Gesprächsprozess mit Menschen mit Demenz kann grundsätzlich in zwei verschiedene Formen unterteilt werden: das klassische »ACP by patient«, solange der oder die Patient*in entscheidungsfähig ist, sowie das »ACP by proxy«, sofern dies nicht mehr der Fall ist und er oder sie durch einen stellvertretenden Entscheidungsträger repräsentiert wird, in der Regel ein Angehöriger (»proxy«).

45.3.1 ACP *by patient*

Wie für alle Menschen mit chronischen Erkrankungen ist es auch für solche mit demenziellen Erkrankungen eine wichtige Voraussetzung für den ACP-Gesprächsprozess, dass die Diagnose korrekt gestellt und dem Betroffenen bekannt ist. Nach einer Umfrage aus dem Jahr 2015 ist die Alzheimer-Krankheit nach Krebs die am zweithäufigsten gefürchtete Krankheit unserer Gesellschaft (DAK 2018). Zuweilen fürchten Menschen, die an sich selbst Symptome von Demenz festzustellen glauben, die Alzheimer-Krankheit so sehr, dass sie ihre Vermutung nicht einmal ärztlich abklären lassen, bevor sie in die ACP-Planung eintreten. Differenzialdiagnostisch gilt es indes, eine Reihe ähnlicher Erkrankungen auszuschließen, etwa die sogenannte Pseudodemenz im Rahmen einer Depression, die kognitiven Störungen bei Normaldruckhydrozephalus oder normale Alterserscheinungen.

Neben der korrekten Diagnose ist auch die frühzeitige, umfängliche und ehrliche Aufklärung der Betroffenen über das Krankheitsbild, seine Prognose und seine Behandlungsmöglichkeiten eine wesentliche Grundlage jedes ACP. Denn jemanden Entscheidungen treffen zu lassen, ohne ihm indessen die entscheidungsrelevanten Informationen zur Verfügung zu stellen, ist das Gegenteil von Achtung der Autonomie. So stellt mangelhafte Diagnoseaufklärung eine relevante Barriere für ACP dar (Bosisio et al. 2021). Sofern Ärzte ihren Patienten die Diagnose verschweigen oder sie sprachlich mittels Euphemismen verschleiern, berauben sie die Betroffenen der Möglichkeit autonomer Vorausplanung während der begrenzten, kostbaren Phase, in der sie noch entscheidungsfähig sind.

Jeder ACP-Gesprächsprozess muss individuell auf die Person, ihr Vorverständnis und ihre besondere Situation zugeschnitten sein (*Shared Decision Making*). Das bedeutet aber auch, dass beginnende kognitive Defizite und andere Symptome neurodegenerativer Erkrankungen im Gesprächsprozess zu berücksichtigen sind (Macchi & Lum 2022; Visser et al. 2022). Bei bestehenden Konzentrationsstörungen mag es etwa anzuraten sein, besser mehrere kurze Gespräche als ein langes Gespräch zu führen. Entscheidungshilfen schriftlicher oder visueller Art, Erklärungen in einfacher Sprache, akustische Aufnahmen der Gespräche zum Wiederanhören sind nur einige der Möglichkeiten, den ACP-Gesprächsprozess für diese Zielgruppe zu erleichtern. Auch die Anwesenheit von Angehörigen und Schulung von Angehörigen und Fachkräften in der Kommunikation mit Menschen mit Demenz sind wichtige Faktoren, die ein gelingendes ACP-Gespräch fördern können (Haberstroh et al. 2011; Haberstroh et al. 2009). Auch Videokonferenzen wurden bereits erfolgreich genutzt in ACP-Gesprächsprozessen für Menschen mit beginnender Demenz (Vellani et al. 2022).

Die Einbindung einer ärztlichen Person in ein ACP bei beginnender Demenz erscheint besonders ratsam. Denn nicht nur kommt es hier auf die sorgfältige Diagnose und Aufklärung an, sondern zur Vorausplanung ist es wesentlich, den Verlauf der Erkrankung, die Komplikationen und die Behandlungsmöglichkeiten zu kennen. Überdies besteht die Gefahr, dass die entstandene Patientenverfügung im Nachhinein mit dem Argument in Zweifel gezogen werden könnte, der Betroffene sei zum Abfassungszeitpunkt schon nicht mehr entscheidungsfähig gewesen. Wird hingegen die Entscheidungsfähigkeit während des ACP-Gesprächsprozesses ärztlich attestiert, sind diese Zweifel ausgeräumt.

45.3.2 ACP *by proxy*

Hat die betroffene Person einmal ihre Entscheidungsfähigkeit durch eine Demenz eingebüßt, wird sie diese im Normalfall nicht wiedererlangen. Ab diesem Zeitpunkt kann die Erkrankung aber noch viele Jahre dauern, und auch während dieser Zeit kann es sinnvoll und gewünscht sein, Behandlungen vorauszuplanen (Jox 2017, 2016). Das trifft auch dann zu, wenn der Betroffene bereits ein ACP gestartet hat, aber im weiteren Verlauf eine Fortführung dieses ACP-Prozesses ratsam erscheint. Nicht nur können Stellvertreter oft nicht anwesend und schnell erreichbar sein, wenn Notfallentscheidungen zu treffen sind. Auch für weniger akute Entscheidungen hilft es ihnen und den Fachkräften, wenn sie im Rahmen eines *ACP by proxy* den mutmaßlichen Patientenwillen eruieren und auf die je unterschiedliche gesundheitliche Situation anwenden, sich auf schwierige Behandlungsentscheidungen vorbereiten und in einer therapiezielorientierten, patientenzentrierten Kommunikation verbleiben (in der Schmitten et al. 2021, ▶ Kap. 42).

International und auch im deutschen Sprachraum wird *ACP by proxy* nur selten spezifisch betrachtet, erforscht und praktiziert. Oft wird es gar nicht unterschieden vom ACP mit entscheidungsfähigen Patienten und es werden dieselben Prozesse und Dokumente genutzt. Rechtlich, ethisch und praktisch ist die Situation jedoch eine deutlich andere (Jox 2016): Der rechtliche Stellvertreter des Betroffenen ist derjenige, welcher auf der Basis des mutmaßlichen Patientenwillens die Entscheidung zur Einwilligung oder Nichteinwilligung in eine Behandlung trifft und die damit verbundene Verantwortung trägt. Er ist also der Hauptakteur. Sollten schriftliche Verfügungen genutzt werden, so stellen diese aber keine Patientenverfügungen dar und haben daher nicht den Status dieses gesetzlich verankerten Rechtsinstruments. Sogenannte Vertreterverfügungen sind zwar rechtlich erheblich, insofern sie die Einwilligung oder Nichteinwilligung des Vertreters mit Rekurs auf den Patientenwillen dokumentieren, aber hierfür gibt es im deutschen, österreichischen und schweizerischen Recht bisher keine spezifischen gesetzlichen Normen. Sie sollten neben den Informationen zum rechtlichen Vertreter und seiner Autorisierung unbedingt Hinweise zum mutmaßlichen Patientenwillen enthalten (in der Schmitten et al. 2021). Zugleich ist es ethisch und rechtlich geboten, den Betroffenen so weit wie möglich in die Vorausplanung einzubeziehen. Je nach Symptomatik der Demenz wird das mehr oder weniger gut gelingen und erfordert je andere Zugänge.

45.4 Herausforderungen durch besondere Entscheidungssituationen

Das ACP im Rahmen der Demenz wird in der Regel deshalb von anderen Formen des ACP abgegrenzt, weil die Entscheidungsfähigkeit hier dauerhaft und unwiederbringlich verloren ist. Doch ACP bei Demenz ist auch deshalb besonders, da es ganz spezifischen ethischen Herausforderungen gegenübersteht, die mit den ACP-Inhalten und den zu diskutierenden Behandlungsentscheidungen zu tun haben. Aus US-Studien ist bekannt, dass 20–40 % der Betroffenen in ihren letzten Lebensmonaten belastende Verlegungen in Notfallstationen oder Kliniken erleben müssen, zuweilen sogar auf Intensivstationen (Mitchell et al. 2009; Gozalo et al. 2011). Drei besonders zu betrachtende Situationen sollen im Folgenden diskutiert werden: die künstliche Ernährung und Hydrierung bei fortgeschrittener Demenz, der Konflikt zwischen Vorausverfügung und späteren nicht autonomen Willensäußerungen (sog. natürlicher Wille) und die Vorausplanung von Formen des *Hastening Death*.

45.4.1 Künstliche Ernährung und Hydrierung bei demenzbedingter Dysphagie

Erreicht die Demenz das fortgeschrittene, letzte Stadium, das in der Regel durch Immobilisierung bis hin zur Bettlägerigkeit, verbale Kommunikationsstörung und gehäufte Infektionen (v. a. Pneumonien) gekennzeichnet ist, dann tritt als Komplikation der Demenz oftmals auch eine neurogene Dysphagie auf, also eine Schluckstörung, welche darauf gründet, dass die kortikal vermittelte, bewusste Initiierung des Schluckaktes durch die neuronale Degeneration gestört ist. Obschon die Anlage einer PEG-Sonde zur künstlichen Ernährung und Flüssigkeitsversorgung in dieser Situation intuitiv naheliegt, haben die klinische Praxis und wissenschaftliche Studien gezeigt, dass damit weder eine signifikante Verlängerung der Lebenserwartung noch eine Verbesserung der Lebensqualität (Verringerung von Aspiration, Dekubiti, Schmerzen etc.) verbunden ist (Davies et al. 2021). Daher lässt sich ethisch keine ärztliche Indikation für diese Intervention begründen (Borasio & Jox 2023) und Fachgesellschaften haben das in ihren Leitlinien inzwischen auch klar markiert (Volkert et al. 2006; American Geriatric Society 2014; Arbeitsgemeinschaft Wissenschaftlicher Medizinischer Fachgesellschaften 2016). Stattdessen ist eine logopädisch unterstützte Ernährung mit Kostanpassung, manueller Schluckhilfe und persönlicher Hilfestellung bei der oralen Ernährung zu bevorzugen. Wenn nun aber keine Indikation für die PEG-Sonde bei der demenzbedingten Dysphagie vorhanden ist, so bräuchte ein ACP dies im Idealfall auch gar nicht ansprechen. Nun aber ist nicht davon auszugehen, dass jeder Arzt und jedes Krankenhaus auf diesem Wissensstand ist, so dass es gleichwohl derzeit noch ratsam scheint, dies im Rahmen eines ACP zu besprechen und eine Entscheidung womöglich auch schriftlich festzuhalten.

45.4.2 Widerspruch zwischen Vorausverfügung und späterer Willensäußerung

Es kann selten zu Situationen kommen, in denen ein Mensch mit fortgeschrittener Demenz ein Verhalten zeigt, das seiner Vorausverfügung zu widersprechen scheint. Dies resultiert daraus, dass Willensäußerungen, verbal oder nonverbal, auch bei fortgeschrittener Demenz noch auf eindrückliche Weise auftreten. So kann es geschehen, dass etwa ein Mensch, der im entscheidungsfähigen Zustand in zahlreiche medizinische Maßnahmen eingewilligt hat, im Zustand fortgeschrittener Demenz deutlich zum Ausdruck bringt, dass er diese Maßnahmen ablehnt. Umgekehrt kann es auch auftreten, dass jemand, der in seiner Verfügung sämtliche lebenserhaltenden Maßnahmen strikt abgelehnt hat, zu einem späteren Zeitpunkt Lebensfreude und Lebenswille auszudrücken scheint. Dieser mögliche Widerspruch zwischen früheren, als autonom geltenden Willensäußerungen und späteren, auf weniger Autonomie gründenden Willens- oder Verhaltensäußerungen gehört zu den ethisch komplexesten Situationen, welche der Demenz eigen sind (Jox et al. 2014; Jox 2006). Rechtlich und ethisch lässt sich der Konflikt nicht einfach durch die zeitliche Folge auflösen und das spätere Verhalten als Widerruf der Patientenverfügung erklären (Jox 2014).

Eine mögliche Entschärfung des Problems liegt justament in der Möglichkeit, welche ein ACP-Gesprächsprozess bietet, dass nämlich dieser mögliche Konflikt bereits im Rahmen des ACP antizipiert, besprochen und entschieden wird. Der Betroffene kann sich dann in seinen ACP-Dokumenten dazu positionieren, ob er oder sie im Fall eines solchen Konflikts eher die frühere Vorausverfügung oder die späteren Wünsche und Verhaltensweisen priorisiert, eher die zeitüberdauernde Autonomie oder das situative Wohlbefinden, eher die *critical interests* oder die *experiential interets* (Dworkin 1994). Dies wird wesentlich davon abhängen, welche Werte und Lebensvorstellungen die Person hat. Eine solche Meta-Verfügung kann die Klarheit der Entscheidungen fördern (Schoene-Seifert et al. 2016).

Es wird aber von philosophischer Seite zuweilen eingewandt, dass die Person im Zustand der fortgeschrittenen Demenz möglicherweise gar nicht mehr identisch ist mit der verfügenden Person während des ACP-Gesprächsprozesses. Diese Position ist mit Argumenten des Pragmatismus abzulehnen, denn sie ist nicht kompatibel und kohärent mit unserer derzeitigen sozialen Praxis, nach der wir auch Menschen mit fortgeschrittener Demenz dieselbe personale Identität attribuieren. Diese Menschen behalten ihren Namen, ihr Eigentum sowie ihre familiären Beziehungen, und ihr Testament wird ebenso berücksichtigt wie ihre anderen Wünsche. Auch wenn Angehörige sie häufig als ganz andere Personen wahrnehmen, so bleibt doch im Einzelfall stets eine besonders enge Entwicklungsbeziehung zwischen der früheren Person und der Person, zu der sie später geworden ist, so dass man gleichwohl begründen kann, weshalb die Entscheidungsbefugnis über die Person mit fortgeschrittener Demenz *eher* bei ihrer früheren »Vorläuferin« als bei Angehörigen oder Fachpersonen liegen sollte.

45.4.3 Vorausplanung eines *Hastening Death*

In den Ländern, die eine Tötung auf Verlangen rechtlich erlauben (z. B. Belgien, Niederlande, Spanien), ist es grundsätzlich auch möglich, mittels einer sogenannten »Euthanasie-Verfügung« für eine bestimmte künftige Situation der Entscheidungsunfähigkeit und des starken Leidens in eine solche Tötungshandlung einzuwilligen«, wobei Ärzte jederzeit die Gewissensfreiheit haben, eine solche Handlung von sich zu weisen. In Deutschland, Österreich und der Schweiz ist die Tötung auf Verlangen derzeit jedoch gesetzlich verboten, so dass sich diese Frage im Rahmen des ACP nicht stellt.

Jedoch gibt es in den letzten Jahren aus den USA Berichte, dass Menschen in Patientenverfügungen festhalten, dass sie in einem Zustand der fortgeschrittenen Demenz keine Nahrung (und Flüssigkeit) mehr angeboten und dargereicht bekommen möchten, um auf diese Weise aus dem Leben scheiden zu können (Jox 2022). Dies betrifft also eindeutig keine medizinische Behandlungsmaßnahme, da die Anreichung von oraler Kost, welche der Betreffende selbst isst, keine medizinische Behandlung darstellt. Man kann diese Handlung am ehesten als »Freiwilligen Verzicht auf Essen und Trinken im zeitlichen Vorausgriff« bezeichnen, als antizipierten Verzicht auf Essen und Trinken. Eine ethische Analyse zeigt aber substanzielle Bedenken und auch die rechtliche Bewertung einer solchen Handlung ist noch kaum geklärt. Es ist daher aktuell nicht anzuraten, einen solchen Passus in ein ACP-Dokument aufzunehmen. Außerdem stellt sich die Frage, ob eine entsprechende Verfügung überhaupt nötig ist, denn im Zustand der fortgeschrittenen Demenz werden häufig lebenserhaltende medizinische Behandlungen notwendig (z. B. Antibiotika), welche man aber problemlos durch ein ACP bzw. eine Patientenverfügung ablehnen kann.

45.5 Zusammenfassung

Wie in diesem Kapitel gezeigt wurde, ist die Demenz eine zunehmend häufige Situation, für welche ACP aus verschiedenen Gründen ganz besonders geeignet erscheint. Zu differenzieren ist zwischen ACP bei der beginnenden Demenz (*ACP by patient*) und ACP bei fortgeschrittener Demenz (*ACP by proxy*). Spezifische, ethisch herausfordernde Behandlungsentscheidungen sind zu berücksichtigen, wenn ein ACP die Situation der Demenz in den Blick nimmt.

Literatur

American Geriatric Society (2014) American Geriatrics Society feeding tubes in advanced dementia position statement. J Am Geriatr Soc 62: 1590–3.

Appelbaum PS, Grisso T (1988) Assessing patients' capacities to consent to treatment. N Engl J Med 319: 1635–8.

Arbeitsgemeinschaft Wissenschaftlicher Medizinischer Fachgesellschaften (2016) ›S3-Leitlinie Demenzen‹. AWMF. https://register.awmf.org/assets/guidelines/038-013l_S3-Demenzen-2016-07.pdf (Zugriff am 24.03.2023).

Behrman S, Valkanova V, Allan CL (2017) Diagnosing and managing mild cognitive impairment. Practitioner 261: 17–20.

Borasio GD, Jox RJ (2016) Choosing wisely at the end of life: the crucial role of medical indication. Swiss Med Wkly 146: w14369.

Borasio GD, Jox RJ (2023) Letter to the Editor: Response to Shalom J., Conundrum of Percutaneous Endoscopic Gastrostomy Insertion for Patients with Advanced Dementia and Dysphagia (DOI: 10.1089/JPM.2022.0524). J Palliat Med 26(6): 746.

Bosisio F, Sterie AC, Rubli Truchard E, Jox RJ (2021) Implementing advance care planning in early dementia care: results and insights from a pilot interventional trial. BMC Geriatr 21: 573.

Connors M, Seeher HK, Teixeira-Pinto A et al. (2020) Dementia and caregiver burden: A three-year longitudinal study. Int J Geriatr Psychiatry 35: 250–58.

Cresp SJ, Lee SF, Moss C (2020) Substitute decision makers' experiences of making decisions at end of life for older persons with dementia: A systematic review and qualitative meta-synthesis. Dementia (London) 19: 1532–59.

DAK (2018) Jeder Zweite hat Angst vor Alzheimer. Studie der DAK-Gesundheit: Sorge bei älteren Menschen fast so groß wie vor Krebs. DAK.

Davies N, Barrado-Martin Y, Vickerstaff V et al. (2021) Enteral tube feeding for people with severe dementia. Cochrane Database Syst Rev 8: CD013503.

DeCarli C (2003) Mild cognitive impairment: prevalence, prognosis, aetiology, and treatment. Lancet Neurol 2: 15–21.

Dixon J, Matosevic T, Knapp M (2015) The economic evidence for advance care planning: Systematic review of evidence. Palliat Med. 29: 869–84.

Dworkin R (1994) Life's Dominion: An Argument About Abortion, Euthanasia, and Individual Freedom. New York: HarperCollins.

Förstl H, Bickel H, Kurz A, Borasio GD (2010) Sterben mit Demenz. Versorgungssituation und palliativmedizinischer Ausblick. Fortschr Neurol Psychiatr 78: 203–12.

Gaster B, Larson EB, Curtis JR (2017) Advance Directives for Dementia: Meeting a Unique Challenge. JAMA 318: 2175–76.

Gozalo P, Teno JM, Mitchell SL et al. (2011) End-of-life transitions among nursing home residents with cognitive issues. N Engl J Med 365: 1212–21.

Haberstroh J, Neumeyer K, Krause K et al. (2011) TANDEM: Communication training for informal caregivers of people with dementia. Aging Ment Health 15: 405–13.

Haberstroh J, Neumeyer K, Schmitz B, Pantel J (2009) Development and evaluation of a training program for nursing home professionals to improve communication in dementia care. Z Gerontol Geriatr 42: 108–16.

Hamann J, Bronner K, Margull J et al. (2011) Patient participation in medical and social decisions in Alzheimer's disease. J Am Geriatr Soc 59: 2045–52.

in der Schmitten J, Jox RJ, Pentzek M, Marckmann G (2021) Advance care planning by proxy in German nursing homes: Descriptive analysis and policy implications. J Am Geriatr Soc 69: 2122–31.

Jack CR Jr., Bennett DA, Blennow K et al. (2018) NIA-AA Research Framework: Toward a biological definition of Alzheimer's disease. Alzheimers Dement 14: 535–62.

Jox RJ (2017) Demenz: Behandlung im Voraus planen. Palliative Geriatrie 1: 30–33.

Jox RJ (2022) Ethische Fragen im Zusammenhang mit der Ernährung von Menschen mit Demenz. Zeitschrift für medizinische Ethik 68: 49–61.

Jox RJ, Bosisio F, Rubli Truchard E (2018) Demenz aus palliativmedizinischer Perspektive: Warum ein krankheitsspezifisches Advance Care Planning wichtig ist. Ther Umschau 75: 105–11.

Jox RJ (2016) Lost decisional capacity, lost chance of Advance Care Planning? Bioethica Forum 9: 109–10.

Jox RJ, Ach JS, Schöne-Seifert B (2014) Patientenverfügungen bei Demenz: Der »natürliche Wille« und seine ethische Einordnung. Dtsch Ärztebl 111: A394–96.

Jox RJ (2006) Der »natürliche Wille« als Entscheidungskriterium: rechtliche, handlungstheoretische und ethische Aspekte. In: Schildmann J, Fahr U, Vollmann J (Hrsg.) Entscheidungen am Lebensende in der modernen Medizin:

Ethik, Recht, Ökonomie und Klinik. Berlin: LIT Verlag. S. 69–86.

Jox RJ (2014) Revocation of Advance Directives. In: Lack P, Biller-Andorno N, Brauer S (Hrsg.) Advance Directives. International Library of Ethics, Law, and the New Medicine 54. Heidelberg, New York: Springer. S. 73–90.

Kelly AJ, Luckett T, Clayton JM et al. (2019) Advance care planning in different settings for people with dementia: A systematic review and narrative synthesis. Palliat Support Care 17: 707–19.

Kojer M (2021) Alt, krank und verwirrt. Einführung in die Praxis der Palliativen Geriatrie. 4., aktualisierte und erweiterte Ausgabe. Stuttgart: Kohlhammer.

Litzelman DK, Inui TS, Griffin WJ et al. (2017) Impact of Community Health Workers on Elderly Patients' Advance Care Planning and Health Care Utilization: Moving the Dial. Med Care 55: 319–26.

Livingston G, Sommerlad A, Orgeta V et al. (2017) Dementia prevention, intervention, and care. Lancet 390: 2673–734.

Lunney JR, Lynn J, Foley DJ (2003) Patterns of functional decline at the end of life. JAMA 289: 2387–92.

Macchi ZA, Lum HD (2022) Advance care planning in neurologic illness. Handb Clin Neurol 190: 129–48.

Mitchell SL (2015) Advanced Dementia. N Engl J Med 373: 1276–7.

Mitchell SL, Teno JM, Kiely DK (2009) The clinical course of advanced dementia. N Engl J Med 361: 1529–38.

Parmigiani G, Del Casale A, Mandarelli G et al. (2022) Decisional capacity to consent to treatment and research in patients affected by Mild Cognitive Impairment. A systematic review and meta-analysis. Int Psychogeriatr 34: 529–42.

Pinzon LC, Claus M, Perrar KM et al. (2013) Dying with dementia: symptom burden, quality of care, and place of death. Dtsch Arztebl Int 110: 195–202.

Ramsey SU, Arnold RM (2022) Prognostication in dementia. Handb Clin Neurol 190: 163–74.

Robinson L, Dickinson C, Rousseau N et al. (2012) A systematic review of the effectiveness of advance care planning interventions for people with cognitive impairment and dementia. Age Ageing 41: 263–9.

Schöne-Seifert B, Uerpmann AL, Gerss, Herr D (2016) Advance (Meta-) Directives for Patients with Dementia who Appear Content: Learning from a Nationwide Survey. J Am Med Dir Assoc 17: 294–9.

van Duinkerken E, Farme J, Landeira-Fernandez J et al. (2018) Medical and Research Consent Decision-Making Capacity in Patients with Alzheimer's Disease: A Systematic Review. J Alzheimers Dis 65: 917–30.

Vellani S, Puts M, Iaboni A, McGilton KS (2022) Acceptability of the voice your values, an advance care planning intervention in persons living with mild dementia using videoconferencing technology. PLoS One 17: e0266826.

Visser M, Smaling HJA, Parker D, van der Steen JT (2022) How Do We Talk With People Living With Dementia About Future Care: A Scoping Review. Front Psychol 13: 849100.

Volkert D, Berner YN, Berry E et al. (2006) ESPEN Guidelines on Enteral Nutrition: Geriatrics. Clin Nutr 25: 330-60.

Voumard R, Rubli Truchard E, Benaroyo L et al. (2018) Geriatric palliative care: a view of its concept, challenges and strategies, BMC Geriatr 18: 220.

Walsh E (2020) Cognitive Transformation, Dementia, and the Moral Weight of Advance Directives. Am J Bioeth 20: 54–64.

Walsh SC, Murphy E, Devane D (2021) Palliative care interventions in advanced dementia. Cochrane Database Syst Rev 9: CD011513.

Wendler D, Rid A (2011) Systematic review: the effect on surrogates of making treatment decisions for others. Ann Intern Med 154: 336–46.

World Health Organization (2020) https://www.who.int/news-room/fact-sheets/detail/the-top-10-causes-of-death. WHO. https://www.who.int/news-room/fact-sheets/detail/the-top-10-causes-of-death (Zugriff am 24.03.2023).

World Health Organization (2023) Dementia. WHO. https://www.who.int/news-room/fact-sheets/detail/dementia (Zugriff am 24.03.2023).

46 Advance Care Planning mit Menschen mit kognitiven Beeinträchtigungen

Sabine Petri, Daniela Ritzenthaler

46.1 Einführung

Ziel von Advance Care Planning (ACP) ist, zu fördern, dass Menschen auch dann ihren Wünschen entsprechend behandelt werden, wenn sie selbst nicht (mehr) über ihre medizinische Behandlung entscheiden können. Eine derartige Vorausplanung gewinnt gerade auch für Menschen mit kognitiven Beeinträchtigungen zunehmend an Bedeutung.

Die Lebenserwartung von Menschen mit Beeinträchtigungen hat sich in den letzten Jahren deutlich erhöht (Yang et al. 2002, S. 1021). Dennoch versterben Menschen mit einer kognitiven Beeinträchtigung im Durchschnitt jünger als die Gesamtbevölkerung. In der Studie von Wicki (2014) lag das durchschnittliche Todesalter bei Menschen mit einer kognitiven Beeinträchtigung in der Schweiz bei 57 Jahren. Bestimmte Beeinträchtigungsformen sind mit einem erhöhten Risiko, die für die Erstellung einer Patientenverfügung erforderliche Einwilligungsfähigkeit (in der Schweiz Urteilsfähigkeit genannt) zu verlieren, verbunden: So erkranken Menschen mit Down-Syndrom statistisch gesehen häufiger und früher als die Normalbevölkerung an Demenz, zudem ist der Verlauf der Krankheit schneller als bei der Durchschnittsbevölkerung (Ding-Greiner & Kruse 2010, S. 27). Andere Menschen sind nie in der Lage, ihren Behandlungswillen vorsorgend in einer Patientenverfügung zum Ausdruck zu bringen, da sie z. B. aufgrund einer angeborenen schwersten Mehrfachbehinderung nie über die dafür erforderliche Einwilligungsfähigkeit verfügt haben. Auch bei Menschen mit kognitiven Beeinträchtigungen darf eine Behandlung nur erfolgen, wenn sie von ihrem (zumindest mutmaßlichen) Willen gedeckt ist (▶ Kap. 42). Deshalb kann es ethisch und rechtlich geboten sein, bei Menschen mit einer kognitiven Beeinträchtigung über die Möglichkeit einer gesundheitlichen Vorausplanung zu informieren, einen ACP-Prozess anzubieten und, falls gewünscht, durchzuführen.

Dieses Kapitel gibt, nach einer kurzen Darstellung des normativen Rahmens, einen Einblick in die Chancen und Herausforderungen von ACP mit Menschen mit kognitiven Beeinträchtigungen. Daneben sollen Anregungen für die Gesprächsführung und Implementierung in der Eingliederungshilfe gegeben werden, die selbstverständlich an die jeweiligen Gegebenheiten anzupassen sind. Grundlage dafür sind praktische Erfahrungen in Projekten in der Schweiz (Wicki 2014; Ritzenthaler-Spielmann 2017) und Deutschland (Caritasverband 2019) sowie Forschungsarbeiten.

46.2 Menschen mit kognitiven Beeinträchtigungen und das Recht auf Selbstbestimmung und Partizipation

Der Begriff resp. das Konzept »geistige Behinderung« und »Menschen mit kognitiver Beeinträchtigung« ist historisch gewachsen und insbesondere in der Wissenschaftsdisziplin Sonderpädagogik viel diskutiert. Im Wissen darum, dass Behinderung ein relatives Phänomen ist und jede Definition vorläufig bleibt, wird der Begriff »kognitive Beeinträchtigung« hier so verstanden, dass jene Personen als beeinträchtigt gelten, die aufgrund ihrer Beeinträchtigung auf Unterstützung in den Alltagsaktivitäten angewiesen sind (Wohlgensinger 2007).

Den normativen Rahmen für die professionelle Alltagsbegleitung, die medizinische Versorgung von Menschen mit einer Beeinträchtigung sowie die Umsetzung der politischen Rechte bildet die UN-Behindertenrechtskonvention (UN-BRK). Die UN-BRK geht von einem Paradigmenwechsel aus: Menschen mit Beeinträchtigungen sollen als gleichberechtigte Mitglieder der Gesellschaft dieselben Rechte wie alle Personen haben und in der Gesellschaft teilhaben können. Sie sollen bei allen Entscheidungen, die sie betreffen, eine möglichst hohe Partizipation erfahren. Dazu gehören auch Selbstbestimmung und Partizipation bei Entscheidungen über Therapieziele und -Maßnahmen bei aktuellen und zukünftigen medizinischen Behandlungen. Bei der Ausübung dieser Rechte sollen die Menschen, die Hilfe benötigen, angemessene Unterstützung erhalten (unterstützte Entscheidungsfindung – supported decision making). Ein konkreter Ansatz zur Förderung von Selbstbestimmung und Partizipation durch unterstützte Entscheidungsfindung wurde in Deutschland, neben den Regelungen des Betreuungsrechts, mit § 132g Sozialgesetzbuch V geschaffen. Diese Norm ermöglicht Einrichtungen der Eingliederungshilfe, eine »gesundheitliche Versorgungsplanung« anzubieten, die sich am ACP orientiert und durch die Krankenkassen finanziert wird (Vereinbarung 2017).

46.3 Gesprächsprozess

Trotz der Forderungen der UN-BRK und dem Willen vieler Fachpersonen und Angehöriger, Menschen mit Beeinträchtigung in allen Lebensbereichen, d. h. auch bei medizinischen Behandlungen weitmöglichst selbst entscheiden zu lassen, gibt es beim ACP mit Menschen mit kognitiven Beeinträchtigungen einige Herausforderungen zu meistern.

46.3.1 Grad der Beeinträchtigung und Fähigkeit zur Kommunikation

Menschen mit kognitiven Beeinträchtigungen haben ganz unterschiedlich schwere Einschränkungen. Es gibt Menschen im Wachkoma, die ihre Bezugspersonen nicht mit dem Blick fixieren und bei denen es für Außenstehende schwer fassbar ist, wie sie wahrnehmen und wie viel sie von den Umwelteinflüssen verstehen können. Andere Personen verstehen die Verbalsprache, wenn die Sprecher*in nicht zu komplexe Formulierungen verwendet. Viele können mit einem körpereigenen Ja/Nein einfache Fragen beantworten. Manche Menschen verfügen über einen eingeschränkten Wortschatz und die kognitive Entwicklung eines Kleinkindes, aber die Lebenserfahrung eines Erwachsenen. Eine mittlere kognitive Einschränkung findet sich z. B. häufig bei Menschen mit Down-Syndrom, die lesen und schreiben lernen und einfache Rechenaufgaben lösen können. Bei leichten kognitiven Beeinträchtigungen spricht man von einer Lernbehinderung: Diese Menschen können eine Berufsausbildung bewältigen und relativ selbständig leben. Nur für komplexere Alltagsverrichtungen (wie z. B. Rechnungen bezahlen, Verträge abschließen) benötigen sie Unterstützung. Die Ausgestaltung der Beeinträchtigungen ist somit sehr vielfältig. Entsprechend unterschiedlich sind auch die Fähigkeiten zur aktiven Partizipation an Entscheidungsprozessen und damit der individuelle Weg der Ermittlung des (mutmaßlichen) Behandlungswillens im Rahmen der unterstützten Entscheidungsfindung. Um die Teilhabe und Selbstbestimmung der Person an Entscheidungen, die ihr Leben betreffen, zu ermöglichen, bedarf es der Einbeziehung von Lebensalter, Lebenserfahrung, kognitiver Entwicklung und kommunikativen Fähigkeiten in die Vorausplanung.

46.3.2 Klärung der Einwilligungsfähigkeit und Partizipation

Eine aus Sicht der Autorinnen wesentliche Herausforderung besteht zunächst in der *Klärung der Einwilligungsfähigkeit* (▶ Kap. 42) der Person mit kognitiven Beeinträchtigungen. Diese Frage ist von großer praktischer Tragweite, da nur einwilligungsfähige Menschen eine Patientenverfügung für sich verfassen können. Manche Menschen können z. B. Therapiewünsche äußern, aber die Bezugspersonen sind sich nicht sicher, ob die Person die Folgen und die Tragweite der Entscheidung tatsächlich abschätzen kann. Dies kann in der Praxis zu Dilemmata führen, wenn jemand z. B. eine Behandlung ablehnt, die Betreuungspersonen sich aber nicht sicher sind, ob die Person die Folgen des Behandlungsverzichts (ein früherer Tod) einschätzen kann. Ist eine Person nicht einwilligungsfähig, kann der Selbstbestimmung durch die Partizipation im Rahmen der Erstellung einer Vertreterdokumentation Ausdruck verliehen werden.

Die Thematik der Einwilligungsfähigkeit ist bei Menschen mit kognitiven Beeinträchtigungen sehr vielschichtig. Einerseits darf aus ethischer und juristischer Sicht kein Automatismus entstehen, dass alle Personen mit kognitiven Beeinträchtigungen ohne nähere Prüfung direkt als einwilligungsunfähig deklariert werden (Schweiz: SAMW 2019; Deutschland: Bundesärztekammer 2019). Andererseits sind tatsächlich viele Menschen mit kognitiven Beeinträchtigungen für die komplexen Fragen der Vorausplanung nicht einwilligungsfähig.

Eine qualitative Studie in der Schweiz hat Therapieentscheidungen am Lebensende bei Menschen mit einer Beeinträchtigung untersucht (Ritzenthaler-Spielmann 2017). In den Case-Studies waren die meisten Menschen mit einer Beeinträchtigung zum Zeitpunkt der Entscheidung in der konkreten Behandlungssituation nicht mehr einwilligungsfähig. Auch wenn die Stichprobe zu klein ist, um die Aussagen zu verallgemeinern, kann doch festgestellt werden, dass in vielen Fällen nicht die Beeinträchtigung allein zur Einwilligungsunfähigkeit führt, sondern erst die Kombination mit einer zusätzlich auftretenden Erkrankung. Beispiele hierfür können eine fortgeschrittene demenzielle Entwicklung bei Menschen mit Down-Syndrom sein oder ein akuter Notfall (wie z. B. eine Hirnblutung oder ein Herzinfarkt). Daher sollte insbesondere bei Menschen, die bereits mit geringen kognitiven Einschränkungen leben und bei denen zusätzliche Erkrankungen zu erwarten sind, nicht zu lange mit dem Angebot eines ACP-Gespräches gewartet werden.

Bei geringfügig beeinträchtigten Menschen ist zunächst immer zu prüfen, ob sie durch eine entsprechende Unterstützung die Schwelle zur Einwilligungsfähigkeit überschreiten und eine Patientenverfügung verfassen können (Bundesärztekammer 2019). Hier ist an eine unterstützte Entscheidungsfindung, z. B. durch Verwendung Leichter Sprache, erläuternden Bildmaterials oder technischer Hilfsmittel wie Sprachcomputer, zu denken. Die wesentliche Frage ist, ob der Mensch mit kognitiver Beeinträchtigung zum Zeitpunkt der Vorausplanung in der Lage ist, Bedeutung und Tragweite der Vorausplanung zu verstehen und darauf aufbauend eine Entscheidung zu treffen. Im Zweifel ist die Beurteilung des Vorliegens der Einwilligungsfähigkeit Aufgabe der Ärzt*innen (SAMW 2019; Bundesärztekammer 2019). Sollte die Einwilligungsfähigkeit gegeben sein, kann durch deren ärztlichen Bestätigung möglichen späteren Zweifeln an der Einwilligungsfähigkeit entgegengetreten werden. Zu den Aufgaben der rechtlichen Vertreter*innen (Vorsorgebevollmächtigter/rechtlicher Betreuer*innen) gehört es, sofern die zu vertretende Person einwilligungsfähig ist, die Verfassung einer Patientenverfügung anzuregen und dabei zu unterstützen (Schweiz: ZGB Art. 374 ff.; Deutschland: § 1827 Abs. 4 BGB).

Häufig ist die Einwilligungsfähigkeit des Menschen mit kognitiver Beeinträchtigung zweifellos nicht (mehr) gegeben. Beispiele hierfür sind die Situationen z. B. bei schwerster Mehrfachbehinderung, weit fortgeschrittener Demenz oder dem Syndrom reaktionsloser Wachheit (Wachkoma). Die davon betroffenen Menschen sind vielfach auch nur sehr eingeschränkt verbal oder nonverbal kommunikationsfähig.

Zwischen den bisher geschilderten Gruppen der Menschen mit geringen oder sehr starken kognitiven Beeinträchtigungen gibt es eine Vielzahl von Menschen mit kognitiven Einschränkungen, die zwar nicht einwilligungsfähig sind, aber selbst sehr viel aktiv zur Vorausplanung beitragen können. Auch Menschen, die nicht einwilligungsfähig sind, haben je nach Ausprägung der kognitiven Beeinträchtigung individuelle Einstellungen zum Leben, zu schwerer Krankheit und zum Sterben. Sie sind, bei entsprechend achtsamer und ihren Fähigkeiten durch unterstützte Kommunikation (Wilken 2018) angepasster Gesprächsführung, vielfach sehr gut in der Lage, Aussagen zu ihren Einstellungen und Präferenzen zu machen.

46.3.3 Ermittlung des Behandlungswillens

Die Ermittlung der Wünsche oder des mutmaßlichen Willens von Menschen mit kognitiven Einschränkungen im Hinblick auf ihre zukünftige Behandlung ist komplex, zeitaufwendig und bezieht nicht selten viele andere Personen mit ein. Die Gesprächsführung orientiert sich dabei streng an den Bedürfnissen des Menschen mit kognitiven Einschränkungen. Sorgfältig ist darauf zu achten, die jeweilige Aufmerksamkeitsspanne nicht zu überschreiten, die psychische Belastbarkeit im Blick zu haben und keine Ängste zu schüren.

Viele Menschen mit kognitiven Einschränkungen haben persönliche Erfahrungen mit Klinikaufenthalten und einige wurden schon auf einer Intensivstation behandelt. Durch die Beobachtung der Mitbewohner können sie sich häufig gut vorstellen, was bestimmte Beeinträchtigungen (z. B. die Angewiesenheit auf einen Rollstuhl) bedeuten. Nicht selten haben sie schon erlebt, dass jemand verstorben ist. An diese Erfahrungen kann die Gesprächsbegleiter*in anknüpfen und die Person befragen, wie sie dies erlebt. Dabei können, je nach Beeinträchtigung, Erfahrungen aufgearbeitet, Ängste angesprochen und Hinweise für zukünftige Behandlungen formuliert werden.

Verfügen die Menschen nur über eine eingeschränkte oder gar keine Verbalsprache, ist die Kommunikation sehr erschwert. Viele Menschen mit Beeinträchtigung können jedoch durch Gesten und Mimik kommunizieren. Sie können beispielsweise ein körpereigenes «Ja» und «Nein» ausdrücken. Allerdings braucht es meist Erfahrung und persönliche Beziehungen, damit Sprache, Gestik und Mimik gelesen werden können. Eine gute Kenntnis der Person, ihrer Lebens- und Krankheitsgeschichte sowie des sozialen Umfelds ist in der Regel erforderlich, um die individuellen Ausdrucksformen richtig zu verstehen. Daher sollte, sofern die Gesprächsbegleitung nicht selbst über eine gute Kenntnis der Person verfügt, eine Person, die den betroffenen Menschen gut kennt, den Gesprächsprozess unterstützen (z. B. Betreuer aus der Gruppe). Möglichst vielfältige Entscheidungshilfen, z. B. in Leichter Sprache oder einfach verständlichen Bildern, können die Kommunikation zusätzlich unterstützen. So können die Gespräche ein Fundament entstehen lassen, auf dem die Formulierung des individuellen Therapieziels gelingen kann. Damit werden Selbstbestimmung und Partizipation ermöglicht.

Insbesondere bei Menschen mit angeborener schwerster Beeinträchtigung ist die Willensermittlung aufgrund der sehr eingeschränkten Kommunikationsmöglichkeiten nicht einfach. Der Respekt vor den Menschen gebietet es grundsätzlich, dass die Gesprächsbegleiter*in die Person auch bei schwersten Einschränkungen aufsucht und versucht, soweit möglich, einen Kontakt herzustellen und einen Eindruck von der Situation zu erhalten. Lebt der Mensch mit kognitiven Einschränkungen bereits über lange Zeiträume in einer Einrichtung der Eingliederungshilfe oder einer Familie, kann dies von Vorteil sein, da es oft Mitarbeitende im professionellen Team oder Angehörige gibt, die die aktuelle Situation, aber auch die gesundheitliche, psychosoziale und biografische Entwicklung über die letzten Jahre gut beschreiben können. Darin liegt vielfach eine gute Quelle für die geforderten konkreten Anhaltspunkte zur Ermittlung des mutmaßlichen Willens. Hilfreich ist, wenn diese Beobachtungen über längere Zeiträume notiert werden, um sie z. B. für den Fall des Mitarbeiterwechsels zu sichern und Verläufe sichtbar zu machen.

Menschen mit kognitiven Einschränkungen fällt es nicht selten schwer, zu verstehen, was Sterben bedeutet, oder die Konsequenzen der Ablehnung einer Maßnahme (z. B. Krankenhausaufenthalt) im Hinblick auf das eigentliche Ziel (»Ich will noch ganz alt werden«) adäquat einzuordnen. Für diese Grenzen des Verständnisses und/oder der Reflexionsfähigkeit gilt es sensibel zu sein und sie respektvoll anzuerkennen. Es darf nicht dazu kommen, dass direkt oder indirekt zu Antworten gedrängt wird, nur um im Gesprächsprozess weiterzukommen oder gar eine bestimmte Aussage zu erhalten (soziale Erwünschtheit, Suggestion, Manipulation).

Wenn die Person selber einwilligungsunfähig ist, wird deren Beitrag zur Vorausplanung gegebenenfalls durch die Einschätzung ihres mutmaßlichen Willens durch die rechtliche Vertreter*in und andere Vertrauenspersonen unterstützt werden müssen, um Therapieziel und Behandlungsentscheidungen formulieren zu können. Art und Umfang der Unterstützung hängen vom Verständnis, der Reflexions- und Kommunikationsfähigkeit des individuellen Menschen mit kognitiver Beeinträchtigung ab.

Zur Willensermittlung werden aktuelle Äußerungen, Aussagen in bereits vorliegenden Patientenverfügungen (falls vorhanden), Äußerungen über Behandlungswünsche und konkrete Anhaltspunkte für die Ermittlung des (mutmaßlichen) Willens mit der Vertreter*in und anderen Vertrauenspersonen sorgfältig zusammengetragen (▶ Kap. 42). Häufig geschieht dies in Form einer Fallbesprechung mit allen Personen gleichzeitig. Im Zentrum stehen dabei stets die Wünsche und der (mutmaßliche) Wille der konkreten Person.

Bei den Therapieentscheidungen am Lebensende in der kleinen Stichprobe in der Schweiz war der mutmaßliche Wille oft unklar, weil selten ACP-Gespräche frühzeitig initiiert wurden (Ritzenthaler-Spielmann 2017, S. 164). Die nahen Angehörigen, welche gemäß Schweizer Recht die Vertretung innehatten und mit den Ärzten die Entscheidungen treffen mussten, waren alle bemüht, den mutmaßlichen Willen der betroffenen Personen herauszufinden und die Entscheidungen gemäß diesem Willen zu treffen. So wurden frühere mündliche Aussagen ebenso in die Entscheidungsfindung einbezogen wie die Biografie der Person: Wie gerne hat sie früher gelebt, was hat ihr Leben, ihren Lebensentwurf ausgemacht und wie werden Lebensfreude und Lebenswille aktuell eingeschätzt?

46.3.4 Dokumentation des (mutmaßlichen) Willens

Erst wenn eine stabile Basis an Informationen über die Einstellungen und den Behandlungswillen vorliegt, können konkrete Dokumentationen des (mutmaßlichen) Willens, z. B. in der »Festlegung für den Notfall« (FeNo), vorgenommen werden. Ist eine Ermittlung des (mutmaßlichen) Willens aktuell nicht durchführbar (z. B., weil die schwerst mehrfachbehinderte Bewohner*in neu eingezogen ist und keine Angehörigen mehr hat), ist in der Regel noch keine Vorausplanung möglich. Falls der Allgemeinzustand der Person jedoch sehr schlecht ist oder bereits eine palliative Situation vorliegt, sollte mit den behandelnden Ärzt*innen zumindest die Indikation für Notfallmaßnahmen besprochen und dokumentiert werden. So kann gegebenenfalls vermieden werden, dass die Person im Notfall Maßnahmen ausgesetzt wird, die bereits aus ärztlicher Sicht nicht mehr angezeigt sind (z. B. Beatmung bei weit fortgeschrittener COPD).

In der Gesprächspraxis ist immer wieder die Tendenz zu beobachten, Menschen mit einer kognitiven Beeinträchtigung vor schwierigen Themen (wie dem eigenen Sterben, Krankheit und Tod) schützen zu wollen. In zwei Schweizer Untersuchungen wurden die Menschen mit einer Beeinträchtigung eher selten in die gesundheitliche Vorausplanung einbezogen (Ritzenthaler-Spielmann 2017; Wicki 2014). Diese gut gemeinte Fürsorge hat Schattenseiten: Wenn eine 50-jährige Frau mit Down-Syndrom mit relativ guten kommunikativen Fähigkeiten nie gefragt wurde, was sie im Spital erlebt hat und was sie sich für die Zukunft wünschen würde, kann es unter Umständen, z. B. bei einer sich schnell entwickelnden Demenzerkrankung, plötzlich zu spät sein und Willensäußerungen können nicht mehr erfragt werden. Das Gesprächsangebot ist für die Partizipation zentral – mit dem Recht der Betroffenen, das Gespräch abzulehnen.

46.4 Institutionelle Implementierung

Menschen mit einer kognitiven Beeinträchtigung leben und/oder arbeiten häufig in Einrichtungen der Eingliederungshilfe (Schweiz: soziale Institutionen für Menschen mit einer Beeinträchtigung). Die Teilhabe von Menschen mit kognitiven Beeinträchtigungen zu fördern und Benachteiligungen zu vermeiden, ist Aufgabe und Motivation der professionellen Mitarbeitenden und Leitungen der Einrichtungen der Eingliederungshilfe. Zentraler Bestandteil ist dabei, eine selbstbestimmte Gestaltung des Lebens der Menschen mit einer kognitiven Beeinträchtigung zu unterstützen. Hierzu gehört insbesondere auch die Begleitung und medizinische Behandlung der

Menschen bei gesundheitlichen Krisen und am Lebensende.

Aus der Erfahrung der implementierenden Einrichtungen und ACP-Schulungen zeigt sich, dass die Einführung von ACP wohlüberlegt und gut vorbereitet sein sollte. Hierzu können ▶ Kap. 35, das die Implementierung von ACP in der Altenhilfe behandelt, grundlegende Hinweise entnommen werden, die im Folgenden um einige Besonderheiten in der Eingliederungshilfe ergänzt werden.

46.4.1 Ressourcen

Die Gesprächsprozesse in der Eingliederungshilfe sind, nach bisherigen Erfahrungen, sehr zeitaufwendig und binden viele Mitarbeitende des professionellen Teams ein. Dies sollte bei der Prüfung der zur Verfügung zu stellenden *personellen und finanziellen Ressourcen* berücksichtigt werden. Durch § 132g SGB V ist in Deutschland zwar eine Finanzierung möglich, aktuell liegt jedoch noch keine umfassende Evaluation zu den wirtschaftlichen Implikationen der Einführung von ACP in der Eingliederungshilfe vor. In der Schweiz besteht im Moment noch keine gesicherte Finanzierung der Gesprächsbegleitung, was einen Grund für die bisher eher zögerliche Einführung von ACP darstellen mag.

46.4.2 Hospizlich-palliative Kompetenz

Von besonderer Bedeutung bei der Implementierung von ACP ist die (Weiter-)Entwicklung einer guten Hospiz- und Palliativkompetenz und -kultur in der Einrichtung. Sie ist wesentlich, um nicht nur die Ermittlung des Behandlungswillens der Menschen mit kognitiven Einschränkungen, sondern auch dessen Umsetzung zu fördern. In Deutschland stellt dies eine relativ neue Aufgabe für die Eingliederungshilfe dar: Zum einen wurde in der Zeit des Nationalsozialismus fast eine ganze Generation Menschen mit Behinderung ermordet, zum anderen erreichen heute aufgrund des medizinischen Fortschritts viel mehr Menschen mit Beeinträchtigungen ein deutlich höheres Lebensalter als noch vor wenigen Jahren. Viele Einrichtungen der Eingliederungshilfe haben in den letzten Jahren bereits mit der Stärkung ihrer palliativ-hospizlichen Kompetenz begonnen.

46.4.3 Einbindung der Gesprächsbegleiter*innen

Eine insbesondere in der Eingliederungshilfe viel diskutierte Frage ist, ob die *Gesprächsbegleiter*innen bei der Einrichtung, beim Träger oder bei einem regionalen Kooperationspartner* angestellt sein sollte (▶ Kap. 34). Dazu lässt sich, angesichts erst einzelner Erfahrungen mit den unterschiedlichen Vorgehensweisen, noch keine abschließende Einschätzung abgeben. Aufgrund der besonderen Komplexität der Willensermittlung ist immer die Zusammenarbeit verschiedener Personen erforderlich. Einzubeziehen sind diejenigen, die Äußerungen der betroffenen Person besonders gut verstehen und für sie übersetzen können, die ihre kognitive und emotionale Belastbarkeit einschätzen und langfristige Beobachtungen des Verhaltens und des sozialen Umfelds beitragen können. Das sind selbst innerhalb der Einrichtungen nicht unbedingt immer die Gesprächsbegleiter*innen, da auch sie, z. B. in großen Komplexeinrichtungen, nicht immer alle Menschen gut kennen. Selbstverständlich benötigen die Gesprächsbegleiter*innen neben den allgemeinen Kompetenzen (▶ Kap. 35) eine gute Kompetenz in der Kommunikation mit Menschen mit kognitiven Beeinträchtigungen. Daneben kommt ihnen aber in der Eingliederungshilfe in besonderem Maße die vom Umfang und der Bedeutung nicht zu unterschätzende Aufgabe zu, ein gutes Beziehungsnetzwerk in der Einrichtung zu pflegen, Informationen zu sammeln,

Gespräche mit mehreren Beteiligten zu moderieren und Ergebnisse zusammenzufassen. Daher scheint die Frage, welche *Person* über diese Fähigkeiten und Haltungen verfügt, wesentlicher als die der internen oder externen Anbindung.

46.4.4 Netzwerk und Schnittstellen

Grundvoraussetzung für ein funktionierendes ACP ist gute *Schnittstellengestaltung* und eine vertrauensvolle Zusammenarbeit (▶ Kap. 35). In den Einrichtungen der Eingliederungshilfe steht häufig ein großes, interdisziplinäres *Netzwerk* zur Verfügung. Dieses besteht z. B. aus Betreuungspersonen, Therapeut*innen, Seelsorgenden und Ehrenamtlichen. Bei Erkrankungen kommen die Hausärzt*in und manchmal Pflegefachkräfte dazu. Damit die gesundheitliche Vorausplanung wirksam implementiert wird, ist eine professionelle Kommunikation unerlässlich: Wer muss wen, worüber, wann informieren? Diese Fragen sollten möglichst frühzeitig, z. B. im Rahmen eines Projektes zur Einführung von ACP, geklärt werden.

Die Studie in der Schweiz zeigte, dass diese Kommunikation in der Praxis der Entscheidungsfindungen am Lebensende oft eine Herausforderung darstellte (Ritzenthaler-Spielmann 2017). Bei Menschen, die nicht einwilligungsfähig sind und für die daher eine Vertreterdokumentation erstellt werden soll, ist es zentral, dass die Fachpersonen interprofessionell gemeinsam nach dem mutmaßlichen Willen der Personen fragen.

Die Gespräche zur Vorausplanung sollen im Sinne des Shared Decision Making zwischen dem Menschen mit kognitiven Einschränkungen (soweit möglich, von ihm gewollt und zumutbar), den behandelnden Ärzt*innen, den vertretungsberechtigten Personen und den Betreuungspersonen der Eingliederungshilfe geführt werden. In den Fallbeispielen der Studie wurde deutlich, wie wichtig es ist, dass die Mitarbeitenden aus dem professionellen Team den Entscheidungsprozess nachvollziehen können und über genügend Informationen über die medizinischen und ethischen Grundlagen verfügen. Nur so können sie die Entscheidungen mittragen und die Betroffenen in der letzten Lebenszeit nach Best-Practice-Kriterien pflegen und betreuen. Da die Menschen mit einer Beeinträchtigung bei gesundheitlichen Krisen und in palliativen Situationen oft durch die Betreuungspersonen in der Eingliederungshilfe begleitet werden, ist diese Kommunikation auch Voraussetzung für die *Umsetzung* der Vorausplanung und damit der Achtung der Selbstbestimmung und Förderung der individuellen Lebensqualität. Dazu braucht es genügend Zeit für strukturierte Gespräche und damit ein *rechtzeitiges* Angebot der Vorausplanung.

Für die Mitarbeitenden der professionellen Teams bedeutet die Beteiligung an ACP-Prozessen eine neue Aufgabe. Die Unterstützung der Gesprächsprozesse durch sie ist Voraussetzung für eine gelingende Ermittlung des Willens der betroffenen Person. Zudem können sie das Gespräch mit der Gesprächsbegleiter*in vorbereiten, indem sie z. B. mit der betroffenen Person erarbeiten und dokumentieren, was ihr im Leben und bei Krankheit wichtig ist. Eine Herausforderung hierbei ist es immer wieder, die eigenen Werte bei der Willensermittlung hinter denen des Menschen mit kognitiver Einschränkung zurücktreten zu lassen. Um die persönliche und fachliche Auseinandersetzung mit den Themen Leben, schwere Erkrankung und Sterben und Tod gut zu bewältigen, benötigen viele Mitarbeitende Unterstützung, zumal sie eher selten aus dem Bereich der Pflege kommen.

Ein weiterer wesentlicher Teil des Netzwerkes sind die Personen, die die rechtliche Vertretung für den Menschen mit kognitiven Beeinträchtigungen übernehmen. Häufig sind dies Familienmitglieder, meist Eltern oder Geschwister, in anderen Fällen Berufsbetreuer*innen. Viele Familien haben bereits eine langjährige Erfahrung damit, den Willen der Person mit einer Beeinträchtigung zu ermitteln und Entscheidungen zu treffen. Berufsbetreuer*innen lernen den Menschen mit kognitiven Einschränkungen dagegen häufig erst kennen, wenn, z. B. aufgrund Versterbens der Eltern, keine Angehörigen mehr für die Vertretung zur Verfügung stehen.

Für Angehörige wie für Berufsbetreuer kann ein ACP-Prozess sehr entlastend sein, weil sie Unterstützung bei der Entscheidungsfindung erhalten und insbesondere Notfallentscheidungen im Voraus geplant werden können. Wie das Forschungsprojekt in der Schweiz (Ritzenthaler-Spielmann 2017) zeigt, sind die Stellvertreterentscheidungen emotional für die Angehörigen grundsätzlich nicht einfach. Sie empfanden eine große Unsicherheit, weil vorher keine Gespräche mit den Betroffenen stattgefunden hatten. Sie fragten sich, ob sie richtig entschieden hatten, und fühlten sich für den Zeitpunkt des Todes ihres Kindes oder Geschwisters mitverantwortlich. Gleichzeitig waren die Angehörigen bereit, die Verantwortung für die Entscheidungen anstelle ihrer Geschwister oder Kinder zu tragen, da sie im Verlaufe des Lebens bereits viele Entscheidungen stellvertretend für diese getroffen hatten. Die Studie zeigte, wie frühzeitig geführte Gespräche über die Wünsche an die Betreuung und Behandlung am Lebensende diese Entscheidungen erleichtern können.

46.5 Ausblick

In der Behindertenpädagogik und der UN-BRK gelten Selbstbestimmung und Partizipation als zentrale Werte. Aus den bisherigen Erfahrungen zeigt sich, dass ACP die große Chance bietet, Selbstbestimmung und Partizipation für Menschen mit kognitiven Einschränkungen zu fördern. Sie erleben eine größere Selbstwirksamkeit und Teilhabe bei Behandlungsentscheidungen, Über- aber auch Untertherapien können vermieden werden. Die rechtlichen Vertreter*innen erfahren Unterstützung und Entlastung, die Mitarbeitenden in den Einrichtungen größere Handlungssicherheit.

Allerdings gibt es bisher erst relativ wenige Konzepte und praktische Erfahrungen mit ACP in der Eingliederungshilfe in der Schweiz und in Deutschland. Es gilt, noch bestehende Forschungslücken zu füllen, damit z. B. die Kommunikation(-sabläufe) verbessert, an die jeweiligen Beeinträchtigungen angepasste Entscheidungshilfen (weiter-)entwickelt und die Ergebnisse anwendungstauglich dokumentiert werden. Es braucht die interprofessionelle Zusammenarbeit zwischen Medizin, Pflege, Beratungswissen, Recht, Palliative Care, den Bezugswissenschaften der Behindertenhilfe und insbesondere der Heilpädagogik, um weiter an Konzepten zur unterstützten Entscheidungsfindung durch ACP zu arbeiten.

46.6 Erfahrungsbericht zur Implementierung von ACP in einer Langzeiteinrichtung für Menschen mit Beeinträchtigung in der Schweiz

Theodore Otto-Achenbach

Die Schweiz gehört zu den Ländern auf der Welt, in denen die Bevölkerung eine sehr hohe Lebenserwartung aufweist (BASS AG 2018, S. 8). Mit der Zunahme von alten und möglicherweise pflegebedürftigen Menschen mit Beeinträchtigungen stellen sich neue Anforderungen an die stationären Langzeiteinrichtungen und deren Betreuungs-, Pflege- und Behandlungskonzepte.

Vor diesem Hintergrund entschied sich eine Langzeitinstitution der Behindertenhilfe, sämtlichen Bewohner*innen eine gesundheitliche Vorausplanung (ACP) zur Verfügung zu stellen. Die Institution bietet erwachsenen, erwerbsunfähigen Menschen, die aufgrund unterschiedlicher Beeinträchtigungen auf ständige und umfassende Unterstützung angewiesen sind, Wohnplätze auf Lebenszeit.

Auf dem Weg zur Implementierung bestand der erste Schritt darin, den Bewohner*innen und deren An- und Zugehörigen das ACP-Angebot nahe zu bringen, bzw. deren Einverständnis zu erhalten für den Beginn des Beratungsprozesses. Mit Hilfe von vertrauten Personen, die den «Guten Anfang» gestalteten, gelang es, bei nahezu allen Beteiligten die Akzeptanz für die Beratung zu erreichen. Eine weitere Herausforderung war die Finanzierung des Prozesses, weil in der Schweiz diesbezüglich keine gesetzliche Regelung besteht. Die Kosten waren je nach Art der Beeinträchtigung und Anzahl der beteiligten Personen unterschiedlich hoch und wurden erfreulicherweise von den gesetzlichen Vertreterinnen und Vertretern problemlos übernommen.

Alle zentralen Personen (z. B. Bewohner*innen, Betreuer*innen, Ärzt*innen, Angehörige und gesetzliche Vertreter*innen) wurden an dem Prozess beteiligt und erhielten Zugang zu den gewonnenen Informationen. Sämtliche Gespräche wurden mit Hilfe des ACP-Standortgesprächs strukturiert und begannen jeweils mit den Bewohner*innen selbst. Mit der Synthese aller Aussagen und Beobachtungen sämtlicher beteiligten Personen gelang es, das Therapieziel gemeinsam zu definieren (Krones & Obrist 2020).

Das Therapieziel wiederum begründet den aktuellen Reanimations- und Notfallstatus (FeNo) und ermöglicht mit Hilfe eines elektronischen/webbasierten Arbeitstools eine individualisierte Notfall- und Behandlungsplanung. Vorteile: Konkrete Handlungsanweisungen für die unterschiedlichen Berufsgruppen, Informationen für die betroffenen Personen über Art und Umfang der Behandlungen und auch über mögliche medizinisch-pflegerische Versorgungsgrenzen der Institution.

Als besonders hilfreich erwiesen sich die meist über lange Zeit dokumentieren Krankheits- und Behandlungserfahrungen der Bewohner*innen sowie das Wissen über deren Ressourcenlage (Resilienz). Des Weiteren fanden mögliche Notfallszenarien, z. B. Sturz, fieberhafte Infekte und Krampfanfälle, die nach den Erfahrungen des Institutionsarztes auftreten könnten, in der Behandlungsplanung besondere Beachtung.

Beispiel:

Frau M. litt seit vielen Jahren an Multipler Sklerose und war vollständig immobil, bewegte sich im Elektro-Rollstuhl mit Steuerung durch ihr Kinn.

Aus der Patientenverfügung:

«Meine Kommunikationsfähigkeiten sind bereits heute eingeschränkt und wenn sich mein Gesundheitszustand verschlechtert, kann ich meinen Willen meist gar nicht mehr verständlich machen. Ich habe mich für das Therapieziel B1 entschieden, weil eine invasive Beatmung fast zwangsläufig mit einer künstlichen Ernährung einhergehen wird. Schon heute, im urteilsfähigen Zustand, habe ich mich gegen eine künstliche Ernährung entschieden. Für mich ist das Essen auf natürlichem Wege ein besonders wichtiger Teil für mein Lebensgefühl und meinen Lebenswillen. Solange ich essen kann, gehöre ich dazu und habe noch einen kleinen Teil Normalität, den ich mit anderen teilen kann.»

B1 ●●●○○ *Keine* Herz-Lungen-Wiederbelebung
Keine invasive (Tubus-)Beatmung
Ansonsten Beginn uneingeschränkter Notfall- und Intensivtherapie

Notfall- und Behandlungsplanung	Das ist zu tun	Medikamente
Keine Reaktion, kein Puls, keine Atmung	*Nicht* die Ambulanz 144 anrufen (wenn möglich)! *Keine* Herz-Lungen-Wiederbelebung beginnen. • Seitenlage • Luftwege freihalten • den Kopf weich lagern • bei Frau M. bleiben und je nach Erfahrung Hand halten oder Ähnliches Sollten Puls und Atmung nicht wieder von selbst einsetzen, wird sie in kurzer Zeit versterben.	
Erschwerte Atmung/ Sauerstoffsättigung unter ... %	Sauerstoffsättigung steigt unter O2-Gabe nicht an (über ... %): • Reservemedikamente ausschöpfen • Checkliste/Kontakt Heimarzt • Notfallnummern wie geplant anrufen und Behandlungsplanung ggf. anpassen. • Spitaleinweisung zur Abklärung erwägen; Patientenverfügung/FeNo bei Spitaleintritt mitgeben	

Notfall- und Behandlungs- planung	Das ist zu tun	Medikamente
	Sollte die Atemnot größer werden oder zum *Atemstillstand* führen: • wenn möglich mit Maskenbeatmung beginnen • die Ambulanz 144 anrufen • Seitenlagerung • Luftwege freihalten • Kopf auf Kissen lagern • bei Frau M. bleiben • je nach Erfahrung Hand halten oder Ähnliches Sollte zusätzlich ein *Herz-Kreislauf-Stillstand* auftreten: • *Keine* Thoraxkompression • *Keine* Beatmung beginnen • *Nicht* die Ambulanz 144 anrufen • Seitenlagerung • Luftwege freihalten • Kopf auf Kissen lagern • bei Frau M. bleiben • je nach Erfahrung Hand halten oder Ähnliches Wenn kein Puls mehr zu tasten ist und keine Atmung mehr einsetzt, wird Frau M. innerhalb kurzer Zeit versterben. • Heimarzt anrufen und über Situation informieren	

Wenn ACP mit einer individualisierten Behandlungsplanung kombiniert werden kann, erhöhen sich die Chancen, dass der vorausverfügte Wille oder der mutmaßliche Wille besser erfüllt werden können.

Literatur

Bleidick U, Hagemeister U (1992) Einführung in die Behindertenpädagogik. Band 1. Allgemeine Theorie der Behindertenpädagogik. Stuttgart: Kohlhammer.

Büro für Arbeits-und Sozialpolitische Studien BASS AG (2018) Bevölkerungsbefragung Palliative Care 2017. (https://www.bag.admin.ch/dam/bag/de/dokumente/nat-gesundheitsstrategien/strategie-palliative-care/forschungsberichte/palliative-care-bevoelkerungsbefragung-2018.pdf.download.pdf/PalliativeCare2017_Schlussbericht_BASS_mit_Summary.pdf, Zugriff am 25.11.2020).

Bundesärztekammer (2019) Hinweise und Empfehlungen zum Umgang mit Zweifeln an der Einwilligungsfähigkeit bei erwachsenen Patienten. Deutsches Ärzteblatt 22: A1133–1134.

Caritasverband der Erzdiözese München und Freising e. V. (2017) Projektbericht (https://der-caritasverband.caritas-nah-am-naechsten.de/portal-der-caritasverband/dokumente/dicv_muench en_acp_projekt_abschlussbericht_2017.pdf, Zugriff am 03.11.2020).

Ding-Greiner C, Kruse A (2010) Betreuung und Pflege geistig behinderter und chronisch kranker Menschen im Alter. Beiträge aus der Praxis. Stuttgart: Kohlhammer.

Krones T, Obrist M (2020) Wie ich behandelt werden will. Advance Care Planning. Zürich: rüffer & rub.

Patja K, Iivanainen M, Vesala H, Oksanen H, Ruoppila I (2000) Life expectancy of people with intellectual disability: a 35-year follow-up study. J Intellect Disabil Res;44 (Pt 5):591-9. doi: 10.1046/j.1365-2788.2000.00280.x. PMID: 11079356.

Ritzenthaler-Spielmann D (2017) Lebensendentscheidungen bei Menschen mit einer kognitiven Beeinträchtigung. Eine qualitative Studie. Bad Heilbrunn: Klinkhardt Verlag.

Schweizerische Akademie der Medizinischen Wissenschaften (SAMW) (2019) Medizin-ethische Richtlinien: Einwilligungsfähigkeit in der medizinischen Praxis. (https://www.samw.ch/de/Publikationen/Richtlinien.html, Zugriff am 03.11.2020).

Theunissen G (2005) Pädagogik bei geistiger Behinderung und Verhaltensauffälligkeiten. Bad Heilbrunn: Klinkhardt Verlag.

Vereinbarung zu § 132g SGB V über Inhalte und Anforderungen der gesundheitlichen Versorgungsplanung (2017) (https://www.gkv-spitzenverband.de/krankenversicherung/hospiz_und_palliativversorgung/letzte_lebensphase/gesundheitliche_versorgungsplanung.jsp, Zugriff am 03.11.2020).

Wicki M (2014) Palliative Care für Menschen mit intellektueller Behinderung. Bericht zuhanden des Bundesamtes für Gesundheit. Zürich.

Wicki M, Meier S (2015) Mit Leitlinien die Selbstbestimmung stärken? Effekte von Leitlinien auf Palliative Care und Entscheidungen am Lebensende. VHN 84: 34–45.

Wohlgensinger, C. (2007) Unerhörter Kinderwunsch. Die Elternschaft von Menschen mit geistiger Behinderung: Eine Betrachtung aus sonderpädagogisch-ethischer Perspektive. Luzern: Edition SZH.

Yang, Q., Rasmussen, S., & Friedman, J. (2002) Mortality associated with Down's Syndrome in the USA from 1983-1997: a population-based study. *Lancet, 359*, S. 1019-1025.

VIII Advance Care Planning im Krankenhaus und in speziellen Praxisbereichen

47 Advance Care Planning im Krankenhaus

Tanja Krones, Isabelle Karzig-Roduner, Settimio Monteverde

47.1 Einleitung

Weltweit hat sich ACP in den verschiedenen Ländern und Regionen meist aus einzelnen lokalen Initiativen heraus zu regional und teils national koordinierten Programmen entwickelt (▶ Teil III »Advance Care Planning in der internationalen Praxis«). Während in Neuseeland (▶ Kap. 22) primär eine Bewegung von Bürger*innen auf gemeindenaher Ebene und in Deutschland das Projekt »beizeiten begleiten« ACP zunächst in Pflegeheimen voranbrachte, war es in der Schweiz das Nationale Forschungsprogramm NFP 67 (»Lebensende«, SNF 2021), welches mehrere ACP-relevante Projekte, darunter den »MAPS« (»Multiprofessional advance care planning and shared decision-making«)-Trial förderte. Dieser untersuchte in einer kontrollierten Studie den Effekt von Advance Care Planning auf schwer kranke Menschen, die in einem Krankenhaus der Maximalversorgung hospitalisiert waren (▶ Kap. 15). Im Kohlhammer-Buch »Advance Care Planning. Von der Patientenverfügung zur gesundheitlichen Vorausplanung« (2015) hatten wir bereits über diese Studie und die parallel dazu laufende Entwicklung von ACP in der Schweiz berichtet (Krones et al. 2015). In diesem Kapitel beschreiben wir die Umsetzung von ACP im Krankenhaus primär anhand unserer konkreten Erfahrungen (zur internationalen Evidenz ▶ Kap. 5). Ein wichtiger Bestandteil von ACP im Krankenhaus, die periinterventionelle Vorausplanung vor operativen, diagnostischen und anderen invasiven Eingriffen, wird in diesem Kapitel angeschnitten und im nachfolgenden Beitrag (▶ Kap. 48) ausführlicher beschrieben.

47.2 Same, same, but different? ACP im Krankenhaus

Es ist das zentrale Ziel von ACP, Menschen in allen Situationen der Einwilligungsunfähigkeit entsprechend ihren individuellen Therapiezielen zu behandeln. Dabei kann Einwilligungsunfähigkeit aufgrund eines medizinischen Notfalls, einer schweren Erkrankung oder einer dauerhaften kognitiven Einschränkung eine stellvertretende Entscheidungsfindung notwendig machen. Das Krankenhaus ist daher einer der Orte, an welchen sich tagtäglich zeigt, ob eine gesundheitliche Vorausplanung hält, was sie verspricht. Insbesondere auf Notfall-, Intensiv- und Palliativstationen werden rund um die Uhr Menschen, die nicht oder nicht vollumfänglich in der Lage sind, selbst zu entscheiden, in schweren gesundheitlichen Krisen behandelt. Bei diesen Patient*innen besteht in Deutschland, der Schweiz und Österreich, wie in vielen anderen Regionen der Welt, die rechtliche Erfordernis, die in Patientenverfügungen (und weiteren Vorsorgedokumenten) getroffenen Festlegungen – unter Einbezug der gesetzlichen Vertretungspersonen – zu beachten und konkret in die Behandlungsentscheidungen zu integrieren.

Dies gilt insbesondere für den Notfallstatus (Reanimation/Intensivstation/Intubation ja/nein) während des stationären Aufenthaltes, der in der Schweiz in vielen Kantonen auch gesetzlich verpflichtend bei allen stationären Patient*innen festlegt werden muss (SAMW 2021). Auch wenn immer wieder Argumente vorgebracht werden, von einer expliziten Besprechung des Notfallstatus abzusehen (▶ Tab. 47.1), sprechen aus klinisch-ethischer Perspektive gute Gründe dafür, diesen bei stationären Eintritten routinemäßig mit Patient*innen im Rahmen eines ACP-Prozesses zu evaluieren. Dies wird auch vom European Resuscitation Council als Standard empfohlen (Mentzelopoulos et al. 2021).

Tab. 47.1: Besprechung des Reanimationsstatus bei allen stationären Patient*innen: Kontra-Argumente und Entgegnungen aus ACP-Perspektive

Einwand	Entgegnung aus ACP-Perspektive
Reanimationen sind selbst bei kranken Menschen und im Krankenhaus selten und brauchen daher nicht routinemäßig besprochen werden, vor allem nicht bei gesunden Menschen. Man klärt sonst auch nicht über etwas auf, was selten ist.	Es ist richtig, dass ein plötzlicher Herz-Kreislauf-Stillstand selten ist. Die Konsequenzen der Durchführung oder Unterlassung einer Reanimation sind jedoch schwerwiegend und auch gesunde Menschen haben hierzu Vorstellungen und Präferenzen.
Gespräche über Wiederbelebung machen Angst und sollten daher bei Eintritt und vor Eingriffen nicht geführt werden.	Wenn ein guter Anfang des Gesprächs (»Die Kenntnis des Willens von Patient*innen ist für unser Behandlungsteams sehr wichtig«) gewählt und die Frage zur Reanimation in die Frage nach dem primären Therapieziel eingebettet wird (siehe auch European Resuscitation Council 2021), sinken nach Studienlage Entscheidungskonflikte und es erhöht sich die Wahrscheinlichkeit, den Willen zu kennen und zu beachten, ohne Angst zu erzeugen.
Bei operativen Eingriffen ist sowieso klar, dass die Aufklärung zur Operation auch umfasst, dass alle notwendigen lebensrettenden Maßnahmen inklusive Reanimation durchgeführt werden.	Patientenverfügungen sind auch im Operationssaal verbindlich. Ein periinterventionelles ACP hilft, das Therapieziel differenziert zu formulieren und den Notfallstatus gegebenenfalls auf die geplante Situation anzupassen (▶ Kap. 48).
Wenn man ernsthaft über die Frage der Wiederbelebung entscheiden will, braucht man mehr Zeit, und die haben wir im Krankenhaus nicht zur Verfügung.	Es ist sinnvoll, die Frage nach Reanimation möglichst in ein Therapiezielgespräch einzubinden. Ausführlichere Gespräche bei chronisch und schwer kranken Menschen sollten daher möglichst ambulant vor Eintritt geführt werden. Die Abfrage kann bei gesunden, jungen Patienten auch unter Zuhilfenahme von vorab versandten Informationsbroschüren/evidenzbasierten Entscheidungshilfen sehr kurz erfolgen und ist im Krankenhaus möglich.
In aller Regel wollen Menschen alle lebensverlängernden Maßnahmen erhalten, so dass es reicht, den »Default« anzunehmen (Reanimation/Intensivstation/Intubation ja)	Sehr viele chronisch kranke, aber durchaus auch gesunde Menschen wollen nicht reanimiert werden, wenn sie alle Informationen erhalten, die sie für eine Entscheidung benötigen. Zudem

Tab. 47.1: Besprechung des Reanimationsstatus bei allen stationären Patient*innen: Kontra-Argumente und Entgegnungen aus ACP-Perspektive – Fortsetzung

Einwand	Entgegnung aus ACP-Perspektive
	widerspricht die Annahme einer »Default«-Position bei der individuellen Patient*in Basisregeln der informierten Einwilligung.
In den Fällen, in welchen eine Reanimation nicht mehr medizinisch indiziert ist, ist es nicht mehr notwendig, dies zu besprechen, weil auch in anderen klinischen Situationen Maßnahmen nicht besprochen werden, die nicht angeboten werden.	Der plötzliche Herz-Kreislauf-Stillstand und eine Reanimation sind so bekannt, dass diese Situation eine hohe präferenzsensitive Relevanz hat. Kommunikative Kompetenzen (Serious illness conversation, breaking bad news) helfen, die Information, dass eine Reanimation nicht (mehr) als sinnvoll erachtet wird, einfühlsam zu vermitteln und den Notfallplan an das aus Sicht der Patient*in sinnvolle Therapieziel individuell anzupassen (► Kap. 28).

Die professionellen Gespräche zum Notfallstatus, die gemeinsam mit den Patient*innen (► Kap. 47.3.) bei – oder kurz nach – einer stationären Aufnahme, unter Berücksichtigung einer gegebenenfalls vorliegenden Patientenverfügung, geführt werden, sind Teil der regulären Behandlungsplanung und werden durch die strukturierte ACP-Begleitung wirkungsvoll unterstützt.

Gerade auf Intensivstationen zeigt sich, ob die gesundheitliche Vorausplanung individuell und differenziert genug durchgeführt wurde. Dort werden jeden Tag Entscheidungen zur Therapiezielklärung, -änderung resp. zum Weiterführen oder Beenden spezifischer lebensverlängernder Maßnahmen getroffen. Patient*innen auf Intensivstationen sind in aller Regel sowohl urteilsunfähig als auch von (oft mehreren) Überbrückungsmaßnahmen wie Beatmung, Dialyse, der Unterstützung oder einem Ersatz der Herz- und/oder Lungenfunktion, wie der extrakorporalen Membranoxygenierung (ECMO), abhängig. Daher haben Behandlungsentscheidungen, die darin bestehen, medizinische Maßnahmen zu beenden, häufig die unmittelbare Konsequenz, dass die betroffenen Personen innerhalb kurzer Zeit (weniger Minuten bis Stunden) versterben. Die Behandlungsteams und die Angehörigen (oder, in einigen Fällen, die weiter urteilsfähigen Patient*innen) brauchen daher eine sehr gute Entscheidungs- und Vertrauensbasis: Alle müssen sich bei der Frage nach dem Verzicht auf intensivmedizinische Maßnahmen so weit wie möglich sicher sein, dass entweder a) die Maßnahmen medizinisch eindeutig aussichtslos sind (engl. »futile«) (zur Schwierigkeit einer eindeutigen und einseitigen Feststellung einer Aussichtslosigkeit siehe jedoch Bagheri 2013; Nair-Collins 2015) oder aber b) die lebensverlängernde Weiterbehandlung bei aktueller Prognose nicht (mehr) dem Willen der Betroffenen entspricht. Es gibt immer wieder Situationen, in welchen Patient*innen direkt in diese Entscheidungen mit einbezogen werden können, zum Beispiel bei der sogenannten »Wach-ECMO«, wenn die Herz- und die Lungenfunktion durch eine Membranoxygenierung ersetzt werden, Patient*innen aber nicht (voll) beatmet und daher nicht sediert werden müssen. In aller Regel stellen sich diese Fragen aber, ohne dass man sie mit Patient*innen selbst besprechen kann.

Erschwert werden Entscheidungen zudem dadurch, dass das Behandlungsergebnis in Bezug auf patientenorientierte, präferenzsensitiv wichtige Behandlungsergebnisse (körperliche, geistige Einschränkungen, Funktionseinbußen in unterschiedlichen Alltagsaktivitäten, Pflegebedürftigkeit, lange Intensivbehandlung mit dennoch hohem Sterberisiko auf der Intensivstation) schlecht sein kann. Behandlungsergebnisse sind meist durch prognostische Unsicherheit geprägt. Dies trifft auch auf die Wiedererlangung der Einwilligungsfähigkeit zu.

In der Intensivmedizin werden Patientenverfügungen häufig zurate gezogen. In den allermeisten Fällen beziehen sich die Aussagen, die in einer Patientenverfügung zu finden sind, jedoch auf Zustände, in denen eine *dauerhafte* Einwilligungsunfähigkeit angenommen wird. Allein aus diesem Grund sind Patientenverfügungen in der Intensivmedizin in den meisten Fällen nicht direkt umsetzbar, da sie gemäß Wortlaut nur dann zur Geltung kommen, wenn die Person sicher dauerhaft einwilligungsunfähig ist. Nicht vorhandene oder aber unpräzise Patientenverfügungen und eine nicht stattgefundene gemeinsame Vorausplanung ohne aktiven Einbezug der Angehörigen vor der Krise haben bei längeren intensivmedizinischen Behandlungen zur Folge, dass diese Patientenverfügungen in der klinischen Situation keine unmittelbare Wirkung entfalten. Zahlreiche interdisziplinäre Gespräche im Behandlungsteam und Angehörigengespräche sind nötig – mit und ohne zusätzlichen Zuzug der klinischen Ethik –, die sich um die Eruierung des mutmaßlichen Willens oder die Interpretation einer unklaren Patientenverfügung drehen (May 2018; Krones et al. 2019).

Toulmin schrieb einst den berühmten Aufsatz »How medicine saved the life of ethics« und beschrieb darin die Wiederbelebung der Anfang des 20. Jahrhunderts an Relevanz abnehmenden philosophischen Teildisziplin der Ethik durch die rasanten gesellschaftlichen und technischen Entwicklungen in der Medizin als Medizinethik (Toulmin 1982). Man könnte dies zugespitzt dahingehend aktualisieren: Der Mangel an ACP-Angeboten und deren fehlende Umsetzung »rettet« derzeit das Leben der klinischen Ethik. Auch wenn es Ausnahmen geben mag: klinisch tätige Ethiker*innen würden vermutlich gerne weniger oft und weniger konfliktreiche Gespräche auf Intensivstationen führen wollen, in denen es um die Vermittlung unterschiedlicher Wertvorstellungen und Wertungen ausgehend von einer unklaren Patientenverfügung geht und in denen das Behandlungsteam mit situativ überforderten oder gar traumatisierten Angehörigen den mutmaßlichen Willen der Person aushandeln muss. Die Beteiligten versuchen dann mühsam, den mutmaßlichen Patientenwillen, bestenfalls im Sinne eines »ACP by proxy«, mit den vertretungsberechtigten Angehörigen (▶ Kap. 42) mit einer schlechten, aber nicht eindeutig aussichtslosen Prognose in Einklang zu bringen. Dies greift insbesondere dann ans »Herz der klinischen Ethik«, wenn die betroffene Person noch vor wenigen Tagen einwilligungsfähig und die klinische Verschlechterung als sehr wahrscheinlich eingestuft wurde. Nicht ohne Grund gehören viele klinisch praktisch tätige Ethiker*innen weltweit mit den interprofessionellen Behandlungsteams aus Intensiv- und Palliativmedizin, die auch unter den verpassten ACP-Chancen leiden, daher zur Gruppe derjenigen, die ACP voranbringen möchten.

Aus gutem Grund wird in Übersichtsarbeiten (Houben et al. 2014; Rietjens et al. 2017), und auch von den nationalen Organisationen, die ACP fachlich vertreten, empfohlen, Patientenverfügungen möglichst nicht ad hoc zu verfassen bzw. zu aktualisieren, sondern in Ruhe und außerhalb einer gesundheitlichen Krise ohne Zeitdruck anzugehen. Daher scheint für die Mehrheit der Patient*innen ACP außerhalb des stationären Settings besser geeignet zu sein. Faktisch ist es aber so, dass viele Menschen erst dann, wenn sie in eine gesundheitliche Krise geraten oder wenn eine größere Operation ansteht, und manchmal tatsächlich erst zu einem sehr späten Zeitpunkt einer nicht heilbaren Erkrankung auf der Palliativstation, das Bedürfnis äußern, eine Patientenverfügung verfassen zu wollen. Erst die Krankheits- resp. die durch die Krankheit getriggerte Entscheidungssituation erzeugt die intrinsische Motivation, sich auf den ACP-Prozess einzulassen. Ohne die Implementierung eines aufsuchenden, proaktiven ambulanten ACP-Gesprächsangebots ist die Chance auch für chronisch schwer kranke und hochbetagte Menschen gering, dass diese von Gesundheitsfachpersonen zuvor auf Sinn und Zweck einer guten Vorausplanung angesprochen werden. Die meisten »Do not attempt resuscitation«(DNAR)-Festlegungen werden weiterhin erst wenige Tage vor dem absehbaren Versterben gemacht – oft ohne dies mit Patient*innen und ihren Angehörigen zu besprechen (Bosshard et al 2016).

Aus diesen Gründen ist es nicht nur sinnvoll, sondern notwendig, ACP-Gespräche auch im stationären Bereich anzubieten. Es mag nicht der ideale Ort und der optimale Zeitpunkt sein. Aber in vielen Fällen ist das Krankenhaus die erste, manchmal auch die einzige und nicht selten die letzte Möglichkeit, eine qualifizierte Vorausplanung zu beginnen und bei Bedarf auch den Behandlungsplan entsprechend anzupassen.

Schließlich kann ACP im Krankenhaus dazu beitragen, einen patient*innenzentrierten Behandlungsplan bei chronisch und schwer kranken Patient*innen im Rahmen einer komplexen Entlassungsplanung zu formulieren und damit die Behandlungssicherheit nach dem stationären Aufenthalt zu verbessern. Ist eine ärztliche Notfallanordnung auf der Basis der individuellen Therapieziele erstellt und sind die aktuellen Erkrankungen erfasst, kann eine differenzierte medizinische Notfallplanung entstehen, die den Patient*innen mitgegeben werden kann. Die in Abhängigkeit von den Diagnosen wahrscheinlichsten Zustandsverschlechterungen mit den entsprechenden Symptomen werden laienverständlich beschrieben, ebenso mögliche therapeutische und medikamentöse Erstmaßnahmen und die dafür notwendigen Medikamente zur Verfügung gestellt bzw. verordnet (siehe »ACP-NOPA« weiter unten sowie in ▶ Kap. 49). Auf diese Weise können konkret von Betroffenen selbst nicht erwünschte schnelle Re-Hospitalisationen reduziert werden, die zusätzlich belasten, resp. der Umfang stationärer Behandlungen geklärt werden, die auch aus Sicht des Krankenhauses in vielerlei – nicht zuletzt auch finanzieller Perspektive – unerwünscht sind.

Der folgende Übersichtskasten fasst die guten Gründe für und sinnvolle Angebote von ACP im Krankenhaus zusammen.

Advance Care Planning für das Krankenhaus (modifiziert nach dem ACP-Fact-Sheet des Universitätsspitals Zürich, 2019)

Definition: Die gesundheitliche Vorausplanung (Advance Care Planning, ACP) ist ein professionell begleiteter Gesprächs- und Planungsprozess im Gesundheitswesen, der Menschen unterstützt, individuelle Ziele für zukünftige medizinische Behandlungen bei Urteilsunfähigkeit zu bilden und zu dokumentieren (nach Rietjens et al. 2017).

Ziel von ACP: Umsetzung des Patientenwillens gemäß schweizerischen Kindes- und Erwachsenenschutzrecht, Rechtssicherheit für Behandlungsteams.

Interprofessioneller Ansatz: Bei ACP handelt es sich um einen Prozess der interprofessionellen Zusammenarbeit, in den nebst dem behandelnden Arzt bzw. der behandelnden Ärztin (weitere) ACP-versierte Fachpersonen einbezogen sind.

Ergebnisse:

- Festlegung der Vertretungsberechtigung

- Bei bereits urteilsunfähigen Personen Behandlungsplanung mit vertretungsberechtigter Person nach mutmaßlichem Willen («Vertreterverfügung»)
- Therapiezielklärung mit standardisierten Fragen
  - Notfallsituation: Ärztliche Notfallanordnung (Reanimation, Intubation, Verlegung auf Intensiv); («ÄNO»)
  - Intensivstation: Spitalbehandlung bei Urteilsunfähigkeit unklarer Dauer («ACP-Spitalbogen»)
  - Behandlung bei bleibender Urteilsunfähigkeit: Dokumentation Behandlungswünsche (Bogen bleibende Urteilsunfähigkeit)

Therapieziel bei geplanten Interventionen und Operationen («periinterventionelle Ärztliche Notfallanordnung», «SPITAL-ÄNO»)

Zielgruppenspezifische Versorgung (nach Bundesamt für Gesundheit 2018)

Zielgruppe	Primär verantwortlich	Spital
Gesunde Personen jeden Alters: «Patientenverfügung Plus»	Patient*innenenorganisationen, Hausärzt*innen	Ambulanter Fee-for-service durch qualifizierte ACP-Fachpersonen im Spital, Möglichkeit der Querfinanzierung stationärer Patient*innen; Service für Mitarbeiter (ggf. Angebot im Rahmen von Pensionierungskursen)
Vulnerable Personen und/oder Personen mit einer chronisch fortschreitenden, potenziell lebenslimitierenden Erkrankung: Spezifisches Care- und Advance Care Planning: »Spital ÄNO», «ACP-Spitalbogen»	Fallführende Ärzt*innen, Delegation an ACP fortgebildete Advanced Practice Nurses, Pflegeexpert*innen, Sozialdienst	In den ambulanten Versorgungsziffern abbildbare Vorausplanung für Notfälle und komplikative Verläufe für stationäre Aufenthalte (v. a. Spezialambulanzen inkl. Dialyse, präoperative Planung)
Schwerkranke Personen und/oder Personen in den letzten Lebensmonaten: «ACP-NOPA», «Vertreterverfügung», Re-Evaluation des Reanimations/Intensivstations/Intubationsstatus bei Langliegern	Palliative Care, Geriatrie, Fallführende Ärzt*innen, Delegation an ACP-Fachpersonen («ACP-Team»)	Im DRG (spezialisierte Palliative Care, palliative Komplexbehandlung, Geriatrische Komplexbehandlung, Intensivstations-Tarife) abbildbare Behandlungs- und Austrittsplanung («ACP-NOPA»)

Vorteile für das Krankenhaus

- Verlegung der Besprechung des Reanimations- und Notfallstatus in die ambulante Versorgungsphase vor den Spitaleintritt
- Prozesssicherheit in der Dokumentation des aktuellen Reanimations- und Notfallstatus auch periinterventionell
- Reduktion von Rundtischgesprächen zur Therapiezielklärung auf Intensivstationen und den Abteilungen

- Strukturierte ACP-Gespräche bei «Langlieger*innen», «Rebound Patient*innen» Normalstation-Intensivstation, Reduktion nicht gewünschter Rückverlegungen auf Intensivstation
- Rechtssicherheit durch medizinisch umsetzbare Patientenverfügungen
- Gesteigerte Zufriedenheit der Patient*innen und Angehörigen durch Sicherheit in der Therapiezielfestlegung
- Reduktion von ungewollten Rehospitalisationen durch strukturierte Austrittsplanung

47.3 ACP am Universitätsspital Zürich: Prozesse, Chancen und Herausforderungen

Am Universitätsspital Zürich (USZ) wurde 2012 mit ACP im Rahmen der MAPS-Studie (▶ Kap. 15) gestartet. Heute, eine Dekade später, ist ACP offiziell Teil der Unternehmensstrategie. Im folgenden Abschnitt fassen wir die Implementierungsschritte und den aktuellen Status quo zusammen, gehen auf Chancen und Herausforderungen ein und beschreiben abschließend, wie wir uns eine ideale Integration einer patient*innenorientierten Vorausplanung im Krankenhaus zum derzeitigen Stand der Forschung und Erfahrung mit ACP vorstellen. Innovationen verlaufen selten geradlinig hin zu einem idealen Ziel (Rogers 2003). Sie erfahren – oft aus guten Gründen – Veränderungen. Auch exzellente, bereits implementierte Konzepte können wieder zurückgefahren werden oder ganz verschwinden. Eine komplexe Innovation braucht kontinuierliche Bemühungen, aus Erfahrungen zu lernen, alle wichtigen Akteur*innen mitzunehmen, auf mikro-, meso- und makropolitische Entwicklungen im Gesundheitswesen zu reagieren und entsprechende Ressourcen zur Umsetzung zu generieren. Dies gilt auch für ACP im Krankenhaus.

47.3.1 Phase 1: Von der Forschung zu ersten Implementierungsschritten

Die MAPS-Studie war als pragmatischer randomisierter Versuch angelegt, mit der Intention, möglichst nahe an und mit den vorhandenen Strukturen des Krankenhauses zu arbeiten. Nachdem zwei Mitglieder des Studienteams sich Ende 2011 in Melbourne zu »Respecting Patient Choices«-Facilitators (▶ Kap. 21) hatten ausbilden lassen und wir in Kooperation mit dem Team von »beizeiten begleiten« Studienmaterialien und die ACP-Fortbildung entwickelt hatten, konnten wir mehrere am Universitätsspital tätige Kolleg*innen aus Patient*innenberatung, Spitalseelsorge, Sozialarbeit und Palliativpflege gewinnen, die erste ACP-Fortbildung zu absolvieren und im Rahmen der Studie Patient*innen und ihre Angehörigen im ACP-Prozess zu begleiten.

Zeitgleich mit Inkrafttreten des Schweizer Kindes- und Erwachsenenschutzrechts, das unter anderem Patientenverfügungen in der Schweiz für verbindlich erklärte und, begleitet von aktualisierten medizinethischen Richtlinien der Schweizerischen Akademie der medizinischen Wissenschaften, vorsah, bei allen stationären Patient*innen den Notfallstatus verpflichtend zu erheben, starteten wir 2013 mit der zweijährigen Interventionsphase der Studie. Die Klinische Ethik des Universitätsspitals war zudem parallel in die notwendigen Anpassungen an die Erfordernisse des Kindes- und Erwachsenenschutzrechts im Krankenhaus involviert, die einige der Kernelemente von ACP berührten. So wurde die Dokumentation des Reanimations-/Notfallstatus und der Patientenverfügung im elektronischen System des Spitals erstmals vereinheitlicht und integriert. Weitere Prozessschritte wurden erarbeitet, wie die Integration eines E-Learning für die ärztliche Fort- und Weiterbildung oder Informationsmaterialien für Patient*innen zu Reanimation und anderen wichtigen Entscheidungen und zum Umgang mit Patientenverfügungen.

Ende 2013 kam es zur Kooperation mit der kantonalen Vertretung der palliativmedizinischen Fachgesellschaft des Kantons Zürich (https://www.pallnetz.ch/), um gemeinsam die bereits regional vorhandenen Notfallpläne für ambulante schwer kranke Patient*innen im Sinne einer sowohl therapiezieladaptierten als auch krankheitsspezifischen konkreten Vorausplanung weiterzuentwickeln (ACP-NOPA-tool, ▶ Kap. 49). Mit Zusatzförderung des Nationalfonds konnten wir zudem die Materialen und Prozesse in zwei Schweizer Pflegeheimen pilotieren (Hecht et al. 2018) und ein ACP-E-Learning nach dem australischen »Respecting Patient Choices«-Vorbild produzieren, welches allen Spitalmitarbeiter*innen zur Verfügung steht. Während des Follow-up der MAPS-Studie wurden der »Facilitator«-, der »Train-the-Trainer«-Kurs und die »ACP-Dokumentation« gemeinsam mit den deutschen Kolleg*innen weiter adaptiert und erste Fortbildungen zu ACP für Fachpersonen durchgeführt, in welche in der Schweiz das ACP-E-Learning integriert wurde. Zum Ende der Studienzeit standen damit grundsätzlich alle Basiselemente zur Verfügung, um mit dem Konzept auch im Krankenhaus »in die Breite« zu gehen.

47.3.2 Phase 2: Von »early adopters« zum Kernprozess

Gemäß der Theorie zur Verbreitung neuer Ideen und komplexer Interventionen nach Rogers (2003) kommt es dann zur Übernahme eines neuen Konzeptes durch die so genannten »early adopters«, wenn eine innovative Idee nicht gleich scheitert. So kommt es erst dann zu ersten Implementierungsschritten, wenn die Innovation die Bedürfnisse der Praxis auf der Mikroebene (hier: der Patient*innen und lokalen Behandlungsteams) aufnimmt und keine starken Widerstände auf der meso- (hier: Spital-) oder makropolitischen und gesellschaftlichen Ebene bestehen. Diese »early adopters« waren am Universitätsspital Zürich drei Gruppen:

1. Die Intensiv-, Notfall- und Palliativteams, die mit den Auswirkungen mangelnder Vorausplanung tagtäglich konfrontiert sind,
2. einzelne engagierte Fachpersonen aus Pflege, Sozialarbeit und Spitalseelsorge, die ACP als wichtige Ergänzung der eigenen Berufsrolle erkannten, und
3. operativ tätige Kolleg*innen, die teils aufgrund der Reflexion eigener problematischer Fälle, teils aus einer stark patient*innenorientierten Grundhaltung heraus die Prozesse in den eigenen operativen Kliniken verbessern wollten.

Bis auf die dermatologische Klinik, die in Zürich auch zu den »early adopters« von ACP in der Routine gehört, waren die oben genannten Gruppen nicht primär in der MAPS-Studie involviert, da die Einschlusskriterien schwer kranke Patient*innen auf nicht operativen Abteilungen umfassten. Ausgeschlossen war auch die Palliativstation, da wir das Kollektiv bei Konzeptionalisierung der Studie als zu krank einschätzten, um den Prozess zu beginnen. Tatsächlich zeigte sich im Verlauf der Weiterentwicklung, dass es sehr sinnvoll ist, auch Patient*innen, die auf Palliativstationen hospitalisiert sind, eine Vorausplanung anzubieten (▶ Kap. 49). Das ACP-NOPA-Tool erwies sich nicht nur für die spezialisierte ambulante Palliative-Care-Versorgung, sondern auch für die komplexe Austrittsplanung für chronisch und schwer kranke Patient*innen und insgesamt für die ACP-Dokumentation als geeignet (siehe Kasten »Advance Care Planning für das Krankenhaus«). Daher wurde das Web-Tool 2017 auch in die Schweizer ACP-Fortbildungen integriert. Dies bedeutete einerseits wesentliche Erleichterungen in der Beratung, mehr Dokumentationssicherheit und neue Möglichkeiten des Überblicks über die Prozessschritte, andererseits auch einen großen finanziellen Aufwand und, damit verbunden, mehr Umstände, wenn Veränderungen der Dokumentation erforderlich werden.

Durch die Kooperation der Klinischen Ethik und der ACP-Fachgruppe mit den Kolleg*innen aus den operativen Fächern sowie aus Notfall-, Anästhesie- und Intensivmedizin, die am Universitätsspital Zürich in der Arbeitsgemeinschaft Reanimation zusammenarbeiten und seit 2012 die Verantwortung für die Kompatibilität der Prozesse der Notfallfestlegungen mit dem Kindes- und Erwachsenenschutzrechts wahrnehmen, wurden die Prozesse zum Reanimationsstatus und der Dokumentation von Patientenverfügungen auch ACP-kompatibel und einheitlich weitergedacht. Mit Geldern des kantonalen Innovationspools am Universitätsspital Zürich wurde u. a. die »Spital-ÄNO« inklusive einer eintägigen Ärzt*innenfortbildung entwickelt, um auch die periinterventionelle Behandlungssituation besser abzubilden (▶ Kap. 49) und die Kompatibilität von Patientenverfügung mit den Festlegungen zum Reanimationsstatus zu erhöhen. Die Spital-ÄNO inklusive Checkliste ist Teil der Praxis und steht seit 2024 allen stationären Patient*innen im Universitätsspital Zürich zur Verfügung.

Ein wichtiger nationaler Schritt für eine nachhaltige Implementierung von ACP in der Schweiz stellte das Rahmenkonzept »Gesundheitliche Vorausplanung mit Schwerpunkt Advance Care Planning« dar, welches von der nationalen Fachgesellschaft palliative.ch im Auftrag des BAG Ende 2018 veröffentlicht wurde (▶ Kap. 16). Dort wurden die am Universitätsspital Zürich entwickelten Prozesse als ein Best-Practice-Beispiel geschildert und die ÄNO und die Spital-ÄNO in der Version von 2018 abgebildet. Dies wiederum war ein wichtiger Anstoß für die Aufnahme von ACP in die zentrale Unternehmensstrategie des USZ. 2019–2021 unterstützte die Unternehmensentwicklung das Roll-out auf der Basis des gemeinsam vom ACP-Team und der ärztlichen Direktion entwickelten ACP-Fact-Sheets und einem Gesamtprojektportfolio. Seit 2021 ist ein ACP-Kernteam aus ACP-Fachexpert*innen in der Routine operativ, welches für alle Abteilungen des Krankenhauses zur Verfügung steht und zunehmend ambulante Patient*innen vor und nach stationären Aufenthalten berät.

Das Ganze klingt nun nach einer Erfolgsgeschichte, und wir sind durchaus stolz darauf, was wir bisher erreicht haben. Wie oben bereits angesprochen, sind wir aber ebenfalls mit Schwierigkeiten und Rückschritten konfrontiert. So sind zum Beispiel die meisten der initial im MAPS-Trial qualifizierten Fachpersonen nicht mehr mit ACP am USZ befasst. In ▶ Tab. 47.2 fassen wir einige der Herausforderungen der Verankerung von ACP, denen wir auch im Spital beggenen, deren (mögliche) Gründe und Lösungsmöglichkeiten zusammen. Manche dieser Ansätze haben sich tatsächlich bei bereits überwundenen Problemen bewährt, andere sind kreative Ideen, deren Realisierbarkeit sich bei uns in den nächsten Jahren zeigen wird.

Tab. 47.2: Herausforderungen von ACP-Implementierung im Krankenhaus

Problem	Gründe	Lösungsmöglichkeiten
Hohe Fluktuation von ACP-Gesprächsbegleiter*innen	Allgemein hohe Fluktuation der Pflegefachpersonen und der Ärzt*innen Personen werden ohne ausreichende Implementierungs-/Refinanzierungsmöglichkeiten ausgebildet	Integration der Abfrage von Implementierungsmöglichkeiten frühzeitig in der ACP-Ausbildung Enge Zusammenarbeit mit den Finanzabteilungen/Abteilungsleitungen für pragmatische und effektive Einsatz-/Refinanzierungswege Etablierung ACP-Kernteam und Unterstützung durch erfahrene ACP-Expert*innen
Kliniken, die schwer kranke Patient*innen behandeln, gehören zu den «late» oder «never adoptern»	Implementierung von ACP bedeutet für die Kliniken, die die Gespräche führen (müssten), eine aktive Bereitschaft, sich in ACP-Skills fortzubilden Kliniken erkennen die Vorteile einer gemeinsamen Therapiezielklärung nicht auf Anhieb	ACP-«Enthusiast*innen» der kritischen Kliniken identifizieren und (zumindest) für eine Kurzfortbildung motivieren Vorteile aus Kliniksicht (siehe Kasten «Advance Care Planning für das Krankenhaus») der Klinikleitung nahebringen Implementierung eines aufsuchenden, proaktiven ACP-Gesprächsangebots Die Prozesse, die zur Ermittlung des Patientenwillens erforderlich sind, aufzeigen und die Möglichkeiten von ACP gegenüberstellen
Anzahl der stationären Anmeldungen übersteigt die Kapazitäten	Schnelles Bekanntwerden von ACP triggert Bedürfnisse von Patient*innen und Behandlungsteams, ACP während des stationären Aufenthaltes durchzuführen	Aufzeigen der Vorteile und Möglichkeiten einer stationären Beratung inkl. Re-/Querfinanzierung (siehe Kasten «Advance Care Planning für das Krankenhaus») Aufbau eines querfinanzierten ACP-Bereitschaftsdienstes Aufbau einer oder mehrerer ambulanter ACP-Sprechstunden (zentral oder in den verschiedenen Kliniken)
Wiederkehrende Grundsatzdiskussionen nach Notwendigkeit und Sinnhaftigkeit von ACP im Spital	(Noch) fehlende Leitlinien/Abrechnungsmodalitäten Defensive, technikorientierte Medizin Haltung (zu) wenig patient*innenzentriert Fehlende Vorbilder Fehlende Kenntnis differenzierter Therapieziele und kommunikativer Grundfertigkeiten in Shared Decision Making, Goal-concordant Care, Palliative Care	Starke regionale/nationale Zusammenarbeit der ACP-Community untereinander und mit der Bevölkerung Zusammenschluss der überzeugten Kliniken, Integration eines zentralen ACP-Curriculums in die ärztliche und pflegerische Aus- Fort- und Weiterbildung Gemeinsame Fallbesprechungen
Patient*innen (ambulante schwer kranke) fragen ACP selbst wenig nach	Gesundheitsfachpersonal hat Schwierigkeiten, aktiv das Gespräch zur gesundheitlichen Vorausplanung zu beginnen	Zusammenarbeit mit Marketing, lokalen und regionalen Ärzt*innen/Pflegenetzwerken, Patientenorganisationen und der Politik

Tab. 47.2: Herausforderungen von ACP-Implementierung im Krankenhaus – Fortsetzung

Problem	Gründe	Lösungsmöglichkeiten
	ACP noch nicht breit im Gesundheitswesen implementiert, fehlende Bevölkerungskampagnen	Stärkung der Gesundheitsfachpersonen durch Vermittlung von Skills, um ACP als aufsuchendes, proaktives Angebot anzusprechen und nicht dem Zufall zu überlassen
Erfahrungen mit ACP (Zeitaufwand, Rezeption) durch Patient*innen oder Behandlungsteams sind negativ	Zu wenig Gesprächserfahrung/Training oder Ausbildung In ihrer Haltung nicht geeignete Gesprächsbegleiter*innen	Regelmäßiges Coaching der Gesprächsbegleiter*innen, Fachaustausch Peermodelle der Implementierung mit erfahrenen ACP-Fachpersonen Schwelle der ACP-Zertifizierung nicht zu niedrig hängen Spital- und Klinikleitung äußern sich positiv über ACP – unterstützen aktiv die Arbeit

Literatur

Bagheri A (2013) Medical Futility. A Cross-National Study. London: Imperial College Press.

Bosshard G, Zellweger U, Bopp M et al. (2016) Medical end-of-life practices in Switzerland: A comparison of 2001 and 2013. Jama Intern Med 176: 555–556.

Hecht K, Krones T, Otto T et al. (2018) Advance Care Planning in schweizerischen Alters- und Pflegeheimen: Ergebnisse einer Fokusgruppenstudie. Praxis 107(20):1085–1092.

Houben CHM, Spruit MA, Groenen MTJ et al. (2014) Efficacy of Advance Care Planning: A Systematic Review and Meta Analysis. JAMDA 15: 477–489.

Krones T, Liem E, Monteverde S et al. (2019) Klinische Ethikkultur in der Intensivmedizin. Erfahrungen aus dem Universitätsspital Zürich. Bioethica Forum 11(2–3): 101–108.

Krones T, Otto T, Karzig I et al. (2015) Advance Care Planning im Krankenhaussektor – Erfahrungen aus dem Zürcher »MAPS« Trial. In: Coors M, Jox R, in der Schmitten J (Hrsg.) Advance Care Planning – von der Patientenverfügung zur gesundheitlichen Vorausplanung. Stuttgart: Kohlhammer. S. 270–287.

May, AT (2018) Der Wille des Patienten in der Intensivmedizin. In: Salomon F (Hrsg) Praxisbuch Ethik in der Intensivmedizin. 3. Aufl. Berlin: Medizinisch Wissenschaftliche Verlagsgesellschaft. S. 95–107.

Nair-Collins M (2015) Laying Futility to Rest. J Med Philos 40(5): 554–583.

Rietjens JAC, Sudore RL, Connolly M et al. (2017) Definition and recommendations for advance care planning: an international consensus supported by the European Association for Palliative Care. Lancet Oncol 18(9): 543–551.

Rogers EM (2003) Diffusion of Innovations. 5. Aufl. New York: Free Press.

Schweizer Akademie der Medizinischen Wissenschaften (SAMW) (2021) (in press) Reanimationsentscheidungen. Medizinethische Richtlinien. Bern. Online abrufbar unter https://www.samw.ch/de/Publikationen/Richtlinien.html

SNF (2021) Nationales Forschungsprogramm «Lebensende» (www.nfp67.ch/de, Zugriff am 07.03.2023).

Spyros D, Mentzelopoulos SD, Couper K et al. (2021) European Resuscitation Council Guidelines 2021: Ethics of resuscitation and end of life decisions. Resuscitation 161: 408–432.

Toulmin S (1982) How medicine saved the life of ethics. Perspect Biol Med 25(4): 736–750.

48 Periinterventionelles Advance Care Planning bei elektiven Eingriffen

Tanja Krones, Isabelle Karzig-Roduner, Settimio Monteverde

48.1 Einleitung

Wie bereits im vorangehenden Kapitel beschrieben, bedeutet ACP im Krankenhaus unter anderem, dass auch der Notfallstatus therapieziel- und präferenzorientiert besprochen und so dokumentiert wird, dass er von den Behandlungsteams aufgefunden und umgesetzt werden kann. Bereits bestehende Patientenverfügungen, die sehr häufig Aussagen zu Notfallmaßnahmen enthalten, gelten auch und gerade im Krankenhaus und müssen daher in die Notfallplanung integriert werden.

Nun kann es im Krankenhaus prinzipiell in drei Situationen zu Notfällen bzw. zu Situationen der Urteilsunfähigkeit kommen, die mit der Frage nach Durchführung oder Unterlassung medizinischer Maßnahmen zur Lebensverlängerung wie Reanimationsversuchen verbunden sind:

- plötzliche (und auch bei erkrankten Menschen unerwartete) klinische Verschlechterungen,
- erwartete klinische Verschlechterungen, da ein Mensch voraussehbar in die Sterbephase eintritt, oder aber
- erwartbare Situationen der Einwilligungsunfähigkeit: Medizinische Interventionen, die mit einer Phase der Urteilsunfähigkeit und mit zuvor bereits feststehenden anästhesiologischen oder intensivmedizinischen Überbrückungsmaßnahmen (Anschluss an Beatmungsmaschine oder einer Herz-Lungen-Maschine) während und auch einige Zeit nach dem Eingriff verbunden sind.

Die Besprechung von medizinischen regelhaften Überbrückungsmaßnahmen, wie einer Beatmung während einer Generalanästhesie oder des elektiven Einsatzes einer Herzlungenmaschine, gehört prinzipiell zur Aufklärung über den medizinischen Eingriff ebenso wie die Aufklärung über mögliche Komplikationen. Diese Inhalte betreffen also zunächst nicht die Vorausplanung, sondern die Behandlungsplanung. Wie auch andere Kapitel dieses Buches ausführen, gibt es jedoch verschiedene Situationen, in welchen eine patient*innenorientierte Behandlungsplanung, d. h. ein Shared Decision Making (SDM) (▶ Kap. 4), und eine therapiezielorientierte Vorausplanung sehr eng verknüpft sind. Es macht daher Sinn, diese Konzepte zusammenzudenken. Solche Situationen erfordern eine periinterventionelle Planung.

In diesem Kapitel erläutern wir die Sinnhaftigkeit dieser Planung zunächst anhand mehrerer klinischer Fallsituationen. Basierend auf den generellen Konzepten von SDM und ACP und der internationalen Literatur zur periinterventionellen Vorausplanung (Aslakson et al. 2015; Schuster et al. 2014) beschreiben wir deren Schritte entlang des Behandlungs- und Entscheidungspfades vor, während und nach einem elektiven Eingriff. Anschließend erläutern wir anhand des Beispiels der Entwicklung der »Spital-ÄNO« (siehe auch ▶ Kap. 47) am Universitätsspital Zürich eine mögliche Umsetzung des Konzeptes.

48.2 Vom »Scheitern« der Patientenverfügung bei interventionellen Eingriffen zur therapiezielorientierten Entscheidungsfindung und Vorausplanung möglicher peri- und postinterventioneller Verläufe

In den Diskursen in den letzten Jahren um herkömmliche Patientenverfügungen und ACP wurde im deutschsprachigen Kontext und auch von uns der Artikel »Enough. The failure of the living will« (Fagerlin & Schneider 2004) zitiert. Dies löst manchmal – nachvollziehbar – Abwehrreaktionen gegen das ACP-Konzept aus, da das Urteil, das »Projekt Patientenverfügung« sei »gescheitert«, sehr hart klingt. Dabei wird die Sorge geäußert, Menschen dadurch zu verunsichern und die Bemühung um die essenziell wichtige Anerkennung von Patientenverfügungen nicht angemessen zu würdigen. Wenn es jedoch darum geht, das Selbstbestimmungsrecht von Menschen in vulnerablen Situationen ihres Lebens nicht nur theoretisch anzuerkennen, sondern effektiv zu verwirklichen, und dies mit den aktuell verfügbaren Instrumenten und Prozessen nur schlecht funktioniert, erscheint uns diese Beschreibung sinnvoll resp. angemessen, um die Aufmerksamkeit auf die grundlegenden Probleme zu richten. Barrieren für eine Ausrichtung der medizinischen Behandlung am Patientenwillen sollten – wenn auch mit Verständnis für erschwerende Rahmenbedingungen des Klinikalltags – klar benannt werden. Probleme sind bei der periinterventionellen Behandlungs- und Vorausplanung leider recht häufig.

> **Dies verdeutlicht exemplarisch folgende Fallbeschreibung:**
>
> Eine Patientin stellte sich erstmals vor einigen Jahren für einen elektiven, mit erhöhten Operationsrisiko aufgrund von Vorerkrankungen behafteten Eingriff vor. Die Nachfrage nach Patientenverfügungen ist Teil der Aufklärungsprozesse. Die Anästhesieaufklärung, die des Öfteren in der Anästhesieambulanz einige Tage vor dem Eingriff erfolgt, enthält die Ankreuzmöglichkeit »Haben Sie eine Patientenverfügung« (ja/nein) und die Bitte, diese spätestens zum Eingriff mitzubringen. Eine Kopie der Patientenverfügung wurde in der Akte abgelegt, in diesem Fall die alte Version der sogenannten Langfassung der von der Schweizer Akademie der medizinischen Wissenschaften gemeinsam mit der verfassten Schweizer Ärzteschaft (FMH) publizierten Patientenverfügung. Diese enthält als Default-Ankreuzmöglichkeit eine Formulierung, die die Gültigkeit der Patientenverfügung »in allen Situationen der Urteilsunfähigkeit inklusive akuten Notfällen, wie Herzinfarkt oder Schlaganfall«, bestätigt. Die Patientin hat dies angekreuzt, zudem ein primär auf Symptomorientierung ausgerichtetes Vorgehen priorisiert. Ebenso lehnt sie den Versuch einer Herz-Lungen-Wiederbelebung ab.
>
> Bei einem zweiten elektiven Eingriff, in welchem auf die zuvor dokumentierte Patientenverfügung im Aufklärungsprozess verwiesen wurde, ohne dass dies in die Notfallanordnung peri-interventionell integriert wurde, erlitt sie kurz nach der Operation einen Herz-Kreislauf-Stillstand, wurde reanimiert, war lange auf der Intensivstation und hat starke Einbußen ihrer Lebensqualität und ihrer kognitiven Fähigkeiten erlitten, so dass sie nicht mehr voll urteilsfähig war. Die Angehörigen waren danach nicht der Auffassung, dass dieser Verlauf dem Willen der Patientin entsprach.

Die Fallsituation verdeutlicht mehrere Aspekte:

- Es gibt bereits sehr wichtige, sinnvolle Prozesse der Einbindung von Patientenverfügungen in die präoperative Behandlungsplanung.
- Die Abfrage und Dokumentation von Patientenverfügungen ist in anästhesiologischen und chirurgischen Aufklärungsprotokollen teilweise bereits enthalten.
- Damit ist die Umsetzung der Patientenverfügung in der Behandlung jedoch nicht gewährleistet.

Manche Leser*innen mögen denken, dass die geschilderte Situation eigentlich nicht gegen die Umsetzung des Patientinnenwillens spricht. Wie auch in ▶ Kap. 47 (▶ Tab. 47.1) beschrieben, wird häufig argumentiert, dass die Patientin ja augenscheinlich der Operation zugestimmt habe, die grundsätzlich auch alle Notfallmaßnahmen umfasse, sonst könne (oder gar dürfe) man die Operation gar nicht durchführen. Zudem könne niemandem zugemutet werden, eine Operation durchzuführen, ohne dass eine Zustimmung zu allen Notfallmaßnahmen nicht nur während, sondern auch einige Zeit nach einer Operation vorliege.

Die Annahme ist weit verbreitet, dass grundsätzlich der Durchführung aller lebenserhaltenden Notfallmaßnahmen im Rahmen eines interventionellen Eingriffs zugestimmt werden muss. Dies wird auch mit legalen oder Qualitätsargumenten begründet. So besteht für die Operateur*innen die Sorge vor rechtlichen oder Qualitätssicherungs-Konsequenzen eines »mors in tabula«, eines Versterbens während der Operation, da jedes Versterben bei den klassischen Komplikationsmonitorings, wie der als Goldstandard angesehenen Clavien-Dindo-Klassifikation (Clavien et al. 2009), als »maximal schlechtes Outcome« gewertet wird. Dies führt selbst bei schwerstkranken Patient*innen mit einem eindeutig palliativ ausgerichteten Therapieziel und operativen Eingriffen in dieser palliativen Zielrichtung dazu, dass die Zustimmung zu allen Notfall- und Überbrückungsmaßnahmen inklusive des Versuchs einer Herz-Lungen-Wiederbelebung eingefordert wird. Lehnen Patient*innen lebenserhaltende Notfallmaßnahmen ab, nicht aber die elektive Intervention per se, besteht eine häufig diskutierte und tatsächlich auch umgesetzte Option, letztere abzulehnen, auch wenn diese im Hinblick auf das Therapieziel der Person sinnvoll und erwünscht ist. So wurde in einem weiteren Fall eines Patienten auf der Warteliste für ein Organ mit einer analogen Patientenverfügung diskutiert, den Patienten aus diesem Grund von der Warteliste zu nehmen, mit dem Argument, dass Menschen auf der Warteliste zu allen lebensverlängernden Maßnahmen Ja sagen müssten, da sie ja einer großen Operation zustimmen würden. Paradoxerweise ist es deshalb auch nicht unüblich, Patient*innen auf der Warteliste für ein Organ, vor großen Eingriffen oder komplikationsreichen Maßnahmen, wie beispielsweise einer CAR-T-Cell-Therapie, sogar abzuraten, eine Patientenverfügung zu erstellen. Teils wiederum werden geäußerte oder dokumentierte Restriktionen bezüglich lebensverlängernder Sofortmaßnahmen gewissermaßen als Kontraindikationen für eine geplante Intervention gewichtet, unter der Voraussetzung, dass wer »A« sagt (zur geplanten Intervention), auch »B« sagen müsse (zu Notfallmaßnahmen, die dem Lebenserhalt dienen). Auch wenn diese Annahme aus klinischer Sicht in vielen Situationen mit komplexen und komplikationsreichen Interventionen durchaus Sinn ergibt, stellt dies jedoch keinen hinreichenden Grund dar, Abwehrrechte in Bezug auf Notfallmaßnahmen abzuerkennen oder Anspruchsrechte gegenüber der geplanten (und erwünschten) Intervention an weitere Bedingungen zu knüpfen, die für die von der Person erstrebten und medizinisch sinnvollen Therapieziele von untergeordneter Bedeutung sind. Die im Jahr 2021 aktualisierte Richtlinie »Reanimationsentscheidungen«

der Schweizerischen Akademie der Medizinischen Wissenschaften (SAMW) führt dies erstmals klar in einem eigenen Kapitel aus (SAMW 2021).

Die Erfahrung zeigt, dass viele der auf einer Intensivstation behandelten Patient*innen eine geplante Intervention und daher zuvor oft mehrere Informations- und Aufklärungsgespräche durch Fach- und Hausärzt*innen hatten. Die Behandlungszeit auf der Intensivstation ist häufig eine mehr oder weniger absehbare Konsequenz der Intervention, in manchen Fällen Folge einer seltenen oder auch gar nicht absehbaren Komplikation des Eingriffs. Behandlungsteams möchten und sollten dazu beitragen, Betroffenen zu helfen, einen wohlerwogenen Willen zur Durchführung oder Unterlassung des Eingriffs, zu damit verbundenen Überbrückungsmaßnahmen, plötzlich auftretenden Notfallmaßnahmen und komplikativen Verläufen zu bilden und so zu dokumentieren, dass nachfolgende Behandlungsteams diesen nachvollziehen und umsetzen können. Das Behandlungsteam im oben geschilderten Fall der zwei elektiven Operationen sah den Verlauf als eine Fehlbehandlung an, stand weiter im engen Austausch mit der Patientin und ihrer Familie und sah dies als einen Anlass, die Prozesse der periinterventionellen Behandlungs- und Vorausplanung zu verbessern.

48.3 SDM und ACP in der periinterventionellen interprofessionellen Behandlungsplanung

Wie bereits oben sowie im vorangehenden Kapitel (▶ Kap. 47) geschildert wurde, geht es im Rahmen von ACP im Krankenhaus unter anderem darum, bestehende Patientenverfügungen in die Notfallplanung im Krankenhaus zu integrieren. Dies gilt insbesondere auch für die Integration von Patientenverfügungen in die Behandlungsplanung bei operativen Eingriffen.

Konkret bedeutet dies, dass im Rahmen der Aufklärung vor diagnostischen und therapeutischen Interventionen nicht allein gefragt werden sollte, ob eine Patientenverfügung vorhanden ist, und darum gebeten werden, diese beim stationären Eintritt mitzunehmen, sondern dass die Patientenverfügung gemeinsam angeschaut und besprochen wird, d. h. geklärt wird, wie die vorhandene Patientenverfügung in der aktuellen Behandlung ihre Wirkung entfalten soll.

Grundsätzlich kann davon ausgegangen werden, dass jede *präinterventionell* (resp. vor der Hospitalisation) vorbestehende Limitierung lebenserhaltender Maßnahmen in einer Patientenverfügung (z. B. keine Reanimation, keine Intubation, keine Behandlung auf der Intensivstation) als Anlass genommen werden sollte, mit der Person den Umfang dieser Limitierungen für die *periinterventionelle* Phase explizit abzuklären. Enthält eine Patientenverfügung Aussagen zu Notfallmaßnahmen, die dem »Default« der vollumfänglichen Zustimmung zu allen lebenserhaltenden Maßnahmen wie Reanimationsversuch und/oder Intubation und/oder Behandlung auf einer Intensivstation nicht entsprechen, sollte dies (spätestens) der Anlass für ein gemeinsames Therapiezielgespräch sein, welches die oben beschriebenen Konfliktsituationen durch eine gemeinsame therapiezielorientierte Behandlungs- und Vorausplanung auflöst, wie wir abschließend beschreiben. Die American Society of Anesthesiologists (ASA 2018) und das American College of Surgeons (ACS 2014) verwerfen explizit die »automatic suspension of DNAR« im perioperativen Setting, weil diese im Widerspruch zu den legalen Erfordernissen an die medizinische Behandlung stehe. Stattdessen plädieren sie im Falle von Limitierungen in bestehenden Patientenverfügungen für eine »required reconsideration«, also eine gezielte, auf die vorgesehene Intervention und das angestrebte Ergebnis ausgerichtete perioperative Festlegung von Notfallmaßnahmen (Jackson 2015).

Vor diesem Hintergrund schildern wir im Folgenden die konzeptionellen Grundlagen der perioperativen Patientenverfügung:

Der »Goals of Care«-Ansatz (LeBlanc & Tulsky 2021) ist nicht nur im Sinne einer gemeinsamen Entscheidungsfindung ethisch sinnvoll, sondern bildet auch die rechtliche Grundlage einer jeden Eingriffsaufklärung (Laufs et al. 2021). Die Zustimmung zu einer medizinischen Intervention ist auch formal immer an das von Patient*innen als erstrebenswert erachtete Therapieziel gebunden. Da dies bei den meisten Patient*innen, mit denen urteilsfähig eine Eingriffsplanung erfolgt, ein auf Wiederherstellung oder Verbesserung des Gesundheitszustands gerichtetes lebensverlängerndes Therapieziel ist, kann man sich zunächst auf den Standpunkt stellen, dass man implizit von diesem Ziel ausgehen kann und es keine weitere Therapiezielklärung braucht. Dies mag für den Eingriff selbst und das erwünschte Outcome stimmen, solange eine Patientenverfügung und darin enthaltene Grenzen einer lebensverlängernden Behandlung nicht explizit die Notwendigkeit einer differenzierteren Besprechung nahelegen, wie im obigen Beispiel.

Der direkte Bezug zu ACP wird deutlich, wenn die ebenfalls notwendige Aufklärung in Bezug auf Risiken und Komplikationen eines Eingriffs konsequent personen- und therapiezielorientiert weitergedacht wird. Die Aufklärung in Bezug auf Risiken eines Eingriffs gehört unbezweifelbar zu den Minimalanforderungen an eine informierte Zustimmung.

Dabei wird jedoch in aller Regel nicht tatsächlich einbezogen, dass diese Komplikationen auch dazu führen können, dass die Betroffenen länger andauernd oder sogar dauerhaft einwilligungsunfähig bleiben können. Des Weiteren können die Komplikationen dazu führen, dass das Gesamtergebnis der Behandlung nicht dem erstrebten Therapieziel entspricht.

Wo jedoch die Grenzen einer medizinisch auf Lebenserhalt ausgerichteten Behandlung liegen, welches Behandlungsergebnis mit welcher Wahrscheinlichkeit bei einem Menschen dazu führt, dass die Belastungen durch die medizinischen Maßnahmen und/oder die Wahrscheinlichkeit des Eintretens eines individuell nicht erwünschten Zustands eine weitere Ausrichtung auf Lebensverlängerung ausschließen, ist in hohem Maß individuell. Nur dann, wenn der Aufklärungsprozess nicht allein als eine Aufklärung über das Risiko als Grundlage für den Informed Consent in der Behandlungsplanung verstanden, sondern auch als Chance genutzt wird, eine therapiezielorientierte Vorausplanung zu beginnen oder zu re-evaluieren, kann ein komplikativer Verlauf nach einem Eingriff bestmöglich an den Präferenzen des betroffenen Menschen gemäß dem Konzept von SDM ausgerichtet werden.

Die Erfahrungen am Universitätsspital Zürich mit Gesprächen zu Therapiezielen vor einer geplanten Intervention zeigen zum einen, dass viele Patient*innen tatsächlich aufgrund einer bevorstehenden Operation, manchmal erst sehr kurz vor dem Termin, eine Patientenverfügung verfassen wollen. Andere Patient*innen, bei denen eine große Operation mit einem hohen Risiko eines komplikativen Verlaufs bevorsteht, haben kein Bedürfnis nach Vorausplanung und möchten lieber vermeiden, sich Gedanken über mögliche Komplikationen des geplanten Eingriffs zu machen. Geschieht das präinterventionelle ACP-Angebot jedoch routinemäßig, aufsuchend, frühzeitig, einfühlsam und professionell, bietet dies die Chance, dass sich die Patient*innen an der Behandlungsplanung und Vorausplanung aktiv beteiligen, was eine Zusammenführung von SDM und ACP bedeutet. Dies ist zum Beispiel bei der Mehrheit der Patient*innen auf der Leberwarteliste der Fall (Wang et al. 2020).

Idealerweise sollte diese Behandlungsplanung und die in Bezug auf den Eingriff aktualisierte Vorausplanung daher auch nicht erst in einer Anästhesieaufklärung am Tag vor der Operation, sondern nach Diagnosestellung idealerweise bereits in der hausärztlichen Praxis ambulant erfolgen. Zudem entspringt es sowohl dem Prinzip der Fürsorge als auch dem des Pragmatismus, dass vor allem denjenigen Menschen eine periinterventionelle Behandlungs- und Vorausplanung aufsuchend angeboten wird, die ein hohes Risiko für Komplikationen haben. Zur Identifizierung dieser Gruppe stehen bereits evidenzbasierte Assessmentinstrumente und Entscheidungshilfen zur Verfügung (Schuster et al. 2014; Tang et al. 2019; Stacey et al. 2017; Bilimoria et al. 2013). Eine patient*innenorientierte Therapiezielklärung kann sogar bei schwerkranken Menschen nicht nur bei elektiven Eingriffen, sondern auch in einer Notfallsituation erfolgen (Cooper et al. 2016).

Idealtypisch könnte eine im gesamten Gesundheitswesen etablierte ACP-Beratung prä-, peri- und postinterventionell daher wie folgt aussehen:

48.3.1 Präinterventionelle Phase

Wenn ACP routinemäßig, so wie beispielsweise in La Crosse, Wisconsin, angeboten wird (▶ Kap. 20), haben die allermeisten Menschen bereits früh in ihrem Leben, z. B. im Rahmen ihres hausärztlichen gesundheitlichen Check-up, ihre wichtigsten Ziele und Grenzen einer lebensverlängernden Behandlung definiert. Auf dieser Basis kann bei einer Diagnosestellung oder der Notwendigkeit für eine diagnostische oder therapeutische Intervention mit einem Risiko für schwerwiegendere Komplikationen, getriggert von Betroffenen selbst oder von den behandelnden Ärzt*innen, nicht nur eine gemeinsame Entscheidungsfindung zur Behandlungsplanung, sondern auch eine Initiierung oder Fortführung der Vorausplanung erfolgen. Dies empfiehlt auch die aktuelle European Resuscitation Guideline (Mentzelopoulos et al. 2021).

Im ACP-Beratungsgespräch werden sowohl der Reanimations- und Notfallstatus auf Basis des zuvor geführten »Standortgesprächs zur Therapiezielfindung« als auch Situationen mit längerer Urteilsunfähigkeit bei möglichen Komplikationen (»stationärer Bogen« – »Therapieziel bei längerer Urteilsunfähigkeit«) besprochen. In diese Überlegungen fließen bei ACP-Gesprächen vor medizinischen Interventionen zwangsläufig und sinnvollerweise sowohl die Aufklärung und Entscheidungsfindung in Bezug auf den Eingriff selbst als auch die Vorausplanung der Behandlung bei möglichen komplikativen Verläufen mit ein. Hierzu können zum Beispiel die oben genannten Entscheidungshilfen zur Prognoseeinschätzung verwendet werden.

48.3.2 Peri- und postinterventionelle Phase

Die in der haus- oder fachärztlichen Praxis oder in Spezialambulanzen eines Krankenhauses durchgeführten ACP-Beratungsgespräche mit Dokumentation des aktuellen Notfallstatus müssen im nächsten Schritt in die stationären Routineabläufe integriert werden. Durch strukturelle Anpassungen kann die Aufrechterhaltung des Prozesses der gesundheitlichen Vorausplanung im Übergang zur periinterventionellen Phase gefördert werden. Die Evaluation und Dokumentation des Reanimations- und Notfallstatus durch die zuständigen Ärzt*innen während der geplanten Intervention und die Dokumentation des Patient*innenwillens in Bezug auf die eventuell daran anschließende Behandlung auf einer

Intensivstation basieren auf den aktualisierten Aussagen in der »Standortbestimmung zur Therapiezielfindung«, den Anforderungen an Notfall-/Überbrückungsmaßnahmen während des Eingriffs und Festlegungen in einer Patientenverfügung zur Therapiezieländerung bei komplikativen Verläufen. Mögliche Komplikationen müssen bereits im Rahmen der Aufklärung in der präinterventionellen Phase besprochen und der Informed Consent der Patient*innen für medizinische Maßnahmen der Lebensverlängerung im Voraus eingeholt worden sein. In der Vorausplanung dienen diese als Anker für Überlegungen zu Therapiezielen des betroffenen Menschen und möglichen Grenzen einer lebensverlängernden Behandlung bei Komplikationen.

Die Papierversion der »Spital-ÄNO« plus Checkliste kann bei den Autor*innen des Kapitels angefragt werden. Diese ist auch im Nationalen Rahmenkonzept der Gesundheitlichen Vorausplanung für die Schweiz in einer älteren Version dokumentiert (BAG 2018, S. 30).

Mittels der entsprechenden Kästchen in der Notfallanordnung vor, während und nach dem Eingriff kann so eine differenzierte Therapieziel- und (Notfall-)Maßnahmenerklärung dokumentiert werden. Eine erste Spalte im Formular entspricht dabei dem aktuellen Reanimations-/Notfallstatus der »ÄNO« bzw. dem aktuellen Reanimations- und Notfallstatus im Krankenhaus und gilt für unvorhergesehene Notfallsituationen vor Durchführung der Intervention (möglicher Status: A, B0, B1, B2, C; da die Patient*innen im Krankenhaus sind, ist kein »B3« (Lebensverlängerung ambulant) als aktueller Status möglich). Dies triggert damit auch den in der elektronischen Patientendokumentation prominent sichtbaren aktuellen Reanimations- und Notfallstatus (REA ja/nein, IPS ja/nein, Intubation ja/nein).

In gemeinsamer Entscheidungsfindung mit den Patient*innen erlaubt die zweite Spalte die gegebenenfalls gegenüber dem plötzlichen Notfall differente Notfall-/Behandlungsplanung während eines Eingriffs/einer Intervention (möglicher Status: A, B0, B1, wobei bei Status B1 entsprechend eine Anästhesie ohne invasive Beatmung möglich sein muss).

Der Übergang von der periinterventionellen in die postinterventionelle Phase ist bei größeren operativen Eingriffen häufig fließend. Entsprechend können zum einen Festlegungen für die Phase der Intervention und den postinterventionellen Verlauf ohne (Spalte 2) und mit Komplikationen angegeben werden (Spalte 3, mögliche Angaben: »Meine Festlegung vor der Intervention soll gelten« »Die Festlegungen in meiner Patientenverfügung sollen gelten« oder »Meine vertretungsberechtigte Person soll entscheiden«).

Hierzu werden Menschen in der Präzisierung, welche Therapieziele bei einem komplikativen Verlauf gelten sollen, angeleitet. Eine zusätzliche Gesprächs-Checkliste, die bei den Autor*innen angefragt werden kann, dient den Fachpersonen als Hilfestellung. Falls angekreuzt wird, dass die Festlegungen in einer Patientenverfügung gelten sollen, bedeutet dies, dass diese bereits vorliegen muss (idealerweise das Formular der länger andauernden Urteilsunfähigkeit) (▶ Kap. 29) oder dass es Zeit und Raum gibt, diese vor einem Eingriff noch wohlabgewogen zu erstellen. Ist die Zeit knapp oder wird dies nicht gewünscht, ist zumindest die Klärung, welche Person vertretungsberechtigt ist, und die Einladung, Ziele, Hoffnungen und Grenzen mit dieser noch vor dem Eingriff zu besprechen, ein guter Weg.

Die Option »Meine Festlegung vor der Intervention soll gelten« (Spalte 3) bei einem Verlauf mit Komplikationen und längerer Urteilsunfähigkeit ist für all diejenigen Menschen sinnvoll, die bereits vor der Operation eine Einschränkung des Notfallstatus in Bezug auf die Lebensverlängerung vorgenommen haben und zum Zweck der Operation allen Notfallmaßnahmen zugestimmt haben, wie dies beispielsweise bei manchen Menschen auf der Warteliste für ein Organ der Fall ist (siehe unten). Da bei komplikativem Verlauf nach einer Operation bei diesen Menschen die Prognose in Bezug auf eine erfolgreiche

Herz-Lungen-Wiederbelebung (ähnlich) schlecht sein dürfte wie vor der Transplantation, erscheint diese Wahl gut nachvollziehbar.

Im Hinblick auf die Schnittstellen im Gesundheitswesen könnte eine sinnvolle Reihenfolge dieser Gespräche so aussehen:

1. Diagnose- und Prognosegespräch mit Hausärzt*in zur Besprechung des aktuellen Gesundheits- und Krankheitszustands
2. ACP-Beratungsgespräch zur Therapiezielfindung mit ACP-Beratenden, Angehörigen und Hausarzt*in
3. Therapieoptionengespräch nach SDM mit Angehörigen und Hausärzt*in bzw. Spezialist*innen. Bei Entscheidung zu einer Operation/einer Intervention:
4. Interventionsgespräch mit Operateur*in/Spezialist*in und Anästhesieärzt*in

48.3.3 Fallbeispiele

In Bezug auf die oben geschilderten Fallbeispiele

- Patient*innen lehnen in einer Patientenverfügung die Durchführung eines Reanimationsversuches grundsätzlich ab,
- Patient*innen auf der Warteliste für eine Organtransplantation,
- Patient*innen mit eindeutig palliativem Therapieziel

kann es vor Eingriffen dabei zu folgenden Gesprächskonstellationen und Abwägungen kommen:

Fallbeispiel 1: Patient*in lehnt in einer Patientenverfügung die Durchführung eines Reanimationsversuches grundsätzlich ab

In dieser häufigen Konstellation sind mehrere Gespräche und Abwägungen notwendig, bevor die letztliche Behandlungsplanung gemeinsam erstellt wird. Zunächst sollten idealerweise die individuellen generellen Therapieziele der Patient*in eruiert werden, die sowohl für die aktuelle Behandlungsplanung als auch die Vorausplanung für komplikative Verläufe relevant sind (LeBlanc & Tulsky 2021). Daran anschließend und darauf aufbauend findet die Besprechung von Risiken, Nutzen und möglichen Komplikationen der Operation inklusive Wahrscheinlichkeit des Auftretens eines Herz-Kreislauf-Stillstands, ggf. unter Nutzung einer evidenzbasierten Entscheidungshilfe zu Reanimation im Sinne eines Shared Decision Making, statt. Stimmt die Patient*in hierauf der Operation zu, möchte aber aufgrund der insgesamt schlechten Prognose nach einer Reanimation und der Aussicht auf einen friedlichen Tod bei einem Herz-Kreislauf-Stillstand auch während der periinterventionellen Phase nicht reanimiert werden, bedarf es der reflektierten Introspektion der zuständigen Operateur*innen und Anästhesist*innen und einer Teambesprechung, inwiefern das OP-/Anästhesie-/Intensivteam mit der Durchführung der Operation unter Verzicht auf Reanimationsmaßnahmen mitgehen würde. Auf dieser Basis kann die konkrete Behandlungs- und Vorausplanung mit folgenden Optionen finalisiert werden:

a) Differenzierung des Notfallstatus vor/während der OP (B0 präinterventionell, A periinterventionell)
b) Verzicht des OP-Teams auf einen Reanimationsversuch (B0 prä- und periinterventionell)
c) Änderung der Patientenverfügung nach nochmaliger Besprechung (A prä- und periinterventionell)
d) Verzicht auf die Operation unter Angebot alternativer Behandlungsmöglichkeiten (B0 als Reanimations- und Notfallstatus)

Fallbeispiel 2: Patient*innen auf der Warteliste für eine Organtransplantation

Es ist auch in Bezug auf Patient*innen mit Organversagen sehr sinnvoll, diesen frühzeitig ACP anzubieten, um die individuellen Therapieziele und Grenzen zu besprechen. Individuelle Wertvorstellungen, Ziele und Grenzen lebensverlängernder Behandlungen zu eruieren ist nicht nur für die Vorausplanung, sondern auch für die Frage nach Zustimmung oder Ablehnung einer Listung zur Organtransplantation unabdingbar. Da Menschen mit chronischem/zunehmendem Organversagen in einer sehr fragilen Situation sind, die nicht sicher dazu führt, dass ein Organangebot zur Verfügung steht, ist sehr gut nachvollziehbar, dass viele »auf der Warteliste« trotz Zustimmung zu einer möglichen zukünftigen Transplantation eine Reanimation im aktuellen Zustand ablehnen. Es ist ebenso gut nachvollziehbar, dass Operateur*innen und Anästhesist*innen bei Transplantation eines Spenderherzens (dort offensichtlich), aber auch von einer Leber, Niere oder Lunge diese nur durchführen möchten, wenn Reanimationsmaßnahmen zugestimmt wird, da es regelhaft zu Kreislaufeinbrüchen während der Operation kommen kann. Nach Therapiezielklärung und Shared Decision Making in Bezug auf die Transplantation ist daher eine »Spital-ÄNO« mit B0 präinterventionell und A periinterventionell eine häufige und gut nachvollziehbare Entscheidung.

Fallbeispiel 3: Patient*innen mit eindeutig palliativem Therapieziel

Im Fall einer notwendigen Operation bei einem schwerstkranken Menschen mit sehr begrenzter Prognose ist zunächst sehr genau zu prüfen, ob die Operation im Hinblick auf das palliative Therapieziel sinnvoll erscheint. Ist dies der Fall, sollte die Beschäftigung mit den ethischen und rechtlichen Grundlagen von Eingriffszustimmungen nach ausführlicher Besprechung mit den Betroffenen und einer entsprechenden Dokumentation zunehmend dazu führen, dass der Eingriff dennoch unter Unterlassung eines Reanimationsversuchs durchgeführt wird.

48.4 Fazit

Periinterventionelles ACP stellt einen notwendigen Baustein von ACP dar, welcher im Rahmen einer gemeinsamen Entscheidungsfindung bezüglich Therapieoptionen und Interventionsabwägungen gemäß dem Konzept von Shared Decision Making wesentlich zur patient*innenorientierten Behandlung und damit auch zur Realisierung der Patientenautonomie während und nach Interventionen und Operationen beiträgt. Die geschilderten Prozesse werden seit 2024 am Universitätsspital Zürich für alle Patient*innen implementiert. Ob dies die peri- und postinterventionellen Entscheidungen auch nachhaltig verbessert, wird in den nächsten Jahren zu evaluieren sein.

Literatur

ACS (American College of Surgeons) (2014) »Statement of the American College of Surgeons on Advance Directives by Patients: »Do Not Resuscitate« in the Operating Room.« Bull Am Coll of Surg. 99(1): 42–43.

ASA (American Society of Anesthesiologists) (2018) Ethical Guidelines for the Anesthesia Care of Patients with Do-Not-Resuscitate Orders or Other Directives that Limit Treatment. Committee on Ethics. Reaffirmed: October 17, 2018 (original approval: October 17, 2001). (https://www.asahq.org/standards-and-guidelines/ethical-guidelines-for-the-anesthesia-care-of-patients-with-do-not-resuscitate-orders-or-other-directives-that-limit-treatment, Zugriff am 23.02.2023)

Aslakson AR, Schuster ALR, Reardon J et al. (2015) Promoting perioperative advance care planning: a systematic review of advance care planning decision aids. J Comp Eff Res 4(6): 615–50.

Bilimoria KY, Liu Y, Paruch JL et al. (2013) Development and evaluation of the universal ACS NSQIP surgical risk calculator: a decision aid and informed consent tool for patients and surgeons. J Am Coll Surg 217(5): 833–42.e1-3. doi: 10.1016/j.jamcollsurg.2013.07.385

Bundesamt für Gesundheit (BAG) (2018) Gesundheitliche Vorausplanung mit Schwerpunkt »Advance Care Planning«. (https://www.pallnetz.ch/cm_data/Rahmenkonzept_Gesundheitl_Vorausplanung_DE_1.pdf, Zugriff am 07.03.2023)

Clavien PA, Barkun J, de Oliveira ML et al. (2009) The Clavien-Dindo Classification of Surgical Complications: Five-Year Experience. Annals of Surgery 250: 187–196.

Cooper Z, Koritsanszky LA, Cauley CE et al. (2016) Recommendations for Best Communication Practices to Facilitate Goal-concordant Care for Seriously Ill Older Patients With Emergency Surgical Conditions. Ann Surg. 263(1): 1–6. doi: 10.1097/SLA.0000000000001491.

Fagerlin A, Schneider CE (2004) Enough. The failure of the living will. Hastings Cent Rep 34 (2): 30–42.

Jackson S (2015) Perioperative do-not-resuscitate orders. AMA Journal of Ethics 17(3): 229–235. https://doi.org/10.1001/journalofethics.2015.17.3.nlit1-1503.

Laufs A, Katzenmeier C, Lipp V (2021) Arztrecht. 8. Aufl. München: C.H.Beck.

LeBlanc T, Tulsky J (2021) Discussing goals of care. Uptodate. https://www.uptodate.com/contents/discussing-goals-of-care, Zugriff am 27.03.2021.

Mentzelopoulos SD, Couper K, van der Voorde P et al. (2021) European Resuscitation Council Guidelines 2021: Ethics of resuscitation and end of life decisions. Resuscitation 161: 408–432.

Schuster ALR, Aslakson RA, Bridges JF (2014) Creating an advance-care-planning decision aid for high-risk surgery: a qualitative study. BMC Palliat Care 13(1):32. doi: 10.1186/1472-684X-13-32.

Schuster ALR, Aslakson AR, Bridges JFP (2014) Creating an advance-care-planning decision aid for high risk surgery: a qualitative study. BMC Palliative care 13:32

Schweizer Akademie der Medizinischen Wissenschaften (SAMW) (2021) Reanimationsentscheidungen. Medizinethische Richtlinien. Bern. (https://www.samw.ch/de/Publikationen/Richtlinien.html , Zugriff am 07.03.2023)

Stacey D, Légaré F, Lewis K et al. (2017) Decision aids for people facing health treatment or screening decisions. Cochrane Database of Systematic Reviews, 4. CD001431. DOI: 10.1002/14651858.CD0014.

Tang VL, Dillon EC, Yang Y et al. (2019) Advance Care Planning in Older Adults With Multiple Chronic Conditions Undergoing High-Risk Surgery. JAMA Surg. 2019154(3): 261–264. doi:10.1001/jamasurg.2018.4647

Wang CW, Lebsack A, Sudore R et al. (2020) Low Rates of Advance Care Plan (ACP) Discussions Despite Readiness to Engage in ACP Among Liver Transplant Candidates. Digestive diseases and Sciences, doi.org/10.1007/s10620-020-06369-1.

49 Advance Care Planning in der Palliativmedizin

Barbara Loupatatzis, Berend Feddersen

49.1 Hintergrund

Sobald von Patientenverfügungen die Rede ist, denken viele Menschen automatisch an das Lebensende und die Ablehnung lebenserhaltender Maßnahmen. Insbesondere wenn ein Patient bereits unter einer als unheilbar deklarierten Erkrankung leidet. Dies liegt daran, dass in vielen frei verfügbaren Vordrucken von Patientenverfügungen die Situationen, für die diese gelten sollen, eng auf das Lebensende eingegrenzt sind. Häufig wird angekreuzt, dass die Patientenverfügung dann gelten soll, wenn sich die Person:

1. aller Wahrscheinlichkeit unabwendbar im unmittelbaren Sterbeprozess oder
2. im Endstadium einer tödlich verlaufenden Erkrankung befindet,
3. infolge einer Gehirnschädigung die Fähigkeit, Einsichten zu gewinnen, Entscheidungen zu treffen und mit anderen Menschen in Kontakt zu treten, nach Einschätzung zweier erfahrener Ärztinnen oder Ärzte aller Wahrscheinlichkeit nach unwiederbringlich erloschen ist, selbst wenn der Todeszeitpunkt noch nicht absehbar ist, oder
4. infolge eines weit fortgeschrittenen Hirnabbauprozesses (z. B. bei Demenzerkrankung) auch mit ausdauernder Hilfestellung nicht mehr Nahrung und Flüssigkeit auf natürliche Weise zu sich genommen werden können (Patientenverfügung des Bundesministeriums für Justiz 2023).

Unter der Prämisse obiger Bedingungen kann dann u. a. die Auswahl erfolgen, ob man reanimiert, beatmet oder künstlich ernährt werden will. Da die meisten Menschen in diesen Situationen eine Reanimation, Beatmung und künstliche Ernährung ablehnen, ist der Eindruck entstanden, dass eine Patientenverfügung insgesamt mit einer Ablehnung lebenserhaltender Maßnahmen oder dem Wunsch nach einer reinen leidenslindernen Palliativtherapie gleichzusetzen ist. Ziel von Advance Care Planning ist aber ein ergebnisoffener Austausch zwischen dem Gesprächsbegleiter und der vorausplanenden Person, mit dem Ziel, dass letztere für sich die individuellen Grenzen von lebenserhaltenden Maßnahmen herausfindet. Es geht somit nicht nur um eine Verhinderung von Übertherapie (wie häufig in den bisherigen klassischen Patientenverfügungen), sondern auch um eine mögliche Vermeidung von Untertherapie.

Im folgenden Kapitel soll zunächst dargestellt werden, welche Gemeinsamkeiten und Unterschiede zwischen den beiden Konzepten von Advance Care Planning und Palliativmedizin bestehen und wie sie miteinander in Zusammenhang stehen. Des Weiteren soll aufgezeigt werden, durch welches Vorgehen Palliativpatienten zur Autonomie befähigt werden können und wie die durch Advance Care Planning ermittelten Patientenpräferenzen im Palliativalltag konkret umgesetzt werden können.

49.2 Palliativmedizin

Die Rolle der Palliativmedizin hat sich im Laufe der Jahre stark gewandelt. Früher wurde sie als reine Sterbebegleitung interpretiert, in der es schwerwiegende Symptome in der Sterbephase zu lindern galt. In der WHO-Definition wurde dabei schon früh auf das ganzheitliche Konzept in der Symptombehandlung hingewiesen, die nicht nur die physische, sondern auch die psychische, soziale und spirituelle Ebene miteinschließt (WHO-Definition 2002). Es wurde jedoch klar definiert, dass der palliativmedizinische Ansatz sich anschließt, wenn der kurative Therapieansatz abgeschlossen ist (▶ Abb. 49 A). Dieses Modell erwies sich jedoch als zu statisch und reduktionistisch. Es wurde daher mit der Zeit ein überlappendes Modell favorisiert, nachdem der kurative Ansatz im Krankheitsverlauf immer weiter abnahm, der palliative Therapieansatz dafür konsekutiv zunahm (▶ Abb. 49 B). Auch dieses Modell ist jedoch sehr statisch und entspricht nur selten der Realität, was den jeweiligen Bedarf, aber auch die Intensität der jeweiligen Versorgung angeht. Daraufhin hat sich ein eher individualisiert-integriertes Konzept entwickelt (▶ Abb. 49 C, adaptiert nach Lanken et al. 2008).

Dies spiegelt auch die aktuelle Definition von Palliativmedizin der Deutschen Gesellschaft für Palliativmedizin (DGP) wider: »Palliativmedizin ist die Behandlung von Patienten mit einer nicht heilbaren progredienten und weit fortgeschrittenen Erkrankung mit begrenzter Lebenserwartung, für die das Hauptziel der Begleitung die Lebensqualität ist. Palliativmedizin soll sich dabei nicht auf die letzte Lebensphase beschränken. Viele Grundsätze der Palliativmedizin sind auch in frühen Krankheitsstadien zusammen mit der kausalen Therapie anwendbar. Palliative Zielsetzungen können in verschiedenen organisatorischen Rahmen sowohl im ambulanten wie im stationären Bereich verfolgt werden« (siehe www.dgpalliativmedizin.de).

Der initiale Impuls der »early-integration« der Palliativmedizin wurde 2010 durch die Temel-Studie gelegt. Hierbei hatte sich gezeigt, dass Patienten mit einem Bronchialkarzinom durch eine frühe palliativmedizinische Mitbehandlung nicht nur hinsichtlich der Lebensqualität profitieren, sondern auch länger überleben (Temel et al. 2010). Dies führte in der Folge zu vielen ähnlich konzipierten Studien, die diesen Effekt zum Teil ebenfalls nachweisen konnten (Fulton et al. 2019), zum Teil aber auch nicht (Castro et al. 2023). Das Konzept und die klinische Erfahrung haben aber gezeigt, dass eine frühe palliativmedizinische Mitbetreuung von den allermeisten Patienten und Angehörigen als sehr hilfreich empfunden wird.

Die Frage bleibt, zu welchem Zeitpunkt welches Behandlungskonzept das richtige und passende ist. Hierbei sind verschiedene allgemeine und spezialisierte sowie ambulante und stationäre Versorgungsoptionen zu unterscheiden. Die Differenzierung zwischen allgemeinem und spezialisiertem palliativmedizinischem Angebot ist individuell zu stellen und richtet sich nach Komplexität und Aufwand der Versorgung. Die folgenden Definitionen und Kriterien sind der Homepage der deutschen Gesellschaft für Palliativmedizin entnommen (www.dgpalliativmedizin.de) und leicht adaptiert.

49.2.1 Ambulante Palliativversorgungsangebote

Allgemeine ambulante Palliativversorgung (AAPV)

Die AAPV dient dem Ziel, die Lebensqualität und die Selbstbestimmung von Palliativpatienten so weit wie möglich zu erhalten, zu fördern und zu verbessern und ihnen ein menschenwürdiges Leben bis zum Tod in ihrer gewohnten Umgebung zu ermöglichen. AAPV beinhaltet die Palliativversorgung, die in erster Linie von den niedergelassenen Haus- und Fachärzten sowie den ambulanten Pflegediensten mit palliativmedizinischer Basisqualifikation erbracht werden kann. Dies kann auch bei noch bestehendem kurativen Therapieansatz durchgeführt werden. Geschulte ehrenamtliche Helfer werden je nach Bedarf aktiv eingebunden.

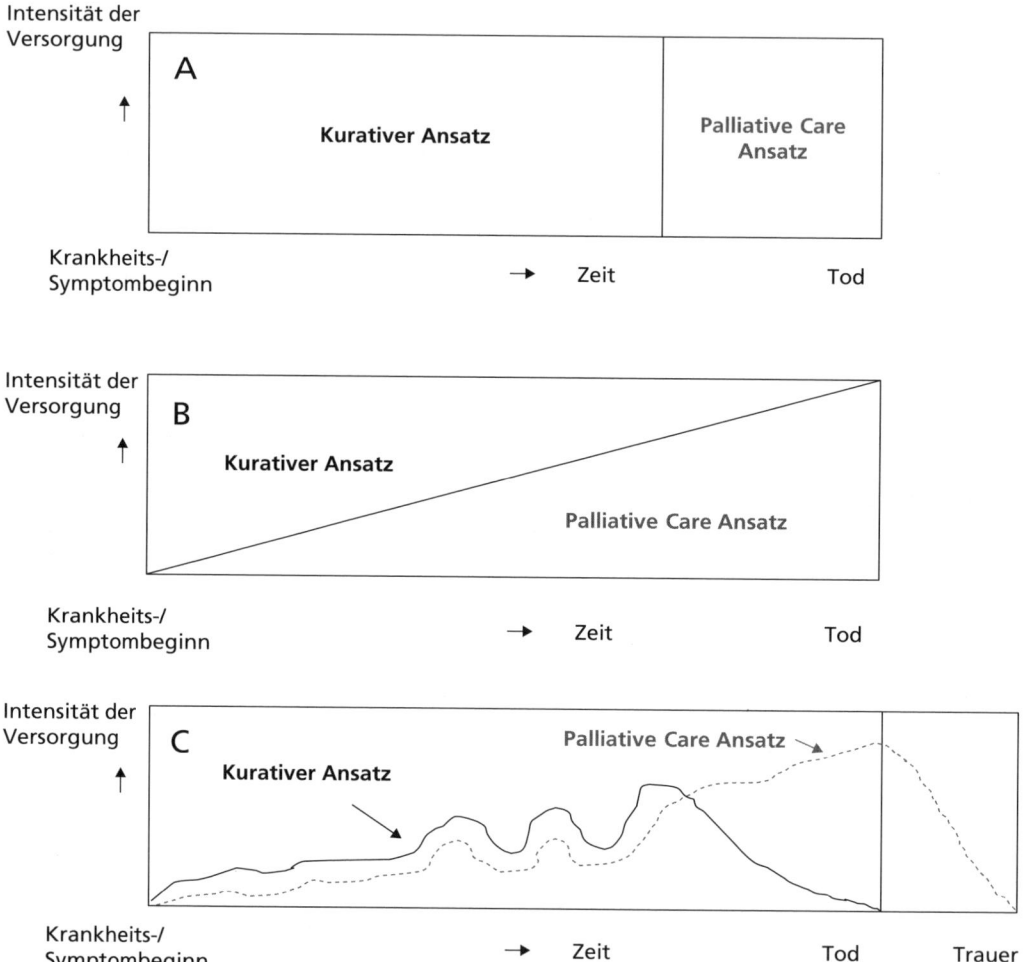

Abb. 49.1: Die Abbildungsteile A–C zeigen die Entwicklung der theoretischen Zusammenhänge von einem kurativen zu einem palliativen Therapieziel (modifiziert nach Lanken et al. 2008). Hierbei ist die Versorgungsintensität y-Achse gegenüber dem Zeitverlauf x-Achse aufgetragen.

Spezialisierte ambulante Palliativversorgung (SAPV)

Die spezialisierte ambulante Palliativversorgung richtet sich an Palliativpatienten und deren soziales Umfeld, wenn die Intensität oder Komplexität der aus dem Krankheitsverlauf resultierenden Probleme den Einsatz eines spezialisierten Palliativteams notwendig macht. Diese beinhaltet insbesondere spezialisierte palliativärztliche und palliativpflegerische Beratung und/oder (Teil)-Versorgung, einschließlich der Koordination von notwendigen Versorgungsleistungen bis hin zu einem umfassenden, individuellen Unterstützungsmanagement. Multiprofessionalität, 24-stündige Erreichbarkeit an sieben Tagen in der Woche und Spezialistenstatus (durch Weiterbildung und Erfahrung) der primär in der Palliativversorgung Tätigen sind unverzichtbar. Das Team führt regelmäßige multiprofessionelle Teamsitzungen und Fallbesprechungen durch und arbeitet eng mit den Strukturen der Primärversorgung (z. B. niedergelassene Ärzte, Pflegedienste, Krankenhäuser, stationäre Pflegeeinrichtungen) sowie den Einrichtungen der Hospizbewegung zusammen. SAPV kann als alleinige Beratungsleistung, Koordinationsleistung oder additiv unterstützende Teilversorgung vom Haus- oder Facharzt verordnet werden. Eine 24h Rufbereitschaft wird von den meisten Teams nur in der »Teilversorgung« angeboten, bei einem rein palliativen Therapieziel. Die Koordinationsleistung wird häufig erbracht, wenn die Symptomlast noch nicht so ausgeprägt ist, oder aber auch noch Krankenhausaufenthalte mit dem Ziel der Lebenserhaltung, gewünscht werden.

Palliativambulanz

Palliativambulanzen sind bisher in Deutschland und der Schweiz noch nicht weit verbreitet. Sie bieten jedoch ein niedrigschwelliges palliativmedizinisches Angebot. So kann z. B. bei einem Besuch einer krankheitsspezifischen Ambulanz im Krankenhaus, die Palliativambulanz ebenfalls aufgesucht werden. Hierbei können multiprofessionell schon in einem frühen Krankheitsverlauf, Fragen zur Symptomkontrolle oder weiterer palliativmedizinischen Angebote im Verlauf, geklärt werden.

49.2.2 Stationäre Palliativversorgung

Palliativstation

Eine Palliativstation als eine Form der stationären, spezialisierten Palliativversorgung ist Teil eines Krankenhauses und steht für Patienten mit einer nicht heilbaren Erkrankung und begrenzter Lebenszeit zur Verfügung mit dem Ziel der Verbesserung der Lebensqualität. Voraussetzung für eine Aufnahme auf eine Palliativstation ist eine Krankenhausbehandlungsbedürftigkeit und z. B., wenn eine der folgenden Indikationen vorliegt:

- Komplexe Symptom- oder Problembelastung
- Unsicherheiten bezüglich des Therapieziels
- aufwändige medizinische oder pflegerische Versorgung
- Überforderung oder Unsicherheit der häuslichen Versorgung.

Palliativkonsiliardienst im Krankenhaus

Ein Palliativdienst ist eine Form der stationären, spezialisierten Palliativversorgung und behandelt Patienten mit einer nicht heilbaren Erkrankung und begrenzter Lebenszeit, die nicht auf einer Palliativstation behandelt werden. Ein Palliativdienst steht zur begleitenden Mitbehandlung (ein- oder mehrmalige Visiten) mit dem Ziel der Verbesserung der Lebensqualität zur Verfügung.

Stationäres Hospiz

Ein stationäres Hospiz ist Teil der allgemeinen und spezialisierten Palliativversorgung mit dem Ziel der palliativmedizinischen Behandlung sowie einer hospizlichen Begleitung in der letzten Lebensphase bis zum Tod und wird als eigenständige Einrichtung betrachtet. Eine palliativmedizinische Behandlung und hospizliche Begleitung in einem stationären Hospiz soll Menschen mit einer progredienten Erkrankung mit einer auf Tage, Wochen oder wenige Monate begrenzten Lebenserwartung angeboten werden, wenn eine Begleitung weder zu Hause noch durch anderweitige stationäre Pflegeeinrichtungen gewährleistet werden kann oder angemessen ist. Teilweise kann eine Aufnahme nur erfolgen, wenn die erwartete verbleibende Lebensdauer < 3 Monate ist. Eine kurzfristige Aufnahme ist häufig nicht möglich, da es zum Teil, je nach Region, Wartelisten gibt. Der Fokus der Versorgung liegt auf der palliativen-, hospizlichen- und pflegerischen Betreuung. Die ärztliche Versorgung erfolgt meist über Hausärzte, gelegentlich jedoch auch durch einen am Hospiz angestellten Arzt.

49.3 Advance Care Planning

Wir planen alle unser Leben auf unterschiedlichsten Gebieten voraus, z. B. im Beruf, der Familie oder finanziell. Dies ist eine allgegenwärtige Lebensplanung. Das Rahmenkonzept für die gesundheitliche Vorausplanung in der Schweiz und in Deutschland zeigt mehrere Ebenen der Vorausplanung auf (▶ Abb. 49.2).

Erfährt ein Mensch von einer chronischen Erkrankung, wird mit ihm gemeinsam ein Behandlungskonzept erstellt und die Betreuung im Zusammenhang mit seiner Erkrankung geplant. Bei dieser krankheitsspezifischen Vorausplanung spricht man auch von «care planning».

Diese konkrete Behandlungsplanung wird mit Fortschreiten der Erkrankung immer wichtiger und immer konkreter und das Betreuungsnetz entsprechend angepasst. Es gilt hier, die wahrscheinlichsten Notfallsituationen zu antizipieren und dann dem Patientenwillen gemäß zu reagieren. Der intensivsten Vorausplanung bedarf es sicher, wenn ein schwerkranker Patient sich wünscht zu Hause versterben zu dürfen. Hier braucht es dann ganz konkreter Hilfestellungen und Antizipation möglicher Notfallsituationen (z. B. in Form eines palliativen Notfallplans) für die Angehörigen, damit ein Tod im eigenen Umfeld tatsächlich möglich gemacht werden kann.

Die Bedeutung von Advance Care Planning, also der gesundheitlichen Vorausplanung für den Fall der Urteilsunfähigkeit (Rietjens et al. 2017), ist auf den verschiedenen Ebenen unterschiedlich stark gewichtet.

Auf der Ebene der Lebensplanung machen sich nur wenige Menschen bereits im gesunden Zustand Gedanken zu ihren persönlichen Präferenzen für den Fall einer gesundheitlichen Krise mit Urteilsunfähigkeit und erstellen eine Patientenverfügung. Zu beobachten ist, dass die Anzahl der gesunden Menschen mit Patientenverfügung mit steigendem Alter zunimmt (Bundesamt für Gesundheit 2009). Gesunden Menschen ist es oft wichtig, die vertretungsberechtigte Person festzulegen und ihre Wünsche zum Thema der dauerhaften Einwilligungsunfähigkeit festhalten zu können.

Leidet ein Patient bereits unter einer chronischen Erkrankung, wird ihm oft empfohlen, eine Patientenverfügung für den Fall der

Urteilsunfähigkeit zu erstellen, was auch durchaus ca. 30 % der Menschen umsetzen (Bundesamt für Gesundheit BAG 2018). Für chronisch Kranke ist diese Planung wichtig, da im Krankheitsverlauf zunehmend mit Krisen zu rechnen ist.

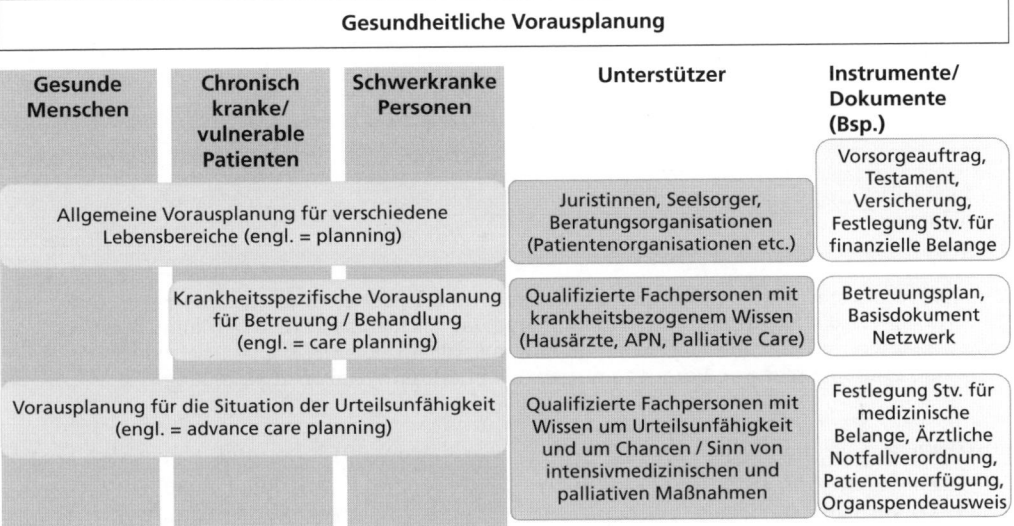

Abb. 49.2: Unterschiedliche Ebenen der Vorausplanung und mögliche Zielgruppen mit den dazugehörigen Unterstützern und Instrumenten (Quelle: Bundesamt für Gesundheit BAG und palliative ch (2018): Gesundheitliche Vorausplanung mit Schwerpunkt «Advance Care Planning». Nationales Rahmenkonzept für die Schweiz, S. 15. Bern.)

In der Notfallsituation werden dabei die Weichen für die weitere Behandlung gestellt. Zusätzlich wird empfohlen, dass der Patient sich nun Gedanken darüber macht, mit welcher Intensität er nach einem überstandenen Notfall auf einer Intensivstation behandelt werden möchte, falls er die Urteilsfähigkeit bis zu diesem Zeitpunkt noch nicht wiedererlangt hat. In diesem Zusammenhang ist auch das Thema der geplanten Urteilsunfähigkeit enorm wichtig: Vor jeder anstehenden Untersuchung in Narkose oder geplanten Operation sollten die Präferenzen des Patienten im Hinblick auf mögliche periinterventionelle Komplikationen oder einen komplikationsreichen Verlauf nach dem Eingriff besprochen werden.

Insbesondere bei schwerkranken Patienten ist die Antizipation von Notfallsituationen ein wichtiger Bestandteil der Behandlungsplanung. Es ist hilfreich, unterschiedliche Behandlungsoptionen bereits in Ruhe vorzubesprechen, um in der Notfallsituation dann auf dieses Wissen zurückgreifen zu können, wenn der Patient selbst nicht mehr einwilligungsfähig ist.

Ein wichtiger Unterschied der Advance-Care-Planning-Programme zu herkömmlichen Patientenverfügungen ist, dass bei Ersterem der Gesprächsprozess im Mittelpunkt steht, die rechtlichen Vertreter in den Prozess eingebunden werden und zur Umsetzung eine institutionelle und regionale Implementierung erfolgt. Durch diesen mehrzeitigen Gesprächsprozess wird es für die vorausplanende Person möglich, für sich selbst zu bestimmen, ab wann das Therapieziel sich von einem kurativen zu einem palliativen

Ansatz ändern soll. Somit kann der Kreuzungspunkt (der Kreis in ▶ Abb. 49.3) individuell definiert werden. Darüber hinaus ermöglicht solch eine Vorausplanung auch die optimale Anpassung der Versorgungsstruktur, sei es unterschiedlicher palliativer ambulanter wie stationärer Angebote, aber auch von Angeboten der kurativen Medizin.

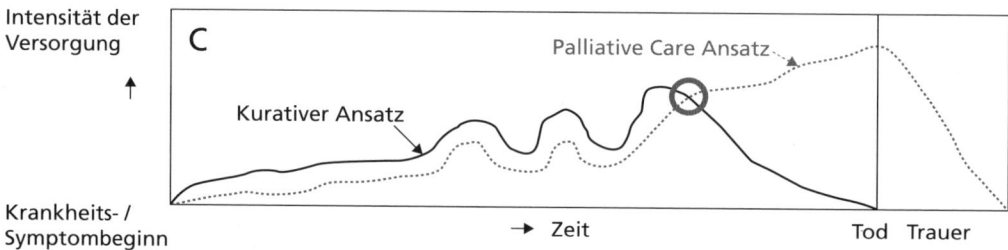

Abb. 49.3: Dargestellt wird die Intensität des kurativen und palliativen Therapieansatzes im Zeitverlauf. Der palliative Ansatz läuft immer mit und passt sich an. An einem bestimmten Zeitpunkt x ändert sich das Therapieziel von kurativ auf palliativ (Kreis). Durch ACP ist es möglich, diesen Zeitpunkt schon im Voraus zu planen (adaptiert nach Lanken et al. 2008).

Dass Patienten in der Palliativversorgung einen besonders großen Bedarf an gesundheitlicher Vorausplanung haben, erscheint auf den ersten Blick widersprüchlich. Es konnte gezeigt werden, dass eine frühe palliativmedizinische Mitbehandlung zu einer deutlich geringeren Symptomlast und zum Teil längerem Überleben bei Krebspatienten führt (Temel et al. 2010). Durch dieses Konzept der »Early Integration« (Temel et al. 2010) richtet sich eine palliative Therapie nicht nur an Menschen, deren Erkrankung einer kurativen Therapie nicht mehr zugänglich ist. Ziel ist es, im Krankheitsverlauf schon früh palliativmedizinische Bedürfnisse zu erkennen und eine bestmögliche Symptomkontrolle zu erreichen. So sind in der aktuellen Leitlinie Palliativmedizin für Patienten mit einer nicht heilbaren Krebserkrankung den Themen Advance Care Planning und Entscheidungshilfen zur Therapiezielfindung eigene Unterkapitel gewidmet. Die Evidenz zur Wirksamkeit solcher Entscheidungshilfen ist in einem Systematic Review zusammengefasst (Butler et al. 2014). Hui et al. (2018) empfehlen Advance Care Planning als Bestandteil eines multidimensionalen unterstützenden Behandlungsansatzes in der Palliativmedizin. Hoerger und Kollegen (2018) konnten zeigen, dass Gespräche zu ACP bei den Palliativvisiten zunahmen. In einem Systematic Review konnte gezeigt werden, dass durch ACP-Gespräche häufiger Patientenverfügungen, häufiger Behandlung nach Wunsch und eine bessere Kommunikation erreicht werden können (Houben et al. 2014). Durch die neue Rolle und frühere Integration der Palliativmedizin (Lanken et al. 2008) erscheint die Therapiezielklärung und entsprechende bestmögliche Behandlung, auch und gerade bei Eintreten einer Einwilligungsunfähigkeit, als essenziell.

Gleichzeitig wird hier auch klar, dass die Gespräche zur gesundheitlichen Vorausplanung allein nicht ausreichen, um die Präferenzen der Patienten auch umsetzten zu können.

Wünscht sich nun eine prinzipiell gesunde, aber hochbetagte Patientin im Pflegeheim, auch bei einer Lungenentzündung im Heim bleiben zu können und nicht mehr ins Krankenhaus gehen zu müssen, so ist dies selbstverständlich nur dann möglich, wenn das Pflegeheim über genügend palliativmedizinische Erfahrung und Möglichkeiten verfügt, um ihr eine gute Symptomkontrolle auch im Rahmen dieser Notfallsituationen zu gewährleisten.

Umgekehrt ist es wichtig, dass die Palliativpatientin, welche eine hohe persönliche Lebensqualität hat und noch mit allen Mitteln um ihr Leben kämpfen möchte, auch tatsächlich die Möglichkeit erhält, ins Krankenhaus eingeliefert zu werden, um dort nochmals lebensverlängernd behandelt zu werden, sofern dies innerhalb der medizinisch indizierten Möglichkeiten auch angeboten werden kann.

49.4 Umsetzung von Advance Care Planning

49.4.1 Im Krankenhaussetting

Im Krankenhaus kommt ACP generell in zwei Situationen zum Tragen. Die erste Situation tritt ein, wenn ein Patient mit einer Patientenverfügung in urteilsunfähigem Zustand ins Spital eintritt und diese Patientenverfügung nun umgesetzt werden muss. Hier besteht die große Herausforderung, die vom Patienten gemachten Aussagen zu verstehen und in seinem Sinne in medizinische Maßnahmen zu übersetzen. Oftmals ist dies bei herkömmlichen Patientenverfügungen nicht einfach. Die Gründe hierfür sind vielfältig und wurden bereits von Fagerlin und Schneider (2004) in einem Hastingsreport 2004 dargestellt. Einer der Hauptgründe, warum der Patientenwille mit herkömmlichen Patientenverfügungen oft nicht umgesetzt wird, ist, dass die Aussagen innerhalb der Patientenverfügung in sich widersprüchlich sind. So können die Ärzte nicht erkennen, was nun tatsächlich dem Willen des Patienten entspricht: Ist es z. B. der Wunsch, nie auf einer Intensivstation liegen zu müssen, oder der Wunsch, reanimiert zu werden?

Durch die Begleitung eines ausgebildeten ACP-Gesprächsbegleiters, welcher den Patientenwillen in für die Anwender klar verständliche medizinische Aussagen übersetzt, werden solche Widersprüche von Anfang an vermieden. Auch können Gesprächsbegleiter bei der Auslegung von bereits bestehenden herkömmlichen Patientenverfügungen unterstützen, indem sie Gespräche nach ACP-Standard mit der vertretungsberechtigten Person führen und somit helfen, den tatsächlichen, auf die Situation anwendbaren Patientenwillen herauszuarbeiten.

Die zweite Situation, in der ACP-Beratungen im Rahmen eines Krankenhausaufenthaltes zum Tragen kommen, ist, wenn für einen chronisch kranken oder schwerstkranken Patienten die Entlassplanung beginnt. Hier ist es möglich, durch ACP die Therapieziele gemeinsam mit dem Patienten vertieft zu eruieren und basierend darauf auch das weitere therapeutische Prozedere zu gestalten. Zusätzlich bietet es sich an, einen Krisenplan für den Patienten zu entwerfen, der die wahrscheinlichsten zu erwartenden Notfallsituation beschreibt. Die ACP-Gesprächsbegleitung hilft dabei, das weitere Therapieziel festzulegen und zu dokumentieren. Die Maßnahmen auf dem Krisenplan können dann demensprechend gestaltet werden, wenn die Behandlung im Notfall z. B. eine Mitnahme ins Krankenhaus ausschließt.

49.4.2 Im ambulanten Bereich

Vor Entlassung noch im Krankenhaus durch das Behandlungsteam oder zeitnah zur Entlassung durch die spezialisierten ambulanten Palliative-Care-Teams durchgeführten ACP-Gespräche helfen zudem, die Kommunikation zwischen dem Patienten, seinen Angehörigen und den Betreuungsteams zu verbessern (Krones et al. 2019). Auf diese Weise sind die

Wünsche der Patienten, z. B. in Bezug auf den Last Place of Care, signifikant häufiger bekannt und werden demensprechend auch signifikant öfter umgesetzt. Die wichtigsten Gründe, warum Palliativpatienten in den letzten 3–6 Monaten ihres Lebens notfallmäßig hospitalisiert werden müssen, sind bekannt (Barbera et al. 2010). Werden diese durch ein palliativmedizinisches Behandlungsteam vorbesprochen und mit den Präferenzen des Patienten aus der ACP-Begleitung kombiniert, kann man häufig das Betreuungsnetz ausreichend aufbauen und instruieren, um ungewollte Krankenhauseinweisungen zu vermeiden. Obwohl ca. 80 % aller Palliativpatienten gerne in ihrer gewohnten Umgebung sterben möchten (72 % zu Hause), gibt es natürlich auch Palliativpatienten, die sich bewusst für eine Einweisung in ein Krankenhaus (8 %) oder ein Pflegeheim entscheiden, wenn die Sterbephase absehbar wird (Bundesamt für Gesundheit BAG 2018).

49.4.3 Schnittstellenmanagment durch ACP

Eine gute Dokumentation des Patientenwillens, wie diese durch Advance Care Planning nach internationalem Standard erreicht werden kann, hilft bei jeglichen Übergängen des Palliativpatienten zwischen den unterschiedlichen Institutionen (Krones et al. 2019). Bei Austritt aus dem Krankenhaus ins familiäre Umfeld oder das Pflegeheim ist der Patientenwille bekannt und kann von Beginn an umgesetzt werden. Durch die Vorausplanung wird sichergestellt, dass alle an der Betreuung beteiligten Personen sich über die getroffenen Entscheidungen und deren Konsequenzen im Klaren sind, sie werden befähigt, sich diesen Herausforderungen zu stellen, was zu einer Entlastung der Angehörigen, z. B. durch einen Rückgang von Entscheidungskonflikten, führt (Krones et al. 2019).

Doch auch bei Eintritt in eine Pflegeinstitution aus dem häuslichen Umfeld kann die Versorgung von Anfang an entsprechend den Vorstellungen des Patienten geplant werden. So können bereits vor Eintritt diese Wünsche besprochen werden und somit auch sichergestellt werden, dass die notwendigen palliativmedizinischen Voraussetzungen zur Umsetzung des Patientenwillens auch tatsächlich im avisierten Pflegeheim vorhanden sind. Dies hilft von Anfang an, Unsicherheiten und Enttäuschungen zu vermeiden.

Relevant ist die Patientenverfügung auch bei Eintritt eines Patienten in eine Akutklinik. Hier spielen insbesondere die Formulare für die Notfallsituation und für die längerdauernde Einwilligungsunfähigkeit eine wichtige Rolle.

Das Formular für den Notfall, die sog. FeNo (**F**estlegung für den **Not**fall; in der Schweiz ÄNO: Ärztliche Notfallanordnung), zeigt auf einen Blick das Therapieziel für solch eine Notfallsituation (▶ Kap. 28).

Der »akutstationäre« Bogen umfasst Entscheidungen, welche häufig im Rahmen eines Intensivstationsaufenthaltes getroffen werden müssen. Hier können Patienten prognoseabhängig ihre Behandlungspräferenzen festlegen bezogen auf ein von ihnen nicht gewünschtes Ereignis, wie z. B. schwerste Pflegebedürftigkeit. Dies ermöglicht es den Behandlungsteams im Krankenhaus, lebensverlängernde Maßnahmen so lange weiterzuführen, bis das Risiko für das Eintreten des nichterwünschten Zustandes in ihrer täglichen Prognoseeinschätzung über die vom Patienten angegebene Schwelle steigt, danach sollen lebenserhaltende Maßnahmen abgebrochen und eine palliative Behandlung durchgeführt werden. So kann auch bei Urteilsunfähigkeit sichergestellt werden, dass einmal begonnene intensivmedizinische Maßnahmen auch wieder entsprechend dem Patientenwillen beendet und nicht, wie viele (Palliativ-)Patienten befürchten, dann bis zum Schluss weitergeführt werden.

Eine weitere wichtige Schnittstelle in der Versorgung von Palliativpatienten ist das Zusammenspiel zwischen dem Betreuungsteam zu Hause und dem Rettungsdienst in einer Notfallsituation. Eine Notfallsituation ist häufig durch eine hohe Symptomlast gekennzeichnet, in der schnelle Hilfe für den Patienten und das Betreuungsteam wichtig ist. Immer wieder kommt es in solchen Situationen zur Überforderung der Betreuenden und damit zu einem Anruf beim Rettungsdienst, auch wenn der Patient klar verfügt hat, nicht mehr in ein Krankenhaus eingeliefert werden zu wollen. In dieser Situation ist der Rettungsdienst oft auch bereit, zu Hause stabilisierende oder symptomkontrollierende Handlungen durchzuführen, wenn durch eine FeNo und den dazugehörigen Krisenplan sichergestellt ist, dass dies dem Wunsch des Patienten entspricht und die notwendigen Handlungen (z. B. Verabreichung von Morphin subkutan oder intravenös) vom Arzt autorisiert wurden.

Im folgenden Abschnitt wird anhand vom ACP-NOPA-Webtool aus der Schweiz vorgestellt, wie solch eine konkrete ACP-basierende Notfallplanung aussehen kann.

49.5 Das ACP-NOPA-Webtool (Schweiz)

Das ACP-NOPA-Webtool ist eine webbasierte Applikation, welche zum einen die ACP-Gesprächsbegleitenden beim Erstellen einer elektronischen Patientenverfügung unterstützt und zum anderen Algorithmen zur Verfügung stellt, welche beim Erstellen eines auf dem Patientenwillen und den Grunderkrankungen des Patienten basierenden Notfallplans helfen.

Dieses Webtool kann von allen geschulten ACP-Gesprächsbegleitern und von ACP-NOPA-geschulten Ärzten angewendet werden. Dabei spielt das Setting der Anwendung keine Rolle, da mit personalisiertem Login von überall auf das Tool zugegriffen werden kann, sobald ein Internetzugang besteht.

Zunächst fragt das Webtool die grundlegenden Kontaktdaten des Patienten und seiner Angehörigen ab. Anschließend können auch Daten zum Behandlungsteam (so vorhanden) eingegeben werden.

Möchte der Gesprächsbegleiter mit dem Patienten nun eine Patientenverfügung erstellen, folgt er einfach den im Tool hinterlegten Beratungsschritten, welche auf Basis des ausführlichen Gesprächs mit dem Gesprächsbegleiter dann zu Benennung der vertretungsberechtigten Person und anschließend den Festlegungen in den Formularen (ÄNO, Urteilsunfähigkeit unklarer Dauer und dauerhaften Einwilligungsunfähigkeit) führt.

Finalisiert der Gesprächsbegleiter am Ende des Prozesses die Patientenverfügung, erstellt das Webtool automatisch eine Zusammenfassung, welche die vom Patienten gewählten Festlegungen in einem kurzen Prosatext zusammenfasst. Dieser Text beschreibt jeweils auch, warum genau diese Festlegung durch den Patienten getroffen wurde, so dass dies auch nach längerer Zeit noch durch den Patienten und im Falle der Urteilsunfähigkeit auch vom Behandlungsteam nachvollzogen werden kann.

Wünscht ein Patient keine Patientenverfügung, möchte aber durch ein Palliativteam mit Hilfe eines Notfallplans betreut werden, so ist auch dies möglich. In diesem Fall werden die Grunderkrankungen des Patienten in das dafür vorgesehene Raster übertragen. Dieses Raster bündelt verschiedene Grunderkrankungen, welche spezifische Notfallsituationen triggern können (z. B. Tumoren im Abdomen triggern die mögliche Notfallsituation des Darmverschlusses).

Anschließend werden die bereits vorhandenen Medikamente eingegeben. Danach führen die Spezialisten mit dem Patienten ebenfalls ein ausführliches Gespräch, um seine generellen Therapieziele und deren Hintergründe zu verstehen, und besprechen das Formular für die Notfallsituation (ÄNO) gemeinsam mit ihm. Aus den eingegebenen Daten zur Grunderkrankung, den Medikamenten und dem Therapieziel des Patienten wird dann durch Algorithmen ein Vorschlag für einen Notfallplan durch das Webtool erstellt. Es werden Notfalltelefonnummern des Behandlungsteams angezeigt sowie mögliche Notfallsituationen mit den Maßnahmen, welche dem jeweiligen Therapieziel des Patienten entsprechen, und den dazugehörigen Medikamenten. Dieser Notfallplan (NOPA) wird vom Arzt überarbeitet, finalisiert und unterschrieben. Anschließend wird dann dieser NOPA zusammen mit dem Patienten und seinen Angehörigen besprochen und alle Fragen geklärt.

Danach werden der NOPA, die ÄNO und die zugehörigen Medikamente vor Ort beim Patienten verwahrt, so dass alles bei Bedarf jeweils sofort griffbereit ist.

Braucht ein Patient einen Notfallplan und wünscht eine Patientenverfügung, werden alle Dokumente vom Gesprächsbegleiter ausgefüllt und anschließend dem Arzt zur Erstellung des ergänzenden Notfallplans übergeben. Nach Besprechung mit dem Patienten und der Familie werden dann alle Unterlagen inklusive der dazugehörigen Materialien an den Patienten überreicht.

Ist der erste Notfallplan einmal erstellt, können im weiteren Verlauf Änderungen, z. B. im Rahmen von Medikamentenanpassungen, innerhalb weniger Minuten durchgeführt werden.

Bei Zustandsänderungen wird jeweils kurz überprüft, ob die Therapieziele des Patienten sich durch die neuen Begebenheiten geändert haben oder ob alles beim Alten geblieben ist. Auf diese Weise wird sichergestellt, dass der NOPA immer auf dem neuesten Stand ist und im Notfall den aktuellen Patientenwunsch widerspiegelt, der dann von Angehörigen, Betreuenden und auch dem Rettungsdienst umgesetzt werden kann.

49.6 Zusammenfassung

Eine gesundheitliche Vorausplanung bietet die Möglichkeit für Menschen jeden Alters und jeden Gesundheitszustandes, ihre Therapieziele zu dokumentieren und somit auch bei Urteilsunfähigkeit entsprechend ihren persönlichen Präferenzen behandelt zu werden. Insbesondere bei Palliativpatienten ist eine ausführliche Vorausplanung sehr sinnvoll, da die meisten Notfallsituationen bereits vorhergesehen werden können. Eine sorgfältige Evaluation der Patientenpräferenzen für die Urteilsunfähigkeit und eine Besprechung der verschiedenen Behandlungsoptionen für die wahrscheinlichsten Notfallsituationen hilft den Patienten und ihren Angehörigen, sich vorzubereiten, und führt dadurch zur Entlastung. Speziell unterstützend wirken dabei (insbesondere in Pflegeheimen und dem ambulanten Setting) sogenannte Krisenpläne. Das ACP-NOPA-Webtool (Schweiz) wurde entwickelt, um Behandlungsteams zu unterstützen, damit sie für chronisch Kranke und Palliativpatienten eine ACP-Beratung durchführen und anschließend einen individuellen Notfallplan, der auf den Willen und die Grunderkrankung des Patienten abgestimmt ist, erstellen können. Die gesundheitliche Vorausplanung bei Palliativpatienten kann in unterschiedlichen Settings (Krankenhaus, ambulant, Langzeitpflege) durchgeführt werden. Eine wichtige Funktion des ACP-Prozesses ist auch die Sicherung der

Schnittstellen durch eine klar verständliche Dokumentation, welche keinen Widerspruch enthält. So sind die Übergänge zwischen verschiedenen Institutionen einfacher und auch mögliche Interaktionen zwischen Patienten und Rettungsdienst können dem Patientenwillen entsprechend gestaltet werden. Um dies zu erreichen, bedarf es jedoch nicht nur gelungener Interaktionen auf der Ebene des individuellen Patienten, sondern auch einer erfolgreichen Implementation der Dokumente im Gesamtsystem.

Literatur

Barbera L, Taylor C, Dudgeon D (2010) Why do patients with cancer visit the emergency department near the end of life? CMAJ 182(6): 563–8.

Bundesamt für Gesundheit BAG (2018) Bevölkerungsbefragung Palliative Care (https://www.bag.admin.ch/bag/de/home/das-bag/publikationen/forschungsberichte/forschungsberichte-palliative-care/bevoelkerungsbefragung-palliative-care-2018.html, Zugriff am 29.03.2023)

Bundesamt für Gesundheit BAG (2009) Bevölkerungsbefragung Palliative Care (https://www.bag.admin.ch/bag/de/home/das-bag/publikationen/forschungsberichte/forschungsberichte-palliative-care/bevoelkerungsbefragung-palliative-care.html; zuletzt abgerufen 29.03.2023)

Bundesamt für Gesundheit BAG und palliative ch (2018) Gesundheitliche Vorausplanung mit Schwerpunkt «Advance Care Planning». Nationales Rahmenkonzept für die Schweiz. Bern.

Butler M, Ratner E, McCreedy E et al. (2014) Decision Aids for Advance Care Planning. Ann Intern Med. 161(6): 408–18

Castro JA, Hannon B, Zimmermann C (2023) Integrating Palliative Care Into Oncology Care Worldwide: The Right Care in The Right Place at the Right Time. Curr Treat Options Oncol. 2023 Mar 13:1–20.

Fagerlin A, Schneider CE (2004) Enough. The failure of the living will. Hastings Cent Rep. 2004 Mar-Apr;34(2):30–42.

Fulton JJ, LeBlanc TW, Cutson TM et al. (2019) Integrated outpatient palliative care for patients with advanced cancer: a systematic review and meta-analysis. Palliat Med. 33(2):123–134.

Hoerger M, Greer JA, Jackson VA et al. (2018) Defining the Elements of Early Palliative Care That Are Associated With Patient-Reported Outcomes and the Delivery of End-of-Life Care. J Clin Oncol. 2018 Apr 10;36(11): 1096–1102.

Houben CHM, Spruit MA, Groenen MTJ et al. (2014) Efficacy of advance care planning: a systematic review and meta-analysis; J Am Med Dir Assoc. 2014 Jul;15(7): 477–489.

Hui D, Hannon BL, Zimmermann C et al. (2018) Improving Patient and Caregiver Outcomes in Oncology: Team-Based, Timely, and Targeted Palliative Care: Timely Palliative Care for Cancer Patients; CA Cancer J Clin. 2018 Sep;68(5): 356–376.

Krones T, Budilivschi A, Karzig I et al. (2019) Advance care planning for the severely ill in the hospital: a randomized trial. BMJ Support Palliat Care. 2019 Jan 21;12(e3): e411–e423.

Lanken P, Terry P, DeLisser H et al. (2008) An Official American Thoracic Society Clinical Policy Statement: Palliative Care for Patients with Respiratory Diseases and Critical Illnesses. American Journal of Respiratory and Critical Care Medicine 2008; 177: 912–927

Patientenverfügung des Bundesministerium für Justiz (https://www.bmj.de/SharedDocs/Publikationen/DE/Patientenverfuegung.pdf?__blob=publicationFile, Zugriff am 29.03.2023)

Rietjens JAC, Sudore RL, Connolly M et al. (2017) European Association for Palliative Care. Definition and recommendations for advance care planning: an international consensus supported by the European Association for Palliative Care. Lancet Oncol. 2017 Sep;18(9): e543–e551

Temel J, Greer J, Muzikansky A et al. (2010) Early palliative care for patients with metastatic non-small-cell lung cancer The New England Journal of Medicine 363: 733–742

WHO (2002) definition of palliative care (www.dgpalliativmedizin.de/images/stories/WHO_Definition_2002_Palliative_Care_englisch-deutsch.pdf, Zugriff am 29.3.2023)

50 Advance Care Planning in der Onkologie

Jan Schildmann

50.1 Einführung und zwei Fallbeispiele

Für Menschen, die an Krebs erkrankt sind, bietet Advance Care Planning (ACP) die Möglichkeit, Ziele und Präferenzen hinsichtlich der zukünftigen medizinischen Versorgung zu klären und diese mit Angehörigen und weiteren nahestehenden Personen sowie Vertretern der unterschiedlichen Gesundheitsprofessionen zu teilen. Auch wenn viele Menschen mit Krebserkrankungen bis kurz vor dem Lebensende einwilligungsfähig sind, gibt es eine Vielzahl von Konstellationen, in denen es den Patient*innen nicht möglich ist, eine eigene Entscheidung über die Behandlung zu treffen. Beispiele sind Notfallsituationen im Rahmen einer Sepsis oder auch Situationen, in denen die erforderlichen kognitiven Fertigkeiten durch Hirntumore oder zerebrale Metastasen so weit eingeschränkt sind, dass keine selbstbestimmte Entscheidung mehr möglich ist. Angesichts der großen Zahl von Menschen, die an einer Krebserkrankung in Deutschland sterben und der Vielzahl von Handlungsoptionen in der Onkologie, auch in der letzten Lebensphase, erscheint das Potential von ACP zur Förderung einer an den Präferenzen von Patient*innen orientierten onkologischen Versorgung groß. Gleichzeitig ist unklar, inwieweit die unterschiedlichen etablierten ACP-Programme, etwa aus dem Bereich der Pflegeeinrichtungen, auf den klinischen Kontext der Versorgung von an Krebs erkrankten Menschen (und die hier bestehenden unterschiedlichen Voraussetzungen) übertragen werden können.

Gegenstand dieses Beitrags ist die Reflexion allgemeiner sowie möglicher spezifischer Anforderungen an ACP im Kontext der Versorgung von an Krebs erkrankten Patient*innen. Angesichts der unterschiedlichen ACP-Interventionen soll in diesem Kapitel unter ACP eine Intervention verstanden werden, im Rahmen derer Patient*innen sich mit qualifizierten Personen über die mögliche Durchführung oder Begrenzung medizinischer Maßnahmen in Situationen, in denen sie nicht selbst entscheiden können, austauschen (individuelle Ebene). Ergänzend werden im Rahmen von ACP die Gesundheitsprofessionen, die in die Versorgung der Patient*innen involviert werden (könnten), zu Zielen und Mitteln von ACP geschult (systemische Ebene). Als Einstieg werden zwei typische Fallsituationen als möglicher Gegenstand von ACP in der Onkologie vorgestellt.[184] Unter Rückgriff auf diese Fallbeispiele werden im Anschluss zunächst typische Herausforderungen bezüglich einer vorausschauenden Planung in Bezug auf die medizinische Versorgung von an Krebs erkrankten Patient*innen beschrieben. Daran anschließend erfolgt eine Über-

---

184 Die Fallbeispiele und Teile des Beitrags wurden erstmals veröffentlicht in: Schildmann J, Krones T: Advance Care Planning in der Onkologie. Ein Überblick aus klinisch-ethischer Perspektive. Onkologe 21:840–845 (2015)

sicht über Ergebnisse ausgewählter empirischer Studien zu den Auswirkungen von ACP in der Onkologie sowie die Wahrnehmungen und Bewertungen der Patient*innen, Angehörigen und Vertreter*innen unterschiedlicher Gesundheitsberufe von ACP. Den Abschluss bildet eine Diskussion möglicher spezifischer Anforderungen an die Durchführung und Evaluation von ACP in der Onkologie.

50.1.1 (Fehlende) gesundheitliche Vorausplanung - zwei Fallbeispiele aus der Onkologie

Die folgenden beiden Fallbeispiele beschreiben zwei Szenarien der Entscheidungsfindung in der letzten Lebensphase mit an Krebs erkrankten Patient*innen, die auch vor dem Hintergrund der klinischen Erfahrung des Autors in der Onkologie typische Herausforderungen bei fehlender gesundheitlicher Vorausplanung illustrieren.

Fall 1: Keine adäquate Notfallplanung

Eine 28-jährige Patientin mit einer metastasierten Brustkrebserkrankung wird seit mehreren Jahren in einer Abteilung eines Krankenhauses ambulant behandelt. Seit mehreren Monaten sind Hirnmetastasen sowie Knochenmarksmetastasen bekannt. Vor etwa zwei Wochen wurde die Patientin wegen Schmerzen und zunehmender Schwäche stationär aufgenommen. Die Patientin hat ein enges Verhältnis zu den Eltern, die immer wieder betonen, dass »alles getan werden soll«. Über Reanimation und Verlegung auf die Intensivstation wurde nie gesprochen. Am frühen Morgen beginnt die Patientin, mit zuletzt geringen Thrombozytenwerten, akut und massiv aus Mund und Nase zu bluten und bricht kurz darauf zusammen. Die diensthabende Assistentin löst den Rea-Alarm aus. Eine Stunde später verstirbt die Patientin unter Gabe von mehreren Blutkonserven unter Reanimation. Die Familie erscheint der Sozialarbeiterin, die von den Familienangehörigen zwecks Klärung der nun anstehenden Formalitäten aufgesucht wird, durch die vorangehenden Ereignisse traumatisiert.

Fall 2: Fehlende Abstimmung in der Behandlungskette

Ein 55-jähriger Patient mit einer fortgeschrittenen Pankreaskarzinom-Erkrankung wird seit zwei Wochen auf der Palliativstation behandelt. Er hat den großen Wunsch, nochmals nach Hause entlassen zu werden. Es wird ein runder Tisch mit dem Patienten, dem Sohn, dem ambulanten palliativen Dienst, Sozialdienst, Bezugspflege und Palliative-Care-Arzt einberufen. Es werden die Modalitäten für eine Entlassung besprochen und vereinbart, dass im Falle einer ungenügenden Symptomkontrolle der Patient auf die Palliativstation zurückkehren kann. Eine Patientenverfügung mit dementsprechenden Festlegungen und ein ausführlicher Arztbrief liegen vor. Der Patient wird mittags nach Hause entlassen und ist hierüber sehr glücklich. Am nächsten Tag ruft der Sohn frühmorgens die Palliativstation an. Sein Vater habe eine Zustandsverschlechterung mit so massiver Atemnot trotz verabreichter Medikation, dass er den Notarzt verständigt habe. Trotz Patientenverfügung und Beteuerung des Sohnes, dass der Patient nicht in die Notaufnahme, sondern direkt auf die Palliativstation möchte, wird er in die Notaufnahme gebracht. Dort erfolgt wegen einer Rhythmusstörung zunächst ein kardiologisches Konsil. Es kommt in den nächsten zwei Stunden zu mehrfachen

Anrufen des völlig aufgebrachten Sohnes auf der Palliativstation und mehreren Telefonaten der Palliativstation mit der Notfallstation, mit Bitte um umgehende Verlegung. Nach drei Stunden kommt der sterbende Patient mit massivster Atemnot auf der Palliativstation an und stirbt am selben Abend, dann unter ausreichender Symptomkontrolle, im Kreis seiner Familie.

Die beiden Fallbeispiele stehen stellvertretend für eine Vielzahl von klinischen Situationen innerhalb und außerhalb der Onkologie, in denen die Versorgung in der letzten Lebensphase nicht mit Patient*innen thematisiert wird beziehungsweise in denen eine dokumentierte Willensäußerung nicht angemessen berücksichtigt wird. Charakteristisch für das erste Fallbeispiel ist die fehlende oder zumindest unzureichende Thematisierung einer möglichen und nicht selten letztlich sehr kurzfristig auftretenden Verschlechterung des Gesundheitszustandes. Das Fallbeispiel wirft unter anderem die Frage auf, zu welchem Zeitpunkt eine Vorausplanung Patient*innen und deren Angehörigen angeboten werden sollte. Als mögliche »Trigger« für Gesprächsangebote über die weitere Behandlung und Entscheidungssituationen werden in der Literatur neben entsprechenden Wünschen seitens der Patient*innen auch kritische Ereignisse im Krankheitsverlauf genannt. Ein Beispiel für den onkologischen Bereich wären solide Tumorerkrankung im Stadium IV oder auch Patient*innen, deren Ärzt*innen die sogenannte »surprise questions« (Wären Sie überrascht, wenn diese Patient*in in den nächsten zwölf Monaten stirbt?) mit Nein beantworten (Winkler und Heußner 2016). Hier ist allerdings zu berücksichtigen, dass sich der Fokus von ACP im oben definierten Sinne deutlich erweitert, da sich die entsprechenden Gespräche nicht auf Situationen, in denen Patient*innen nicht mehr selbst entscheiden können, beschränken, sondern häufig auch Ziele der laufenden Behandlung berühren. Eine typische Situation, die im Verlauf einer Behandlung von an Krebs erkrankten Patient*innen auftreten kann und in der Patient*innen zumindest fraglich einwilligungsfähig sind, ist eine Blutvergiftung (Sepsis) im Rahmen eines Infektes. Diese Situation entsteht nicht selten als Komplikation der tumorspezifischen Therapie bei erniedrigten Abwehrzellen (Neutropenie) und löst als sogenannte »iatrogene« (ärztlich verursachte) Verschlechterung des Gesundheitszustandes regelhaft eine Kaskade notfall- und intensivmedizinischer Maßnahmen aus. Während ebendies in vielen Fällen im Einklang mit den Präferenzen der betroffenen Patient*innen entsteht, ist gerade im Kontext fortgeschrittener Krebserkrankungen zu klären, ob und wenn ja, wie weit eine intensivmedizinische Versorgung von Seiten der Patient*in gewünscht ist.

Auch bei einer erfolgten detaillierten und validen vorausschauenden individuellen Gesundheitsplanung ist eine Behandlung entsprechend der eigenen Präferenzen nicht garantiert. Die Patient*innen sind darauf angewiesen, dass die verschiedenen Akteur*innen im Gesundheitswesen die dokumentierten Präferenzen umsetzen. Fallbeispiel 2 steht exemplarisch für die Notwendigkeit, Institutionen und Akteur*innen außerhalb des engeren Behandlungsteams über die Grundlage der vorausverfügten Willensbekundung zu informieren und die Voraussetzungen für eine Umsetzung zu schaffen. Dies gilt auch für Situationen, in denen die Patient*innen den behandelnden Ärzt*innen und anderen Gesundheitsprofessionen nicht bekannt sind, wie dies vergleichsweise häufig im Rettungsdienst oder aber in der Notaufnahme der Fall ist. Vor diesem Hintergrund ist es (nicht nur) für an Krebs erkrankte Patient*innen elementar, dass ACP-Programme neben der individuellen Ebene der Gesprächsbegleitung ein besonderes Augenmerk auf Information und Schulung der verschiedenen Akteur*innen, die möglicherweise mit Patientenverfügungen als Ergebnis eines ACP-Prozesses konfrontiert werden, legen. Zusammenfassend können folgende typische Barrieren bezüglich der Vorausplanung in der Onkologie benannt werden:

- Absehbare Verschlechterung im Rahmen der Krebserkrankung nicht mit Patient*innen und Angehörigen besprochen
- Erfolgschancen und Risiken von Reanimation und/oder intensivmedizinscher Therapie nicht (verständlich) besprochen
- Dokumente der Vorausplanung nicht auf die aktuelle Situation und mögliche Krisensituationen zugeschnitten/aktualisiert
- Vorliegende Dokumente der Vorausplanung nicht übermittelt – z. B. bei Krankenhauseinweisung oder Verlegung in andere Klinik/Abteilung

Bevor die Akteur*innen in der Onkologie sowie weitere mögliche Einflussfaktoren für eine erfolgreiche Umsetzung von ACP in der Onkologie näher betrachtet werden, soll zunächst ein Überblick über Effekte von ACP auf die Versorgung von an Krebs erkrankten Patient*innen gegeben werden.

50.2 ACP in der Onkologie: Ergebnisse empirischer Untersuchungen

50.2.1 Auswirkungen von ACP auf die Versorgung von an Krebs erkrankten Patient*innen

Die Auswirkungen von ACP auf die Versorgung von an Krebs erkrankten Patient*innen sind in den letzten Jahren Gegenstand von mehreren, teils randomisiert kontrollierten Studien. Im Rahmen einer systematischen Übersichtsarbeit für die Leitlinie der Deutschen Leitliniengruppe S3-Palliativmedizin des Leitlinienprogramms Onkologie (https://www.leitlinienprogramm-onkologie.de/leitlinien/palliativmedizin) konnten vier randomisiert kontrollierte Studien identifiziert werden, die die Auswirkungen von ACP bei an Krebs erkrankten Patient*innen untersuchen (Bakitas et al. 2009, Clayton et al. 2007, Dyar et al. 2012, Stein et al. 2013). In der randomisiert kontrollierten »MAPS«-Studie (Krones et al. 2022) waren die Studienteilnehmenden ebenfalls zum größten Teil an Krebs erkrankte Personen.

In der Zusammenschau deuten die vorstehend genannten Studien sowie weitere Kohortenstudien (Übersicht siehe S3-Leitlinie) darauf hin, dass ACP bei an Krebs erkrankten Patient*innen mit verbessertem psychischen Befinden, weniger unerfülltem Informationsbedarf, einer höheren Chance präferenzorientierter medizinischer Versorgung, weniger intensiven medizinischen Maßnahmen in der letzten Lebensphase sowie besseren Kenntnissen hinsichtlich der Erfolgswahrscheinlichkeit von Wiederbelebungsmaßnahmen assoziiert ist. Einschränkend muss allerdings berücksichtigt werden, dass bei allen identifizierten Studien methodische Limitationen, wie beispielsweise kleine Fallzahl, vorzeitige Beendigung der Studie oder unklare Zielkriterien zu konstatieren sind. Weiterhin macht die Analyse der eingeschlossenen Studien deutlich, dass die ACP-Interventionen in den verschiedenen Untersuchungen sich unterscheiden. Die Unterschiede der in den eingeschlossenen Studien umgesetzten ACP-Intervention beziehen sich unter anderem auf die Inhalte und den Grad der Standardisierung der Gespräche mit den Patient*innen. Weiterhin wird in einem Teil der Interventionen schriftliches Material als Grundlage für ACP verwendet. Auch die Zuordnung der Aufgaben im Rahmen des ACP-Prozesses lässt sich auf der Grundlage der ermittelten Publikationen nur teilweise rekonstruieren. Darüber hinaus war ein Teil der ausgewerteten ACP-Interventionen – wie etwa im Fall der Studie von Bakitas et al. (2009) – nur ein Element einer größeren (palliativmedizinischen) Intervention zur Verbesserung der Versorgung von Patient*innen in der letzten Lebensphase.

Zusammenfassend kann in Bezug auf die Untersuchung von ACP-Effekten in der Onkologie auf patientenbezogene Endpunkte festgehalten werden, dass es Hinweise auf positive Auswirkungen gibt. Dies gilt auch unter Berücksichtigung des 2020 publizierten großen Europäischen ACTION-Trials (Korfage et al. 2020), in dem kein positiver Effekt von ACP auf das primäre Zielkriterium Lebensqualität gezeigt werden konnte. Das Ergebnis der vielbeachteten Studie wirft allerdings die Frage auf, welche Ziele ACP in der Onkologie primär und in begründeter Weise verfolgen sollte. So erscheint die Verbesserung der Lebensqualität zwar als ein wichtiger Effekt einer präferenzsensitiven Behandlung, allerdings hängt dieser Parameter in der letzten Lebensphase von vielen Faktoren ab, so dass ein hohes Risiko der Veränderung dieses Parameters durch Einflüsse jenseits einer ACP-Intervention besteht. Inwieweit ACP in der Onkologie eine Versorgung entsprechend der zuvor geäußerten Präferenzen und Behandlungsziele (Care consistency with care preferences) verbessern kann, sollte in prospektiven Studien untersucht werden.

Ungeachtet der bisherigen Forschungsergebnisse muss konstatiert werden, dass ACP bislang kaum systematisch Eingang in die onkologische Versorgung gefunden hat. Vor diesem Hintergrund sollen im Folgenden mögliche förderliche und hinderliche Einflussfaktoren bezüglich der Implementierung von ACP in der Onkologie sowie weitere Charakteristika dargestellt werden.

50.2.2 ACP in der Onkologie: Perspektiven der beteiligten Akteur*innen

Trotz der Hinweise auf positive Effekte von ACP auf die Versorgung von an Krebs erkrankten Patient*innen scheint der Durchdringungsgrad von ACP in der onkologischen Versorgung bislang eher gering (Fried und O'Leary 2008, Heyland et al. 2013, Michael et al. 2013). Als mögliche Gründe werden unter anderem die späte Kommunikation über das Lebensende in der Onkologie, Schwierigkeiten bezüglich der Abschätzung von Krankheitsverläufen sowie die Hoffnung von Patient*innen genannt, die beispielsweise in neue zielgerichtete Verfahren gesetzt werden. Solche Hoffnungen könnten nach Ansicht einiger Autoren die Reflexion auf die Endlichkeit des Lebens als ein Gegenstand von ACP erschweren (Lakin et al. 2020). Eine systematische Analyse zu (spezifischen) Herausforderungen für die Implementierung von ACP in die Versorgung von an Krebs erkrankten Patient*innen steht nach Kenntnis des Autors aus. Allerdings können Erfahrungen und Wahrnehmungen von an Krebs erkrankten Patient*innen und weiteren Akteur*innen in der Onkologie in Bezug auf die Umsetzung von ACP einen Ausgangspunkt für die Identifizierung von Herausforderungen und möglichen förderlichen Faktoren bilden. Eine Auswertung solcher Studien wurde von Johnson et al. veröffentlicht (Johnson et al. 2016). Als Ergebnis ihrer Analyse und Synthese von Ergebnissen quantitativer und qualitativer Studien nennen die Autor*innen *fünf Themen*, die nach ihrer Einschätzung als Ausgangspunkt für ein vertieftes Verständnis möglicher förderlicher und hinderlicher Faktoren für ACP in der Onkologie dienen können. Im Folgenden werden Ergebnisse der Autor*innen in Auszügen vorgestellt.

ACP als Ausdruck von Beziehungen (Originalthema: »ACP is relational«). Die gesundheitliche Vorausplanung im Kontext von fortgeschrittenen Krebserkrankung wird entsprechend der von den Autor*innen zusammengestellten Ergebnisse als ein Akt rekonstruiert, der wesentlich von Beziehungen zwischen Patient*innen und weiteren Akteur*innen beeinflusst ist. Dies umfasst insbesondere die Beziehung zwischen Patient*innen und ihren Angehörigen sowie die therapeutische Beziehung zwischen Patient*innen und Ärzt*innen. Diese Beziehungen sind zum einen relevant, weil sie den Austausch über die Gesundheitsversorgung und damit verbundene Werte und Ziele befördern oder auch behindern können. Dies gilt etwa, wenn Patient*innen die Sorge haben, dass ACP die Angehörigen zusätzlich belasten könnte. Ähnlich kann ACP als Problem für die Arzt-Patient-Beziehung wahrgenommen werden, wenn Ärzt*innen den Eindruck haben, dass eine solche Intervention das Verhältnis zwischen beiden Parteien stören könnte. Zum anderen können die vorstehenden Beziehungen auch als Treiber für Vorausplanung wirken, etwa dann, wenn Patient*innen und Angehörige ACP als gemeinsame Aufgabe und Erfahrung wahrnehmen.

Ängste und Unsicherheiten in Bezug auf ACP (Originalthema: »ACP may provoke fear and distress«). Die Initiierung und Gestaltung von ACP im Kontext von Krebserkrankungen ist bei verschiedenen Akteur*innen mit Unsicherheiten und Ängsten befrachtet. Die von Johnson et al. ausgewerteten Studien befassen sich in diesem Zusammenhang zunächst mit der Unsicherheit, wann ACP initiiert werden sollte. Hier divergieren die Empfehlungen und reichen von einer möglichst frühzeitigen Intervention bis zur Empfehlung, ACP eher im fortgeschrittenen Stadium der Erkrankung und in Abhängigkeit etwa vom Auftreten bestimmter Einschränkungen zu initiieren. Weitere Unsicherheiten, entsprechend der von den Autor*innen referierten Studien, bestehen bezüglich der Frage, wer ACP initiiert, welche Inhalte in diesem Zusammenhang angesprochen werden sollen und in welchem Setting ein ACP stattfinden soll.

ACP und Autonomie (Originalthema »Autonomy is conceptually complex and contested«). Die Vorstellungen von Autonomie im Kontext von ACP sowie die Rolle der Akteur*innen hinsichtlich der Förderung von Patient*innenautonomie durch ACP unterscheiden sich in den von Johnsons et al. ausgewerteten Studien – dies auch in Abhängigkeit von den befragten Akteur*innen. Neben der Frage, in welcher Weise sich Autonomie im Kontext von ACP in der Onkologie manifestiert – beispielsweise in Form einer klar dokumentierten Vorausverfügung bezüglich zukünftiger Therapien oder dadurch, dass in einem gemeinsamen Prozess Präferenzen und Prioritäten eruiert werden – berühren die von Johnson et al. ausgewerteten Untersuchungen auch die Frage der Steuerung des ACP-Prozesses und damit verbunden auch Fragen nach der professionellen Autonomie einzelner Berufsgruppen. Ein Beispiel hier ist die Frage, welche Rolle Pflegende bei der Initiierung des ACP-Prozesses spielen können und sollen.

Institutionelle Faktoren (Originalthema »Institutional culture is influential in ACP«). Die Bedeutung institutioneller Vorgaben bezüglich der Umsetzung von ACP und diesbezüglicher Differenzen ist ein weiteres von den Autor*innen identifiziertes Thema. Dabei zeigen die Autor*innen ein Spannungsverhältnis von institutionellen Vorgaben und individuellen Bedürfnissen hinsichtlich Flexibilität in der Gestaltung von ACP auf. Während institutionelle »Policies« als förderlicher Faktor und Unterstützung von ACP von den befragten Gesundheitsprofessionen anerkannt werden, wird in einzelnen Untersuchungen auch der Sorge Ausdruck verliehen, dass eine Standardisierung von ACP dem Bedarf an einer flexiblen Gestaltung der Vorausplanung nicht angemessen Rechnung trägt.

Kenntnisse und Erfahrungen mit ACP (Originalthema »Knowledge of ACP and previous healthcare experiences can act as a motivator or barrier to ACP«). Mehrere von Johnson et al. ausgewertete Studien thematisieren Vorerfahrungen mit der Begleitung von Sterbenden auf Seiten der Patient*innen sowie Kenntnisse und Einstellungen der Vertreter*innen der unterschiedlichen Gesundheitsprofessionen in Bezug auf die gesundheitliche Vorausplanung als wichtige förderliche oder aber hinderliche Faktoren für die Umsetzung von ACP.

Die vorstehenden, in verkürzter Form wiedergegeben Themen – basierend auf qualitativen und quantitativen Daten zur Perspektive unterschiedlicher Akteur*innen in der Onkologie auf ACP – können als ein Ausgangspunkt für die Reflexion auf allgemeine sowie für die Onkologie spezifischen Anforderungen dienen, die die erfolgreiche Umsetzung von ACP befördern beziehungsweise behindern. Dies soll im folgenden Abschnitt auch unter Berücksichtigung aktueller praktischer Erfahrungen des Autors mit der Implementierung von ACP in einem anderen Versorgungskontext – dem der Einrichtungen der Altenpflege – erfolgen.

50.3 ACP in der Onkologie: Mögliche Anforderungen an eine kontextsensitive Umsetzung

Die Umsetzung von ACP in der Onkologie stellt – wie auch in den beiden eingangs vorgestellten Fallbeispielen aufgezeigt – Anforderungen, die zunächst einmal unabhängig vom klinischen Kontext gelten. Dies gilt etwa für die Notwendigkeit der Thematisierung von Sterben und Tod im Rahmen der individuellen Gesprächsbegleitung als Voraussetzung für eine gesundheitliche Versorgungsplanung, die offensichtlich im ersten Fallbeispiel nicht stattgefunden hat. Weiterhin gilt, wie im zweiten Fallbeispiel illustriert, dass auch die beste individuelle Gesprächsbegleitung und Dokumentation an ihre Grenzen gelangt, wenn auf der Systemebene nicht die Voraussetzungen dafür geschaffen werden, dass die Ergebnisse der Vorausplanung zur Kenntnis genommen werden. Sowohl die Fallbeispiele als auch die Analyse von Johnson et al. können aber als Ausgangspunkt für die Diskussion von Anforderungen genutzt werden, die zumindest eher typisch für den onkologischen Versorgungskontext sind.

Ein solches Merkmal betrifft die *Einwilligungsfähigkeit der Patient*innen*. Auch wenn diese in den Fallbeispielen nicht explizit verhandelt wird, sind Patient*innen mit Krebserkrankungen typischerweise einen großen Anteil der Zeit einwilligungsfähig. Abweichungen bestehen bei Patient*innen mit Hirntumoren beziehungsweise Hirnmetastasen, aber selbst hier unterscheidet sich die Situation etwa von Bewohner*innen in Pflegeeinrichtungen, wo nicht selten die Hälfte oder mehr etwa aufgrund einer Demenzerkrankung nicht einwilligungsfähig ist. Für den ACP-Prozess stellt sich an dieser Stelle die Frage nach dem *Gegenstand von ACP in der Onkologie*. Welche klinischen Entscheidungssituationen sollen mit welcher Zielsetzung im Rahmen der Vorausplanung bedacht werden? Ausgehend von der etablierten Trias von ACP-Szenarien, 1. Akuter Notfall bei fehlender Einwilligungsfähigkeit (z. B. Herz-Kreislauf-Stillstand), 2. Langwierige Einwilligungsfähigkeit in Situationen mit unklaren Outcomes (z. B. Aufenthalt auf Intensivstation nach Hirnblutung) und 3. Dauerhafte Einwilligungsunfähigkeit (z. B. bei fortgeschrittene Demenzerkrankung), scheinen die beiden zuerst genannten Szenarien auch relevant für die Versorgung in der Onkologie. Dagegen könnte auf das Szenario einer dauerhaften Einwilligungsunfähigkeit wohl in den meisten Fällen verzichtet werden. Eine typische klinische Konstellation in der Onkologie, für die der individuelle ACP-Prozess in der Onkologie möglicherweise angepasst werden müsste, sind Situationen der raschen Verschlechterung, in denen Patient*innen zumindest formal nicht automatisch einwilligungsfähig sind. Beispiele sind das Fieber in der Neutropenie mit möglichen septischen Komplikationen, die sich bisweilen im Verlauf von Stunden, aber auch wenigen Tagen abzeichnen. Die Berücksichtigung solcher Situationen als Teil des ACP-Prozesses scheint insofern sinnvoll, als dass diesbezügliche Entscheidungen gravierende Auswirkungen auf Lebenszeit und Lebensqualität der an Krebs erkrankten Patient*innen haben (▶ Kap. 47, ▶ Kap. 49). Weiterhin gilt, dass die Selbstbestimmungsfähigkeit in den entsprechenden Situationen zwar formal vorhanden sein mag, gleichzeitig aber sowohl durch die physische Verschlechterung des Allgemeinzustandes sowie psychische Faktoren, wie etwa der mit einer Infektion verbundene Stress, die Fähigkeit, Informationen aufzunehmen, abzuwägen und eine informierte Entscheidung zu treffen, kompromittiert ist. Gleichzeitig könnte die Integration einer solchen Situation in den ACP-Prozess aber auch Probleme schaffen. Was soll etwa gelten, wenn Patient*innen in Anwesenheit ihrer Angehörigen entschieden haben, in einer solchen Konstellation nicht auf die Intensivstation zu wollen und unter dem Eindruck des akuten Verlaufs gegenteilige Aussagen machen? Ein möglicher Ansatz zur Vermeidung solcher Konflikte wäre es, ACP als einen Anstoß zur Klärung von Präferenzen für solche Szenarien zu verstehen. Dies im Wissen, dass sich die Präferenzen unter dem Eindruck der Erfahrung der Verschlechterung einer Erkrankung verändern können. Weiterhin kann eine Notfallplanung inklusive konkreter medikamentöser Handlungsoptionen und der Bereitstellung entsprechender Medikamente die Übereinstimmung der Behandlung mit zuvor geäußerten Präferenzen unterstützen. Ein letzter möglicher Onkologie-typischer Aspekt von ACP, der in diesem Beitrag angesprochen werden soll, bezieht sich auf die *Herausforderungen der Thematisierung von Tod und Sterben in der Onkologie*. Dieser auch in der Übersicht von Johnson et al. ausführlich untersuchte Themenkomplex berührt unter anderem die in einer Vielzahl von Untersuchungen unterschiedlicher Fachvertreter*innen bearbeiteten Themen von Hoffnung, Verdrängung sowie die individuell unterschiedlich ausgeprägten Umgangsweisen mit der Endlichkeit des Lebens – auf Seiten der Patient*innen, wie auch der Behandelnden. Selbstverständlich sind die vorstehenden Themen kein Alleinstellungsmerkmal der Onkologie. Gleichzeitig erscheinen zumindest für einen Teil der an Krebs erkrankten Patient*innen zwei Merkmale für die Gestaltung von ACP relevant. Das erste Merkmal bezieht sich auf die Veränderung der Lebenssituation durch die Krebsdiagnose und den für einige Patient*innen vergleichsweise kurzen Zeitraum bis zum Tod. Diese Situation unterscheidet sich etwa von alten und hochaltrigen Menschen, deren Kräfte im Verlauf von mehreren Jahren allmählich schwinden. Das zweite Merkmal bezieht sich auf die große Anzahl tumorspezifischer und supportiver Maßnahmen, die im Verlauf einer Krebserkrankung angewendet werden und den Alltag sowie die Wahrnehmungen von Patient*innen und weiteren Akteur*innen maßgeblich prägen. So werden die in den letzten Jahren zugelassenen neuen oralen Substanzen von einigen Patient*innen noch in den letzten Lebenstagen unter Verweis auf geringfügige unerwünschte Arzneimittelwirkungen und bestehende Hoffnungen eingenommen. Für ACP in der Onkologie stellen die beiden vorstehend genannten Charakteristika des Behandlungskontextes eines Teils von an Krebs erkrankten Patient*innen hohe Anforderungen an die Identifizierung des geeigneten Zeitpunktes, der geeigneten Akteur*-

innen, die ACP initiieren, sowie an die Auswahl relevanter Themen. Hinzu kommt, dass innerhalb der Gruppe von onkologisch erkrankten Patient*innen sowohl der Verlauf der Erkrankung, die zur Verfügung stehenden Maßnahmen sowie die zu erwartenden Krisensituationen sich in möglicherweise für ACP relevanter Weise unterscheiden. Dies gilt auch für mögliche Überlappungen und Abgrenzung von ACP zu Programmen, in denen zukünftige Therapieentscheidungen unabhängig von der Frage einer möglichen Einschränkung der Selbstbestimmungsfähigkeit antizipierend mit an Krebserkrankungen eruiert werden. So konnte beispielsweise das Projekt »HeiMeKOM« (Heidelberger Meilensteine Kommunikation) für an Lungenkrebs erkrankte Patient*innen zeigen, dass eine systematische Integration von Elementen gesundheitlicher Vorausplanung und Palliativmedizin früh im Krankheitsverlauf den Informationsbedarf von an Krebs erkrankter Menschen verringern kann (Bundesministerium für Gesundheit 2020).

50.4 Schlussfolgerungen und Ausblick

Eine erfolgreiche Implementierung von ACP in der Onkologie erfordert analog zu anderen Versorgungskontexten neben der Durchführung qualifizierter Gesprächsbegleitung auf individueller Ebene auch die Berücksichtigung der systemischen Ebene, wie etwa die Einbeziehung der Akteur*innen der Palliativversorgung, des Rettungsdienstes oder der Vertreter*innen der Onkologie und anderer akutmedizinischer Bereiche, die die betroffenen Patient*innen versorgen. Inwieweit Onkologie-typische oder gar -spezifische Faktoren bei der Implementierung von ACP berücksichtigt werden müssen, scheint gegenwärtig nicht mit Sicherheit zu beantworten. Allerdings ist es denkbar, dass der (unterschiedliche) Verlauf onkologischer Erkrankungen, die absehbaren Krisensituationen sowie die zur Verfügung stehenden Behandlungsoptionen Adaptionen erforderlich machen. Vor diesem Hintergrund scheint zunächst die Konzeptionalisierung von ACP-Interventionen in der Onkologie beispielsweise mit Hilfe von Modellen, anhand derer förderliche oder hinderliche Elemente identifiziert werden, wichtig. In einem nächsten Schritt sollte dann eine schrittweise Evaluation, etwa entlang des »Medical Research Council framework for developing and evaluating complex interventions« (Skivington et al. 2021) erfolgen.

Interessenkonflikt: J. Schildmann bietet finanziell honorierte Fortbildungen zu Wertekommunikation und Advance Care Planning an.

Literatur

Arbeitsgemeinschaft Wissenschaftlicher Medizinischer Fachgesellschaften. S3-Leitlinie Palliativmedizin, Version 2.2. https://www.leitlinienprogramm-onkologie.de/index.php?id=80&type=0 (letzter Zugriff 13.2.2024)

Bakitas M, Lyons KD, Hegel MT et al. (2009) Effects of a palliative care intervention on clinical outcomes in patients with advanced cancer: the Project ENABLE II randomized controlled trial. JAMA 302: 741–719.

Bundesministerium für Gesundheit (2020) Heidelberger Meilenstein-Kommunikation. Abschlussbericht. https://www.bundesgesundheitsministerium.de/service/publikationen/details/heidelberger-meilenstein-kommunikation-kurzbericht.html (letzter Zugriff 28.10.2024).

Clayton JM, Butow PN, Tattersall MH et al. (2007) Randomized controlled trial of a prompt list to help advanced cancer patients and their caregivers to ask questions about prognosis and end-of-life care. J Clin Oncol 25: 715–723.

Dyar S, Lesperance M, Shannon R et al. (2012) A nurse practitioner directed intervention improves the quality of life of patients with metastatic cancer: results of a randomized pilot study. J Palliat Med 15: 890–895.

Fried TR, O'Leary JR (2008) Using the Experiences of Bereaved Caregivers to Inform Patient- and Caregiver-centered Advance Care Planning. J GEN INTERN MED 23: 1602–1607.

Heyland DK, Barwich D, Pichora D et al. (2013) Failure to engage hospitalized elderly patients and their families in advance care planning. JAMA Intern Med 173(9):778–787.

Johnson S, Butow P, Kerridge I et al. (2016) Advance care planning for cancer patients: a systematic review of perceptions and experiences of patients, families, and healthcare providers. Psycho-Oncology 25: 362–386.

Korfage IJ, Carreras G, Arnfeldt Christensen CM et al. (2020) Advance care planning in patients with advanced cancer: A 6-country, cluster-randomised clinical trial. PLoS Med 17(11): e1003422.

Krones T, Budilivschi A, Karzig I et al. (2022) Advance care planning for the severely ill in the hospital: a randomized trial. BMJ Supportive & Palliative Care 2022;12: e411–e423.

Lakin JR, Brannen EN, Tulsky JA et al. (2020) Advance Care Planning: Promoting Effective and Aligned Communication in the Elderly (ACP-PEACE): the study protocol for a pragmatic stepped-wedge trial of older patients with cancer. BMJ Open 10: e040999.

Michael N, O'Callaghan C, Clayton J et al. (2013) Understanding how cancer patients actualise, relinquish, and reject advance care planning: implications for practice. Support Care Cancer 21: 2195–2205.

Schildmann J, Krones T (2015) Advance Care Planning in der Onkologie. Ein Überblick aus klinisch-ethischer Perspektive. Onkologe 21:840–845

Skivington K, Matthews L, Simpson SA (2021) A new framework for developing and evaluating complex interventions: update of Medical Research Council guidance. BMJ 374: n2061.

Stein RA, Sharpe ML, Bell L et al. (2013) Randomized controlled trial of a structured intervention to facilitate end-of life decision making in patients with advanced cancer. J Clin Oncol 31: 3403–3410.

Winkler EC, Heußner P (2016) Vorausschauende Behandlungsplanung und Therapiebegrenzung. Dtsch Med Wochenschr 141(06): 394–398.

51 Vorausplanung psychiatrischer Behandlung

Raoul Borbé, Katja Kühlmeyer, Katrin Radenbach

51.1 Warum Vorausplanung in der Psychiatrie?[185]

Psychische Krisen können stationäre akutpsychiatrische Behandlungen notwendig machen. Zum Schutz von Betroffenen oder Dritten können dabei im Sinne einer Ultima Ratio bei Eigen- oder Fremdgefährdung freiheitsentziehende Maßnahmen angewandt werden. Eine psychiatrische *Zwangsbehandlung* kann zur Abwendung einer erheblichen gesundheitlichen Gefahr für Patient*innen oder Dritte, z. B. bei Erregungszuständen und zur Wiederherstellung der Selbstbestimmungsfähigkeit, unter bestimmten Voraussetzungen indiziert sein. In den letzten Jahren wurden die rechtlichen Voraussetzungen für die Durchführung von Maßnahmen gegen den Willen von Betroffenen überarbeitet. Damit verbunden erfolgte eine stärkere Eingrenzung von Voraussetzungen, die gegeben sein müssen, um Zwangsmaßnahmen durchführen zu dürfen. Leitsätze für den verantwortungsvollen Umgang mit Zwang wurden beispielsweise in einer S3-Leitlinie der Deutschen Gesellschaft für Psychiatrie und Psychotherapie, Psychosomatik und Nervenheilkunde (DGPPN) formuliert (DGPPN-Leitlinie 2018). Diese unterstützen die Bemühungen, Zwangsmaßnahmen zu verhindern. Vor dem Hintergrund dieser fachlichen und rechtlichen Rahmenbedingungen muss über Zwangsmaßnahmen jeweils im Einzelfall anhand *ethischer* Überlegungen über das richtige Handeln entschieden werden. Eine Behandlungsentscheidung im Fall einer psychischen Krise kann Anlass zu einer komplexen fallbezogenen Spezifizierung und Abwägung ethischer Prinzipien geben, unter anderem zwischen den Verpflichtungen zur Fürsorge für Patient*innen und dem Respekt ihrer Autonomie. Der Autonomie von Menschen kann durch aktuelle, aber auch durch prospektive Willensäußerungen Ausdruck verliehen werden.

Vor diesem Hintergrund erhält die Vorausplanung von Behandlungsentscheidungen in der Akutpsychiatrie eine wachsende Bedeutung. Vorausplanungen in der Psychiatrie werden im Gegensatz zu vielen Anwendungskontexten in der somatischen Medizin von/für Menschen mit *reversibler* Einwilligungsunfähigkeit erstellt. Mit dem neuen Ansatz, psychiatrische Behandlungen strukturiert im Voraus zu planen (Advance Care Planning, ACP), sollen kohärente Prozesse von der Erstellung von Dokumenten bis zu ihrer Umsetzung gestaltet und in regional vernetzten, psychiatrischen Einrichtungen implementiert werden.

---

185 Grundsätzlich sind zwei Bereiche der Vorausplanung medizinischer Behandlung für die Psychiatrie relevant: Die Vorausplanung einer somatischen Behandlung bei Vorliegen psychischer Störungen, im Besonderen demenzieller Erkrankungen, und die Vorausplanung psychiatrischer Behandlung. Da das erste Thema in anderen Kapiteln des Buches adressiert wird (▶ Kap. 45), widmet sich dieses Kapitel der Vorausplanung psychiatrischer Behandlung in der Akutversorgung von Menschen mit psychischen Krisen.

Im Folgenden zeigen wir die Entwicklung der psychiatrischen Vorausplanung auf, stellen deren Instrumente und Zielsetzungen vor, gehen auf Studien ein, die deren Wirksamkeit untersucht haben, gehen der Akzeptanz solcher Instrumente in psychiatrischen Kliniken nach, analysieren, inwiefern wir hier schon von ACP sprechen können, und geben am Ende einen Ausblick auf Entwicklungspotentiale im Hinblick auf ein psychiatrisches ACP im deutschsprachigen Raum.

51.2 Entwicklung der Vorausplanung psychiatrischer Behandlung in Deutschland

Die Vorausplanung psychiatrischer Behandlung in Deutschland steht unter dem Einfluss mindestens dreier gesellschaftlicher Entwicklungen:

a) einer allgemeinen Stärkung des Rechts von Patient*innen auf Selbstbestimmung über ihre Behandlung, im Sinne einer informierten Einwilligung, die auch auf das Gebiet der Psychiatrie übertragen wurde (z. B. Szasz 1982, Dresser 1984),
b) von Psychiatrie-Reformen, mit dem Ziel, psychiatrische Behandlung zu verbessern, indem sie stärker an den Präferenzen und Bedürfnissen von psychiatrischen Patient*innen ausgerichtet werden (Greve und Hummelsheim 2015, Amering und Schmoltke 2007) und
c) von politischen Instrumenten wie z. B. durch Staaten ratifizierte Verträge, deren Entwicklung durch Antidiskriminierungsbewegungen angestoßen wurden, um eine gesellschaftliche Chancengleichheit (auch) von Menschen mit psychischen Behinderungen zu fördern (UN-Behindertenrechtskonvention).

Eines der ersten psychiatrischen Vorausplanungsdokumente wurde zur Stärkung des Selbstbestimmungsrechts eingeführt: Der »psychiatric will« fokussierte auf die Ablehnung von/Zustimmung zu (medikamentöser) Zwangsbehandlung im Falle einer psychiatrischen Diagnose und der Feststellung einer Gefährdung (Szasz 1982). Im deutschsprachigen Raum fand er seine Entsprechung im »Psychiatrischen Testament«, in der eine (selektive oder absolute) Ablehnung psychiatrischer Maßnahmen zum Ausdruck gebracht wird (Lehmann 1998). Aber nicht nur Dokumente zur Ablehnung, auch solche zur vorausverfügten Zustimmung zu Behandlungsmaßnahmen wurden entwickelt. Der Vorschlag eines Odysseus-Vertrags (Englisch: Ulysses-Contract) sollte ermöglichen, dass Patient*innen ihre Rechte auf Ablehnung einer psychiatrischen Behandlung abtreten und auf der Basis eines im Voraus formulierten Wunsches Zwangsbehandlungen beanspruchen können (Winston et al. 1982). Heute wird diese Form der Vorausplanung im deutschsprachigen Raum »Selbstbindende Patientenverfügung« genannt und ihr Einsatz wird vor dem Hintergrund geltender Rechtsnormen in Deutschland kritisch diskutiert (Brechtken 2021).

Später wurden Ansätze entwickelt, die wesentlich umfassender angelegt waren und auf einen gemeinsamen Aushandlungsprozess eines Behandlungsplans abzielten, der an den Wünschen und Erfahrungen von Menschen mit Psychiatrieerfahrung orientiert sein sollte. Hervorzuheben ist hier die »Bielefelder Behandlungsvereinbarung« (Voelzke 1998). In der Folge dieses Leuchtturmprojektes hat es Einzelinitiativen und Modellprojekte im deutschsprachigen Raum gegeben, die vergleichbar mit dem Ansatz eines »Joint Crisis Plans« (JCP) aus dem Vereinigten Königreich sind (z. B. Henderson BMJ 2004, Rittmannsberger und Lindner 2006, Grätz und Brieger 2012, Blank et al. 2019). Bemerkenswert ist, dass Behandlungsvereinbarungen zunächst nicht für beide Seiten verbindliche Pläne beinhalten sollten, was zum Teil noch heute in ihren Präambeln formuliert wird. Die rechtliche Verbindlichkeit schriftlicher Willensäußerungen in Bezug auf eine Behandlung in der Zukunft hat sich dann allerdings im Zuge des sogenannten Patientenverfügungsgesetzes geändert. Das bedeutet, dass Behandlungsvereinbarungen auch justiziable Patientenverfügungen *beinhalten* können (Henking und Bruns 2014).

In den USA und im Vereinigten Königreich waren es vor allem rechtliche Regelungen, die groß angelegte Forschungsaktivitäten zur psychiatrischen Vorausplanung befördert haben (Thornicroft et al. 2013, Zelle et al. 2015). Das wäre auch in Deutschland in der Folge der Verabschiedung des sogenannten Patientenverfügungsgesetzes ohne Reichweitenbeschränkung und der Urteile des Bundesgerichtshofs (BGH) und des Bundesverfassungsgerichts 2011–2012 zu erwarten gewesen (BGH, 20.06.2012 – XII ZB 99/12, BVerfG, 2 BvR 633/11). Bisher gibt es allerdings nur vereinzelt Forschungsinitiativen zur psychiatrischen Vorausplanung. Die Bochumer BMBF-Forschungsgruppe »SALUS« ist hier besonders hervorzuheben, wobei die Forschenden nicht einen Ansatz in Bezug auf seine Wirkung überprüfen, sondern verschiedene Ansätze vor dem Hintergrund ethischer Überlegungen in der Psychiatrie kritisch reflektieren (BMBF-Forschungsgruppe SALUS). Beispielsweise wurde in der Gruppe untersucht, welche Chancen und Risiken mit dem Einsatz von selbstbinden Patientenverfügungen aus der Perspektive ihrer Nutzer*innen einhergehen können (Potthoff et al. 2022). Die neu geschaffene, im § 132 g SGB V verankerte, durch die gesetzlichen Krankenkassen finanzierte Beratung zur gesundheitlichen Versorgungsplanung erreicht zudem nur Menschen mit psychischer Störung, die im Bereich der Eingliederungshilfe des SGB IX oder in einer SGB XI-Einrichtung versorgt werden, wodurch die psychiatrische Vorausplanung abseits von Forschungsvorhaben in der Praxis bislang einen geringen Stellenwert einnimmt.

51.3 Instrumente der psychiatrischen Vorausplanung

Vier für die psychiatrische Vorausplanung relevante Instrumente haben sich in Deutschland bisher etabliert. Angesichts der uneinheitlichen Nomenklatur ist es wichtig, Instrumente auf Inhalt, Ziel und den Charakter der Willenserklärung zu prüfen (Borbé et al. 2009).

- Durch eine *Vorsorgevollmacht* kann – wie auch in der somatischen Medizin – ein*e rechtliche*r Stellvertreter*in bestimmt werden. Eine Betreuungsverfügung kann dazu benutzt werden, einen Betreuenden im Voraus vorzuschlagen, der dann aber richterlich bestimmt werden muss. Das sogenannte Ehegattenvertretungsrecht gilt nicht in Bezug auf Entscheidungen über Zwangsbehandlungen, so dass diese Dokumente immer noch eine wichtige Bedeutung auch unter verheirateten und denen gleichgestellten Personen haben. Die Pflichten des rechtlichen Stellvertretenden sind im Betreuungsrecht in § 1821 BGB geregelt (Bundesministerium der Justiz).

- Eine *Psychiatrische Patientenverfügung* (PPV) kann von Patient*innen alleine ausgestaltet werden. Allerdings wird im psychiatrischen Kontext grundsätzlich eine ärztliche Beratung und ggf. auch die Attestierung empfohlen, dass die Patientenverfügung vom Betroffenen zu einem Zeitpunkt formuliert wurde, zu dem diese*r einwilligungsfähig war. Eine Variante aus den USA ist die *facilitated Advance Directive,* ein professionelles Beratungsangebot zum Abschluss von Patientenverfügungen (Zelle et al. 2015, Kemp et al. 2015).
- Anders als Patientenverfügungen werden *Behandlungsvereinbarungen (BV)* immer gemeinschaftlich, d. h. zwischen Betroffenen und Vertreter*innen der behandelnden Einrichtung, meist einer Klinik, ausgehandelt. Sie können verbindliche Entscheidungen im Sinne von Patientenverfügungen beinhalten (Henking und Bruns 2014). Ihr Ziel ist es, ein Vorgehen im Falle einer erneuten Krise, ggf. auch einer Klinikaufnahme, zu konsentieren. Das heißt, der Behandlungsvereinbarung geht ein Vereinbarungsgespräch voraus, das u. a. die gemeinsame Aufarbeitung vorangegangener Klinikaufenthalte und aufgetretener Probleme auf beiden Seiten sowie die Aushandlung von vorausverfügten Entscheidungen enthält. In Großbritannien gibt es zudem den Ansatz, dass eine unabhängige Person (Facilitator) den Verhandlungsprozess leitet (Thronicroft 2013).
- Der *Krisenpass* dient vor allem der Vermittlung relevanter Informationen. Er ähnelt damit den aus der somatischen Medizin bekannten Ausweisen bei bestimmten körperlichen Erkrankungen (z. B. Epilepsieausweis), kann aber auch zusätzlich persönliche Informationen, Vorstellungen, Behandlungswünsche und Hinweise auf behandelnde Ärztin*innen oder eine PPV/BV enthalten. Er wird entweder von Patient*innen selbst oder zusammen mit Ärzt*innen/Therapeut*innen/Sozialarbeiter*innen etc. ausgefüllt.

Bisher ist es außerhalb von Studien üblich, dass Patient*innen bzw. Angehörige die Dokumente selbstveranlasst vorlegen, damit sie in der Krise Berücksichtigung finden, als dass es Standard wäre, nach diesen Dokumenten zu fragen.

51.4 Ziele und Präferenzen der Verfasser*innen von Schriftstücken

Ein erheblicher Anteil von Menschen mit Psychiatrieerfahrung möchten an (vorausgeplanten) Entscheidungen über psychiatrische Behandlungen beteiligt werden. Die Mehrheit der Klient*innen eines psychiatrischen Dienstes in den USA präferierte bei Entscheidungen über neue Medikamente aber eine gemeinsame Entscheidungsfindung gegenüber einer »passiven« oder vollständig »autonomen« Rolle (Adams et al. 2007). In Deutschland wollten Menschen mit Schizophrenie im Durchschnitt sogar stärker beteiligt werden als Patient*innen in der Primärversorgung (Hamann et al. 2005). US-amerikanische Psychiatrieerfahrene, die eine Zwangsbehandlung erfahren haben oder eine negative Einstellung gegenüber ihrer Medikation hatten, äußern einen besonders großen Wunsch nach Vorausplanung (Swanson et al. 2006).

Eine Sorge auf Seite der Behandelnden ist, dass Dokumente zur völligen Ablehnung psychiatrischer Behandlung eingesetzt werden. Dieser Sorge kann durch eine kompetente Beratung beim Abschluss von Dokumenten zur Vorausplanung begegnet werden. In einer US-amerikanischen Studie hatte kein*e Teilnehmer*in die mit Hilfe von Gesprächsbegleitenden erstellte PPV dazu verwendet, jegliche psychiatrische Behandlung abzulehnen (Swartz et al. 2006). Wurden PPV über eine Software mit Hilfe eines »Peer-Trainers« erstellt, nutzten die meisten das Instrument, um bewährte Deeskalationsmethoden zu kommunizieren, Medikationswünsche festzuhalten oder nicht erwünschte Maßnahmen abzulehnen (Srebnik et al. 2005). Pflegende und Psychiater*innen würden ebenfalls einzelne Behandlungsmaßnahmen ablehnen, darunter beispielsweise die Elektrokonvulsionstherapie (EKT) (Amering et al. 1999).

Unterschiedliche Nutzer*innen von schriftlichen Dokumenten zur Vorausplanung von Behandlungsentscheidungen verbinden mit den Instrumenten vielerlei Ziele. Mit der Hoffnung auf mehr Selbstbestimmung ist der Wunsch verbunden, dass sie dabei helfen, in einer Phase der Vulnerabilität weiterhin ein Gefühl der Kontrolle über die Situation aufrechtzuerhalten (Kim et al. 2007). Darüber hinaus wird gerade durch die Abfassung einer gemeinsamen Behandlungsvereinbarung angestrebt, mehr Kommunikation und Aufklärung durch das Personal zu gewährleisten und ein partnerschaftliches bzw. gleichberechtigtes Verhältnis zu den Behandler*innen herzustellen (Grätz und Brieger 2012). Es können auch allgemeine Wünsche zum Ausdruck kommen, wie der Wunsch nach einem respektvollen Umgang oder nach Kontinuität in der Behandlung (Farrelly et al. 2014). Selbstbindende Patientenverfügungen beinhalten aus Sicht ihrer Nutzer*innen insbesondere die Chance, Familienmitglieder in der Begleitung und Betreuung von Betroffenen zu entlasten und frühzeitig im Krankheitsrezidiv auch gegen den erklärten Willen von Patient*innen intervenieren zu können, anstatt bis zur Eskalation im Hinblick auf eine akute Selbst- oder Fremdgefährdung warten zu müssen (Potthoff et al. 2022).

51.5 Wirksamkeit von Vorausverfügungen in der Psychiatrie

Die Wirksamkeit von Ansätzen der psychiatrischen Vorausplanung könnte man unter zwei Gesichtspunkten untersuchen: 1.) ob die später durchgeführte Behandlung im Einklang mit dem autonomen Patient*innenwillen ist, was durch das Vorausplanungsinstrument oft erst ermöglicht, aber nicht garantiert wird (normativ-ethische Zielsetzung) oder 2.) ob die Behandlung sekundäre wünschenswerte Auswirkungen auf die Gesundheit oder Lebensqualität der Betroffenen hat (therapeutische Zielsetzung). Erstaunlicherweise wurde der Erforschung des ersten Desiderats bisher wenig Aufmerksamkeit gewidmet.

Zielparameter einschlägiger Studien sind u. a. Wiederaufnahmeraten, kumulierte Verweildauern, Zwangseinweisungen, Zwangsmaßnahmen, Zufriedenheit mit der Behandlung oder sekundäre gesundheitsökonomische Effekte. Eine Metaanalyse aus dem Jahr 2019 schloss fünf randomisierte kontrollierte Studien ein und konnte zeigen, dass das Risiko einer Zwangseinweisung durch die Vorausplanung für den Krisenfall signifikant um 25 % abnimmt (Molyneaux et al. 2019). In einer Einzelstudie, in der Psychiatrie-Erfahrene bei der Abfassung der Vorausverfügung unterstützten, reduzierte sich das Risiko einer Zwangseinweisung gar um 32 % (Tinland et al. 2022). Bei den anderen genannten Zielparametern ergaben sich in der vorgenannten Metaanalyse keine signifikanten Vorteile der Vorausplanung. Die jeweilige Einzelbetrachtung von sieben Interventionsstudien (vier davon Studien aus der Metaanalyse) konnte allerdings durchaus positive Effekte und *keinerlei negative Effekte* mit Blick auf die therapeutischen Zielparameter feststellen (Borbé 2016). Blieben erwartete Effekte in multizentrischen Studien aus, wurden Hindernisse in Bezug auf die Implementierung der Vorausplanungsangebote als wesentliche Gründe genannt (Thornicroft et al. 2013, Henderson 2015, Kemp et al. 2015). Bei einem Vergleich von Krisenpässen und Behandlungsvereinbarungen zeigte sich kein Unterschied in Bezug auf die Endpunkte Behandlungsdauer und Zwangsmaßnahmen (Rixe et al. 2023).

Jenseits der klassischen Zielparameter wurden darüber hinaus subjektive Bewertungen der Betroffenen und deren Einfluss auf die therapeutische Beziehung untersucht. Letztere könnte bereits durch den Prozess der Erstellung einer gemeinsamen Vorausverfügung verbessert werden, da die klassische Rollenverteilung verändert (Farrelly et al. 2015) und das Arbeitsbündnis positiv beeinflusst werden kann (Ruchlewska et al. 2016). Hier deuten sich positive sekundäre Effekte einer stärkeren Partizipation an der Behandlungsplanung an, die sich durch die Intensität der Zusammenarbeit modulieren lässt (Rixe at al. 2023). Zur Erfassung subjektiver Bewertungen von Vorausplanung gibt es eine Reihe von qualitativen Studien, die zeigen konnten, dass bei Nutzer*innen ihre Selbstwirksamkeitserwartung, die Wahrnehmung von Respekt gegenüber der eigenen Person und die Zufriedenheit mit der Versorgung zunahmen (u. a. Farrelly et al. 2014, Thom et al. 2019).

51.6 Akzeptanz und Verbindlichkeit von vorausgeplanten Entscheidungen

Die Akzeptanz psychiatrischer Vorausplanung ist nicht einfach zu bestimmen. Einstellungsäußerungen von Beteiligten und die Zahl tatsächlich genutzter Vorausplanungsschriftstücke deuten in unterschiedliche Richtungen. Eine aktuelle Studie aus der Schweiz konnte eine insgesamt positive Haltung von Patient*innen, Ärzt*innen, Pflegefachkräften, Psycholog*innen und Betroffenen gegenüber psychiatrischen Patientenverfügungen zeigen (Hotzy et al. 2020). Von deutschen Psychiater*innen gaben über 80 % an, dass sie die häufigere Verwendung von Behandlungsvereinbarungen wünschenswert fänden (Gieselmann et al. 2018). Eine groß angelegte Studie aus den USA fand 2006 eine starke Diskrepanz zwischen dem Bedarf nach Vorausplanung und der Zahl abgeschlossener PPV (Swanson et al. 2006). Zwischen 4–13 % der befragten Nutzer*innen hatten eine PPV abgeschlossen, aber zwischen 66–77 % äußerten die Absicht, eine PPV abzuschließen, wenn sie dabei die nötige Unterstützung bekommen würden. Auch im deutschsprachigen Raum ließ sich zeigen, dass viele Kliniken Behandlungsvereinbarungs-Musterformulare vorhalten und Ärzte sich durchaus offen und interessiert gegenüber ihrer Nutzung zeigen, sie aber selten zum Einsatz gebracht werden (Borbé et al. 2012, Radenbach et al. 2013, Schwarz 2019).

Die Gründe für diese Differenz sind vielfältig, lassen sich aber in vier Themenfelder zusammenfassen (Farrelly et al. 2016):

- Ambivalenz unterschiedlicher Stakeholder gegenüber der Vorausplanung,

- das Gefühl, bereits im therapeutischen Prozess eine gemeinsame Vorausplanung zu machen,
- Bedenken gegenüber der Richtigkeit der verfügten Inhalte
- und eine eingeschränkte Verfügbarkeit der vorausverfügten Behandlungsoptionen in der Krisensituation.

Ein entscheidender Aspekt der Akzeptanz von Vorausplanungsschriftstücken ist die Frage ihrer rechtlichen Verbindlichkeit. Diesbezüglich herrschen unterschiedliche Rechtsmeinungen (Grözinger et al. 2011). Ein 2009 durch die DGPPN beauftragtes Rechtsgutachten kam zu folgenden Einschätzungen: Eine psychiatrische Befragung und Untersuchung sowie eine Unterbringung nach den geltenden Gesetzen lässt sich durch Patientenverfügung nicht vermeiden. Eine Zwangsbehandlung lässt sich jedoch rechtskräftig ablehnen. Allerdings können mit Hilfe einer Patientenverfügung keine Maßnahmen eingefordert werden, die medizinisch nicht indiziert oder gesetzeswidrig sind.

Da Behandlungsvereinbarungen Entscheidungen über die Zustimmung zu oder Ablehnung von Behandlungsmaßnahmen beinhalten können, ist davon auszugehen, dass darin verwirklichte Willensäußerungen ebenso rechtlich verbindlich sind wie Formulare, die als Patientenverfügungen bezeichnet werden (Henking und Bruns 2014). Der Widerruf einer Vorausverfügung ist grundsätzlich möglich. Juristisch umstritten ist, ob ein Widerruf auch in einer akuten psychischen Krise im Falle einer eingeschränkten Einwilligungsfähigkeit möglich ist, was die rechtliche Gültigkeit von Vorausplanungsschriftstücken in der Psychiatrie von vorneherein in Frage stellen würde (Steinert 2018).

51.7 Strukturierte Programme zur Vorausplanung in der Psychiatrie

Ein Argument für strukturierte Vorausplanungsprogramme in der Psychiatrie ist, dass es sinnvoll ist, Patient*innen beim Erstellen einer psychiatrischen Vorausverfügung zu unterstützen, damit eine Aufklärung über verschiedene Behandlungsoptionen, ihre Zielsetzungen und ihre Erfolgsaussichten erfolgen kann (Peto et al. 2004, Amering et al. 2005, Srebnik 2005, Swanson et al. 2006, Elbogen et al. 2007, Van Dorn et al. 2008). Weiterhin haben sie das Potential, die Verbreitung von Vorausverfügungen und die Akzeptanz beim Klinikpersonal zu fördern (Radenbach und Simon 2016).

Radenbach und Simon charakterisieren strukturierte psychiatrische Vorausplanung als einen systematischen Ansatz, der die verschiedenen Instrumente gesundheitlicher Vorausplanung integriert (Radenbach und Simon 2016). Zusätzlich wird die Erstellung von Schriftstücken durch qualifizierte, ggf. aufsuchende Beratungsangebote unterstützt. Weiterhin soll die Verbreitung und Umsetzung solcher gesundheitlichen Planung und die Erstellung von Vorausverfügungen durch organisationale und regionale Maßnahmen gefördert werden.

In ihrem auf die somatische Medizin und hier insbesondere auf Situationen am Lebensende ausgerichteten ACP-Konzept gehen in der Schmitten, Nauck und Marckmann über diese Anforderungen deutlich hinaus: Sie bestätigen als notwendige Elemente eines ACP-Programms das Vorliegen eines aufsuchenden Gesprächsangebots, eine qualifizierte Gesprächsbegleitung sowie eine professionelle Dokumentation unter Berücksichtigung von Archivierung, Zugriff und Transfer von Vorausverfügungen (in der Schmitten et al. 2016). Weiterhin wird Wert gelegt auf die fortwährende Aktualisierung und Konkretisierung von Vorausverfügungen im Verlauf, auf die Sicherstellung der Beachtung und Befolgung durch Dritte sowie auf eine kontinuierliche Qualitätssicherung.

Vergleicht man diese Merkmale beispielsweise mit Studien über psychiatrische Behandlungsvereinbarung aus dem deutschsprachigen Raum (z. B. Grätz und Brieger 2012, Blank et al. 2019, Rittmannsberger & Lindner 2006), so wird ersichtlich, dass hier in der Regel eine qualifizierte, oftmals aufsuchende Gesprächsbegleitung und eine adäquate Dokumentation erfolgt. Allerdings wird selten untersucht, ob die erstellten Dokumente in der Krise herangezogen und tatsächlich befolgt werden. Weitere Merkmale von ACP, wie die Aktualisierung im Verlauf und eine kontinuierliche Qualitätssicherung, sind bisher nicht Gegenstand der Begleitforschung oder finden nicht statt.

Die meisten psychiatrischen Vorausplanungsangebote sind bisher nur lokal auf einer Station oder in einer Klinik implementiert, wobei man bei ihrer seltenen Nutzung nicht davon ausgehen kann, dass sie vielerorts Teil der gelebten Klinikkultur sind (Borbé 2012). Ein bisher noch seltenes Beispiel für ein regional implementiertes Angebot der unterstützten (psychiatrischen) Patientenverfügung aus den USA ist das »Virginia Advance Directives Project« (Virginia Advance Directives, Zelle et al. 2015). Auch die bisherigen Studien zu diesem Ansatz scheinen mit dem Abschluss der Dokumente zu enden und die Betrachtung ihrer Umsetzung bislang zu vernachlässigen (Zelle et al. 2015, Kemp et al. 2015).

Programme strukturierter Vorausplanung psychiatrischer Akutbehandlung sind im deutschsprachigen Raum nur rudimentär entwickelt und bisher nicht gut genug erforscht, um hinsichtlich ihrer Effektivität beurteilt werden zu können. Studien zur Überprüfung des Erreichens ihrer normativ-ethischen Zielsetzung, Behandlung im Einklang mit dem autonomen Willen ihrer Nutzer*innen zu gestalten, fehlen und Nachweise ihrer intendierten therapeutischen Effekte dominieren die Interventionsforschung. Diese Studien berücksichtigen dabei noch zu wenig die Herausforderungen in der Implementierung komplexer Interventionen wie dieser.

51.8 Schlussfolgerungen und Ausblick

Psychiatrische Vorausplanung birgt die Chance, sich auch in einer psychischen Krise am autonomen Willen von Patient*innen orientieren zu können. Die Verbindlichkeit der Dokumente ist, wenn sie mit entsprechender Sorgfalt verfasst wurden, eindeutig gegeben, aber die Voraussetzungen für den Widerruf sind weiterhin unklar. Vorausplanung in der Psychiatrie kann positive Auswirkungen in Bezug auf die Vertrauensbildung und die Planung effektiver Maßnahmen für die Deeskalation haben. Allerdings gibt es praktische Hindernisse in der Implementierung von Angeboten, die ihren erfolgreichen Einsatz erschweren und einen Kulturwandel zur stärkeren Patient*innenorientierung in der Vorausplanung von Behandlungen in psychischen Krisen verzögern.

Insgesamt gibt es in der Psychiatrie eine Vielzahl von Einzelinitiativen, Vorausplanung für künftige Krisensituationen zu ermöglichen. Diese sind jedoch noch weit entfernt von strukturierten, regionalen oder nationalen, sektorübergreifenden psychiatrischen Vorausplanungsprogrammen (im Sinne eines PsychACPs).

Es ist noch unklar, wie überregionale Vorausplanungsprogramme in der Psychiatrie gestaltet sein sollen, wie rechtliche Unschärfen in der Umsetzung von Vorausverfügungen gehandhabt werden können und worauf Evaluationsstudien in Zukunft primär ausgerichtet sein sollen. Bisher erlangen z. B. sekundäre, aber objektive Zielparameter (z. B. Reduktion von Zwangsmaßnahmen, Verringerung von Behandlungsdauer) die Hauptaufmerksamkeit. Dem gegenüber könnte alternativ die Konkordanz zwischen Behandlungswünschen und tatsächlich erfolgter Behandlung in den Blick genommen werden, was bisher noch weitgehend vernachlässigt wird. Ein weiterer Aspekt, der in Zukunft wichtig werden könnte, ist die Untersuchung der Wirkung des Einbezugs von Genesungsbegleiter*innen in die Vorausplanung. Sie können in Gesprächen zur Erstellung von Dokumenten eine Vermittlungsrolle einnehmen und lebensnah Themen zur Sprache bringen, aber auch in Bezug auf die Umsetzung der Behandlungswünsche beratend tätig werden und so positiv auf den Prozess des Abschlusses einer Vorausverfügung einwirken (Easter et al. 2021, Belden et al. 2021). Was bisher noch kaum betrachtet wurde, ist eine Zusammenarbeit von Psychiatrie und Palliativmedizin bei der Vorausplanung von psychiatrischen und somatischen Behandlungsentscheidungen, mit besonderer Berücksichtigung von älteren, chronisch psychisch erkrankten sowie kognitiv beeinträchtigten Personen.

Herausforderungen für die Zukunft sind a) die rechtliche Klärung der Voraussetzungen für den Widerruf schriftlicher Willensäußerungen, b) die Etablierung und wissenschaftliche Evaluierung strukturierter psychiatrischer bzw. psychiatrische Themen explizit integrierender Vorausplanungs-Programme und c) ihre Finanzierung.

Literatur

Adams JR, Drake RE, Wolford GL (2007) Shared decision-making preferences of people with severe mental illness. Psychiatr Serv 58: 1219–1221.

Amering M, Denk E, Griengl H et al. (1999) Psychiatric wills of mental health professionals: a survey of opinions regarding advance directives in psychiatry. Soc Psychiatry Psychiatr Epidemiol 34: 30–34.

Amering M, Stastny P, Hopper K (2005) Psychiatric advance directives: qualitative study of informed deliberations by mental health service users. Br J Psychiatry 186: 247–252.

Amering M, Schmolke M (2007) Recovery. Das Ende der Unheilbarkeit. Psychiatrie-Verlag, Bonn 2007, ISBN 978-3-88414-421-3

Belden C, Gilbert A, Easter M et al. (2021) Appropriateness of psychiatric advance directives facilitated by peer support specialists and clinicians on Assertive Community Treatment teams. J Ment Health 16: 1–7.

Blank D, Weizel R, Witzmann M (2018) Advance Planning in the Context of a Psychiatric Acute Care Hospital: Acceptance of a Trialogical Pilot Project. Psychology Research, 8 (7): 299–307.

BMBF-Forschungsgruppe SALUS. https://www.ruhr-uni-bochum.de/malakow/salus/index.html.de

Borbé R, Jaeger S, Steinert T (2009) Behandlungsvereinbarungen in der Psychiatrie. Psychiatrische Praxis 36: 7–15.

Borbé R, Jaeger S, Borbé S, Steinert T (2012) Anwendung psychiatrischer Behandlungsvereinbarungen in Deutschland Ergebnisse einer bundesweiten Befragung. Nervenarzt 5: 638–643.

Borbé R (2016) Vorausverfügungen bei psychischen Störungen noch immer nicht etabliert? NeuroTransmitter; 27: 36–39.

Brechtken L (2021) Psychiatrische Patientenverfügungen und die Odysseus-Problematik GesundheitsRecht; 20: 681–688.

Bundesgerichtshof (2012) http://juris.bundesgerichtshof.de/cgi-bin/rechtsprechung/document.py?Gericht=bgh&Art=en&nr=60970&pos=0&anz=1 (Abruf am 18.02.2021)

Bundesministerium der Justiz: https://www.gesetze-im-internet.de/bgb/__1821.html.

Bundesverfassungsgericht (2011) Beschluss des Zweiten Senats vom 12. Oktober 2011. – 2 BvR 633/11 –, Rn. 1–47, http://www.bverfg.de/e/rs20111012_2bvr063311.html (Abruf am 18.02.2021)

Deutsche Gesellschaft für Psychiatrie und Psychotherapie, Psychosomatik und Nervenheilkunde e. V. DGPPN (2018) S3-Leitlinie Verhinderung von Zwang: Prävention und Therapie aggressiven Verhaltens bei Erwachsenen. https://www.awmf.org/uploads/tx_szleitlinien/038-022l_S3_Verhinderung-von-Zwang-Praevention-Therapie-aggressiven-Verhaltens_2018-11.pdf

Dresser R (1984) Bound to Treatment: The Ulysses Contract. Hastings Center Report 14: 13–16.

Easter M, Swanson J, Robertson A et al. (2021) Impact of psychiatric advance directive facilitation on mental health consumers: empowerment, treatment attitudes and the role of peer support specialists. J Ment Health 30(5): 585–593.

Elbogen EB, Swanson JW, Appelbaum PS et al. (2007) Competence to complete psychiatric advance directives: effects of facilitated decision making. Law Hum Behav 31(3): 275–289.

Farrelly S, Brown G, Rose D et al. (2014) What service users with psychotic disorders want in a mental health crisis or relapse: thematic analysis of joint crisis plans. Soc Psychiatry Psychiatr Epidemiol 49: 1609–1617.

Farrelly S, Lester H, Rose D et al. (2015) Improving Therapeutic Relationships:Joint Crisis Planning for Individuals With Psychotic Disorders. Qual Health Res; 25: 1637–1647.

Farrelly S, Lester H, Rose D et al. (2016) Barriers to shared decision making in mental health care: qualitative study of the Joint Crisis Plan for psychosis. Health Expect;19: 448–58.

Gieselmann A, Simon A, Vollmann J, Schöne-Seifert B (2018) Psychiatrists' views on different types of advance statements in mental health care in Germany. Int J Soc Psychiatry; 64: 737–744.

Grätz J, Brieger P (2012) Einführung und Umsetzung einer Behandlungsvereinbarung – Eine empirische Studie unter Berücksichtigung von Betroffenen, Ärzten und Sozialarbeitern. Psychiat Prax 39: 388–393.

Greve N, Hummelsheim T (2015) Verhandeln statt Behandeln – ein Paradigmenwechsel auf dem Weg der Psychiatriereform. In: Armbruster J, Dieterich A, Hahn D, Ratzke K (Hrsg.) 40 Jahre Psychiatrie-Enquete – Blick zurück nach vorn.Psychiatrie Verlag Köln; 304–316.

Grözinger M, Olzen D, Metzmacher A et al. (2011) Patientenverfügungsgesetz. Konsequenzen für die Behandlung psychisch Kranker. Nervenarzt 82: 57–66.

Hamann J, Cohen R, Leucht S et al. (2005) Do patients with schizophrenia wish to be involved in decisions about their medical treatment? Am J Psychiatry 162: 2382–2384.

Henderson C, Flood C, Leese M et al. (2004) Effect of joint crisis plans on use of compulsory treatment in psychiatry: single blind randomised controlled trial. BMJ 329:136–140.

Henderson C, Farrelly S, Moran P et al. (2015) Joint crisis planning in mental health care: the challenge of implementation in randomized trials and in routine care. World Psychiatry; 14: 281–283.

Henking T, Bruns H (2014) Die Patientenverfügung in der Psychiatrie GesundheitsRecht; 13:10: 585–590.

Hotzy F, Cattapan K, Orosz A et al. (2020) Akzeptanz von psychiatrischen und somatischen Patientenverfügungen: ein Vergleich unter psychiatrischen Patienten und Fachpersonen. Psychiat Prax; 47: 31–325.

in der Schmitten J, Nauck F, Marckmann G (2016) Behandlung im Voraus planen (Advance Care Planning): ein neues Konzept zur Realisierung wirksamer Patientenverfügungen. Zeitschrift für Palliativmedizin; 17: 177–195.

Kemp K, Zelle H, Bonnie RJ (2015) Embedding Advance Directives in Routine Care for Persons with serious mental Illness: Implementation Challenges. Psychiatric Services 66: 10–14.

Kim MM, Van Dorn RA, Scheyett AM et al. (2007) Understanding the Personal and Clinical Utility of Psychiatric Advance Directives: A Qualitative Perspective. Psychiatry: Interpersonal and Biological Processes 70: 19–29.

Lehmann P (1998) Das Psychiatrische Testament. In: Dietz A, Pörksen N, Voelzke W (Hrsg.) Behandlungsvereinbarungen: Vertrauensbildende Maßnahmen in der Akutpsychiatrie. Bonn: Psychiatrie-Verlag. S. 222–236.

Molyneaux E, Turner A, Candy B et al. (2019) Crisis-planning interventions for people with psychotic illness or bipolar disorder: systematic review and meta-analysis. BJPsych Open; 5, e53, 1-9.doi: 10.1192/bjo.2019.28

Peto T, Srebnik D, Zick E et al. (2004) Support needed to create psychiatric advance directives. Adm Policy Ment Health 31:409–419.

Potthoff S, Finke M, Scholten M et al. (2022) Opportunities and risks of self-binding directives: A qualitative study involving stakeholders and researchers in Germany. Front. Psychiatry 13:974132. doi: 10.3389/fpsyt.2022.974132

Radenbach K, Falkai P, Weber-Reich T, Simon A (2013) Joint crisis plans and psychiatric advance directives in German psychiatric practice. Journal of Medical Ethics: 1–3.

Radenbach K, Simon A (2016) Advance Care Planning in der Psychiatrie. Ethik Med 28: 183–194l.

Rittmannsberger H, Lindner H (2006) Erste Erfahrungen mit dem Angebot einer Behandlungsvereinbarung. Psychiat Prax 33: 95–98.

Rixe J, Neumann E, Möller J et al. (2023) Behandlungsvereinbarungen und Krisenpässe in der stationären psychiatrischen Behandlung – Eine randomisiert-kontrollierte Multicenterstudie. Dtsch Arztebl Int 2023; 120: 125–132.

Ruchlewska A, Kamperman AM, Wierdsma AI et al. (2016) Determinants of Completion and Use of Psychiatric Advance Statements in Mental Health Care in the Netherlands. Psychiatr Serv; 67: 858–863.

Schwarz K (2019) Behandlungsvereinbarungen in der Akutpsychiatrie: eine methodenplurale Studie zur Einstellung klinisch tätiger Psychiater. Dissertationschrift: https://edoc.ub.uni-muenchen.de/26138/index.html

Srebnik DS, Rutherford LT, Peto T et al. (2005) The Content and Clinical Utility of Psychiatric Advance Directives. Psychiatr Serv 56: 592–598.

Steinert T, Stolz K (2018) Patientenverfügungen und Behandlungsvereinbarungen in der Praxis. Bt-Prax - Betreuungsrechtliche Praxis 5/2018: 174.

Swanson J, Swartz M, Ferron J et al. (2006) Psychiatric Advance Directives Among Public Mental Health Consumers in Five U.S. Cities: Prevalence, Demand, and Correlates. The Journal of the American Academy of Psychiatry and the Law 34: 43–57.

Swartz MS, Swanson JW, Van Dorn RA et al. (2006) Patient Preferences for Psychiatric Advance Directives. National Journal of Forensic Mental Health 5: 67–81.

Szasz TS (1982) The psychiatric will. A new mechanism for protecting persons against »psychosis« and psychiatry. American Psychologist 37: 762–770.

Thom K, Lenagh-Glue J, O'Brien AJ et al. (2019) Service user, whanau and peer support workers' perceptions of advance directives for mental health. Int J Ment Health Nurs; 28(6):1296-1305. doi: 10.1111/inm.12637. Epub 2019 Jul 30.Int J Ment Health Nurs. 2019. PMID: 3136108

Thornicroft G, Farrelly S, Szmukler G et al. (2013) Clinical outcomes of Joint Crisis Plans to reduce compulsory treatment for people with psychosis: a randomised controlled trial. Lancet 381: 1634–1641.

Tinland A, Loubière S, Mougeot F et al. (2022) Effect of Psychiatric Advance Directives Facilitated by Peer Workers on Compulsory Admission Among People With Mental Illness: A Randomized Clinical Trial. JAMA Psychiatry 79: 752–759.

UN-Behindertenrechtskonvention (amtliche deutsche Übersetzung). www.un.org/Depts/german/uebereinkommen/ar61106-dbgbl.pdf (Abruf am 18.02.2021)

Van Dorn RA, Swanson JW, Swartz MS et al. (2008) Reducing Barriers to Completing Psychiatric Advance Directives. Adm Policy Ment Health 35: 440–448.

Virgina Advance Directives. http://www.virginiaadvancedirectives.org/home.html (Abruf am 18.02.2021)

Voelzke W (1998) Sinn und Zweck, Chancen und Grenzen der Behandlungsvereinbarung. In: Dietz A, Pörksen N, Voelzke W Behandlungsvereinbarungen: Vertrauensbildende Maßnahmen in der Akutpsychiatrie. Bonn: Psychiatrie-Verlag. S. 16–28.

Winston M, Winston S, Applebaum P, Rhoden N (1982). Can a subject consent to a »Ulysses Contract«? Hastings Center Report, 12:4, p. 26–28.

Zelle H, Kemp K, Bonnie RJ (2015) Advance Directives for Mental Health Care: Innovation in Law, Policy, and Practice. Psychiatric Services 66: 7–9.

52 Advance Care Planning in der Kardiologie

Niek Rogger, Barbara Loupatatzis, Ana Rosca, Frank Scherff

52.1 Der richtige Zeitpunkt für ACP in der Kardiologie

Der Verlauf chronischer Herzerkrankungen, wie Herzinsuffizienz und Klappenerkrankungen, unterscheidet sich klassischerweise von onkologischen und demenziellen Erkrankungen (Campbell et al. 2007) und zeichnet sich durch eine langsame Progredienz der Beschwerden, unterbrochen durch Exazerbationen aus.

Dahingegen ist die onkologische Erkrankung durch einen eher antizipierbaren Verlauf mit gegen Ende oft schneller Verschlechterung gekennzeichnet. Die demenzielle Erkrankung kommt meist einem quasi linearen Abbau mit Schwankungen gleich (Lynn und Adamson 2003; Murray et al. 2005) (▶ Abb. 52.1).

Oft onkologische Erkrankungen

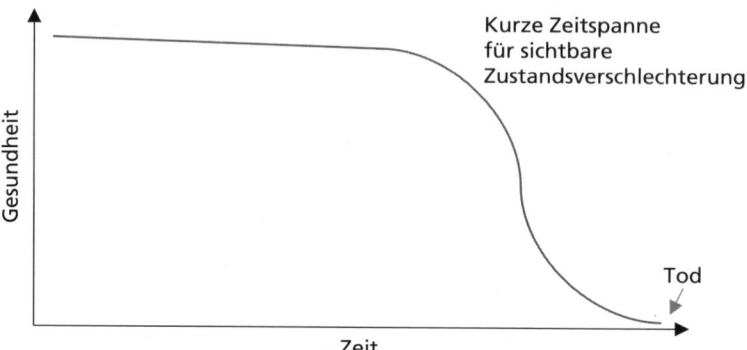

Oft kardiologische Erkrankungen

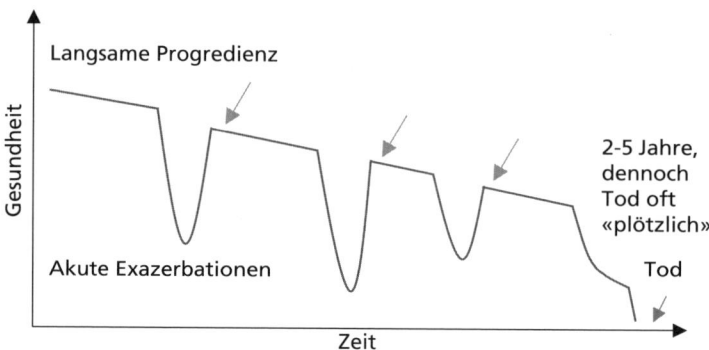

Oft Frailty und dementielle Erkrankungen

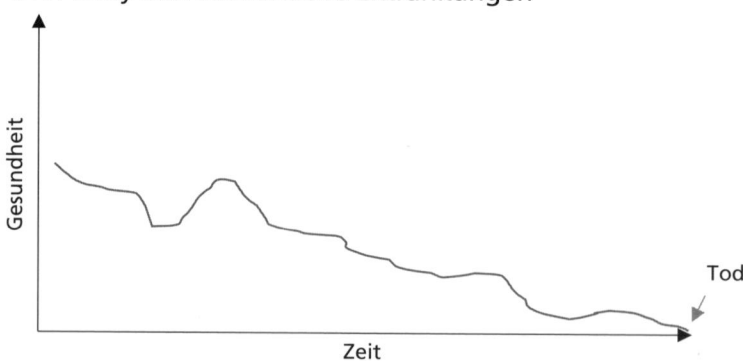

Abb. 52.1: Kategorisierung typischer Krankheitsverläufe basierend auf der Art der Grunderkrankung (nach Lynn & Adamson 2003 und Murray et al. 2005)

52.2 Spezifische ACP-relevante Fragestellungen in Teilbereichen der Kardiologie

52.2.1 Chronische Herzinsuffizienz

Obwohl der typische Krankheitsverlauf bei chronischer Herzinsuffizienz bekannt ist, sind doch individuelle Verlaufsprognosen schwierig. Gespräche über palliativmedizinische Konzepte in ruhigen Zeiten bieten dem Patienten die Chance, zu erkennen, dass auch bei progredienter Erkrankung eine Verbesserung der Lebensqualität angestrebt wird.

Die American Heart Association (AHA) schlägt bei Patienten mit chronischer Herzinsuffizienz inzwischen als Standard ein jährliches Gespräch vor (Allen et al. 2012). Dieses Vorgehen hat den Vorteil, dass Patienten sich zu dem Zeitpunkt nicht in einer Notfallsituation befinden und somit der für das Gespräch erforderliche zeitliche und psychologische Rahmen bestmöglich gegeben ist. Gleichzeitig entsteht durch die jährliche Wiederholung beim Patienten nicht der Eindruck, dass die ärztliche Einladung die Mitteilung einer sich verschlechternden Prognose bedeuten muss (Allen et al. 2012).

Das Bewusstsein um die Problematik der besonderen Situation von Patienten mit Herzinsuffizienz ist mittlerweile vorhanden (Goldstein et al. 2011; Woodburn et al. 2019). Schreitet die Herzinsuffizienz weiter fort, stellt sich schließlich die Frage, welche nichtmedikamentösen Behandlungsoptionen zur Verfügung stehen und vom Patienten gewünscht werden.

52.2.2 Terminale Herzinsuffizienz: Bridges to nowhere?

Initial wurde die Implantation eines sogenannten Left Ventricular Assist Devices (LVAD) als temporäre Überbrückung zu definitiver Therapie der Herzinsuffizienz angesehen: Zur Transplantation (bridge to transplant), zur klinischen Verbesserung (bridge to recovery), und in der Notfallversorgung (bridge to decision) (Ponikowski et al. 2016). Mittlerweile hat die LVAD als definitive Therapie oder destination therapy (DT-LVAD) im klinischen Alltag an Bedeutung zugenommen (Wilhelm et al. 2013). Aufgrund der vielversprechenden Kurzzeitdaten wurden die European Society of Cardiology (ESC) Guidelines hinsichtlich der DT-LVAT als Alternative für die Herztransplantation bereits vor einigen Jahren angepasst (Ponikowski et al. 2016; Wilhelm et al. 2013). Allerdings beeinträchtigen Infektionen, Blutungen, Gerinnselbildung (Thromben) und neurologische Komplikationen die Langzeitergebnisse (Acharya et al. 2017; Kormos et al. 2019; Ponikowski et al. 2016; Raju et al. 2017).

Eine Studie an der US-amerikanischen Mayo Klinik (Denniss und Denniss 2017) identifizierte für den Prozess der LVAD fünf klinisch patientenrelevante Stufen. Die *Prä-Implantationsphase* ist zentral, da in ihr die Entscheidung für oder gegen die Verwendung des LVAD getroffen wird. Die *Post-Implantationsphase* und *Rehabilitationsphase* werden als eine manchmal entmutigende Durststrecke beschrieben. In der dritten, der *Post-LVAD-Phase* überwiegen die Vorteile des Eingriffs. Auch in dieser Zeit sind Klinikaufenthalte nicht selten. Die darauffolgende *Transitionsphase* hingegen ist für Patienten und Behandelnde oft schwierig, da die positive Wirkung des LVAD langsam nachlässt und die Symptomlast erneut zunimmt. Die Patienten befinden sich in einer Übergangsphase, in der sie sich mit deutlich spürbaren gesundheitlichen Einschränkungen im Alltag konfrontiert sehen (Woodburn et al. 2019).

Um auf plötzliche Situationen jederzeit situationsgerecht reagieren zu können, und auch die Sterbephase selbst am Patientenwillen ausrichten zu können, ist eine sorgfältige Vorausplanung mit definierter und unmissverständlicher Notfallplanung bei der Herzinsuffizienz hoch relevant.

Mit dem publizierten *DT-LVAD Advanced Illness Trajectory Tool* (Woodburn et al. 2019; ▶ Abb. 52.2) als Vorlage ließe sich eine krankheitsspezifische, für LVAD-Patienten maßgeschneiderte ACP-Vorlage entwickeln (McIlvennan et al. 2017).

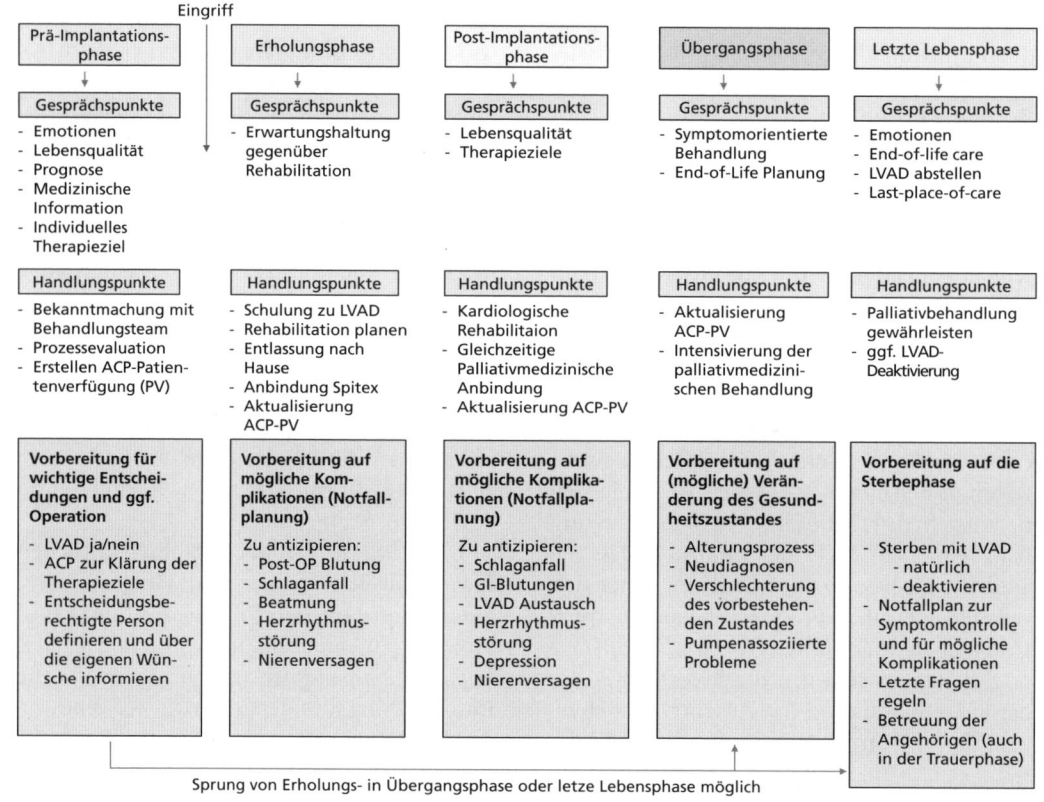

Abb. 52.2: DT-LVAD Advanced Illness Trajectory Tool (in Anlehnung an Woodburn et al. 2019)

52.2.3 Koronare Herzkrankheit (KHK)

Patienten mit einer symptomatischen koronaren Herzkrankheit sind meist angebunden an die hausärztliche oder kardiologische Versorgung, was prinzipiell die Möglichkeit für regelmäßige ACP-Gespräche bietet. Nicht selten treten die akuten ischämischen Ereignisse jedoch bei bisher noch unbekannter KHK auf. Ein routinemäßiges ACP in der Grundversorgung könnte den Patientenwillen und die Behandlungspräferenzen für die prä- und klinische Notfallversorgung, sowie für weiterführende diagnostische und therapeutische Eingriffe regelmäßig eruieren (Denniss und Denniss 2017).

ACP-Gespräche vor kardiochirurgischen Eingriffen führen einerseits zu größerer Übereinstimmung der Patientenwünsche mit den Entscheidungen ihrer Angehörigen bei Komplikationen und anderseits zu einer Abnahme der Entscheidungsschwierigkeiten der Angehörigen (Song et al. 2005), siehe auch ▶ Kap. 47 und ▶ Kap. 48.

Eine weitere wichtige ACP-relevante und oft nicht thematisierte Fragestellung ist diejenige nach der Implantation oder dem Deaktivieren eines automatischen Defibrillators (ICD) (Denniss und Denniss 2017; Tajouri et al. 2012).

52.2.4 Herzklappenerkrankungen am Beispiel der Aortenstenose

Die symptomatische erworbene Aortenstenose ist mit einer Inzidenz von 4,41‰/Jahr bei Patienten älter als 65 Jahre eine Erkrankung des höheren Alters (Durko et al. 2018). Der Klappenersatz mittels transcatheter aortic valve implantation (TAVI) ist entsprechend neuester Leitlinien Standardtherapie bei Erwachsenen mit kalzifizierter Aortenklappe unabhängig von Alter und Operationsrisiko (Mack et al. 2019). Die Indikation der Ballonvalvuloplastie beschränkt sich auf den Einsatz zur Überbrückung bis zum Klappenersatz oder als präoperative Maßnahme dringender nichtkardialer Operationen (Piayda et al. 2018).

Das hohe Alter derjenigen Patienten, die häufig die primäre Zielgruppe für den TAVI-Eingriff sind, geht oft einher mit weiteren Altersgebrechen (Frailty), körperlichen und geistigen Einschränkungen und sozialem Rückzug. Die aktuelle Datenlage suggeriert, dass herkömmliche, aus der Herzchirurgie entlehnte Risiko-Scores (STS-Score und EuroSCORE II) zur Identifikation des Operationsrisikos unzulängliche Informationen darüber geben, ob eine TAVI-Intervention bei dieser Patientengruppe zu empfehlen ist oder zu dennoch progredienten Funktionseinschränkungen führt (Schoenenberger et al. 2013; Ungar et al. 2018). Das American College of Cardiology (ACC) empfiehlt daher vor Herzklappenersatz-Eingriffen geriatrische Assessments zu Frailty und kognitiver Funktionsfähigkeit (Otto et al. 2017; Ungar et al. 2018). Zudem ist gerade wegen dieser zusätzlichen körperlich-geistigen Herausforderungen eine qualifizierte risikoorientierte ACP und SDM unabdingbar (Shah et al. 2023). Hierzu wurde am Universitätsspital Zürich im Rahmen eines durch die Schweizerische Akademie der Medizinischen Wissenschaften geförderten Projektes eine evidenzbasierte Entscheidungshilfe entwickelt (Rosca et al. 2023). Die Entscheidungshilfe kann bei der Mit-Autorin des Kapitels Ana Rosca als pdf angefragt werden.

52.3 Zusammenfassung und Ausblick

Das Kapitel gibt einen Überblick über den Stand der Forschung und die Implementierung von ACP in der Kardiologie. Dabei werden zunächst die Herausforderungen und Möglichkeiten von ACP insbesondere bezogen auf die relevanten Charakteristika bei kardiologischen Erkrankungen beschrieben. Langsame gesundheitliche Regression durchsetzt mit akuten Dekompensationsphasen legen die Notwendigkeit eines strukturierten ACP-Prozessen kurz nach der Diagnosestellung nahe, gefolgt von Re-Evaluationen nach gesundheitlichen Krisen. Der zweite Teil beschäftigt sich mit den wichtigsten ACP-relevanten klinischen Situationen in der Kardiologie, namentlich der *chronischen Herzinsuffi-*

zienz, *LVAD, der koronaren Herzkrankheit* sowie *Klappenerkrankungen* und den jeweils spezifischen Gegebenheiten.

Die Grundprinzipien des ACP im Sinne einer möglichst früh begonnenen therapiezielbasierten Planung mit Stärkung der Patientenautonomie sind auch bei kardiologischen Erkrankungen gültig. Zudem erfordern viele kardiologische Erkrankungen ein peri-interventionelles ACP, um Handlungsalternativen bei möglichen komplikationsreichen Verläufen nach Koronar-Interventionen oder katheterbasiertem Aortenklappen-Ersatz (TAVI) mit den Patienten im Voraus zu diskutieren. Konkrete, auf das jeweilige Therapieziel ausgerichtete Notfallplanungen sind erforderlich, sobald eine chronische und im Alltag symptomatische Erkrankung vorliegt, die durch die Implantation bestimmter kardialer Devices therapiert wird.

Qualitativ hochwertiges ACP bei kardiologischen Patienten kann unter anderem zu folgenden Ergebnissen führen:

1. Tiefere Hospitalisationsraten (Kernick et al. 2018)
2. Mehr Patientenzufriedenheit
3. Besprechung der spirituellen Komponente und dadurch geförderte psychische Stabilisierung und Resilienz
4. Bessere kardiologische Betreuung
5. Höhere Lebensqualität

Weitere Forschung zu ACP im kardiologischen Setting und Implementierung von ACP in der täglichen Routine ist in der Zukunft anzustreben.

Literatur

Acharya D, Loyaga-Rendon R, Morgan CJ et al. (2017) INTERMACS Analysis of Stroke During Support with Continuous-Flow Left Ventricular Assist Devices. JACC Heart Fail 5(10): 703–711.

Allen LA, Stevenson LW, Grady KL et al. (2012) Decision Making in Advanced Heart Failure: A Scientific Statement from the American Heart Association. Circ 125(15): 1928–1952.

Campbell NC, Murray E, Darbyshire J et al. (2007) Designing and evaluating complex interventions to improve health care. BMJ, 334(7591): 455–459.

Denniss DL, Denniss AR (2017) Advance Care Planning in Cardiology. Heart Lung Circ 26(7): 643–644.

Durko AP, Osnabrugge RL, Van Mieghem NM et al. (2018) Annual number of candidates for transcatheter aortic valve implantation per country: Current estimates and future projections. Eur Heart J 39(28): 2635–2642.

Goldstein NE, May CW, Meier DE (2011) Comprehensive Care for Mechanical Circulatory Support: A New Frontier for Synergy With Palliative Care. Circulation: Heart Fail 4(4): 519–527.

Kernick LA, Hogg KJ, Millerick Y et al. (2018) Does advance care planning in addition to usual care reduce hospitalisation for patients with advanced heart failure: A systematic review and narrative synthesis. J Pall Med 32(10): 1539–1551.

Kormos RL, Cowger J, Pagani FD et al. (2019) The Society of Thoracic Surgeons Intermacs Database Annual Report: Evolving Indications, Outcomes, and Scientific Partnerships. Ann Thor Surg 107(2): 341–353.

Lynn J, Adamson D (2003) Living Well at the End of Life: Adapting Health Care to Serious Chronic Illness in Old Age. RAND Corporation.

Mack MJ, Leon MB, Thourani VH et al. (2019) Transcatheter Aortic-Valve Replacement with a Balloon-Expandable Valve in Low-Risk Patients. N Engl J Med 380(18): 1695–1705.

McIlvennan CK, Wordingham SE, Allen LA et al. (2017) Deactivation of Left Ventricular Assist Devices: Differing Perspectives of Cardiology and Hospice/Palliative Medicine Clinicians. J Card Fail 23(9): 708–712.

Murray SA, Kendall M, Boyd K et al. (2005) Illness trajectories and palliative care. BMJ (Clinical Research Ed.), 330(7498): 1007–1011.

Otto CM, Kumbhani DJ, Alexander KP et al. (2017) 2017 ACC Expert Consensus Decision Pathway for Transcatheter Aortic Valve Replacement in the Management of Adults with Aortic Stenosis. J Am Coll Cardiol 69(10): 1313–1346.

Piayda K, Wimmer AC, Veulemans V et al. (2018) Balloon Valvuloplasty Followed by Transcatheter Aortic Valve Implantation as a Staged Procedure in Patients with Low-Flow Low-Gradient Aortic Stenosis. The J Invasive Cardiol 30(12): 437–442.

Ponikowski P, Voors AA, Anker SD et al. (2016) 2016 ESC Guidelines for the diagnosis and treatment of acute and chronic heart failure: The Task Force for the diagnosis and treatment of acute and chronic heart failure of the European Society of Cardiology (ESC)Developed with the special contribution of the Heart Failure Association (HFA) of the ESC. Eur Heart J 37(27): 2129–2200.

Raju S, MacIver J, Foroutan F et al. (2017) Long-term use of left ventricular assist devices: A report on clinical outcomes. Can J Surg 60(4): 236–246.

Rosca A, Karzig I, Ehlers U et al. (2023) Shared decision-making and advance care planning in patients with aortic stenosis: patient evaluation of an integrative decision aid. Abstract accepted at ACP i Conference 2023. Singapore, to be published in BMJ Supp Pall Care 2023.

Schoenenberger AW, Stortecky S, Neumann S et al. (2013) Predictors of functional decline in elderly patients undergoing transcatheter aortic valve implantation (TAVI). Eur Heart J 34(9): 684–692.

Shah KB, Shah SK, Manful A et al. (2023) Advance care planning billing codes in patients undergoing TAVR is infrequent and associated with adverse TAVR outcomes. J Am Geriatr Soc 71(1): 282–287.

Song MK, Kirchhoff KT, Douglas J et al. (2005) A Randomized, Controlled Trial to Improve Advance Care Planning Among Patients Undergoing Cardiac Surgery. Med Care 43(10): 1049–1053.

Tajouri TH, Ottenberg AL, Hayes DL et al. (2012) The Use of Advance Directives among Patients with Implantable Cardioverter Defibrillators: Advance Directives of ICD Patients. Pacing Clin Electrophysiol 35(5): 567–573.

Ungar A, Mannarino G, van der Velde N et al. (2018) Comprehensive geriatric assessment in patients undergoing transcatheter aortic valve implantation – results from the CGA-TAVI multicentre registry. BMC Cardiovasc Disord 18(1), 1.

Wilhelm M, Ruschitzka F, Falk V (2013) Destination therapy – time for a paradigm change in heart failure therapy. Swiss Med Wkly.

Woodburn JL, Staley LL, Wordingham SE et al. (2019) Destination Therapy: Standardizing the Role of Palliative Medicine and Delineating the DT-LVAD Journey. J Pain Symptom Manage 57 (2): 330-340.

53 Advance Care Planning in der Neurologie

Berend Feddersen, Aukje Bartsch-de Jong

53.1 Einleitung

Eigene Behandlungsentscheidungen können nicht mehr getroffen werden, wenn die dafür notwendigen Gehirnfunktionen entweder akut, vorübergehend oder dauerhaft eingeschränkt sind. Diese Schädigungen können entweder primär das Gehirn betreffen oder aber sekundär als Folge einer anderen Grunderkrankung auftreten.

Bei einigen Erkrankungen kann die Prognose anfangs nur begrenzt eingeschätzt werden und ist im Verlauf immer sicherer beurteilbar (z. B. ischämischer Hirninfarkt, Hirnblutung, Schädelhirntrauma oder Herzstillstand mit hypoxischer Hirnschädigung). Durch therapeutische Interventionen oder auch positive Spontanverläufe kann manchmal die Einwilligungsfähigkeit wieder erlangt werden. Andererseits gibt es Erkrankungen, bei denen die Einwilligungsfähigkeit bei Diagnosestellung (teils) noch erhalten ist, diese aber auf Grund des Krankheitsverlaufes kontinuierlich abnimmt, bis sie erwartbar im Verlauf nicht mehr gegeben ist (z. B. Parkinsonsyndrome, amyotrophe Lateralsklerose, Multiple Sklerose, Hirntumore, Demenz).

53.2 Akute Einwilligungsunfähigkeit

Primär neurologische Erkrankungen können zu einer akuten Einwilligungsunfähigkeit führen (z. B. bei einem epileptischen Anfall, einer cerebralen Ischämie oder einer Hirnblutung). Aber auch primär nicht neurologische Erkrankungen können zu einer diffusen Hirnfunktionsstörung und infolgedessen zu einer Einwilligungsunfähigkeit führen (z. B. Enzephalopathie bei metabolischen Störungen, Hypoxie nach einer Reanimation oder ein Delir bei einem Infekt; ▶ Abb. 53.1).

53.2.1 Epilepsie

Epileptischer Anfall

Epilepsien gehören zu den sogenannten Anfallserkrankungen. Diese sind definiert durch ein anfallsartiges Auftreten von Symptomen, die meist ebenso plötzlich wieder verschwinden (▶ Abb. 53.1 B). Die Symptomatik der Anfälle ist abhängig von der Lokalisation gekennzeichnet durch plötzlich beginnende Episoden, in denen Motorik, Bewusstsein, Vegetativum und Erleben verändert sein kann. Die Anfallsdauer eines einzelnen Anfalls ist kurz (Minuten), die Erholungsphase (postiktale Phase) danach kann deutlich länger andauern. Nach einem »großen« generalisiert tonisch-klonischen Anfall kann sie bis zu 1 h betragen, in denen das Ausgangsniveau noch nicht wieder erreicht ist.

Da der einzelne epileptische Anfall nach 1–2 Minuten zu Ende geht, ist eine Vorausplanung für diese Situation nicht erforderlich. Die Therapieoptionen bezogen auf die möglichen Therapieziele unterscheiden sich kaum. Man würde immer versuchen, im Anfall vor Sekundärverletzungen zu schützen. Die Gabe von Medikamenten im Anfall wie z. B. Lorazepam als Schmelztablette oder Midazolam als buccales Gel oder Nasenspray werden in der Regel zu spät appliziert, um den akuten Anfall zu verhindern, führen aber in den darauffolgenden 12–24 h zu einer Anfallsreduktion, verhindern einen Status epilepticus und entlasten die Angehörigen (Kay et al. 2015). Eine Besonderheit stellt der plötzliche Tod im epileptischen Anfall dar (SUDEP = suddden unexpected death in epilepsy). SUDEP ist definiert als plötzlicher, unerwarteter Tod bei Epilepsiepatienten und stellt die häufigste epilepsiebedingte Todesursache dar. Die genaue Pathophysiologie des SUDEP ist derzeit nicht bekannt, obwohl Anfalls-induzierte kardiale, respiratorische und Hirnstamm-Dysfunktionen wahrscheinlich sind (Maguire et al. 2020).

Status epilepticus

Als Status epilepticus (SE) bezeichnet man tonisch-klonische Anfälle, die länger als fünf Minuten andauern, oder fokale Anfälle mit Beeinträchtigung des Bewusstseins oder Absencen, die länger als zehn Minuten andauern (Trinka et al. 2015) (▶ Abb. 53.1 C). Der Status epilepticus ist ein medizinischer Notfall. Die Letalität hängt stark von der zugrunde liegenden Erkrankung ab und beträgt bis zu 20 % (Knake et al. 2001; Logroscino et al. 2005). Die klinische Einteilung richtet sich danach, ob es zu klonischen Entäußerungen kommt (= konvulsiver Status epilepticus) oder nicht (= nichtkonvulsiver Status epilepticus).

Ein Status epilepticus kann sich nicht nur bei Patienten mit bekannter Epilepsie manifestieren, sondern kann auch viele andere Auslöser haben, wie z. B. Infektionen, Hirnschäden, Elektrolytstörungen und Autoimmun- oder paraneoplastische Antikörper (Trinka et al. 2017).

Vorausplanung bei Epilepsie

Für einige Patienten sind die nach Stufenschema empfohlenen Therapieoptionen zur Behandlung eines Status epilepticus wie z. B. invasive Überwachung auf einer Intensivstation oder eine mechanische Beatmung (Kalviainen und Rainikainen 2019) nicht mehr zielführend (McGormick 2011), beziehungsweise werden von den Patienten selbst nicht mehr gewünscht (Landefeld und Incze 2019). Zusätzlich können Notfallpläne einen Beitrag leisten, die Situation beim Auftreten von epileptischen Anfällen, Anfallsserien oder Status epilepticus für die Umgebenden zu entlasten (Herman et al. 2023).

53.2.2 Schlaganfall

Schlaganfälle bezeichnen »schlagartig« auftretende Symptome (▶ Abb. 53.1 D). Sie sind die häufigste Ursache einer erworbenen Behinderung und die zweithäufigste Todesursache weltweit (GBD 2019). Welche Funktionen ausfallen, hängt von der Lokalisation und Ausdehnung der Schädigung ab. Die Schädigung entsteht durch einen Gefäßverschluss (ischämischer Infarkt, ca. 80 % aller Schlaganfälle) oder durch eine Blutung (ca. 20 %).

Ischämischer Infarkt

Therapeutisch ist beim ischämischen Infarkt der Zeitfaktor entscheidend. Nach der initialen Lebenserhaltung in der Prähospitalphase geht es um ein effizientes Akutmanagement. Je schneller die Gefäßengstelle beseitigt oder das verstopfende Blutgerinnsel aufgelöst werden kann, umso eher besteht eine Chance, dass möglichst wenig oder im besten Fall gar kein Hirngewebe dauerhaft geschädigt ist. Nach einer ersten Bildgebung im Krankenhaus, um eine Blutung auszuschließen, erfolgt der Versuch, das Gerinnsel aufzulösen (Fibrinolyse). Dies kann in der Regel in den ersten 4,5 Stunden nach Symptombeginn stattfinden (Herpich und Rincon 2020). Bis zu 6 h nach Symptombeginn kann versucht werden das Gerinnsel aus einer großen Arterie mechanisch mit einem Katheter zu entfernen (endovaskuläre Thrombektomie) (Herpich und Rincon 2020). Im weiteren Verlauf erfolgt die Behandlung auf einer spezialisierten Station (Stroke Unit). Hier erfolgt eine engmaschige Überwachung wie auf einer Intensivstation, es besteht jedoch keine invasive Beatmungsoption. Diese Phase ist durch stabilisierende Maßnahmen gekennzeichnet. Dies beinhaltet Überwachung und Kontrolle von Blutdruck und Herzfrequenz und evtl. eine antibiotische Therapie. Zusätzlich erfolgt eine umfangreiche Diagnostik, um die Ursache des Hirninfarkts herauszufinden und eine Prophylaxe einzuleiten, die einen erneuten Schlaganfall verhindert (Herpich und Rincon 2020). Häufig ist nach Überstehen der Akutphase der Zustand so stabil, dass keine anhaltenden lebenserhaltenden Maßnahmen notwendig sind. Bei einer bestehenden Schluckstörung muss nach einigen Tagen die Entscheidung über die Anlage einer Magensonde zur Ernährung getroffen werden. Diese kann initial über die Nase eingeführt werden, kann aber im Verlauf als perkutane endoskopische Gastrostomie (PEG) in den Magen gelegt werden, auch um in der Rehabilitation ein besseres Schlucktraining zu ermöglichen. Eine schweizerische Arbeit konnte einen Score herausarbeiten, der eine entsprechende Prognoseabschätzung ermöglicht. Das endgültige Prognosemodell umfasste fünf Variablen: Alter, Schweregrad des Schlaganfalls bei Aufnahme, Lokalisation der Läsion, anfängliches Aspirationsrisiko und anfängliche Beeinträchtigung der oralen Aufnahme (Galovic et al. 2019). Die Prognoseschätzungen reichen von 5 % (Score: 0) bis 96 % Wahrscheinlichkeit (Score: 10) für eine anhaltende Beeinträchtigung der oralen Aufnahme am Tag 7 und von 2–62 % am Tag 30 (Galovic et al. 2019). Da eine frühe neurologische Rehabilitation einen entscheidenden Einfluss auf die Chance von Wiedererlangen von Funktionen hat, erfolgt diese inzwischen als Frührehabilitation nach der Akutphase meist nach den ersten drei Tagen. Für alle neurologische Schädigungen mit Untergang von Nervengewebe gilt, dass je mehr Verbesserung schon zu Beginn zu verzeichnen ist und je jünger die Patienten sind, umso höher ist auch die Chance auf weitere Verbesserungen. So ist es möglich, dass sich für einen Teil der Patienten die Prognose bedeutend verbessert, aber nicht jeder Patient profitiert in gleichem Maß von diesen Behandlungen.

Hirnblutung

Die Symptomatik der Hirnblutungen entspricht im Wesentlichen derjenigen der ischämischen Hirninfarkte (▶ Abb. 53.1 E). Sie ist ebenfalls zeitlich vom plötzlichen Beginn geprägt; Ausprägungsgrad, Defizite und Prognose hängen wesentlich von der Lokalisation und der Größe ab. In der Initialphase ist eine Hirnblutung von einem ischämischen Infarkt nicht sicher zu unterscheiden.

Prädiktoren für einen ungünstigen Verlauf sind Größe der Blutung, Alter über 80 Jahre, ein schlechter klinischer Zustand bei Aufnahme, Bluteinbruch in das Ventrikelsystem und eine Lokalisation, die das Kleinhirn und den Hirnstamm betrifft. Insgesamt versterben 35–50 % der Patienten innerhalb eines Monats, nur 20 % sind bei bestmöglicher Rehabilitation wieder so hergestellt, dass sie funktionell unabhängig sind (Bender et al. 2022).

Bei den Subarachnoidalblutungen unterscheidet man traumatische und nicht-traumatische. Bei Letzteren ist ein Einriss einer Gefäßwandaussackung (Aneurysmaruptur) die häufigste Ursache. Initialsymptom sind stärkste Kopfschmerzen, zusätzlich kann es zu Ausfällen der Hirnnerven, Bewusstseinsveränderungen bis hin zum Koma und fokal-neurologischen Defiziten kommen. Die Prognose hängt vor allem von den Faktoren Alter, Bewusstseinszustand bei Aufnahme und Menge des ausgetretenen Blutes ab. Die durchschnittliche 30-Tages-Mortalität beträgt nahezu 50 %. Das größte Risiko ist eine Nachblutung, sodass möglichst innerhalb der ersten 24 Stunden ein Verschluss der Gewäßwandaussackung erfolgen sollte. Falls eine Nachblutung nicht verhindert werden kann, versterben 70 % der Patienten (Bender et al. 2022).

Vorausplanung bei Schlaganfall

Wenn keine Patientenverfügung vorliegt, muss durch das »schlagartige Auftreten« der Erkrankung die Behandlung nach dem mutmaßlichen Willen erfolgen (de Kort et al. 2017). In einer Studie von Alonso hatten 33 % der Patienten, die auf einer deutschen Stroke-Unit verstarben, eine Patientenverfügung. Jedoch hatte das Vorliegen keinen statistisch signifikanten Effekt auf therapielimitierende Entscheidungen (Alonso et al. 2016). Obwohl es sich um Patienten handelte, die noch während des Krankenhausaufenthaltes verstarben, war in nur 45,7 % der Patientenverfügungen eine klinisch relevante Situation beschrieben. Auch Qureshi et al. fanden keinen relevanten Effekt des Vorliegens einer Patientenverfügung auf Therapieentscheidungen bei Schlaganfall-Patienten. Nur auf eine Überwachung auf einer Intensivstation wurde deutlich häufiger verzichtet (32 % vs. 8 %) (Qureshi et al. 2013). Die Schlaganfall-Experten bemängelten in 50 % der Fälle, dass die Beschreibungen von einem (un)gewünschten Outcome (Behandlungsergebnis) nicht adäquat und die Behandlungswünsche in Bezug auf komplexere Therapien nicht spezialisiert genug waren (Qureshi et al. 2013).

ACP hat das Ziel, dies zu ändern. Hierbei können vor allem die erhobenen »Einstellungen zum Leben, schwerer Krankheit und Sterben« von großem Wert sein, wenn es um die Frage geht, ab wann eine weitere Behandlung mit dem Ziel der Lebenserhaltung nicht mehr im Sinne der Patienten wäre. In der Akutphase besteht gerade bei einem ischämischen Hirninfarkt eine gute Chance, den bisherigen Ausgangszustand (Status quo ante) wieder zu erlangen, wenn eine entsprechende Therapie in einem kritischen Zeitfenster durchgeführt wird. Bei Menschen, die eigentlich »gerne« leben, aber große Sorgen vor dauerhaften Einschränkungen und Defiziten nach einem Schlaganfall haben, kann für unterschiedliche Zeitspannen der Einwilligungsunfähigkeit einzeln vorausgeplant werden. Im Notfall kann z. B. festgelegt werden, dass alles unternommen wird, um das Leben zu erhalten, inklusive einem Versuch, das Blutgerinnsel aufzulösen. Wenn jedoch im Verlauf klarer wird, dass das zu erwartende Outcome schlechter ist als die eigene vorbesprochene noch akzeptable Grenze, wird bei bestehender Einwilligungsunfähigkeit unklarer Dauer oder bei einem entsprechenden dauerhaften Zustand das Therapieziel von »lebenserhaltend« auf »palliativ lindernd« geändert.

53.3 Einwilligungsunfähigkeit unklarer Dauer

Letztendlich kann bei allen neurologischen Erkrankungen mit einer akuten Einwilligungsunfähigkeit diese im Verlauf noch fortbestehen, wobei die weitere Dauer zunächst unklar bleibt. Im Folgenden wird jedoch nur eine Erkrankung dargestellt, die unabhängig von der Grunderkrankung, egal ob neurologisch oder nicht-neurologisch, auftreten kann und den weiteren möglichen Erholungsverlauf bei Einwilligungsunfähigkeit unklarer Dauer beeinflusst.

53.3.1 Critical-Illness-Polyneuropathie und/oder -Myopathie

Eine Critical-Illness-Polyneuropathie und/oder -Myopathie (CIP/CIM) bezeichnet eine generalisierte Muskelschwäche, die im Laufe einer intensivmedizinischen Behandlung durch eine diffuse Schädigung von Nerven und Muskeln auftritt (▶ Abb. 53.1 F). Diese neurologische Komplikation des Intensivaufenthaltes entwickeln 38–68 % der Intensivpatienten (Tankisi et al. 2020). Da CIP/CIM die Dauer des Intensivaufenthaltes und der mechanischen Ventilation verlängert, steigt auch die Mortalität. Zusätzlich ist oft auch noch eine monatelange Rehabilitation notwendig, mit im Langzeitverlauf zusätzlich zur Muskelschwäche erheblichen Beschwerden wie neuropathischen Schmerzen, Gang- und Gleichgewichtsstörungen sowie kognitiven Einschränkungen (Kollmar et al. 2016).

Wenn keine zusätzliche Hirnschädigung vorliegt, sind diese Patienten in der Regel im Verlauf der Rehabilitation wieder einwilligungsfähig. Speziell die Erfahrung mit einer intensivmedizinischen Behandlung und der anschließenden Rehabilitation kann bewirken, dass Menschen ihren Willen für eine mögliche nächste gesundheitliche Krise festlegen möchten.

53.4 Dauerhafte Einwilligungsunfähigkeit

Hierunter fallen Erkrankungen, die aufgrund ihres natürlichen Verlaufs und häufig nur geringfügigen oder fehlenden krankheitsmodulierenden Therapien zu einer dauerhaften Einwilligungsunfähigkeit führen. Bei der Demenz ist der Krankheitsverlauf absehbar und eine Vorausplanung kann meist noch nach Diagnosestellung erfolgen (▶ Kap. 45). Die Ursachen für die Syndrome reaktionsloser Wachheit treten meist akut auf und heben schon initial die Einwilligungsfähigkeit auf. Dann wird häufig aber ein »stabiler« Zustand erreicht, bzw. Verbesserungen treten erst langsam im Verlauf auf. Hierbei ist eine Vorausplanung mittels Vertreterdokumentation möglich, falls eine Befähigung zur Erstellung einer Patientenverfügung nicht durchgeführt werden kann.

53.4.1 Syndrome der reaktionslosen Wachheit und des minimalen Bewusstseins

Verschiedene Ereignisse (z. B. hypoxische Hirnschädigung nach einer Reanimation, Schädel-Hirn-Trauma, Schlaganfälle) können eine diffuse Schädigung des Gehirns verursachen, welche zu einer Bewusstseinsstörung führt. Solange der Hirnstamm intakt ist, bleiben die Vitalfunktionen (z. B. Atmung) und der Schlaf-Wach-Rhythmus erhalten. Durch die guten akutmedizinischen Behandlungsmöglichkeiten wird das Akut-Ereignis immer häufiger überlebt, zu diesem Zeitpunkt ist jedoch die langfristige Prognose und zu erreichende Lebensqualität meist unklar.

Je nach Schwere der Bewusstseinsstörung wird zwischen tiefem Koma, dem Syndrom der reaktionslosen Wachheit (SRW, früher: apallisches Syndrom, »vegetative state« oder »Wachkoma«) und Syndrom des minimalen Bewusstseins (SMB; syn.: minimally conscious state) unterschieden (▶ Abb. 53.1 G). Komatöse Patienten sind auch durch starke Reize nicht erweckbar, reagieren nicht auf Ansprache und sind unfähig, Aufforderungen zu befolgen, zu sprechen oder die Augen zu öffnen. Patienten im SRW öffnen immer wieder die Augen, zeigen aber kein reproduzierbares Verhalten, das auf die Wahrnehmung der Umgebung hinweist. Vegetative oder motorische Reaktionen auf externe Stimuli (meistens Schmerzen) sind jedoch möglich. Patienten im SMB sind wiederholt kontaktfähig, aber häufig auf einem sehr basalen Niveau. Zum Beispiel erfolgt eine visuelle Fixation oder Augenfolgebewegungen, eine gezielte Bewegung hin zum Schmerzreiz, situationsadäquates Lächeln bis zum gezielten Befolgen einfacher Aufforderungen (Bender et al. 2022). Sobald eine funktionelle Kommunikation oder die Fähigkeit zum funktionellen Objektgebrauch möglich ist, gilt das SMB als überwunden.

Ungefähr die Hälfte der Patienten, die sich rasch von einem Koma erholen, weisen noch kognitive Defizite auf. Patienten, die lange (mehrere Jahre) brauchen, um mehr Bewusstsein zu erlangen, erreichen keine funktionelle Unabhängigkeit in den Aktivitäten des täglichen Lebens. Nach mehrmonatiger schwerer Bewusstseinsstörung scheint eine funktionelle Erholung kein realistisches Ziel mehr zu sein.

Wie oben geschildert ist der Unterschied zwischen SWR vs. SMB für die Prognose ein wichtiger Faktor. Die Abgrenzung ist jedoch schwierig und die Zahl der Fehldiagnosen mit 37–43 % hoch. Einerseits lässt die Feststellung von mehr Bewusstsein auf eine bessere Prognose hoffen. Andererseits kann mehr Bewusstsein ohne eine funktionelle Kommunikation bedeuten, dass z. B. Schmerzen, Defizite und Abhängigkeit wahrgenommen werden, aber der Betroffene seine Wünsche und Bedürfnisse nicht äußern kann (Frings & Jox 2015; Bender et al. 2017).

Eine Befragung in der Allgemeinbevölkerung und in der Ärzteschaft ergab, dass eine Mehrheit lebenserhaltende Maßnahmen bei einer chronischen Bewusstlosigkeit ablehnt (Bender et al. 2017). Die rechtlichen Vertreter entscheiden jedoch oft anders. Verschiedene Studien zeigten, dass Hoffnung hierbei eine wichtige Rolle spielt. Fast alle Angehörige äußern eine hohe Erwartung auf Wiederherstellen einer Kommunikation mit dem Patienten (Jox et al. 2015). Bei hoher Erwartungshaltung werden die Resultate funktioneller neurologischer Diagnostik auch in Einklang mit diesen interpretiert (Schembs et al. 2020). Wenn Patienten und rechtliche Vertreter sich sehr nah stehen, scheinen klinische Faktoren weniger Einfluss auf Entscheidungen der Vertreter zu haben (Suppes et al. 2013).

Bisher spielen in der Entscheidungsfindung Kriterien, die sich an der Patientenautonomie orientieren, wie eine Patientenverfügung oder Behandlungswünsche, eine geringe Rolle. Angehörige basieren ihre Entscheidungen hauptsächlich auf dem Wohlbefinden vom Patienten, (nonverbalem) Verhalten, mutmaßlichem Patientenwillen, Bedürfnissen und ihren eigenen Interessen (Jox et al. 2015). Auch wenn sich die Angehörigen des Patientenwillens bewusst waren, basierte ihre Entscheidung trotzdem meistens nicht hierauf. Hierfür wurden drei Gründe genannt: 1. die Erwartung auf eine klinische Verbesserung, 2. die Definition von lebenserhaltenden Maßnahmen und 3. die moralische Verpflichtung, dem Patienten nicht zu schaden (Kuehlmeyer et al. 2015).

Zusammenfassend kann festgehalten werden, dass aktuell der (mutmaßliche) Patientenwillen zu wenig berücksichtigt wird. Auch wenn Angehörige eine große Hoffnung haben, bleibt die zentrale Frage: »Welche Verbesserung ist im idealen Fall zu erwarten und würde der Betroffene diesem Leben zugestimmt haben?«. Bei der Herausarbeitung dieser Fragestellung können ACP-Gespräche auch im Rahmen einer Vertreterdokumentation hilfreich sein (▶ Kap. 33).

53.5 Neurologische Erkrankungen mit einer chronisch progredienten Verschlechterung

Bei dieser Gruppe von Erkrankungen gehen durch Nervenzellverluste fortlaufend körperliche und geistige Fähigkeiten verloren. Die Patienten sind häufig noch lange einwilligungsfähig. Im Verlauf sind jedoch Entscheidungen zu treffen, die z. B. die Beatmung (invasiv oder nicht-invasiv) und auch die Ernährung betreffen. Eine frühzeitige Vorausplanung ist hilfreich und entlastend, da auch Komorbiditäten die Einwilligungsfähigkeit beeinflussen können, wie z. B. psychiatrische Erkrankungen oder Demenzen.

53.5.1 Morbus Parkinson

Die Parkinson-Syndrome sind gekennzeichnet durch die Symptom-Trias Rigor (Muskelversteifung), Tremor (Zittern) und Akinese (Bewegungsarmut). Am häufigsten tritt das idiopathische Parkinsonsyndrom auf (Morbus Parkinson). Neben den motorischen Symptomen sind es vor allem die nicht-motorischen Symptome, die eine erhebliche Alltagseinschränkung der Lebensqualität darstellen. Beim M. Parkinson bekommen 25 % aller Patienten eine Parkinson-Demenz. Zwischen 25–50 % aller Patienten leiden an einer Depression, die wiederum einen erheblichen Einfluss auf das Outcome und Veränderung der Mobilität hat. 25–33 % leiden an Psychosen, die Häufigkeit des Auftretens hängt mit der Erkrankungsschwere und der dopaminergen Medikation zusammen. Die häufigste Ursache für stationäre Aufnahmen und Pflegeheimversorgung sind Demenz, Stürze mit Frakturen und Lungenentzündungen (Walker et al. 2014).

Schon früh im Krankheitsverlauf sollte über das Vorgehen bei zunehmender Schluckstörung mit Frage einer PEG-Anlage gesprochen werden. Diese Diskussionen werden häufig herausgezögert, da vermeintlich die Zeit dafür noch nicht gekommen ist (▶ Abb. 53.1 H). Häufig stellt sich diese Frage aber akut in Krisen, da es bei Infekten oder Exsikkose zu einer zusätzlichen Symptomverschlechterung der Grunderkrankung kommt. Patienten mit einem idiopathischen Parkinson-Syndrom haben eine spezifische Sichtweise hinsichtlich ACP (Lum et al. 2019). Barrieren in der Umsetzung bestehen auf Patienten-, Zugehörigen- und der Gesundheitssystemebene. Die notwendige Unterstützung der Vertreter wird besonders deutlich, da sie sich als medizinische Entscheidungsträger überfordert fühlen (Lum et al. 2019). Eine optimale Einbindung von Patienten mit Parkinson und ihren Partnern in ACP-Prozesse sollte proaktiv erfolgen (Lum et al. 2019). Eine besondere Herausforderung in der ACP-Gesprächsbegleitung bei Parkinsonpatienten stellt die Hypomimie der Patienten dar, da diese die Wahrnehmung und den Umgang mit Emotionen auf Seiten der Gesprächsbegleiter erschwert (▶ Kap. 25).

53.5.2 Multiple Sklerose

Die Multiple Sklerose (MS) gehört zu den chronisch entzündlichen Autoimmunerkrankungen des zentralen Nervensystems. Es kommt zu einer Zerstörung der Nervenummantelung (Myelinschicht) und zu einer Schädigung der Nervenzellen (Axone). Generell unterscheidet man einen Krankheitsverlauf mit Schüben (eine neurologische Verschlechterung entwickelt sich über Tage und bildet sich nach Tagen bis Wochen vollständig oder teilweise zurück) (▶ Abb. 53.1 I) von einem progredienten Krankheitsverlauf, bei dem es zu einer kontinuierlich fortschreitenden Beeinträchtigung kommt. Die neurologischen Ausfälle können zu Sehstörungen, spastischen Lähmungen, Störung von Gang, Gleichgewicht oder Koordination sowie sensiblen Nervenausfällen führen. Zusätzlich kann es auch zu Störungen des vegetativen Nervensystems (Inkontinenz und sexuelle Dysfunktion) sowie psychischen Störungen (Depression, erhöhte Müdigkeit und Abnahme der kognitiven Leistungsfähigkeit) kommen. Der Krankheitsverlauf ist trotz möglicher Therapien, die zum einen die Schubrate, aber auch die Schubstärke reduzieren, gekennzeichnet durch einen zunehmenden Kontrollverlust.

Insgesamt ist es trotz des chronisch progredienten Verlaufs der MS erstaunlich, dass es bezüglich der Vorausplanung einige Hemmschwellen zu geben scheint. Dazu gehören die Ungewissheit über den Verlauf der MS-Krankheit, negative frühere Erfahrungen mit ACP-Diskussionen und die Priorisierung der Symptombehandlung gegenüber der Zukunftsplanung (Koffmann et al. 2022). Einer Literaturrecherche zufolge (Cottrell et al. 2020) können folgende Faktoren die Beteiligung von Menschen mit MS in ACP fördern: Akzeptanz ihrer Situation, frühere Erfahrungen mit ACP, Selbstvertrauen, Befähigung zu Therapieentscheidungen, Angst (davor, eine Last zu sein, vor dem Tod und vor dem Sterben) und der Wunsch nach Autonomie.

Positive Faktoren für eine Beteiligung an ACP-Gesprächen waren zusätzlich eine vertrauensvolle Beziehung zu einem Angehörigen der Gesundheitsberufe und der Austausch von Informationen zwischen den einzelnen Diensten des Gesundheitssystems (Koffmann et al. 2022).

53.5.3 Amyotrophe Lateralsklerose (ALS)

Die ALS gehört zu den neurodegenerativen Erkrankungen. Häufig ist das erste Symptom eine asymmetrische Schwäche der Extremitäten (80 % der Patienten). Bei 20 % kommt es zu einem primären Befall der Sprech- und Schluckmuskeln (bulbäre Form). Im Verlauf ist die Atemmuskulatur mitbetroffen. Durch die Degeneration der motorischen Nerven kommt es zu einer erhöhten Muskelanspannung (Spastik), aber auch zu Muskelschwund (Atrophien) und Muskelzittern einzelner Muskelgruppen (Faszikulationen) (Janssens et al. 2016). Die Ursache ist noch nicht eindeutig geklärt. Inzwischen hat sich gezeigt, dass die ALS eher als Systemerkrankung zu sehen ist, da nicht nur die motorischen Nerven mit betroffen sein können (Bender et al. 2022). Etwa 15 % der Patienten entwickeln im Verlauf eine frontotemporale Demenz, 50 % aller ALS-Patienten leiden an Gedächtnisstörungen (▶ Abb. 53.1 J). Aktuell ist eine Heilung der Erkrankung nicht möglich, medikamentös kann lediglich die Progression etwas verlangsamt werden.

Für die Vorausplanung sind vor allem die Gespräche über eine PEG-Anlage bei zu erwartender Schluckstörung und die Frage einer nicht-invasiven (Masken-)Beatmung oder invasiver Beatmung über einen Luftröhrenschnitt entscheidend. Die Anlage einer PEG sollte, wenn dies gewünscht wird, nicht zu lange herausgezögert werden, da für die Anlage noch ein gewisse Lungenfunktionskapazität bestehen sollte, um eine periinterventionelle Intubation zu vermeiden. Zeichen der chronischen Hypoventilation bei Schwäche der Atemhilfsmuskulatur sind Durchschlafstörung, Müdigkeit, morgendliche Kopfschmerzen und Schwindel (Brent et al. 2020). Bei jeglicher Form der Beatmung sollte schon im Vorfeld besprochen werden, ab wann diese wieder beendet werden soll. Hierbei können ACP-Gespräche hilfreich sein. Eine Beatmung verlangsamt das Fortschreiten der Erkrankung nicht. Sie kann aber die Lebensqualität und die Lebenserwartung erhöhen. Die Belastung der Angehörigen ist bei einer nicht-invasiven Maskenbeatmung geringer als bei einer invasiven Beatmung über einen Luftröhrenschnitt. Bei invasiver Beatmung und Ernährung über eine PEG-Sonde kann die Erkrankung so weit fortschreiten, dass nur noch eine Bewegung der Augenmuskeln möglich ist. Darüber kann noch für eine gewisse Zeit eine minimale Kommunikation erfolgen, wenn keine anderen Hirnfunktionsstörungen wie z. B. eine Demenz vorliegen.

Der oft vorhersehbare Krankheitsverlauf bietet die Möglichkeit, zukünftige Behandlungsentscheidungen vorauszuplanen. Häufig ist der Krankheitsverlauf der stärkste Einflussfaktor auf die Erstellung einer Patientenverfügung (Lulé et al. 2013). ACP kann dabei helfen, die Patientenwünsche zu klären und die Kommunikation darüber anzuregen (Klock et al. 2020). In einer retrospektiven Studie war jedoch bei weniger als ein Drittel der ALS-Patienten ein ACP-Dokument und nur bei einem kleinen Prozentsatz eine ärztliche Notfallanordnung vorhanden (Takacs & Comer 2022). In einer prospektiven longitudinalen Studie wurden ALS-Patienten 3-mal im Jahresverlauf hinsichtlich ihrer Entscheidungen bezüglich ihrem Therapieziel und ihren Gründen dafür untersucht. Über die Hälfte der Patienten hatten eine positive Einstellung bzgl. weiterer lebenserhaltender Maßnahmen und einen geringen Wunsch, das Lebensende zu beschleunigen. Dieser nahm innerhalb eines Jahres trotz Zunahme der physischen Funktionseinschränkungen weiter ab. Lediglich das Gefühl, eine Belastung zu sein, korrelierte mit dem Wunsch nach weniger lebenserhaltenden Maßnahmen (Lulé et al. 2014).

53.6 Fazit

Neurologische Erkrankungen können auf unterschiedlichen Ebenen zu einer Einwilligungsunfähigkeit führen. Diese kann akut und völlig unerwartet, oder aber erwartbar bei vorhersehbaren Krankheitsverläufen auftreten. Auch wenn es schwerfällt, sich in die jeweilige Situation, gekennzeichnet durch körperliche und geistige Einschränkungen, im Vorfeld hineinzuversetzen, ist ein ACP-Gesprächsangebot mit der Option einer Vorausplanung hilfreich, da die Betroffenen individuelle Grenzen festlegen lebenserhaltender Therapien festlegen können. Bei den unterschiedlichen Verläufen, sowohl hinsichtlich einer Verbesserung nach akutem Ereignis als auch bei einer erwartbaren Verschlechterung bei chronischen Erkrankungen, ist die Möglichkeit, die Festlegungen immer wieder an die neue Lebenssituation anzupassen, entscheidend.

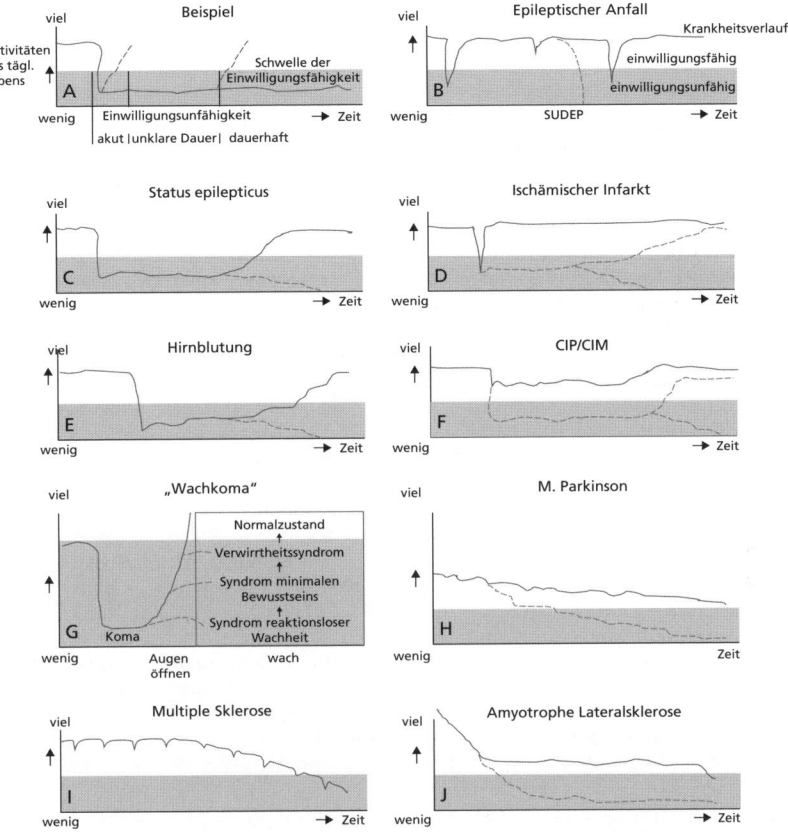

Abb. 53.1: Unterschiedliche neurologische Erkrankungen im Verlauf mit Bezug zur Einwilligungsfähigkeit. Auf der y-Achse ist jeweils das erreichte Niveau der Aktivitäten des täglichen Lebens aufgetragen, auf der x-Achse die Zeit. **A** zeigt ein Beispiel bezogen auf die Einwilligungsunfähigkeit, die akut, von unklarer Dauer oder dauerhaft sein kann. Unterschiedliche Krankheitsverläufe sind gestrichelt dargestellt. **B** zeigt, dass es im epileptischen Anfall kurz zu einer akuten Einwilligungsunfähigkeit kommen kann, aber nicht muss. Die Zeitdauer zwischen den Anfällen kann sehr stark variieren von Minuten bis zu Jahren, SUDEP = suddden unexpected death in epilepsy. **C** im Status epilepticus ist das Bewusstsein meist nicht mehr erhalten. **D** Beim ischämischen Infarkt kann bei Aufhebung der Durchblutungsstörung der Ausgangszustand wieder erreicht werden; wenn viel Gehirngewebe geschädigt wurde, kann es zu einer dauerhaften Einwilligungsunfähigkeit kommen. **E** bei einer Hirnblutung sind Dauer und Schwere der Einwilligungsunfähigkeit variabel und hängen von der Größe und Lokalisation ab. **F** zeigt zwei mögliche Verläufe bei einer Critical-Illnes-Polyneuropathie/-Myopathie (CIP/CIM). Ob das Bewusstsein eingeschränkt ist, hängt von der Grunderkrankung ab, die zu dem Intensivaufenthalt geführt hat. **G** beschreibt die unterschiedlichen Bewusstseinseinschränkungen, die früher unter dem Sammelbegriff »Wachkoma« subsumiert wurden. Die Zustände sind nicht abhängig von der Ursache der Läsion, sondern vom Ausmaß der Gehirnschädigung. **H** Der M. Parkinson ist dadurch gekennzeichnet, dass es zu einem stetigen Verlust an Aktivitäten kommt, das Bewusstsein aber oft bis zum Schluss erhalten bleibt, falls es nicht zu einer zusätzlichen Demenz kommt. **I** bei der Multiplen Sklerose kommt es beim schubförmigen Verlauf immer wieder zu einzelnen Schüben, die zu Beginn meist komplett remittieren. Im Verlauf nehmen die Alltagseinschränkungen jedoch immer weiter zu. **J** Die Einwilligungsfähigkeit bleibt bei der Amyotrophen Lateralsklerose lange erhalten, es sei denn, es kommt zu einer Demenz.

Literatur

Alonso A, Ebert AD, Dörr D et al. (2016) End-of-life decisions in acute stroke patients: an observational cohort study. BMC Palliative Care 15: 38.

Bender A et al. (2017) S1-Leitlinie Hypoxisch-ischämische Enzephalopathie (HIE) im Erwachsenalter. In: Deutsche Gesellschaft für Neurologie (Hrsg.) Leitlinien für Diagnostik und Therapie in der Neurologie. Abgerufen am 30.03.2023 von: www.dgn.org/leitlinien.

Bender A, Rémi J, Feddersen B et al. (2022) Kurzlehrbuch Neurologie. 4. Aufl. Amsterdam: Elsevier.

Brent JR, Franz CK, Coleman JM 3rd et al. (2020) ALS: Management Problems. Neurol Clin 38: 565-575.

Cottrell L, Economos G, Evans C et al. (2020) A realist review of advance care planning for people with multiple sclerosis and their families. PLoS One 15: e0240815.

de Kort F, Geurts M, de Kort P et al. (2017) Advance directives, proxy opinions, and treatment restrictions in patients with severe stroke. BMC Palliative Care 16: 52.

Frings M, Jox RJ (2015) Gehirn und Moral. Ethische Fragen in Neurologie und Hirnforschung. Stuttgart: Thieme Verlag. 68-97.

Galovic M, Stauber AJ, Leisi N et al. (2019) Development and validation of a prognostic model of swallowing recovery and enteral tube feeding after ischemic stroke. JAMA neurology 76: 561-570.

GBD 2019 Stroke Collaborators (2021) Global, regional, and national burden of stroke and its risk factors, 1990-2019: a systematic analysis for the Global Burden of Disease Study 2019. Lancet Neurol 20: 795-820.

Herman ST, Detyniecki K, O'Hara K et al. (2023) Written seizure action plans for adult patients with epilepsy: Distilling insights from emergency action plans for other chronic conditions. Epilepsy Behav 140: 109002.

Herpich F, Rincon F (2020) Management of Acute Ischemic Stroke. Crit Care Med 48: 1654-1663.

Janssens AI, Ruytings M, Al-Chalabi A et al. (2016) A mapping review of international guidance on the management and care of amyotrophic lateral sclerosis (ALS). Amyotroph Lateral Scler Frontotemporal Degener 17: 325-336.

Jox RJ, Kuehlmeyer K, Klein AM et al (2015) Diagnosis and Decision Making of Patients with Disorders of Consciousness: A Survey Among Family Members. Archives of Physical Medicine and Rehabilitation 96: 323-330.

Kalviainen R, Reinikainen M (2019) Management of prolonged epileptic seizures and status epilepticus in palliative care patients. Epilepsy Behav 101: 106288.

Kay L, Reif PS, Belke M et al. (2015) Intranasal midazolam during presurgical epilepsy monitoring is well tolerated, delays seizure recurrence, and protects from generalized tonic-clonic seizures. Epilepsia 56: 1408-1414.

Klock Z, Dobak S, Houseman G et al. (2022) Advance Care Planning and Healthcare Utilization in Patients With Amyotrophic Lateral Sclerosis: A Retrospective Chart Review. Am J Hosp Palliat Care 39: 1152-1156.

Knake S, Rosenow F, Vescovi M et al. (2001) Incidence of status epilepticus in adults in Germany: a prospective, population-based study. Epilepsia, 42: 714-718.

Koffman J, Penfold C, Cottrell L et al. (2022) »I wanna live and not think about the future«. What place for advance care planning for people living with severe multiple sclerosis and their families? A qualitative study. PLoS One 17: e0265861.

Kollmar R (2016) Critical illness polyneuropathy and myopathy as neurological complications of sepsis. Der Nervenarzt 87: 236-245.

Kuehlmeyer K, Borasio GD, Jox RJ et al. (2015). How family caregivers' medical and moral assumptions influence decision making for patients in the vegetative state: a qualitative interview study. J Med Ethics 38: 332-337.

Landefeld J, Incze MA (2019) Advance care planning – what should I know? JAMA Intern Med. https://doi.org/10.1001/jamainternmed.2019.0005.

Logroscino G, Hesdorffer DC, Cascino G et al. (2005) Mortality after a first episode of status epilepticus in the United States and Europe. Epilepsia 46: 46-48.

Lulé D, Ehlich B, Lang D et al. (2013) Quality of life in fatal disease: the flawed judgement of the social environment. J Neurol 260: 2836–2843.

Lulé D, Nonnenmacher S, Sorg S et al. (2014) Live and let die: existential decision processes in a fatal disease. J Neurol 261:518–525.

Lum HD, Jordan SR, Brungardt RA et al. (2019) Framing advance care planning in Parkinson disease: patient and care partner perspectives. Neurology 92: e2571-e2579.

Maguire MJ, Jackson CF, Marson AG et al. (2020) Treatments for the prevention of Sudden Unexpected Death in Epilepsy (SUDEP). Cochrane Database Syst Rev. 4: CD011792.

McCormick AJ (2011) Self-determination, the right to die, and culture: a literature review. Soc Work 56: 119-128.

Qureshi A, Chaudhry S, Conneli B et al. (2013) Impact of advanced healthcare directives on treatment decisions by physicians in patients with acute stroke. Crit Care Med 41: 1468-1475.

Schembs L, Ruhfass M, Racine E et al. (2020) How does functional neurodiagnostics inform surrogate decision-making for patients with disorders of consciousness? A qualitative interview study with patients' next of kin. Neuroethics 14: 327-346.

Suppes A, Fins J (2013) Surrogate perceptions and expectation in severe brain injury. Brain Inj 27: 1141-1147.

Takacs SM, Comer AR (2022) Documentation of advance care planning forms in patients with amyotrophic lateral sclerosis. Muscle Nerve 65: 187-192.

Tankisi H, de Carvalho M, Z'Graggen WJ (2020) Critical Illness Neuropathy. J Clin Neurophysiol 37: 205-207.

Trinka E, Cock H, Hesdorffer D et al. (2015) A definition and classification of status epilepticus – Report of the ILAE Task Force on Classification of Status Epilepticus. Epilepsia 56: 1515-1523.

Trinka E, Kalviainen R (2017) 25 years of advances in the definition, classification and treatment of status epilepticus. Seizure 44: 65-73.

Walker RW, Chum D, Dewhurst F et al. (2014) Palliative Care in people with idiopathic Parkinson's disease who die in hospital. BMJ Supportive & Palliative Care 4: 64-67.

IX   Verzeichnisse

Verzeichnis der Autorinnen und Autoren

Verena Albrecht, Mag.[a]
Institution: Gesundheit Österreich GmbH
Stubenring 6, A – 1010 Wien
verena.albrecht@goeg.at

Stephanie Anderson, DNP, RN
Executive Director, C-TAC Innovations
sanderson@respectingchoices.org

Aukje Bartsch-de Jong
Schön Klinik Bad Aibling-Harthausen
Kolbermoorer Straße 72, 83043 Bad Aibling
abartsch@schoen-klinik.de

Birgitta Behringer, Dr. med. M.A.
Ambulantes Ethikkomitee Bochum e. V.
Am Heerbusch 1, 44894 Bochum
info@ethikkomitee-bochum.de

Raoul Borbé, Dr. med., MHBA
Klinik für Psychiatrie und Psychotherapie I
der Universität Ulm
Weingartshofer Str. 2, 88214 Ravensburg
raoul.borbe@zfp-zentrum.de

Linda A. Briggs
Respecting Choices Consultant
lbriggs@respectingchoices.org

Josephine Clayton, Prof. (MBBS (Hons), PhD, FRACP, FAChPM)
Sydney Medical School
University of Sydney (Sydney, Australia)
The Palliative Centre, HammondCare
josephine.clayton@sydney.edu.au

Klara Doppler, Mag.
Institut für Ethik und Recht in der Medizin
Spitalgasse 2–4, Hof 2.8, A – 1090 Wien
klara.doppler@univie.ac.at

Bianka Dörr, Dr. iur., LL.M., Rechtsanwältin
Leiterin Legal, Risk & Compliance
ÖKK Kranken- und Unfallversicherung AG
Bahnhofstrasse 13, CH – 7302 Landquart
bianka.doerr@oekk.ch

Berend Feddersen, Prof. Dr. Dr. med.
Spezialisierte ambulante Palliativversorgung
der Klinik und Poliklinik für Palliativmedizin
LMU Klinikum München
Schillerstr. 40, 80336 München
berend.feddersen@med.uni-muenchen.de

Monika Führer, Prof. Dr. med.
Kinderpalliativzentrum München
LMU Klinikum
Marchioninistr. 15, 81377 München
monika.fuehrer@med.uni-muenchen.de

Lars Garten, Dr. med, PD
Klinik für Neonatologie, Charité Universitätsmedizin Berlin
Augustenburger Platz 1, 13353 Berlin
lars.garten@charite.de

Joni Gilissen, Dr.
End-of-Life Care Research Group
Department of Family Medicine & Chronic Care
Vrije Universiteit Brussel (VUB) (Belgien)
sowie
Department of Public Health and Primary Care
Universiteit Gent, Ghent (Belgien)
Campus VUB Jette, Building K, 1st floor
Laarbeeklaan 103, 1090 Brüssel (Belgien)
joni.gilissen@kdg.be

Jane Goodwin
National Advance Care Planning Programme
Te Tāhū Hauora
Health Quality & Safety Commission
Level 9, Accura House, 17-21 Whitmore Street
Wellington Central, NZ – Wellington 6011
jane.goodwin@hqsc.govt.nz'

Kornelia Götze, Dr. med.
Institut für Allgemeinmedizin, Center for Health and Society
Universitätsklinikum Düsseldorf
Heinrich-Heine-Universität Düsseldorf
Moorenstraße 5, 40255 Düsseldorf
goetzeko@uni-duesseldorf.de

Julia Gramm, Dr. rer. biol. hum.
Ausbildungsinstitut MUNIK
Leopoldstr. 44, 80802 München
julia.gramm@psy.lmu.de

Andreas Günther, Dr. med.
Institut für Allgemeinmedizin und Palliativmedizin
Medizinische Hochschule Hannover
guenther.andreas@mh-hannover.de

Bernard (Bud) Hammes, Dr., PhD
Program Developer and Lead of Respecting Choices® at the Medical Ethics Department
Gundersen Lutheran Health System (1987-2017)
La Crosse, Wisconsin, USA
Executive Director for Respecting Choices® at the Coalition to Transform Advanced Care (2017-2020), Retired since 2021
bjhammes@acegroup.cc

Thomas D. Harter, PhD
Director, Department of Bioethics and Humanities, Gundersen Health System
Chair, Institutional Review Board, Gundersen Health System
1900 South Ave., C03–006B
La Crosse, WI 54601 (USA)
tdharter@gundersenhealth.org

Claire Henry, MBE RGN BSc(hons) PGDip Diploma Coaching
Claire Henry Associates Ltd
The Green Stamford UK PE9 3RA
Open University Walton Hall Milton Keynes MK7 6AA
claire@clairehenryassociates.co.uk

Wolfram Höfling, Prof. Dr. iur.
ehem. Direktor des Instituts für Staatsrecht
Universität zu Köln
Albertus-Magnus-Platz, 50923 Köln
wolfram.hoefling@uni-koeln.de

Paul Hüster
IN WORK (Institut für werteorientierte Organisation- und Kulturentwicklung)
Düsseldorfer Landstraße 164 C, 47249 Duisburg
paul.huester@freenet.de

Ralf J. Jox, Prof. Dr. med. Dr. phil.
Chaire de soins palliatifs gériatriques & Institut des humanités en médecine
Centre Hospitalier Universitaire Vaudois und Universität Lausanne
Av. Pierre-Decker 5, CH-1011 Lausanne
ralf.jox@chuv.ch

Isabelle Karzig-Roduner
Klinische Ethik, Universitätsspital Zürich/
Universität Zürich
Rämistrasse 100, CH – 8091 Zürich
isabelle.karzig@usz.ch

Gina King, RGN DN BSc PGCHE Dip coaching & reflexology
Gina King Consultancy under the name of Time for You – ginaking.co.uk
Easter Hill Barn Atherington EX37 9HY
gina.kingconsultancy@gmail.com

Maria Kletečka-Pulker, Priv.-Doz. Dr. iur.
Institut für Ethik und Recht in der Medizin
Spitalgasse 2–4, Hof 2.8, A – 1090 Wien
und
Ludwig Boltzmann Institute Digital Health and Patient Safety
Spitalgasse 23, Bauteil 86, 1090 Wien
maria.kletecka-pulker@univie.ac.at

Kathrin Knochel, Dr. med.
Klinikum rechts der Isar
Technische Universität München
Institut für Geschichte und Ethik der Medizin
Ismaninger Straße 22, 81675 München
kathrin.knochel@mri.tum.de

Ida J. Korfage, PhD
Department of Public Health
Erasmus MC
University Medical Center Rotterdam
Rotterdam, Netherlands
i.korfage@erasmusmc.nl

Tanja Krones, Prof. Dr. med.
Klinische Ethik, Universitätsspital Zürich/
Universität Zürich
Rämistrasse 100, CH – 8091 Zürich
tanja.krones@usz.ch

Katja Kühlmeyer, Dr.
Institut für Ethik, Geschichte und Theorie der Medizin, LMU München
Lessingstr. 2, 80336 München
katja.kuehlmeyer@med.lmu.de

Esther Liem, MScN
Curavadis GmbH
Stallikonerstrasse 47, CH – 8903 Birmensdorf
esther.liem@curavadis.ch

Volker Lipp, Prof. Dr. iur. Dr. h.c.
Universität Göttingen
Juristische Fakultät
Platz der Göttinger Sieben 6, 37073 Göttingen
lehrstuhl.lipp@jura.uni-goettingen.de

Barbara Loupatatzis, Dr. med.
GZO Spital Wetzikon
Spitalstrasse 66, CH – 8620 Wetzikon
barbara.loupatatzis@gzo.ch

Christiane Luderer, Dr. rer. medic.
Universitätsmedizin Halle, Institut für Gesundheits- und Pflegewissenschaft
Magdeburger Straße 8, 06112 Halle (Saale)
christiane.luderer@medizin.uni-halle.de

Georg Marckmann, Prof. Dr. med., MPH
Ludwig-Maximilians-Universität München
Institut für Ethik, Geschichte und Theorie der Medizin
Lessingstraße 2, 80336 München
marckmann@lmu.de

Leigh Manson
National Advance Care Planning Programme
Te Tāhū Hauora
Health Quality & Safety Commission
Level 9, Accura House, 17-21 Whitmore Street
Wellington Central, NZ – Wellington 6011
leigh.manson@hqsc.govt.nz

Eva Katharina Masel, Univ.-Prof.in Dr.in med. univ., Dr.in scient. med., MSC
Klinische Abteilung für Palliativmedizin
Allgemeines Krankenhaus Wien
Medizinische Universität Wien
Währinger Gürtel 18–20, 1090 Wien
eva.masel@meduniwien.ac.at

Settimio Monteverde, PhD, MME, MAE, RN, Prof. (FH)
Berner Fachhochschule
Departement Gesundheit, Studiengang Pflege
und
Universität Zürich
Institut für Biomedizinische Ethik und Medizingeschichte
sowie Universitätsspital Zürich, Klinische Ethik
Rämistrasse 100, CH – 8091 Zürich
settimo.monteverde@usz.ch

Carole Montgomery, MD, FHM, CPE, MHSA
Executive Medical Director at Respecting Choices
Grand Rapids, Michigan, United States
cmontgomery@respectingchoices.org

Friedemann Nauck, Prof. Dr. med.
Ehem. Direktor Klinik für Palliativmedizin
Georg-August-Universität Göttingen
Robert-Koch-Straße 40, 37075 Göttingen
friedemann.nauck@med.uni-goettingen.de

Monika Obrist
Advance Care Planning (ACP Swiss)
monika.obrist@acp-swiss.ch

Thomas Otten, Dr. rer. medic.
Erzbistum Köln
Bereich Diakonische Pastoral
Fachbereich Seelsorge im Sozial- und Gesundheitswesen
Marzellenstr. 32–34, 50668 Köln
thomas.otten@erzbistum-koeln.de

Stefanie Otten-Marré
Koordination Simulationspatient:innen
Institut für Psychosomatik und Psychosomatische Medizin
Universitätsklinikum Düsseldorf
Moorenstraße 5, 40225 Düsseldorf
stefanie.otten@med.uni-duesseldorf.de

Theodore Otto-Achenbach
Dipl. Intensivpflege Fachfrau/Dipl.-Sozialarbeiterin FH/ACP-Beraterin
dorle.otto@bluewin.ch

Anouk Overbeek
Department of Public Health
Erasmus MC
University Medical Center Rotterdam
Rotterdam, Netherlands

Sabine Petri, Dr. rer. biol. hum., MAS Palliative Care
Caritasverband München
Hirtenstr. 4, 80335 München
ms.petri@web.de

Nicole Poletti
Fondation Rive-Neuve
Chemin des Cuarroz 57, CH – 1807 Blonay
nicole.poletti@riveneuve.ch

Katrin Radenbach, Dr. med.
Klinik für Alterspsychiatrie
Ökumenisches Hainich Klinikum gGmbH
Pfafferode 102, 99974 Mühlhausen
k.radenbach@oehk.de

Judith A. C. Rietjens, PhD
Department of Public Health
Erasmus MC
University Medical Center Rotterdam
Rotterdam, Netherlands
und
Department of Design, Organization and Strategy
Faculty of Industrial Design Engineering
Delft University of Technology
Delft, The Netherlands

Daniela Ritzenthaler, Dr. phil.
CHUV (Centre hospitalier universitaire vaudois)
Unité d'éthique clinique
Rue du Bugnon 21, CH-1011 Lausanne
daniela.ritzenthaler@chuv.ch

Stephan Rixen, Prof. Dr. iur.
Universität zu Köln
Rechtswissenschaftliche Fakultät
Institut für Staatsrecht, Forschungsstelle für das Recht des Gesundheitswesens
Albertus-Magnus-Platz, 50923 Köln
stephan.rixen@uni-koeln.de

Niek Rogger, med. pract., M.A.
Institut für Biomedizinische Ethik und Medizingeschichte
Winterthurerstrasse 30, CH-8006 Zürich
niek.rogger@hin.ch

Ana Rosca, Dr. sc. med.
Klinische Ethik, Stadtspital Zürich
Birmensdorferstrasse 497, CH – 8063 Zürich
ana.rosca@stadtspital.ch

Frank Scherff, Dr. med.
ehem. Universitätsspital Zürich
Abteilung Kardiologie
Rämistrasse 100, CH – 8091 Zürich

Jan Schildmann, Prof. Dr. med., M.A.
Medizinische Fakultät der Martin-Luther-Universität Halle-Wittenberg
Institut für Geschichte und Ethik der Medizin
Profilzentrum Gesundheitswissenschaften
Magdeburger Str. 8, 06112 Halle (Saale)
jan.schildmann@medizin.uni-halle.de

Jürgen in der Schmitten, Prof. Dr. med., MPH
Institut für Allgemeinmedizin
Universitätsklinikum Essen
Hufelandstr. 55, 45147 Essen
jids@uk-essen.de

Craig Sinclair, Dr. (PhD)
School of Psychology
University of New South Wales (Sydney, Australia)
The Palliative Centre, HammondCare
c.sinclair@unsw.edu.au

Thomas Strahleck, Dr. med.
Klinikum Stuttgart Olgahospital
Klinik für Neonatologie und neonatologische Intensivmedizin
Kriegsbergstraße 62, 70174 Stuttgart
t.strahleck@klinikum-stuttgart.de

Henrikje Stanze, Prof. Dr. rer. biol. hum.
Professur für Pflegewissenschaft, Schwerpunkt Beratung, Case und Care Management
Hochschule Bremen
Am Brill 2–4, 28199 Bremen
henrikje.stanze@hs-bremen.de

Lieve van den Block
Professor of Ageing and Palliative Care
End-of-life Care Research Group
Vrije Universiteit Brussel (VUB) & Ghent University (Belgien)
sowie
Department of Family Medicine and Chronic Care
Vrije Universiteit Brussel (VUB) (Belgien)
Campus VUB Jette, Building K, 1st floor
Laarbeeklaan 103, 1090 Brussels (Belgien)
lieve.van.den.block@vub.be

Agnes van der Heide, PhD, MD
Department of Public Health
Erasmus MC
University Medical Center Rotterdam
Rotterdam, Netherlands

Kerstin von der Hude
Klinik für Neonatologie
Charité Universitätsmedizin Berlin
kerstin.vonder-hude@charite.de

Stichwortverzeichnis

§

§ 132g SGB V   359

A

ACP by proxy   489, 491–493
ACP im Krankenhaus   88–90
ACP und Pflege   109–113
ACP-Implementierung
– institutionell   175
– regional   168, 173
ACP-Koordination   172, 362
ACP-Modelle und -Programme   39, 42
ACP-Trainer
– Qualifizierung   170, 176
ACP-Weiterbildungskonzept   408
Advanced Practice Nurse   113
Akutpsychiatrie   556
Allgemeine ambulante Palliativversorgung (AAPV)   535
Ältere Menschen   206–211
Ambulante Ethikberatung   389
Amyotrophe Lateralsklerose (ALS)   581
Angst   283
Assistierte Autonomie   268, 269
Aufsuchendes Gesprächsangebot   82, 90–92, 267
Australien
– Advance Care Planning in   247
– Implementierung von ACP   247, 248

B

Behandlungsgrenzen   304
Behandlungsplanung   347–349, 351, 352
Behandlungspräferenzen   337, 338
Behandlungsvereinbarung   557
beizeiten begleiten   181
Betreuungsrecht   460

C

Care Planning Umbrella   34
Care-Ethik   44
Carl Rogers   284
Change Management   360
Christliches Menschenbild   118, 122
Co-Design   257
Critical-Illness-Myopathie   578
Critical-Illness-Polyneuropathie   578
Curriculum   434, 435, 438

D

Dauerhafte Einwilligungsunfähigkeit   578
Definition von ACP   23–31
Demenz   328, 329, 331
Differenzierter Reanimations- und Notfallstatus   524, 529–531
Diversität   250, 251
Drittes Gesetz zur Änderung des Betreuungsrechts aus dem Jahr 2009   179

E

Ehrenamtliche   258
Eingliederungshilfe   498, 502–505
Einstellungen   300, 301, 306
Einwilligungsunfähigkeit   347–350, 352
Einwilligungsunfähigkeit unklarer Dauer   318, 320, 578
Emotionen in der ACP-Gesprächsbegleitung   284
Entlassungsplanung   517
Entscheidungsassistenz   50
Entscheidungsfähigkeit   489, 490, 492, 493
Epilepsie   574, 575
Ergebnisqualität   63–65, 68
Erwachsenenschutzrecht   128, 135–137
Erwachsenenvertretung   136–138
Evaluation   63–66, 68
Evidenzbasierte Entscheidungshilfen   51, 55, 58

F

Festlegung für den Notfall (FeNo) 311, 312, 378
Forschung 63, 64, 69
Frailty 206–210, 212
Freiwilligkeit 167, 268
Fürsorge 44, 75–78

G

Gegenübertragung 286
Gemeinsame Entscheidungsfindung (Shared Decision Making) 50–52, 54, 56, 57, 60, 297, 299
Geschichte von ACP 23
Gesetzliche Krankenversicherung (GKV) 165, 169, 174
Gesprächsbegleiter
- Kompetenzen 413
- Qualifizierung der 176, 403, 404, 407, 408, 411–413, 417, 418, 422, 423
- Vergütung 169
Gesprächsbegleitung 241, 243, 275, 291, 296, 434–436, 438, 439
- Gesprächsführung 273
- Gesprächskompetenzen 425
- Gesprächskonstellation 267, 269
- Gesprächstechniken 277, 278
- Inhalte 292, 295
- Systematik 293, 299
Gesundheitliche Versorgungsplanung 165, 168, 169, 173, 176, 184
Gesundheitswesen in der Schweiz 190
GKV-Spitzenverband 359
Grenzen von ACP 71, 86, 89, 100, 103
Grundhaltung 273

H

Handlungssicherheit 377
Hastening Death 493, 495
Hirnblutung 576
Hirnfunktionsausfall, irreversibler/Hirntod 340, 341, 343–345
Hospiz- und Palliativgesetz 184

I

Implementierung 367, 368, 372, 375, 377, 394, 395, 397
Informed Consent 40
Intensivmedizin 318, 322, 379, 514–516

Internationaler Vergleich von ACP 23
Ischämischer Infarkt 575

J

Joint Crisis Plans 558

K

Kognitive Beeinträchtigung 348, 498–505
Komplikative Verläufe 531
Kontextsensitiv 552
Kooperationslösung
- Gesprächsbegleiter-Pool 361
- Pool-Lösung 361
Krankenhaus 318–321, 324, 325, 513, 517, 519, 520, 522
Krebserkrankungen 546, 548, 552, 554
Kritik an ACP 71–73, 75, 78–80, 151–153
Kulturwandel 390, 391, 394, 395
Künstliche Ernährung 490, 493

L

Lebenswille 300, 302, 304
Lehren und Lernen 403, 404, 406

M

Memento mori 117
Mikro-Teaching 431, 432
Morbus Parkinson 580
Multiple Sklerose 581
Mutmaßlicher Wille 349–352, 498, 500–505

N

Natürlicher Wille 85, 86, 493
Neonatologie 480, 486
Netzwerkarbeit 389, 397
Neugeborene 483, 486, 487
Neuseeland
- Lokale Koordination von ACP 261
- Nationale Koordination von ACP 257, 261
Notfall- und Intensivmedizin 379
Notfallbehandlung bei plötzlicher Urteilsunfähigkeit 313
Notfallbogen – siehe Festlegungen für den Notfall (FeNo) 379

Notfallsanitätergesetz 380
Notfallsituation 380
Notfallstatus 514, 515, 520
Nurse Practitioner 108
NURSE-Modell 287

O

Odysseus-Vertrag 557
Onkologie 546, 547, 549, 550, 552–554
Operationen 527, 532
Organisationsentwicklung 360, 367–369, 372
Organspende 340, 342–346
Organspendeausweis 340, 342

P

Palliative Geburt 479, 483, 484, 486
Palliativkonsiliardienst im Krankenhaus 537
Palliativmedizin 534, 535
Partizipation 348
Patientenrechte 157, 159, 164
Patientenrechtegesetz 380
Patientenverfügung 128–130, 139, 140, 155, 157, 160–163, 179, 199–201, 205
– Adressat einer 382
Patientenverfügung plus 131, 132
Patientenverfügungsgesetz 459
Patientenvertreter 155, 157, 159–162, 164
Periinterventionelle Vorausplanung 524, 525, 527–529, 532
Perinatologie 479–481, 483–485, 487
Pflege und ACP 106–108, 337–339
Pflegefachperson 106–109, 112–114
Pflegeheim 207, 208, 210, 211, 216, 218, 219, 222
Planbarkeitswahn 72, 78, 103
Pränatalberatung 480, 481, 484, 485, 487
Projektstruktur 372, 373
Psychiatrische Patientenverfügung (PPV) 559

R

Reanimation 514, 520, 521
Recht auf Nichtwissen 268
Rechtliche Betreuung 161–163
Rechtsverbindlichkeit von Patientenverfügungen 379
Reduktionismus 72
Regionale Implementierung 357
Reichweitenbeschränkung 171
Relationale Autonomie 50, 52

Respecting Choices 24, 26, 27, 30, 32, 35, 181, 236, 237, 239, 242, 244
Respecting Patient Choices 247
Ressourcen 368, 372
Rettungsdienst 379
Risiken von ACP 92, 94, 103
Risikokommunikation 326

S

Schauspielpatient 283, 427, 429, 430
Schlaganfall 575, 577
Schweiz
– ACP Swiss 195
– ACP/GVP 127
Seelsorge 116–122
Selbstbestimmung 39, 199, 200
Shared Decision Making 326
Simulationspersonen-gestütztes Training 425–429, 431, 433
Spezialisierte ambulante Palliativversorgung (SAPV) 537
Spiritual Care 118, 122
Spiritualität 116–118
Spital-ÄNO 524, 530, 532
Standortbestimmung 300
Störungen 285
Systemdesign 240

T

Themenzentrierten Interaktion 285
Therapiezieländerung 344
Therapiezielfindung 202, 300, 302, 303

U

Überbringen schlechter Nachrichten (Breaking Bad News) 283
Unsere Stimme – tō tātou reo 255
Unterstützte Entscheidungsfindung 499–501, 506
USA
– Implementierung von ACP 236

V

Validität 451
Validität (von Patientenverfügungen) 381
value-based health care 50

Vereinbarung nach § 132g Abs. 3 SGB V 165, 176, 359
Verfassungsrecht 143, 152
Vertreter 292, 295, 298, 299
Vertreterdokumentation 153, 347, 348, 350–352, 449, 500, 505
Vertretungsberechtigung bei medizinischen Maßnahmen 130
Vertretungsrechte 127, 128
Vorsorgeauftrag 129
Vorsorgedialog 200–202
Vorsorgevollmacht 135, 136, 138, 155, 163, 199, 200, 205

Vorsorgliche Willensbekundung 155, 160

W

Wachkoma 335
Wertschätzung 273, 274

Z

Zwangsbehandlung 556

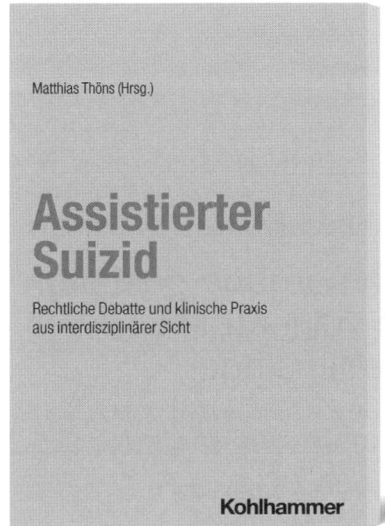

Matthias Thöns (Hrsg.)

Assistierter Suizid

Rechtliche Debatte und klinische
Praxis aus interdisziplinärer Sicht

2025. 194 Seiten. Kart.
€ 39,–
ISBN 978-3-17-043069-3
Münchner Reihe Palliative Care

Viele Menschen machen sich Sorgen darüber, an ihrem Lebensende einem unerträglichen Leiden und einem Verlust ihrer Würde ausgesetzt zu sein: Wird das Sterben nicht zugelassen oder in einem Sterbeprozess, angeschlossen an intensivmedizinische Apparate, unnötig qualvoll verlängert werden? In diesem Fachbuch wird die seit vielen Jahren in Deutschland geführte Debatte um die Suizidhilfe aus der Sicht von praktisch Tätigen in den Bereichen Palliativmedizin, Psychiatrie, Pflege, Ethik, Polizei, Recht und der Sterbehilfeorganisationen allgemeinverständlich diskutiert. Dabei werden auch kontroverse Positionen offen dargestellt, wobei der Fokus stets auf die Praxisnähe gelegt wird. Das Werk bietet die Möglichkeit, eine eigene fundierte Haltung zur Suizidhilfe zu entwickeln und darauf aufbauend einen rechtlich gesicherten, aber auch persönlich vertretbaren Weg zu finden, mit dem assistierten Suizid umzugehen.

Auch als E-Book erhältlich.
Leseproben und weitere Informationen: **shop.kohlhammer.de**

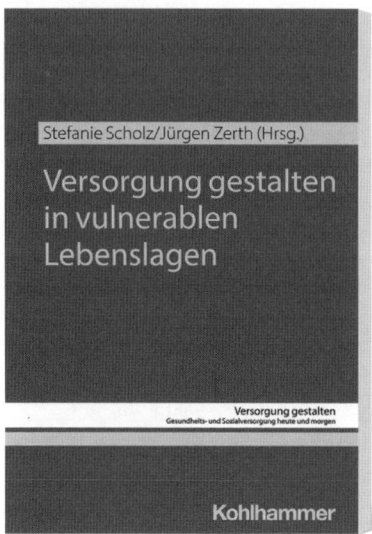

Stefanie Scholz/Jürgen Zerth (Hrsg.)

Versorgung gestalten in vulnerablen Lebenslagen

2024. 196 Seiten mit 21 Abb. und 11 Tab. Kart.
€ 49,–
ISBN 978-3-17-044947-3
Versorgung gestalten

Die Auseinandersetzung mit pflegerischen, medizinischen und sozialen Versorgungsstrukturen für Menschen, die aufgrund ihrer körperlichen und seelischen Konstitution bei der Alltags- und Lebensbewältigung vor besonderen Herausforderungen stehen, hat unmittelbaren Einfluss auf deren Lebensqualität, ihr Wohlbefinden und die Chancengleichheit. Gleichzeitig ist die Kenntnis vulnerabler Lebenslagen und angepasster Lösungskonzepte Grundlage für einen zielführenden ordnungspolitischen und ordnungsökonomischen Diskurs, den Zugang zu und die Weiterentwicklung von Gesundheits- und Sozialleistungen zu gestalten. Der vorliegende Band versammelt zwölf Beiträge, deren Ziel es ist, ein Bewusstsein zu schaffen, bestehende Defizite zu identifizieren und zielführende, evidenzorientierte sowie organisatorisch und ökonomisch umsetzbare Ansätze zur Verbesserung der Versorgungssituation und Lebenslage dieser Personengruppen zu entwickeln.

Auch als E-Book erhältlich.
Leseproben und weitere Informationen: shop.kohlhammer.de